KB244899

내 몸에 맞는 약초사용 설명서

초판인쇄 · 2018년 9월 14일
초판발행 · 2018년 9월 21일

지 은 이 · 조경남
펴 낸 이 · 고명흠
펴 낸 곳 · 푸른행복

출판등록 · 2010년 1월 22일 제312-2010-000007호
주　　소 · 경기도 고양시 덕양구 통일로 140(동산동) 삼송테크노밸리 B동 329호
전　　화 · (02)3216-8401 / FAX (02)3216-8404
E-Mail · munyei21@hanmail.net
홈페이지 · www.munyei.com

ISBN · 979-11-5637-093-2 (13510)

© 조경남, 2018

내 몸에 맞는 약초사용 설명서

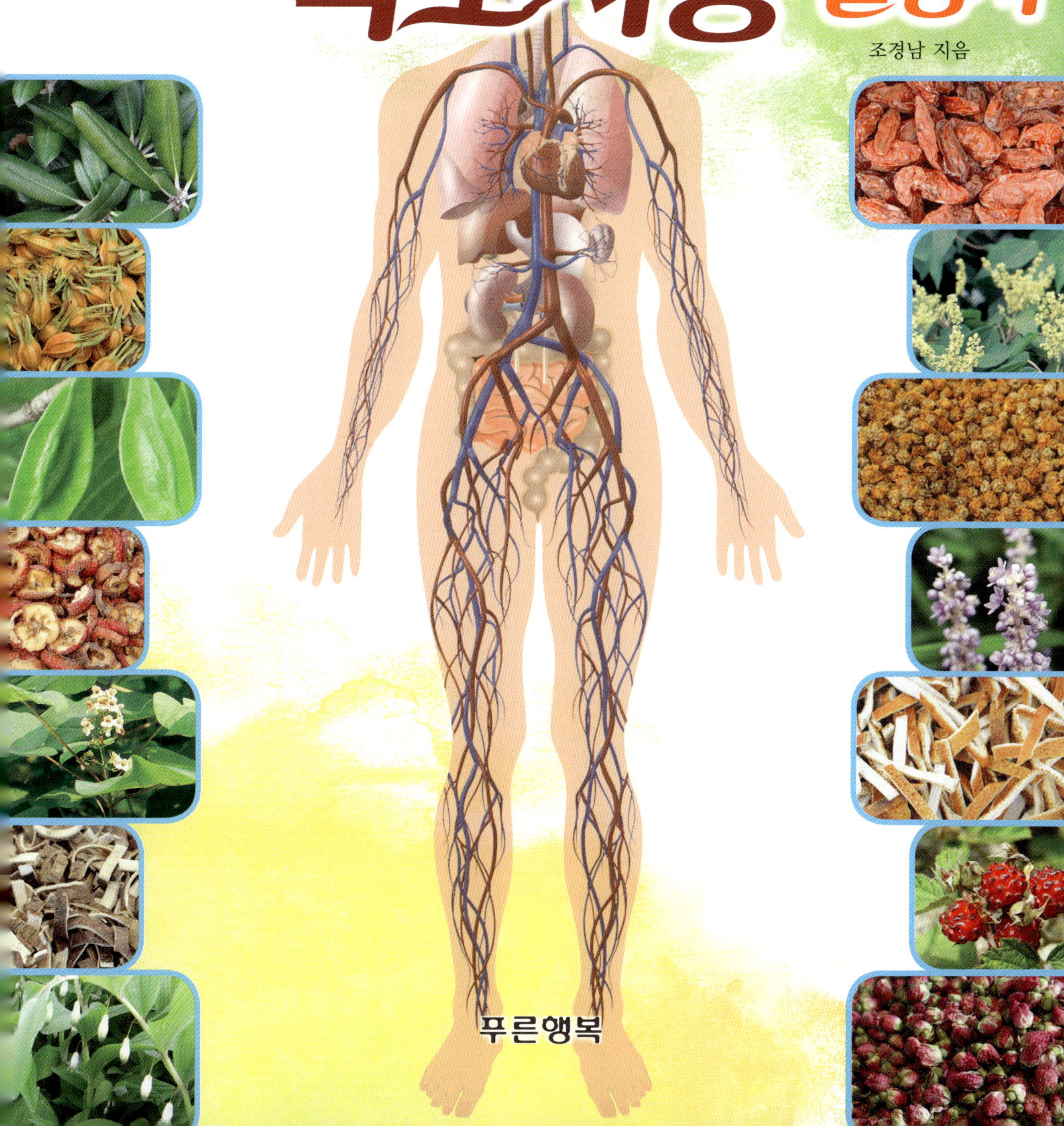

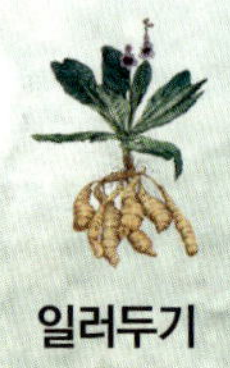

　이 책은 현대인에게 흔히 생기는 질병 중에서 약초요법으로 치료할 수 있는 질병을 다루고 있다. 질병마다 적합한 약초처방을 제시했으며, 약초를 잘 알지 못하는 사람들도 처방을 쉽게 활용할 수 있도록 자세한 설명을 덧붙였다. 또한 약초별로 효능과 쓰임새를 추가적으로 설명했고, 같은 질병을 앓고 있는 사람이라도 몸 상태에 따라 적합한 약초가 다를 수 있기 때문에 그에 맞는 약초들을 추가하여 약초처방의 활용도를 넓혔다.

　이해하기 어려운 용어의 사용을 최대한 자제했으며 일반인들도 쉽게 이해할 수 있는 용어를 사용했다. 따라서 약초를 공부하는 초보자는 물론, 대학에서 약초를 전공하는 학생 그리고 임상에서 직접 환자를 대하는 전문인에게도 좋은 참고서가 될 것으로 확신한다.

다음 사항을 참고하면 책을 이용하는 데 보다 많은 도움이 될 것이다.

1. 질병에 대한 이해를 돕기 위해 질병의 발병 원인과 증상을 설명했다. 이 부분은 해당 질병을 예방하고 치료하는 데에도 도움이 된다.

2. 약초처방은 3~6가지의 약초로 구성되어 있으며 각각의 용량을 기록해 누구나 쉽게 활용할 수 있도록 했다. 단, 참고사항과 주의사항을 살펴가며 활용해야 한다.

3. 참고사항에서는 해당 질병 외에 각자의 증상에 맞는 약초를 추가적으로 활용할 수 있게 했다.

4. 주의사항에서는 약초처방을 활용할 때의 주의할 점, 복용기간, 약초의 올바른 가공법, 약을 달이는 방법 등을 설명했다.

5. 약초마다 식물 이름, 사용부위, 맛과 성질, 채취시기, 자생지를 기록하여 약초를 이해하는 데에 도움이 되도록 했다.

6. 질병마다 각각의 약초가 어떻게 작용하는지를 설명하여 약초처방의 구성을 쉽게 이해할 수 있도록 만들었다.

7. 약초 이야기를 수록하여 약초의 기원과 효능을 이해하는 데 도움이 되도록 했다.

8. 유사한 약초, 혼동하기 쉬운 약초들을 묶어 한눈에 비교할 수 있도록 하였다.

9. 신체 여러 부위에 사용하는 약초들은 부위별로 효능을 설명했다.

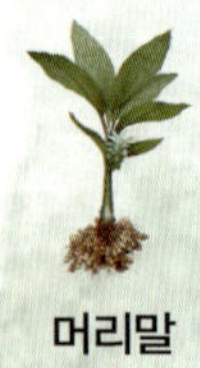

우리를 둘러싼 자연을 살펴보면 마치 신(神)이 인간의 삶을 완전하게 만들기 위해 부단히 노력하는 것 같다는 생각이 든다. 특히 우리의 주변의 다양한 식물들, 과일이나 나물, 약초들을 보면 더욱 그렇다.

봄에 돋아나는 새싹에는 성장에 필요한 생리활성물질이 풍부하다. 짧은 봄을 아쉬워하며 폭풍성장을 해야 하기 때문에 신은 그들 안에 비타민, 미네랄, 호르몬, 효소처럼 성장에 필요한 생리활성물질을 가득 채워주었다. 그리고 그들 일부를 인간에게 음식으로 나눠주었고, 조금 더 허약한 이들을 위해서는 봄에 나는 약초를 선물한다. 그야말로 봄은 생명을 지닌 존재에게 생명력을 북돋아 주고 강화시키는 계절이다.

여름은 또 어떠한가? 강한 햇볕을 받으며 농사일에 집중하는 농부에게 그늘을 허락하는 것은 나뭇가지에 매달린 나뭇잎이고, 강한 햇볕을 반기며 자라난 수박과 참외, 토마토는 농부의 몸을 식혀주는 청량제이다. 나아가 신은 여름에 맞추어 더위에 손상된 몸을 치료하는 약초를 자라도록 한다. 쓴맛이 강한 익모초는 일사병에, 등골나물은 소화불량에, 향이 좋은 소엽(차즈기)은 여름철 식중독 치료에 사용한다.

가을도 마찬가지이다. 각종 열매는 영양분을 공급하여 여름철에 축난 몸을 추스르게 하고 겨울을 대비하는 힘을 더해준다. 특히 건조해지는 계절에 탈이 나는 기관지와 폐를 위해 신은 약이 되는 열매를 준비하였는데 시원한 배는 건조해진 기관지와 폐를 적셔주고, 은행과 호두는 기침과 천식을 멎게 한다.

이렇듯 약초를 배운다는 것은 신이 만들어놓은 자연의 순리(順利)를 깨닫는 과정이다. 폭풍성장에 필요한 물질(피로회복 물질, 간기능 개선물질 등)은 봄의 기운을 지닌 약초에서 찾아야 한다. 열(熱)을 식히는 역할은 여름의 기운을 지닌 약초에 많고, 폐 기능을 강화하는 것은 가을의 기운을 지닌 약초에서 찾으면 좋다. 이렇듯 약초를 배우는 일은 인간의 삶을 깨닫는 과정이기도 하다. 자연에 존재하는 동식물은 자신만을 위해 살지 않고, 자신도 모르는 사이에 남을 돕고 있다. 인정하든 그렇지 않든, 지구상에 존재하는 모든 생물은 공생관계이다. 그중에서도 약초는 인간의 아픔을 치료하기 위해 그들의 모든 삶을 바쳐 필사적으로 노력하는 존재이기도 하다. 그렇기에 약초를 배운다는 말은 그들의 효능을 외우는 것만이 아니다. 삶의 목적이기도 한 그들의 성질을 배우는 것이다. 즉, 그들이 지니고 있는 성질을 내 몸에 맞추는 방법을 배우는 과정이다.

필자의 보잘것없는 필력으로 약초를 논하는 것이 부끄럽게 느껴질 때도 있는데 필자가 이해하는 것 이상으로 약초의 힘은 크고 다양하기 때문이다. 하지만 약초가 그러한 것처럼 필자 또한 다른 이들의 아픔을 달래기 위해 이 책을 내놓게 되었다. 부족한 부분이 많지만 독자들이 약초를 배우는 데에 작은 참고서로 애용한다면 그보다 감사한 일은 없을 것이다.

대모산 기슭을 거닐며 지은이 씀

차례

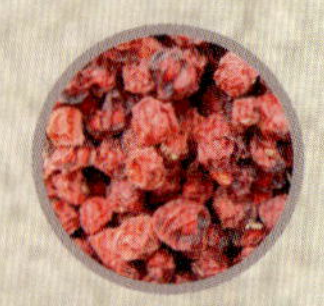

1장 약초 사용 전 알아두기

2장 약초의 효능

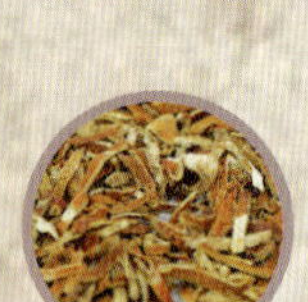

3장 질환별 약초처방과 약효

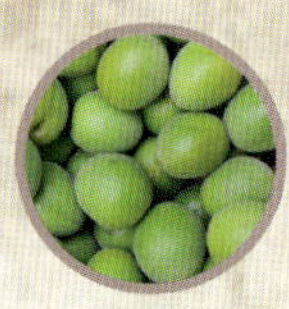

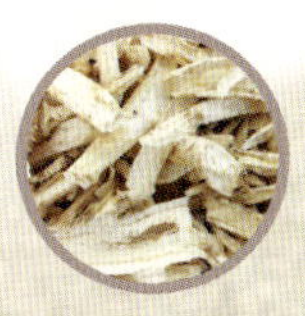

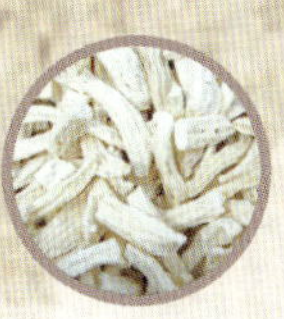
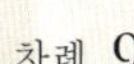

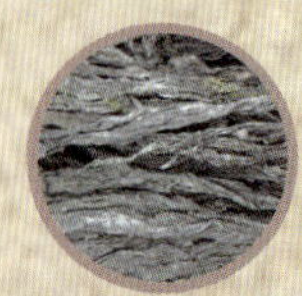
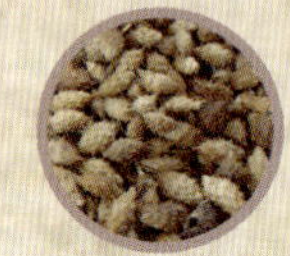
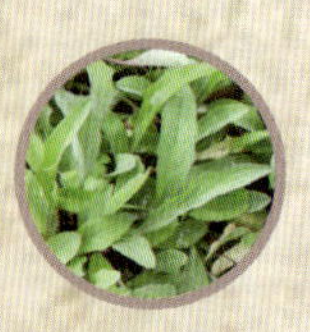
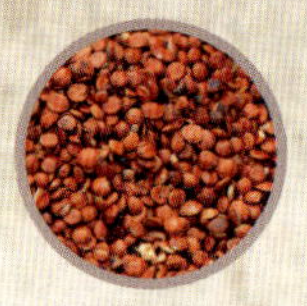

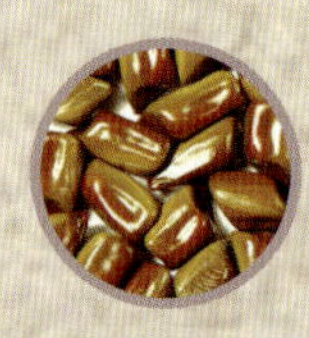
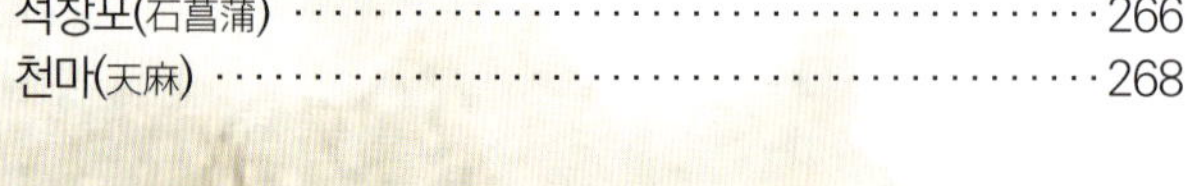
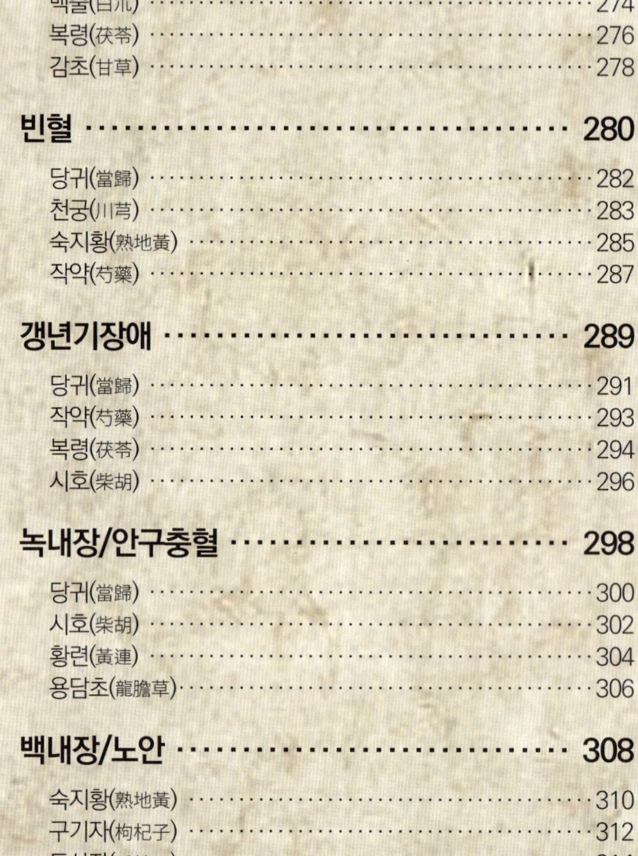
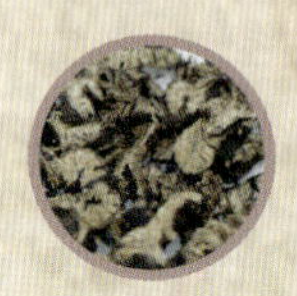
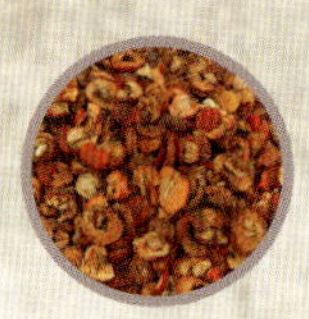
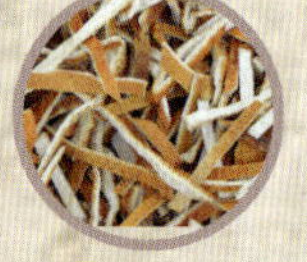

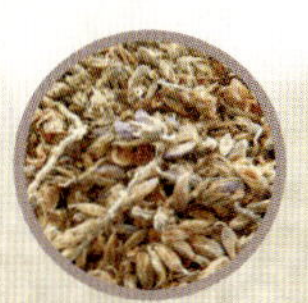

4장 기력을 보하는 보약

5장 나물과 기름으로 이용하는 약초

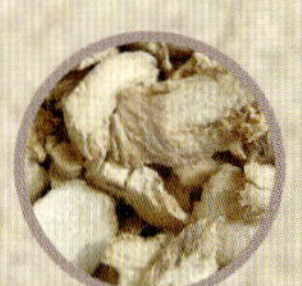
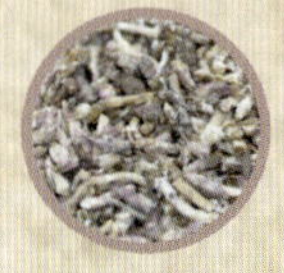
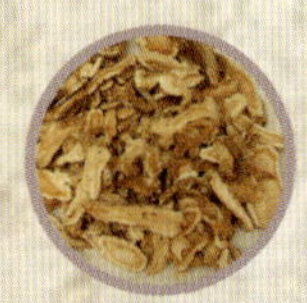
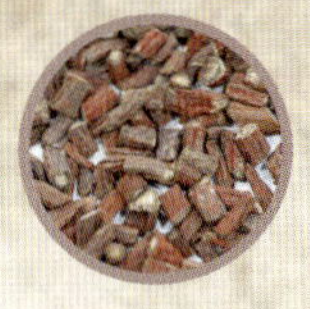

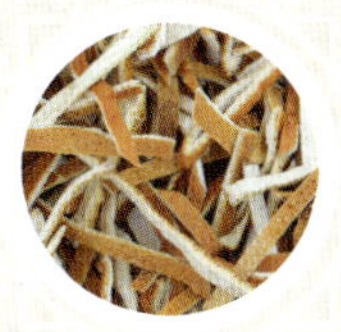

1장

약초 사용 전 알아두기

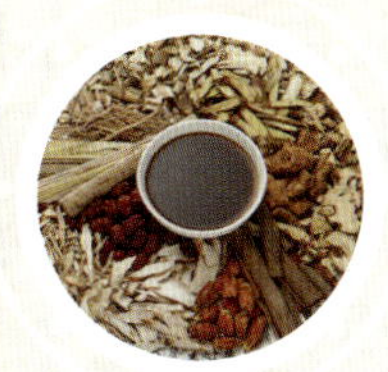
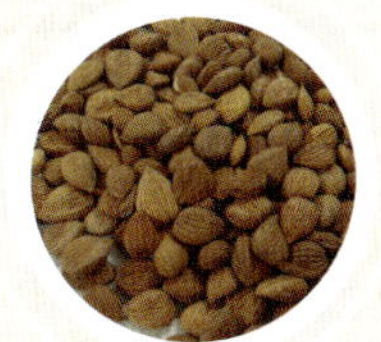
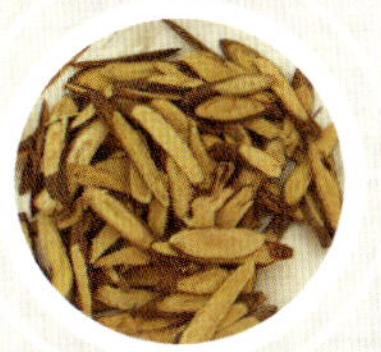

1. 약초의 명칭

세상에 존재하는 모든 것들에는 이름이 있고, 이름에는 저마다의 의미가 담겨 있다. 약초도 마찬가지여서 약초의 명칭 속에는 그들의 맛과 성질, 효능, 산지, 약용 부위 등이 고스란히 담겨 있다. 그렇기에 약초를 공부하기 앞서 약초 이름을 먼저 이해하는 것이 중요하다.

🌿 약초의 산지(産地)에 따른 명칭

❶ 천궁(川芎): 천궁은 '궁궁(芎藭)'이라 표기했었는데 한자 획이 너무 많아 쓰기 어렵고, 요즘에는 우리나라에서도 많이 재배하고 있지만 중국 사천성[1]에서 산출되는 약초를 최상품으로 치기 때문에 사천성(四川省)의 '천(川)'자를 넣어 천궁(川芎)이라 불린다.

❷ 촉초(蜀椒): 촉초는 촉(蜀)나라, 즉 지금의 중국 사천성에서 생산되었다고 하여 촉초(蜀椒) 혹은 천초(川椒)라 불린다. 이 약초는 초피나무의 열매껍질을 말하는데 추어탕에 넣는 향신료로 쓰인다.

🌿 약초의 성질과 모양에 따른 명칭

❶ 황기(黃耆[2]): 성질이 화평(和平)하고 노랗고 맛이 달며, 부작용이 없는 좋은 약초이다. 황기는 약초인 장로(長蘆)와 유사하다 해서 붙은 이름이다.

❷ 우슬(牛膝): 우슬은 약초인 쇠무릎의 뿌리를 말하는데 지상부의 마디마디가 소의 무릎과 비슷하게 생겼다 하여 붙은 이름이다. 이 약초는 하반신의 혈액순환을 촉진하는 효능이 있다.

❸ 세신(細辛): 세신은 약초인 족도리풀의 뿌리를 말하는데 뿌리가 가늘고 맛이 매워 세신이라 불린다. 치통과 구취를 없애는 효능이 있어 은단과 박하사탕의 원료가 되기도 한다.

---

1. 중국에서 면적으로는 세 번째로 크고, 인구 수로는 가장 많다.
2. 기(耆): 60~70살이 넘은 어른을 말하며 스승, 장로라는 뜻이 있다.

약초의 생태에 따른 명칭

❶ 토사자(菟絲子): 처음 나왔을 때의 뿌리 모양이 토끼(兎)와 비슷하고 실처럼 가늘고 긴 줄기(絲)가 다른 식물을 감고 올라가기 때문에 토사자라 불린다. 이 약초는 식물성 영양제로 불릴 정도로 몸을 보(補)하는 효능이 뛰어나다.

❷ 차전자(車前子): 차전자는 질경이의 씨앗을 말하는데 길가의 우마차(牛馬車)가 지나는 사이사이에서 자생하기 때문에 차전자라 불린다. 이 약초는 전립선 질환 치료에 효과가 있다.

❸ 인진(茵蔯): 해를 넘긴 묵은(陳) 줄기로 인(因)하여 새싹이 난다는 뜻으로 인진이라 불린다. 이 약초는 간을 보(補)하는 중요한 약초이다.

약초의 효능에 따른 명칭

❶ 방풍(防風): 풍사(風邪)를 다스리고 중풍 예방 등의 효과가 있어 방풍이라 불린다.

❷ 당귀(當歸): 당귀는 당연히(當) (혈액을) 제자리로 돌아가게(歸) 한다는 뜻으로, 우리 몸에 부족한 혈액을 보충하는 효능이 있어 다양한 증상에 폭 넓게 사용된다.

❸ 결명자(決明子): 시야를 열고(決) 밝게(明)하는 효능이 있어 결명자라 불린다. 이 약초는 눈의 질환은 물론 고혈압 치료에도 효과가 있다.

약초와 관련된 이야기에 따른 명칭

❶ 복분자(覆盆子): 이 약초를 복용한 후 소변줄기 힘이 강해져 항아리(盆; 요강)를 뒤집었다(覆)는 이야기가 있어 복분자라 불리는데, 남성뿐 아니라 여성에게도 유익하다.

❷ 두충(杜冲): 두충은 아주 오래전 두중이라는 사람이 이 약초를 복용해 득도하였다는 데서 그 사람의 이름을 따서 붙였다고 하는데 원래는 두중(杜仲)이지만 일반적으로 두충(杜冲)으로 불린다. 이 약초는 근육을 강화하는 효능이 뛰어나다.

❸ 오배자(五倍子): 상인이 이 약초를 내다팔 때 5배(五倍)의 이익을 얻는다는 말이 있어 오배자라 불린다. 오배자는 붉나무에 기생하는 벌레집으로 구내염, 장염, 기관지염 등의 치료에 사용한다.

🌿 약초를 사용하는 부위에 따른 명칭

❶ 꽃을 사용하는 약초: 괴화(槐花), 갈화(葛花), 홍화(紅花)

❷ 씨앗을 사용하는 약초: 오미자(五味子), 소자(蘇子), 창이자(蒼耳子)

❸ 잎을 사용하는 약초: 소엽(蘇葉), 애엽(艾葉), 상엽(桑葉)

❹ 뿌리를 사용하는 약초: 갈근(葛根), 천초근(茜草根), 호장근(虎杖根)

❺ 껍질을 사용하는 약초: 진피(陳皮), 오가피(五加皮), 백선피(白鮮皮)

2. 약초의 채취

약초의 채취 시기는 약효에 영향을 주기 때문에 매우 중요하다. 시기가 너무 이르거나 너무 늦으면 약효를 기대할 수 없을 뿐더러 역작용이 생길 수도 있다. 다음은 약초의 채취 시기에 대한 《동의보감》의 설명이다.

> 무릇 약초를 채취하는 시기를 흔히 음력 2월과 8월로 잡는 것은 이른 봄에는 물이 올라 싹트기 시작하나 아직 가지와 잎으로는 퍼지지 않아서 뿌리에 있는 약기운이 아주 진하기 때문이고, 가을에는 가지와 잎이 마르고 진액(津液)이 아래로 내려오기 때문이라고 한다. 그러나 지금까지의 실제 경험에 비추어 보자면, 봄에는 차라리 일찍 캐는 것이 좋고, 가을에는 차라리 늦게 캐는 것이 좋으며 꽃, 열매, 줄기, 잎은 각각 그것이 성숙되는 시기에 따르는 것이 좋다. 또한 절기가 일찍 오고 늦게 오는 때가 있으므로 반드시 글에 적힌 대로 음력 2월이나 8월에 채취할 필요는 없는 것이다.

약(藥)이라는 말에는 '즐기다(樂)'와 '풀(草)'이라는 뜻이 담겨 있다. 병을 낫게 하여 사람을 즐겁게 해주는 풀. 그렇다, 태초부터 자연은 사람의 행복을 위해 존재해왔다. 자연은 곡식으로 배를, 꽃으로 눈을, 향으로 코를, 부드러운 바람으로 살결을 즐겁게 하고, 질병의 고통을 즐거움으로 바꿔주기 위해 초근목피(草根木皮)를 준비하였다. 약(藥)이라는 말을 세부적으로 분석해보면 약초를 언제 채취해야 좋은지 알 수 있다.

$$藥 = 艹 + 幺 + 白 + 木$$

'幺(요)'는 어리다는 뜻이고 '白(백)'은 선명하다는 뜻이다. 어리고 선명하다는 말은 식물이 지니고 있는 힘이 최고점을 향해 발현되고 있다는 뜻이다. 과일이나 채소를 고를 때 빛깔이 좋고 싱싱한(어린) 것을 선택하는 것처럼, 약초가 약(藥)으로 사용되기 위해서는 해당 식물의 약성(藥性)이 최대로 발현되어야 한다. 이는 약초를 채취할 때 알아야 할 중요한 원칙이다. 그런 이유로 잎을 사용하는 약초는 잎이 완전히 성숙하기 전에 채취해야 한다. 나무껍질을 사용하는 오가피나 두충은 봄에 진액(津液)이 한창 올라올 때 채취하는 것이 좋고 씨앗이나 뿌리도 마찬가지이다. 이처럼 약초는 자연 속에서 그들이 지녀야 할 성질이 가장 잘 발현될 때 약재로 사용된다. 초(草)라는 말을 분석하면 더욱 명확해진다.

$$草 = 艹 + 早$$

'早(조)'는 어리다, 젊다는 뜻으로 풀(草)이라는 단어 자체에 어리다는 의미가 담겨 있어 생기발랄하게 자라고 있는 상태, 성숙을 위해 분투하고 있는 모습이 그려진다. 그래서 약초는 식물이 지니고 있는 성질이 최고점을 향해 발현되고 있을 때 최대의 효과를 나타낸다. 그렇다면 이제 약초 부위별로 언제 채취하는 것이 가장 효과가 좋은지 살펴보자.

🌿 뿌리를 사용하는 약초

뿌리를 약초로 사용하는 식물은 매우 다양하다. 그 예로 인삼, 황기, 감초, 하수오 등 우리가 보약이라 생각하는 약초는 대체로 뿌리를 약재로 사용한다. 그렇다면 약의 기운이 식물의 뿌리로 내려가는 시기는 언제일까? 그렇다, 가을이 되어 낙엽이 지고 난 다음이다. 아니면 이른 봄에 새싹이 나와 진액이 가지와 잎으로 올라가기 전이다. 즉, 뿌리를 사용하는 약초는 가을 이후에 채취하거나 초봄에 채취해야 한다.

 사삼(잔대 뿌리), 길경(도라지 뿌리), 백지(구릿대 뿌리), 천궁, 강활

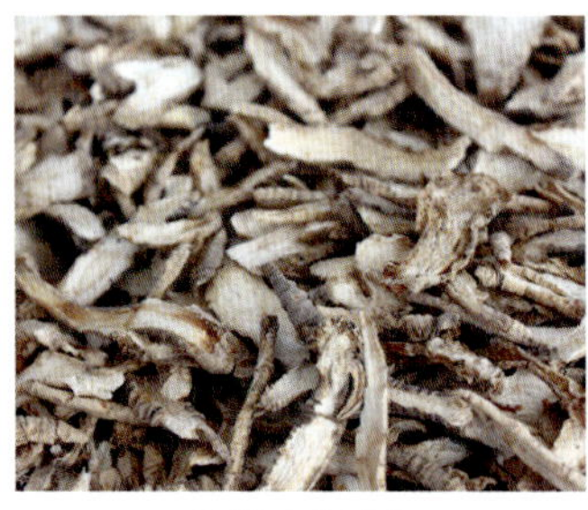

사삼(잔대 뿌리)

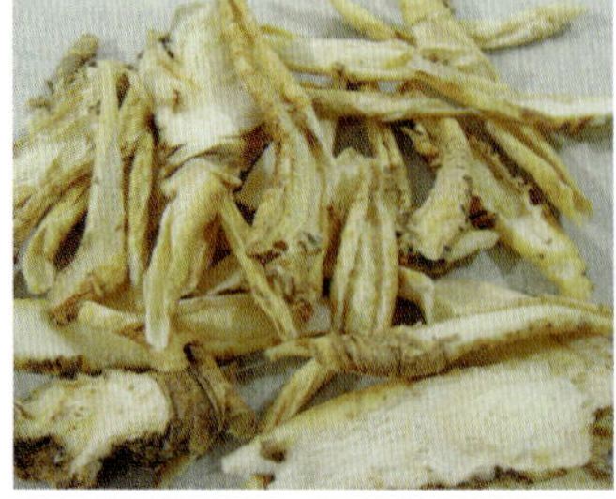

길경(도라지 뿌리)

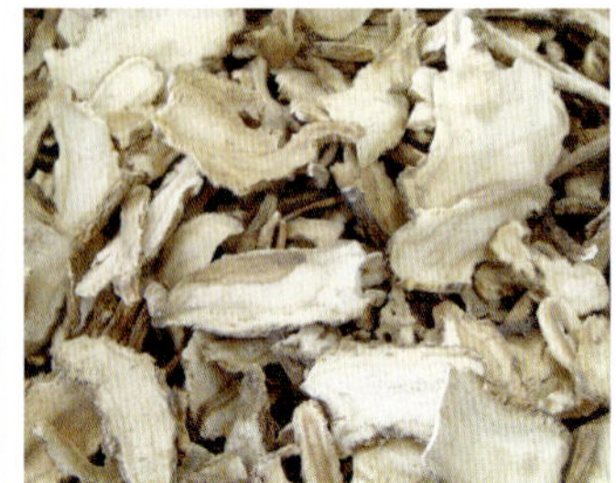

백지(구릿대 뿌리)

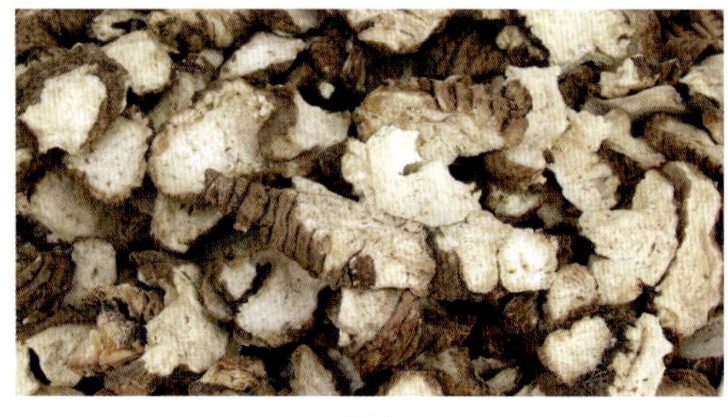

천궁

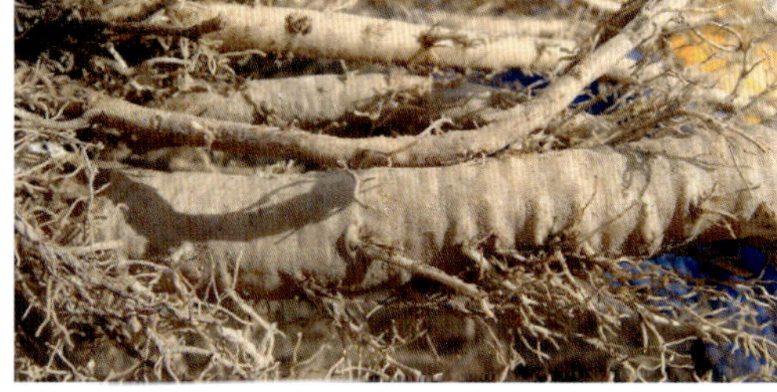

강활

🌿 나무껍질을 사용하는 약초

나무껍질을 사용하는 약초는 언제 채취해야 할까? 약의 기운이 최고로 올라올 때는 언제일까를 생각하면 된다. 봄 햇살에 마음이 동(動)한 식물이 땅을 뚫고 올라온다. 앙상했던 가지에 새싹이 트고 뿌리는 문어발보다 강한 흡입력으로 땅의 기를 끌어당긴다. 이내 나무의 몸통과 가지에 물이 오르기 시작한다. 이렇듯 나무에 한창 물이 올랐을 때 껍질을 채취해야 한다. 잎이 손바닥보다 넓어지는 한여름이 되면 약의 기운은 이미 나무 전체로 퍼지기 때문에 껍질의 약효가 약해진다. 낙엽이 지는 가을도 마찬가지이다. 약의 기운이 뿌리로 향하면 껍질은 이미 알거지가 된다. 그래서 이때 껍질을 채취하면 약효가 떨어진다. 결국 껍질을 사용하는 약초는 종류에 따라 다르지만 5~6월경에 채취하는 것이 좋다.

🟢예 두충, 오가피(오갈피나무 나무껍질), 해동피(음나무 나무껍질)

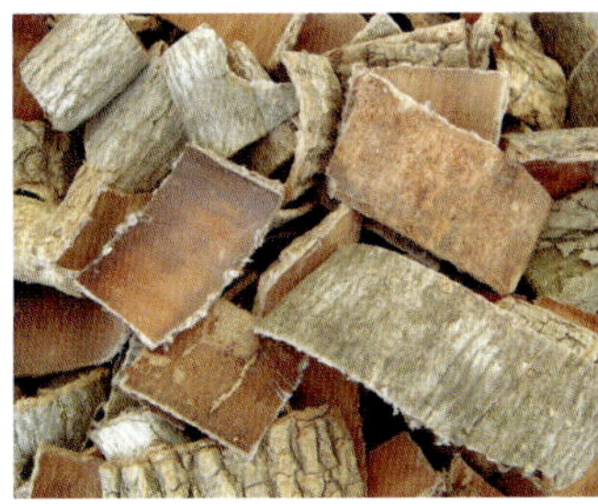

두충

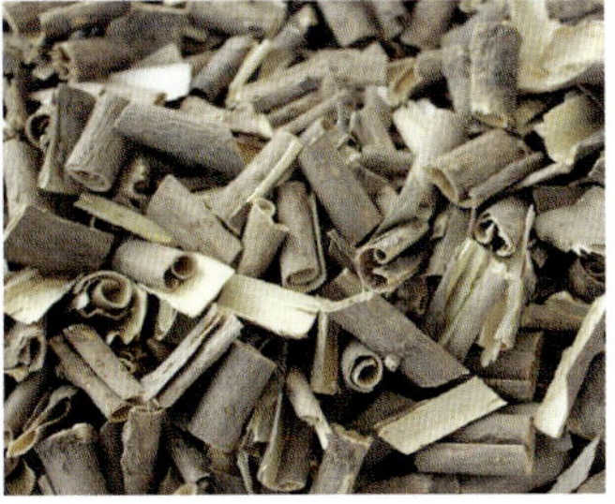

오가피(오갈피나무 나무껍질)

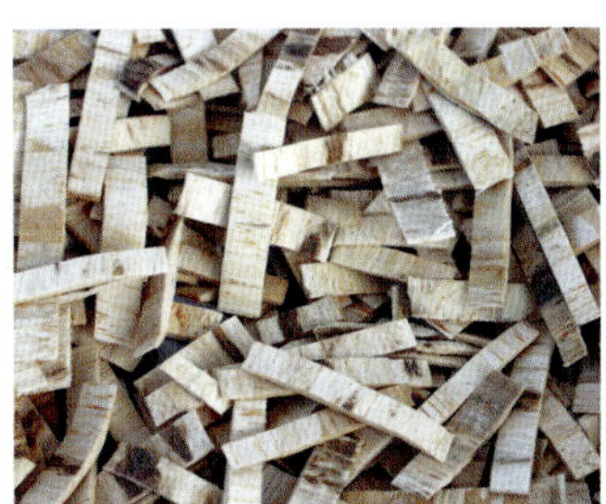

해동피(음나무 나무껍질)

🌿 잎을 사용하는 약초

잎을 사용하는 약초는 언제 채취해야 할까? 다른 부위와 마찬가지로 약의 기운이 잎에 충만할 때 채취해야 하는데 녹차 잎을 따느라 바쁜 사람들의 손길에서 그 답을 찾을 수 있다. 녹차는 성장한 잎이 아닌 어린잎을 따서 만든다. 무게로 친다면 성장한 잎들만 채취하는 것이 마땅하겠지만 약재의 효과 면에서는 어린잎이 더 좋다.

잎을 사용하는 약초도 녹차 잎처럼 완전히 성장하기 전에 채취해야 한다. 어린잎에는 성장에 필요한 물질인 생리활성물질이 매우 풍부해 섭취하면 피로가 풀리고 손상된 조직이 치료되는 효과를 얻을 수 있기 때문이다.

🟢예 자소엽(소엽 잎), 상엽(뽕나무 잎)

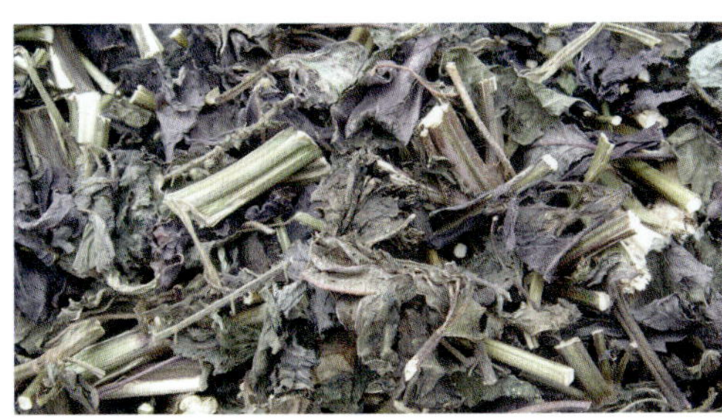
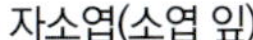

자소엽(소엽 잎)

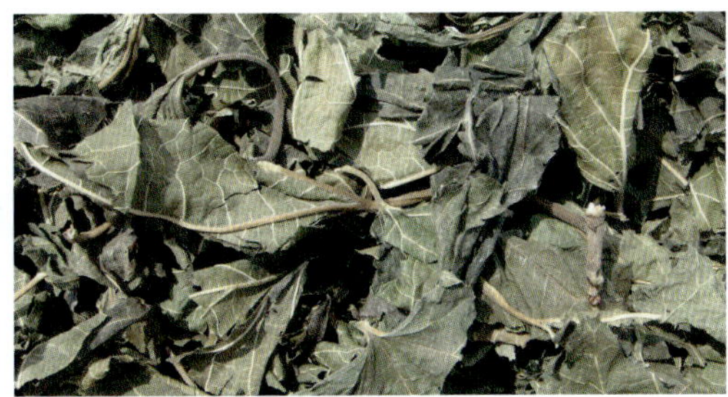

상엽(뽕나무 잎)

🌿 꽃을 사용하는 약초

목련의 꽃이 약재로 사용된다는 것을 아는 사람이 많을까? 목련의 꽃은 비염과 축농증 치료에 효과적인 약초이다. 그런데 이것을 채취하는 시기는 꽃이라고 보기 어려울 때인 목련 꽃이 세상에 자신의 존재를 알리기 전, 그러니까 꽃봉오리가 망울망울 매달려 있을 때 채취한다. 꽃을 사용하는 모든 약초가 그런 것은 아니지만 꽃이 활짝 피지 않았거나 반쯤 피었을 때 채취해야 약효가 가장 좋다. 꽃이 활짝 피면 곤충이나 바람에 의해 손상돼 약효가 떨어지기 때문이다.

(예) 금은화(인동초 꽃봉오리), 신이(목련 꽃봉오리), 갈화(칡 꽃봉오리), 감국(감국 꽃)

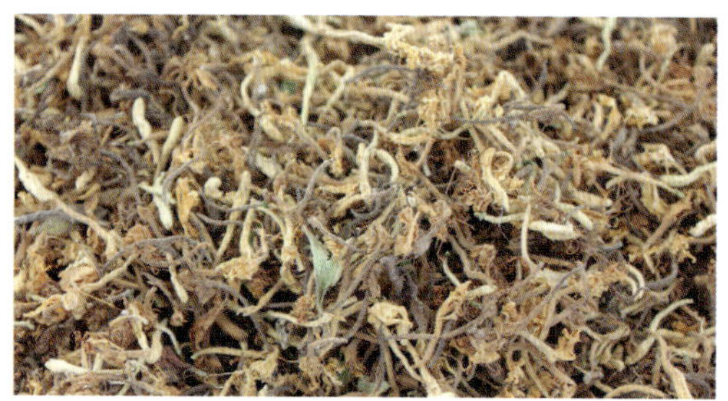
금은화(인동초 꽃봉오리)

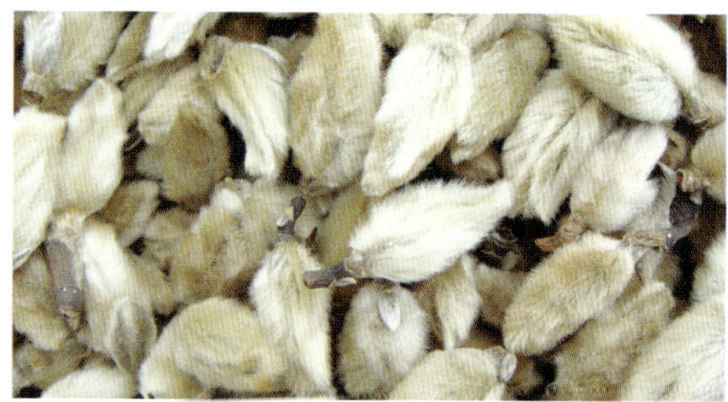
신이(목련 꽃봉오리)

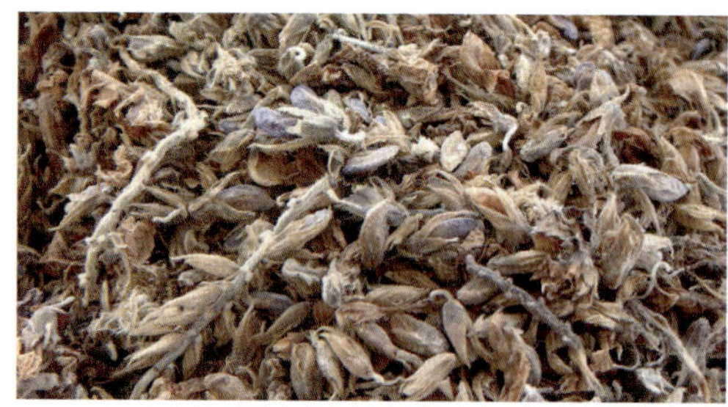
갈화(칡 꽃봉오리)

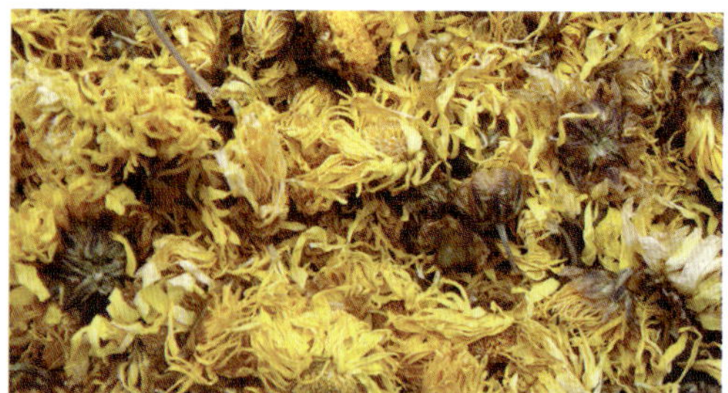
감국(감국 꽃)

🌿 열매와 씨앗을 사용하는 약초

열매와 씨앗을 사용하는 약초는 대체로 약초의 이름이 자(子) 또는 인(仁)으로 끝나며, 씨앗이 완전히 익었을 때 채취하는 것이 일반적이다. 그래야 약의 기운이 온전히 열매와 씨앗으로 이동되기 때문이다. 하지만 예외도 있는데 복분자는 신맛이 주요한 약성을 나타내기 때문에 덜 익었을 때 채취해야 한다.

예 구기자(구기자나무 열매), 대추(대추나무 열매), 산수유(산수유나무 열매), 산사(산사나무 열매),

오미자, 산조인(묏대추나무 씨앗)

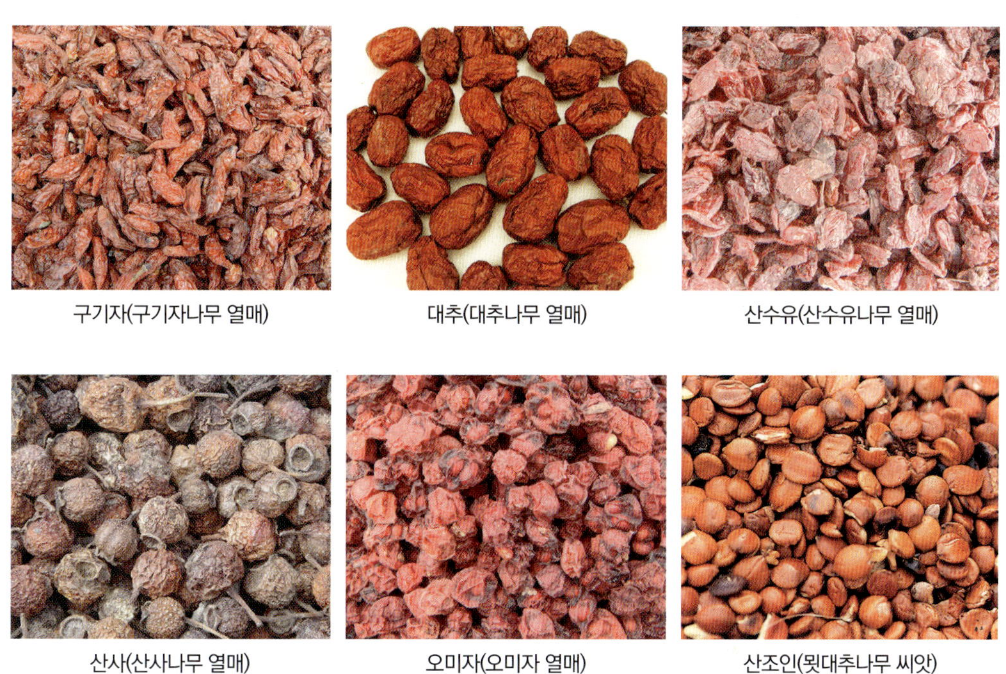

구기자(구기자나무 열매)　대추(대추나무 열매)　산수유(산수유나무 열매)

산사(산사나무 열매)　오미자(오미자 열매)　산조인(묏대추나무 씨앗)

🌿 식물 전체를 사용하는 약초

무의 뿌리와 잎을 모두 먹는 것처럼 식물 전체를 약재로 사용하는 경우도 있다. 식물 전체를 사용하는 약초 역시 약의 기운이 최고점에 달했을 때 채취해야 하는데 사람으로 따지면 청소년기인 봄이나 초여름이 적기이다. 그런 이유로 꽃이 피는 식물이라면 꽃이 필 무렵, 늦어도 꽃이 활짝 피었을 때 채취해야 가장 효과가 좋다.

예 마치현(쇠비름 전초), 포공영(민들레 전초)

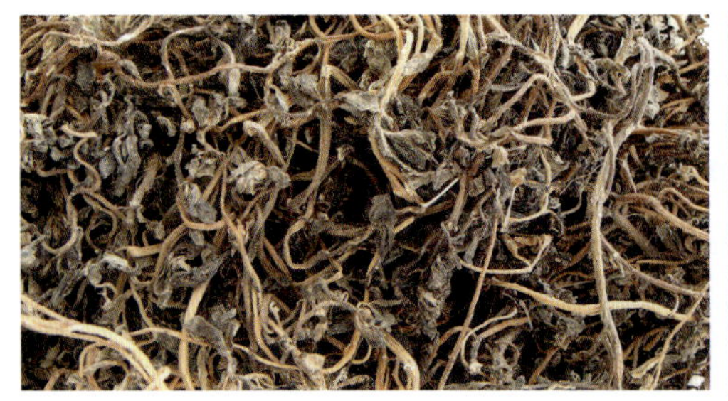

마치현(쇠비름 전초)

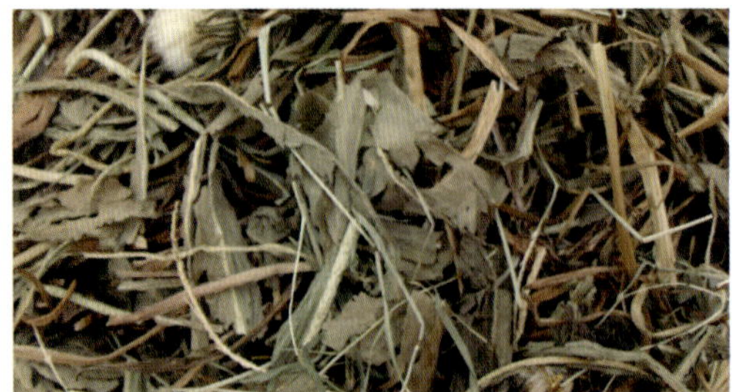

포공영(민들레 전초)

3. 약초의 건조법

대부분의 약초는 저장과 유통을 위해서라도 채취한 후 바로 말리는 것이 좋다. 채취한 약초를 바로 섭취할 경우가 아니라면 계절과 지역에 따라 산출되는 약초가 달라 말려서 오랫동안 보관해야 할 필요성이 생긴다. 다음은 약초의 건조에 대한 《동의보감》의 설명이다.

폭건(暴乾)은 햇볕에 말리는 것이고, 음건(陰乾)은 볕에 노출시키지 않고 그늘에서 말리는 것이다. 그런데 지금 내가 보기에는 약초를 채취하여 그늘에 말리면 나빠지는 경우가 많다. 녹용(鹿茸)의 경우만 하더라도 비록 그늘에 말려야 한다고 하지만, 그럴 경우 모두 썩어서 훼손되므로 오히려 불에 말리면 쉽게 마르고 약의 품질도 좋다. 풀이나 나무의 뿌리도 그늘에서 말리면 모두 나빠진다. 음력 9월 이전에 채취한 것은 모두 햇볕에 말리는 것이 좋고, 음력 10월 이후에 채취한 것은 모두 그늘에서 말리는 것이 좋다.

《동의보감》 설명대로 음력 9월 이전에 채취한 약초는 상할 우려가 있기 때문에 햇볕이나 불에 신속하게 말려야 한다. 반면 음력 10월 이후에 채취한 약초는 계절 특성상 상할 가능성이 낮기 때문에 그늘에서 말려도 좋다.

약초를 말리는 또 하나의 원칙은 다음과 같다. 꽃을 사용하는 약초, 잎을 사용하는 약초, 식물 전체를 사용하는 약초, 휘발성 물질을 많이 함유하고 있는 약초는 20℃ 이하에서 말리는 것이 좋은 반면 뿌리를 사용하는 약초, 나무껍질을 사용하는 약초는 20~60℃ 사이의 온도에서 말리는 것이 좋다. 뿌리를 사용하는 약초는 뿌리 겉껍질을 벗기지 않고 말리는 것이 좋은데 겉껍질을 벗기지 않으면 잘 마르지 않기 때문에 약초를 재배하는 사람들 입장에서는 어려움이 많을 것이다. 하지만 과일의 껍질에는 식물 속에 함유된 화학 물질(phytochemical)이 많은 것처럼 약초의 겉껍질에는 약 성분이 더 많다. 고려시대 개성 지방에서는 약성은 약해지지만 곱게 보이려는 상업적인 이유로 인삼 겉껍질을 벗겨 유통시켰다고 하는데 인삼의 겉껍질에는 사포닌이 더 많이 포함되어 있기 때문에 벗기지 않고 사용하는 것이 효과적이다.

4. 약초(약재)의 저장법

여름에는 약초가 쉽게 상할 수 있기 때문에 보관에 주의를 기울여야 한다. 약초를 대량으로 저장하는 곳에서는 방충제를 사용하지만 가정집에서 소량으로 보관할 때에는 햇볕이 잘 들고 통풍이 잘 되는 곳에 보관하거나 냉장 또는 냉동 보관하는 것이 좋다. 만약 자주 사용하지 않을 약초를 오랫동안 보관해야 한다면 틈틈이 자주 살펴 변질을 막아야 한다. 다음은 《동의보감》에서 말하는 '충해(蟲害)가 심한 약초'이므로 여름철에는 특히 신경을 써야 한다.

당귀, 천문동, 사삼, 독활, 백지, 길경, 방풍, 포황, 홍화, 대추, 의이인, 연자육, 검인, 산조인, 구기자, 모과, 오미자, 산수유, 택사, 고본, 도인, 행인. 이외에도 씨앗을 사용하는 약초는 충해가 심하므로 주의해야 한다.

5. 약초(약재)의 복용법

약초를 복용하는 방법은 질병의 종류와 경중(輕重), 나이에 따라 달라질 수 있다. 전통적으로 약초를 달여서 탕(湯)으로 마시는 방법이 있고 가루(散)나 환(丸)으로 만들어 복용하는 방법도 있다. 하지만 시대가 변하면서 약초를 응용하는 분야가 많아졌고 일반인들도 기호에 따라 복용하는 방법을 달리하고 있다. 특히 최근에는 효소 열풍이 인기인데, 연구자들 간에는 약초를 담가 발효시키는 것에 대해 의견이 분분하므로 여기에서는 다루지 않는다.

🌿 달여서 복용하는 방법

- 달일 때 사용하는 물은 깨끗해야 하는데 단맛이 나는 물이 좋다.
- 물의 양은 최소한 약초가 물에 잠기는 정도는 되어야 하는데 달인 뒤에도 약초가 물 위로 드러나면 안 된다. 《동의보감》에는 '적당히 짐작하여 붓는다.'는 식으로 모호하게 표현하였는데 이는 약재를 복용하는 사람에 따라 물의 양이 다르기 때문이다. 아이들은 많은 양의 탕약을 마시지 못하기 때문에 약초가 잠길 정도로 최소한의 물을 붓는 것이 좋을 것이고, 성인이라면 1회에 1컵(120mL) 정도의 탕약이 나올 정도로 물을 조절하면 된다. 예를 들어 200g의 약초를 달여 성인이 하루에 3번 나눠 마셔야 한다고 가정하여 계산하면 다음과 같다.

> 200mL(약초에 흡수되는 물의 양)+1,000mL(증발되는 물의 양)+360mL(3회 복용량)
> 이렇게 계산하면 총 1,560이 나온다. 즉, 약초 200g을 달일 때 필요한 물의 양은 1,560mL이다.

- 약초를 달일 때에는 강한 불을 사용하지 않는다. 《동의보감》의 표현을 빌리자면 '뭉근한 불'로 달여야 한다.

- 달일 때 쓰는 용기는 사기그릇이나 유리그릇이 좋다. 참고로 《동의보감》에서는 은이나 돌그릇을 사용하라 하였다.
- 달이는 시간은 약초에 따라 큰 차이가 있다. 땀을 나게 하는 약(감기약)이나 변비에 사용하는 약은 30~60분 이내로 달인다. 그 외의 치료약은 1~2시간 사이로 달이고, 보약은 2~3시간 달인다.

🌿 가루나 환으로 만들어 복용하는 방법

- 약초를 가루나 환으로 만들면 휴대가 간편하고 쓴맛을 싫어하는 사람도 쉽게 복용할 수 있다. 또한 물로 달였을 때 완전히 추출되지 않는 성분과 높은 온도에 파괴되는 성분을 취하는 장점도 있다.
- 환의 크기에 대해 《동의보감》은 다음과 같이 설명한다. '환의 크기는 질병의 위치에 따라 달라진다. 허리나 무릎, 자궁, 신장 등에 생긴 병을 치료하려면 환을 크게 만들어서 사용한다. 반면 위장이나 가슴의 병을 치료할 때에는 그보다 작게 만들고, 머리와 두면부의 질환을 치료할 때에는 극히 작게 만들어야 한다.' 하지만 이러한 구분은 하나의 기준이 될 수는 있겠지만 모든 경우에 해당되는 것은 아니다.
- 보통 환의 크기는 우황청심환처럼 4g 정도로 만들어 한 번에 1개를 복용하기도 하고 녹두(綠豆) 크기로 만들어 한 번에 50~100개씩 복용하기도 한다.
- 가루나 환의 1회 복용량은 4~10g이 일반적이지만 병세가 급박하면 늘리고 그렇지 않으면 낮출 수도 있다.

🌿 꿀에 재는 방법

신선한 약초의 즙을 꿀에 섞거나 말린 약초를 곱게 가루로 만들어 꿀에 섞어 복용하면 맛이 좋고 장기간 보관할 수 있다. 또는 약초 가루와 꿀을 섞은 뒤 그것을 뭉근한 불로 졸이면 고(膏) 형태의 약이 된다. 경옥고가 대표적인데 졸이는 과정에서 약초에 포함된 성분 변화가 일어나 약의 효과가 강해지지기도 하고 약성이 완화되어 소화불량, 설사 같은 부작용이 줄어들기도 한다.

🌿 차로 마시는 방법

잎이나 꽃을 사용하는 약초는 차로 우려 마시면 좋다. 특히 향이 있는 약초를 오래 달이면 약효가 줄어들기 때문에 차로 만들어 마시면 좋다. 가볍고 향기를 지닌 약초는 인체의 상부(上部)에 그 효능을 나타내는 경우가 많아 이들 약초를 차로 만들어 마시면 두통이나 어지럼증, 안구충혈, 여드름 등의 치료에 효과를 얻을 수 있다.

🌿 음식으로 먹는 방법

약초를 음식으로 만들어 먹으려면 맛이 중요한데 쓴맛이 강한 약초는 음식으로 사용하기에 무리다. 다행히 음식으로 먹을 수 있는 약초는 대부분 몸을 보하는 약초이고 담담하거나 단맛이 주류이다. 《동의보감》에는 왕세자들에게 처방되었던 연자죽, 세종대왕이 즐겨 먹었던 떡으로 전해지는 구선왕도고(九仙王道糕)가 나온다. 연자죽은 만성 화병 치료에 좋은 음식이고, 구선왕도고는 소화력이 약하고 기력이 없는 사람에게 좋은 음식이다.

🌿 술을 담가서 복용하는 방법

술은 기혈(氣血)의 순환을 촉진해 약재 효능을 온몸에 퍼뜨리는 작용을 하므로 치료 효과를 높이는 데 도움이 되기도 한다. 하지만 필자는 약초를 술에 담가 마시는 방법을 추천하지 않는데 과음하는 사람들이 더 많기 때문이다. 혹을 떼기 위해 마신 약술이 오히려 혹을 붙여 몸을 해치게 만들 수도 있다. 다음은 약술에 대한 설명이다.

약술을 담글 때에는 약을 모두 얇게 썰어 비단 주머니에 넣고 술을 부어 밀봉한 후, 봄에는 약 100일, 여름에는 약 90일, 가을에는 약 100일, 겨울에는 약 120일을 두었다가 진하게 우러나면 걸러낸다. 맑은 것은 복용하고, 찌꺼기는 햇볕에 바짝 말려 거칠게 가루내어 다시 술에 담가 마신다. 보통 거칠게 가루 낸 약초 120g으로 술 한 병을 담근다.

6. 약초(약재)의 복용량

약초는 천연물이고 부작용이 강하지 않아 복용량의 폭이 넓은 편이다. 복용의 최대량과 최소량에 대한 기준이 있는 것이 아니기 때문에 다음에 설명한 조건들을 참고하면서 자신에게 맞는 복용량을 결정해야 한다.

🌿 약초의 맛과 성질에 따라 결정

약초의 복용량을 결정하는 데 가장 큰 영향을 주는 요소는 맛과 성질이다. 맛과 성질이 강하지 않고 독성이 없는 약초의 복용량은 처음부터 많아도 큰 해가 없다. 예를 들어 황기는 맛과 성질이 강하지 않기 때문에 많은 양을 복용해도 큰 해가 없는 반면, 맛과 성질이 강하고 독성이 있는 약초의 복용량은 소량으로 시작하여 반응을 살피면서 늘려야 한다. 예를 들어 부자(附子)는 가공을 했더라도 열(熱)이 아주 많기 때문에 처음부터 많은 양을 사용하면 안 된다.

🌿 함께 사용하는 약초에 따라 결정

단일 약초를 복용하는 경우에는 많은 양을 사용해도 괜찮다. 하지만 다른 약초와 함께 사용할 때에는 양을 줄여야 한다. 단, 해당 약초가 주된 약초라면 많은 양을 사용해야 하고 보조적인 약초라면 적게 사용해야 한다. 예를 들어 기운이 없고 소화가 안 되는 증상 치료를 위해 인삼과 백출을 사용할 경우 기력을 높이는 것이 목적이라면 인삼의 양이 많아야 하고, 소화를 잘되게 하는 것이 목적이라면 백출의 양이 많아야 한다.

🌿 질병에 따라 결정

약초의 복용량은 질병의 성질과 상태에 따라 다르다. 병세가 심하지 않거나 만성질환이라면 복용량을 적게 유지하면서 장기간 복용하는 것이 좋고, 병세가 중하고 급성질환이면 복용량을 늘려 병세가 확산되는 것을 막아야 한다.

🌿 체질에 따라 결정

체질이 강한 사람은 약한 사람보다 복용량이 많아도 괜찮지만 노인이나 소아의 복용량은 장년보다 적어야 한다. 또한 여성의 복용량은 남성보다 적어야 하는데 노인과 소아, 여성은 간의 기능이 다소 떨어지기 때문이다. 우리나라 사람들은 농축액을 좋아하는 편이라 약초를 진하게 만들어 복용하는 것이 무조건 좋다고 생각하지만 간이 대사할 수 있는 양을 벗어나면 반드시 몸에 해가 된다.

🌿 계절과 지역에 따라 결정

인삼처럼 성질이 따뜻한 약초는 여름에 적게 사용하고, 겨울에 많이 사용해야 한다. 반대로 황련처럼 성질이 매우 차가운 약초는 여름에 많이 사용하고, 겨울에 적게 사용해야 한다. 또한 해남이나 진도처럼 겨울에도 비교적 따뜻한 지역에 사는 사람에게는 차가운 약초의 양을 조금 늘려도 괜찮지만, 강원도에 사는 사람에게 차가운 약초를 많이 사용하는 것은 좋지 않다. 마찬가지로 강이나 바다 곁에 사는 사람에게 습기를 제거하는 약초를 많이 사용하면 보약의 효과를 얻을 수 있지만, 건조한 지역 사람에게는 독이 될 수 있다.

7. 약초(약재)의 복용 시간과 주의할 점

❶ 약초(약재)를 보약으로 복용할 때에는 대체로 공복에 복용하는 것이 좋다. 위장에 음식이 없을 때 복용해야 약의 흡수가 빠르고 완전하기 때문이다.

❷ 위장장애나 소화불량을 유발하는 약재는 식후에 바로 복용하는 것이 좋다. 예를 들어 숙지황은 몸에 영양분을 공급하는 보약이기에 공복에 복용하는 것이 좋은데 소화력이 약한 사람에게는 소화불량의 원인이 되기도 한다. 이 경우에는 식후에 바로 복용하는 것이 좋다.

❸ 식욕을 돋우거나 구토를 억제하는 약재는 음식으로 인해 약재의 흡수가 방해될 수 있기 때문에 공복이나 식전에 복용하는 것이 좋다.

❹ 복용 시간을 놓쳤을 때에는 생각이 나는 즉시 복용하는 것이 좋다. 물론 다음 약 복용할 시간이 가까운 경우에는 복용하지 말고 차라리 다음 약재를 제 시간에 복용하는 것이 좋다. 2회분을 연속, 동시에 복용하게 되면 부작용이 생길 수 있기 때문이다.

❺ 약재를 복용할 때에는 물을 충분히 마시는 것이 좋다. 특히 가루약이나 환약은 복용할 때 물을 많이 마시면 약 성분의 흡수가 빨라지기 때문이다.

❻ 탕약일 경우에는 따뜻하게 만들어 마시는 것이 좋다. 반면 차가운 약성을 지닌 약일 경우에는 차갑게 만들어 마셔야 한다. 가루약이나 환약을 복용할 때에는 따뜻한 물과 함께 복용하는 것이 좋은데 지나치게 차가운 물과 함께 약을 복용하면 흡수력이 저하되기 때문이다.

❼ 약을 복용할 때 지나치게 많은 양의 차나 음료수, 커피 등을 마시지 않는 것이 좋다. 이들을 함께 복용할 경우 약재에 포함된 성분과 상호작용을 일으켜 부작용이 생길 수 있기 때문이다.

8. 약을 복용할 때 금기해야 하는 음식

어떤 음식은 약효를 떨어뜨릴 수도 있기 때문에 약재를 복용할 때에는 섭취를 제한할 필요가 있다. 또한 여기에 설명하지 않았으나 과식과 야식은 절대 금해야 한다. 과식과 야식을 하게 되면 위장이 쉬지 못하고 간도 과로를 해야 한다. 이런 상태에서 약재를 복용하면 간은 혹사 당하고 몸 상태는 더욱 나빠진다. 병을 치료하기 위해 약재를 먹는 것인데 도리어 병을 키울 수 있으므로 주의해야 한다.

🌿 기름진 음식

의서(醫書)에는 약을 먹을 때 돼지고기, 개고기, 고깃국, 생선회, 비늘 없는 생선 등을 먹지 말아야 한다는 말이 자주 나온다. 이는 돼지고기가 약효를 떨어뜨리기 때문이라고 하는데 구체적인 이유는 '미끄럽거나 막히게 하는 것을 먹지 말아야 한다.'는 구절에서 찾을 수 있다. 미끄럽다는 말은 기름진 음식이라는 뜻이고 생선으로 치면 비늘이 없는 생선에 해당한다. 이러한 음식은 '막히게 하는 성질'이 있기 때문에 약효를 떨어뜨린다는 설명이다.

이처럼 기름진 음식에 대한 경고는 약을 복용하는 사람에게만 해당되는 것이 아니다. 《동의보감》에는 다음과 같은 구절이 있다.

허준이 《동의보감》을 쓸 당시의 고기는 지금처럼 사육하지도, 항생제에 오염되지도 않았을 텐데 먹지 말아야 한다고 강조했다. 사육한 것이 아니더라도 본래 고기의 성질이 몸을 이롭게 하기보다 해롭게 한다는 것을 경험으로 알기 때문이다.

🌿 피

'피는 생명이다.' 혈액에는 신진대사에 필요한 물질이 가득하기 때문에 혈액은 천연 영양제이다. 하지만 이말은 살아 있는 사람에게 살아 있는 피를 공급했을 때에 해당한다. 죽은 동물의 혈액에는 노폐물과 독소가 많이 함유되어 있다. 따라서 그 피를 먹으면 독소를 해독하는 간에 부담이 된다. 이는 보약이나 간에 좋은 약초를 복용할 때 피를 먹지 말아야 할 이유이다. 《동의보감》에도 숙지황과 하수오를 복용할 때에는 피를 먹지 말라고 했으며, 보골지(補骨脂: 정력제)라는 약초를 복용할 때에는 특히 돼지 피를 먹지 말라고 했다.

🌿 매운 음식

매운맛은 막힌 것을 뚫어주고 열을 내며 땀을 배출시키는 순기능을 한다. 하지만 너무 많이 먹으면 기를 소모시키는 역작용이 나타나기 때문에 약을 복용할 때에는 양을 줄이는 것이 좋다. 특히 보약을 먹을 때에는 더욱 주의해야 하는데《동의보감》에서는 숙지황이 든 약재를 복용할 때 파와 마늘을 먹지 말라고 하였다.

🌿 식초

신맛은 수렴(收斂)시키는 효능이 뛰어나 물질을 몸 밖으로 나가지 못하게 한다. 소변을 자주 보는 증상, 설사, 유정(遺精), 대하증 등이 있을 때 신맛이 나는 약초를 사용하는 원리도 이와 같다. 하지만 반대로 몸 밖으로 내보내야 할 상황에서는 신맛이 약효를 떨어뜨리는 역할을 하므로 주의해야 한다.《동의보감》에서 복령(茯苓)을 복용할 때 식초를 먹지 말라고 한 이유는 복령이 이뇨제이기 때문이다. 그런 이유로 이뇨제를 복용할 때 식초를 먹으면 효과가 떨어지는 것은 당연하다.

🌿 밀가루

밀가루는 소화불량의 원인이기 때문에 금기해야 한다.《동의보감》에 의하면 '밀가루는 장과 위를 튼튼하게 하고 기력을 세게 하며 오장(五臟)을 도우니 오래 먹으면 몸이 든든해진다.'고 하였다. 반면 '묵은 밀가루는 열(熱)과 독(毒)이 있고 풍(風)을 동(動)하게 한다.'고도 하였다. 시중에 유통되는 밀가루는 묵은 것이며 첨가제까지 포함되기 때문에 열과 독이 있을 수밖에 없다. 더구나 밀단백질의 대부분은 소화불량을 일으키는 글루텐이므로 소화력이 약한 사람에게는 적합하지 않다. 결국 약초를 복용할 때 밀가루를 많이 섭취하면 약의 흡수를 방해할 가능성이 높다.

🌿 잎채소

약초를 복용할 때 잎채소를 먹지 말아야 하는 이유는 몸이 냉한 사람에게 해당된다. 《동의보감》에 다음과 같은 구절이 있다. '채소의 성질은 아주 차다. 채소는 기를 다스리기도 하지만 귀나 눈을 어둡게 하기도 한다. 이러한 것들을 1년 내내 많이 먹으면 안 된다. 노인은 더욱 금해야 한다.'

잎채소는 열을 내는 데 필요한 당분의 비율이 낮기 때문에 차가운 성질을 지닌 음식이다. 따라서 몸이 냉한 사람이 잎채소를 많이 먹으면 몸을 더 차게 만들고, 눈과 귀까지 어둡게 할 수 있다. 《동의보감》에 열(熱)이 많은 약초인 세신(細辛)을 복용할 때 생채(生菜)를 먹지 말라는 설명이 나오는데 이는 생채소가 보약이나 몸을 따뜻하게 하는 약초의 효과를 떨어뜨릴 수 있기 때문이다. 굳이 채소를 먹어야 한다면 뿌리나 열매채소를 먹어야 한다.

9. 약을 복용할 때 추천하는 음식

　멋진 나무집을 짓고 싶다면 능숙한 목수를 찾아야 한다. 그런데 철공에 능숙한 사람에게 나무집을 지어달라고 하면 어떻게 될까? 이 예처럼 사람마다 능숙하게 해내는 일은 각기 다르다. 따라서 해당 분야의 전공자에게 일을 맡기는 것은 어쩌면 당연하다.

　사람에게만 전공이 있는 것은 아니다. 미생물도 그 종류에 따라 전공이 다르다. 어떤 미생물은 채소를 분해하는 일이 전공이고, 어떤 미생물은 고기를 분해하는 일이 전공이다. 이처럼 전공분야가 각각 다른 수많은 미생물들이 자연계에 존재하듯 사람의 장에도 서식하고 있다. 게다가 평소 먹는 음식 종류에 따라 장에 서식하는 미생물의 종류도 달라진다.

　장에 서식하는 미생물의 종류는 우리가 복용하는 약재의 효능에도 영향을 주는데 한의원에서 값비싼 약을 지어 먹었을 때 효과가 좋다고 생각하는 사람이 있는 반면 먹어봤자 소용 없다는 사람도 있다. 하지만 이렇게 상반된 반응을 약 탓으로만 돌리면 안 되는 이유는 사람의 장에 서식하는 미생물이 흡수된 약을 분해하는 전공인가를 먼저 따져야 하기 때문이다.

　최근 식약처에서는 장내세균의 효소활성 연구를 실시했다. 그 결과 사람의 장에서 서식하는 미생물의 효소활성 차이에 따라 인삼의 효능이 다르게 나타난다는 사실을 알아냈다. 인삼을 복용했을 때 사람의 장에 서식하는 미생물은 사포닌을 체내에서 흡수 가능한 활성성분으로 분해하는데 실험 대상자 중 약 25%는 장내 미생물 효소가 활성화되지 않아 인삼 사포닌의 혈액 흡수도가 낮게 나타났다. 그리고 장내 미생물의 효소가 활성화되지 않는 사람은 대부분 평소 육식을 하는 사람이었다. 그래서 식약처는 채식 위주의 식사가 인삼의 효능을 크게 높일 수 있다고 결론을 내렸다.

육식을 주로 하는 사람의 장에는 고기를 분해하는 전공의 미생물이 많이 서식하기 때문에 채소가 들어오면 분해하는 데 어려움을 겪게 되어 결국 채소가 지니고 있는 영양분의 흡수율이 떨어진다. 육식을 주로 하는 사람이 인삼을 복용했을 때 그 효능이 떨어지는 것도 인삼이 채소에 속하기 때문이다. 장에서 인삼을 분해시켜 혈액으로 흡수되도록 만드는 미생물의 숫자가 적으면 아무리 좋은 인삼을 복용한다 해도 흡수되지 않을 것이고 약효 역시 얻을 수 없다. 인삼만이 아니다. 거의 대부분의 약초는 채소를 분해하는 미생물의 도움을 받아야 혈액으로 흡수되어 그 효과가 나타난다.

《동의보감》에는 약재를 복용할 때 돼지고기, 개고기, 고깃국, 생선회, 비늘 없는 생선 등을 먹지 말아야 한다는 말이 자주 나온다. 이런 음식을 섭취한 상태에서 약초를 복용하면 장에 서식하는 미생물의 도움을 받지 못하기 때문에 약효를 기대하기 어렵다. 약초는 합성된 약과 달리 단일 성분이 아니다. 합성된 약은 장에 서식하는 미생물의 종류와 상관없이 흡수되어 약효를 발휘하지만 약초는 사람이 먹는 음식처럼 장내세균의 도움을 받아야 비로소 약효를 발휘한다. 따라서 약초의 효과를 제대로 얻으려면 약초를 복용할 때 채식 위주의 식사를 하는 것이 중요하다.

〈약초의 효과를 얻기 위한 채소〉

- 통곡류(현미, 통밀, 콩, 팥, 율무, 보리 등)
- 근채류(당근, 우엉, 연근 등)
- 과일(사과, 배, 포도, 감 등)
- 견과류(땅콩, 호두, 잣 등)
- 해조류(미역, 다시마, 톳 등)

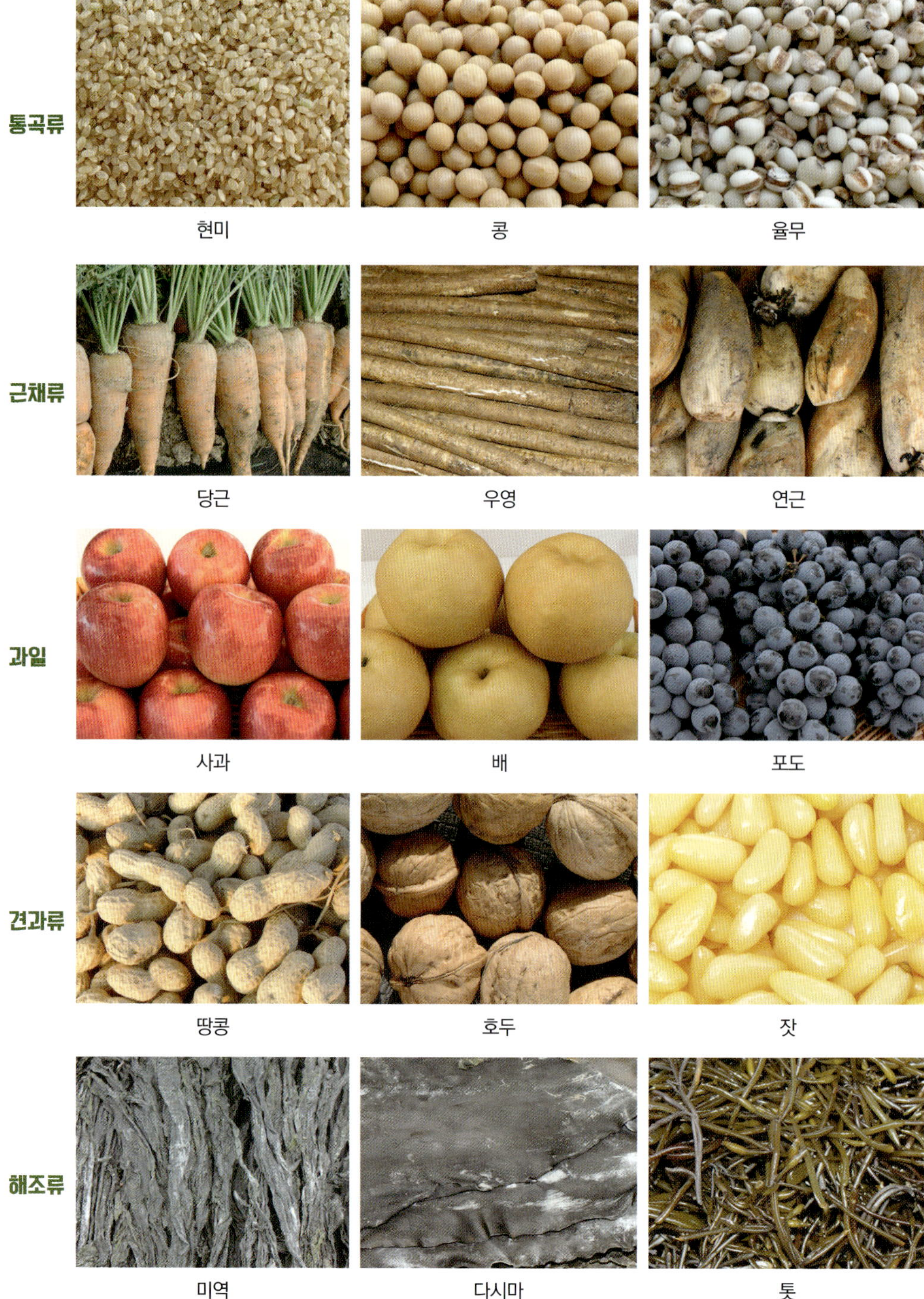

통곡류
현미
콩
율무
근채류
당근
우영
연근
과일
사과
배
포도
견과류
땅콩
호두
잣
해조류
미역
다시마
톳

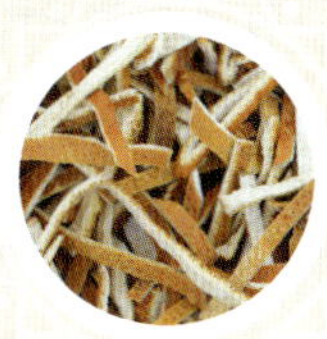

2장

약초의 효능

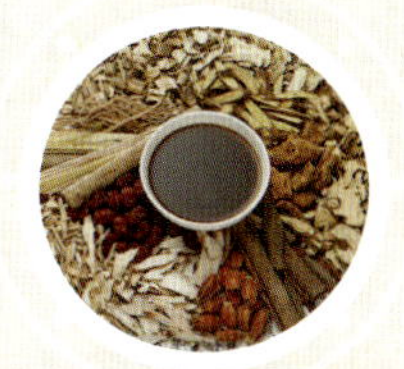

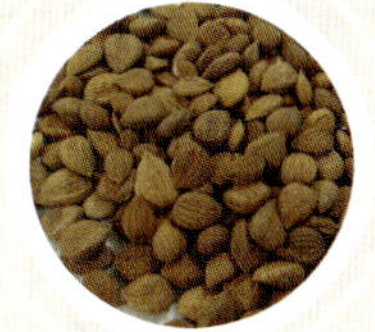

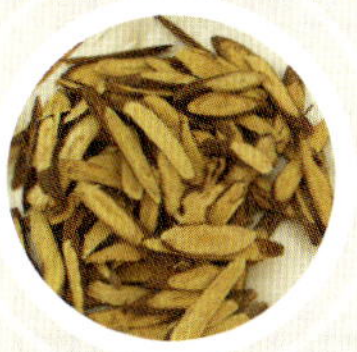

키와 몸무게로 사람을 평가하는 것이 옳을까? 아니면 영어 점수로 평가하는 것이 옳을까? 질문의 의도를 알 수 없기 때문에 정답을 쉽게 말할 수 없다. 만약 농구선수를 뽑을 생각이라면 키가 클수록 좋을 것이고, 씨름선수를 뽑을 생각이라면 몸무게가 많이 나갈수록 좋고, 외교관을 뽑을 생각이라면 영어 점수가 높을수록 좋을 것이다.

그렇다면 약초는 어떤 기준으로 평가해야 할까? 방송에서 약초에 대하여 설명하는 것을 보고 있자면 평가하는 기준은 모두 성분 일색이다. 비타민과 미네랄이 풍부해서 좋다 또는 특정한 성분이 다른 약초보다 많아서 좋다는 식이다. 하지만 성분만으로 약초를 평가하는 것은 옳지 않다. 외교관을 뽑을 때 영어 점수를 보는 것이야 당연하겠지만 농구선수를 뽑을 때 영어 점수에 기준을 두면 어떨까? 이것은 합리적이지 않다.

예로부터 약초의 효능을 평가할 때에는 성분을 기준으로 삼지 않았다. 아니 그럴 수도 없었다. 실험실이 있었던 것도 아니고 분석할 기술도 없었다. 사람을 평가할 때 점수나 학력보다 인성이 더 중요한 것처럼 약초를 평가할 때에도 약초의 성질이 중요하다. 필자는 조상들이 약초의 효능을 평가할 때 기준으로 삼았던 것들에 대해 설명하고자 한다. 조상들의 평가 기준은 감각적인 부분이 많아서 과학적이지 않다는 반론이 있을 수도 있다. 하지만 살면서 중요한 일을 결정할 때 반드시 과학적인 근거가 있어야 하는 것은 아니다. 차라리 경험이나 감각에 따른 결정이 더 정확할 때가 많다.

1. 약초의 사용부위에 따른 효능

손으로 물건을 집고, 다리는 공을 찬다. 눈은 보는 기관이고, 귀는 듣는 기관이다. 뼈는 기초를 세우고, 근육은 움직임을 주며, 피부는 보호하는 역할을 한다. 세포 하나에서 시작되었지만 부위별로 기능이 모두 다르다는 것을 강조하고 싶다. 어디 사람뿐이겠는가! 하나의 씨앗에서 출발했지만 식물의 뿌리와 잎의 기능은 완전히 다르다. 기능이 다르기 때문에 우리가 어떤 부위를 약재로 사용하는가에 따라 약효도 달라진다.

사람의 혈액처럼 식물의 수액에도 다양한 영양분이 함유되어 있어 사람이 수액을 복용하면 몸을 보하는 효능을 얻을 수 있다. 특히 수액에는 식물의 골격을 만드는 칼슘과 마그네슘 등의 미네랄이 함유되어 있어 사람의 뼈를 튼튼하게 해준다. 고로쇠가 '뼈에 이로운 물'이라는 뜻의 골리수(骨利水)에서 유래된 것도 이러한 연유이다.

수액에는 식물이 성장하고 물질을 합성하는 데 필요한 당분과 물, 단백질 등이 포함되어 있어 피로감을 해소하고 신진대사를 활성화시키는 데 도움이 된다. 또한 수액은 이온음료처럼 흡수가 빠를 뿐 아니라 배설되는 속도 또한 빨라 몸에 있는 독소를 빼는 역할을 한다. 즉, 수액에는 해독작용이 있어 다양한 질환을 치료하는 데 도움이 된다. 이러한 수액은 봄에 나무가 잎을 펼칠 때 가장 많이 나오는데 이는 봄의 성장하는 기운이 수액에 있다는 뜻이다. 따라서 피로하고 기운이 없을 때 수액을 마시면 건강에 무척 이로운데 수액은 고로쇠나무, 자작나무, 다래나무, 소나무담쟁이에서 채취한다.

예 고로쇠 수액, 자작나무 수액, 다래나무 수액, 소나무담쟁이 수액

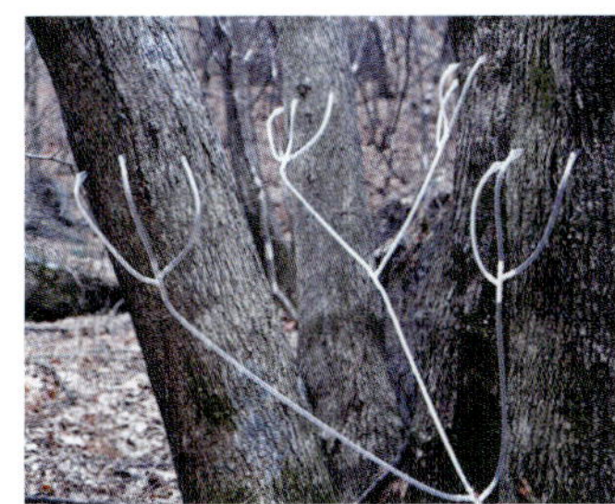

고로쇠 수액

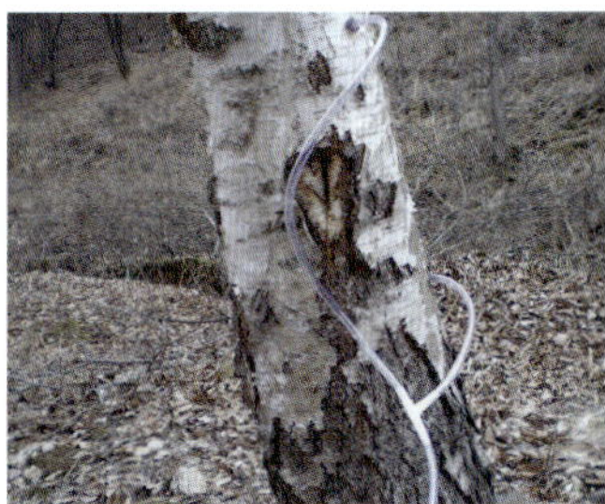

자작나무 수액

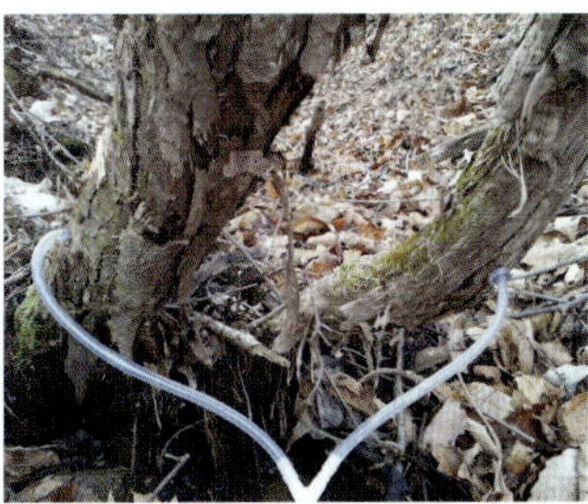

다래나무 수액

새싹의 효능

봄의 성장하는 기운은 수액에서만 얻는 것이 아니다. 추운 겨울을 이겨내고 두터운 흙을 뚫고 나오는 새싹에는 성장하는 기운이 아주 강하게 나타난다. 그래서 취나물, 씀바귀, 고들빼기, 두릅새순처럼 봄에 나는 어린순을 먹으면 춘곤증을 이겨낼 수 있고 기운이 나는 것이다. 새싹에는 성장에 필요한 물질이 다량 함유되어 있어 이를 먹으면 오장육부 움직임을 활발하게 만들어 피로를 물리치고 기운을 더해준다. 아장아장 걷는 아이

의 걸음마에서는 활기참이 느껴지지 않는가! 사람이나 식물이나 갓 생겨난 것은 역동적인 힘을 가지고 있다. 따라서 새싹을 약초로 사용한다면 삶에도 역동성이 더해질 것이다.

새싹에는 약간의 쓴맛이 도는 것들도 있다. 씀바귀와 고들빼기, 민들레가 여기에 해당하는데 이들 약초에는 소화를 촉진하는 효능까지 더해져 있다. 이 책에서 약초의 맛에 대한 설명을 읽게 된다면 이해가 될 듯한데 쓴맛은 밑으로 내려주는 힘이 있다. 그 힘의 강도에 따라 효능에도 차이가 있기는 한데 씀바귀처럼 약한 쓴맛은 위장의 음식물을 내려주는 효능, 즉 소화시키는 효능으로 발휘된다.

예 갈용(칡 새싹), **두릅나무 새싹, 음나무 새싹, 오갈피나무 새싹, 취나물, 씀바귀, 고들빼기, 민들레**

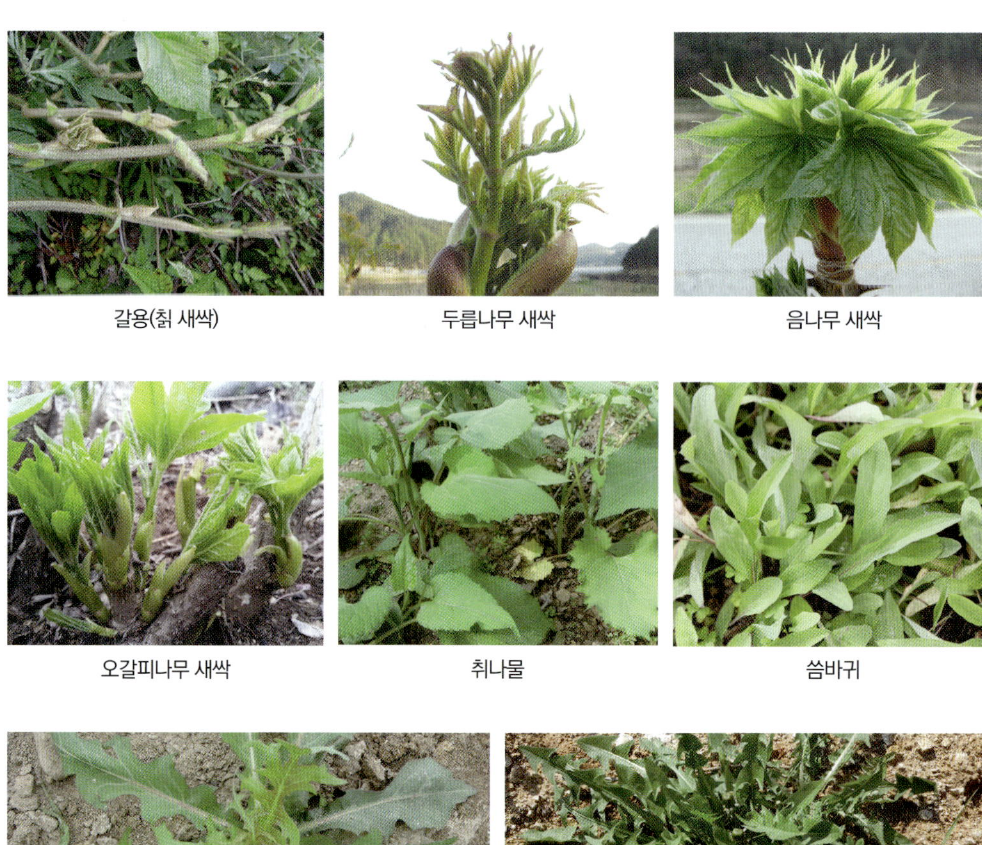

갈용(칡 새싹)

두릅나무 새싹

음나무 새싹

오갈피나무 새싹

취나물

씀바귀

고들빼기

민들레

🐚 덩굴의 효능

덩굴식물은 줄기가 위로 곧게 자랄 수 없다. 이는 큰 식물과의 경쟁에서 햇빛을 차지할 수 없는 커다란 단점으로 작용한다. 그래서일까? 덩굴식물은 이웃한 식물을 감고 올라가 햇빛을 차지하려 한다. 이러한 이유 때문에 대부분의 덩굴식물은 대단히 긴 줄기를 가지고 있는데 칡 덩굴, 다래나무 덩굴, 소나무담쟁이 덩굴이 여기에 해당한다.

덩굴식물의 생태적인 특징은 약효와 연관되어 있다. 높은 곳에 있는 마지막 잎까지 수분을 공급해야 하므로 대부분의 덩굴식물은 수분을 이동시키는 힘이 아주 좋다. 그래서 약재로 사용하는 덩굴식물은 인체의 수분대사와 이뇨작용을 원활하게 한다. 덩굴식물의 줄기는 대사에 필요한 물질도 이동시켜야 하는데 이는 인체의 기혈(氣血)이 막혀 통증이 생겼을 때 덩굴식물을 약재로 사용하는 것과 관련이 있다.

🌱 으름덩굴, 다래나무, 소나무담쟁이, 칡 덩굴

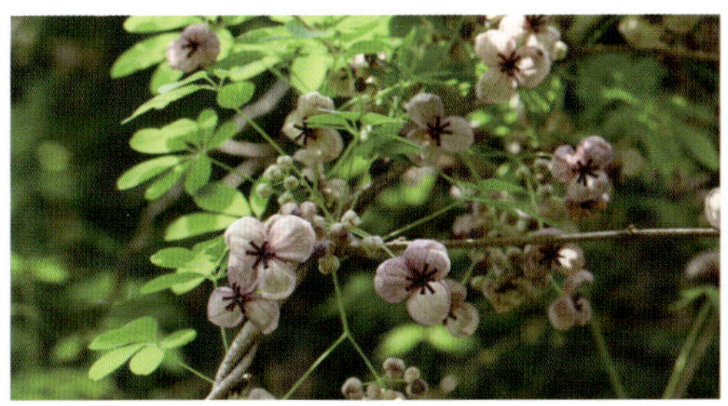

으름덩굴

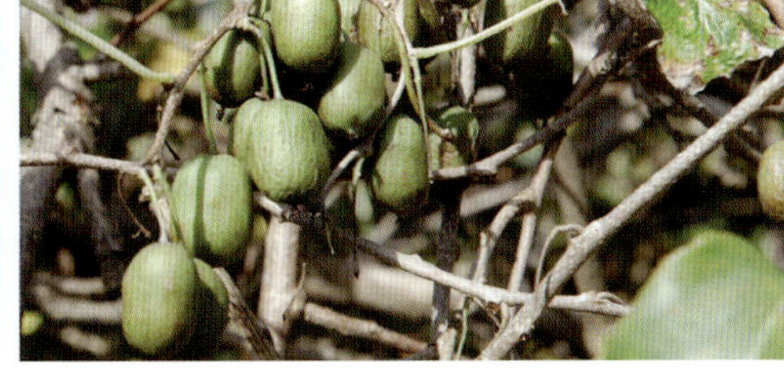

다래나무

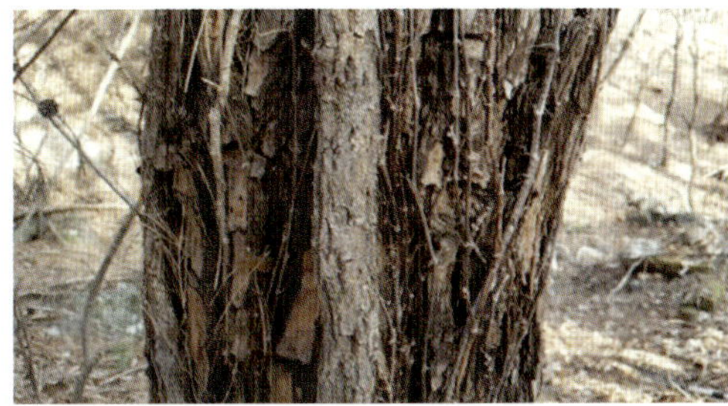

소나무담쟁이

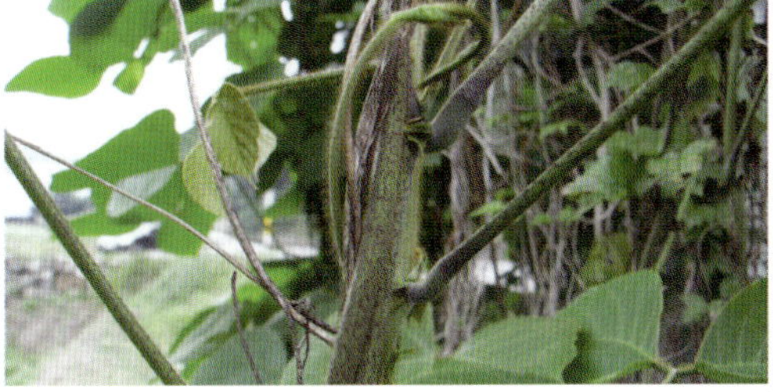

칡 덩굴

 식물의 껍질은 내부의 물질이 밖으로 유출되는 것을 막는 역할을 한다. 동시에 외부에서 침입하는 균을 방어하고 상처 난 곳을 치료하는 역할을 하고 식물을 단단하게 만든다.

 하나씩 살펴보면 식물 내부 물질이 밖으로 유출되는 것을 막는 껍질의 역할이 약효로 발휘되면 무의식적으로 소변이 나오는 증상을 막아주는 효능, 설사를 멎게 하는 효능, 기침을 멎게 하는 효능 등으로 나타난다. 특히 껍질을 사용하는 약초의 맛이 떫거나 시다면 더욱 효과적이다(맛에 대한 설명은 48p 참조). 식물에 침입하는 균을 막고 상처난 곳을 치료하는 껍질의 역할은 면역력을 강화하고 염증을 치료하는 효능으로 발휘된다. 과일의 껍질에 면역물질이 많은 것과 같은 이치다. 마지막으로 식물을 단단하게 만드는 껍질의 역할은 뼈와 근육을 튼튼하게 만드는 효능으로 나타난다. 그래서 껍질을 사용하는 약초는 대부분 근골(筋骨)을 강화하는 효능이 있다.

 예 오배자(붉나무 벌레집), 오가피(오갈피나무 나무껍질), 두충

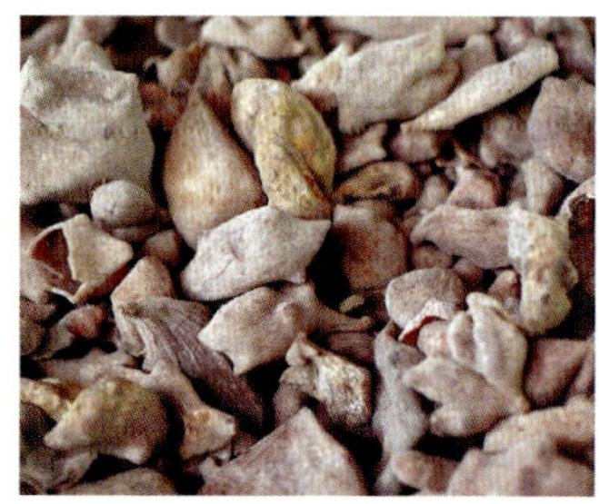 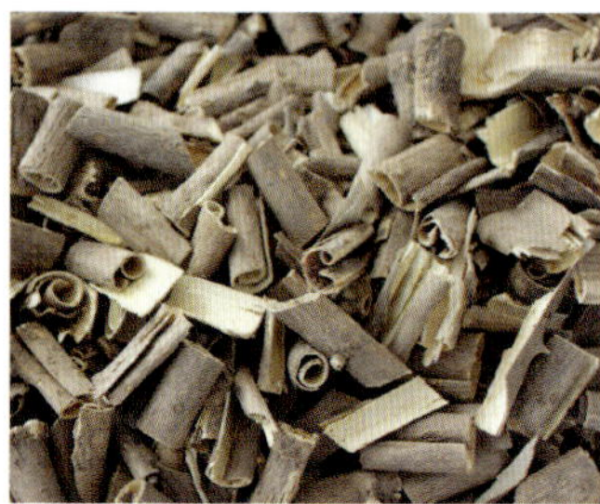 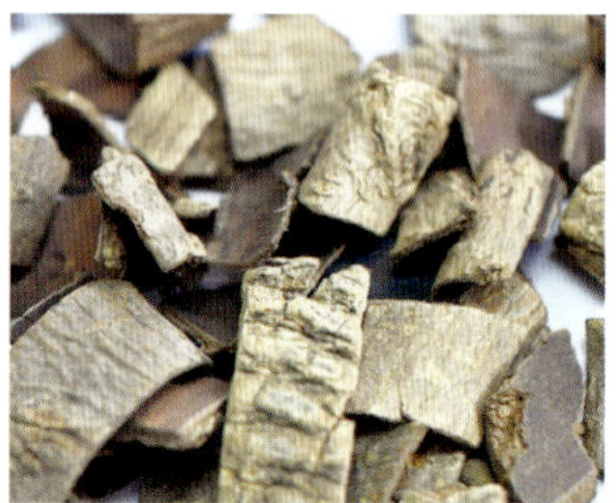

오배자(붉나무 벌레집)　　오가피(오갈피나무 나무껍질)　　두충

 식물의 입장에서 보자면 가시는 방어수단이지만 찔린 사람에게는 큰 자극일 수밖에 없다. 그렇다, 가시가 있는 약초는 강한 자극으로 막힌 곳을 소통시키는 효능이 있다. 가시가 없는 약초보다 가시가 있는 약초는 뭔가를 뚫고 가는 힘이 강하기 때문에 대부분 기혈의 소통이 원활하지 못하여 생기는 통증질환 치료에 효과를 발휘한다. 이것은 같은 종 내에서도 일어나는 현상인데 가시가 없는 오가피보다 가시가 있는 가시오가피의 효능이 더 강하다는 것이 한 예가 된다.

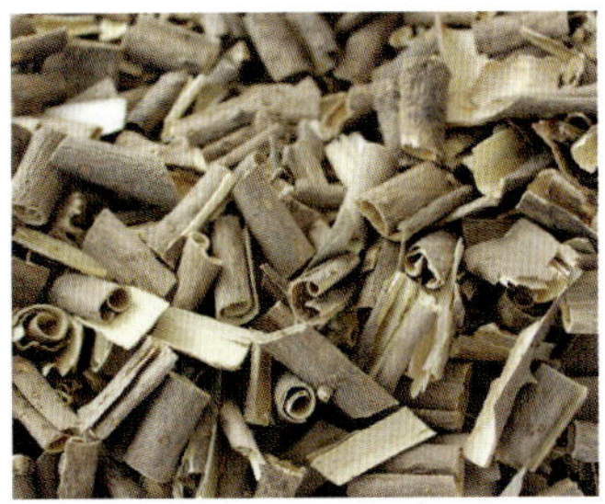

오가피(오갈피나무 나무껍질)

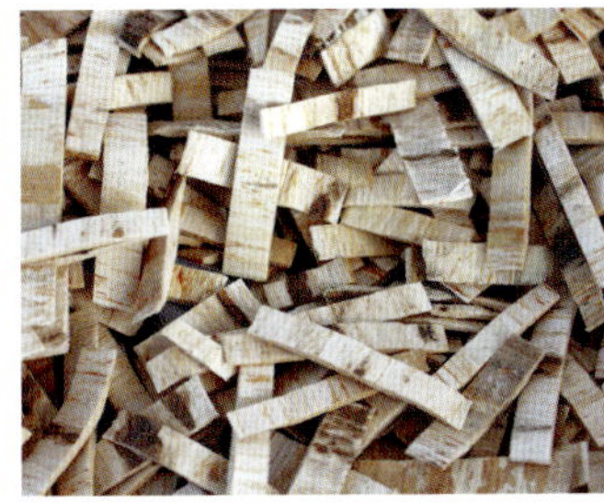

해동피(음나무 나무껍질)

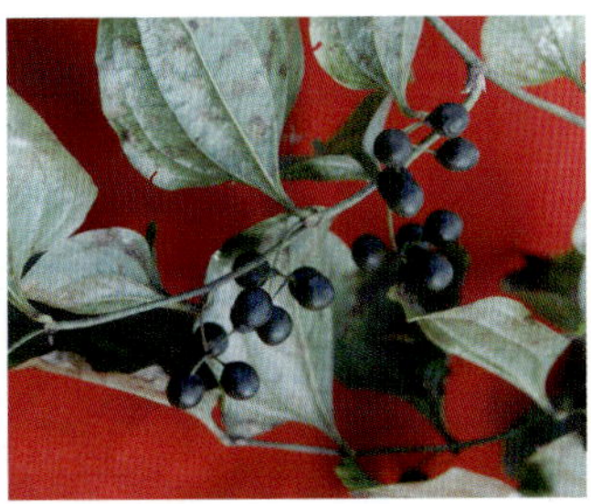

청가시덩굴

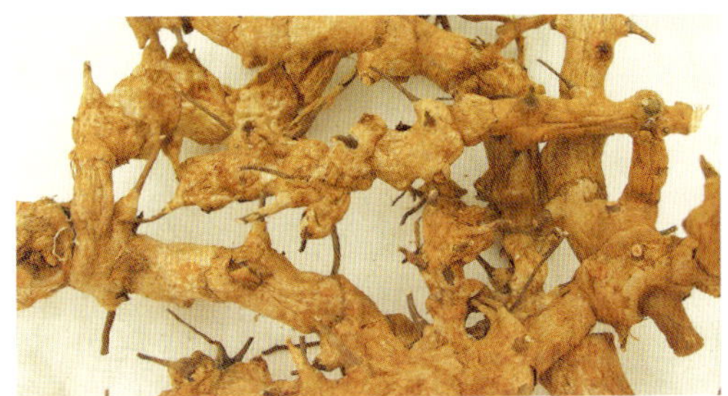

청미래덩굴

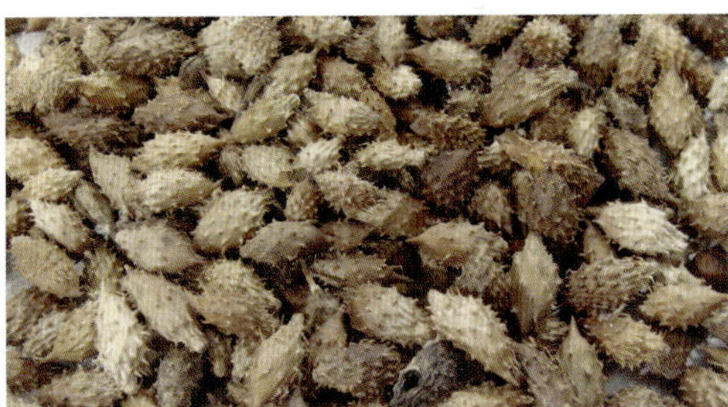

창이자(도꼬마리 열매)

잎의 효능

식물의 잎에서 일어나는 일을 생각해보자. 잎에서는 산소와 이산화탄소가 교환된다. 즉, 호흡작용이 일어난다. 인체에서 호흡하는 곳은 폐와 피부이다. 따라서 잎을 사용하는 약초는 폐질환이나 피부질환 치료에 사용되는 경향이 있다. 또한 잎에서는 수분이 증발되기도 하는데 이것을 인체에 적용한다면 발한작용(發汗作用)에 해당된다. 몸에서 땀이 나는 것은 열을 배출시킨다는 뜻이기도 해서 발한시키는 약초는 대부분 해열시키는 효능이 있다. 결국 잎을 사용하는 약초를 복용하면 몸에 있는 열(또는 염증)이 내려가는 효과를 얻을 수 있다.

여기서 끝이 아니다. 잎에서는 광합성도 일어난다. 물과 산소, 햇빛을 이용해 녹말을 포함하여 각종 물질을 만든다. 따라서 잎을 사용하는 약초를 복용하면 몸에서 벌어지는 다양한 물질대사에 긍정적인 영향을 준다. 예를 들어 음식을 소화시키는 데 필요한 물질을 만들 때에도 영향을 주고, 간에서 물질을 합성하는 데에도 영향을 준다. 그래서 잎을 사용하는 약초는 피로감을 해소하는 데 일부 기여하는 바가 있다.

예 상엽(뽕나무 잎), 자소엽(소엽 잎)

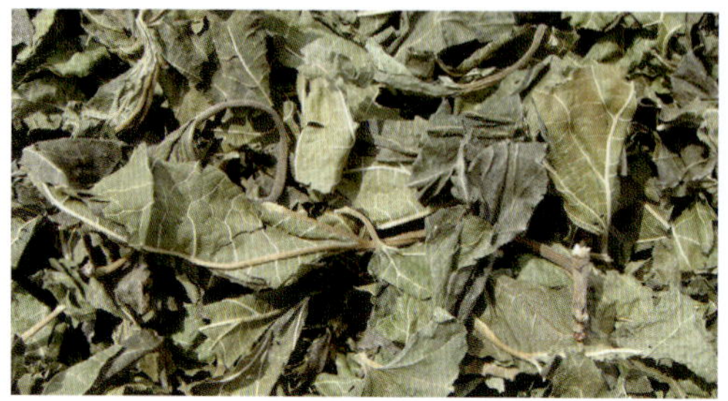

상엽(뽕나무 잎)

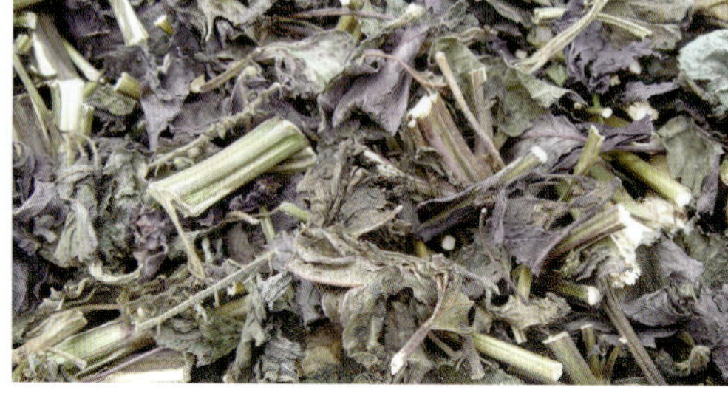

자소엽(소엽 잎)

꽃의 효능

짝을 만나기 위해서는 사람이나 식물 모두 열심히 구애를 해야 한다. 꽃은 화려한 색과 향을 이용해 매년 씨앗을 생산해낸다. 사람도 꽃의 화려함과 향에 빠져드는데 이것을 약효로 표현한다면 '정신을 안정시키는 효능' 또는 '답답한 마음을 풀어주는 효능'이라고 할 수 있겠다. 전문가들은 기를 다스린다고 해서 '이기(理氣)', 막힌 기를 돌린다고 해서 '행기(行氣)'라는 말을 사용하는데 이렇듯 꽃을 사용하는 약초는 기분을 풀어주고 신경을 안정시키기 때문에 대부분 신경성 질환 치료에 사용한다. 신경이 안정되면 위장도 편안해지기 때문에 위장질환 치료에도 사용하는 경우가 많다.

예 홍화(잇꽃 꽃), 감국

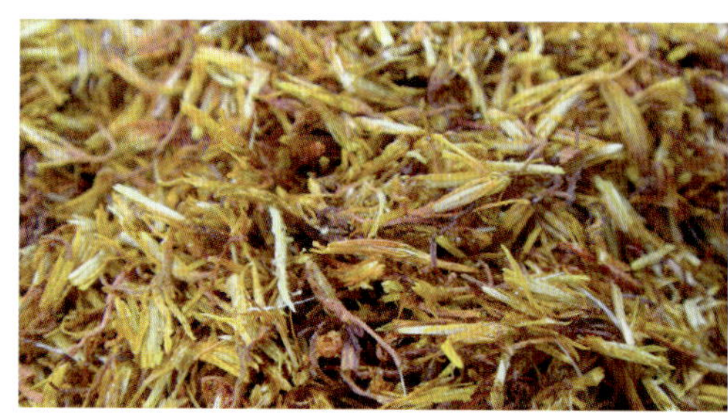

홍화(잇꽃 꽃)

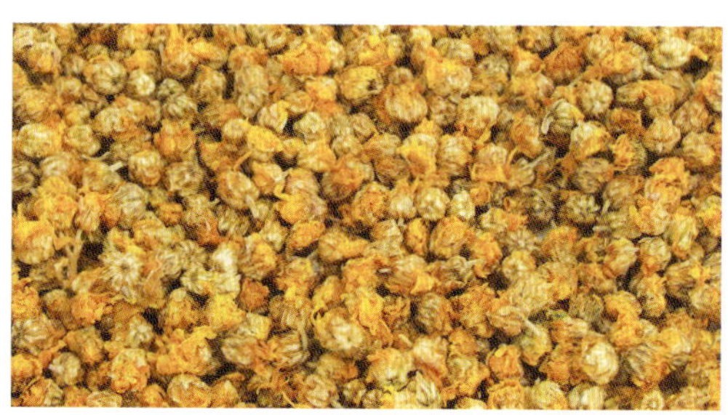

감국

🐚 열매의 효능

　식물은 자연에게 봉사하는 마음으로 열매를 내어준다. 물론 열매를 먹는 이에게 자신의 소중한 씨앗을 퍼뜨려 달라는 속마음을 숨기고 있다. 하지만 식물의 속마음을 몰라도 상관없다. 달고도 시큼한 열매를 먹는 것만으로도 몸에 기운이 솟고 정신이 번쩍 들기 때문이다. 보통은 작은 열매일수록 신맛이 강하고 큰 열매일수록 단맛이 강하다. 신맛은 안으로 수렴시키는 힘이 강하기 때문에 열매를 단단하게 만드는데 이는 아직 열매가 익지 않았다는 증거이기도 하다. 반면 단맛은 이완시키는 힘이 강하기 때문에 열매를 무르게 만드는데 이는 열매가 충분히 익었다는 증거이다. 따라서 신맛이 남아 있는 열매를 약재로 사용하면 수렴시키는 힘을 얻겠다는 뜻이고, 단맛이 강한 열매를 약재로 사용하면 이완시키는 힘을 얻겠다는 뜻이다. 예를 들어 신맛이 강한 산사를 약재로 사용하면 위장 수축력을 강하게 하여 소화를 촉진하는 효능을 얻는다. 반면 단맛이 강한 대추를 약재로 쓰면 신경을 안정시키고 몸을 이완시키는 효능을 얻게 된다. 물론 신맛과 단맛이 섞여 있는 열매가 많아 앞서 말한 효능(보약의 효능)을 모두 얻을 수도 있다.

예 대추(대추나무 열매), 용안육(무환자나무 열매), 상심자(뽕나무 열매), 산사(산사나무 열매)

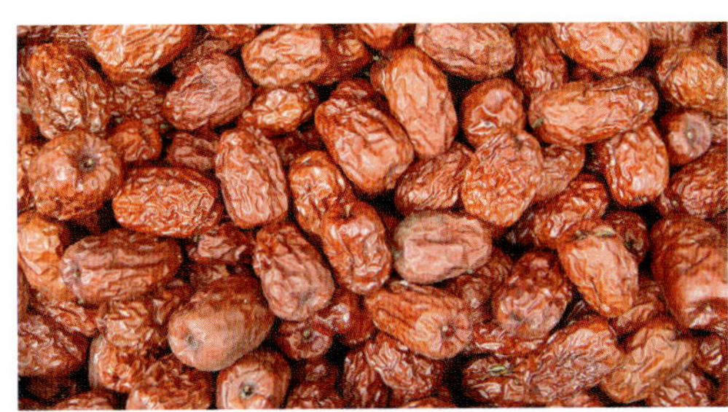

대추(대추나무 열매)

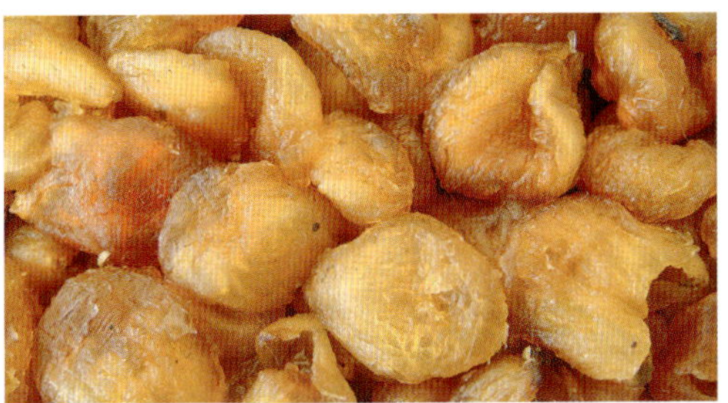

용안육(무환자나무 열매)

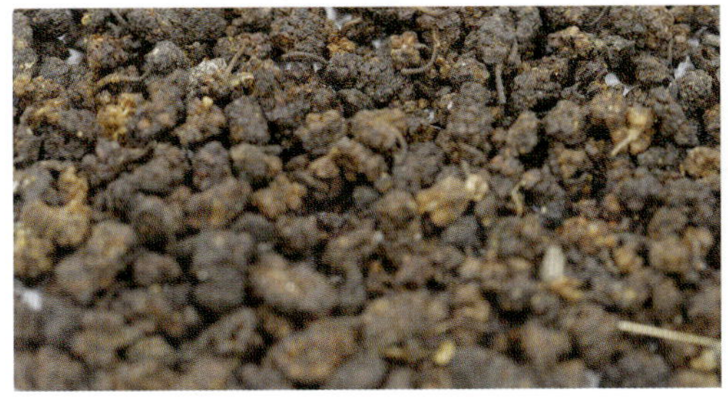

상심자(뽕나무 열매)

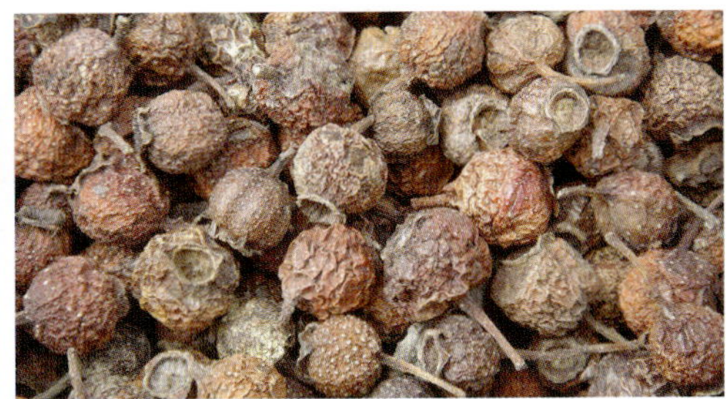

산사(산사나무 열매)

씨앗의 효능

씨앗에는 영양소가 풍부할 뿐 아니라 식물의 모든 정보가 들어 있다. 1,000년 전 씨앗을 심으면 씨앗에서는 보이지 않았던 거대한 식물을 볼 수 있다. 따라서 씨앗을 약재로 사용한다는 말은 그 식물 전체를 섭취하는 것과 다름 없다. 영양소로 표현하면 씨앗에는 탄수화물, 단백질, 지방, 비타민, 미네랄, 효소, 섬유질, 식물성 약성분이 모두 들어 있는데 이들 영양소를 발아시키는 기술(에너지)도 있다. 그렇기 때문에 씨앗을 약재로 사용하는 경우는 몸이 극도로 허약해졌을 때인데 몸의 기능이 약해지고 영양분이 부족할 때 씨앗을 약재로 사용하면 몸을 회복하는 데 크게 도움을 줄 수 있다. 생각해보면 삼시세끼 밥상에 오르는 주식은 쌀이나 콩같은 씨앗이라서 밥이 보약이라는 말이 틀리지 않다.

몸이 극도로 허약해졌을 때 그 영양을 가장 크게 받는 곳은 생식기이다. 생식기는 말 그대로 생식(生殖)에 필요한 장기이지 생명(生命)에 필요한 장기는 아니다. 남녀 모두 생식기를 제거하더라도 당장 죽지 않는 것을 보면 알 수 있다. 따라서 몸이 극도로 허약해지면 당장 생명을 유지하는 데 기여하지 못하는 생식기에는 에너지를 보내지 못한다. 반대로 생각하면 몸을 크게 보(補)하는 효능을 가진 씨앗 약초는 생식기능을 강화할 수 있다는 뜻이기도 하다. 그래서 토사자, 차전자, 오미자 씨앗을 약초로 먹는다면 틀림없이 생식기능을 강화할 수 있다.

예 **토사자**(실새삼 씨앗), **차전자**(질경이 씨앗), **오미자**

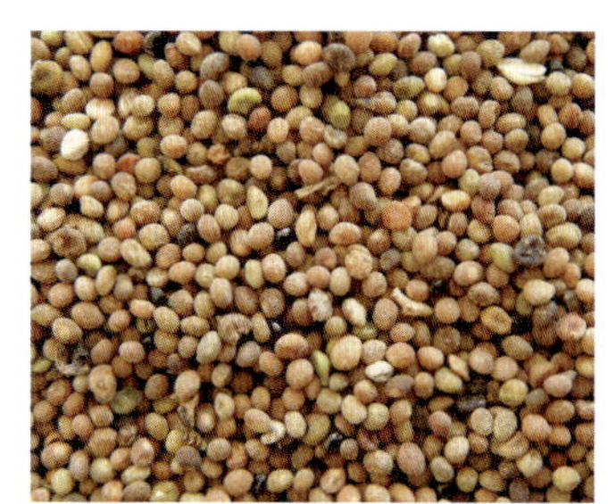

토사자(실새삼 씨앗)

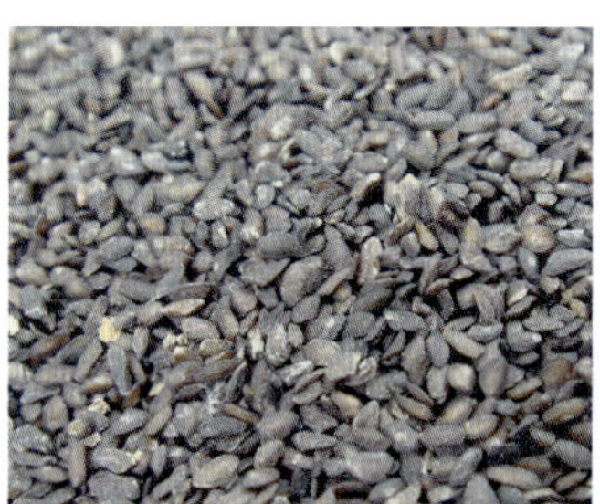

차전자(질경이 씨앗)

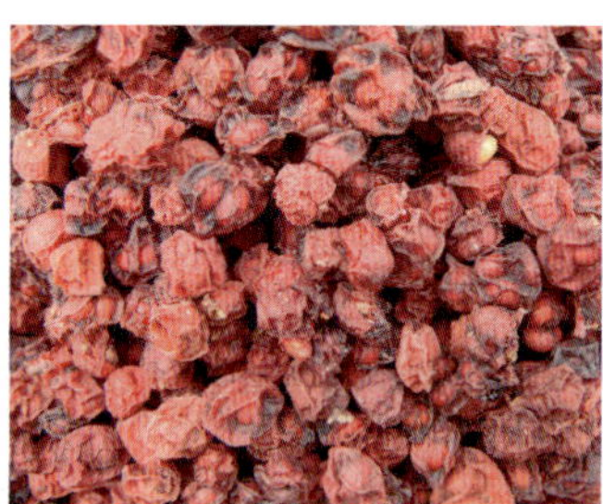

오미자

식물의 뿌리가 하는 일은 크게 두 가지인데 하나는 영양분을 저장하는 역할이고, 하나는 땅에서 영양분을 흡수하는 역할이다. 우선 영양분을 저장하는 역할을 살펴보면 뿌리는 몸을 보(補)하는 약효로 발휘되기 때문에 인삼이나 황기처럼 보약으로 쓰이는 경우가 많다. 하지만 세신이나 위령선처럼 가느다란 뿌리는 보약으로 쓰지 않는 것처럼 모든 뿌리가 보약이 되지는 않는다. 대신 가는 뿌리는 줄기처럼 막힌 곳을 소통시키는 힘이 좋아 통증질환 치료에 주로 사용된다.

뿌리의 두 번째 역할인 땅에서 영양분을 흡수하는 역할을 살펴보면 뿌리는 영양분을 흡수하는, 즉 위장을 돕는 약효로 발휘된다. 그렇기에 뿌리 약초는 대체로 위장질환 치료에 쓰인다. 특히 전분을 많이 포함하는 백출이나 산약은 위장을 튼튼하게 보(補)하고 소화를 촉진하는 효능이 아주 뛰어나 위장질환 치료에 빠지지 않고 사용된다.

예 산약(마 뿌리), 백출(삽주 뿌리), 창출(모창출 뿌리줄기), 인삼, 황기, 감초

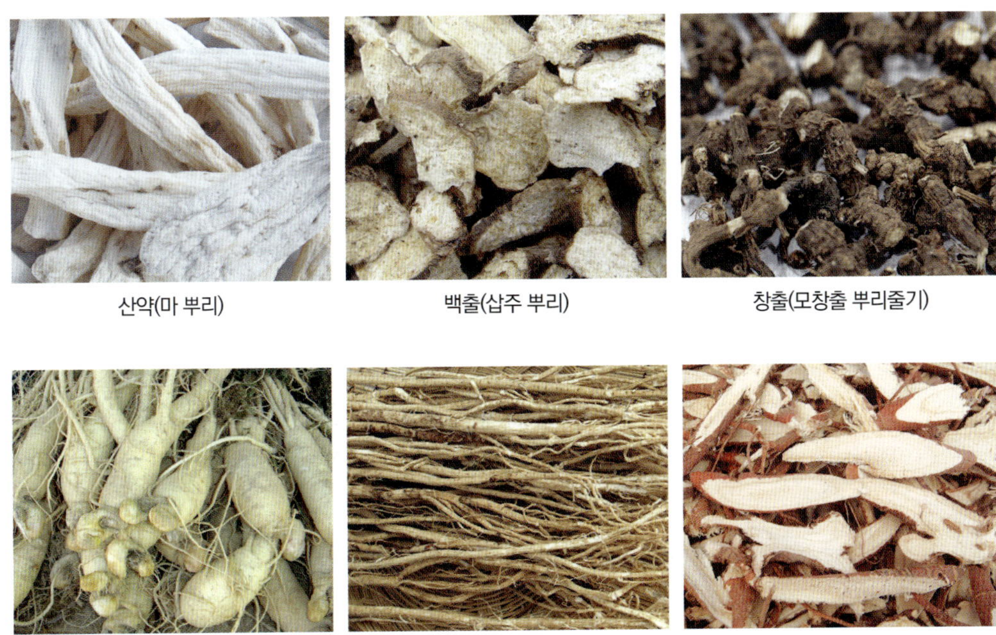

산약(마 뿌리)	백출(삽주 뿌리)	창출(모창출 뿌리줄기)
인삼	황기	감초

2. 약초의 맛에 따른 효능

앞에서 우리는 약초의 사용부위에 따라 어느 정도 약효가 결정된다고 배웠다. 하지만 이것만으로 약초의 효능을 명확하게 알아내는 것은 어려운 일이다. 약초의 전체적인 모습을 알기 위해서는 또 다른 도구가 필요한데, 바로 약초의 맛이다.

동일한 재료로 만든 음식이라도 재료의 비율과 신선도에 따라 맛이 달라진다. 자연 그대로의 과일도 마찬가지이다. 설익었을 때와 익었을 때의 맛이 다르고, 일교차가 큰 지역과 비닐하우스에서 생산된 것의 맛에는 분명 차이가 있다. 같은 과일이기에 성분에는 큰 차이가 없을 텐데 말이다.

어떤 요리사는 맛에 대하여 이렇게 정의했다. "맛은 재료의 본질이다." 필자는 이 말을 듣고 '유레카!'라고 외쳤다. 맞는 말이다. 맛을 보면 그 재료의 어떠함을 알 수 있다. 물론 맛을 본다고 해서 어떤 성분이 얼마만큼 들어 있는지를 정확히 알 수는 없지만 그 속에 들어 있는 성분들의 종합적인 작용을 맛으로 느낄 수 있다. 사실 약효는 특정 성분이 몸속으로 들어왔다고 해서 발휘되는 것이 아니다. 성분들의 상호작용이 이뤄질 때 비로소 약효가 나타난다. 남녀가 만났다고 모두 사랑에 빠지는가? 서로에게 불꽃이 튀어야 하고 상호 끌림(작용)이 있어야 사랑에 빠지는 것과 같다.

맛은 재료의 본질이다. 그리고 재료 속에 존재하는 성분들의 상호작용이 맛으로 드러난다. 따라서 맛을 보면 본질이 어떠한가를 알 수 있고, 그 안에 존재하는 것들의 상호작용(약효)이 잘 이루어지는지도 알 수 있다. 그래서 약초의 효능을 제대로 알고자 한다면 맛을 봐야 하는 이치다. 같은 약초라도 특유의 맛이 없으면 약효도 없고, 특유의 맛이 강하게 나타나면 그 약초의 효능도 강하게 나타난다. 맛을 보면 그 약초의 채취시기가 적절했는지도 알 수 있는데 채취시기가 맞지 않았다면 제대로 된 맛이 날 수 없다.

맛에 관한 자연 법칙이 있다. "몸에서 필요한 맛이 당긴다." 기운이 없으면 단맛이 당기고, 한창 성장하고 있을 때에는 신맛이 당긴다. 몸에 열이 있으면 쓴맛이 당기고, 스트레스를 풀고 싶을 때에는 매운맛이 당긴다. 몸에 열이 있은 사람이 따뜻한 물을 찾겠는가, 기운이 없는 노인이 매운 것을 찾겠는가? 몸은 부족한 것을 찾기 마련이다. 이것은 불변의 법칙이다. 그래서 기운이 없고 피로한 사람에게는 단맛이 나는 약초를 주어야 하고, 몸에 열이 나거나 염증이 있는 사람에게는 쓴맛이 나는 약초를 주어야 한다.
화병을 앓고 있다면 매운맛이 나는 약초가 필요하다.

단맛

결혼을 한 사람이라면 허니문(honeymoon, 蜜月)을 기억할 것이다. 얼마나 달콤하면 꿀
같은 달(기간, 月)이라고 했을까! 이런 허니문에 긴장하는 사람은 없다. 웃고 즐기고 모든
것이 평화롭다. 몸과 마음이 이완된다. 이 세상에 존재하는 것(음식, 감정, 사람, 분위기 등)에
서 단맛을 느꼈다면 그것은 분명 몸에 기운을 불어넣고 몸을 이완시키는 역할을 할 것
이다. 따라서 단맛이 나는 약초는 대부분 보약으로 황기, 인삼, 백출, 감초, 백수오 등
은 몸이 약해졌을 때 사용하는 보약이다. 당(糖)이 있어야 단맛이 나기 때문에 단맛을 지
닌 약초는 몸에 에너지를 더해주고 피로를 풀어준다. 이것은 맛에 관한 자연의 법칙에
도 부합되는데 사람들은 몸이 약해졌을 때, 기운이 없을 때, 피로할 때 단맛을 찾는 이
유다. 그래서 몸이 약한 사람들이 단맛을 잘 먹고 많이 먹는다. 보통 몸을 혹사시켰을
때 입에서 단내가 난다고들 하는데 입에서 단내가 나면 음식이든 약이든 단맛을 더 잘
먹을 수 있다. 입에서 단내가 나는 것은 단맛을 더 받아들이기 위한 자연의 순리이기 때
문이다.

예 황기, 인삼, 백출, 감초, 백수오, 대추(대추나무 열매), 구기자(구기자나무 열매)

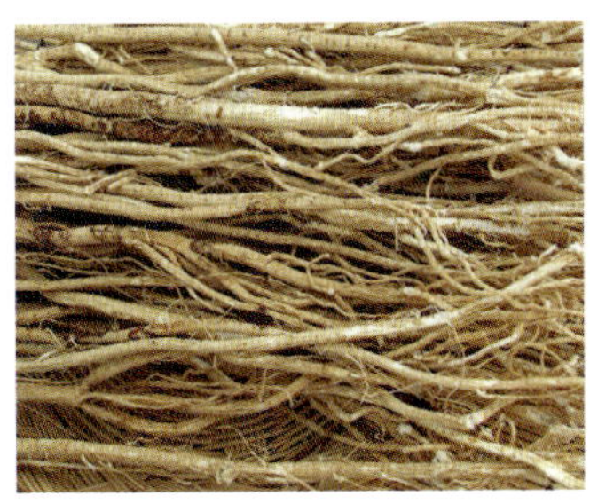

황기

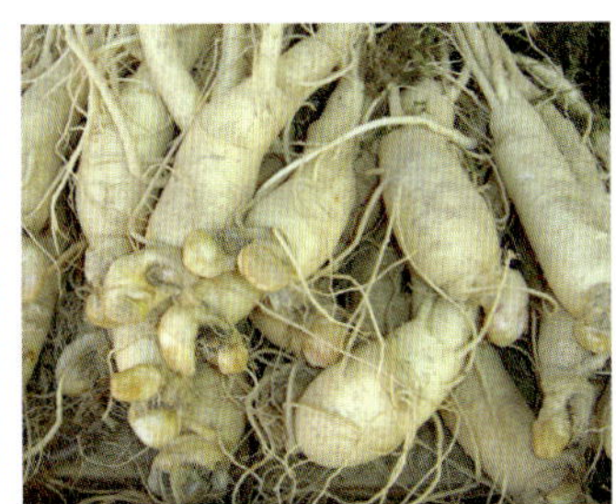

인삼

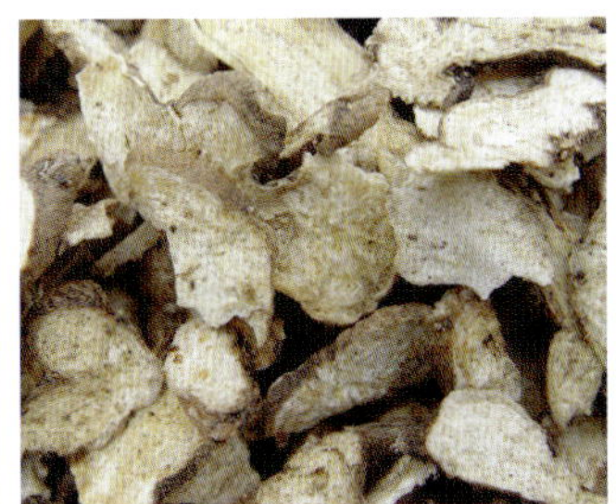

백출

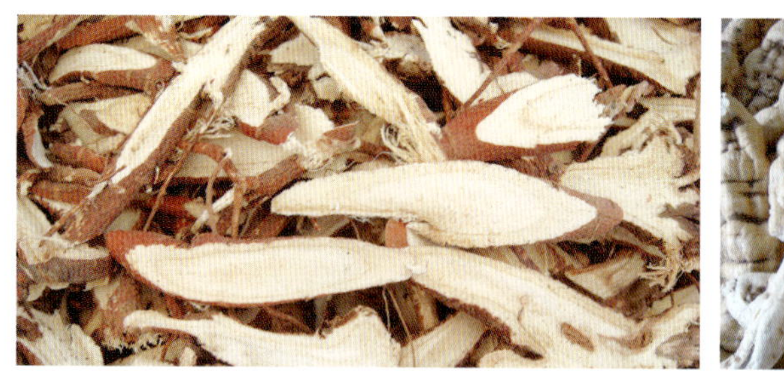

감초

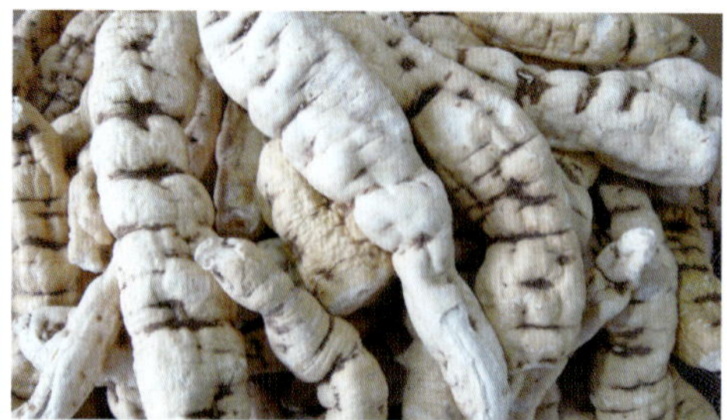

백수오

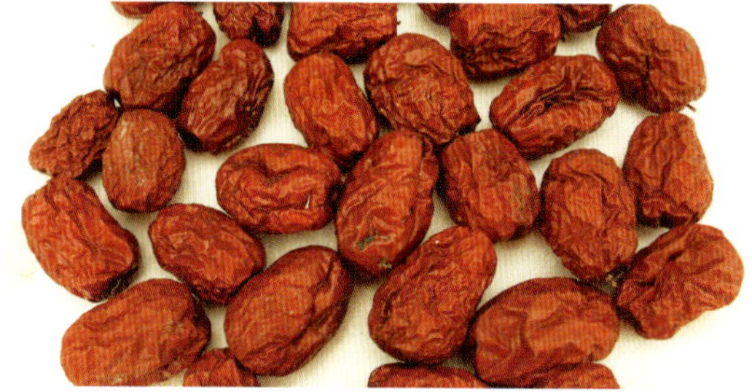

대추(대추나무 열매)

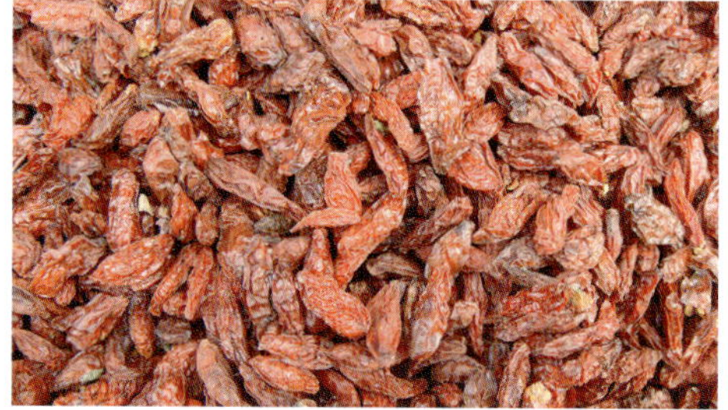

구기자(구기자나무 열매)

쓴맛

좋은 약은 입에 쓰다는 뜻으로 양약고구(良藥苦口)라는 말이 있다. 이 말을 이해하기 위해서는 여름철에 먹는 익모초를 떠올려야 한다. 지혜가 뛰어난 우리 조상들은 더위에 상하여 속앓이를 하는 아이에게 쓴맛이 강한 익모초를 먹였다. 그러면 신기하게도 아이 몸에서 열이 내리고 밥맛이 돌아왔다. 그렇다, 쓴맛은 열을 내리고 염증을 없애는 역할을 한다. 쓴맛이 강한 약초는 보약이 아니라 치료약인 셈이다. 하늘 높은 줄 모르고 날뛰는 사람에게 '인생의 쓴맛'을 보여줘야 제자리를 찾는 것처럼 쓴맛은 부풀어 오른 염증을 가라앉히고 열을 떨어뜨리는 양약(良藥)이다.

양약고구라는 말은 생명을 위협하는 염증성 질환과 발열성 질환을 신속하게 치료해야만 좋은 약으로 취급되었던 시절에 자주 회자되었다. 지금도 약국에서 파는 약들은 대부분 쓴맛이 강한데 이는 현대의학에서 지향하는 바가 열을 내리고 염증을 치료한다는 반증이다. 기운이 없어서 염증이 낫지 않을 수도 있는데 쓰디 쓴 약으로 염증만 치료하는 것은 병의 근본을 치료하는 게 아니다. 물론 즉각적인 효과는 볼 수 있겠지만 임시방편의, 언 발에 오줌 누는 식의 치료일 수도 있다. 그렇기에 전통의학과 현대의학의 융합이 필요한 것이다.

쓴맛 또한 맛에 관한 자연 법칙에 부합된다. 발열성 감기를 앓으면 입맛이 쓰다. 이러한 현상은 감기뿐 아니라 열이 동반된 질병에서도 흔히 볼 수 있는데 입이 쓴 이유는 발열성 질환을 치료하기 위해 쓴맛이 필요하다는 우리 몸의 신호이다. 입맛이 써야 쓴맛이 나는 약을 잘 먹을 수 있기에 입이 쓴 이유는 쓴맛을 더 받아들이기 위한 자연의 순리인 것이다.

(예) 익모초, 용담초, 포공영(민들레 전초), 고삼

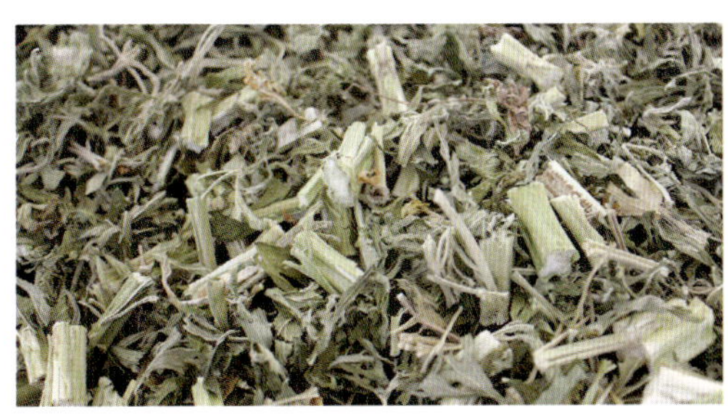

익모초

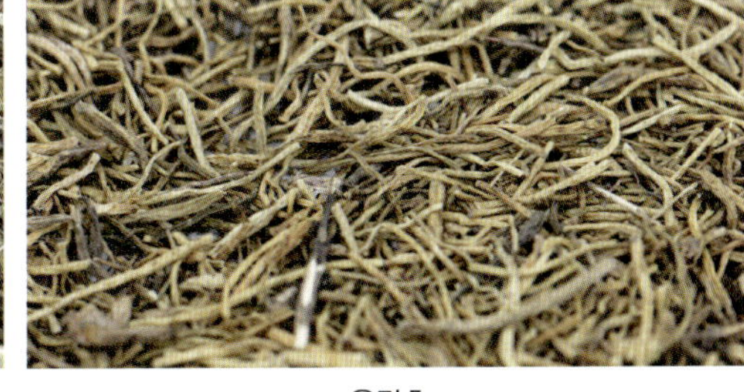

용담초

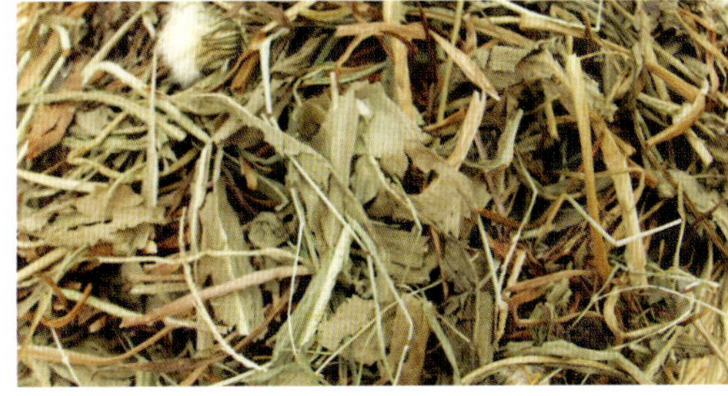

포공영(민들레 전초)

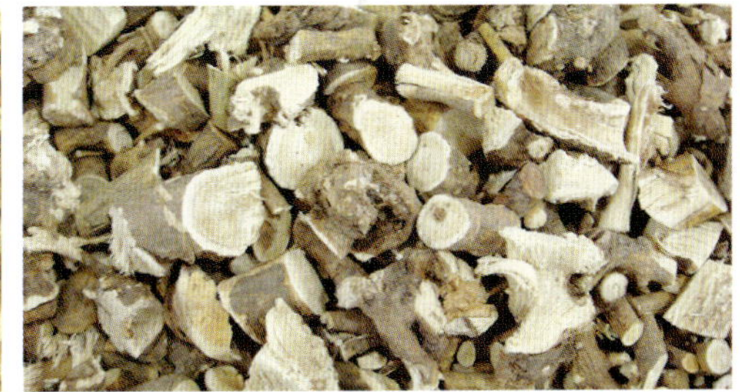

고삼

🌶 매운맛

매운 음식을 보기만 해도 몸에서 땀이 나는 사람이 있다. 우리의 기억 속에는 맛의 기능이 기록되어 있기 때문에 보고 생각하는 것만으로도 반응한다. 매운맛은 자극제이다. 원인이 무엇이든 움직임이 둔해졌을 때 매운맛은 강한 자극으로 우리 몸을 움직이게 만든다. 잘 생각해보면 비가 내리는 장마철에는 매운 음식이 당기지 않는가? 습한 기운 때문에 몸이 찌뿌드드하고 입맛이 없을 때 매운 음식을 먹으면 몸이 개운해지고 입맛이 살아난다. 매운맛이 기혈의 순환을 촉진해서 습기를 없애고 위장을 자극해서 소화액 분비를 촉진했기 때문이다. 이처럼 매운맛은 오장육부의 기능이 약해져서 순환이 되지 않을 때 필요하다. '인생의 매운맛'을 봐야 정신을 차리고 자신의 일을 성실하게 하는 것처럼 매운맛이 나는 약초는 약해진 몸의 기능을 활성화시켜 오장육부가 제 역할을 하도록 돕는다.

매운맛도 맛에 관한 자연 법칙에서 벗어나지 않는다. 몸에서 매운맛이 필요할 때 매운 것을 찾게 된다. 그 예로 가정이나 직장 스트레스로 가슴이 답답할 때 매운맛을 먹으면 스트레스가 확 풀리는 경험을 한번쯤 했을 것이다. 스트레스는 말초순환을 방해하는데 한의학적으로 기혈(氣血)의 순환이 막히는 것으로 몸은 순환이 안 되는 것을 방치하지 않기 때문에 매운맛을 당기게 만든다. 즉, 스트레스를 받으면 나도 모르게 매운 음식을 먹고 싶어지는 것이고 그것이 바로 자연의 순리이다.

예 생강, 촉초(초피나무 열매껍질), 계피(육계나무 나무껍질)

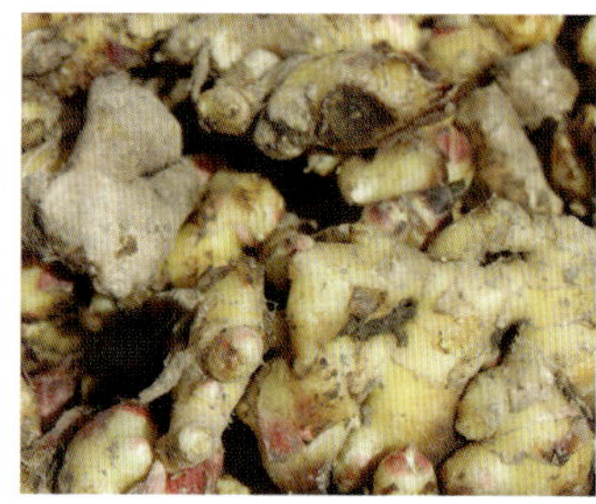

생강

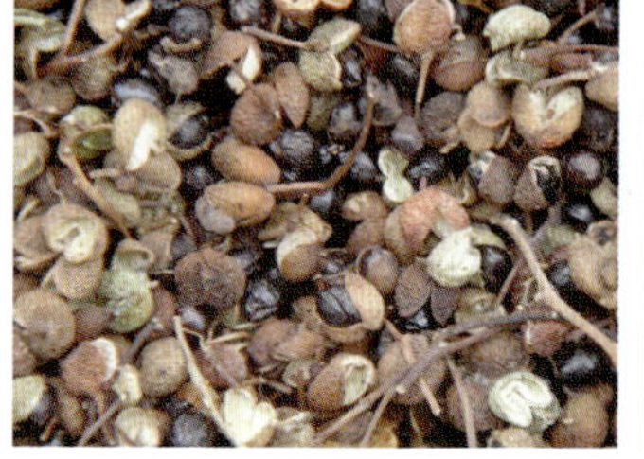

촉초(초피나무 열매껍질)

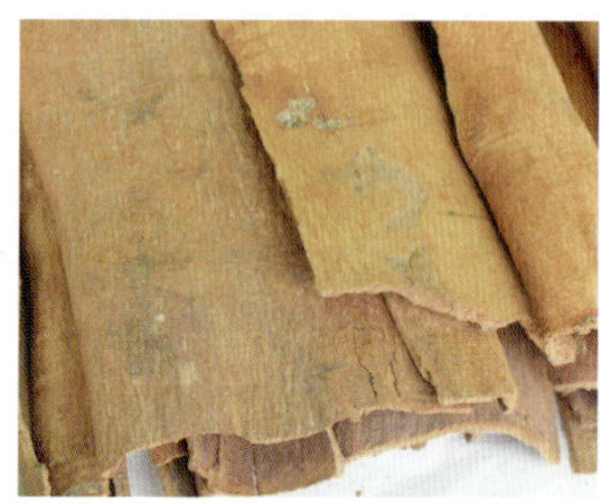

계피(육계나무 나무껍질)

신맛

신맛이 나는 음식을 먹었을 때의 표정을 생각해보자. 자연스럽게 눈은 감기고 얼굴근육은 수축된다. 전통적으로 한의학에서는 신맛이 수렴(收斂)시키는 힘이 좋다고 하는데 수렴한다는 말은 몸에 있는 어떤 것(기운, 땀, 소변, 대변 등)을 나가지 못하게 한다는 뜻이다. 그래서 신맛이 나는 오미자, 산수유, 복분자, 매실은 땀을 막고, 기침을 막고, 소변을 막고, 대변을 막고, 남성의 유정(遺精)을 막고, 여성의 대하(帶下)를 막는 데 사용된다.

신맛은 배출을 막는 역할만 하는 것은 아니다. 앞서 말한 것처럼 신맛은 기본적으로 수축을 유도하기 때문에 힘을 모으는 데 기여한다. 야구선수가 홈런을 치기 위해 팔과 다리, 몸을 움츠렸다 배트를 휘두르는 것과 같은 이치이다. 다른 예로 신맛이 나는 매실을 먹으면 소화가 잘되는데 그 이유는 매실의 신맛이 위장을 수축시키기(힘을 모으기) 때문이다. 그렇게 수축한 위장은 다시 확장될 것이고 이것이 반복되면 위장운동이 활발해져 소화가 잘된다. 예로 든 매실뿐 아니라 시큼한 음식은 모두 소화를 촉진한다.

맛에 관한 자연 법칙을 이야기해보면 신맛 역시 몸에서 필요할 때 당긴다. 임신하면 시큼한 음식이 먹고 싶다고 하는데 이것은 엄마의 자궁에서 또 하나의 생명체가 성장하고 있기 때문이다. 위에서 언급한 대로 신맛은 수축을 유도한다고 했으니 힘을 모으는 단계이다. 힘을 모은다는 말은 더 큰 힘을 내기 위한 전단계이다. 즉, 태아의 급속한 성장에 필요한 에너지를 얻기 위해 엄마는 평소에 좋아하지 않던 신맛을 찾게 되는 것이다.

예 **산사**(산사나무 열매), **매실**(매실나무 열매), **오미자**

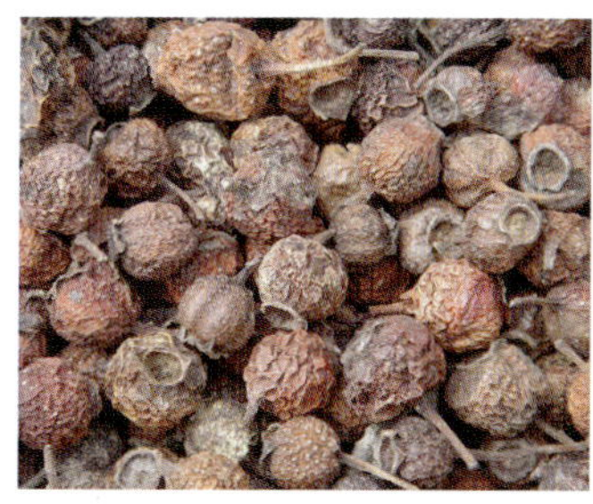

산사(산사나무 열매)

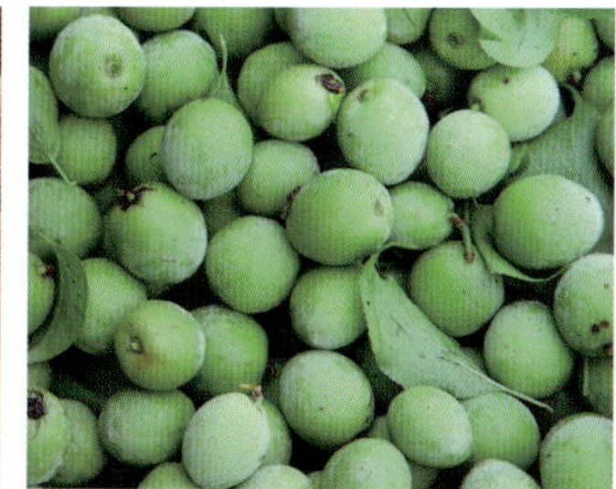

매실(매실나무 열매)

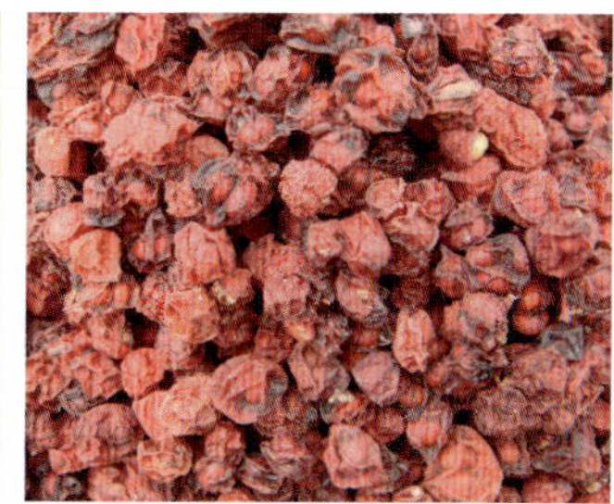

오미자

짠맛

"짜게 먹으면 고혈압이 생길 수 있으니 주의해야 합니다." 병원에서 자주 듣는 말이다. 하지만 짜게 먹어 고혈압이 생기는 것이 아니라 정제소금을 많이 먹어 고혈압이 생긴다는 말로 이해해야 한다. 천일염을 포함하여 짠맛이 나는 음식이나 약초는 우리의 생각과 달리 몸에 이로운 점이 훨씬 더 많다. 전통적으로 한의학에서는 짠맛의 역할을

'연견(軟堅)'이라는 말로 표현하는데 딱딱한 것을 부드럽게 만든다는 뜻이다. 바닷가에서 자라는 함초(鹹草)라는 식물은 짠맛(鹹)이 나기 때문에 함초라고 불리는데 이것을 먹으면 변비가 해소된다. 이는 짠맛이 딱딱한 대변을 부드럽게 만들기 때문이다.

약국에서 판매되고 있는 변비약 성분을 보면 'ㅇㅇ나트륨'이 들어간 것을 쉽게 볼 수 있는데 짠맛이 나는 성분이 변비를 치료한다는 것을 알 수 있다. 짠맛은 비단 대변만 부드럽게 만드는 것이 아니다. 몸의 어떤 부위가 딱딱해졌을 때 또는 병적으로 조직이 딱딱해졌을 때 짠맛이 나는 약초가 필요하다.

맛에 관한 자연 법칙은 짠맛에도 적용된다. 사람들은 나이가 들수록 입맛이 짜진다고 말한다. 실제로 젊은 사람보다 나이든 사람들이 짜게 먹는데 그 이유를 연구해보니 짠맛을 느끼는 혀의 감각이 점점 퇴화되기 때문이라고 한다. 그래서 필자의 생각으로는 짠맛을 느끼는 혀의 감각이 퇴화되는 것도 자연의 순리라고 생각한다. 나이가 들면 근육이나 관절이 딱딱해지기도 하고 병적으로 딱딱해지는 조직들이 생기기 때문에 우리 몸은 짠맛이 필요하다. 하지만 이런 이유로 필요해진 짠맛을 정제소금으로 채운다면 당연히 고혈압이 생길 수밖에 없지 않겠는가.

예 함초, 미역, 다시마

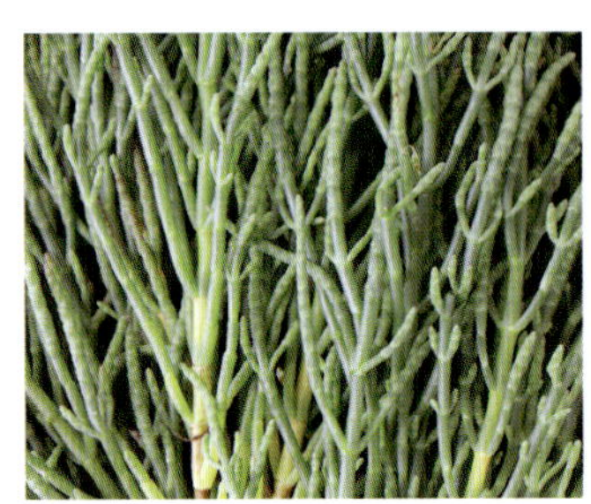

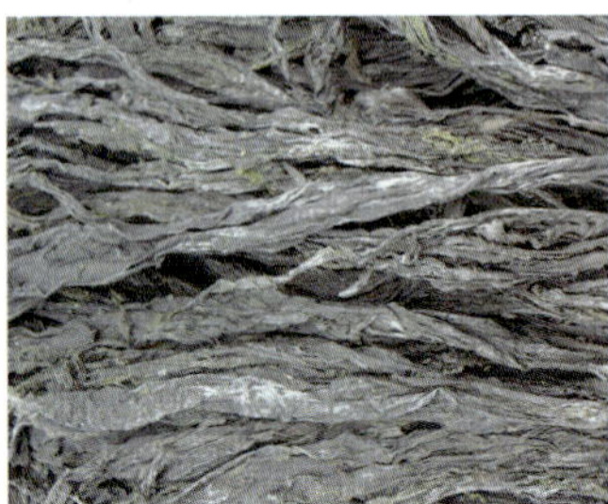

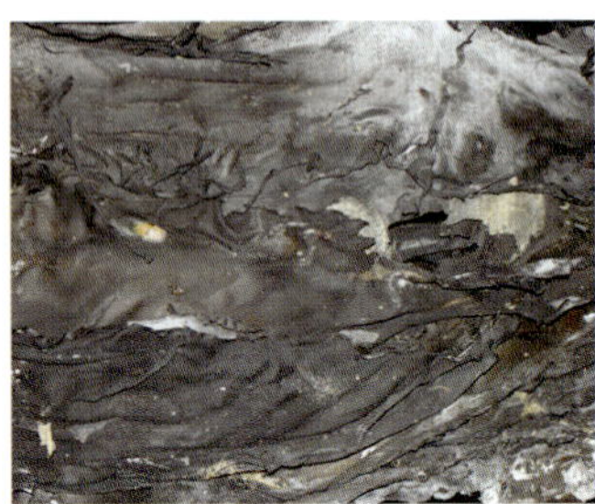

| 함초 | 미역 | 다시마 |

3. 약초의 무게에 따른 효능

약초의 사용부위와 맛을 확인했다면 마지막으로 약초의 무게에 주목해야 한다. 약초의 무게는 약초의 효능이 어느 방향으로 향하는지 알 수 있게 해준다. 가벼운 약초는 인체의 상반신 또는 피부쪽으로 효능을 발휘하는 반면, 무거운 약초는 인체의 하반신 또는 몸속으로 그 효능을 나타낸다. 마치 돌탑을 쌓기 위해서는 크고 무거운 돌은 기초를 닦을 때 사용하고 작고 가벼운 돌은 위로 올리는 것과 같은 이치이다. 마찬가지로 회사나 조직에서도 진중한 성격을 지닌 사람이 중심에 서서 기획을 하고 밖에서 영업을 하는 사람은 활동적인 성격이어야 하는 것과도 같다. 자연의 법칙은 이처럼 약초나 음식, 동물, 사회, 사람에게 모두 적용된다.

가벼운 약초

가벼운 약초의 효능은 상반신이나 피부 쪽으로 향하기 때문에 얼굴에 생기는 질환, 머리에 생기는 질환, 피부에 생기는 질환 치료에 사용한다. 예를 들어 감국은 눈이 충혈되었을 때나 머리가 아프고 어지러울 때 사용하고, 목적(속새)은 눈에 막이 끼었을 때 사용한다. 이처럼 얼굴이나 머리의 질병을 치료할 때에는 가벼운 약초를 사용하는 것이 좋다. 만약 무거운 약초를 얼굴이나 머리의 질병 치료에 사용해야 한다면 적은 양을 오래 달이지 않고 복용해야 한다.

가벼운 약초는 아래로 처지는 것을 위로 끌어올려주는 역할도 하는데 예를 들어 기운이 없어서 몸이 축 늘어지거나 실제로 위가 하수(下垂)되었을 때에는 가벼운 약초인 승마와 시호를 사용한다. 이들 약초는 가벼워 늘어진 조직을 위로 끌어올리는 데 일조한다.

예 감국, 목적(속새 전초), 승마, 시호

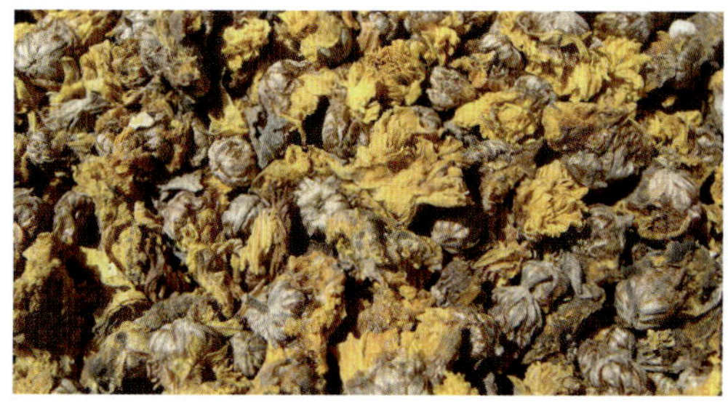

감국

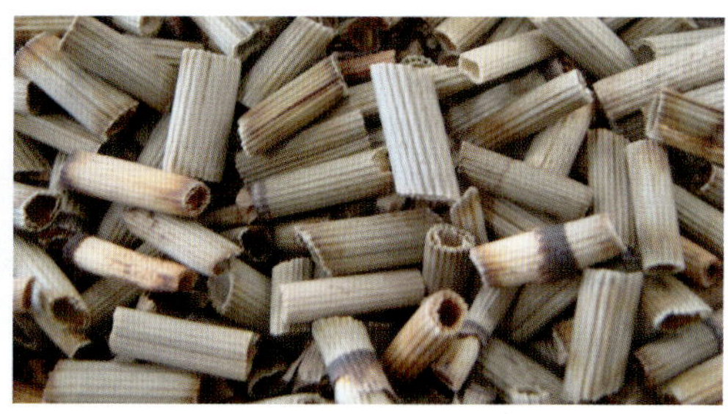

목적(속새 전초)

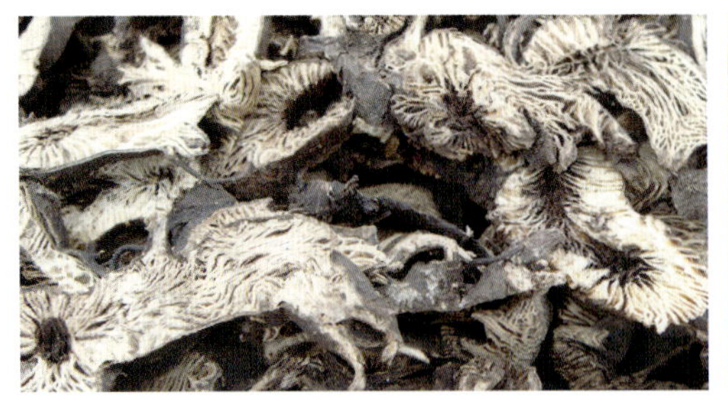
승마

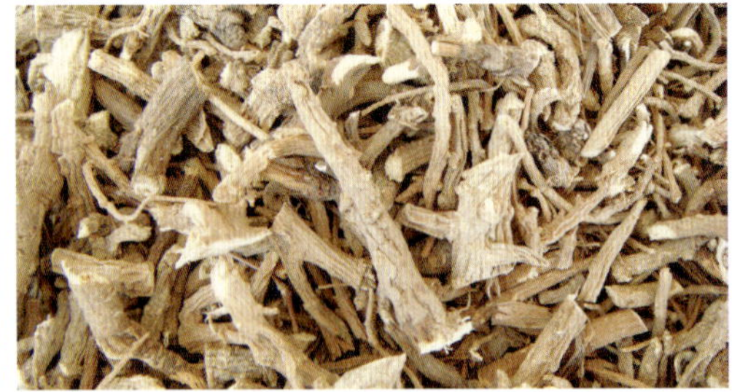
시호

🌀 무거운 약초

시금치나 상추만 먹고 배가 든든할 수 있을까? 쌀과 보리, 고구마, 감자처럼 속이 꽉 찬 음식도 먹어야 든든해진다. 약초 중에서도 인삼, 백출, 숙지황처럼 속이 꽉차서 무거운 약초는 몸속으로 그리고 인체의 하반신으로 그 효능을 나타낸다. 그래서 보약은 대부분 무거운 약초로 만들어지고 허리와 무릎, 자궁질환을 치료하는 약초도 무거운 것들이 많다.

무겁다는 말은 어떤 특정 물질을 많이 함유하고 있다는 뜻이다. 만약 단맛이 나면서 무거운 약초라면 두말 할 필요 없이 보약이다. 반면 쓴맛이 강하면서 무겁다면 몸속 염증을 치료하는 약초이고, 매우면서 무겁다면 몸속을 데워주는 약초이다. 무거운 약초는 오래 달이는 것이 좋은데 무거우면 약효 성분을 많이 함유하고 있어서 오래 달일 수록 충분히 추출할 수 있기 때문이다.

예 인삼, 백출, 숙지황

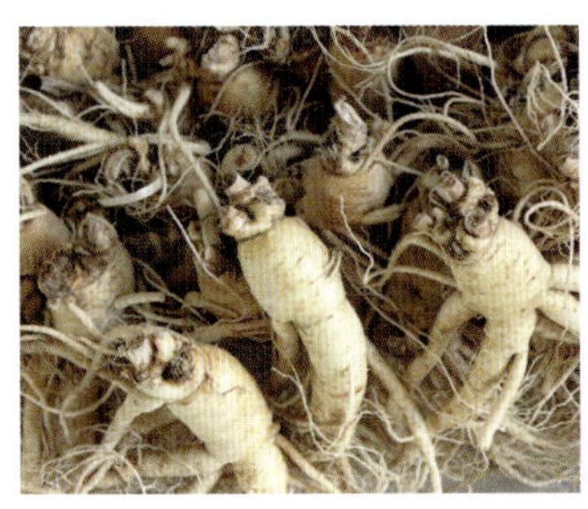
인삼

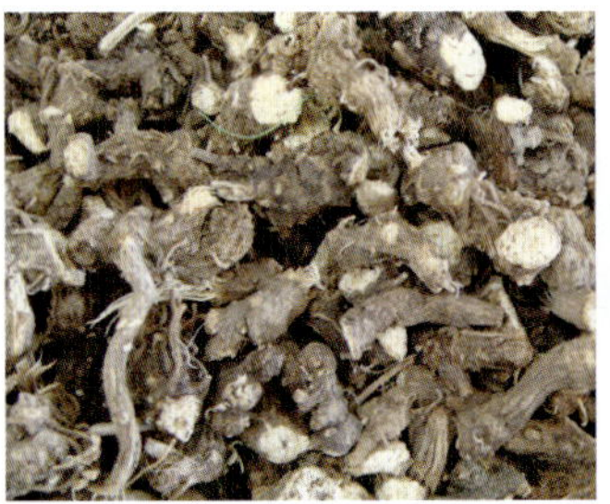
백출

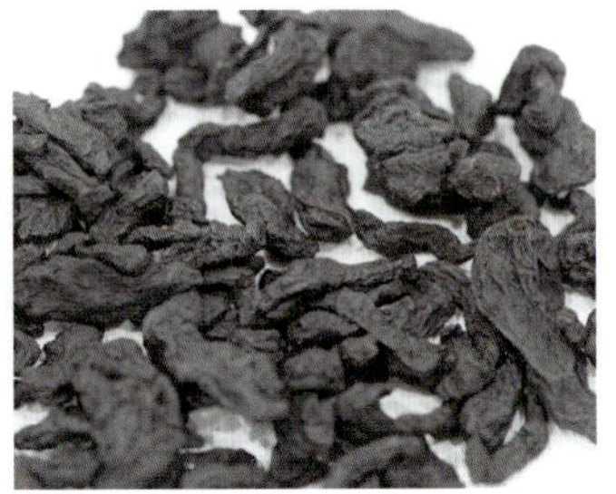
숙지황

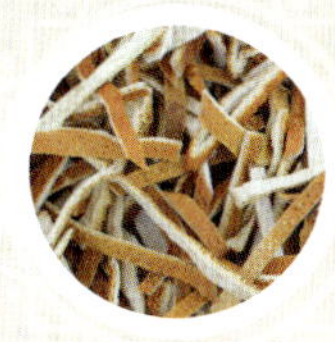

3장

질환별 약초처방과 약효

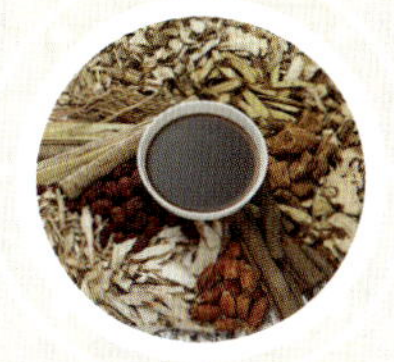

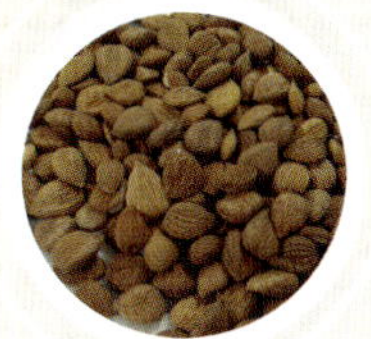

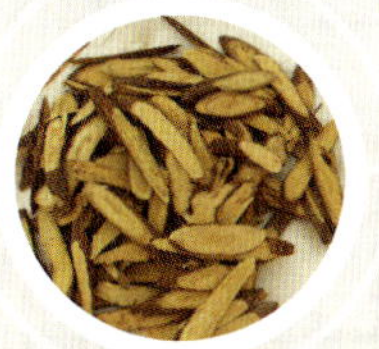

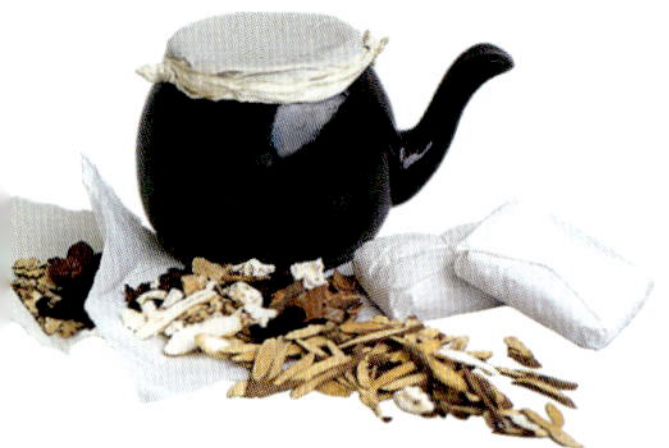

고혈압

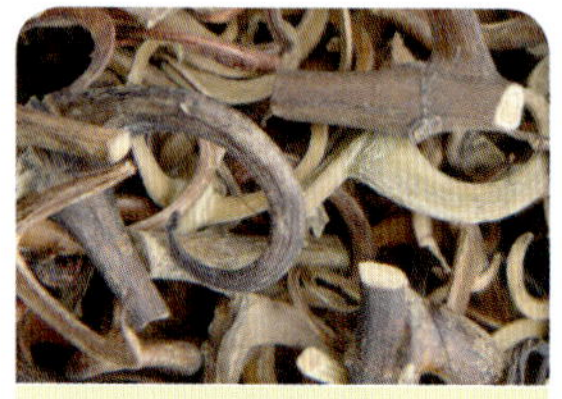

▲ 조구등

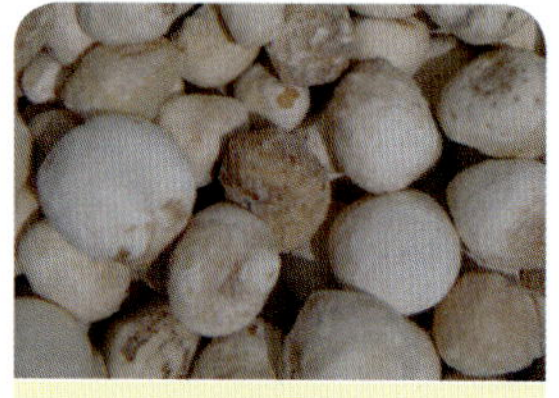

▲ 반하

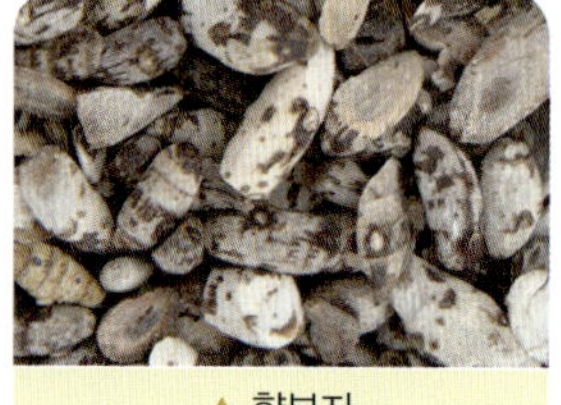

▲ 향부자

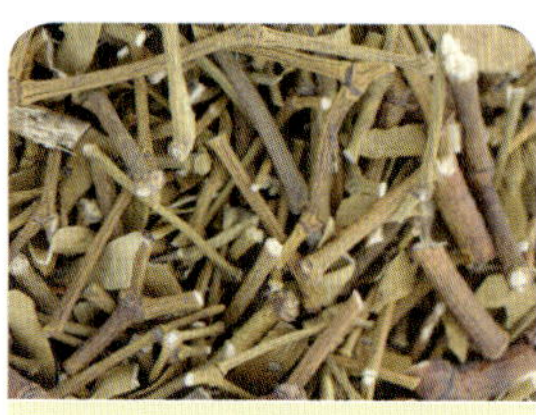

▲ 곡기생

혈압(血壓)이란 혈액이 혈관 벽에 가하는 힘을 말하는데 수축기 혈압(최고혈압)과 확장기 혈압(최저혈압)으로 나눈다. 수축기 혈압은 심장이 수축하면서 혈액을 온몸으로 내보낼 때 혈관에 가해지는 압력이고, 확장기 혈압은 심장이 확장(이완)하면서 혈액을 받아들일 때 혈관이 받는 압력이다. 고혈압은 수축기 혈압이 140mmHg 이상이거나 확장기 혈압이 90mmHg 이상인 경우를 말한다.

고혈압은 별다른 증상이 나타나지 않는다. 치료를 받지 않고 버티는 사람이 많은 이유도 당장 불편한 점이 없기 때문인데, 문제는 고혈압이 또 다른 질환을 일으킬 뿐 아니라 조기사망률도 높인다는 것이다. 그래서 고혈압을 멀쩡하던 사람이 갑자기 죽는 병이라는 뜻에서 '조용한 살인자'라고 부른다.

고혈압의 원인이 밝혀진 경우도 있지만 전체 고혈압 환자의 90% 이상은 원인을 알 수 없어 혈압 낮추는 약(일반적으로 알려진 혈압약)을 복용하게 된다. 이는 마치 학교에서 잘못을 저지른 학생을 찾을 수 없을 때 그 해결 방법으로 반 전체 학생을 대신 단체로 벌 주는 것과 같은데 이런 방법은 문제가 쉽게 해결될 것 같아도 결국에는 부작용이 나타날 수밖에 없다. 혈압이 올라가는 이유는 서구화된 식생활로 인해 혈관이 좁아졌거나,

각종 스트레스가 원인이 되어 몸에 열(熱)이 발생해 혈관의 압력을 높이기 때문이다. 따라서 고혈압을 치료하려면 무엇보다도 잘못된 식생활을 바로잡고, 마음을 안정시키는 생활을 해야 한다.

다음에 소개되는 약초처방은 고혈압을 치료하는 데 많은 도움을 준다. 하루치 분량인 조구등 20g, 반하 8g, 향부자 8g, 곡기생 16g을 물 1L에 넣어 중불로 2시간 정도 달여 물이 절반 정도 되게 한다. 그리고 이것을 아침·점심·저녁 3번 나눠 마시는데 간격은 3~4시간이 적당하다. 10일분 또는 20일분씩 달여놓고 유리병에 담아 냉장고에 보관하였다가 마실 때마다 따뜻하게 데워서 마셔도 된다.

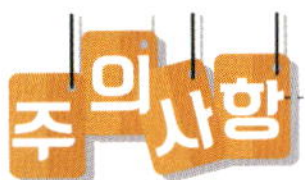

① 고혈압은 만성 질환이므로 약초처방을 꾸준히 복용하고 식습관 개선과 운동을 병행한다.

② 반하, 향부자, 곡기생을 먼저 달이는데 조구등은 나중에 넣어 **30분** 정도만 달여야 한다. 조구등을 오래 달이면 약효가 떨어지기 때문이다.

③ 반하는 독성이 있는 약초이므로 반드시 가공된 것을 사용해야 한다. 생강 달인 물에 반하와 백반을 넣고 함께 끓여 생강액이 반하에 스며들게 한 다음, 꺼내어 햇볕에 말려 사용한다.

④ 곡기생을 술에 담근 후에 볶아서 사용하면 효과가 더욱 좋아진다.

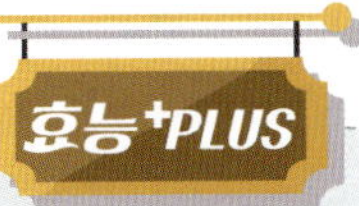

① 고지혈증이 있으면 산사를 더한다.

② 두통과 어지럼증이 있으면 천마, 천궁을 더한다.

③ 동맥경화로 인한 고혈압이 있으면 단삼을 더한다.

조구등(釣鉤藤)

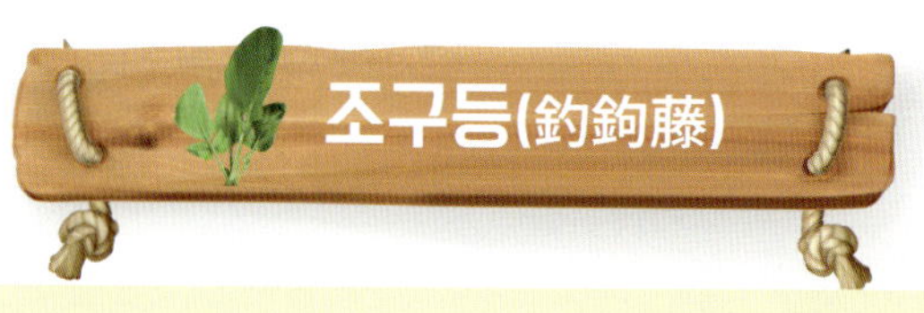

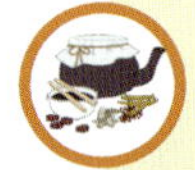

주효능 | 간질, 소아 경기, 고혈압, 두통, 어지러움, 수족마비, 소아 파상풍

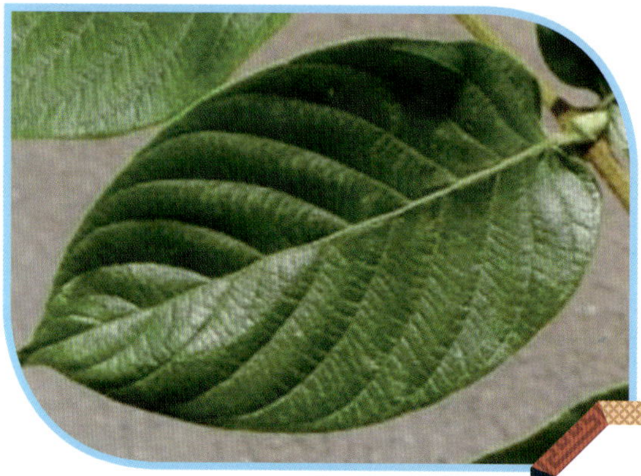

▲ 화구등_잎

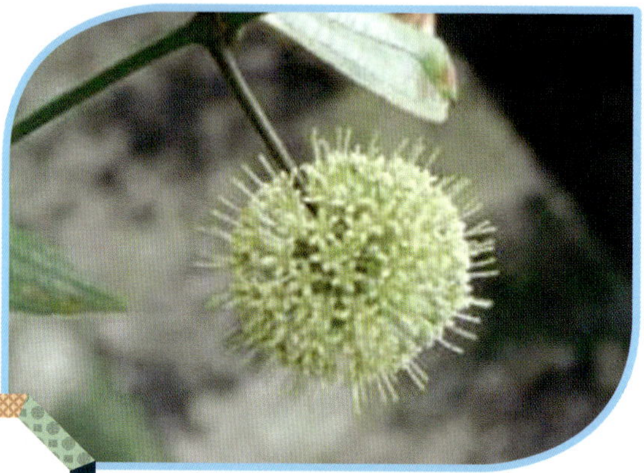

▲ 화구등_꽃

조구등

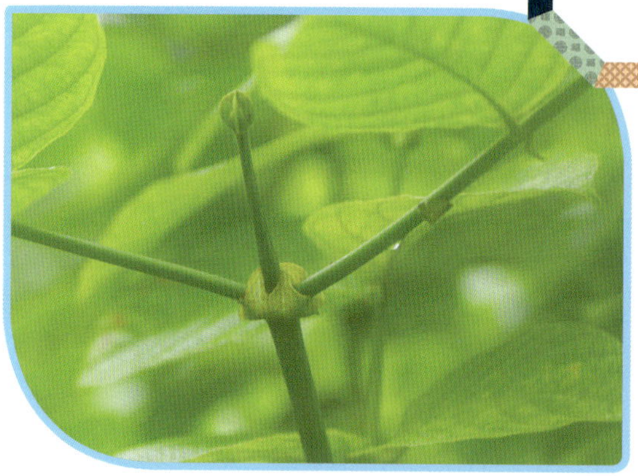

▲ 화구등_가지

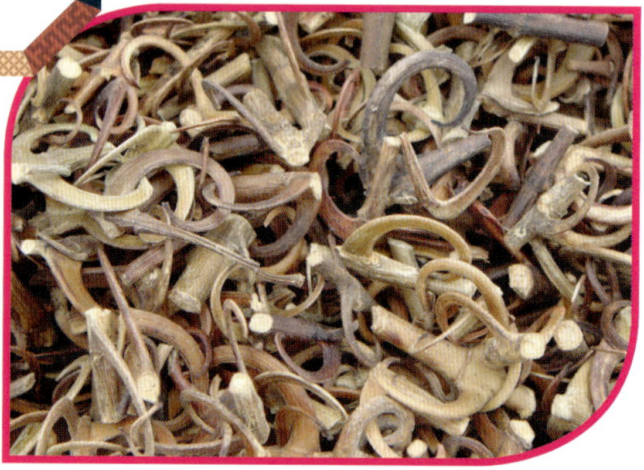

▲ 조구등_약재(화구등 어린 가지)

조구등은 꼭두서닛과에 속하는 상록 목질덩굴풀인 화구등의 갈고리 같은 가시가 달린 어린 가지를 말한다. 중국의 절강, 복건, 광동, 광서성 등지에 자생하는 식물이지만 우리나라에서는 약재로 쓰기 위해 경북 영천 지방에서 많이 재배되는 편이다. 적당한

습도와 알맞게 차광된 따뜻한 곳에서 잘 자라는데 유기질을 많이 포함한 모래땅이나 자갈이 적당히 섞인 토양이 좋다. 가을부터 다음해 봄까지 채취해 그늘에 말려 사용한다. 성질은 약간 차고 맛은 달고 독성은 없다.

조구등은 혈압을 내리는 효과가 뛰어난 약초이다. 혈압이 높아서 어지럽고 머리가 터질 듯이 아픈 증상이 있을 때 사용하면 혈압을 서서히 내리고 얼굴이 붉고 가슴이 달아오르고 머리가 아픈 증상을 치료한다. 혈압을 낮추기 위해 조구등을 지속적으로 반복해 사용해도 부작용과 독성이 없어 어린아이에게도 쓸 수 있다. 그래서 어린아이들의 경련과 고열로 인한 경기, 간질 증상, 가벼운 신경마비, 알러지 반응으로 호흡이 곤란한 경우, 소아 파상풍 치료에도 사용한다.

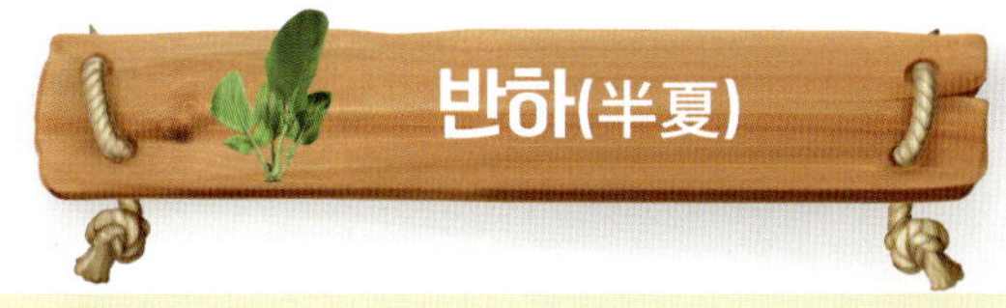

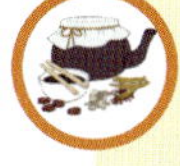

주효능 | 구토, 위염, 소화불량, 두통, 어지럼증, 기침, 가래, 가슴 답답함

반하는 천남성과에 속하는 여러해살이풀인 반하의 덩이줄기를 말한다. 전국 각지에서 분포하는데 밭 경작지 주변의 습기가 있는 토양에서 잘 자란다. 반하는 그 이름에서도 알 수 있듯이 여름이 절반가량 지났을 때인 7~8월에 채취하여 껍질을 벗기고 생강과 백반으로 법제한 후 말려 사용한다. 성질은 따뜻하며 맛은 맵고 독성은 강하다.

반하는 담(痰)을 제거하는 효능이 강한 약초이다. 담은 염증의 부산물 또는 노폐물이라고 할 수 있는데 담이 몸에 쌓이면 신진대사가 떨어지고 심장에 부담을 주어 혈압을 올릴 수 있다. 특히 담이 혈관에 영향을 주면 직접적으로 혈압을 높이는 원인으로 작용한다. 몸이 비대한 사람은 담이 많기 때문에 이 약초는 비만인 사람의 고혈압 치료에 보다 적합하다고 할 수 있다.

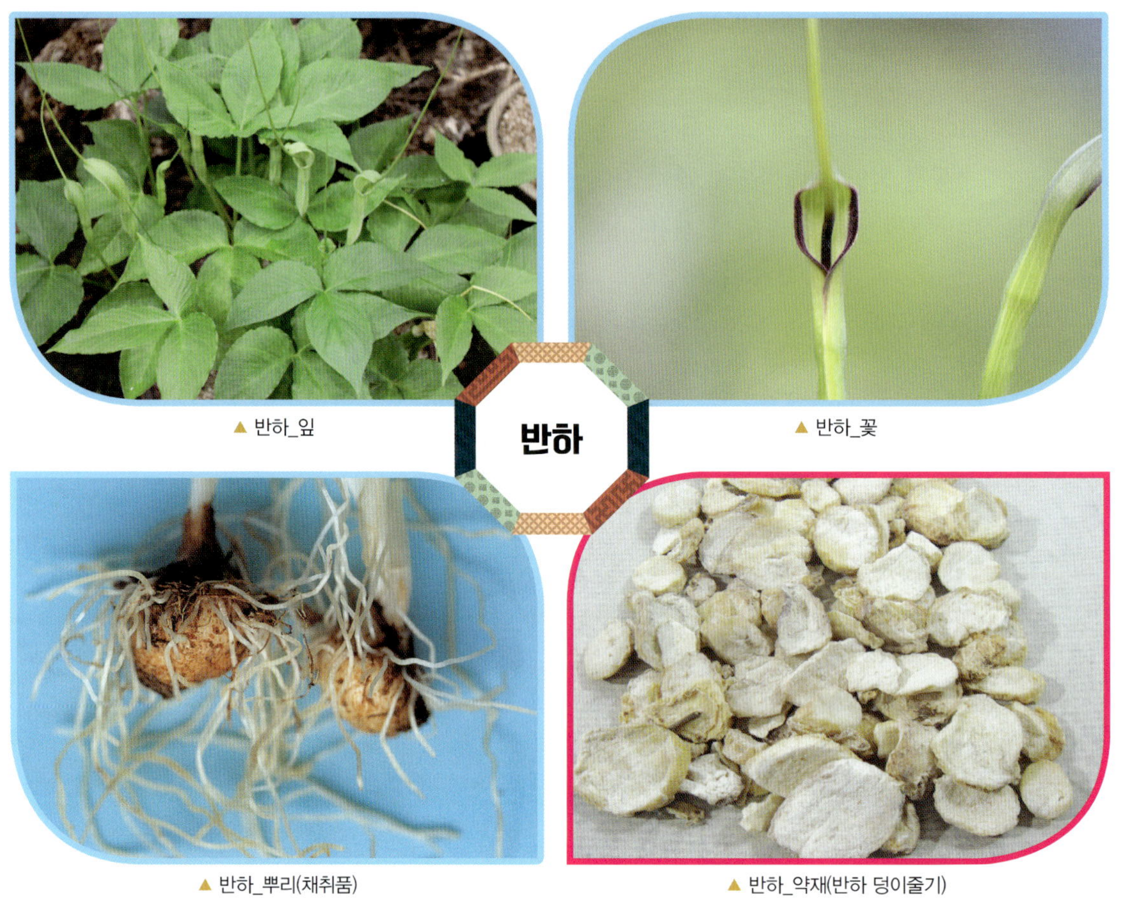

▲ 반하_잎

▲ 반하_꽃

▲ 반하_뿌리(채취품)

▲ 반하_약재(반하 덩이줄기)

　반하는 위가 약하고 냉한 사람에게 적합한 약초이다. 이러한 사람은 보통 위장 운동
이 떨어지기 때문에 위 내에 담이 적체되기 쉽고 그 결과 위염이나 소화불량이 생긴다.
반하는 따뜻한 성질을 지니고 있어 위장의 운동을 활발하게 만들어 위염과 소화불량,
구토, 메스꺼움 등을 치료한다.

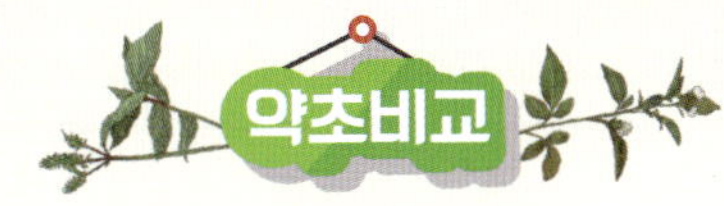

반하와 천남성

반하와 천남성은 같은 천남성과 식물로, 뿌리를 약재로 사용하지만 전체적으로는 천남성이 반하보다 크기 때문에 쉽게 구별이 가능하다. 하지만 작은 크기의 천남성은 반하와 모양이 비슷하기 때문에 특별한 주의가 필요한데 천남성 뿌리는 지름 2~7cm, 높이 1~3cm인 반면 반하 뿌리는 지름 1~3cm, 높이 0.5~1.5cm이다.

반하의 꽃은 흰색이고 가운데가 움푹 패어 있는데 천남성의 꽃은 갈색이고 역시 가운데가 패어 있어서 색깔로 구별이 가능하지만, 천남성의 작은 꽃에는 혹과 같은 돌출부가 달려 있어 반하와 차이를 보인다. 반하와 천남성 모두 독성이 있으나 천남성은 그 독성이 강하기 때문에 특히 유의해야 한다.

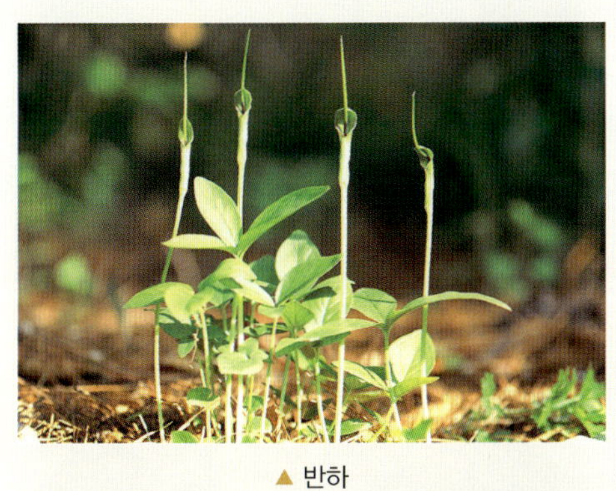

▲ 반하

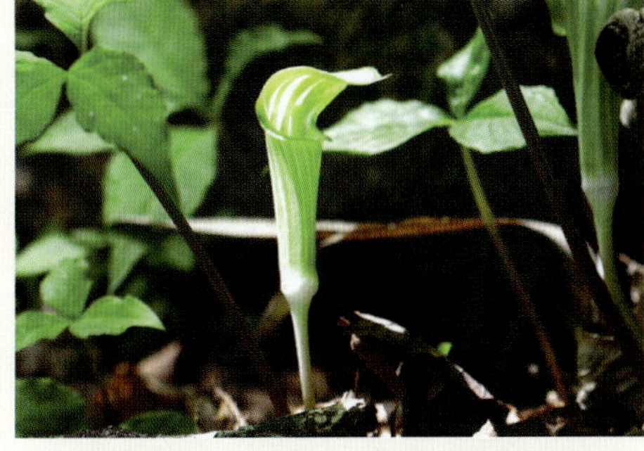

▲ 천남성

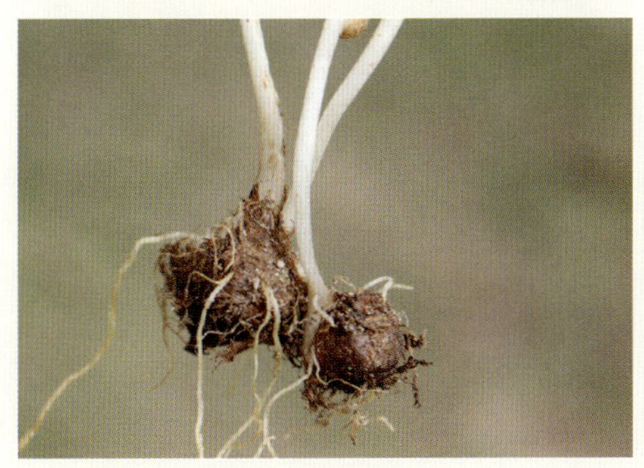

▲ 반하 뿌리

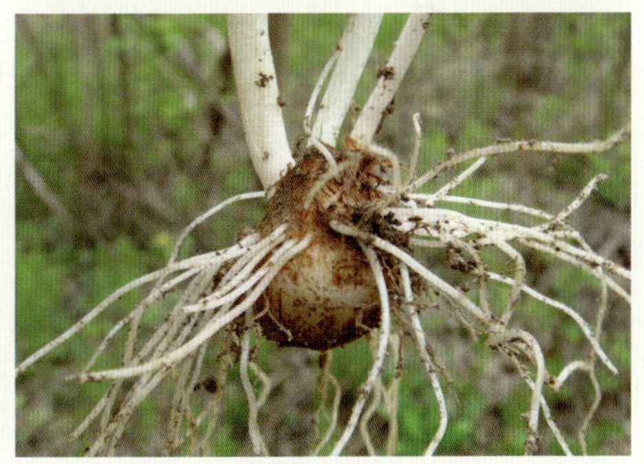

▲ 천남성 뿌리

향부자(香附子)

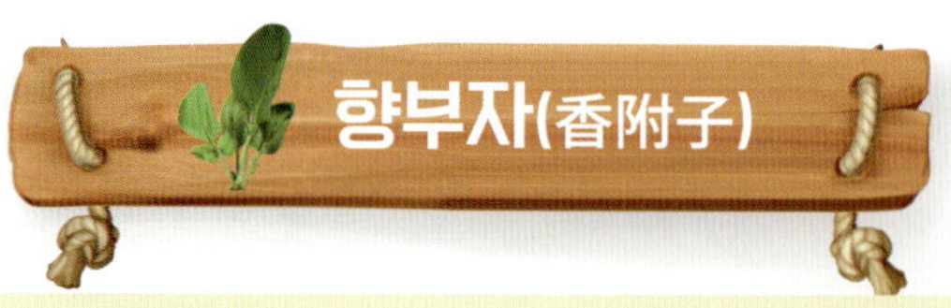

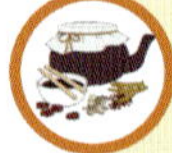

주효능 | 화병(火病), 가슴 답답함, 두통, 생리통, 생리전 증후군, 기능성 불임, 자궁근종, 난소낭종, 갑상선 질환, 유방 질환, 소화불량

향부자

▲ 향부자_잎

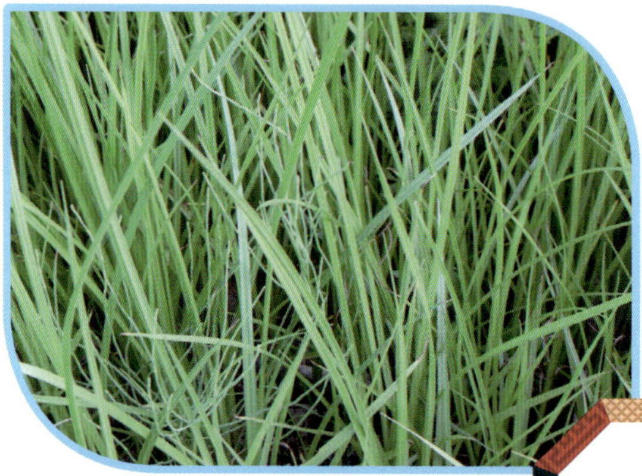

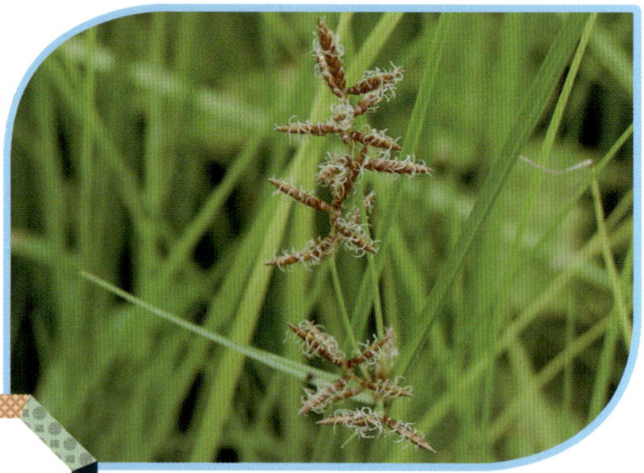

▲ 향부자_꽃

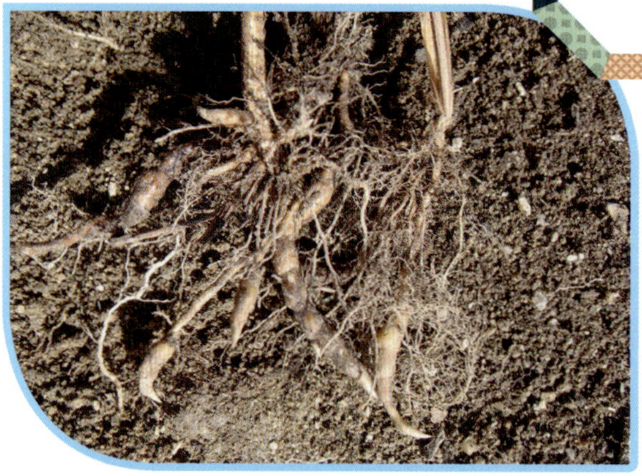

▲ 향부자_뿌리(채취품)

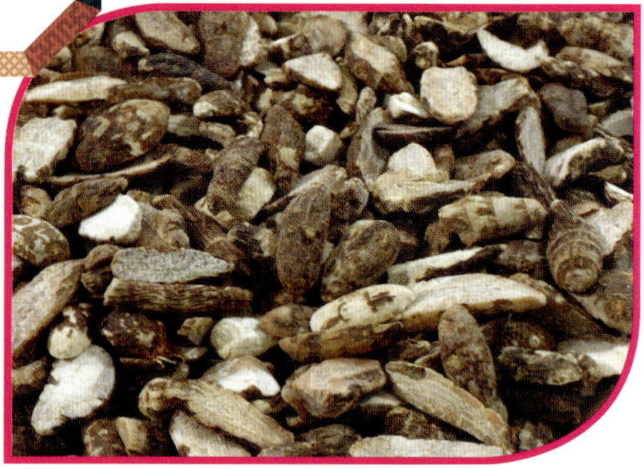

▲ 향부자_약재(향부자 뿌리)

향부자는 사초과에 속하는 여러해살이풀인 향부자의 뿌리를 말한다. 우리나라를 비롯한 전 세계 열대와 아열대 지역에서 분포하며 바닷가 모래땅이나 논두렁, 길가 등 척박한 땅에서 잘 자란다. 10~11월 사이에 채취하는데 수염뿌리는 태워 버린 뒤 끓는 물

에 살짝 삶거나 찐 후에 햇볕에 말려서 사용한다. 성질은 따뜻하지도 차갑지도 않고 맛은 쓰고 약간 맵다.

향부자는 신경성 질환, 정신질환, 화병 등의 치료에 효과가 좋은 약초이다. 신경을 많이 쓰면 '기(氣)가 막힌다'고 표현하는데 향부자는 이 막힌 기를 뚫어주는 효능이 좋아 각종 신경성 질환에 빠지지 않고 쓰인다. 고혈압 치료를 위해 향부자를 사용할 경우에는 신경성 고혈압 치료에 적합하다.

향부자는 자궁과 연관된 경락의 흐름을 조절하는 효능도 있어 다양한 자궁질환에 사용되는데 가벼운 생리통은 물론이고 생리불순, 생리전 증후군, 기능성 불임, 자궁근종, 난소낭종에 효능을 나타낸다. 뿐만 아니라 경락상 관련이 있는 갑상선 질환이나 유방 질환 치료에도 향부자를 사용한다.

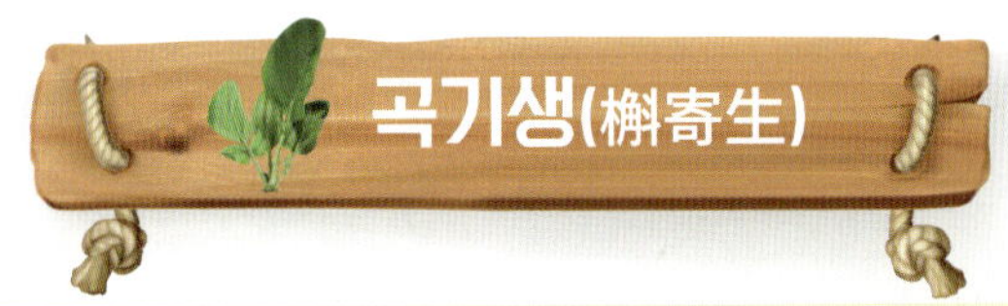

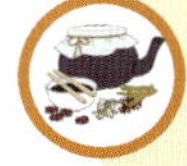
주효능 | 고혈압, 습관성 유산, 신경통, 관절통, 각종 암

곡기생은 겨우살이과에 속하는 기생식물인 겨우살이의 잎과 가지를 말한다. 전국 각지에서 분포하며 참나무, 팽나무, 물오리나무, 밤나무, 자작나무 등에 주로 기생한다. 겨울과 봄 사이에 채취하는데 굵은 가지는 제거해 그늘이나 햇볕에 말리거나 끓는 물에 담갔다가 햇볕에 말려서 사용한다. 성질은 따뜻하지도 차갑지도 않고 맛이 쓰다.

곡기생은 관상동맥을 확장시키고 콜레스테롤 수치를 낮추며 혈액 흐름을 원활하게 하여 혈압을 낮추는 작용을 한다. 혈압을 낮추는 작용은 완만하지만 그 효능이 안정적으로 지속되기 때문에 낮아진 혈압이 반복적으로 상승하지 않는다는 특징이 있다.

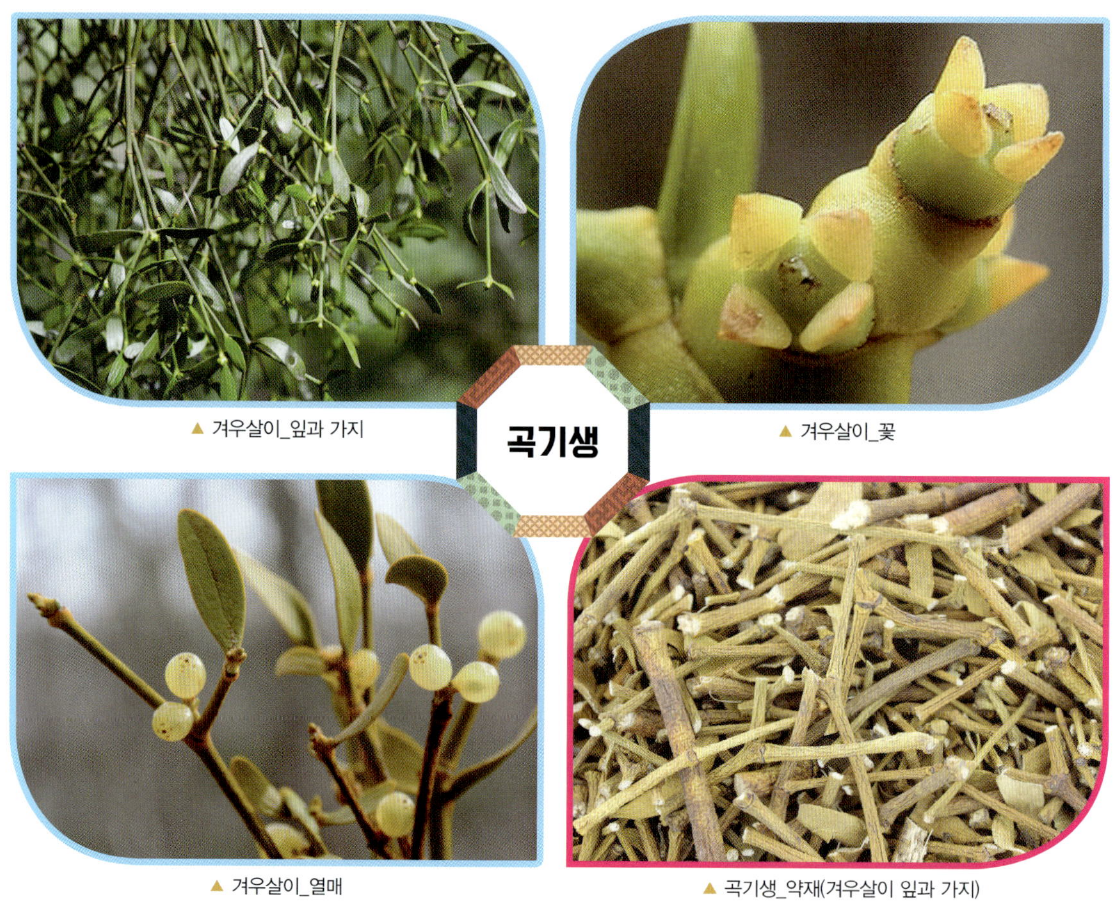

　곡기생은 근육을 강화하는 작용도 하기 때문에 유산(流産)을 예방하는 효과가 있다. 근육이 약한 여성이 임신을 하면 골반저근(pelvic floor muscle)이 자궁을 강하게 지지하지 못하여 출혈과 통증이 동반된 유산 징후가 나타나기도 하는데 근육을 강화하는 두충, 혈액순환을 돕는 당귀와 천궁을 더하여 사용하면 이를 예방할 수 있다.

▶ **항비만 활성 및 지방간 예방 활성을 갖는 겨우살이 추출물**
본 발명은 비만 억제 활성 및 지방간 예방 활성을 갖는 겨우살이 추출물에 관한 것으로, 본 발명 겨우살이 추출물 또는 이를 함유하는 기능성 식품 또는 약제학적 조성물은 항비만 활성을 증강시키고 지방간을 예방하는 효과가 있어 항비만 효과에 뛰어난 효과를 나타내는 바, 기능성 식품 또는 의약 분야에서 매우 유용한 발명이다.　　　－ 공개번호: 10-2011-0136539, 출원인: (주)미슬바이오텍

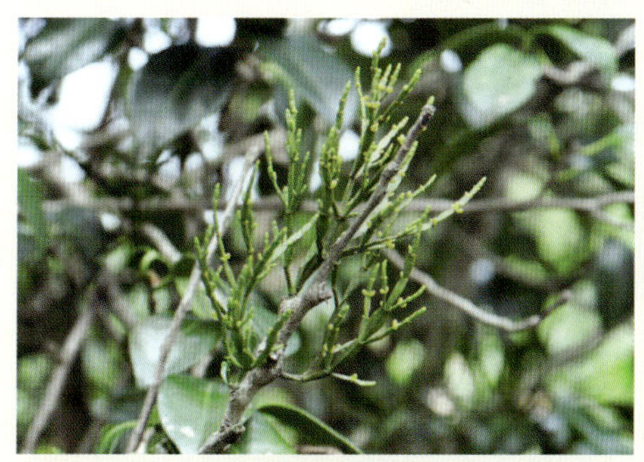

▲ 동백나무겨우살이

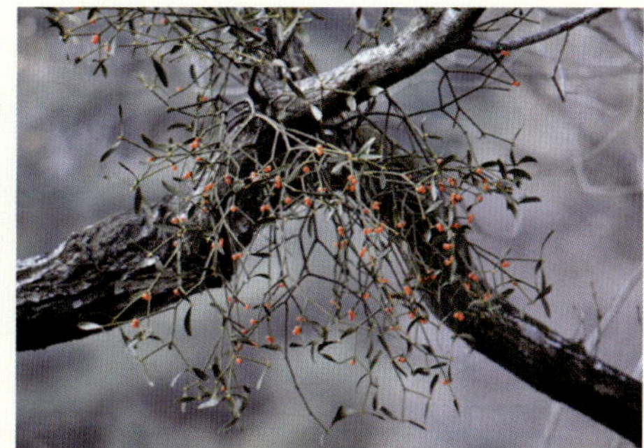

▲ 붉은겨우살이

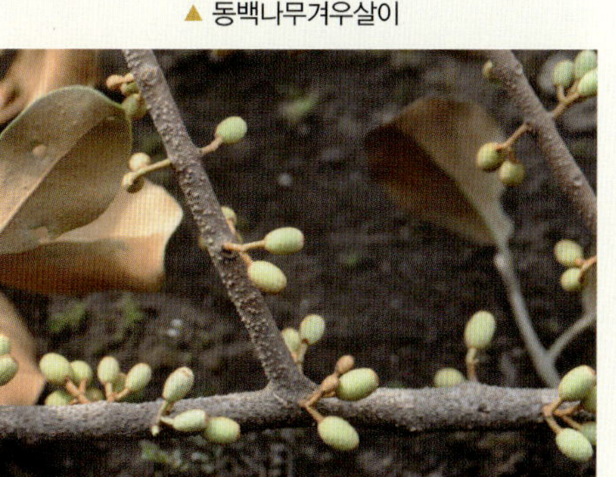

▲ 참나무겨우살이

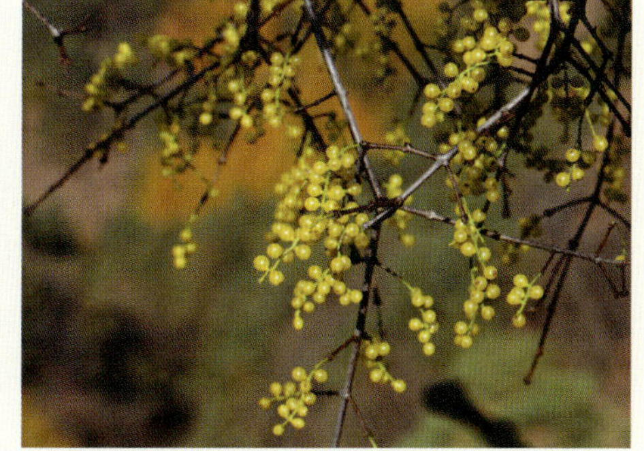

▲ 꼬리겨우살이

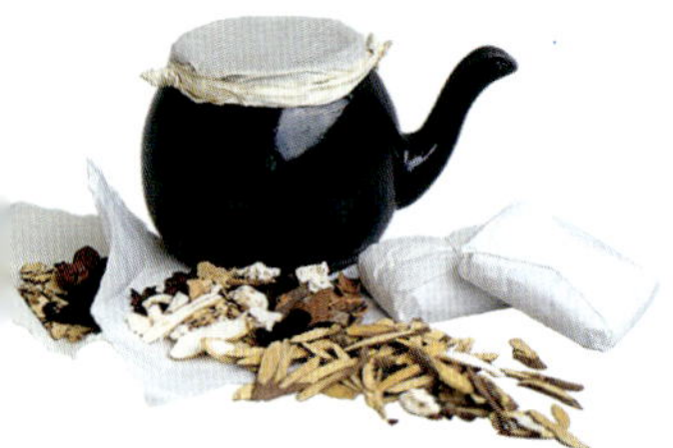

고지혈증

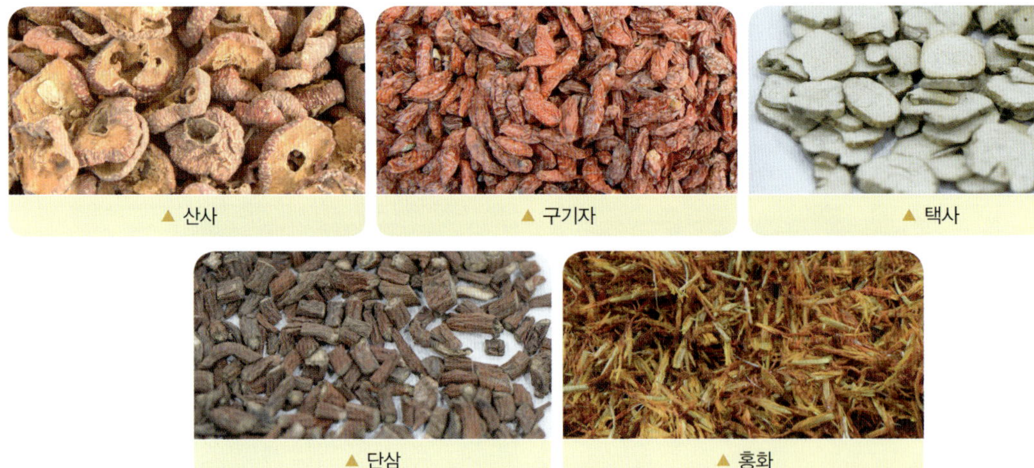

▲ 산사

▲ 구기자

▲ 택사

▲ 단삼

▲ 홍화

고지혈증은 혈액 내에 필요 이상으로 많은 콜레스테롤이 존재해 혈관 벽에 쌓이면 염증이 생겨 그 결과 심혈관계 질환이 발생하는 상태이다.

고지혈증은 흔히 먹는 음식물로 인해 생긴다고 생각하는 경우가 많은데 콜레스테롤은 80%가 체내에서 스스로 만들어지며 음식을 통해 섭취되는 비율은 20%뿐이다. 이렇듯 몸 안에서 콜레스테롤이 만들어지는 이유는 이것이 우리 몸에 꼭 필요한 물질이기 때문이다. 콜레스테롤은 세포막의 구성성분이고, 담즙을 만드는 데 사용되며, 특정 호르몬과 뼈를 튼튼하게 하는 비타민 D를 만드는 재료이다.

고지혈증은 보통 비만인 사람이 잘 생긴다고 알려져 있지만 최근에는 마른 사람에게도 나타난다. 원인은 명확하지 않지만 최근 사회적 문제가 되고 있는 환경호르몬의 영향으로 보인다. 환경호르몬은 지방에 녹는 성질이 있어, 몸속으로 유입되는 양이 많으면 체지방이 증가할 뿐 아니라 혈액 속 콜레스테롤이 증가하는 현상도 나타난다. 특히 간기능이 약해져 환경호르몬을 몸 밖으로 배출시키지 못하면 혈액 속의 콜레스테롤이 증가하여 고지혈증이 생길 수 있다.

다음에 소개되는 약초처방은 간기능을 향상시키고 지방을 분해하여 고지혈증을 치료하는 데 도움을 준다. 하루치 분량인 산사 20g, 구기자 20g, 택사 10g, 단삼 10g, 홍화 4g을 물 1L에 넣어 중불로 2시간 정도 달여 물이 절반 정도 되게 한다. 그리고 이것을 아침·점심·저녁 3번 나눠 마시는데 간격은 3~4시간이 적당하다. 10일분 또는 20일분씩 달여놓고 유리병에 담아 냉장고에 보관하였다가 마실 때마다 따뜻하게 데워서 마셔도 된다.

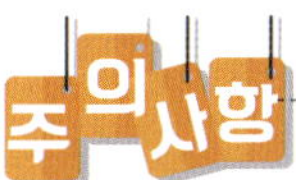

① 고지혈증은 치료기간이 길어 약초처방을 6개월 이상 복용하는 것이 바람직하다.
② 산사, 구기자, 택사, 단삼을 먼저 달이고 나중에 홍화를 넣어서 30분 정도만 달인다. 꽃을 오래 달이면 약효가 떨어지기 때문이다.
③ 산사의 씨앗을 제거한 후 볶아서 사용한다. 볶으면 신맛이 줄어들어 속쓰림을 예방할 수 있다.
④ 단삼을 식초에 담근 후 볶아서 사용하면 혈액순환이 더 좋아진다.

① 고혈압이나 변비가 있으면 결명자를 더한다.
② 두통이 있으면 감국을 더한다.
③ 협심증이 있으면 천궁을 더한다.
④ 술을 자주 마신다면 갈화를 더한다.

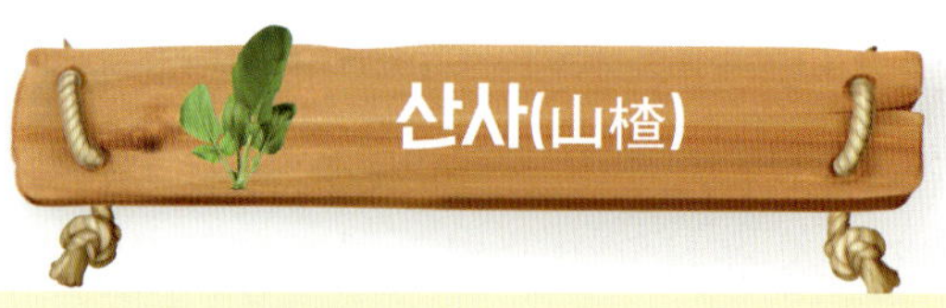

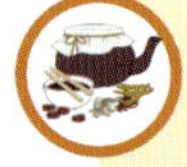

주효능 | 소화불량, 급체, 유체(乳滯), 고지혈증, 고혈압, 생리불순, 두드러기

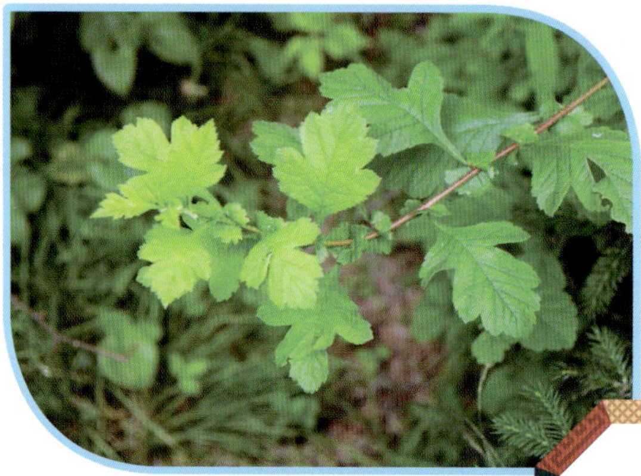

▲ 산사나무_잎

산사

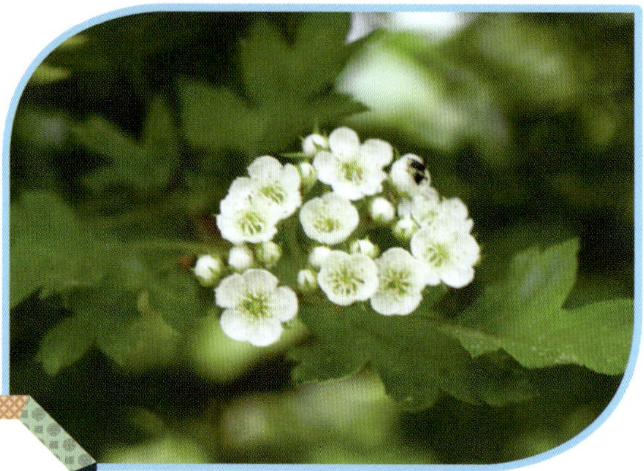

▲ 산사나무_꽃

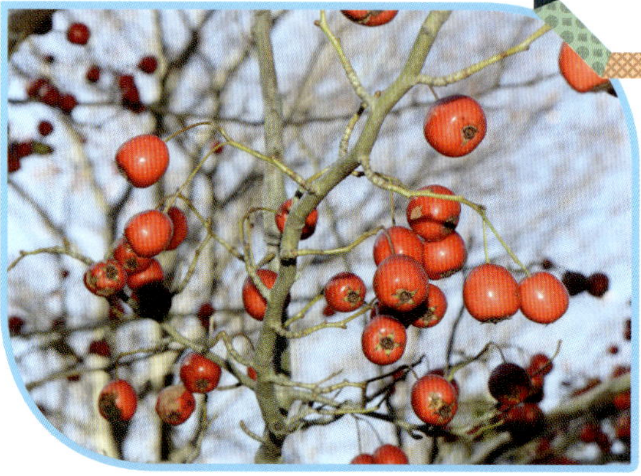

▲ 산사나무_열매

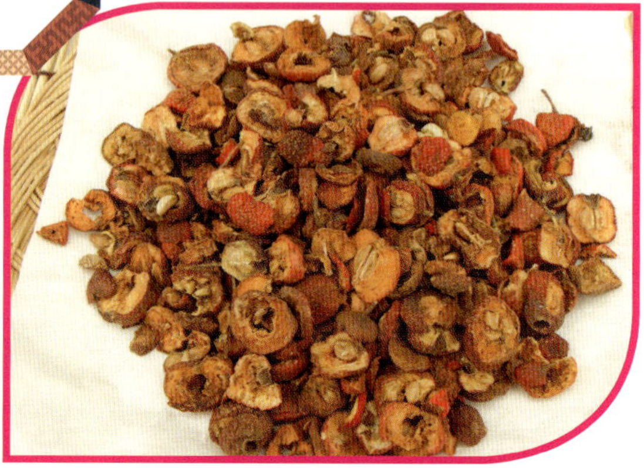

▲ 산사_약재(산사나무 열매)

산사는 장미과에 속하는 낙엽활엽교목인 산사나무의 익은 열매를 말한다. 일본, 중국, 시베리아 등지에 분포하며 우리나라에서는 경기 북부와 경상북도, 제주도 등의 산지에서 자생한다. 가을에 열매가 완전히 익었을 때 채취하는데, 채취한 산사를 얇게 잘

라 곧바로 햇볕에 말려서 사용한다. 성질은 약간 따뜻하고 맛은 시고 달다.

산사는 지방을 분해하는 효능이 있어 육식을 한 후에 생기는 소화불량 치료에 주로 사용한다. 그런 이유로 기름진 음식을 많이 먹는 중국인은 산사를 꼬치처럼 구워 먹는다.

산사는 콜레스테롤 수치를 낮추는 약효가 실험으로 밝혀졌는데 장기간 복용하면 동맥경화로 인한 심장병을 예방하고 혈압을 낮추는 효과도 나타난다.

수술을 했거나 중병을 앓은 후 영양이 결핍되고 소화력이 약해져 식욕이 없어 기력 회복을 위해 보약을 복용하기도 하는데 흡수가 잘 되지 않을 수 있다. 이럴 때에는 보약에 산사를 넣으면 소화를 도와 효과를 높일 수 있다.

🌿 산사 이야기

어느 마을에 부부와 두 아들이 살고 있었다. 첫째 아들은 전처의 아들인데 둘째 부인은 첫째 아들을 미워했다. 남편이 장사하러 떠나 있는 동안 계모는 첫째 아들에게 밭을 지키라고 했다. 첫째 아들은 비와 바람을 맞으며 매일 밭을 지켰다. 계모는 그런 첫째 아들에게 일부러 설익은 밥을 지어다 주었고, 위장이 약한 아들은 설익은 밥을 먹어 자주 배가 아팠다. 그럴 때마다 아들은 산에 올라가 산사나무 열매를 먹었는데 그 뒤로 배가 덜 아프더니 살도 찌고 건강해졌다. 아들은 아버지가 돌아왔을 때 이 일을 이야기했고 아버지는 산사로 환약을 만들어 위장병 치료제로 팔았다고 한다.

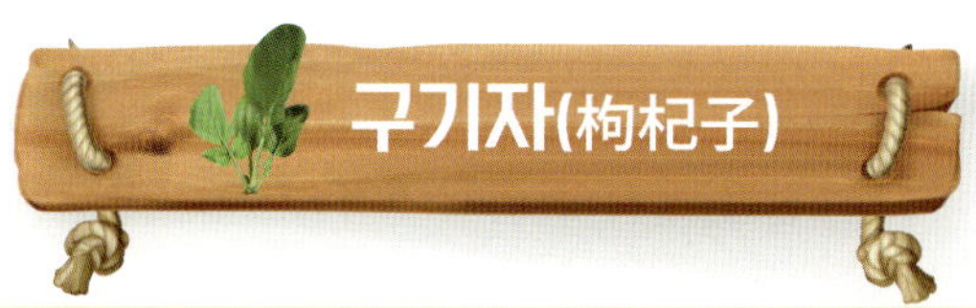

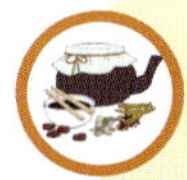

주효능 | 만성 피로, 안구충혈, 안구건조증, 노안(老眼), 요통, 갱년기 증상, 고지혈증

구기자는 가지과에 속하는 낙엽활엽관목인 구기자나무의 익은 열매를 말한다. 전국의 산야에서 자라는데 해발고도 700~1,000m의 부엽질이 많은 토양에서 잘 자란다. 전

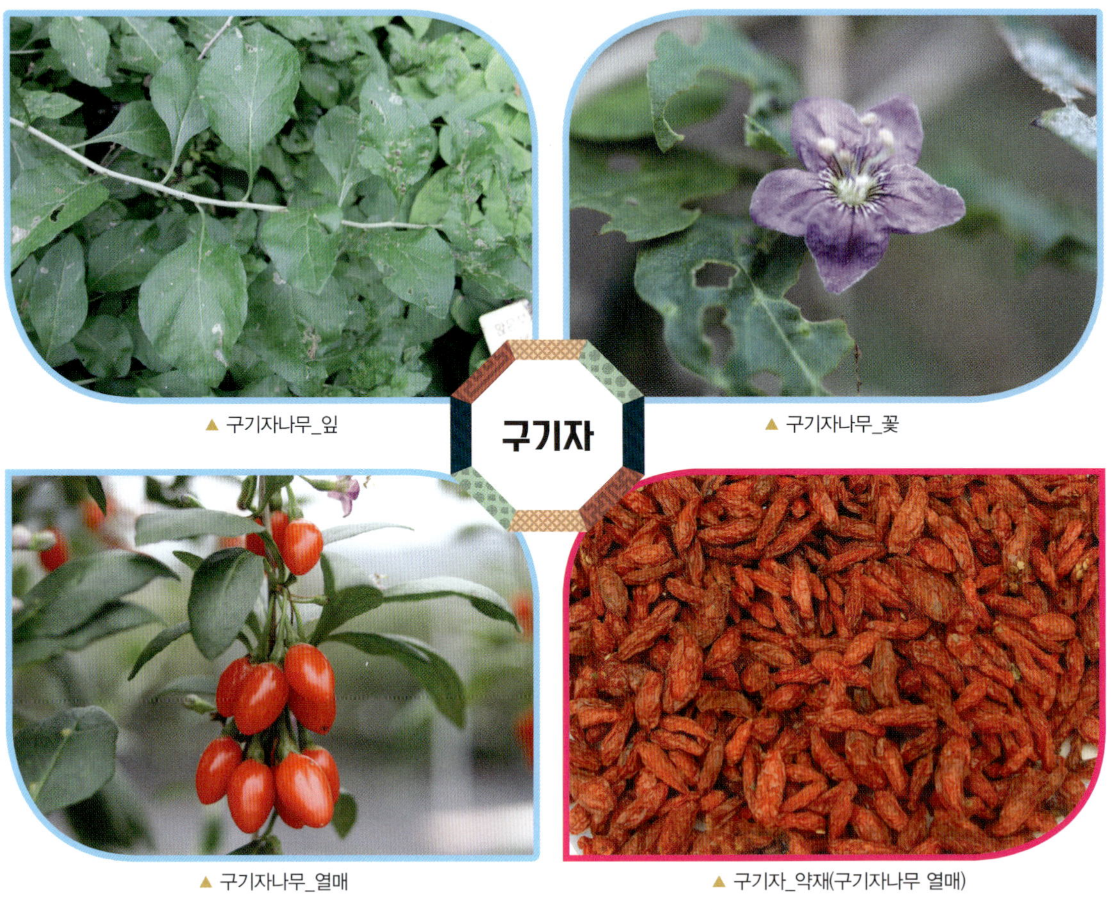

▲ 구기자나무_잎　　　　**구기자**　　　　▲ 구기자나무_꽃

▲ 구기자나무_열매　　　　▲ 구기자_약재(구기자나무 열매)

남 진도와 충남 청양에서 대단위로 재배하고 있다. 9~10월에 붉게 익은 열매를 채취하는데 열매꼭지를 제거해 그늘진 곳에서 겉껍질에 주름이 지고 과육이 부드러워질 때까지 햇볕에 말려서 사용한다. 날씨가 흐리면 약한 불에 말려도 된다. 성질은 따뜻하지도 차갑지도 않고 맛은 달다.

　구기자는 딱딱해진 혈관을 부드럽게 만들고 혈압을 낮추며 콜레스테롤 수치를 낮추는 효능이 있다. 따라서 동맥경화와 고지혈증으로 인해 생기는 고혈압과 심장질환 등의 치료에 사용하면 좋은데 중년 이후에는 구기자를 하루에 10g가량 꾸준히 복용하면 심혈관질환을 예방할 수 있다. 구기자는 다양한 허약질환에 두루 사용하며, 노화를 억제하는 효능이 있어 피부미용과 성기능 강화 목적으로 사용할 수 있는 이로운 약초이다. 또한 눈을 밝게 하는 효능이 있어 장기간 복용하면 시력 감퇴를 예방할 수 있고, 이미 시력이 나빠진 경우라도 구기자를 복용하면 눈이 밝아지는 것을 느낄 수 있다. 시력을 회복하고 보호하기 위해서는 구기자를 빼놓지 말고 복용해야 한다.

🌿 서태후가 즐겨 먹던 구기자

청나라 긴 왕조의 막을 내리게 만든 악역으로 등장하는 인물 서태후는 그 시대 여성으로는 상상을 불허하는 175cm의 큰 키에 미모를 겸비하고 《오경》과 《이십사사》까지 통달한 것으로 전해진다. 친아들 동치황제를 보좌해 수렴정치를 하면서 소위 '동치중흥'을 이루어냈던 그녀는 47년 동안 권좌를 사수했는데 그런 그녀의 사치향락과 식도락은 가히 전설적이었다. 수백 명의 요리사가 그녀의 전용 부엌에서 하루 4끼를 준비하는데 100그릇 이상의 요리가 차려졌다고 한다. 그중에 구기자는 매일 준비해야만 할 정도로 필수 요리재료였다고 한다. 구기자를 '서왕모의 지팡이'라고도 부르는데 3마리의 청조가 물어다 주는 것만 먹고 살았다는 서왕모처럼 서태후 역시 구기자가 몸에 좋은 것을 잘 알았던 모양이다.

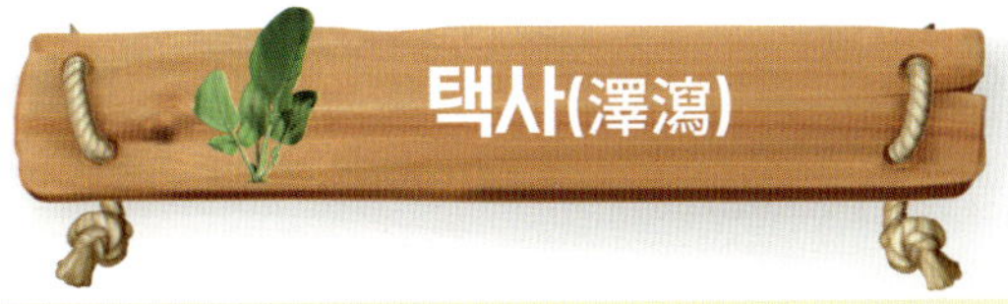

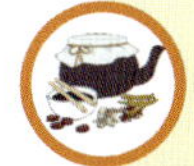

주효능 | 신장염, 방광염, 신장결석, 방광결석, 부종, 고지혈증

택사는 택사과에 속하는 여러해살이풀인 질경이택사 또는 택사의 덩이줄기를 말한다. 제주도와 중·북부 지역에서 많이 자생하며 햇볕이 잘 드는 습지에서 잘 자란다. 늦가을에 덩이줄기를 캐서 줄기와 잎, 잔뿌리를 제거하는데 깨끗이 씻어 약한 불에 말린 다음 다시 잔뿌리와 거친 껍질을 제거해 사용한다. 성질은 차갑고 맛은 달고 약간 짜면서 담담하다.

택사는 콜레스테롤과 중성지방을 낮추는 효능이 우수하여 고지혈증을 치료하며 지

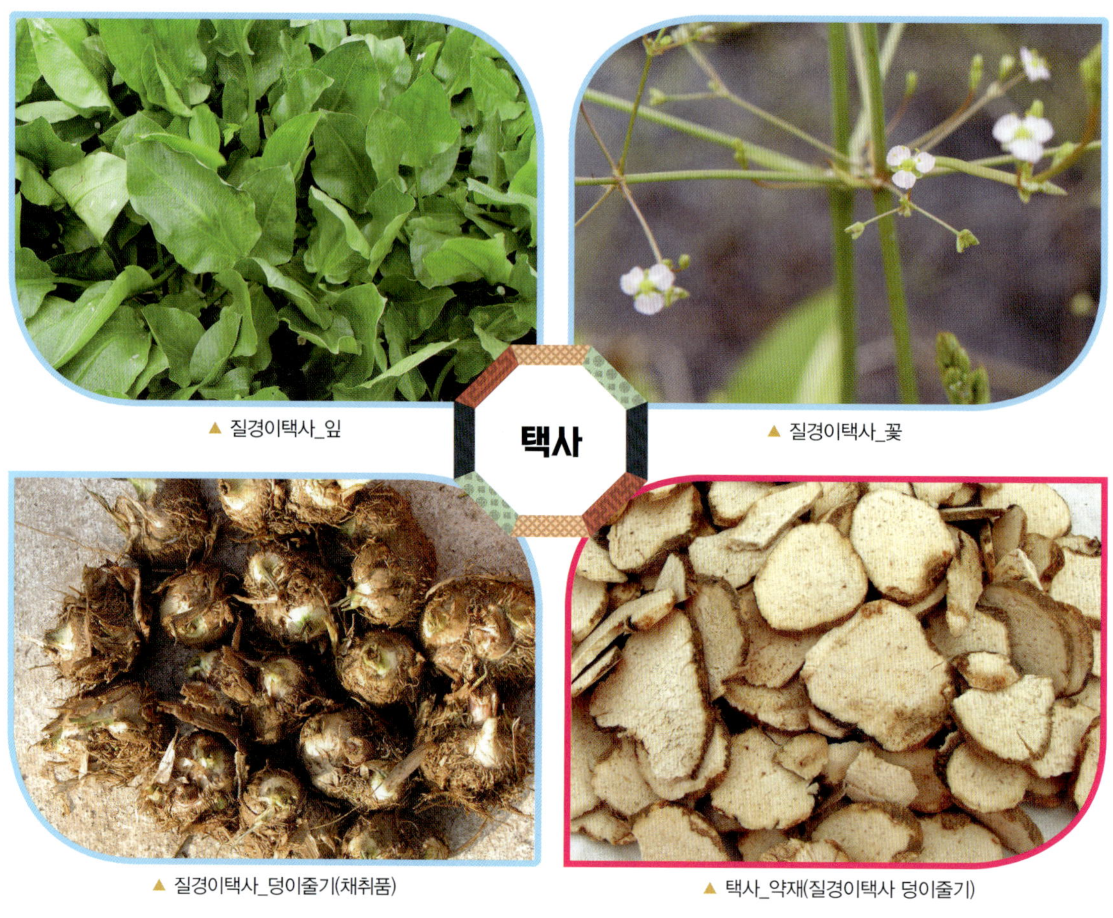

▲ 질경이택사_잎

택사

▲ 질경이택사_꽃

▲ 질경이택사_덩이줄기(채취품)

▲ 택사_약재(질경이택사 덩이줄기)

방간을 예방하는 효과도 있다. 또한 소변을 잘 나가게 하여 부종을 없애는 데 뛰어난 효과가 있다. 특히 신장과 방광의 염증을 없애는 데 효과적이다. 따라서 신장염으로 소변이 잘 나오지 않고 몸이 부은 경우, 신장이나 방광 결석으로 인해 통증과 출혈이 있는 경우에 주로 사용한다.

예로부터 택사는 성욕이 너무 강할 때 이상 항진된 성욕을 억제시키는 약초로 사용되었는데 택사를 너무 많이 복용하면 가뭄에 논바닥이 갈라지는 것처럼 몸에 허열(虛熱)이 생겨 눈이 나빠진다고 하였다. 따라서 몸이 약한 사람이 택사를 많이 복용하면 더 나빠질 수 있으니 주의해야 한다.

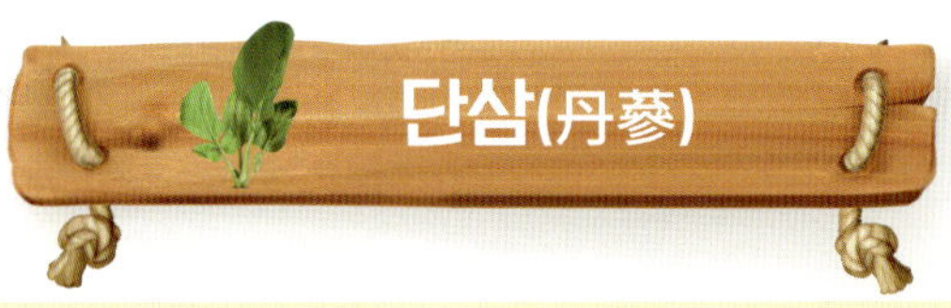

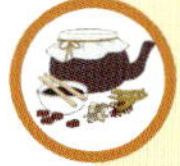

주효능 | 고지혈증, 동맥경화, 심근경색, 고혈압, 불면증, 정신 불안, 생리불순, 생리통, 자궁근종

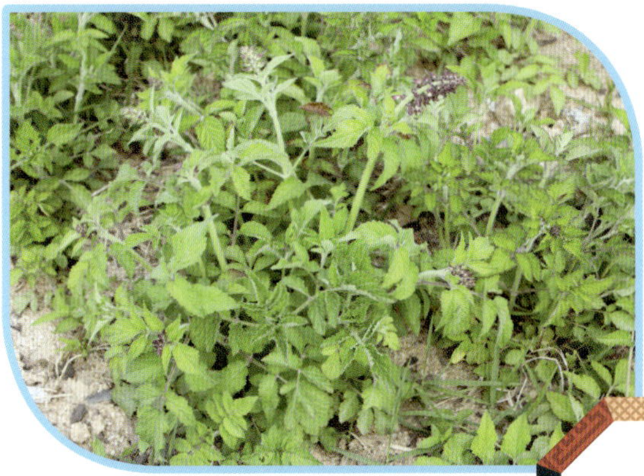

▲ 단삼_잎

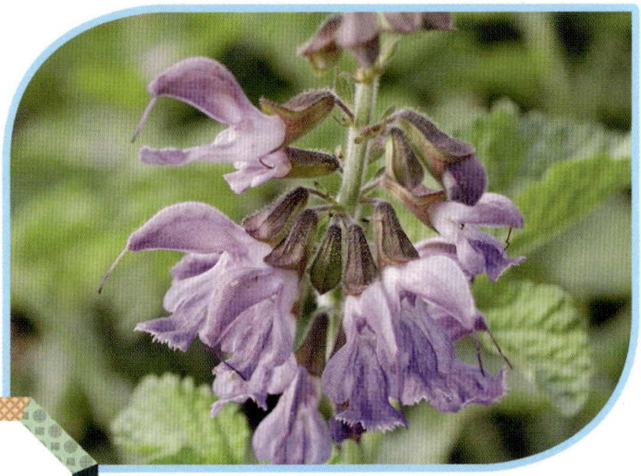

단삼

▲ 단삼_꽃

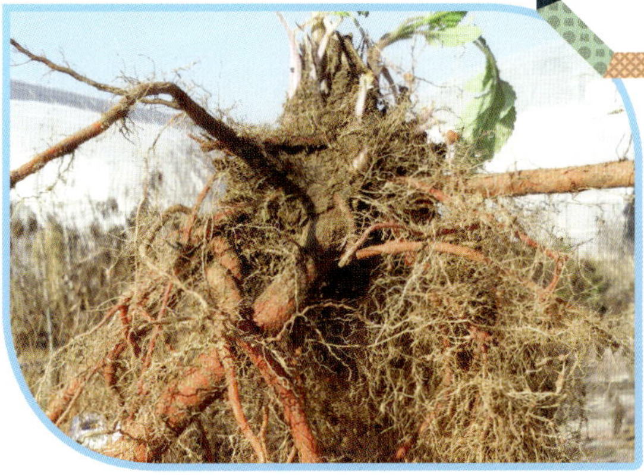

▲ 단삼_뿌리(채취품)

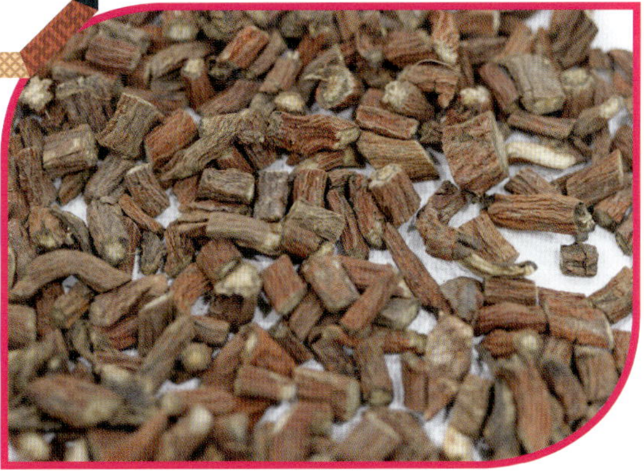

▲ 단삼_약재(단삼 뿌리)

단삼은 꿀풀과의 여러해살이풀인 단삼의 뿌리를 말하는데 모양은 인삼과 같고 뿌리가 붉기 때문에 '丹蔘(단삼)' 또는 '赤蔘(적삼)'이라고 한다. 중국이 원산지이며 사천성에서 생산되는 단삼(일명 川丹蔘)이 가장 품질이 좋은 것으로 알려졌다. 우리나라에서는 경상

북도, 강원도에서 일부 재배하고 있다. 봄과 가을에 채취하여 불순물을 제거하고 햇볕에 말려 사용한다. 성질은 약간 차갑고 맛은 쓰다.

단삼은 어혈(瘀血)을 제거하고 콜레스테롤을 감소시키는 효능이 있어 고지혈증과 동맥경화로 인한 심혈관질환, 뇌혈관질환 치료에 사용한다. 주로 어혈이 생기기 쉬운 여성에게 쓰이는데 어혈로 인한 생리불순, 생리혈이 검붉고 덩어리가 나오는 증상, 출혈이 멎지 않을 때, 생리통이 지속될 때에도 단삼을 활용한다. 단삼은 장기간 복용해도 부작용이 생기지 않지만 어혈이 없는 사람에게는 적합한 약초가 아니므로 주의해야 한다.

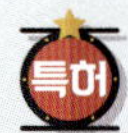 **단삼의 기능성 및 효능에 관한 특허자료**

▶ **단삼 추출물을 포함하는 면역 증강 및 항바이러스 조성물**
본 발명은 단삼 추출물을 포함하는 면역 증강 및 항바이러스용 조성물 및 단삼 추출물을 인간을 제외한 면역 증강이 필요한 동물에 투여하는 것을 포함하는 동물의 면역 증강 및 항바이러스 활성 증강 방법에 관한 것이다.   – 공개번호: 10-2014-0037899, 출원인: (주)비타바이오

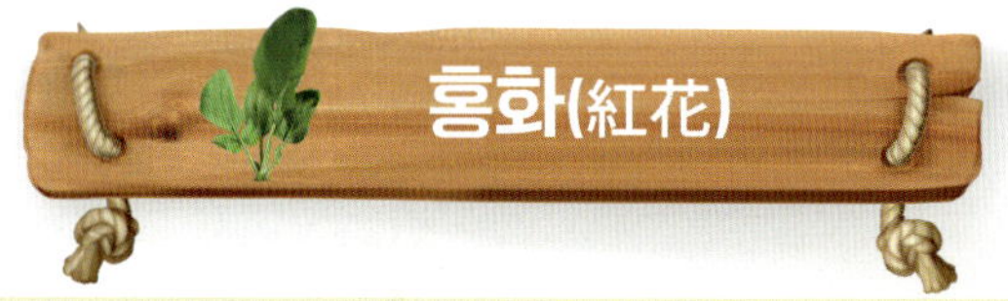

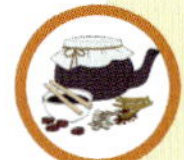 **주효능** | 고지혈증, 동맥경화, 생리통, 생리불순, 자궁근종, 타박상

홍화는 국화과에 속하는 한해살이풀인 잇꽃의 꽃을 말한다. 전국 각지에서 재배하는데 낮에는 따뜻하고 밤에는 냉랭하며 아침에는 안개가 끼어 적당한 습도가 있는 비옥한 토양에서 잘 자란다. 7~8월에 꽃잎이 황색에서 홍색으로 변할 때 꽃을 따서 햇볕이나 그늘에 말려서 사용한다. 성질은 따뜻하고 맛은 맵다.

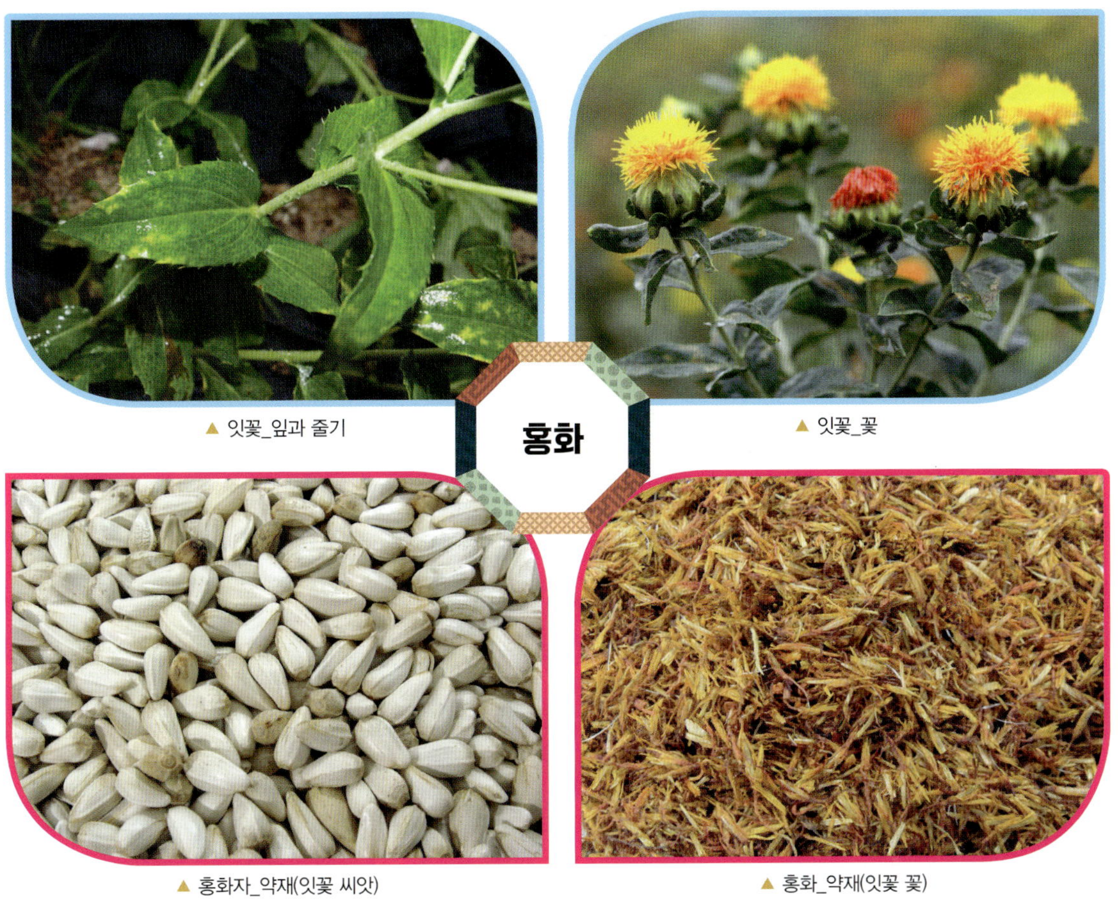

▲ 잇꽃_잎과 줄기

▲ 잇꽃_꽃

▲ 홍화자_약재(잇꽃 씨앗)

▲ 홍화_약재(잇꽃 꽃)

홍화는 어혈을 제거하고 말초혈관을 확장하여 혈액순환을 원활하게 하는 효능이 있어 응용범위가 넓은 약초이다. 어혈을 풀고 자궁수축을 강화시키며 생리불순, 생리통, 자궁내막염, 난관염, 자궁근종 등의 치료에 사용할 수 있다. 또한 어혈로 인한 심장질환, 뇌혈관질환에 활용하며 만성 염증 치료에도 좋은 효과를 볼 수 있다.

잇꽃의 씨앗을 홍화자(홍남자, 紅藍子)라고 하는데 맛은 약간 쓰다. 해독 효능이 있어 천연두와 홍역 치료에 사용하며 골밀도를 높이는 효능도 있어 엉성한 골세포를 채워 뼈를 단단하게 만든다.

 홍화(잇꽃)의 기능성 및 효능에 관한 특허자료

▶ 홍화 분획물을 포함하는 피부 외용제 조성물

본 발명은 약학적, 화장학적으로 허용되는 담체에 홍화 분획물을 포함하는 피부 외용제에 관한 것이다. 상기 담체 100에 중량부로 홍화 분획물 0.1%~20% 중량부로 구성된다. 추가물로 유황, 알로에, 상백피, 홍경천, 황백, 백지, 백부자, 백선피, 명반, 송진, 진주분, 활석, 콜레스테롤, 장뇌, 석고, 붕사, 은으로 이루어진 군에서 선택한 일종 이상의 분획물이 추가될 수 있다. 본 발명의 홍화 분획물을 포함하는 피부 외용제에 의하면 피부 질환의 예방과 개선, 피부 미백, 소양증 개선, 주름 개선과 예방의 효과가 있다.

        – 공개번호: 10-2008-0101821, 출원인: 김선일

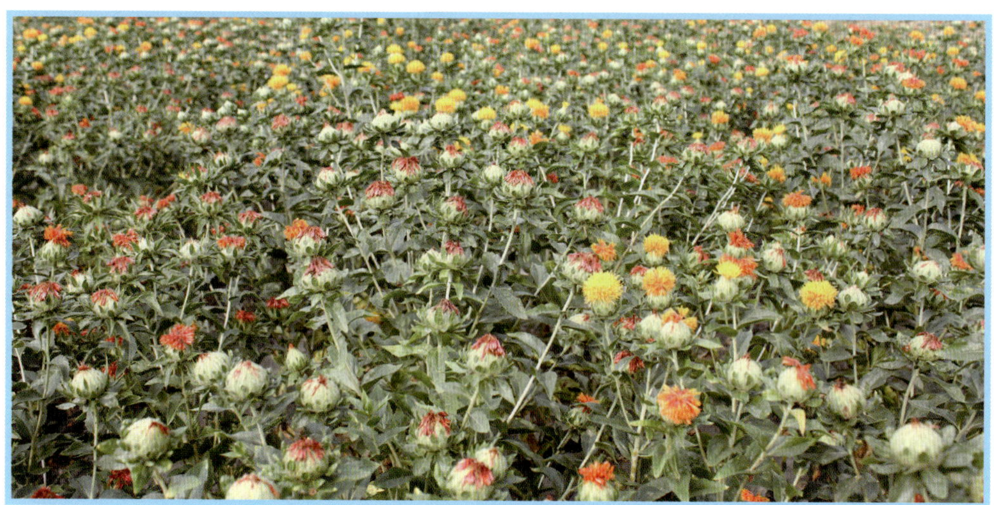

▲ 잇꽃 재배밭

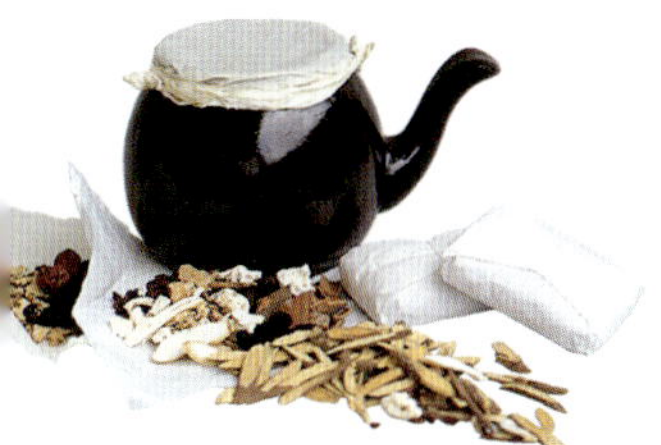

기관지염

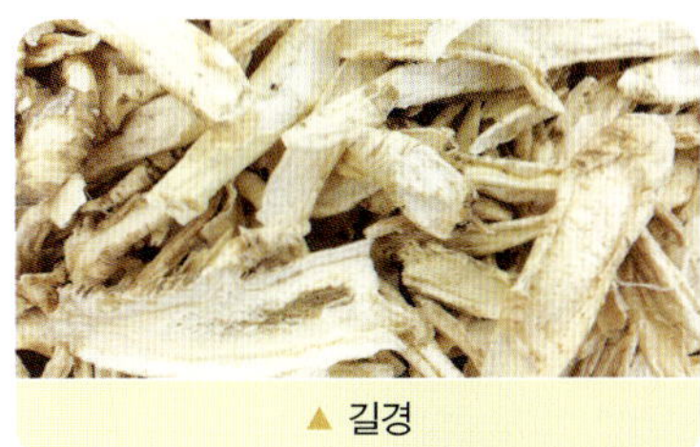

▲ 길경

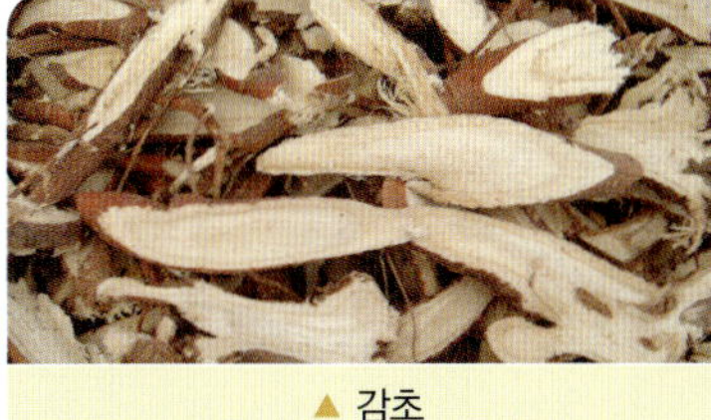

▲ 감초

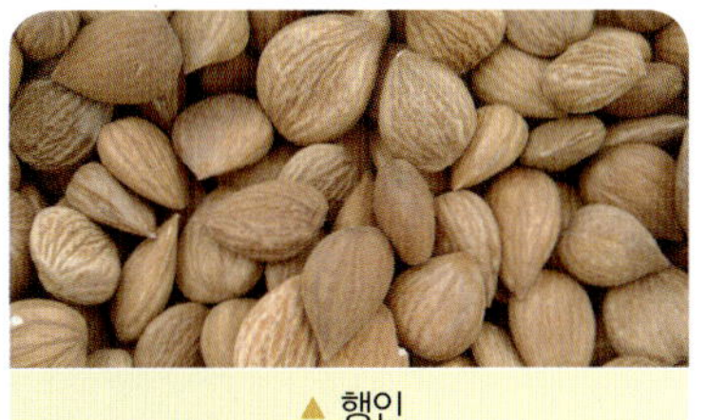

▲ 행인

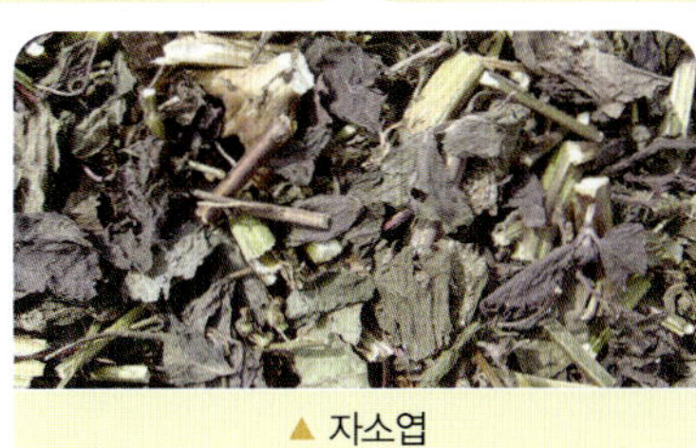

▲ 자소엽

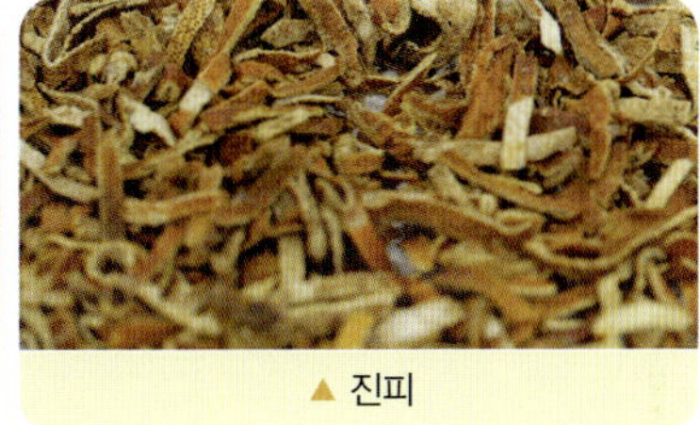

▲ 진피

기관지염이란 기관지에 생긴 염증으로 인해 지속적인 기침과 가래가 반복되는 질환이다. 기관지는 흡입되는 공기가 폐포(肺胞)로, 그리고 폐포로부터 공기가 외부로 이동하는 통로이다. 흡입되는 공기 중에는 세균이나 독성물질, 미세먼지가 포함되어 있는데 점막으로 덮여 있는 기관지에서 이러한 이물질을 걸러낸다. 그런데 이물질의 양이 많거나 독성이 강한 물질이 유입되면 완벽하게 걸러내지 못하고 그 결과 기관지에 염증이 생긴다. 기관지에 염증이 생기면 기침과 가래가 발생하고, 상태가 악화되면 호흡곤란이 나타날 수도 있어 주의해야 한다.

하지만 기관지염의 원인을 단순히 외부에서 유입되는 세균과 이물질에 국한하는 것은 문제의 소지가 될 수 있다. 미세먼지가 많고 날씨가 춥더라도 기관지염에 걸리지 않는 사람이 더 많지 않는가? 이것은 유입되는 세균과 이물질이 기관지염의 주원인이 아니라는 의미이다. 보다 중요한 원인은 기관지가 약해진 것인데 점액을 분비하여 세균이나 이물질을 걸러내는 기관지의 기능이 약해졌을 때 비로소 기관지에 염증이 생기고 기침과 가래가 발생한다. 따라서 기관지염이 만성일 때에는 기침과 가래를 멎게 하는 약도 필요하지만 무엇보다도 기관지를 튼튼하게 만들어주는 데에 주력해야 한다. 예를 들어 기관지와 폐는 평소에 건조해졌을 때 염증이 잘 생기므로 평소에 건조해지지 않게 해주어야 하고, 더불어 나이가 들면 기관지 근육의 탄력이 떨어지므로 근육의 탄력을 유지시키는 데에도 신경을 써야 한다.

다음에 소개되는 약초처방은 기관지의 염증을 없애고 기침과 가래를 멎게 하는 데 도움이 된다. 하루치 분량인 길경 12g, 감초 6g, 행인 6g, 자소엽 4g, 진피 4g을 물 800mL에 넣어 중불로 2시간 정도 달여 물이 절반 정도 되게 한다. 그리고 이것을 아침·점심·저녁 3번 나눠 마시는데 간격은 3~4시간이 적당하다. 대체로 기관지염은 만성인 경우가 많으므로 10일분 또는 20일분씩 달여놓고 유리병에 담아 냉장고에 보관하였다가 마실 때마다 따뜻하게 데워서 마셔도 된다.

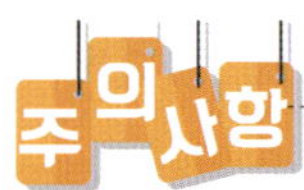

① 길경, 감초, 행인을 먼저 달이고, 소엽과 진피는 나중에 넣어서 30분 정도만 달여야 한다. 향이 있는 약초나 잎을 사용하는 약초를 오래 달이면 효과가 떨어지기 때문이다.

② 행인의 뾰족한 끝 부분을 잘라내고 사용해야 한다. 끝 부분에는 약간의 독성이 있기 때문이다.

③ 길경은 겉껍질을 벗기지 않고 사용해야 효과가 좋다.

④ 치료를 위한 목적으로 진피를 사용할 때에는 안쪽의 흰색 속껍질을 제거한 후 사용해야 효과가 좋다.

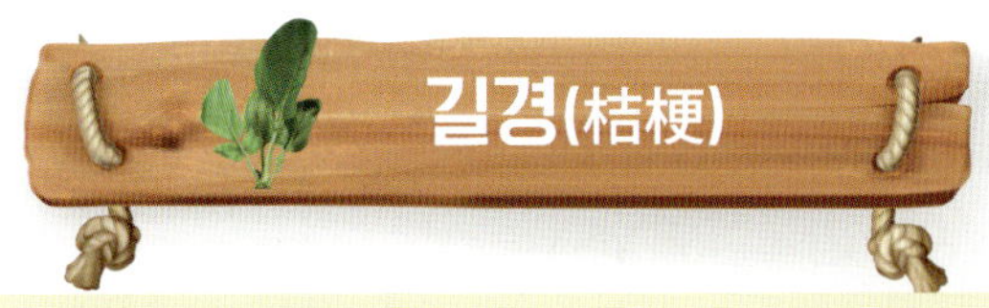

길경(桔梗)

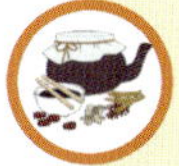

주효능 | 기침, 가래, 인후염, 기관지염, 편도선염, 폐농양(肺膿瘍), 대장염, 비염, 축농증, 여드름

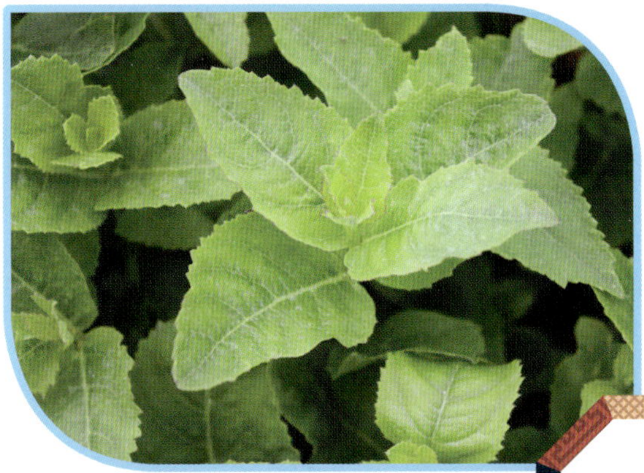

▲ 도라지_잎

길경

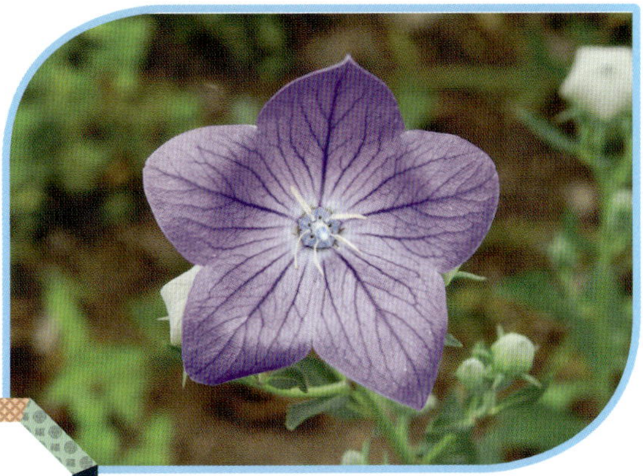

▲ 도라지_꽃

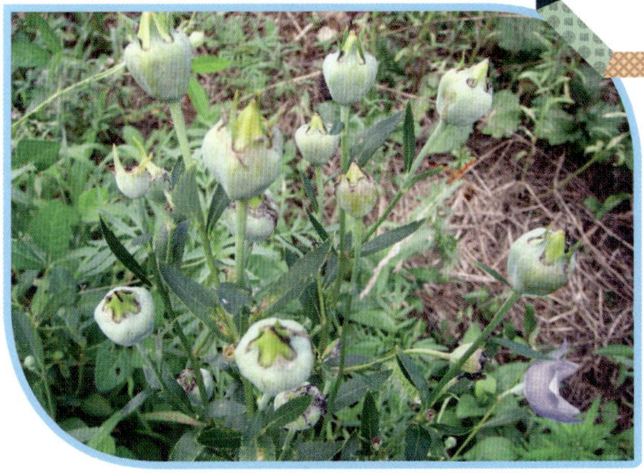

▲ 도라지_열매

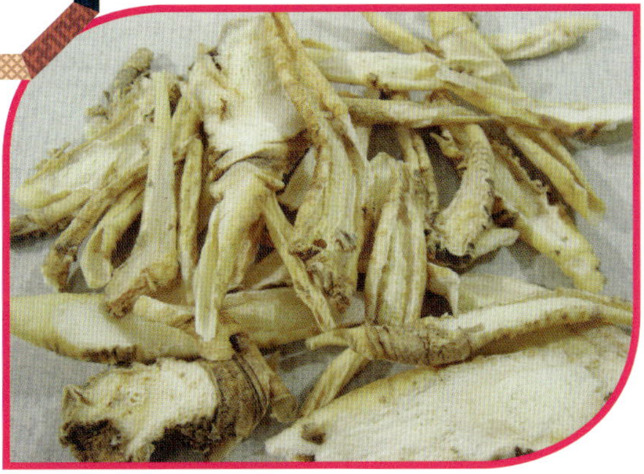

▲ 길경_약재(도라지 뿌리)

　　길경은 초롱꽃과에 속하는 여러해살이풀인 도라지의 뿌리를 말하며, 우리나라 전국의 산지에서 자라며 농가에서 식용 및 약용으로 많이 재배한다. 가을에 채취하는데 불순물과 노두를 제거한 다음 깨끗이 씻은 후 젖은 상태로 얇게 잘라 햇볕에 말려 사용한

다. 성질은 따뜻하지도 차갑지도 않고 맛은 쓰고 약간 맵다.

길경은 기관지와 폐에 생긴 염증을 치료하고 농(膿)을 제거하는 약초이다. 기관지가 약해져서 노폐물이 밖으로 배출되지 못하는 경우에 염증이 생기고, 이것이 악화되면 농이 생기는데 길경은 이러한 염증과 농을 제거한다.

길경의 '桔(길)'은 뭉쳤다는 뜻이고 '梗(경)'은 두레박줄을 뜻한다. 따라서 다른 약초와 길경을 함께 사용하면 두레박을 올리는 줄처럼 길경이 다른 약초의 효능을 위쪽으로 끌어올리는 역할을 한다.

시장에서 식재료로 판매하는 길경은 껍질을 벗긴 상태인데, 껍질을 벗기면 효과가 떨어지므로 약으로 사용할 때에는 껍질을 벗기지 않고 사용해야 한다.

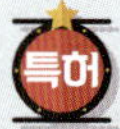 **도라지(길경)의 기능성 및 효능에 관한 특허자료 2종 외**

▶ **도라지 추출물을 함유하는 전립선암 예방 및 치료용 조성물**
도라지를 열수 추출한 추출물이 요산의 히스톤 아세틸 전이효소를 저해하고 남성호르몬인 안드로젠 수용체 매개 전립선암 세포주에서 월등한 항암효과를 나타냄으로써 의약품 및 건강식품의 소재로서 유용하게 사용될 수 있는 도라지 추출물의 새로운 의약 용도에 관한 것이다.
– 등록번호: 10-0830236, 출원인: 연세대학교 산학협력단

▶ **길경으로부터 분리된 화합물을 유효성분으로 함유하는 심혈관 질환의 예방 및 치료를 위한 약학조성물**
길경으로부터 분리된 베툴린(betulin)을 유효성분으로 함유함으로써 칼슘채널차단 능력이 우수한 심혈관 질환의 약학적 조성물에 관한 것이다.
– 공개번호: 10-2009-0130633, 출원인: 건국대학교 산학협력단

🌿 정절의 약초 도라지

옛날 도씨 집안에는 늘그막에 얻은 '라지'라는 외동딸이 있었다. 라지는 나무꾼 청년을 마음속으로 사모하고 있었기에 매파의 중매를 번번이 거절했다. 그런데 고을의 원님이 지나던 길에 라지를 보고 그녀의 어여쁨에 반해 끌고 가버렸다. 원님의 꼬임에 넘어갈 라지가 아니었지만 그렇다고 호락호락하게 라지를 놓아줄 원님도 아니었다. 결국 라지는 자결을 하고 말았다. 라지는 마지막 소원으로 나무꾼이 다니는 산길에 자신을 묻어달라고 부탁했다. 원통하게 죽은 딸의 소원대로 라지는 산길에 묻혔는데, 그 자리에서 보랏빛의 예쁜 꽃이 피어났다. 꽃으로 피어난 라지는 날마다 사모하던 나무꾼을 보며 지낼 수 있었는데, 이 꽃이 바로 '도라지'다. 그래서인지 도라지는 일편단심 지조가 대단하다. 보랏빛 꽃의 뿌리를 칼로 다치게 하면 정절에 상처 입은 탓인지 다음부터는 흰 꽃으로 피어날 정도라고 한다.

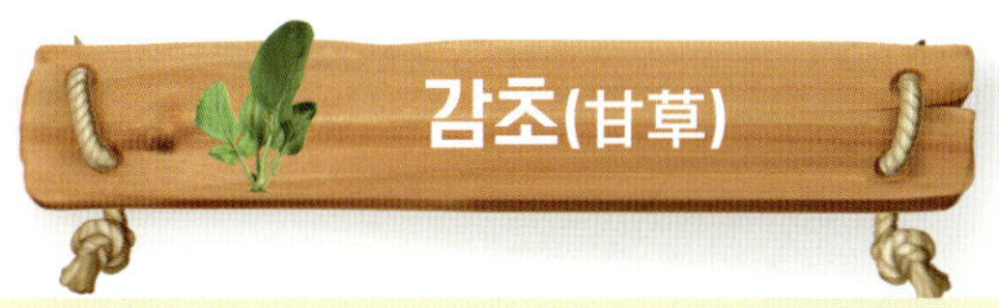

감초(甘草)

주효능 | 체력 저하, 중독(中毒), 경련성 복통, 근육 경련, 각종 염증

▲ 감초_지상부

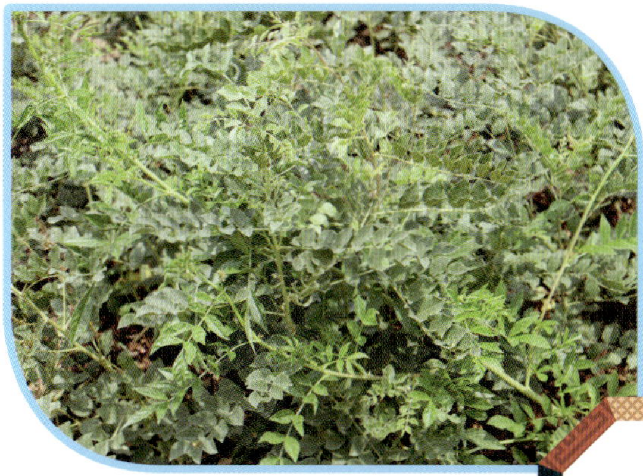

감초

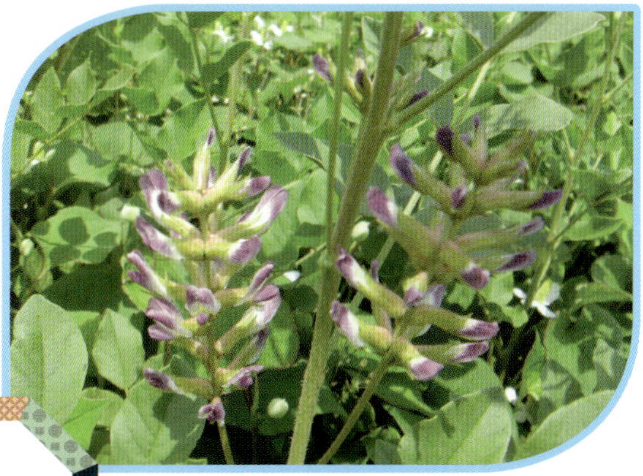

▲ 감초_꽃

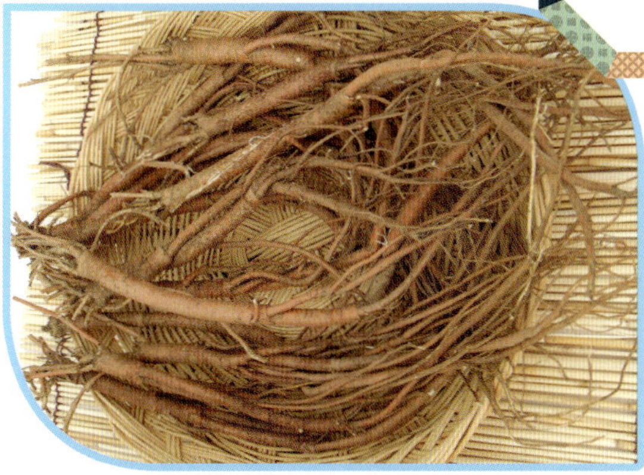

▲ 감초_뿌리(채취품)

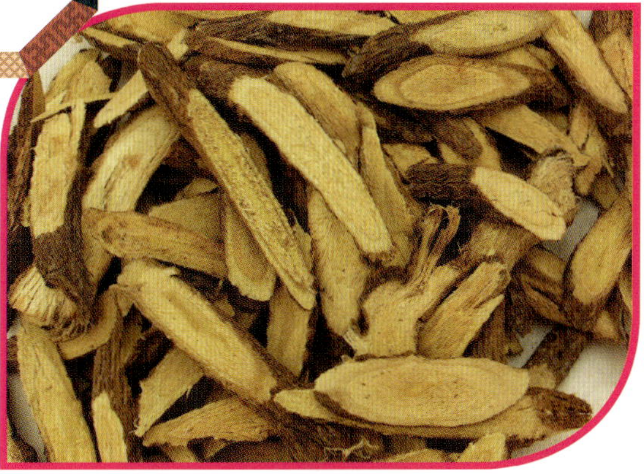

▲ 감초_약재(감초 뿌리)

감초는 콩과의 여러해살이풀인 감초의 뿌리를 말하며, 중국 동북부, 시베리아, 만주, 몽골 등지에서 자생 또는 재배하며 한랭한 지역의 종자가 우량하다. 최근에는 우리나라에서도 재배면적이 확대되고 있다. 보통 10~11월에 채취하는데 뿌리를 캐서 줄기와

만나는 머리 부분과 잔뿌리를 제거하고 말려서 사용한다. 성질은 따뜻하지도 차갑지도 않고 맛은 달다.

예로부터 감초는 염증을 제거하는 효과가 인정된 약초이다. 종기가 흔했던 시절에는 감초 한 가지만으로도 종기를 치료할 정도였다. 감초를 '약방의 감초'라는 말처럼 대부분의 처방에 양념처럼 들어가는 약초 정도로 알고 있는 사람이 많은데, 길경과 함께 사용하면 기관지염 치료 효과가 좋고, 황기와 함께 사용하면 구내염 치료 효과가 좋다.

감초는 5㎜ 내외로 잘게 썰어서 사용해야 약효 성분의 추출이 증가한다. 또 뿌리가 굵으면서 외피가 얇고 조직이 충실하고 단맛이 강한 감초가 품질이 좋다.

감초를 국노(國老)라고도 하는데, 이는 국가의 원로처럼 완급을 조절하는 효능이 있기 때문이다. 즉, 감초를 열이 많은 약초와 함께 쓰면 열성을 완화시키고, 차가운 약초와 함께 쓰면 차가운 성질을 완화시키며, 모든 약초의 성질을 조화롭게 하고 독성이 있는 약초의 독성을 없앤다.

🌿 감초의 부위별 효능

◎ **감초의 잔뿌리**: 소변이 잘 나오지 않으면서 요도가 아픈 증상과 음경이 아픈 증상을 치료하는데 목통(으름덩굴 줄기)과 함께 달여서 빈속에 마신다. 이와 같은 증상 치료를 위해 사용할 때에는 감초 잔뿌리의 맛이 달지 않고 담담한 것을 사용해야 한다.

◎ **감초절(甘草節)**: 감초절은 감초의 뿌리 혹은 뿌리줄기 속을 가득 채우고 있는 흑갈색의 수지(樹脂)처럼 생긴 물질의 일부분이다. 감초절은 옹저(癰疽)와 창독(瘡毒), 목구멍이 붓고 아픈 증상을 치료하는 효능이 있다.

◎ **감초의 씨앗**: 씨앗은 가슴 속의 열을 내려주는 효능이 있다.

◎ **감초의 잎**: 잎은 외상으로 인한 출혈증 치료에 사용한다.

◎ **감초의 노두(蘆頭)**: 노두는 뿌리를 사용하는 약초에서 꼭지 부분에 붙어 있는 뿌리줄기를 말한다. 감초의 노두는 어혈(瘀血)을 풀어주고 종독(腫毒)을 삭이는 효능이 있다.

 **감초의 기능성 및 효능에 관한 특허자료**

▶ **감초 추출물을 유효성분으로 함유하는 비만 억제용 조성물 및 그 제조방법**
본 발명은 감초 추출물을 유효성분으로 함유하는 지구력 내지 운동능력 증진용 조성물을 제공하며, 특히 이러한 기능과 관련되는 것으로 판단되는 유효성분들의 함량을 극대화하여 지구력 내지 운동능력에 보다 탁월한 효과를 제공하는 조성물 및 그 제조방법을 제공한다.
– 공개번호: 10-2014-0014027, 출원인: 한국식품연구원

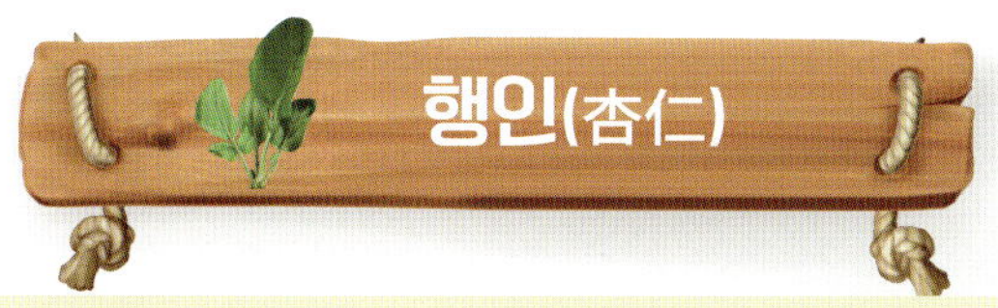

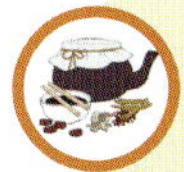
주효능 | 기관지염, 천식, 변비, 피부 가려움증

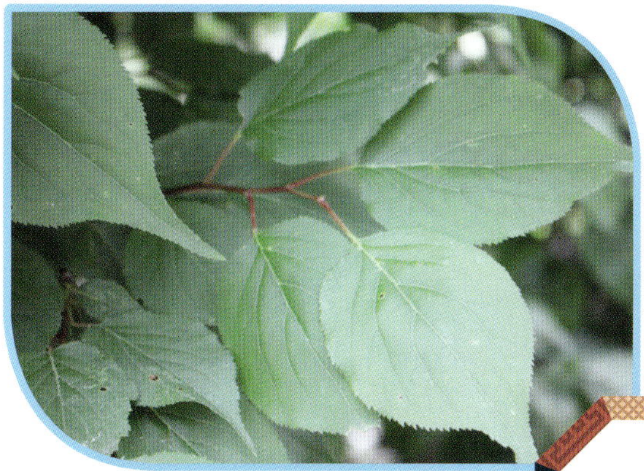

▲ 살구나무_잎

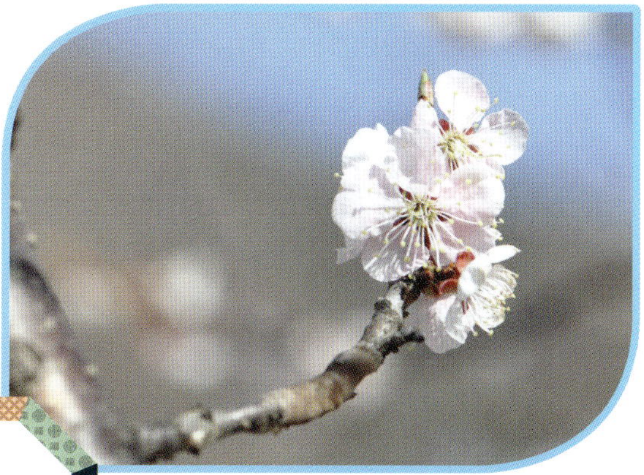

행인

▲ 살구나무_꽃

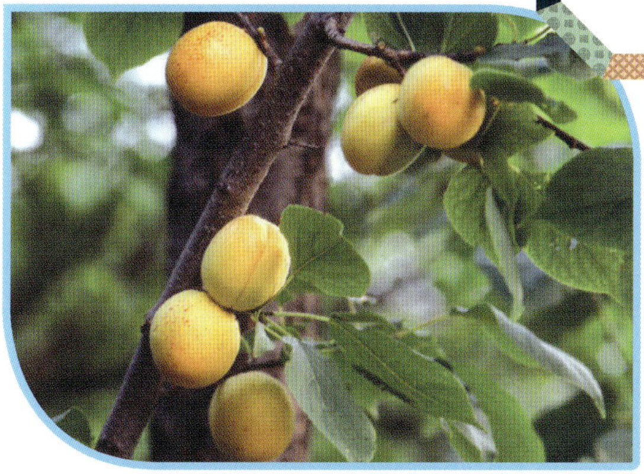

▲ 살구나무_열매

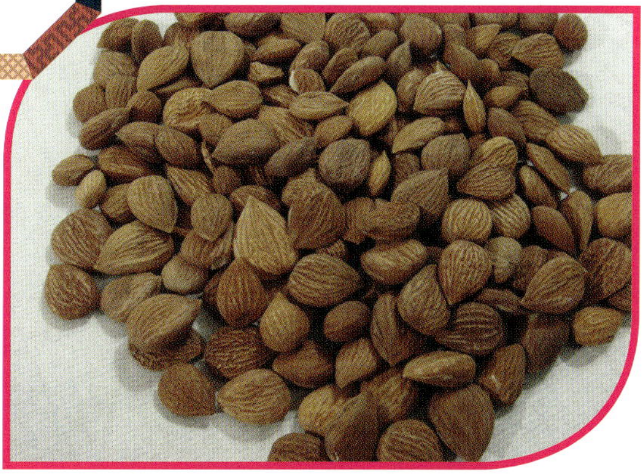

▲ 행인_약재(살구나무 씨앗)

행인은 장미과에 속하는 낙엽활엽소교목인 살구나무의 익은 씨앗을 말하며, 원산지는 중국이며 우리나라에서는 충청도와 전라도, 경상도 등지에서 과수로 널리 재배한다. 여름에 과실이 익었을 때 따서 과육과 핵각(核殼)을 제거하고 씨앗을 취하여 바람이 잘

통하는 곳에서 말려 사용한다. 성질은 약간 따뜻하고 맛은 쓰고 약간 맵다.

행인은 기침을 멎게 하는 약초이다. 감기 초기에 나타나는 기침 치료에도 사용할 수 있고, 기관지가 건조해져서 생기는 기침 치료에도 사용할 수 있으며, 가래가 동반된 기침 치료에도 유효하고, 숨이 차는 천식(喘息) 치료에도 효과가 있다.

또한 목소리를 부드럽게 하면서 힘 있게 나오게 만드는 효능이 있어 목을 많이 쓰는 성악가나 강연자에게 도움이 된다. 《동의보감》에도 이에 관한 처방이 나오는데 '껍질과 끝을 제거한 행인 1되에 유지(乳脂) 40g을 넣어 끓인 다음 꿀을 약간 넣고 반죽하여 환을 만들어서 먹으면 목소리가 좋아진다.'라고 한다.

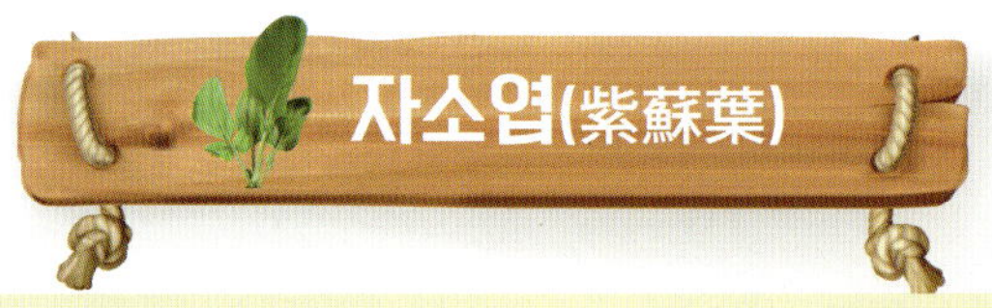

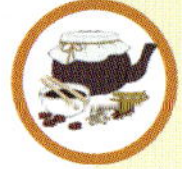
주효능 | 가벼운 감기, 임산부 감기, 신경성 위장병, 해산물 식중독

자소엽은 꿀풀과에 속하는 한해살이풀인 소엽(차즈기)의 잎을 말하며, 한국, 중국 등지에 분포하며, 우리나라는 밭에서 많이 재배하나 인가 주변에 야생으로도 자란다. 9월 상순에 가지와 잎이 무성해지고 꽃차례가 막 자라 나올 때 채취하여 통풍이 잘 되는 그늘에서 말린다. 성질은 따뜻하고 맛은 맵다.

어린아이나 나이가 많은 노인, 임신부가 감기에 걸렸을 때, 특히 발열이 심하지 않으면서 기침을 많이 하는 감기에 걸렸을 때 자소엽이 좋다. 이처럼 자소엽은 기침을 멎게 하는 효능이 있어 기관지염 때문에 생기는 기침 치료에도 효과적이다.

자소엽은 향이 아주 좋다. 향이 있는 약초는 항스트레스 작용이 있는데 소엽은 스트레스로 인한 소화불량, 식욕부진 등의 치료에 효과가 좋다. 그래서 신경이 예민한 여성에게 어울리는 약초이다.

소엽은 도시 외곽을 산책하다 보면 흔히 볼 수 있는 약초로, 잎의 뒷면이 자줏빛이고

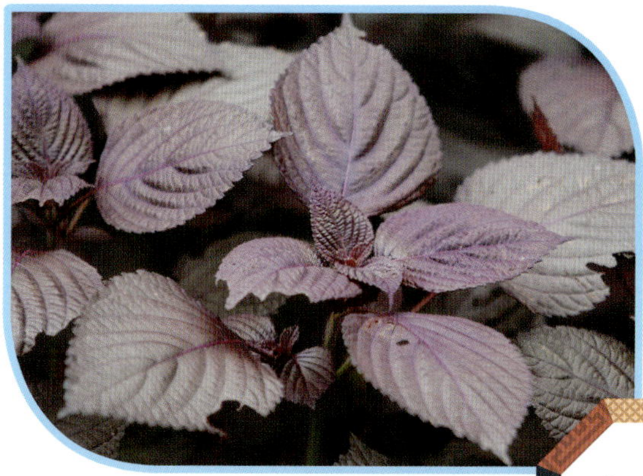

▲ 소엽_잎

자소엽

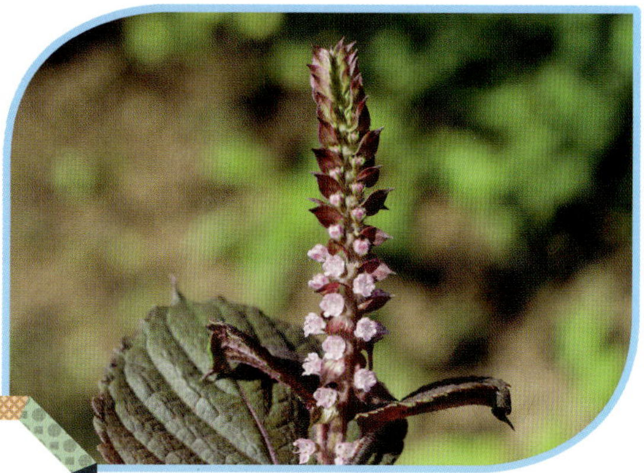

▲ 소엽_꽃

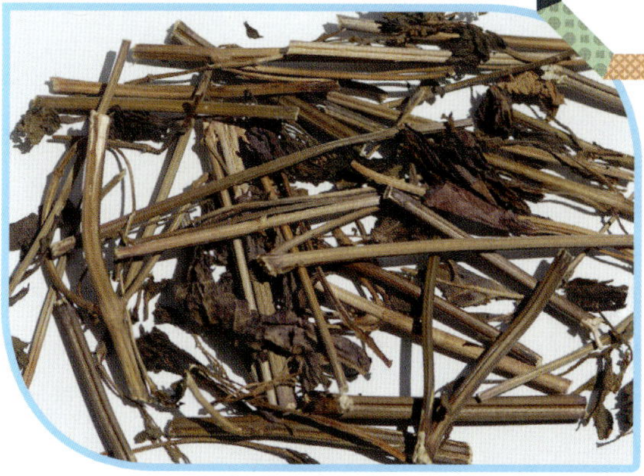

▲ 소엽_말린 잎줄기

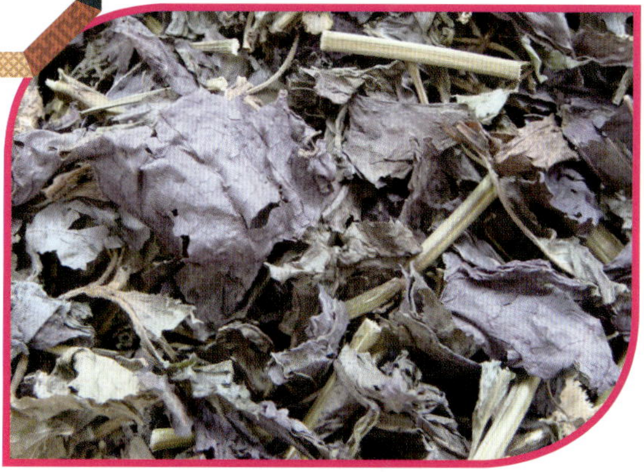

▲ 자소엽_약재(소엽 잎)

주름이 있으며 향이 강한 것을 약으로 사용하는데 잎이 자줏빛이 나더라도 향기롭지 못하면 약으로 사용하지 못한다.

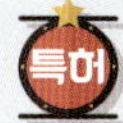 소엽(차즈기)의 기능성 및 효능에 관한 특허자료

▶ 차즈기 잎 추출물을 함유하는 숙취 예방 및 해소 조성물

우리나라 천연자원인 차즈기 잎 추출물을 유효성분으로 하는 숙취 해소에 작용하는 고부가가치 기능성 건강식품을 제공하는 것으로 천연원료를 사용함으로써 장기간 복용하여도 부작용 없이 안전한 숙취 해소 조성물을 제공하고자 한다.

– 공개번호: 10-2013-0121324, 출원인: 재단법인 전남생물산업진흥원

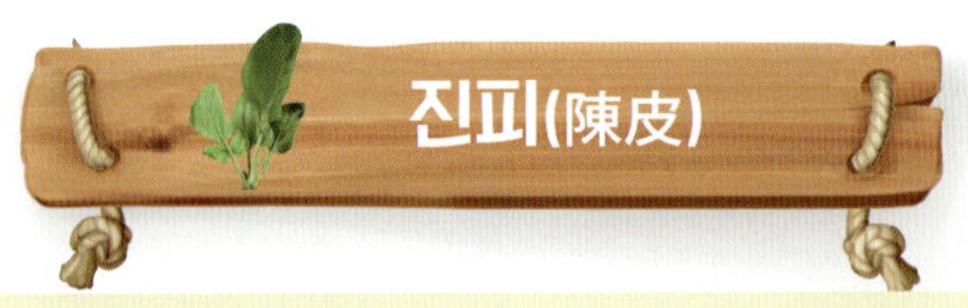

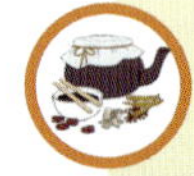
주효능 | 소화불량, 가래, 담 결림, 딸꾹질

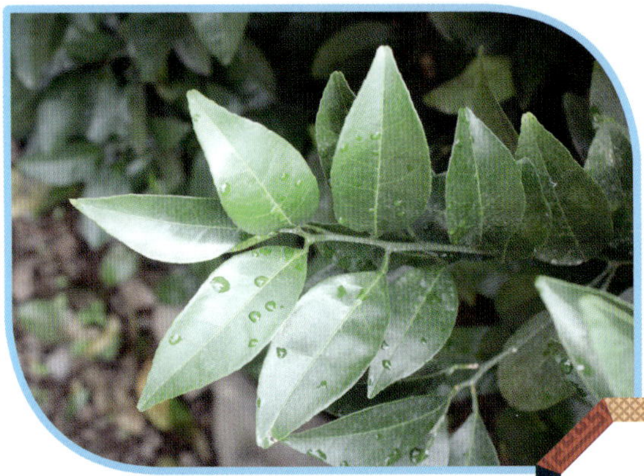

▲ 귤나무_잎

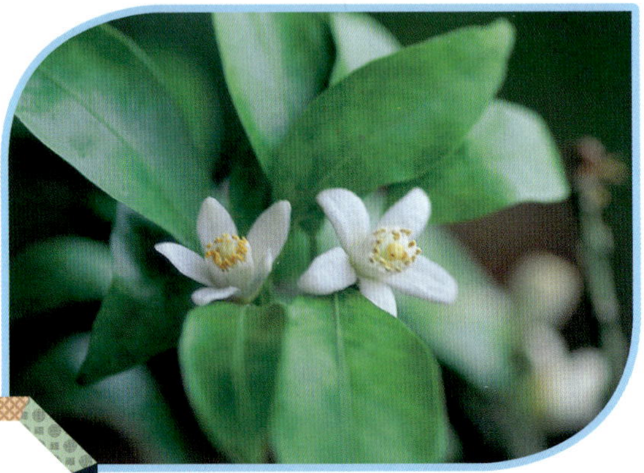

진피

▲ 귤나무_꽃

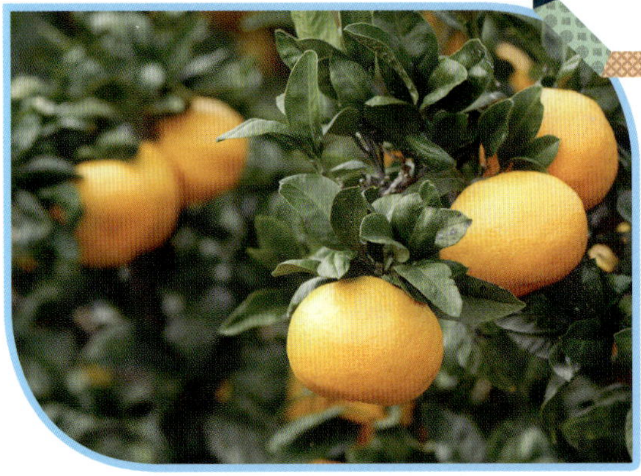

▲ 귤나무_열매

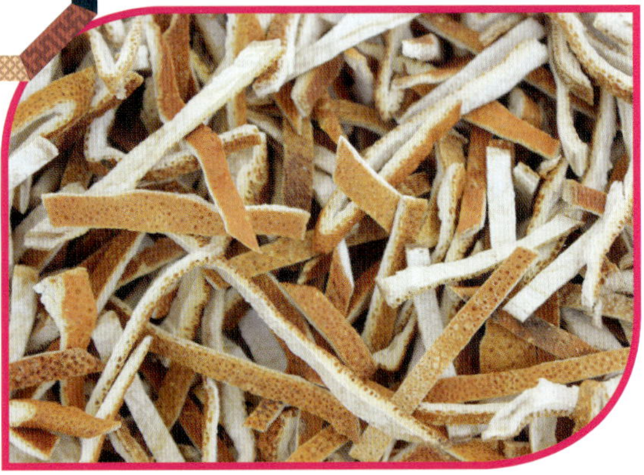

▲ 진피_약재(귤나무 열매껍질)

진피는 운향과에 속하는 낙엽활엽소교목인 귤나무 또는 근속식물의 익은 열매껍질을 말하는데, 한국, 일본, 인도, 북아메리카의 남쪽, 흑해 등지에 분포하며 우리나라에서는 제주도 및 남부지방에서 재배한다. 늦가을부터 겨울 사이에 채취하며 열매를 따서 열매껍질을 벗겨 그늘이나 햇볕에 말려서 사용한다. 성질은 따뜻하고 맛은 맵고 쓰다.

진피는 담(痰)을 없애는 약초이다. 담은 염증의 부산물이라고 생각하면 쉬운데 몸이 약해지고 피곤하면 몸에 독소와 노폐물이 많아지고, 이러한 독소와 노폐물을 처리하는 과정이 염증이다. 그리고 염증이 잦아지면 염증의 부산물이 생성되어 몸에 축적되는데 이것이 바로 담이다. 근육에 담이 쌓이면 담 결림이 생기고, 기관지에 담이 쌓이면 가래로 배출된다. 이러한 담을 없애는 약초가 진피이며, 기관지염 치료에 진피를 사용하는 이유는 가래를 없애기 위함이다.

진피는 오래 묵을수록 효과가 좋다. 따라서 귤을 수확한 해에 열매껍질을 벗겨 말린 것을 사용하는 것보다 몇 년 묵힌 것을 사용하는 것이 좋다. 이처럼 오래된 것의 약효가 좋다고 하여 진피(陳皮)라고 부른다.

🌿 육진양약(六陳良藥)

육진양약은 오래 저장해두었다가 사용하면 효과가 더 좋아지는 6가지 약초를 뜻한다. 《동의보감》에서는 낭독(狼毒)·지실(枳實)·진피(陳皮)·반하(半夏)·마황(麻黃)·오수유(吳茱萸) 등 6가지 약을 육진양약이라 하였다. 그리고 이 외에도 형개(荊芥)·향유(香薷)·지각(枳殼) 등도 오래 두었다가 쓰는 것이 약효가 좋다고 하였다.

특허 | 귤(진피)의 기능성 및 효능에 관한 특허자료

▶ 진피 추출물을 유효성분으로 함유하는 혈관신생용 약학적 조성물

본 발명은 진피(귤껍질) 추출물을 유효성분으로 함유하는 혈행 개선, 나아가 신생 혈관 촉진, 허혈성 심장질환 및 국부 혈류 부족 예방 및 치료용 약학적 조성물에 관한 발명에 관한 것으로 진피 추출물을 유효성분으로 함유하는 신규한 식품, 화장품 및 생물의약 소재를 제공하는 뛰어난 효과가 있다.

– 공개번호: 10-2014-0115887, 출원인: 주식회사 사임당화장품

귤나무와 탱자나무

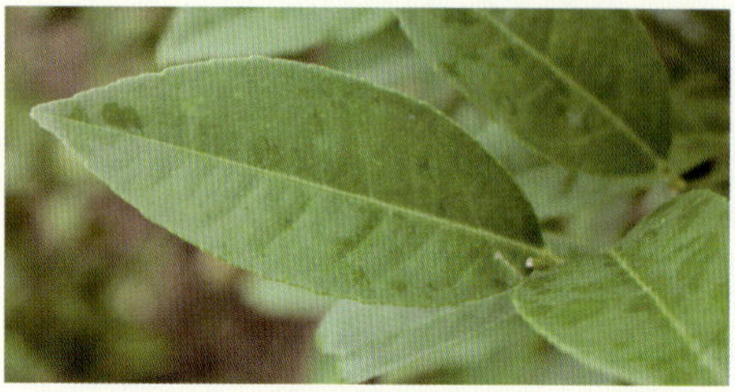

▲ 귤나무_잎

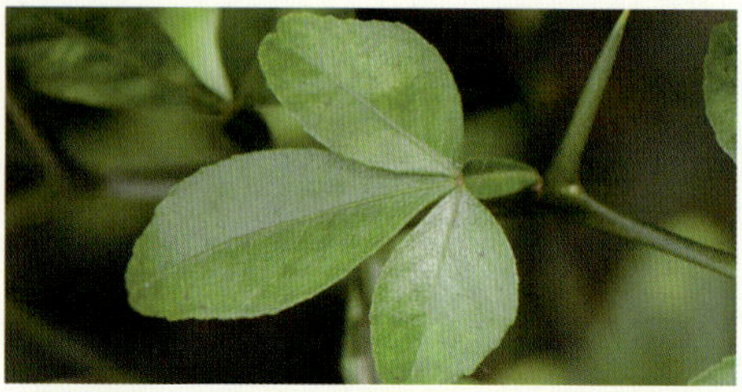

▲ 탱자나무_잎

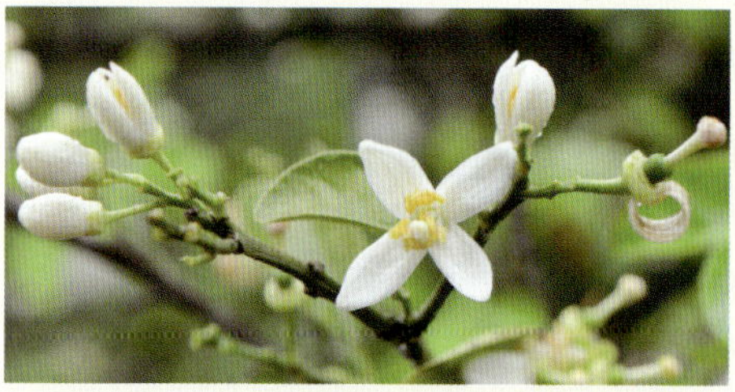

▲ 귤나무_꽃

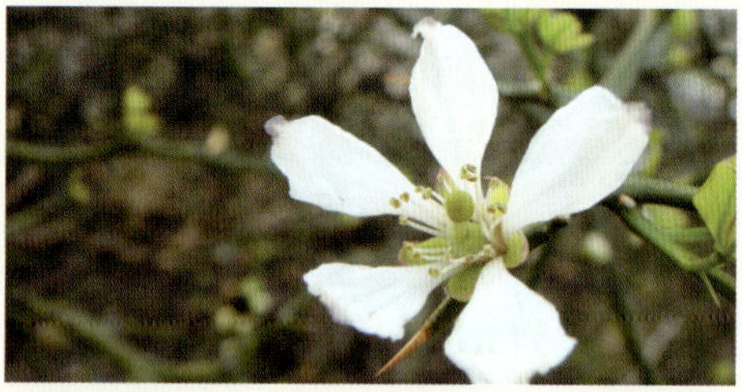

▲ 탱자나무_꽃

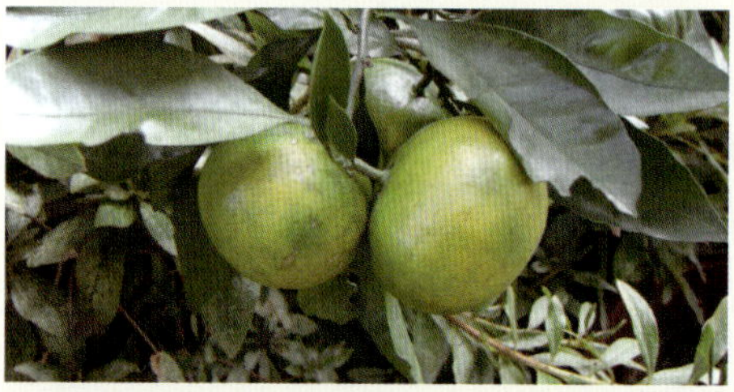

▲ 귤나무_덜 익은 열매

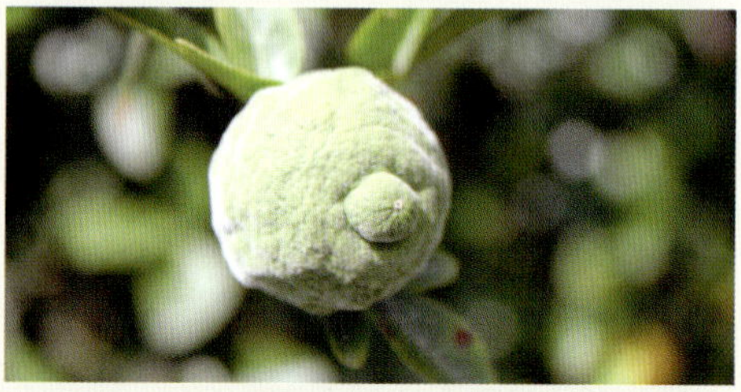

▲ 탱자나무_덜 익은 열매

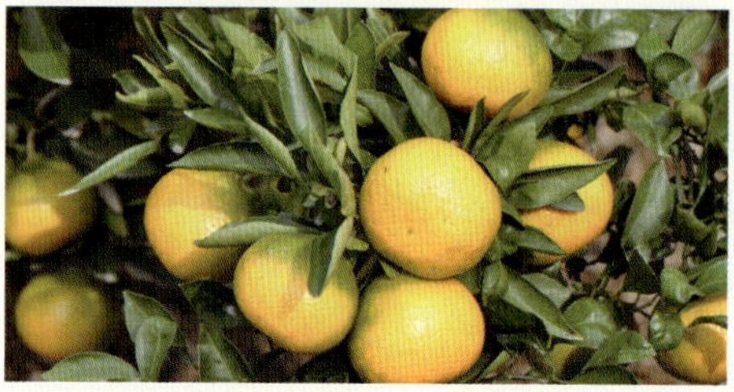

▲ 귤나무_익은 열매

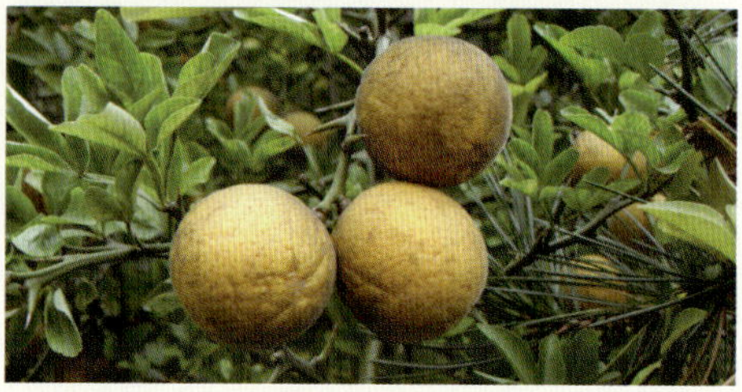

▲ 탱자나무_익은 열매

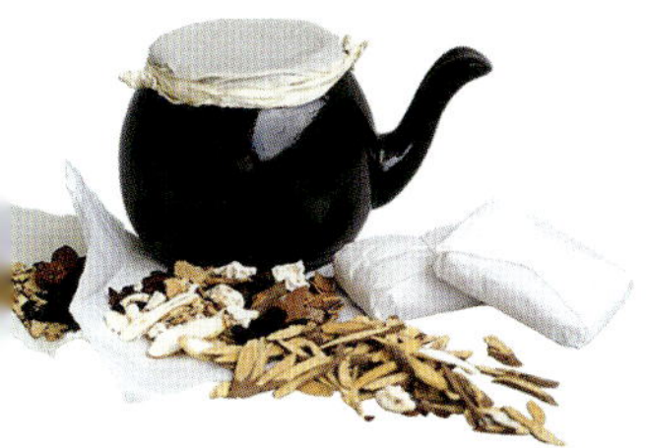

천식

약초처방 | 행인 8g, 상백피 6g, 오미자 4g, 관동화 8g, 정력자 6g

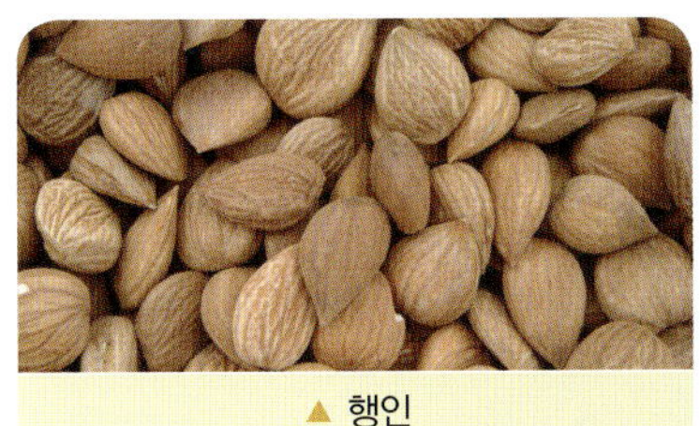
▲ 행인

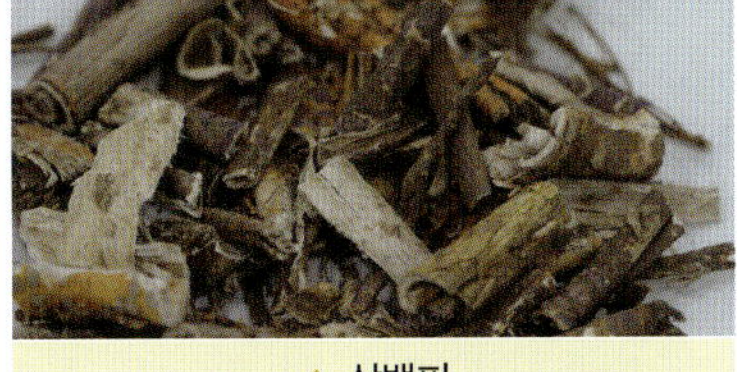
▲ 상백피

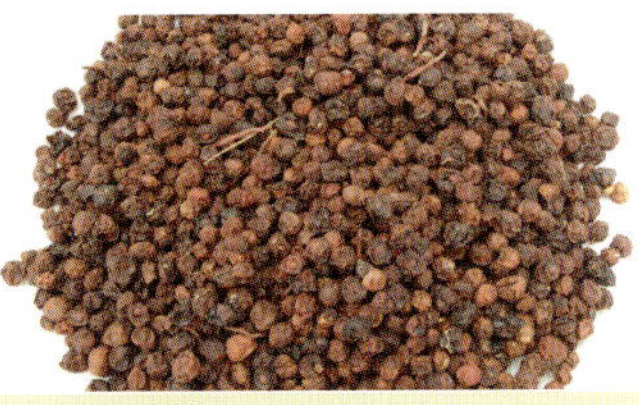
▲ 오미자

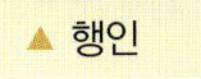

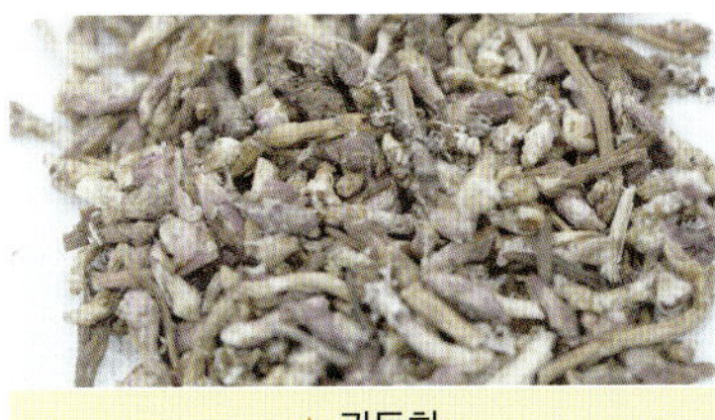
▲ 관동화

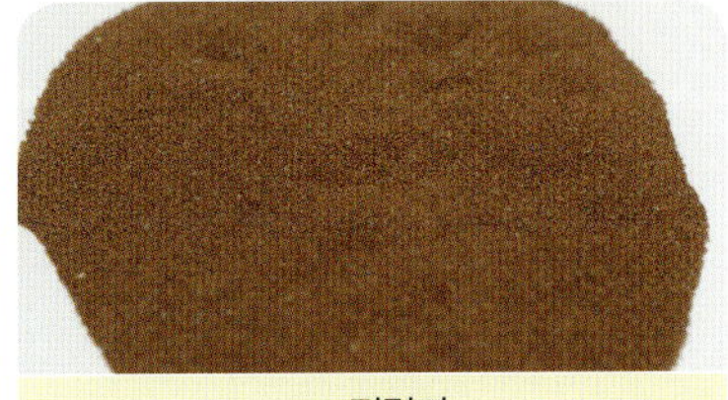
▲ 정력자

천식(喘息)은 '날카로운 호흡'이라는 그리스어에서 유래되었다. 그 유래처럼 천식은 기도의 만성 염증질환으로 기관지가 때때로 좁아져 호흡곤란, 기침, 천명(喘鳴; 쌕쌕거리거나 휘이 혹은 가르랑 가르랑거리는 거친 숨소리) 등의 증상이 반복적으로 그리고 갑작스럽게 발작적으로 나타나는 질환이다. 물론 이러한 증상이 나타나지 않고 단지 마른기침만 반복적으로 오는 경우도 있고, 가슴이 답답하거나 목구멍에 가래가 걸려 있는 것 같은 증상만을 호소하는 경우도 있다.

현대의학에서는 다양한 알레르기 물질이 기관지를 자극해 그 결과 기관지가 좁아져 천식이 발생하는 것으로 설명한다. 그래서 집먼지 진드기, 꽃가루, 동물의 털이나 비듬, 바퀴벌레, 특정 식품과 약물을 그 원인으로 지목하고 있다. 그런데 질병을 치료할 때에는 항상 내부 요인을 먼저 살펴야 한다. 기관지가 알레르기 물질에 과민하게 반응하는 이유를 생각해보아야 한다는 뜻이다. 몸과 마음이 약해지면 자극에 과민하게 반응하는 경향이 있다. 자신감이 없거나 경제적으로 궁핍하면 사소한 일에도 과민하게 대응할 수 있다. 기관지 또한 정상적인 기능을 수행할 수 없을 때 과민하게 반응해 천식 증상이 나타나는 것이다. 따라서 천식 치료를 위해서는 알레르기 물질을 차단하는 것보다 정상적인 몸 상태를 만드는 것이 우선되어야 한다.

다음에 소개되는 약초처방은 천식의 증상을 완화하는 동시에 기관지 상태를 정상으로 회복시키는 데 도움을 준다. 하루치 분량인 행인 8g, 상백피 6g, 오미자 4g, 관동화 8g, 정력자 6g을 물 800mL에 넣어 중불로 2시간 정도 달여 물이 절반 정도 되게 한다. 그리고 이것을 아침·점심·저녁 3번 나눠 마시는데 간격은 3~4시간이 적당하다. 천식은 보통 만성인 경우가 많으므로 10일분 또는 20일분씩 달여놓고 유리병에 담아 냉장고에 보관하였다가 마실 때마다 따뜻하게 데워서 마셔도 된다.

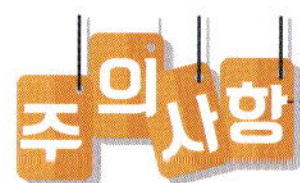

① 관동화를 제외한 다른 약초를 먼저 달이는데 관동화는 마지막에 넣어 **30**분 정도만 달여야 한다. 꽃을 오래 달이면 효과가 떨어지기 때문이다.
② 천식은 만성 질환으로 이 약초처방을 **3**개월 이상 꾸준히 복용하는 것이 바람직하다.
③ 행인의 뾰족한 끝 부분에는 약간의 독성이 있으므로 잘라내고 사용해야 한다.
④ 오미자는 절구에 넣어 빻아 사용해야 효과가 좋다.
⑤ 정력자는 볶아서 사용해야 하는데 씨앗은 단단한 껍질에 싸여 있기 때문에 그냥 달이면 약 성분이 충분히 우러나오지 않기 때문이다.

① 가래가 심하면 진피와 반하를 더한다.
② 나이가 많거나 증상이 만성이라면 사삼(沙蔘)을 더한다.
③ 몸이 건조하다면 천문동과 맥문동을 더한다.

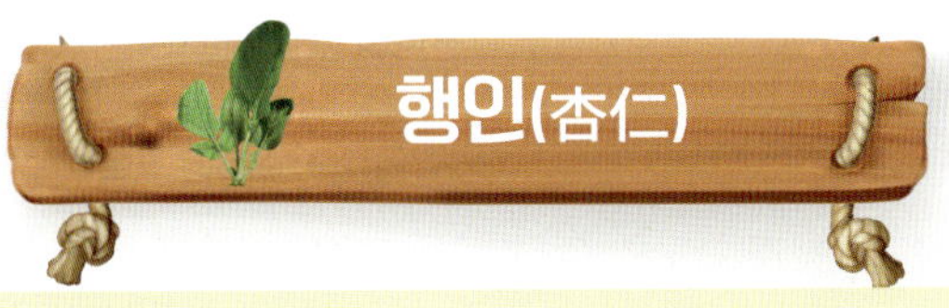

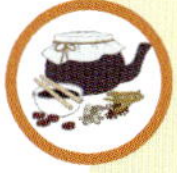
주효능 | 기관지염, 천식, 변비, 피부 가려움증

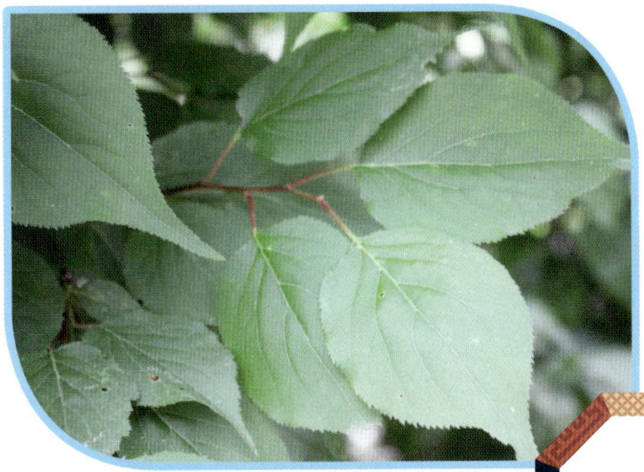

▲ 살구나무_잎

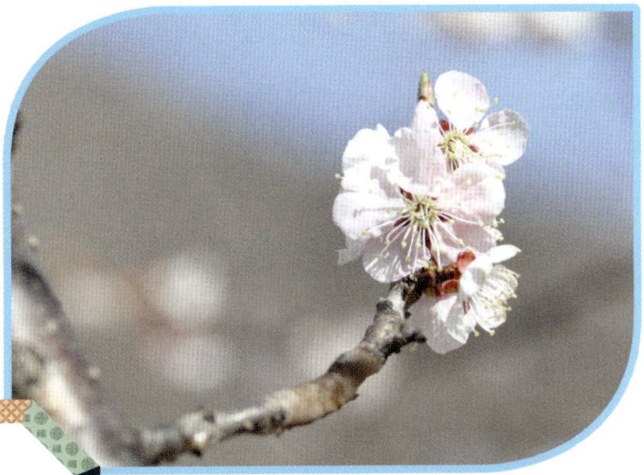

▲ 살구나무_꽃

행인

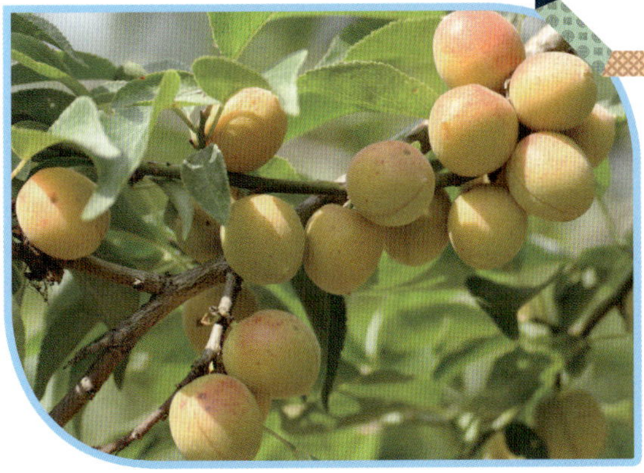

▲ 살구나무_열매

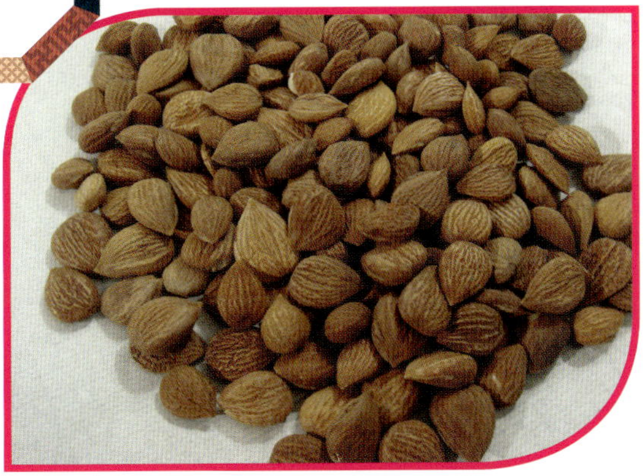

▲ 행인_약재(살구나무 씨앗)

행인은 장미과에 속하는 낙엽활엽소교목인 살구나무의 익은 씨앗을 말하는데 원산지는 중국이며 우리나라에서는 충청도와 전라도, 경상도 등에서 과수로 널리 재배한다. 여름에 열매가 익었을 때 따서 과육과 핵각(核殼)을 제거해 씨앗을 취하고 바람이 잘 통

하는 곳에서 말린 후 사용한다. 성질은 약간 따뜻하고 맛은 쓰고 약간 맵다.

행인은 기침과 숨이 차는 증상이 있을 때 가장 먼저 떠올려야 할 약초이다. 행인의 쓴맛은 기관지의 염증을 치료하고, 유질(油質)이 풍부해 기관지를 부드럽게 만들어 천식 증상을 완화시킨다.

행인은 피부 가려움증과 종기 치료에도 외용(外用)할 수 있다. 사타구니나 성기 주변, 항문 주변이 가려울 때 행인, 백반, 고삼을 가루로 만든 뒤 참기름으로 반죽해 바르면 가려움증이 해소된다. 또한 종기가 나기 시작할 때 상처가 붓고 열이 나면 행인, 대황, 황금을 고약처럼 만들어서 환부에 바르면 좋다.

🌿 천식에 좋은 행인죽

행인죽은 숨이 차면서 헐떡이고 기침이 나는 증상을 치료할 수 있는데 조선시대의 문헌 《시의전서》와 《조선요리제법》에 이 조리법이 수록되어 있다.

◎ **준비재료**
불린 쌀 1/2컵, 행인 1/3컵, 물 2와 1/2컵, 소금 1/2작은술

◎ **요리방법**
① 행인을 하루쯤 따뜻한 물에 담가두어 쓴맛과 떫은맛을 제거한 다음 갈아서 고운 체에 밭여놓는다.
② 불린 쌀을 곱게 갈아 고운 체에 밭여놓는다.
③ 위의 행인과 쌀의 찌꺼기를 뺀 윗물을 합쳐 냄비에 넣어 중간 불에서 끓인다. 그런 뒤 행인 찌꺼기와 쌀 찌꺼기를 넣어 끓인다.
④ 다 끓인 뒤 소금으로 간을 한다.

상백피(桑白皮)

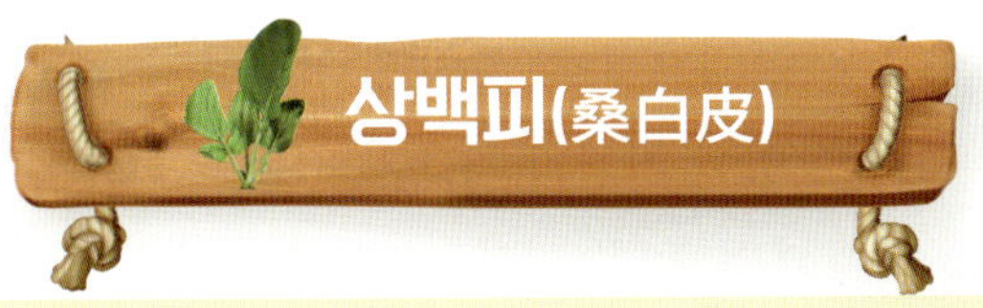

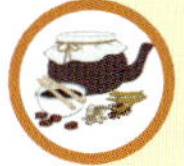

주효능 | 기침, 천식, 부종, 소변불리(小便不利), 신장염, 고혈압

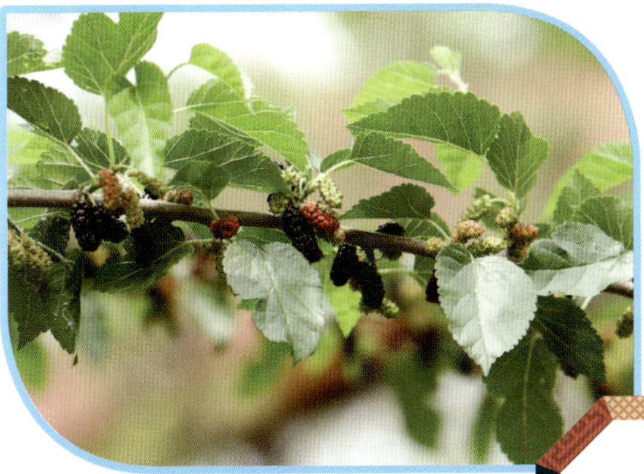

▲ 뽕나무_잎

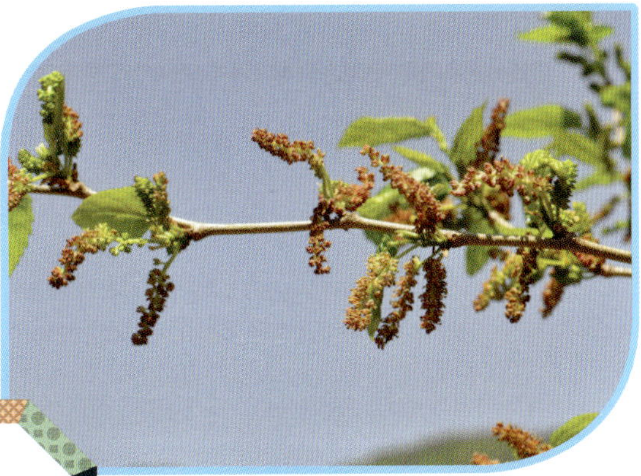

▲ 뽕나무_꽃

상백피

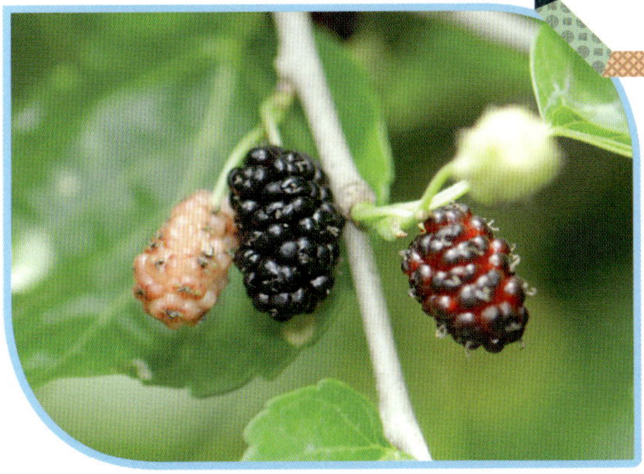

▲ 뽕나무_열매

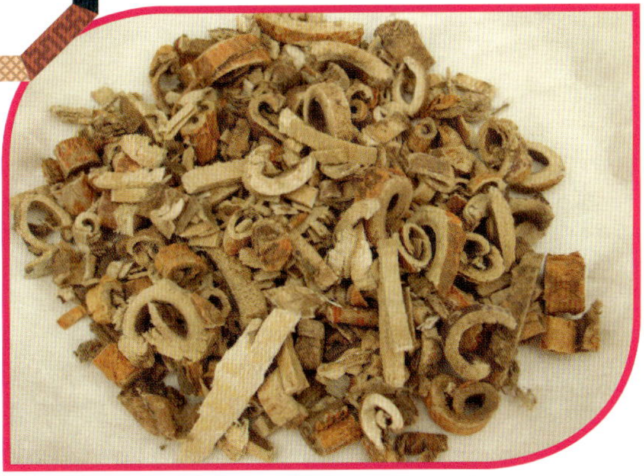

▲ 상백피_약재(뽕나무 뿌리껍질)

상백피는 뽕나무과에 속하는 낙엽교목인 뽕나무의 뿌리껍질을 말하며, 전국 각지에서 분포해 재배하고 있다. 겨울에 채취하는데 코르크층을 제거한 뒤 사용한다. 성질은 차갑고 맛은 달다.

상백피는 기관지의 염증을 없애고 숨참 증상을 치료하는 데 효능이 좋은 약초이다. 또한 가래를 제거하는 효능도 있어 기침과 가래가 있을 때 사용하면 효과적이다.

상백피는 고혈압 치료에 효과가 좋다. 완만하지만 혈압을 내리는 작용의 지속성이 있다. 단독으로 사용할 때에는 20~30g을 사용해야 효과를 얻을 수 있다.

상백피는 이뇨작용도 있어 급성 신장염, 방광염, 요도염 등으로 얼굴과 다리가 부었을 때 사용할 수 있다. 단, 염증은 있으나 부종이 없을 때에는 사용하면 안 된다.

🌿 아낌없이 주는 뽕나무

◎ **뽕나무의 잎**(상엽, 桑葉): 폐와 기관지가 건조해져 기침이 나올 때 사용하는데 눈을 밝게 해주고 두통과 어지럼증, 안구충혈 치료에 효과가 있다.

◎ **뽕나무의 열매**(상심자, 桑椹子): 체액을 공급하는 효능이 있고, 정신이 어질어질하고 귀에서 소리가 나는 증상, 가슴이 두근거리고 잠을 못 이루는 증상, 수염과 모발이 일찍 희어지는 증상, 진액이 부족해져 입안이 마르는 증상, 혈허(血虛)로 인한 변비 치료에 사용한다.

◎ **뽕나무의 혹**(늙은 뽕나무 위에 맺힌 마디): 노인의 관절염과 위통(胃痛) 치료에 사용한다.

◎ **뽕나무의 가지**(상지, 桑枝): 어깨와 팔의 관절이 시큰거리고 아프며 마비되는 증상을 치료한다. 늦봄과 초여름에 채취히는데 잎을 제기해 햇볕에 말려 사용한다.

◎ **뽕나무에 자라는 겨우살이**(상기생, 桑寄生): 신경통과 관절염 치료에 효과가 좋다. 특히 허리와 무릎을 과다하게 사용해 나타나는 손상(통증)에 효과가 좋은데 장기간 복용해도 해가 없다.

특허 뽕나무(상심자)의 기능성 및 효능에 관한 특허자료

▶ **뽕나무에서 유래되는 호흡기 질환 치료용 약학조성물**
본 발명은 뽕나무로부터 유래되는 디-알로스(D-allose), 디-만니톨(D-mannitol), 탈로스(talose) 및 바닐린(vanillin) 등의 성분을 유효성분으로 함유하는 천식, 만성 기관지염, 폐기종 및 기관지 확장증으로 구성된 그룹으로부터 선택되는 질환의 치료용 약학조성물에 관한 것이다.
- 등록번호: 10-1017276-0000, 출원인: 서운교, 손다니엘

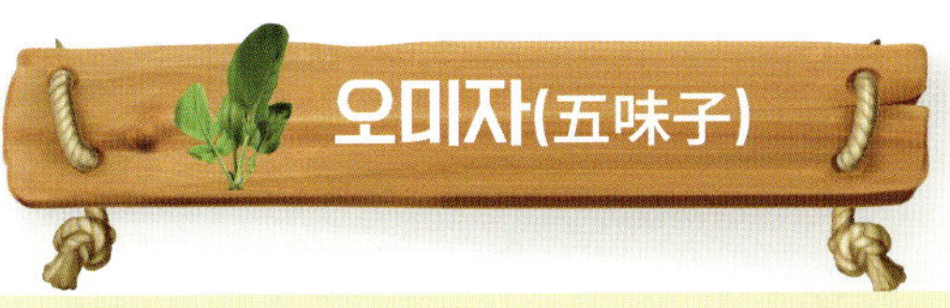

오미자(五味子)

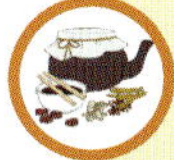
주효능 | 만성 기침, 다한(多汗), 설사, 요실금, 대하증(帶下症), 남성 불임,
발기부전, 만성 피로, 간기능 저하

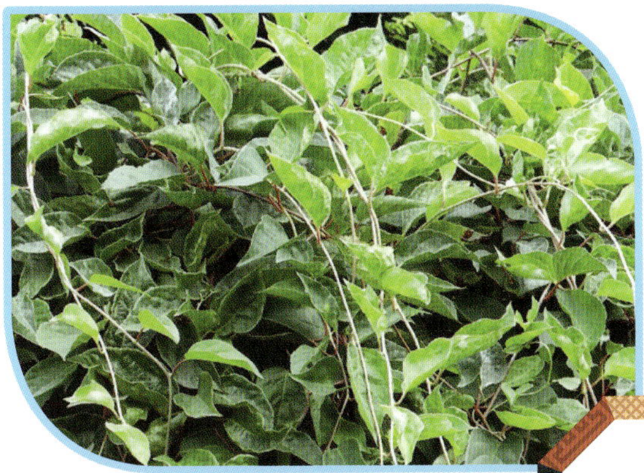

▲ 오미자_잎

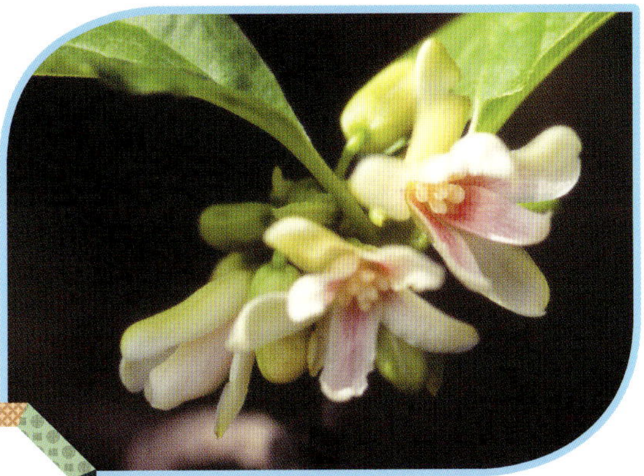

오미자

▲ 오미자_꽃

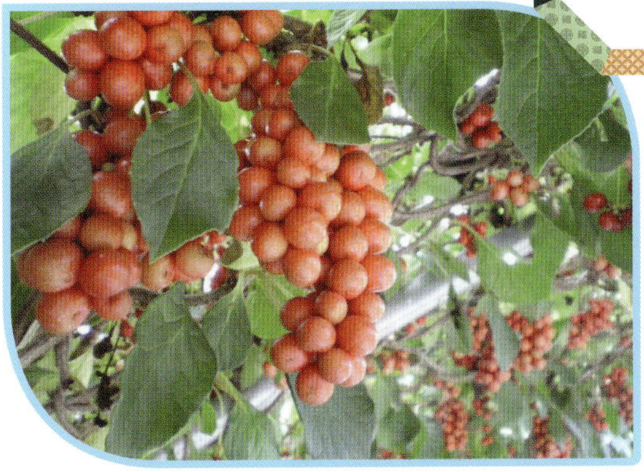

▲ 오미자_열매

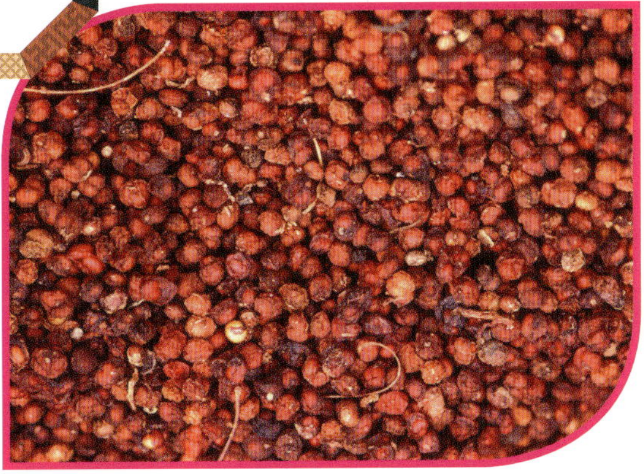

▲ 오미자_약재(오미자 열매)

　　오미자는 오미자과에 속하는 덩굴성 낙엽활엽인 오미자의 익은 열매를 말한다. 백두
대간 산지와 경상북도, 전라남도 등에서 자생하는데 깊은 산속 큰 나무 그늘 밑에서 주
로 서식한다. 열매가 완전히 익은 가을에 채취하는데 특히 상강(霜降) 이후에 채취해야

가장 품질이 좋다. 열매를 따서 꼭지와 불순물을 제거하고 햇볕에 말려서 사용한다. 성질은 따뜻하고 맛은 시면서 달다.

오미자의 신맛은 기관지 근육의 탄력을 강화한다. 따라서 근육의 탄력이 떨어진 노인의 만성 천식 치료에 사용하면 좋다.

오미자는 땀을 멎게 하는 효능이 있다. 그래서 몸에 열이 많아 땀이 나는 아이에게는 적합하지 않고 몸이 약해져 나는 헛땀, 식은땀 치료에 효과가 좋다. 오미자의 신맛이 조직을 수축시켜 땀의 배출을 막기 때문이다.

오미자는 아래로는 신장을 보하여 정(精)을 돕고 위로는 폐를 자양하여 기침을 하면서 숨이 찬 증상을 치료한다. 당나라 때 명의인 손진인(孫眞人)이 말하기를 '여름에는 늘 오미자를 먹어 오장의 기운을 보해야 한다.'라고 하였다.

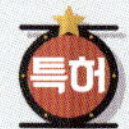 **오미자의 기능성 및 효능에 관한 특허자료 2종 외**

▶ **오미자 씨앗 추출물을 함유하는 항암 및 항암보조용 조성물**
본 발명은 항암 및 항암보조용 조성물에 관한 것으로서, 오미자 씨앗 추출물을 유효성분으로 함유하는 것을 특징으로 한다.   – 공개번호: 10-2012-0060676, 출원인: 문경시

▶ **오미자 씨앗 추출물을 함유하는 알츠하이머씨병 예방 및 치료용 조성물**
본 발명은 알츠하이머씨 병을 예방 및 치료하는 기능을 갖는 조성물에 관한 것으로서, 본 발명에 따른 알츠하이머씨 병 예방 및 치료용 조성물은 오미자 씨앗 추출물을 유효성분으로 함유하는 것을 특징으로 한다.   – 공개번호: 10-2012-0060678, 출원인: 문경시

관동화(款冬花)

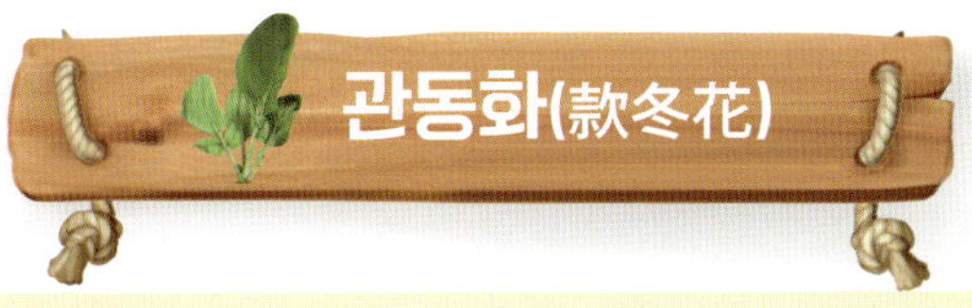

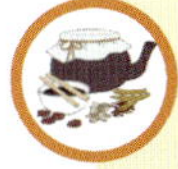

주효능 | 천식, 가래, 기관지염, 폐결핵, 인후통증

관동화

▲ 관동_잎

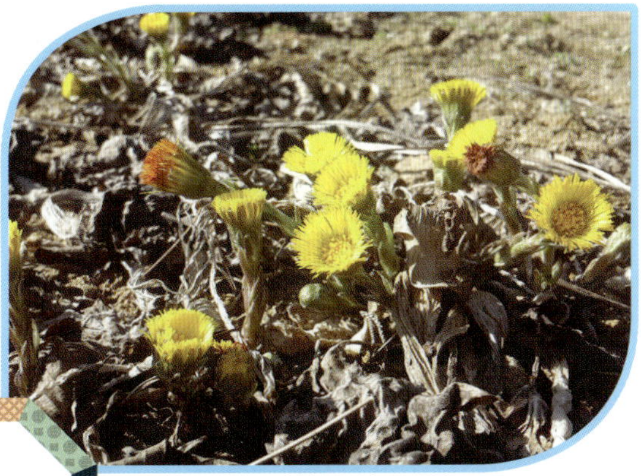

▲ 관동_꽃

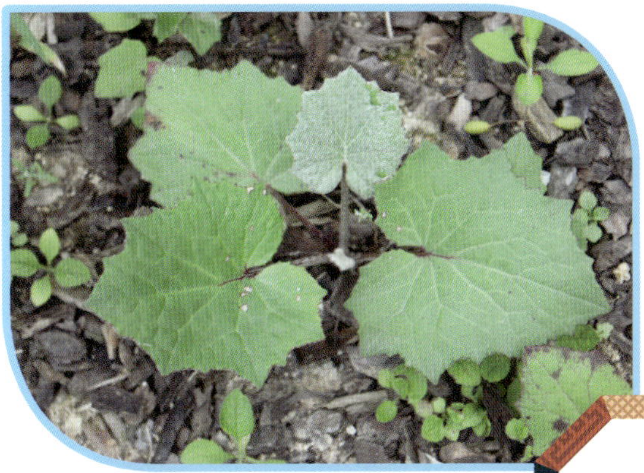

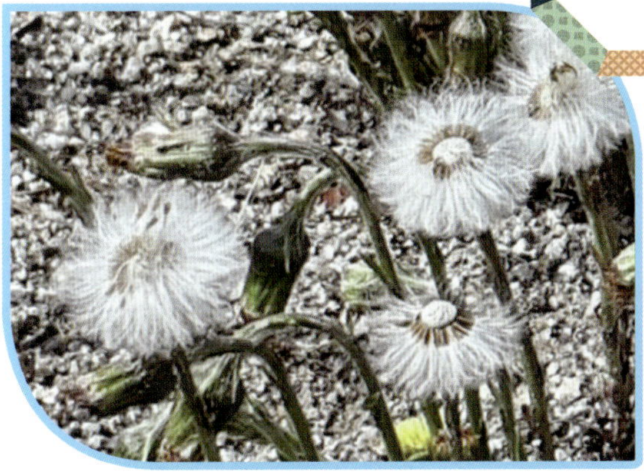

▲ 관동_홀씨

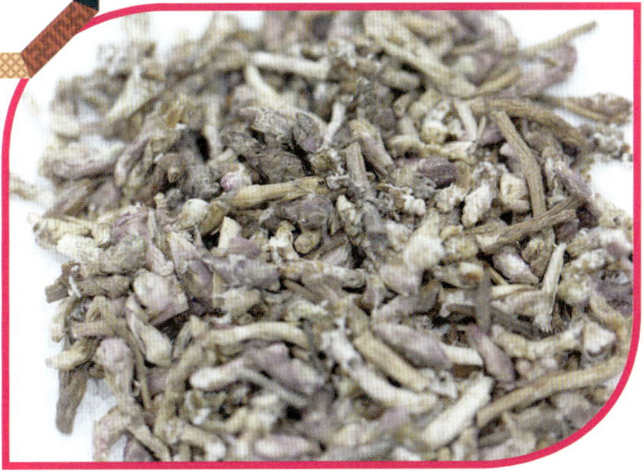

▲ 관동화_약재(관동 꽃봉오리)

관동화는 국화과에 속하는 여러해살이풀인 관동의 꽃봉오리를 말하는데, 머위와 유사한 식물로 중국이나 몽골에서 많이 자라며, 우리나라에는 1970년대 학술용으로 일본에서 들여와 재배하고 있다. 추운 겨울에 죽지 않고 얼어붙은 땅에서 꽃봉오리가 나와

이른 봄에 꽃을 피우는데 꽃이 완전히 피기 직전에 꽃봉오리를 채취하여 꽃자루와 불순물을 제거해 말려 사용한다. 성질은 따뜻하고 맛은 맵고 약간 달다.

관동화는 예로부터 기침을 치료하는 주요한 약초로 여겨졌다. 약리실험에서도 기관지 경련을 완화시키는 효능이 입증되었다.

관동화를 꿀에 적셔 볶으면 맵고 따뜻한 성질이 감소해 폐와 기관지에 진액을 보충하는 효능이 증가하는데 기관지와 폐가 건조해져 기침이 나는 증상 치료에 더욱 좋다.

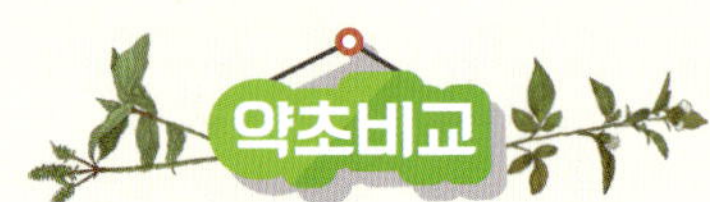

관동과 머위

얼음이 얼 무렵인 겨울에 꽃이 핀다고 해서 관동화(款冬花; 겨울을 알리는 꽃)란 이름이 붙었다. 우리나라에서는 머위 꽃을 대신 사용하기도 한다.

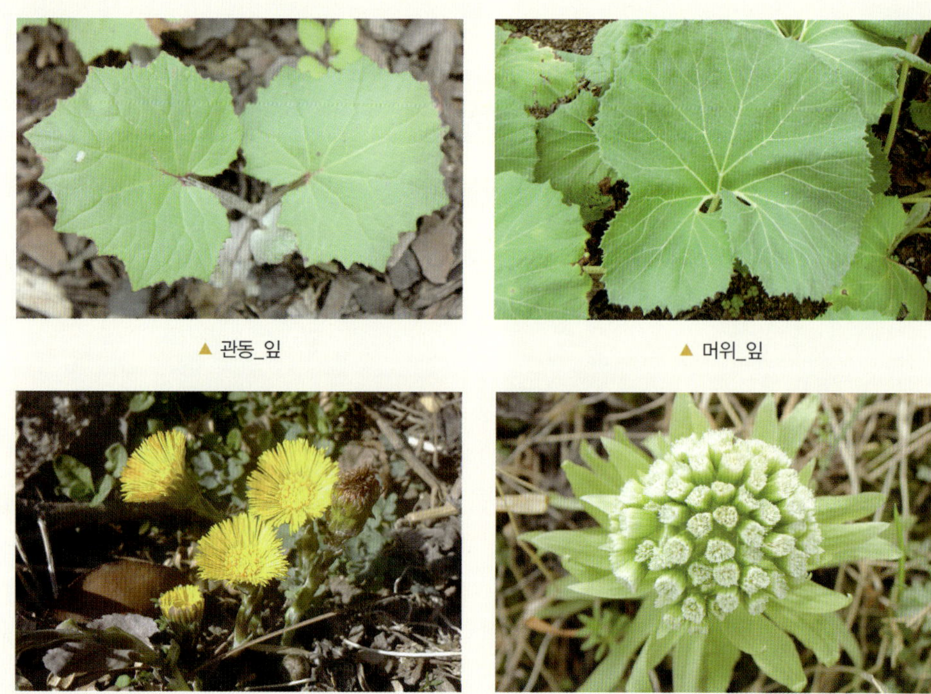

▲ 관동_잎　　　　▲ 머위_잎

▲ 관동_꽃　　　　▲ 머위_꽃

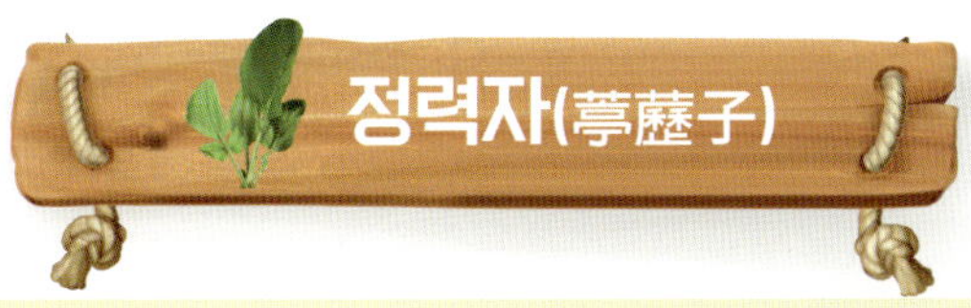
정력자(葶藶子)

주효능 | 천식, 가래, 기관지염, 폐렴, 부종, 소변불리(小便不利)

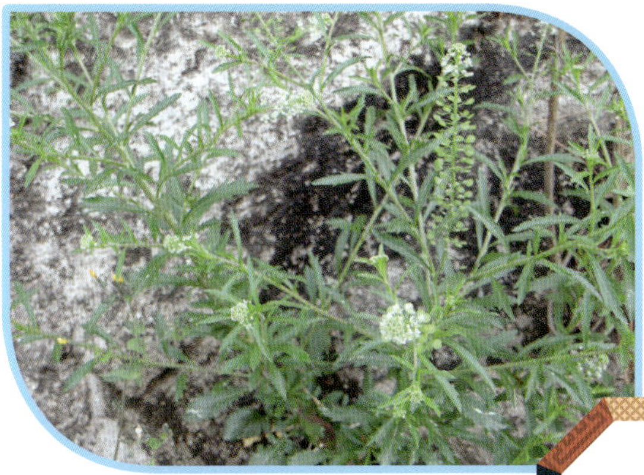

▲ 다닥냉이_지상부

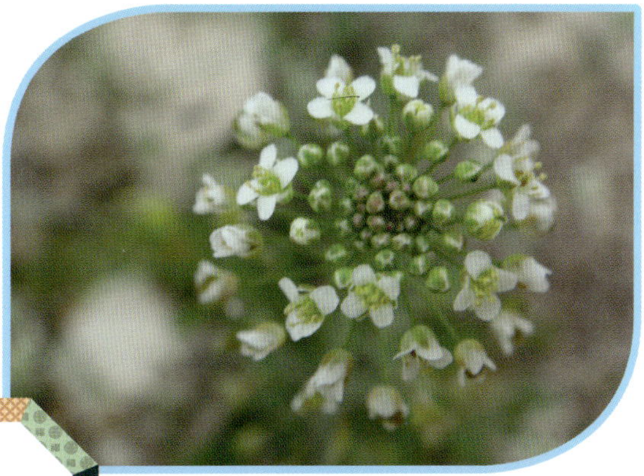

▲ 다닥냉이_꽃

정력자

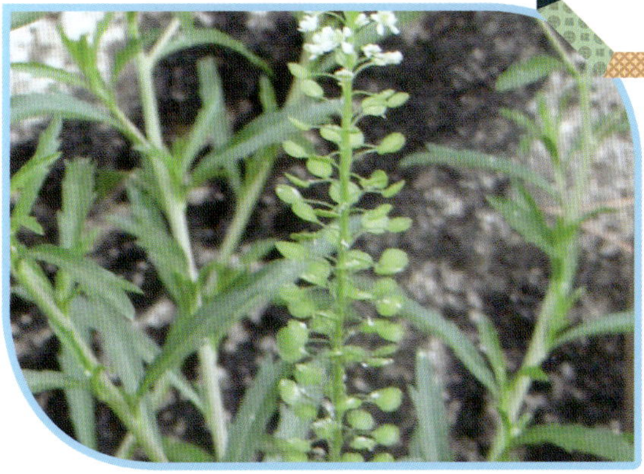

▲ 다닥냉이_열매

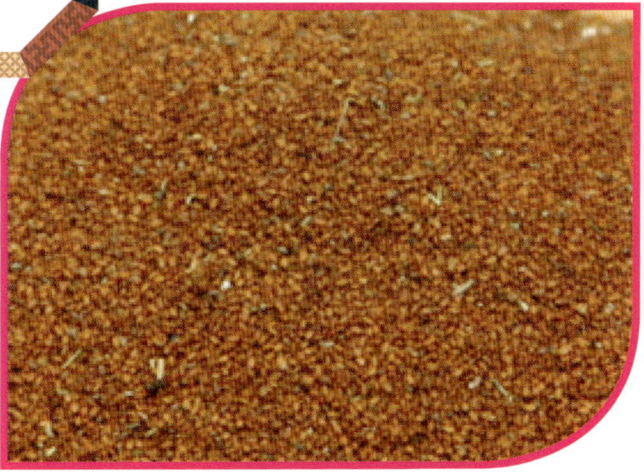

▲ 정력자_약재(다닥냉이 씨앗)

정력자는 십자화과에 속하는 두해살이풀인 다닥냉이의 익은 씨앗을 말하는데, 전국 각지의 햇볕이 잘 들어오는 곳이면 토양에 관계 없이 잘 자란다. 여름에 열매가 익었을 때 채취하여 햇볕에 말려 사용한다. 성질은 차갑고 맛은 맵고 쓰다.

정력자(葶藶子)의 '葶'은 '진정시키다'는 뜻이고 '藶'은 '뚝뚝 떨어지다', '돌린다[行]'는 뜻으로 기침을 안정시키고 수기(水氣)를 돌린다는 뜻이다. 그래서 숨이 차오르고 헐떡이는 증상을 안정시키고 가슴 속에 가래가 쌓이고 막혀서 기침이 나는 증상을 치료한다.

정력자는 이뇨작용이 있어 소변이 시원하게 나오지 않거나 부종이 있을 때 사용할 수 있다. 성질이 차기 때문에 대변이 묽거나 설사를 자주하는 사람은 정력자를 고소하게 볶거나 쪄서 사용하는 것이 좋다.

특허 정력자의 기능성 및 효능에 관한 특허자료 2종 외

▶ **정력자 추출물을 유효성분으로 포함하는 기억력 및 학습능력 증진용 조성물**

본 발명은 정력자(꽃다지 씨, 다닥냉이 씨) 추출물을 유효성분으로 포함하는 기억력 및 학습능력 증진용 조성물 및 인지기능장애 예방 및 치료용 조성물에 관한 것이다. 본 발명은 아세틸콜린스테라아제의 활성을 억제, 항산화 활성(예컨대 활성산소종) 및 NMDA 리셉터와의 친화력을 통하여 신경세포, 특히 대뇌 기저부의 신경세포의 손상을 억제시킬 수 있는 효과를 가진다. 본 발명은 신경세포 보호 및 손상의 예방 효과를 통하여 기억력 및 학습능력을 증진시킬 수 있을 뿐만 아니라 인지기능장애로 질환을 예빙 및 치료할 수 있는 효능을 발휘한다.

- 등록번호: 10-1049493-0000, 출원인: 한국식품연구원

▶ **정력자 추출물 또는 전호 추출물을 함유하는 미백제**

본 발명은 미백 효과가 우수한 미백제에 관한 것으로, 보다 상세하게는 정력자(꽃다지나 다닥냉이 씨) 추출물, 전호 추출물 또는 이들의 혼합물을 유효성분으로 함유하여 부작용 없이 피부 색소 침착을 억제하는 피부 미백용 화장료 조성물에 관한 것이다.

- 공개번호: 10-2004-0033410, 출원인: 주식회사 태평양

지방간

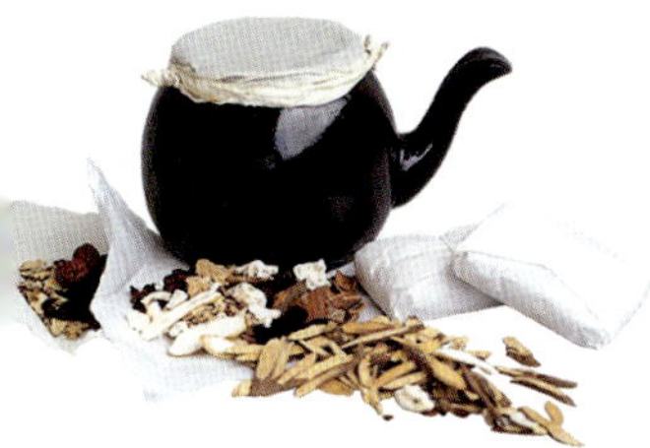

약초처방 | 구기자 20g, 택사 10g, 산사 20g, 갈화 10g

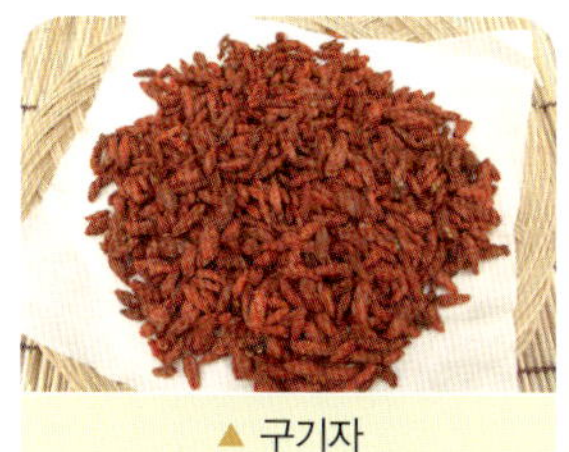

▲ 구기자

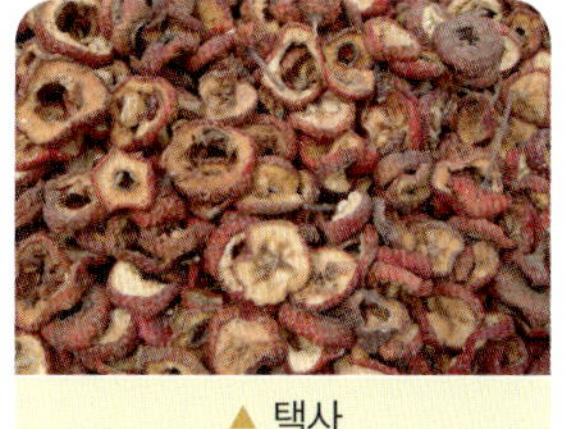

▲ 택사

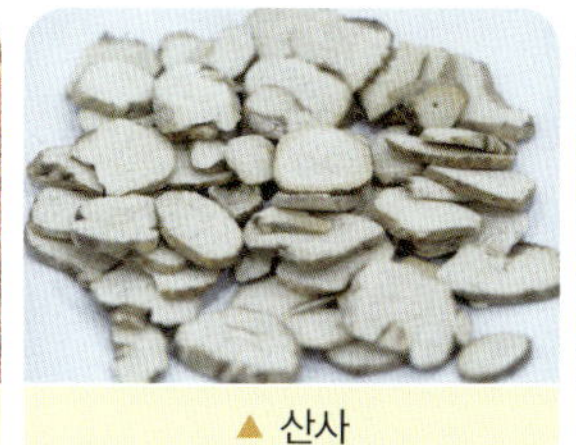

▲ 산사

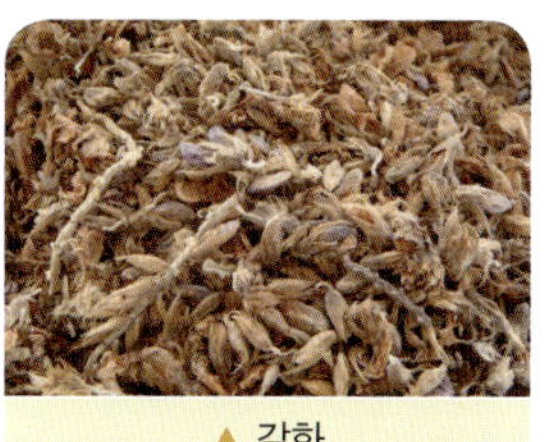

▲ 갈화

정상 간의 지방은 5% 정도를 차지한다. 지방간은 이보다 많은 지방이 축적된 상태를 말하는데 지방간의 발병 원인을 이해하기 앞서 몇 가지 알아야 할 사항이 있다. 첫째, 지방은 간에서 만들어진다. 둘째, 환경호르몬 같은 독성물질은 지방에 저장된다. 셋째, 간은 독성물질을 해독하는 장기이다. 이 세 가지 사항의 변화에 따라 몸에 지방이 증가하기도 하고 줄어들기도 한다. 예를 들어 환경호르몬의 유입이 많으면 간은 지방 합성을 증가시킨다. 그 결과 비만, 고지혈증, 지방간 같은 질환이 생기는 것이다. 반면 술을 많이 마시거나 스트레스 때문에 간의 해독기능이 저하되면 환경호르몬 같은 독성물질의 유입이 많지 않더라도 간에서 독성물질을 해독하지 못하기 때문에 결과적으로 지방은 늘어나게 된다. 결국 독성물질이 많이 유입되었을 때 지방간이 생길 수 있고, 간의 해독능력이 떨어졌을 때에도 지방간이 생길 수 있다. 현대의학에서는 지방간을 알콜성 지방간과 비알콜성 지방간으로 분류한다. 술을 많이 마시면 간의 기능이 떨어져 독성물질을 간에서 처리하지 못하므로 간은 지방 합성을 증가시켜 독성물질을 지방에 저장해야 한다. 그 결과 생기는 지방간을 알콜성 지방간이라고 한다.

스트레스도 마찬가지이다. 스트레스에 대응하는 과정 중 많은 영양소가 소모되는데 이는 곧 간의 기능이 떨어진다는 의미이다. 간의 기능이 떨어지면 앞서 설명한 대로 간이 독성물질을 해독하지 못하기 때문에 지방이 더 필요해지고 그 결과 지방간이 생길 수 있다. 즉, 스트레스 때문에 지방간이 생기는데 비알콜성 지방간의 대표적인 예이다.

따라서 독성물질의 유입과 스트레스를 줄이는 일이 지방간 치료의 기본이 되어야 한다. 더불어 약해진 간의 기능을 강화하는 일도 필요하다.

다음에 소개되는 약초처방은 간기능을 강화하고 축적된 지방을 분해하는 데 도움을 준다. 하루치 분량인 구기자 20g, 택사 10g, 산사 20g, 갈화 10g을 물 800mL에 넣어 중불로 2시간 정도 달여 물이 절반 정도 되게 한다. 그리고 이것을 아침·점심·저녁 3번 나눠 마시는데 간격은 3~4시간이 적당하다. 만성 지방간일 경우에는 10일분 또는 20일분씩 달여놓고 유리병에 담아 냉장고에 보관하였다가 마실 때마다 따뜻하게 데워서 복용하는 것이 좋다.

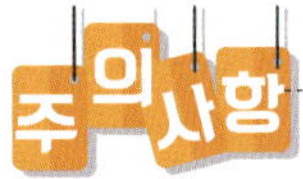

① 구기자, 택사, 산사는 먼저 달이고, 갈화는 나중에 넣어서 **30분** 정도만 달여야 힌디. 꽃을 오래 달이면 효과가 떨어질 수 있기 때문이다.

② 지방간을 치료하지 않으면 간경화로 진행될 수 있으므로 이 처방을 꾸준히 복용하고 음주, 비만, 스트레스 등 지방간을 일으키는 원인을 함께 제거해나가야 한다.

③ 산사는 씨앗을 제거한 후 볶아서 사용한다. 볶으면 신맛이 줄어들어 속쓰림을 예방할 수 있기 때문이다.

④ 갈화는 꽃이 활짝 피지 않은 꽃봉오리를 사용해야 효과가 좋다.

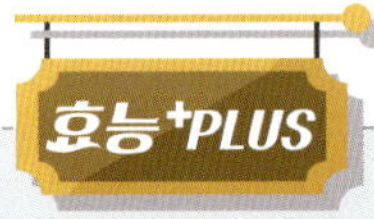

① 알콜성 지방간에는 지구자를 더한다.

② 몸에 열이 많으면 인진을 더하면 좋다.

③ 스트레스가 심하면 시호를 더한다.

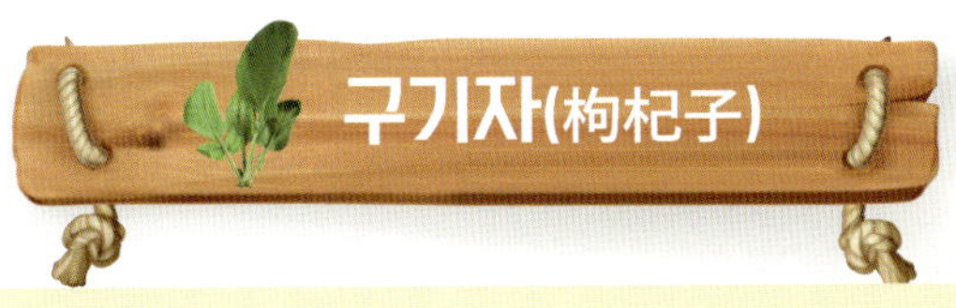

구기자(枸杞子)

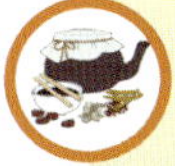

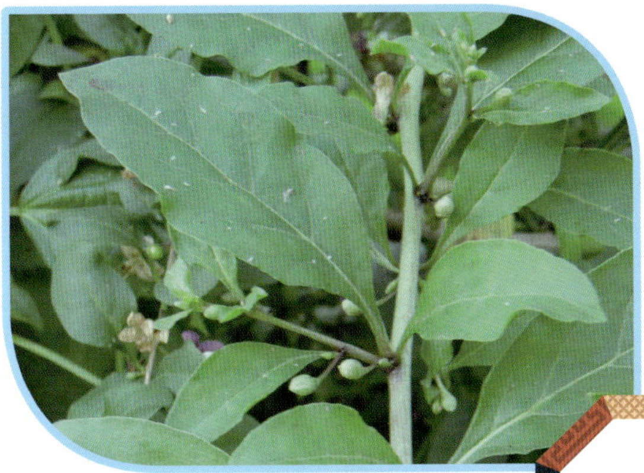

주효능 | 만성 피로, 안구충혈, 안구건조증, 노안(老眼), 요통, 갱년기 증상, 고지혈증

▲ 구기자나무_잎

▲ 구기자나무_꽃

구기자

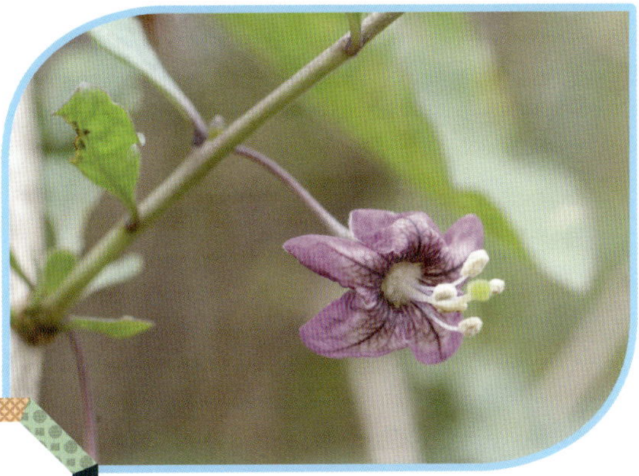

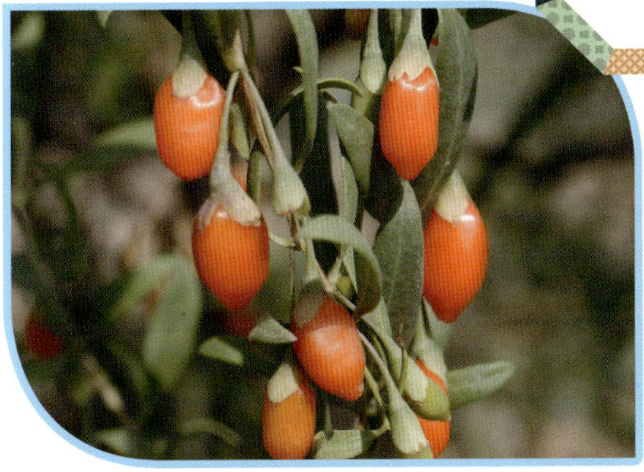

▲ 구기자나무_열매

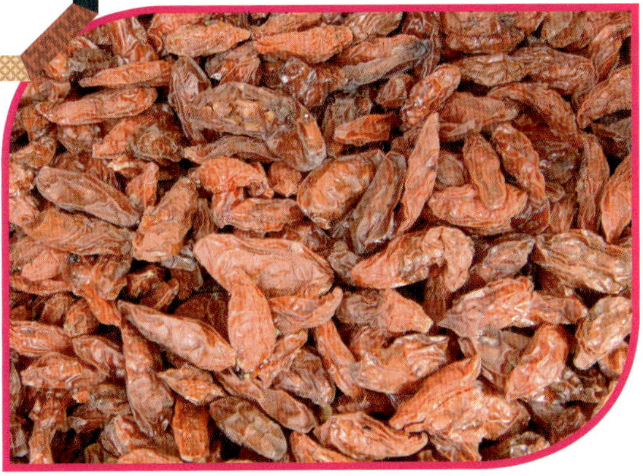

▲ 구기자_약재(구기자나무 열매)

구기자는 가지과에 속하는 낙엽활엽관목인 구기자나무의 익은 열매를 말한다. 전국의 산야에서 자라는데, 해발고도 700~1,000m의 부엽질이 많은 토양에서 잘 자란다. 전남 진도와 충남 청양에서 대단위로 재배하고 있다. 9~10월에 붉게 익은 열매를 채취

하는데 열매꼭지를 제거해 그늘진 곳에서 겉껍질에 주름이 지고 과육이 부드러워질 때까지 햇볕에 말려서 사용한다. 날씨가 흐리면 약한 불에 말려도 된다. 성질은 따뜻하지도 차갑지도 않고 맛은 달다.

구기자는 간 대사에 필요한 영양소를 공급하는 약초이다. 따라서 간기능이 저하된 사람에게 사용하면 좋은데 지방간 치료에도 사용할 수 있고 체질에 관계없고 용량을 초과하더라도 부작용이 없기 때문에 안심하고 사용하는 약초이기도 하다.

구기자는 혈관을 부드럽게 만들고 혈압과 콜레스테롤 수치를 낮추는 효능이 있다. 따라서 동맥경화로 인해 혈압이 높고 콜레스테롤 수치가 높을 때, 기타 심장질환이 있을 때 사용하면 증상이 악화되는 것을 막을 수 있다.

1년 내내 먹는 구기자

뿌리껍질, 잎, 꽃, 열매의 효능이 비슷하여 여러 허약질환의 치료에 사용하지만 줄기껍질은 차고, 뿌리껍질은 매우 차고, 열매는 약간 차가운 성질을 가지고 있어 그 쓰임새에는 약간의 차이가 있다.
구기자 뿌리를 지골피(地骨皮)라 하는데 성질이 비교적 차가워 허약하고 영양분이 결핍되어 허열(虛熱)이 나는 사람에게 좋다. 뼈마디가 쑤시면서 식은땀을 자주 흘리며 기침을 하고 피를 토하는 증상 치료에도 사용한다. 구기자 줄기의 껍질을 구기(枸杞)라 하는데 봄에 채취하여 약용한다. 구기자의 잎은 하늘의 정기(精氣)를 담고 있다고 하여 천정초(天精草)라 하며 어린잎[嫩葉]을 따서 이른 봄에 국이나 나물, 죽을 만들어 먹으면 아주 좋다. 구기자 열매는 가을에 붉게 익은 것이 좋은데 장기간 복용하면 몸이 가벼워지고 노화방지에 좋으며, 눈을 밝게 하고 뼈와 근육을 튼튼하게 하여 허리와 무릎을 강화시켜준다.

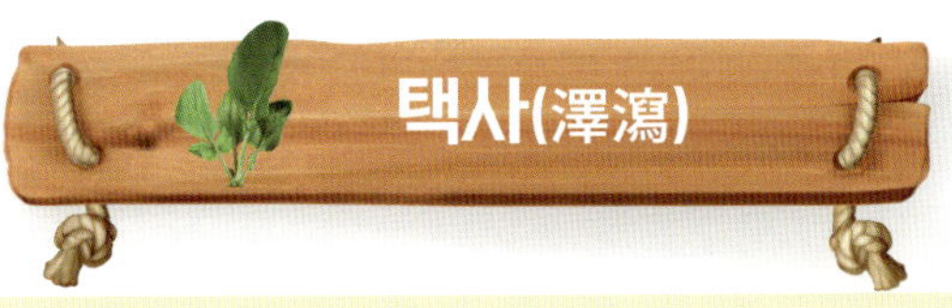

택사(澤瀉)

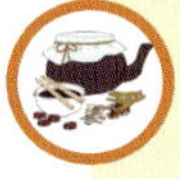
주효능 | 신장염, 방광염, 신장결석, 방광결석, 부종, 고지혈증

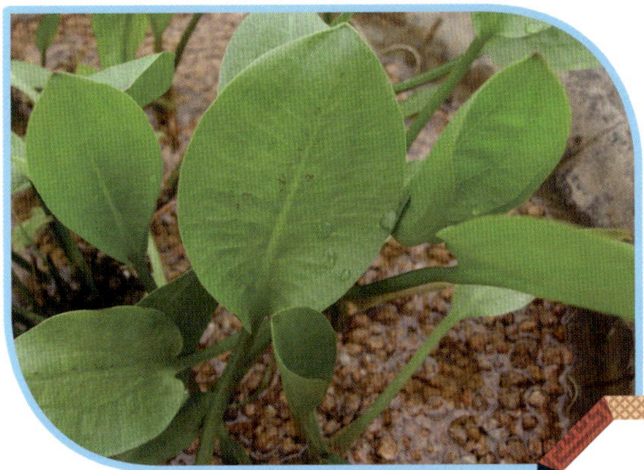

▲ 질경이택사_잎

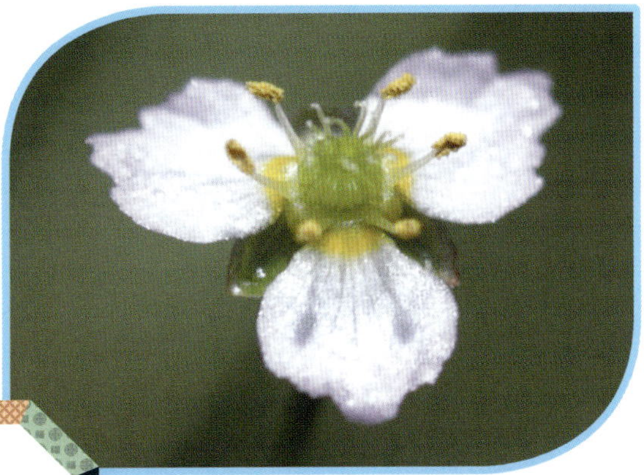

택사

▲ 질경이택사_꽃

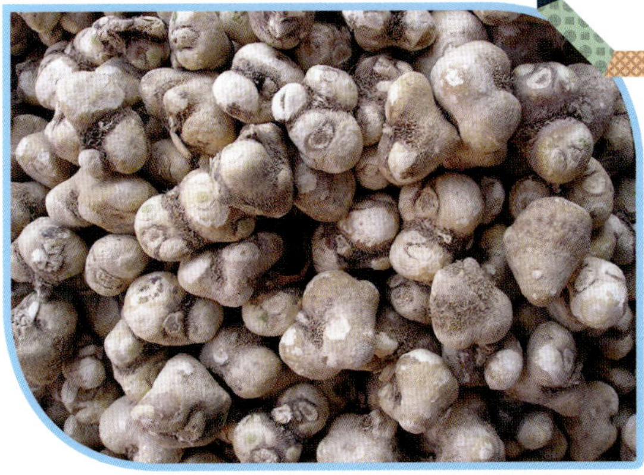

▲ 질경이택사_덩이줄기(채취품)

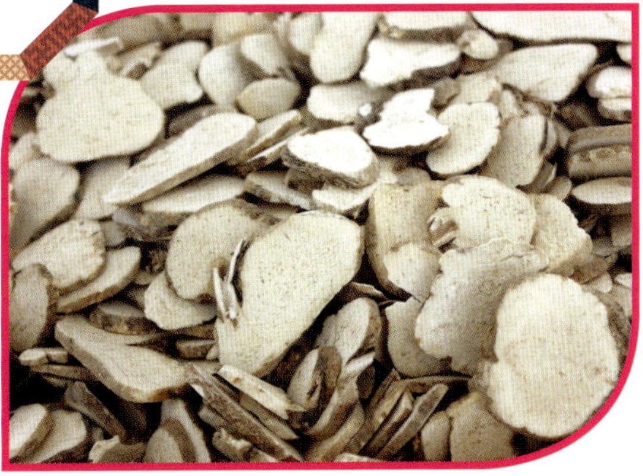

▲ 택사_약재(질경이택사 덩이줄기)

　　택사는 택사과에 속하는 여러해살이풀인 질경이택사 또는 택사의 덩이줄기를 말한다. 중·북부 지역, 제주도에서 많이 자생하는데 햇볕이 잘 드는 습지에서 잘 자란다. 늦가을에 덩이줄기를 캐서 줄기와 잎, 잔뿌리를 제거하고 깨끗이 씻어 약한 불에 말린 다

음 다시 잔뿌리와 거친 껍질을 제거한 이후 사용한다. 성질은 차갑고 맛은 달고 약간 짜면서 담담하다.

택사는 콜레스테롤과 중성지방을 제거하는 효능이 우수하여 지방간의 형성을 막고 고지혈증을 개선한다. 또한 지속적인 혈압 강하작용이 있어 동맥경화에 의한 고혈압을 치료하는 데 효과적이다.

택사의 효능에 대하여 《동의보감》은 다음과 같이 설명한다. '습병(濕病)을 없애는 성약(聖藥)으로써 그 효능은 소변을 잘 나오게 하는 데 뛰어나다.' '신장의 사수(邪水)를 쳐내어 소변으로 나가게 하는 데 빠른 약이다. 그러므로 수병(水病)과 습종(濕腫)의 영단(靈丹; 신령스러운 효험이 있는 영약)이자, 소변이 뚝뚝 떨어지는 것에는 선약(仙藥)이다.' 이처럼 택사는 소변을 잘 나가게 하여 부종을 없애는 데 뛰어난 효과가 있다. 특히 신장과 방광의 염증을 없애는 데 효과적이다.

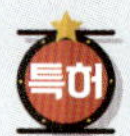 **택사의 기능성 및 효능에 관한 특허자료 2종 외**

▶ **택사 추출물을 유효성분으로 함유하는 폐기종 및 폐고혈압 예방 및 치료용 조성물**
본 발명은 물을 추출용매로 사용하고 가열하여 택사로부터 유효성분을 추출한 택사 추출물을 유효성분으로 함유하는 폐기종 및 폐고혈압 예방 및 치료용 조성물에 관한 것이다.
– 공개번호: 10-2013-0030620, 출원인: 세명대학교 산학협력단

▶ **택사 추출물을 함유하는 충치 억제용 조성물**
본 발명은 충치 원인균으로 알려진 스트렙토코커스 뮤탄스(Streptococcus mutans)에 대해 우수한 항균력을 나타내며 플라그의 형성을 저해하는 안전성이 높은 택사 추출물을 함유하는 충치 억제용 조성물에 관한 것이다.
– 등록번호: 10-1025886, 출원인: (주)오비엠랩

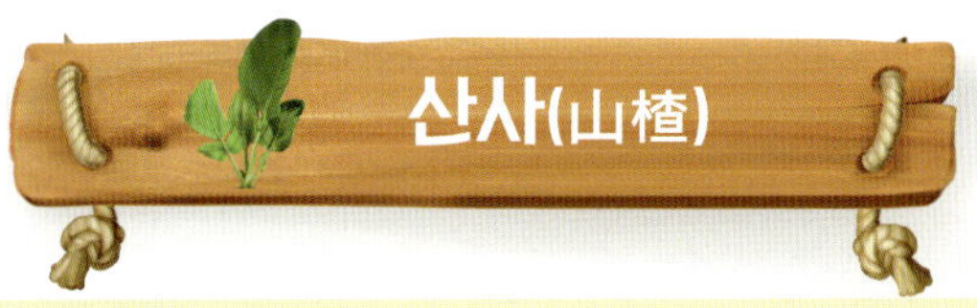

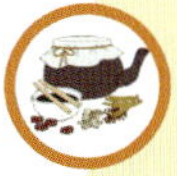

주효능 | 소화불량, 급체, 유체(乳滯), 고지혈증, 고혈압, 생리불순, 두드러기

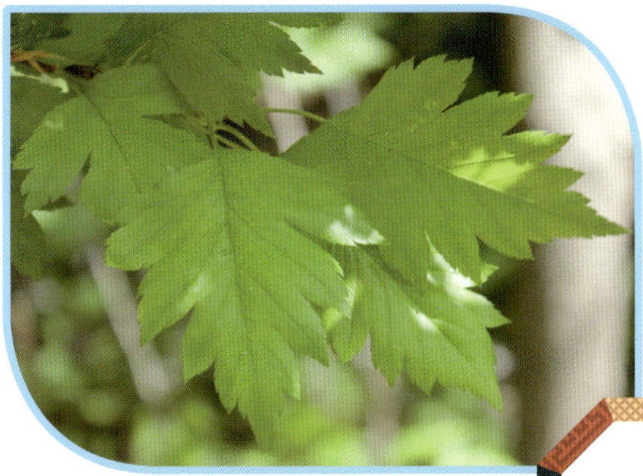

▲ 산사나무_잎

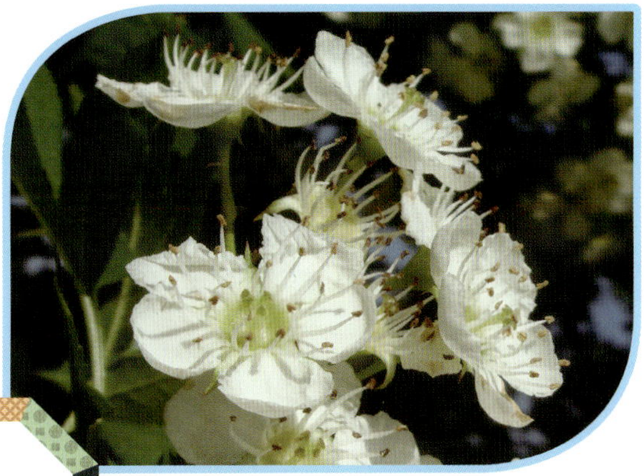

▲ 산사나무_꽃

산사

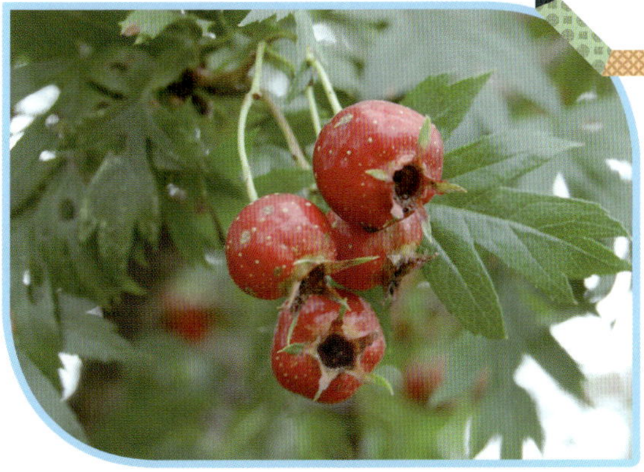

▲ 산사나무_열매

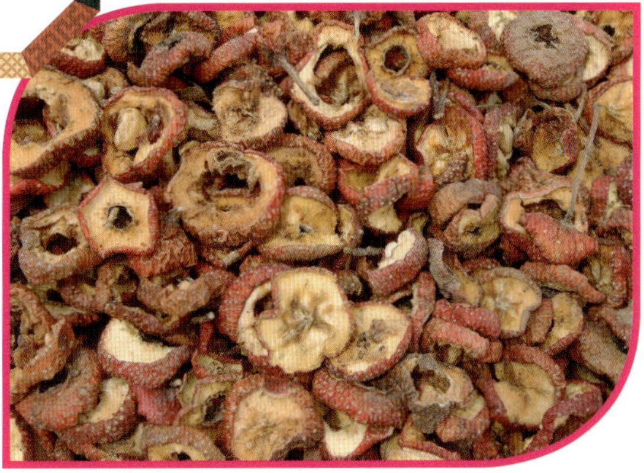

▲ 산사_약재(산사나무 열매)

산사는 장미과에 속하는 낙엽활엽교목인 산사나무의 익은 열매를 말한다. 우리나라, 일본, 중국, 시베리아 등지에 분포하며, 우리나라에서는 경기 북부와 경상북도, 제주도 등의 산지에서 자생한다. 가을이 되어 열매가 완전히 익었을 때 채취하는데 채취한 산

사를 얇게 잘라 곧바로 햇볕에 말려 사용한다. 성질은 약간 따뜻하고 맛은 시고 달다.

산사는 혈압과 콜레스테롤 수치를 낮추는 효능이 있다. 산사를 복용하면 혈관이 확장되고 혈액에 있는 지방이 분해되기 때문에 진하게 달여 장기간 복용하면 좋은데 그 효과는 비록 완만하지만 지속적이다.

산사는 두드러기를 치료하는 효능이 있다. 위장에서 음식물 소화가 잘 이루어지지 않고 장 점막에 상처가 있는 경우에는 독소 일부가 혈액으로 유입되어 두드러기를 일으킬 수 있는데 이때 산사를 복용하면 매우 효과적이다. 특히 지실과 함께 사용하면 보다 신속한 효과를 얻을 수 있다.

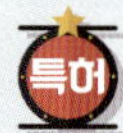 **산사나무(산사자)의 기능성 및 효능에 관한 특허자료 2종 외**

▶ **산사자 추출물을 유효성분으로 함유하는 퇴행성 뇌질환 치료 및 예방용 조성물**
본 발명은 장미과에 속하는 산리홍의 성숙한 과실인 산사자의 추출물을 유효성분으로 함유하는 건망증 개선 및 퇴행성 뇌질환 치료용 약학 조성물 또는 건강기능식품에 관한 것으로, 상세하게는 본 발명의 산사자 추출물은 스코폴라민에 의해 유도된 기억력 감퇴 동물군에서 수동 회피 실험, 모리스 수중 미로 실험 및 Y 미로 실험에서 학습 증진 및 공간지각 능력을 높은 수준으로 향상시키는 탁월한 효능을 나타내므로 건망증 개선 및 퇴행성 뇌질환 치료에 유용한 약학 조성물 또는 건강기능식품을 제공한다.

– 공개번호: 10-2011-0065151, 출원인: 대구한의대학교 산학협력단

▶ **산사 및 진피의 복합 추출물을 유효성분으로 함유하는 비만 또는 지질 관련 대사성 질환의 치료 또는 예방용 약학 조성물**
본 발명은 산사 및 진피의 복합 추출물을 유효성분으로 포함하는 약학 조성물 또는 건강기능식품을 제공한다. 상기 복합 추출물은 체중을 감소시키고, 혈관 내 지질을 감소시키는 효과를 나타낸다.

– 공개번호: 10-2014-0028293, 출원인: (주)뉴메드

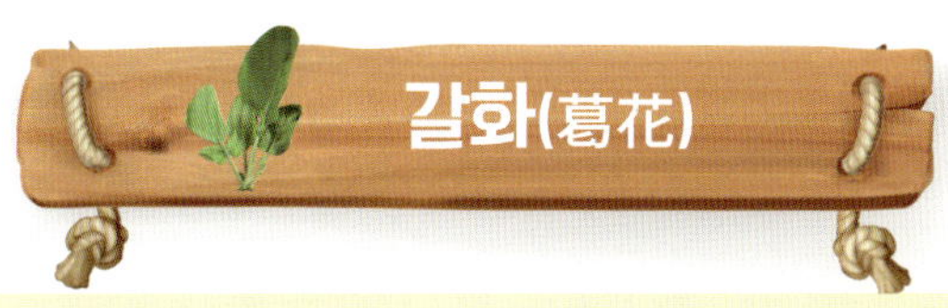

갈화(葛花)

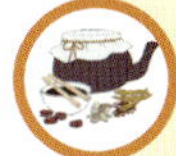
주효능 | 과음으로 인한 두통, 발열, 가슴 답답함, 갈증, 식욕부진, 복부팽만, 구토

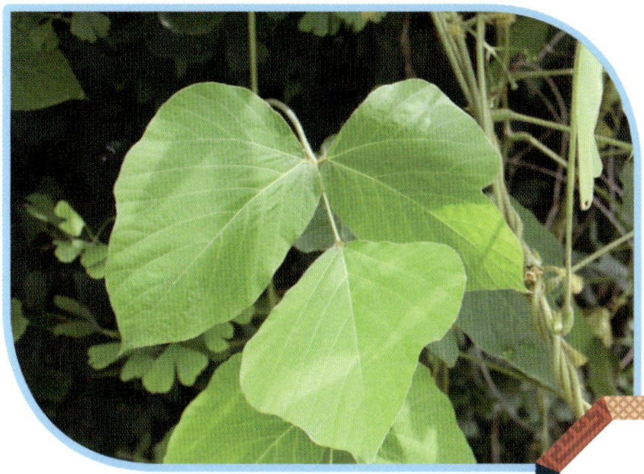

▲ 칡_잎과 줄기

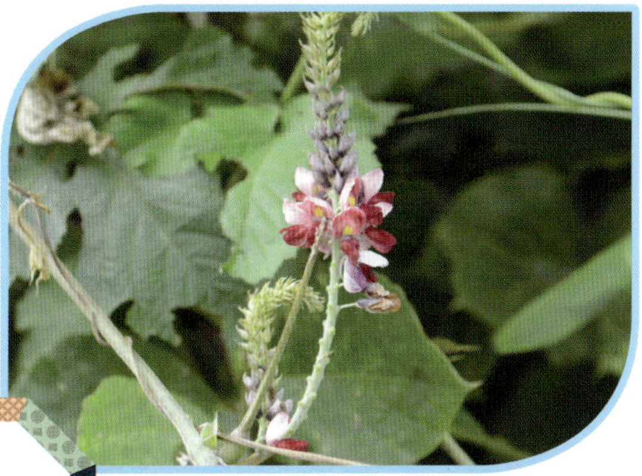

갈화

▲ 칡_꽃

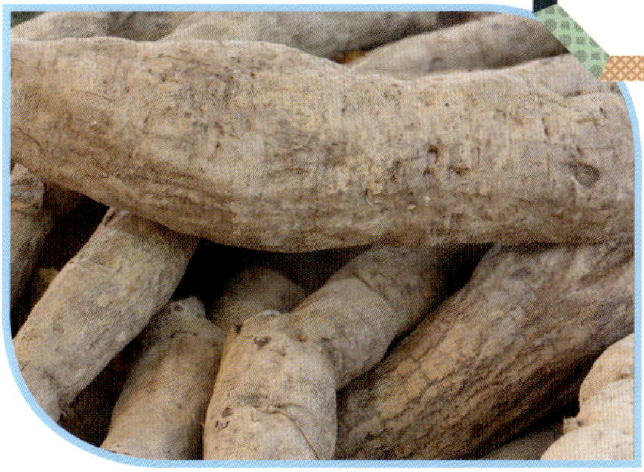

▲ 칡_뿌리(채취품)

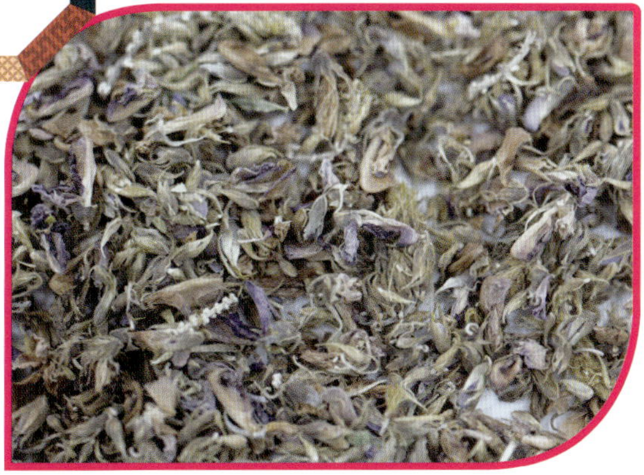

▲ 갈화_약재(칡 꽃봉오리)

갈화는 콩과의 여러해살이 덩굴식물인 칡의 꽃봉오리를 말한다. 온대 지방에서 주로 자라는데 전국의 100~1,200m 고지의 양지바르고 토질이 좋은 기슭이나 언덕에서 주로 자생한다. 칡꽃은 무더운 여름에 피는데 꽃이 막 피기 시작하는 7월에 꽃봉오리를

채취한다. 성질은 따뜻하지도 차갑지도 않고 맛은 달다.

갈화는 간세포를 보호하는 기능이 있고 술독을 풀어주는 효능이 있어 음주과다로 인한 두통과 어지러움, 갈증, 구토, 복부팽만 등의 치료에 사용한다. 특히 알콜중독 증상을 없애고 위장을 튼튼하게 만들어 과음을 자주 하는 사람에게 좋다. 꿀물을 마시면 숙취가 해소되는 것처럼 갈화는 간에서 알콜을 대사하는 기능을 높여 숙취를 없애준다. 구하기 어렵겠지만 칡꽃과 팥꽃을 함께 사용하면 숙취를 해소하는 효능이 더 좋아진다.

✿ 칡의 부위별 효능

◎ **칡의 뿌리(갈근, 葛根)**: 근육을 이완시키고 땀을 나게 하며 열(熱)을 내리는 효능이 있어 감기와 근육통 치료에 활용한다. 또한 진액(津液)을 생성하여 갈증을 없애고 설사를 멎게 한다.

◎ **칡의 꽃(갈화, 葛花)**: 술기운을 풀어주고 갈증을 멎게 한다. 술에 취해 답답하고 갈증이 나는 증상 치료에 좋다. 팥꽃(소두화, 小豆花)과 같이 말려 가루로 만들어 복용하면 술을 마셔도 취하는 줄 모른다.

◎ **칡의 잎(갈엽, 葛葉)**: 칼에 베인 상처를 치료하며 외상출혈 치료에 사용한다.

◎ **칡의 전분(갈분, 葛粉)**: 가슴이 답답하고 갈증이 날 때 복용하면 좋고, 대소변을 잘 나오게 한다. 성질은 매우 차고 맛은 달다.

◎ **칡의 씨앗(갈곡, 葛穀)**: 10년 이상된 만성·설사를 멎게 할 정도로 오래된 설사 치료에 좋다.

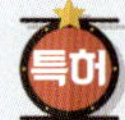
칡(갈근)의 기능성 및 효능에 관한 특허자료 2종 외

▶ **갈근 추출물을 함유하는 면역증강용 조성물**
본 발명은 갈근(칡뿌리) 추출물을 함유하는 면역 활성 증강을 위한 조성물에 관한 것으로, 세포내 면역 활성 증진 효과 및 면역 증강 효능이 우수하여 면역저하증의 예방, 억제 및 치료에 우수한 면역 증강 효능을 갖는 식품, 의약품 및 사료 첨가제로서 유용하다.
– 등록번호: 10-1059280, 출원인: 원광대학교 산학협력단

▶ **칡 추출물을 이용한 폐경기 여성 건강 예방 및 치료**
본 발명은 폐경기 여성 건강 예방 및 치료용 칡 추출물에 관한 것으로, 본 발명에 따르면 칡 추출물을 유효성분으로 포함하는 폐경기 여성 건강 개선용 약학적 조성물 및 건강기능식품의 활용이 기대된다.
– 공개번호: 10-2011-0088814, 출원인: 고려대학교 산학협력단

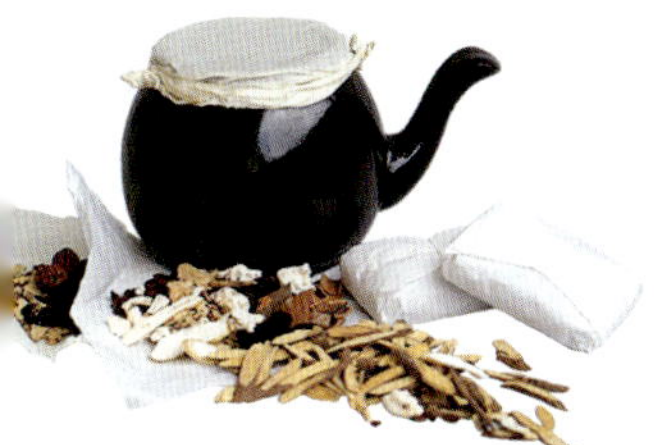

간경변증

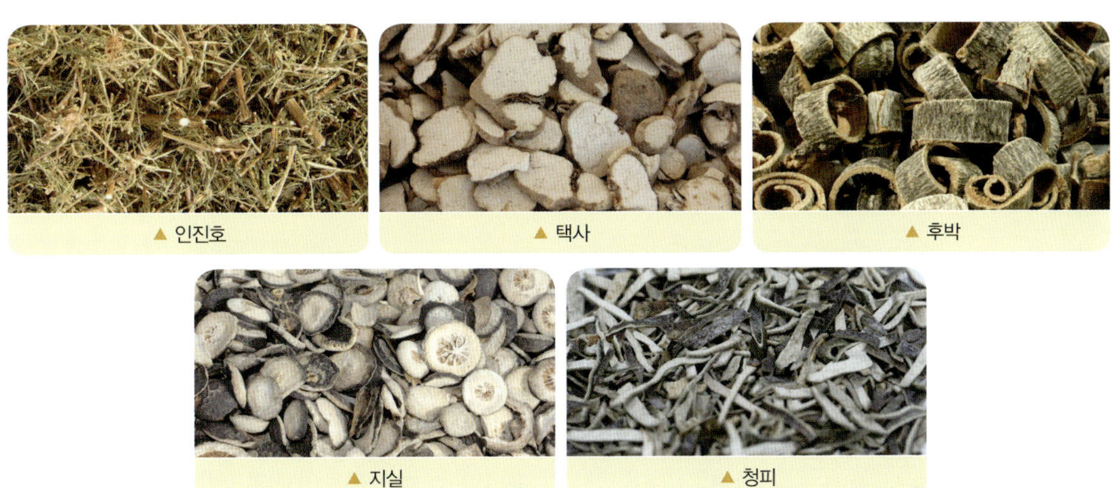

▲ 인진호

▲ 택사

▲ 후박

▲ 지실

▲ 청피

간경변증은 여러 원인에 의해 간세포가 파괴돼 흉터조직으로 변해 정상 간조직이 줄어드는 만성 간질환을 통틀어 칭하는 용어이다. 말하자면 간 전체에 흉터가 생긴 상태로 이해하면 쉽다.

간경변증의 증상은 매우 다양하다. 피부에 붉은 반점이 거미 모양으로 나타나거나, 호르몬 대사 이상으로 손바닥이 정상인보다 붉어지고, 남성은 가슴이 커지며 성기능이 저하될 수 있다. 비장이 커지면서 왼쪽 옆구리에서 만져질 수 있고, 복수가 차고 양쪽 다리가 붓거나 피부 바깥쪽까지 확장된 혈관이 튀어나올 수 있다. 또한 간기능 저하로 황달이 나타날 수 있고, 식도정맥에서 출혈이 생기면 피를 토하거나 혈변이 나타날 수도 있다.

한의학에서 간은 소통(疏通)과 관련이 많은데 정신 또는 물질적으로 막혔을 때 탈이 나는 곳이 간이다. 간이 막히면 신선한 혈액이 공급되지 못해 노폐물이 쌓이게 된다. 그렇게 축적된 노폐물은 염증의 원인이 되고 그 염증이 지속되면 간경변증이 된다. 따라서 간경변증을 개선하려면 막힌 간을 소통시켜야 한다.

다음에 소개되는 약초처방은 막힌 간을 소통시키는 데 도움을 준다. 하루치 분량인 인진호 8g, 택사 8g, 후박 4g, 청피 4g을 물 1L에 넣어 중불로 2시간 정도 달여 물이 절반 정도 되게 한다. 그리고 이것을 아침·점심·저녁 3번 나눠 마시는데 간격은 3~4시간이 적당하다. 만성 간경화의 경우에는 10일분 또는 20일분씩 달여놓고 유리병에 담아 냉장고에 보관하였다가 마실 때마다 따뜻하게 데워서 마셔도 된다.

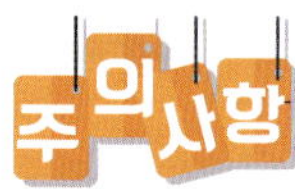

① 간경변증은 치료기간이 길기 때문에 약초처방을 6개월 이상 복용하는 것이 바람직하다.
② 인진호(사철쑥)는 어린순의 약효가 가장 좋은데 간혹 더위지기쑥[韓茵蔯]과 인진호를 혼동하여 사용하는 경우가 많은데 주의해야 한다.
③ 후박의 코르크층에는 유효성분이 없어 코르크층을 제거한 후 사용해야 하며, 생강즙에 적셔 볶아 사용하면 인후를 자극하는 부작용이 줄어든다.

① 소화불량이 있다면 산사, 백출, 진피, 곽향을 더한다.
② 간에 염증이 있다면 금은화, 시호, 포공영을 더한다.
③ 부종이 있으면서 소변을 잘 보지 못하면 복령을 더한다.

인진호(茵蔯蒿)

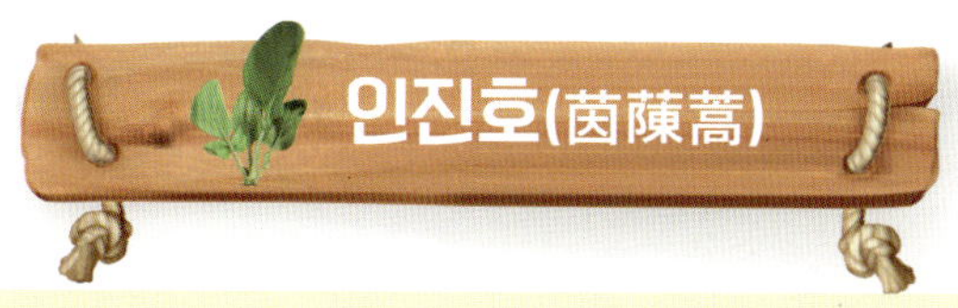

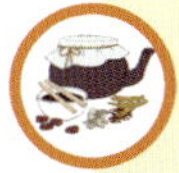

주효능 | 간염, 간염 예방, 간경변증, 황달, 음주 후 설사

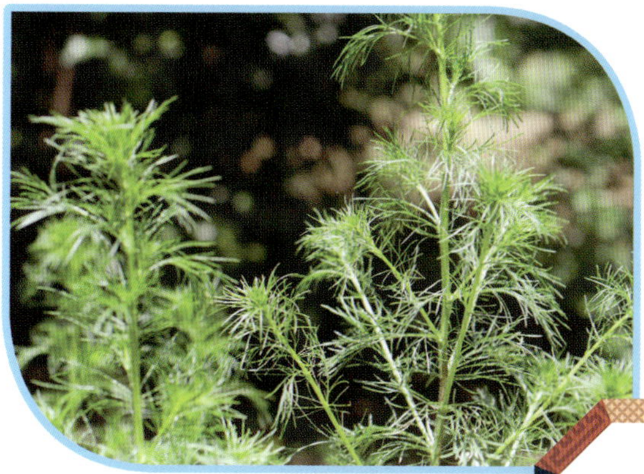

▲ 사철쑥_잎

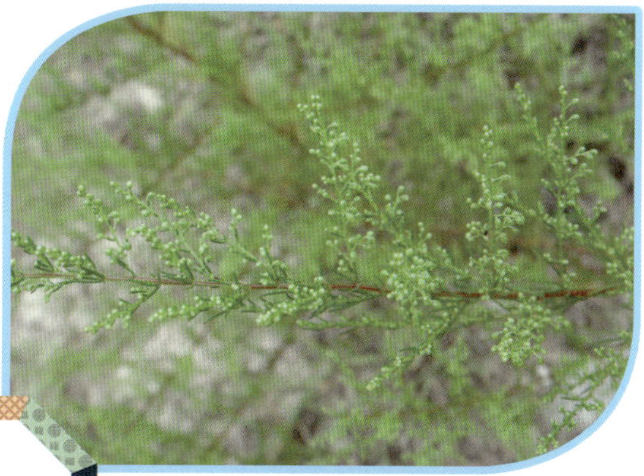

▲ 사철쑥_꽃봉오리

인진호

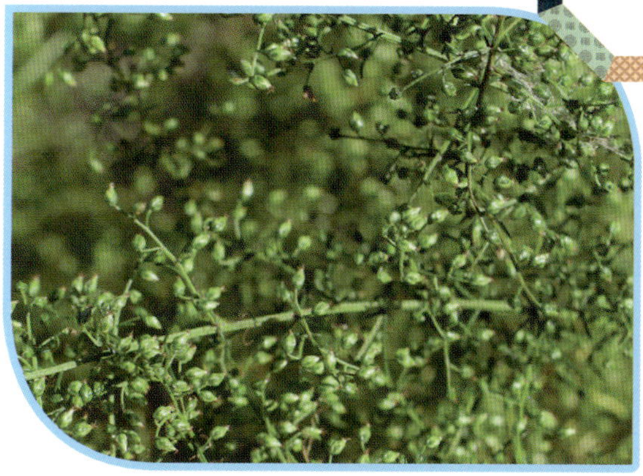

▲ 사철쑥_열매

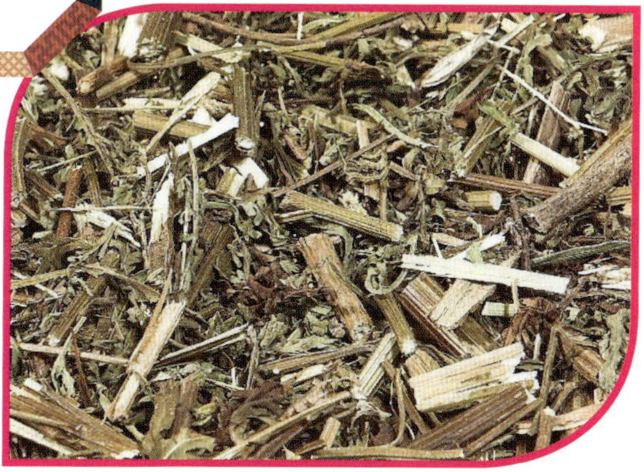

▲ 인진호_약재(사철쑥 지상부)

인진호는 국화과에 속하는 여러해살이풀인 사철쑥의 지상부를 말한다. 전국 각지에서 자생하는데, 냇가의 모래땅이나 산야의 저지대에 흔히 자란다. 약재로 어린잎과 줄기를 사용하기 때문에 봄에 어린 싹이 10cm쯤 되었을 때 채취하여 불순물과 흙을 제거

하고 햇볕에 말려 사용한다. 성질은 약간 차갑고 맛은 쓰다.

인진호는 담즙의 분비를 촉진하고 간에 쌓인 노폐물을 신속하게 빼주는 효능이 있다. 그래서 간기능이 약해져 피로감이 느껴지고 간염이나 간경변증이 있을 때 사용하면 좋다. 단, 성질이 차갑고 맛이 매우 쓰기 때문에 몸이 냉한 사람이 장기간 복용할 때에는 주의해야 한다. 잦은 과음으로 대변이 묽게 나오는 경우에도 인진호를 사용하면 효과를 볼 수 있는데 몸에 열이 많은 사람, 평소 건강한 사람에게만 적합하다. 인진호가 간에 좋다고 해서 누구에게나 맞는 것은 아니므로 몸이 냉하거나 위장이 약한 사람이라면 복용할 때 주의해야 한다.

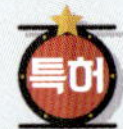 **인진호(사철쑥)의 기능성 및 효능에 관한 특허자료 2종 외**

▶ 인진호 추출물과 그 추출물을 함유한 당뇨병 관련 질환 치료제
본 발명은 인진호(사철쑥) 추출물과 그 추출물을 함유한 당뇨병 관련 질환 치료제에 관한 것으로, 더욱 상세하게는 인진호를 물 또는 알코올 수용액으로 추출하여 조추출물을 얻고, 이 조추출물을 저급 알코올 및 비극성 용매로 활성 분획하여 얻는 혈당 강하 효과가 있는 인진호 추출물을 얻고, 이를 함유시켜 당뇨병 관련 치료제를 제조함으로써, 우수한 혈당 강하 효과를 갖는 인진호 추출물과 그 추출물을 함유한 당뇨병 관련 질환 치료제에 관한 것이다.
– 공개번호: 10-2004-0079285, 출원인: 에스케이케미칼㈜

▶ 인진호 추출물의 경련성 질환 치료 및 예방용 약학조성물
본 발명은 경련성 질환 치료 및 예방용 약학조성물에 관한 것으로서, 더욱 구체적으로는 인진호 추출물 또는 인진호 추출물의 유효성분인 카필라리신(capillarisin) 및 에스쿨레틴(esculetin)의 항경련 효과에 대한 것이며, 특히 생약에서 유래된 성분으로, 인체에 안전하며 용량이 증가할수록 경련 억제 효과가 증가하므로 인체에 과량 사용해도 부작용이 적은 약학조성물에 관한 것이다.
– 공개번호: 10-2012-0119014, 출원인: 삼육대학교 산학협력단

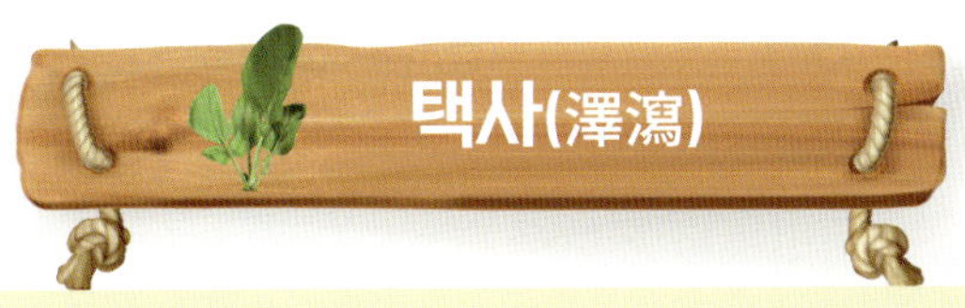

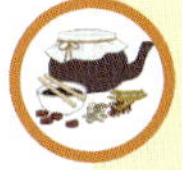
주효능 | 신장염, 방광염, 신장결석, 방광결석, 부종, 고지혈증

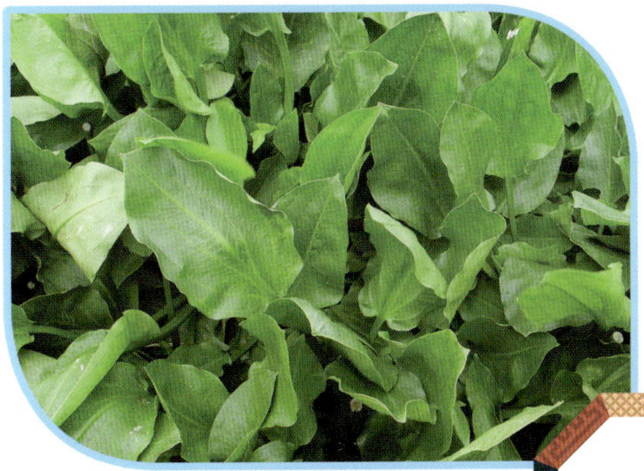

▲ 질경이택사_잎

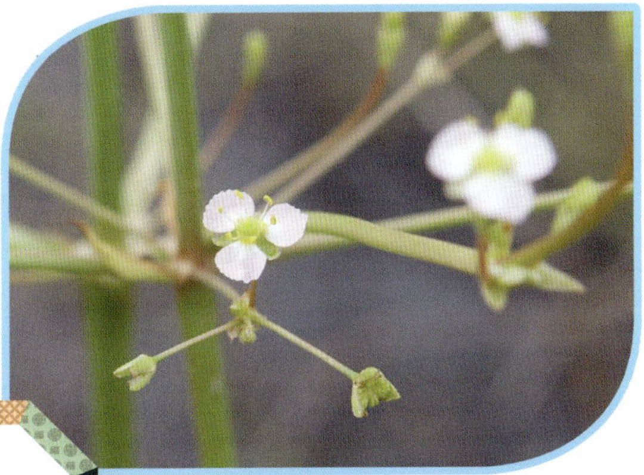

택사

▲ 질경이택사_꽃

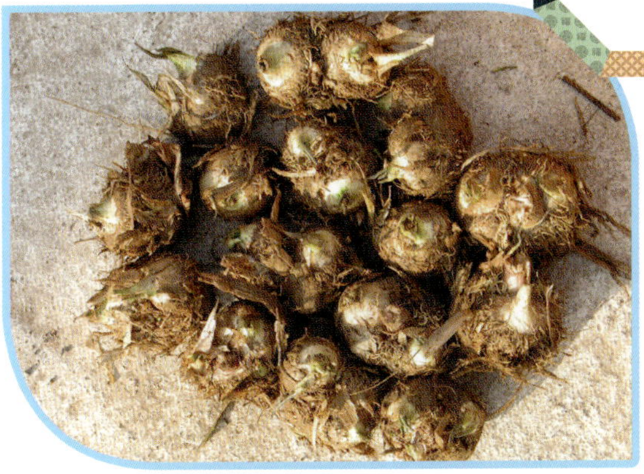

▲ 질경이택사_덩이줄기(채취품)

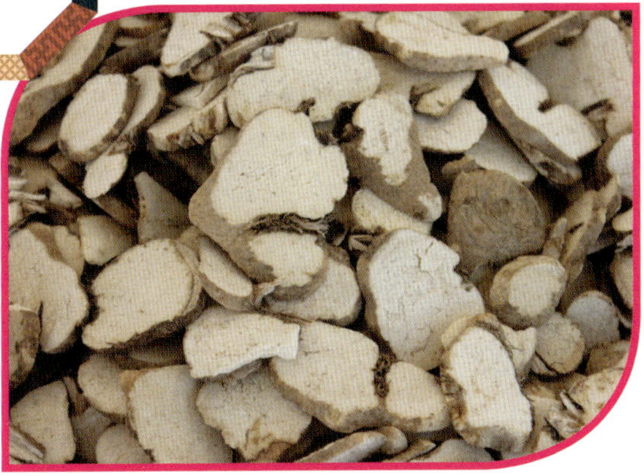

▲ 택사_약재(질경이택사 덩이줄기)

택사는 택사과에 속하는 여러해살이풀인 질경이택사 또는 택사의 뿌리줄기를 말한다. 중·북부 지역, 제주도에서 많이 자생하는데 햇볕이 잘 드는 습지에서 잘 자란다. 늦가을에 뿌리줄기를 캐는데 줄기와 잎, 잔뿌리를 제거하고 깨끗이 씻어 약한 불로 말린

다음 다시 잔뿌리와 거친 껍질을 제거해 사용한다. 성질은 차갑고 맛은 달고 약간 짜면서 담담하다.

택사는 콜레스테롤과 중성지방의 수치를 낮추는 효능이 매우 뛰어난 약초이다. 이러한 효능으로 지방간 형성을 억제하고 간경변증을 개선하는 데 도움을 준다.

택사는 연못[澤]의 물을 모두 쏟아버린다[瀉]는 뜻으로, 신장과 방광을 연못으로 보고 소변을 물로 보았다. 즉, 택사는 몸에서 물을 빼낼 때 사용하는 약초이다. 신장에서 노폐물을 빼주면 간접적으로 간의 부담이 줄어들기 때문에 간경변증을 개선하는 데 도움이 된다.

택사의 부위별 효능

◎ **택사의 뿌리줄기**(택사, 澤瀉): 택사는 소변을 잘 나오게 하고 콜레스테롤 수치를 낮추는 효능이 있다. 부종과 설사를 낮게 하며 신장염, 방광염, 요도염을 치료하고 고지혈증, 지방간, 고혈압 치료에 효과가 있다.
◎ **택사의 잎**: 만성 기관지염과 젖이 잘 나오지 않는 증상 치료에 사용한다.
◎ **택사의 열매**: 갈증을 멎게 하고 저린 증상을 치료한다.

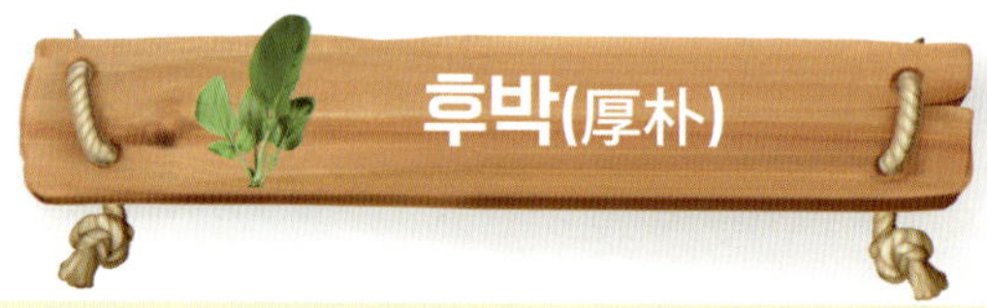

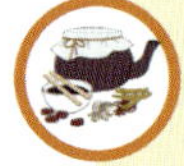
주효능 | 복부팽만감, 천식, 변비, 소화불량, 인후부 이물감

후박은 목련과에 속하는 낙엽활엽교목인 일본목련, 후박, 요엽후박의 나무껍질을 말한다. 원산지는 일본으로 중국의 호북성과 사천성이 주산지이며 우리나라 중부 이남에서 관상용으로 재배한다. 습기가 적당하고 비옥하며 부식질 토양에서 잘 자란다. 5월 초순에서 중순 사이에 껍질을 벗겨 그늘에서 말려 사용하는데 약효가 없는 코르크층은 제거한다. 성질은 따뜻하고 맛은 쓰면서 맵다.

후박은 장운동을 도와 대변을 잘 통하게 하고 장내의 가스를 신속하게 배출시키는 효

118

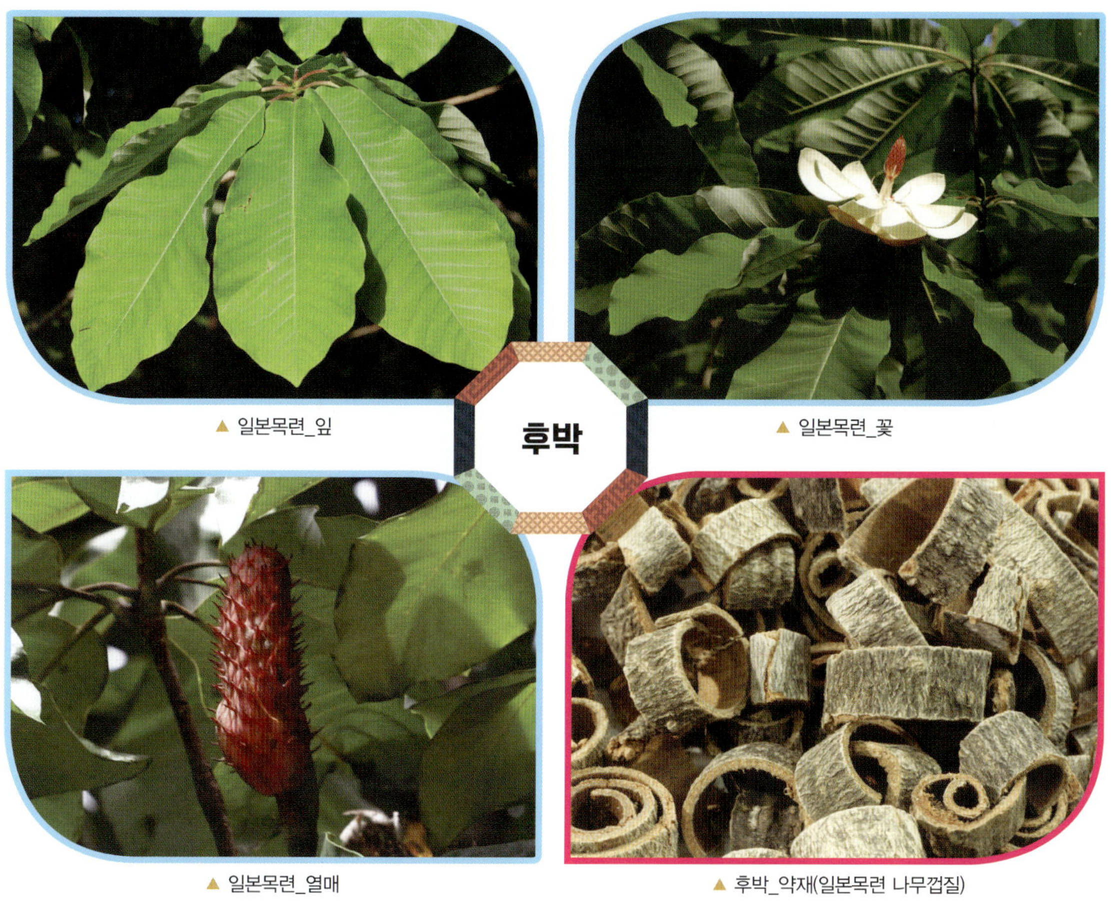

▲ 일본목련_잎

▲ 일본목련_꽃

▲ 일본목련_열매

▲ 후박_약재(일본목련 나무껍질)

능이 있어 장을 통해 독소가 체내로 들어오는 것을 막아준다. 이러한 독소가 체내로 들어오면 간에 부담을 줄 수 있다.

후박은 방향성(芳香性)이 있는 약초이다. 향이 있는 약초는 모두 막힌 기를 소통시키는 효능이 있는데 후박은 특히 위장의 막힌 기를 풀어주는 효능이 좋아서 갑작스러운 위통 치료에 효과가 매우 좋다.

또 가벼운 천식 치료에도 사용하는데 특히 신경성 천식에 유효하다. 즉, 정신적 불안감 때문에 호흡이 곤란해지고 숨이 차는 증상 치료에 좋다는 뜻이다. 천식은 아니지만 목에 뭔가 끼어 있는 듯한 증상 때문에 헛기침이 계속될 경우에도 사용한다.

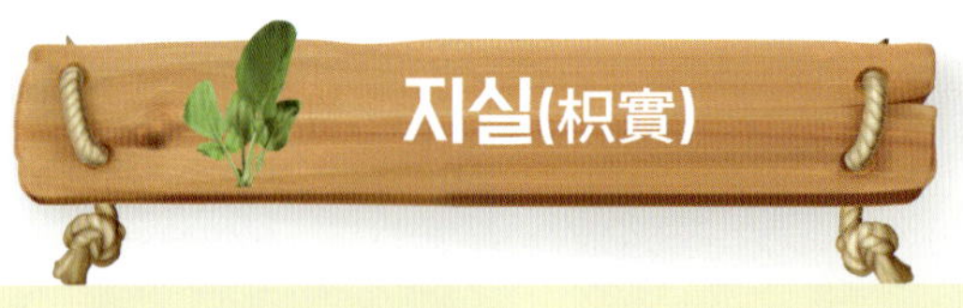

지실(枳實)

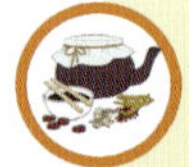

주효능 | 소화불량, 복부팽만, 복통, 변비, 위하수, 자궁하수, 탈항(脫肛)

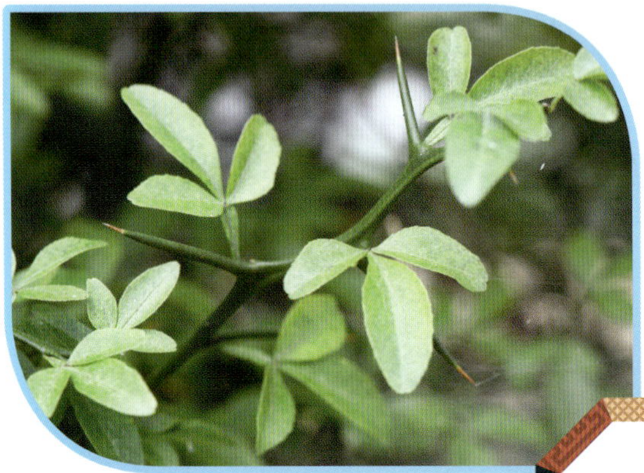

▲ 댕자나무_잎

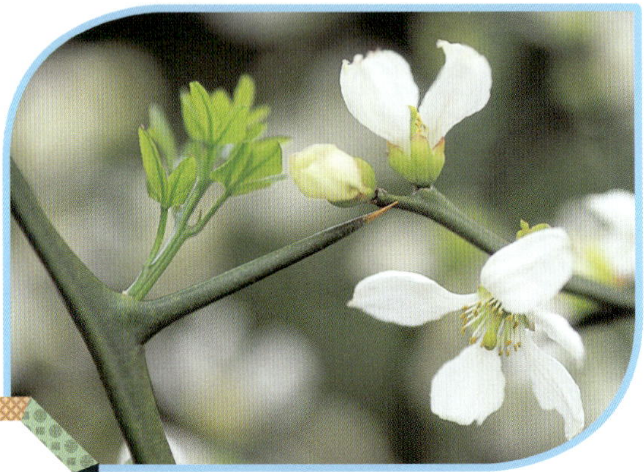

지실

▲ 탱사나무_꽃

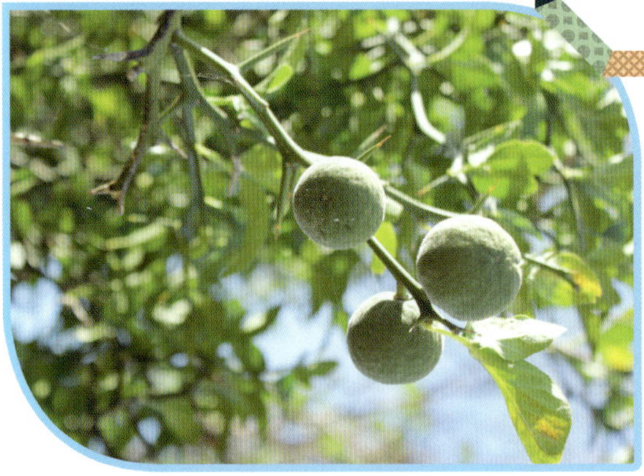

▲ 탱자나무_어린 열매

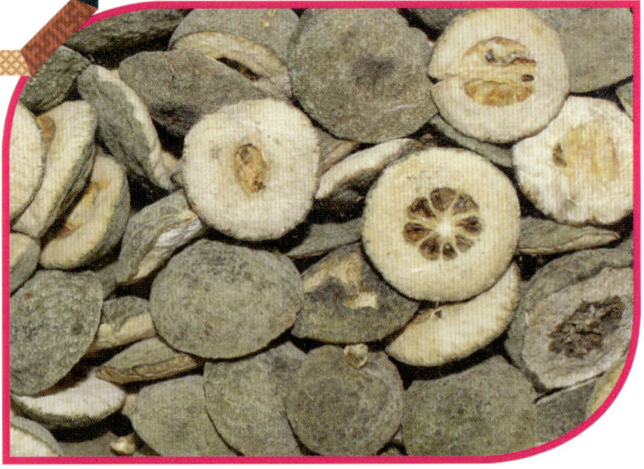

▲ 지실_약재(탱자나무 어린 열매)

　지실은 운향과에 속하는 낙엽활엽관목인 탱자나무의 어린 열매를 말하는데, 중남부 지방에서 재배된다. 5~6월에 저절로 떨어지는 열매를 수집해 가로로 쪼개서 햇볕이나 저온에서 말려 사용한다. 성질은 약간 차고 맛은 쓰고 맵고 시다.

　지실은 담관(膽管)의 수축을 돕고 담즙의 분비를 촉진하는 효능이 있다. 이러한 효능은 간에서 생성된 노폐물과 독소를 신속하게 배출시키는 데 기여하기 때문에 간의 부담을 줄여주는 효과를 가져오고 결과적으로 간경변증을 치료하는 데에도 도움이 된다.

　지실은 장의 운동을 촉진하여 변비를 해소한다. 장에 노폐물이 많거나 대변이 정체되면 독소가 장을 통해 체내로 유입되어 간에 부담을 줄 수 있다. 장의 운동을 촉진하는 지실이 간경변증을 치료하는 데 도움이 되는 이유도 바로 여기에 있다.

🌿 탱자나무의 부위별 효능

◎ 탱자나무의 덜 익은 열매(지실, 枳實): 탱자나무의 덜 익은 열매를 지실이라고 하는데 뭉친 기를 흩어지게 하고, 음식물이 내려가지 않고 막혀 있어 그득하고 저린 증상을 없애주며, 가슴이 저린 것, 위하수, 탈항(脫肛), 자궁탈출증, 변비 치료에 사용한다.

◎ 탱자나무의 덜 익은 열매의 껍질(지각, 枳殼): 덜 익은 열매껍질을 지각이라 하는데, 가슴이 답답하고 음식물이 내려가지 않고 복부가 부어오르는 증상을 없애주며, 가래를 삭이고 변비 치료에도 사용한다.

◎ 탱자나무의 뿌리 껍질: 치통, 치질, 변혈(便血) 치료에 사용한다.

◎ 탱자나무의 잎: 기를 다스리고, 풍(風)을 몰아내며, 부기(浮氣)를 삭이고, 맺힌 것을 흩어준다.

◎ 탱자나무의 가시: 장풍(腸風)으로 하혈(下血)이 멎지 않는 증상 치료에 사용한다.

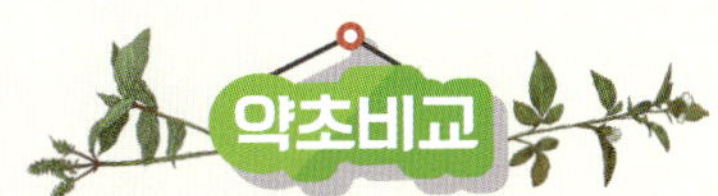

🌿 탱자나무와 유자나무

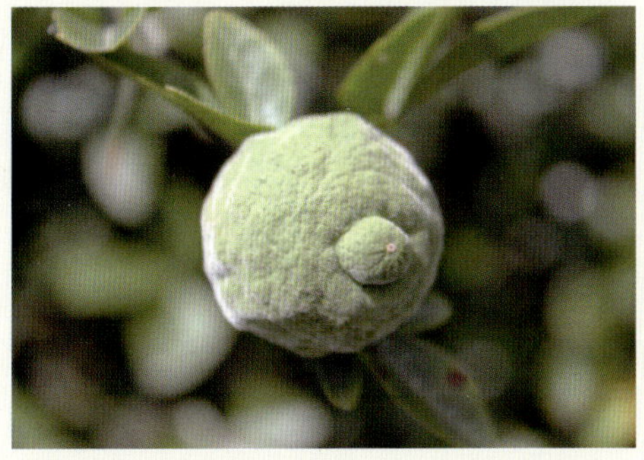

▲ 탱자나무 덜 익은 열매

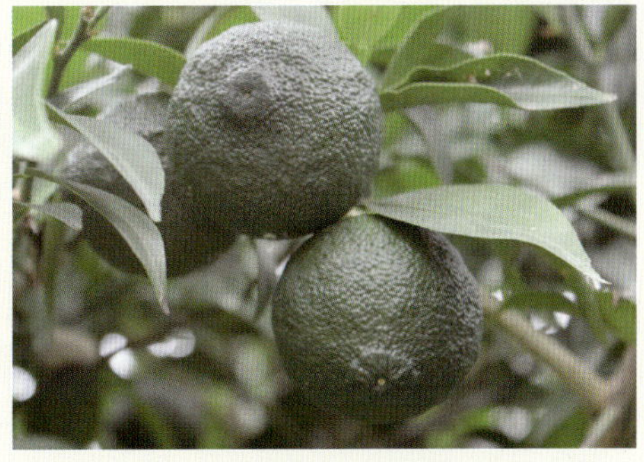

▲ 유자나무 덜 익은 열매

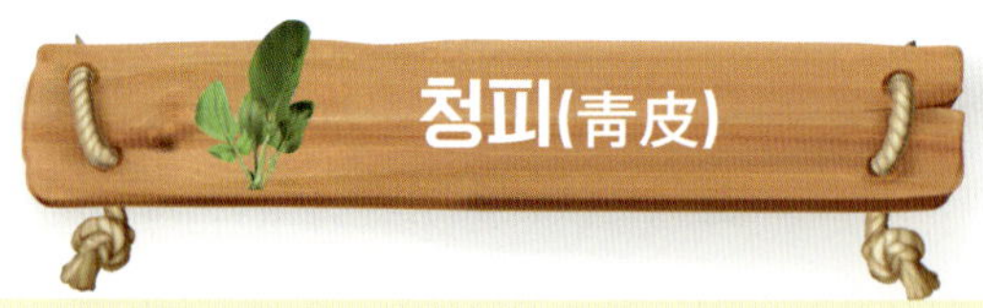

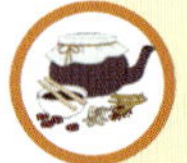
주효능 | 가슴과 옆구리의 통증, 위통, 위염, 소화불량, 간염, 간경화, 가슴 멍울, 유방염, 유방암, 비장종대, 학질(瘧疾)

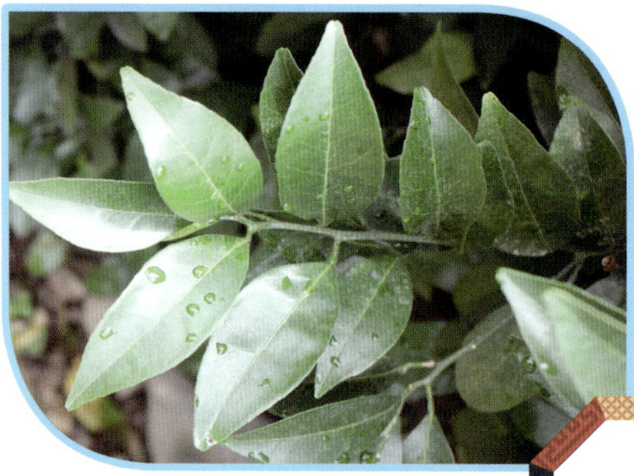

▲ 귤나무_잎

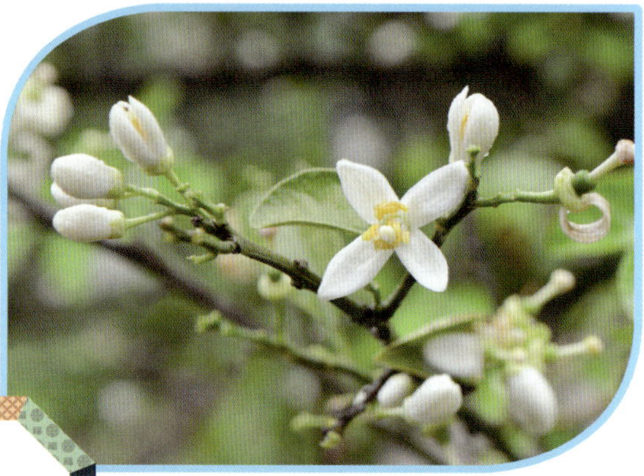

▲ 귤나무_꽃

청피

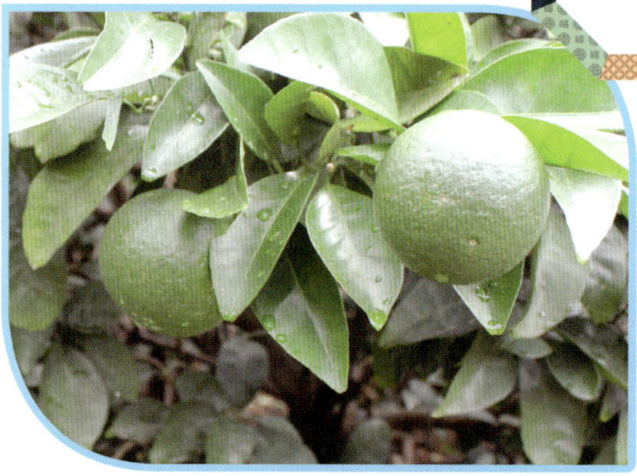

▲ 귤나무_덜 익은 열매

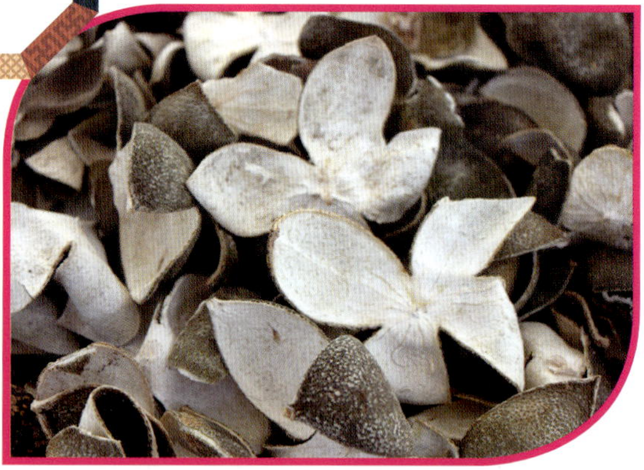

▲ 청피_약재(귤나무 열매껍질)

청피는 운향과에 속하는 상록소교목인 귤나무의 덜 익은 열매껍질을 말한다. 제주도, 경상남도, 전남 해안지대에서 재배되는데 여름에 채취해 햇볕에 말려 사용한다. 성질은 약간 따뜻하고 맛은 쓰고 맵다.

청피는 덜 익은 귤의 껍질이다. 덜 익은 것은 오행(五行) 중에서 목(木)의 기운을 지니고 있다. 목은 새싹이 자라나는 기운, 역동적이고 활기가 넘치고 뚫고 나가려는 기운을 대표한다. 그리고 목의 기운은 오장(五臟) 중에서 간에 가장 필요한 기운이기도 하다. 쉬지 않고 인체에 필요한 물질을 만들고 몸에 쌓인 독소를 해독하는 간은 역동적이고 활기 넘치는 기운이 필요하다. 최근에 새싹 채소가 유행하고, 발아 현미가 몸에 좋다고 말하는 것 등은 모두 목의 기운이 더 많기 때문이다. 목의 기운은 간의 기능을 도와 피로감을 없애주고 인체의 신진대사를 활발하게 해준다. 청피 또한 간에 작용하는 약초인데 스트레스로 인해 간의 기능이 떨어지고 기(氣)가 막혀 옆구리가 결리고 소화가 되지 않을 때 사용한다. 《동의보감》에서도 '청피는 간과 담(膽) 두 경락의 약으로써, 사람이 자주 화를 내다 옆구리에 울적(鬱積)이 생긴 데 쓰면 아주 좋다.'는 말이 나온다.

청피의 기능성 및 효능에 관한 특허자료

▶ 청피 추출물을 포함하는 전립선암 치료용 조성물 및 기능성 식품

본 발명은 청피 추출물의 신규한 용도에 관한 것에 관한 것으로서, 보다 상세하게는 청피의 유기용매 추출물을 유효성분으로 함유하는 전립선암 예방 및 치료용 조성물 및 식품학적으로 허용 가능한 식품 보조첨가제를 포함하는 청피의 유기용매 추출물을 유효성분으로 함유하는 전립선암 예방용 기능성 식품에 관한 것이다. 본 발명에 따른 전립선암 치료용 조성물 및 기능성 식품은 전립선암 세포의 성장을 억제하고 세포 사멸을 유도하는 효과가 있어 전립선암 치료 및 예방에 효과적으로 사용할 수 있다.

공개번호: 10-2012-0058395, 출원인: 주식회사한국전통의학연구소 정경채, 황성연

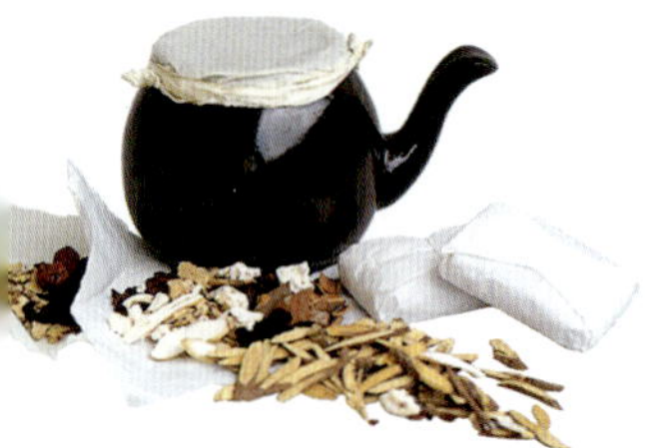

관절염

약초처방 | 숙지황 12g, 두충 10g, 오가피 8g, 우슬 8g

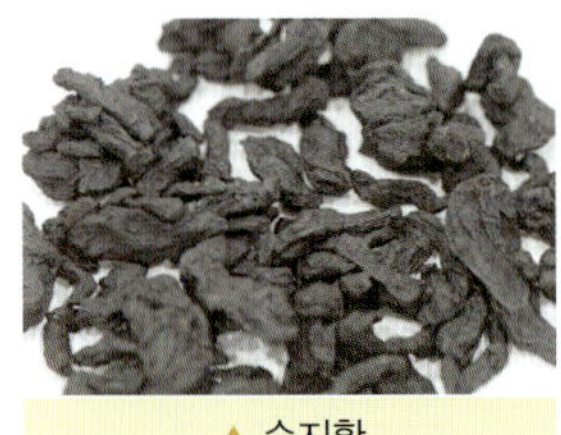
▲ 숙지황

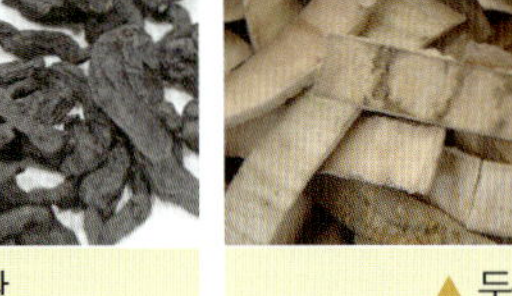
▲ 두충

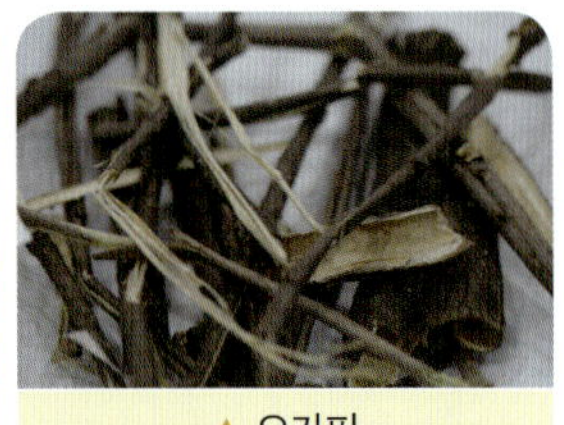
▲ 오가피

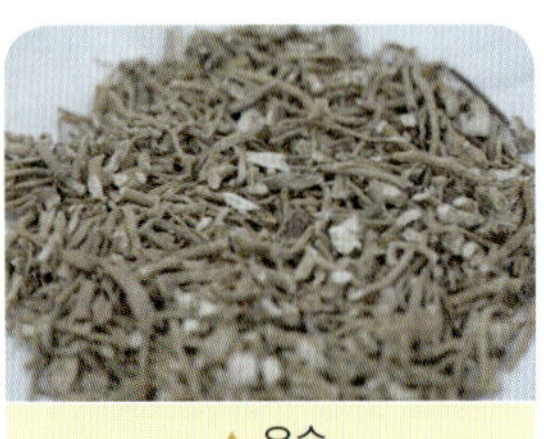
▲ 우슬

관절은 뼈와 뼈가 만나는 부위로 뼈와 뼈 사이가 부드럽게 운동할 수 있도록 연골, 인대, 힘줄, 근육 등으로 구성되어 있고 움직임에 따라 생기는 충격을 흡수하는 역할을 한다. 관절염은 여러 가지 원인에 의해 관절에 염증이 생긴 것인데 이로 인해 나타나는 대표적인 증상이 관절의 통증이다.

무릎 관절에 흔히 생기는 퇴행성 관절염의 경우, 연골이 닳았다는 이유로 최근 인공 관절로 바꾸는 수술을 많이 한다. 하지만 수술을 한 이후에도 불편한 증상이 남아 있는 경우가 있고, 수술로 인한 후유증도 있을 수 있으므로 반드시 수술이 필요한가에 대해서는 신중하게 판단해야 한다.

퇴행성 관절염으로 무릎에 통증이 생기는 이유는 근육이 약해진 탓이다. 근육이 약해지면 무릎 관절에 체중이 그대로 전해지고 관절을 붙잡는 인대와 힘줄, 근육에 과도한 스트레스가 발생한다. 그 결과 힘줄과 근육을 비롯해 관절 주위에 염증이 생겨 통증과 부종이 발생하는데 이것이 바로 퇴행성 관절염이다. 따라서 수술에 앞서 근육을 강화하는 치료를 받아야 한다.

안타깝게도 우리나라 의료체계에서는 긴 시간과 많은 인력이 필요하기 때문에 근육을 강화하는 치료를 받기 어렵다. 따라서 퇴행성 관절염이 있는 사람은 진통제에 의존하기보다 스스로 근육을 강화하는 데에 신경을 써야 한다.

다음에 소개되는 약초처방은 무릎을 지탱하는 근육을 강화하여 퇴행성 관절염을 치료하는 데 도움을 준다. 하루치 분량인 숙지황 12g, 두충 10g, 오가피 8g, 우슬 8g을 물 800mL에 넣어 중불로 2시간 정도 달여 물이 절반 정도 되게 한다. 그리고 이것을 아침·점심·저녁 3번 나눠 마시는데 간격은 3~4시간이 적당하다. 10일분 또는 20일분씩 달여놓고 유리병에 담아 냉장고에 보관하였다가 마실 때마다 따뜻하게 데워서 마셔도 된다.

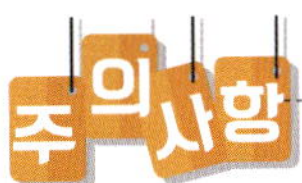

① 퇴행성 관절염은 만성 질환이므로 약초처방을 6개월 이상 복용하는 것이 바람직하다.
② 숙지황으로 인해 대변이 묽어지고 설사를 할 수 있다. 이럴 때에는 탕약을 공복에 복용해야 한다. 또는 공사인(수입약초)을 함께 달여 복용하면 설사를 예방하는 데 도움이 된다.
③ 두충을 소금물에 담근 후 검게 그을릴 정도로 볶아서 사용하면 부작용이 감소하고 효과가 더 좋아진다.
④ 우슬을 술에 담근 후 볶아 사용하면 뼈와 근육을 강화하는 효능이 증가한다.

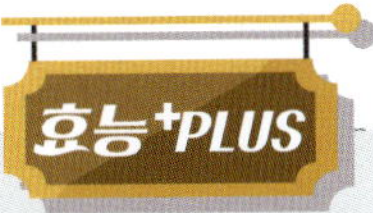

① 통증이 심하면 강활, 독활, 세신을 더한다.
② 부종이 있으면 모과, 목통을 더한다.
③ 다리가 냉하면 파고지, 계피를 더한다.
④ 다리에 힘이 없으면 곡기생을 더한다.

숙지황(熟地黃)

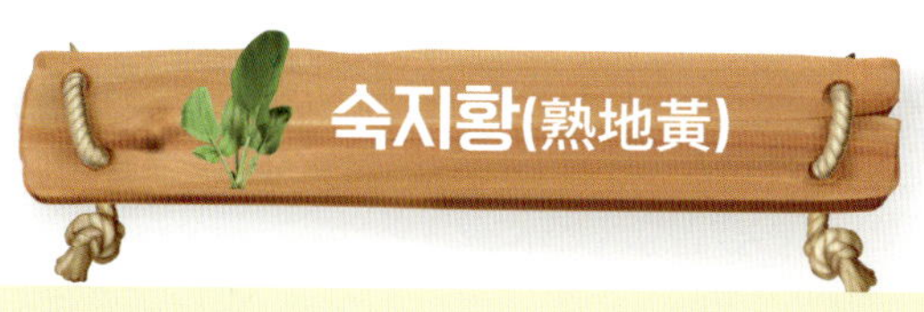

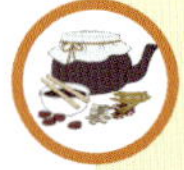

주효능 | 생리불순, 불임증, 만성 피로, 간기능 저하, 요통, 관절염, 정력 감퇴, 탈모

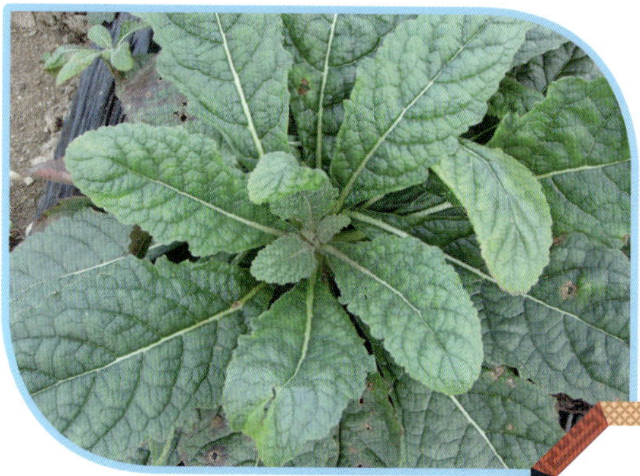

▲ 지황_잎

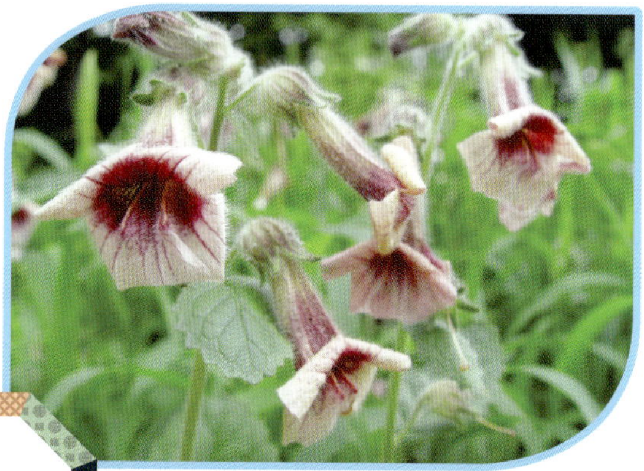

▲ 지황_꽃

숙지황

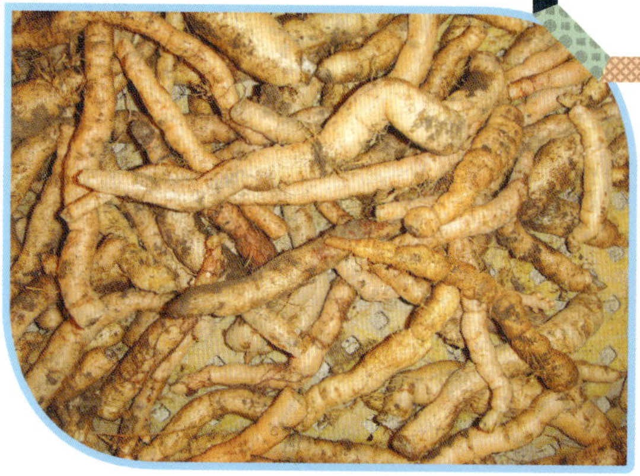

▲ 지황_뿌리(채취품)

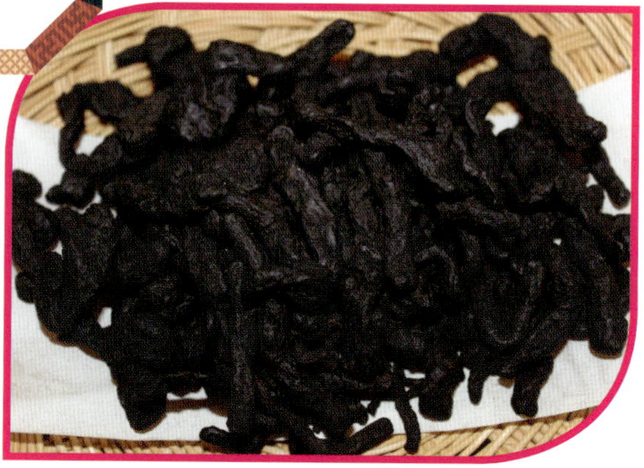

▲ 숙지황_약재(지황 뿌리를 쪄서 말린 것)

숙지황은 현삼과에 속하는 여러해살이풀인 지황을 쪄서 말린 것으로, 원산지는 중국인데 우리나라와 일본 등지에서 분포한다. 10~11월에 채취한 지황을 생지황이라고 하며, 생지황을 말린 것을 건지황이라고 한다. 숙지황은 건지황을 찜통에 넣어 표면이 검

게 변할 때까지 찐 다음 햇볕에 바짝 말려 다시 얇게 썰어 햇볕에 말리는 과정을 9번 반복하여 만든다. 성질은 약간 따뜻하고 맛은 달다.

숙지황은 영양분을 공급하는 중요한 약초이므로 소모성 질환과 퇴행성 질환 치료에 다양하게 응용된다. 퇴행성 관절염으로 연골이 닳고 근육이 약해진 경우, 남성의 성기 능장애와 허리와 다리의 무력증, 여성의 자궁기능 저하 치료에 효과가 있으며, 체액이 부족해 발생하는 마른기침과 천식, 노화로 인한 기억력 감퇴, 어지럼증, 이명, 불면증 등의 치료를 위해서도 숙지황을 사용한다.

《동의보감》에서는 숙지황을 정(精; 영양분)을 보충하는 첫 번째 약초로 꼽을 정도로 몸에 필요한 영양소가 충실하다. 그래서 과로, 질병, 노화로 인해 몸이 약해진 사람의 보약에는 숙지황이 필수이다. 즉, 숙지황은 몸이 약해져 기초가 흔들릴 때 몸에 필요한 물질을 보충하는 역할을 한다. 그래서 뼈를 튼튼하게 하고 모발을 검게 하려면 숙지황을 사용하라는 말이 나온 것이다.

🌿 지황 재배정보

1) 심는 방법

번식용으로 쓸 뿌리줄기는 선단과 꼬리 부분을 잘라낸 지름 약 0.6cm, 길이 6cm 정도가 알맞다. 지름이 1cm 이상이면 꽃대가 많이 피어 뿌리의 생육이 불량해진다. 정식 적기는 무피복 재배의 경우 4월 하순에서 5월 초순 사이이며, 비닐 피복 재배는 4월 초순에서 중순이다. 이때의 종근 소요량은 10a당 60kg 정도이고 뿌리를 심는 깊이는 3cm 정도가 좋다. 두둑은 약 1m로 하고 골 사이를 약 30cm, 포기 사이는 8.5cm 정도로 심는다.

① 가꾸기 포인트: 본엽이 4~5장이 되면 꽃대가 나오는데 수시로 제거해 뿌리의 비대 생장이 잘 이루어지도록 한다.

2) 기후 및 토양

① 기후조건: 추위에 비교적 강하나 온난하고 햇볕이 잘 들고 통풍이 좋은 곳이 재배에 유리하다.

② 토양조건: 유기물의 함량이 많고 물 빠짐이 좋은 곳이 재배 적지이다. 유기물은 뿌리 비대에 영향을 끼치며, 물 빠짐이 나쁘면 뿌리썩음병이 심하다.

3) 관리하기

① 거름 주기: 전년도 가을에 10a당 퇴비 2,000kg 이상, 계분(닭똥) 50kg, 복합비료(미원 유기질비료) 50kg을 밑거름으로 준다.

② 질병관리: 뿌리썩음병

- 증상 – 7~9월 사이에 고온 다습하면 많이 발생한다. 증상은 낮에는 시들고 밤에는 생기를 얻다가 일주일쯤 지나면 고사한다.
- 치료 – 발병 개체를 뽑아서 태워버리고 전 포장에 다이센엠-45 400배액을 살포한다. 그리고 질소질비료를 과용하지 말고 배수가 잘 되도록 한다.

4) 수확하기

중부, 이북 지역은 겨울 동안 온도가 영하 10℃ 이하로 내려가 뿌리줄기가 얼어 부패하기 쉽기 때문에 반드시 가을 수확을 해야 한다. 즉, 중·북부 지역에서는 10월 중순부터 11월 중순 사이가 수확 적기이고 남부 지역은 11월 하순부터 3월 사이에 수확이 가능하다.(경기도농업기술원)

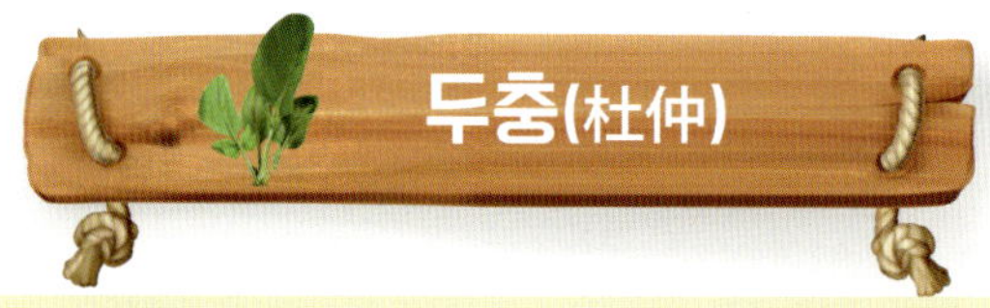

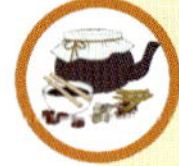
주효능 | 요통, 습관성 유산, 고혈압, 조루(早漏), 발기부전

두충은 두충과에 속하는 낙엽활엽교목인 두충의 나무껍질을 말한다. 원산지는 중국이며 우리나라에서는 강원도, 경기도, 경상북도, 충청북도의 산과 들에서 자라는데 4~5월에 가지와 잎이 펼쳐질 때 채취해 나무껍질을 벗겨낸 후 코르크층을 제거하고 적당한 크기로 잘라서 말린 후 사용한다. 성질은 따뜻하고 맛은 달고 약간 맵다.

두충은 근육이 약해져 묵지근한 통증이 계속될 때 가장 먼저 생각해야 할 약초이다. 무릎관절을 지탱하는 근육이 약할 때 무릎에 보호대를 하면 통증이 감소하는 것처럼 두충은 무릎관절을 지탱하는 근육을 강화해 관절염으로 인한 통증을 치료하는 효과를 발휘한다. 따라서 젊은이보다 어느 정도 나이가 든 사람에게 적합한 약초이다.

두충은 혈압을 낮추는 효능이 있다. 주로 차로 만들어 음용하는데 두충 잎과 껍질 모두 쓸 수 있다. 잎차는 이른 봄에 어린잎을 따서 뜨거운 솥에 볶아 말려두었다가 녹차처럼 우려 마시면 좋다. 4~5월쯤에 나무껍질을 벗겨 얇게 썰어 프라이팬에 볶아 차로

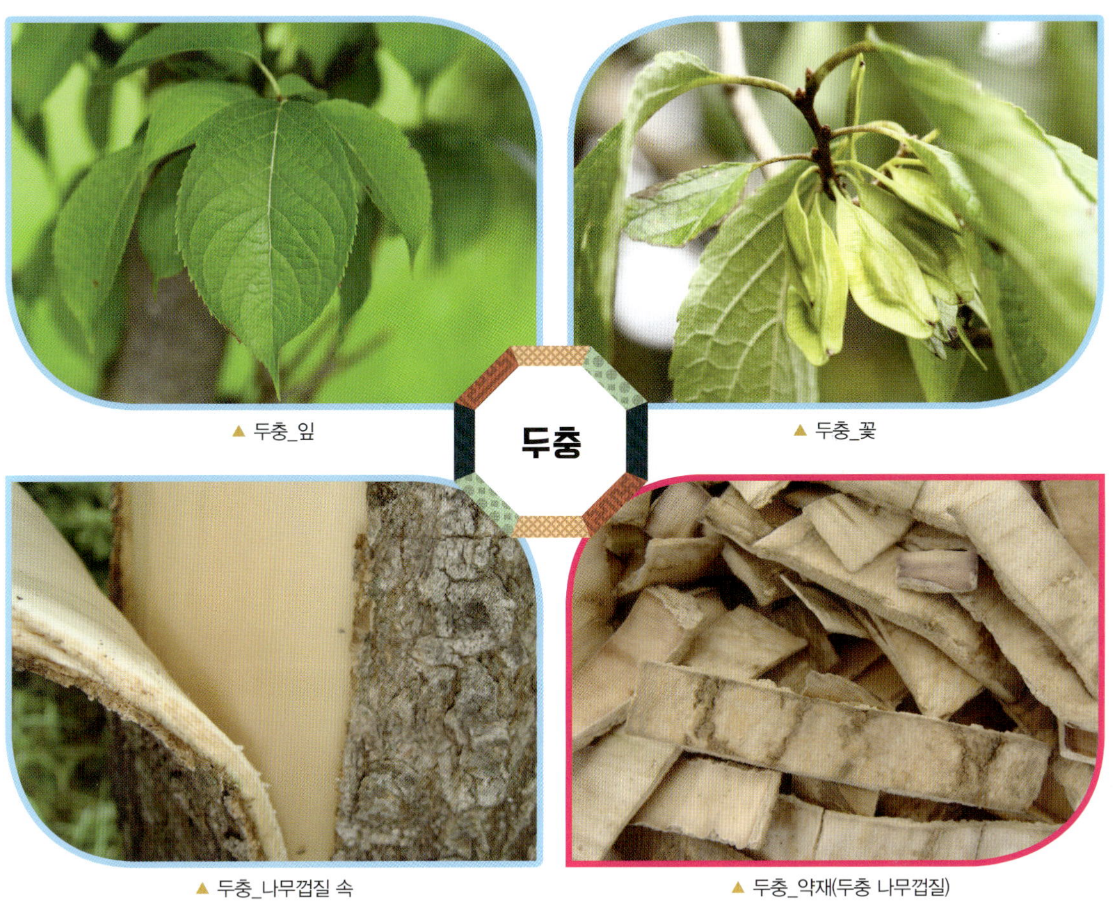

▲ 두충_잎

▲ 두충_꽃

▲ 두충_나무껍질 속

▲ 두충_약재(두충 나무껍질)

사용한다. 약 30년 전 고혈압 등의 성인병 치료에 효과가 있다고 알려지면서 한때 농촌에서 두충을 너무 많이 재배하여 가격이 폭락한 적이 있었다.

오가피(五加皮)

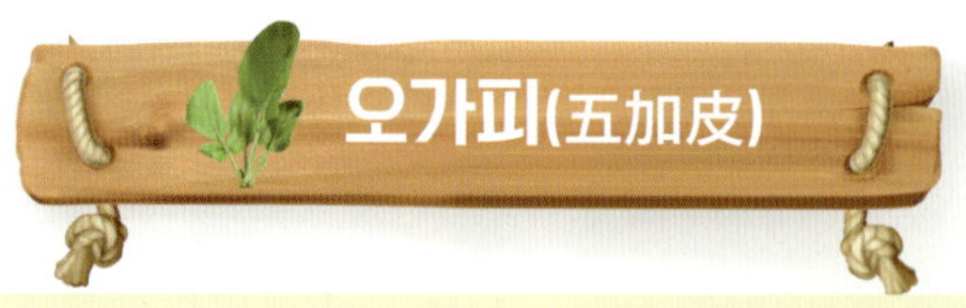

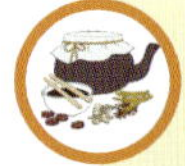

주효능 | 관절통, 근육통, 피로감, 정력 감퇴

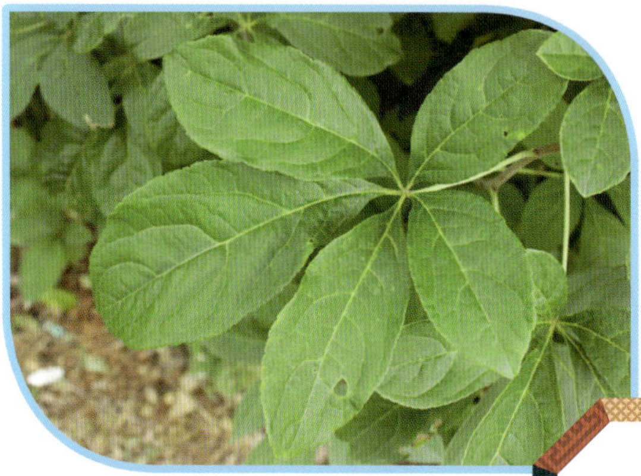

▲ 오갈피나무_잎

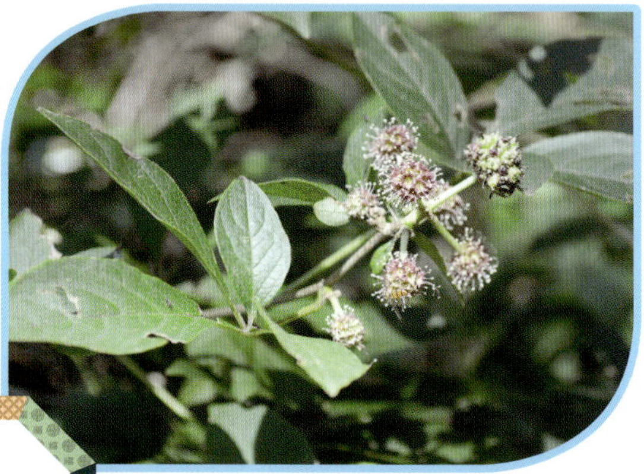

▲ 오갈피나무_꽃

오가피

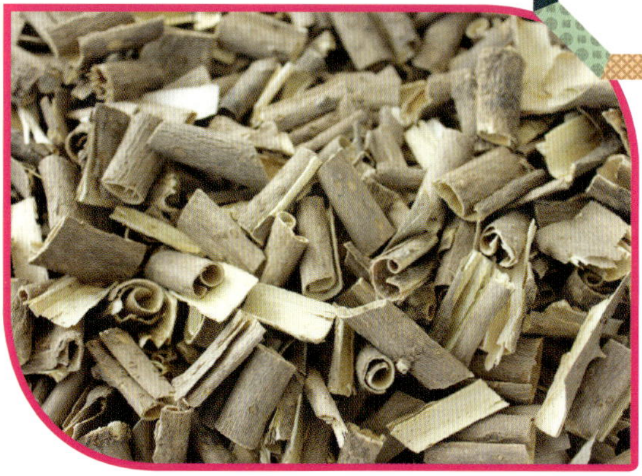

▲ 오가피_약재(오갈피나무 나무껍질)

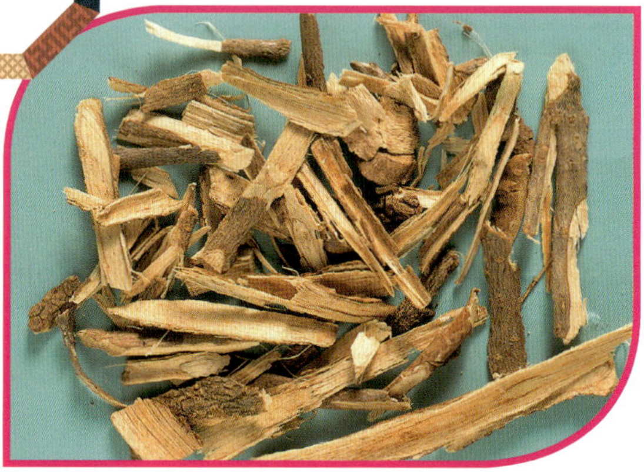

▲ 오가피_약재(오갈피나무 뿌리껍질)

오가피는 두릅나무과에 속하는 낙엽활엽관목인 오갈피나무의 나무껍질 또는 뿌리껍질을 말한다. 전국 각지에서 자생하는데 산지의 그늘진 곳에서 잘 자란다. 나무껍질은 봄이나 초여름에 채취하고, 뿌리껍질은 가을 이후에 채취한다. 채취한 것을 깨끗이 씻

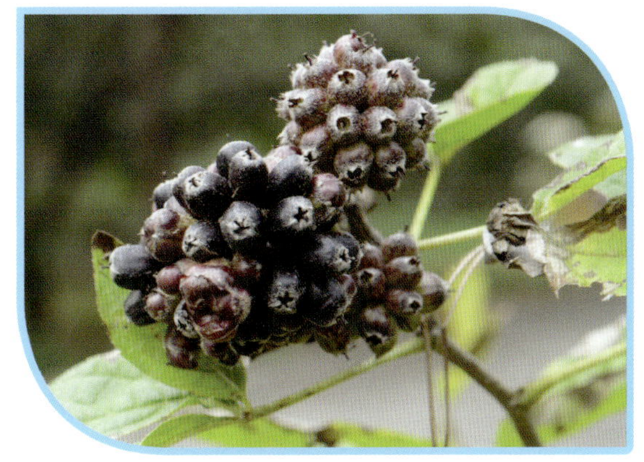

▲ 오갈피나무_열매

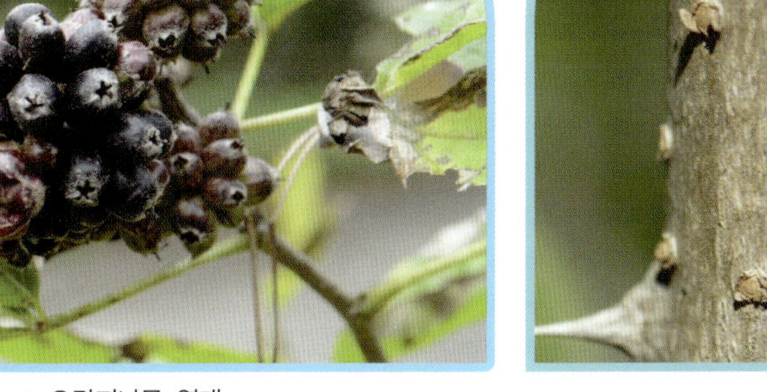

▲ 오갈피나무_나무껍질

은 후 약간 축축한 상태에서 얇게 썰어 햇볕에 말려 사용한다. 성질은 따뜻하고 맛은 맵고 쓰다.

　오가피는 '러시아의 인삼'이라고 말할 정도로 몸을 보하는 효과가 좋다. 특히 근육과 뼈를 강화하는 효능이 좋은데 《동의보감》에서는 오가피에 대해 다음과 같이 설명한다. '기운을 돕고 정수(精髓)를 보충하며, 근골(筋骨)을 튼튼하게 하고 의지를 굳게 하며, 남자의 음위증(陰痿證)과 여자의 음부 가려움증을 치료하고, 허리와 등골 뼈가 아픈 것, 두 다리가 아프고 저린 것, 뼈마디가 조여드는 것, 다리에 힘이 없어 늘어지는 것 등을 치료하며, 어린이가 3살이 되어도 걷지 못할 때 먹이면 걸을 수 있게 해준다.' 이처럼 오가피는 근육을 강화하는 효능이 있어 급성 통증보다는 만성적이고 허약한 상태에서 나타나는 통증에 보다 효과적이다.

　오가피는 몸을 보하는 작용이 있기 때문에 나무껍질보다는 뿌리껍질을 사용하는 것이 좋다. 나무가 자신의 영양분을 저장하는 곳은 열매와 뿌리이며, 껍질은 그 다음이다. 따라서 근골을 강화하면서 통증을 없애는 효과를 얻기 위해서는 오가피의 뿌리껍질을 사용하는 것이 더 좋다.

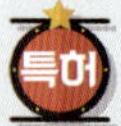 ## 오갈피나무의 기능성 및 효능에 관한 특허자료 2종 외

▶ 오가피 추출물을 유효성분으로 함유하는 위장질환의 예방 또는 치료용 조성물
본 발명에 따른 오가피 추출물은 위염, 위궤양 및 십이지장궤양 등의 위장질환의 예방 또는 치료에 유용하게 사용될 수 있다.

– 등록번호: 10-1120000, 출원인: (주)휴럼

▶ 오가피 추출물을 포함하는 치매 예방 또는 치료용 조성물
본 발명은 오가피 추출물을 포함하는 치매 예방 또는 치료용 조성물에 관한 것이다. 본 발명에 따른 상기 오가피 추출물은 오가피에 물, 증류수, 알코올, 핵산, 에틸아세테이트, 아세톤, 클로로포름, 메틸렌 클로라이드 또는 이들의 혼합 용매를 첨가하여 추출되어진 것이다.

– 공개번호: 10-2005-0014710, 출원인: (주)바이오시너젠, 성광수

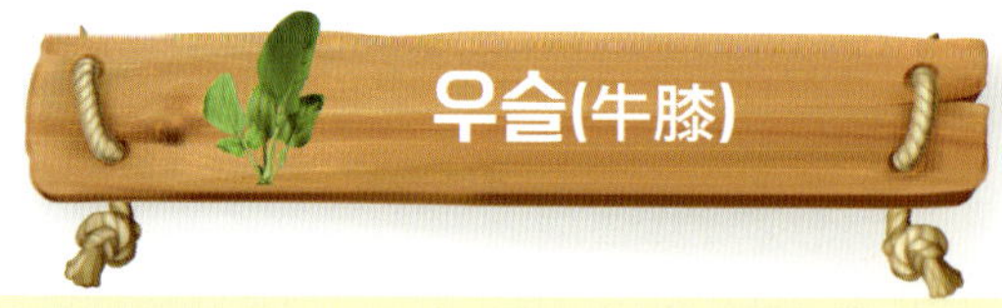

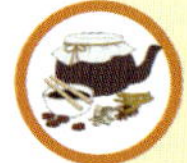 **주효능** | 요통, 관절통, 생리통, 생리불순, 혈뇨(血尿)

우슬은 비름과에 속하는 여러해살이풀인 쇠무릎의 뿌리를 말하며, 전국 각처의 산과 들의 다소 습기가 있는 곳에서 잘 자란다. 늦가을부터 채취할 수 있으나 겨울에 줄기와 잎이 말라 시들었을 때 캐는 것이 가장 좋으며 뿌리를 캐서 잔뿌리와 흙을 제거하고 주름이 잡힐 때까지 햇볕에 말려서 사용한다. 성질은 따뜻하지도 차갑지도 않고 맛은 쓰면서 시다.

우슬은 허리와 무릎이 아픈 경우에 많이 사용하는데《동의보감》에서도 '무릇 허리와 다리에 병이 있으면 반드시 이 약초를 써서 약의 기운을 아래로 이끌어야 한다.'고 하

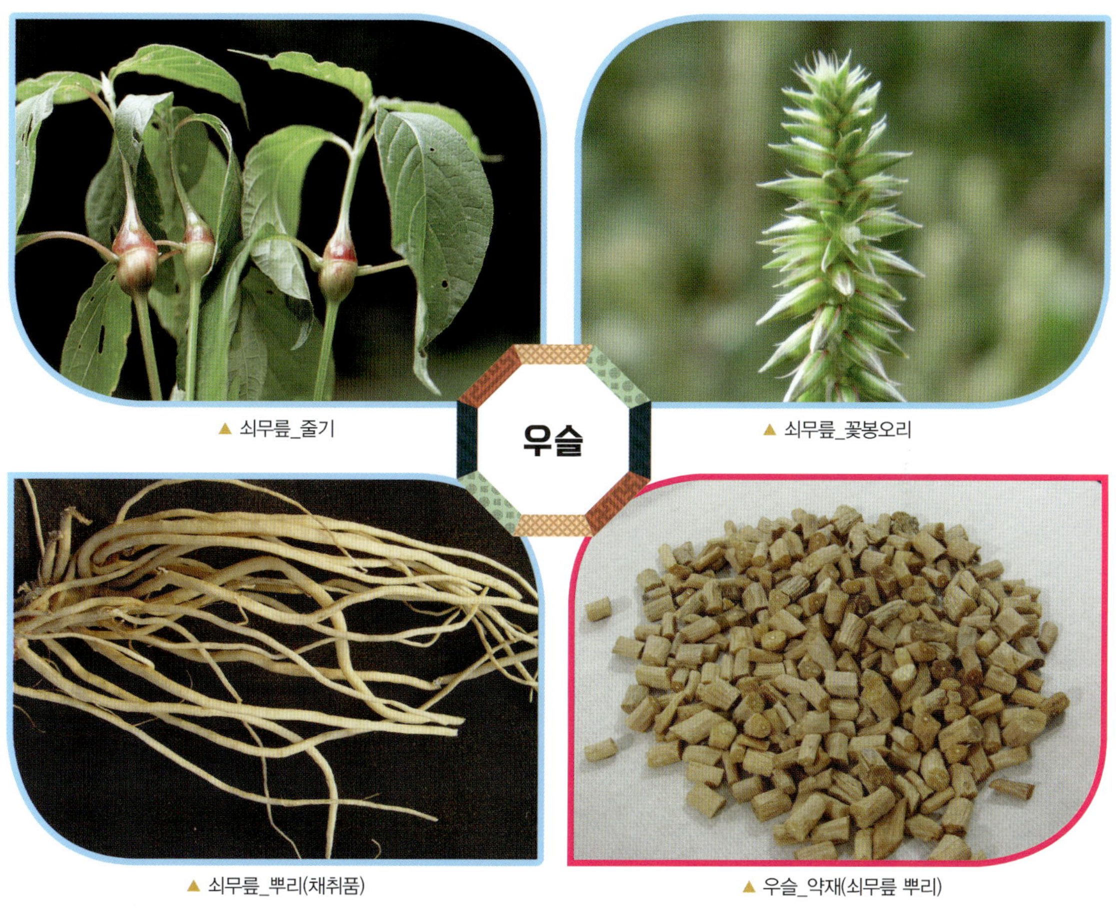

▲ 쇠무릎_줄기

▲ 쇠무릎_꽃봉오리

▲ 쇠무릎_뿌리(채취품)

▲ 우슬_약재(쇠무릎 뿌리)

였다. 이는 우슬의 약성(藥性)이 인체의 하부(下部)에 주로 나타남을 의미한다. 특히 우슬은 근골(筋骨)을 튼튼하게 하는 효능이 있어 퇴행성으로 허리와 무릎이 약해져 통증이 생겼을 때 보다 적합하다.

우슬은 출혈을 억제하는 효능이 있다. 다른 약초와 병용하여 위출혈이나 코피 치료에도 사용할 수 있지만 인체의 하부에 약성이 작용하는 특성이 있으므로 혈뇨 치료에 사용하는 경우가 많다. 신장결석이나 신우염으로 소변에 혈액이 섞여 나오는 경우에는 치자나 엉겅퀴, 차전자 등과 함께 사용하면 좋다.

한 유명한 의원이 나이가 들어 죽을 날이 얼마 남지 않자 제자들을 불러 각자 갈 길을 가라고 말했다. 그런데 한 제자가 스승이 그동안 돈을 많이 모아두었을 것으로 생각해 스승을 자신의 집으로 모셨다. 그러나 스승에게는 모아둔 돈이 없었다. 그 사실을 알게 된 제자는 스승을 내쫓았고 스승은 다음 제자에게 갔다. 그런데 그 제자도 가난한 스승을 돌봐주지 않았다. 그러자 가장 어린 제자가 스승을 자신의 집으로 모셔 부모 대하듯 정성껏 모셨다. 이를 지켜본 스승은 나이 어린 제자에게 감동하여 비방(秘方)을 알려주기로 했다. 스승은 한 약초를 보여주며 말했다. "이것으로 환약(丸藥)을 만들면 근골(筋骨)의 병을 치료할 수 있다. 나의 비법이니 이것으로 세상 사람들을 치료해주어라." 그 약초가 바로 우슬(牛膝)이라 전해진다.

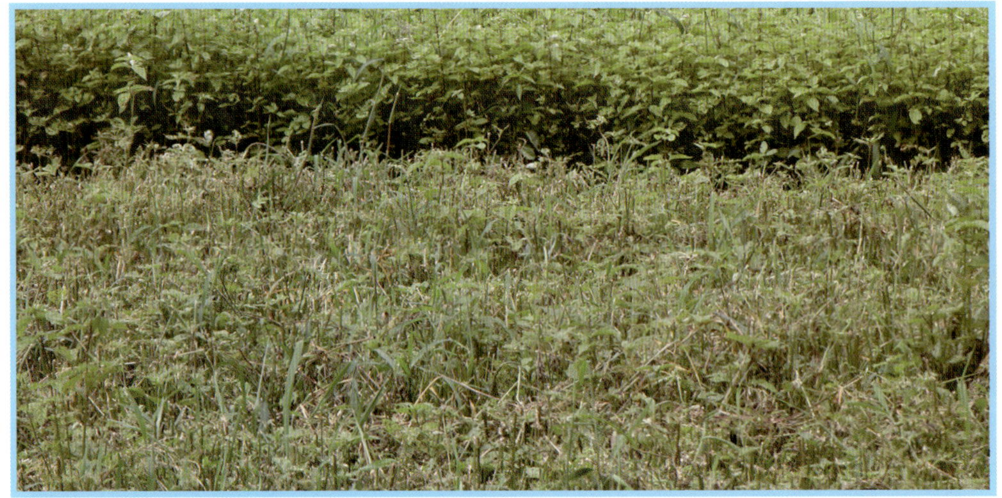

▲ 쇠무릎 재배밭

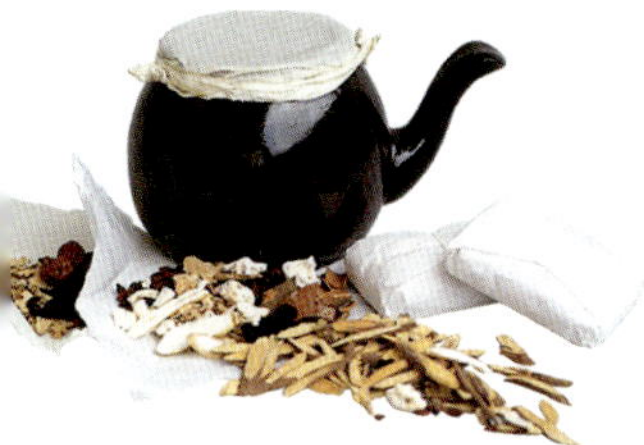

전립선비대증

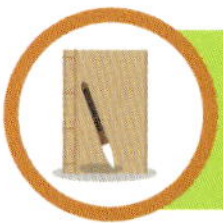

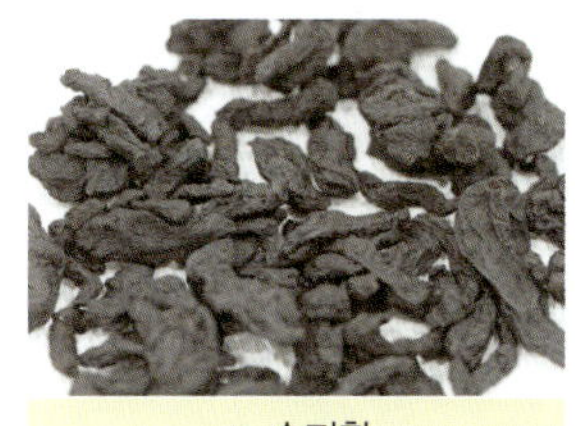

▲ 숙지황

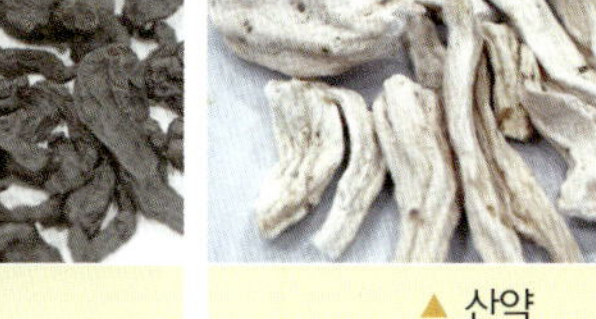

▲ 산약

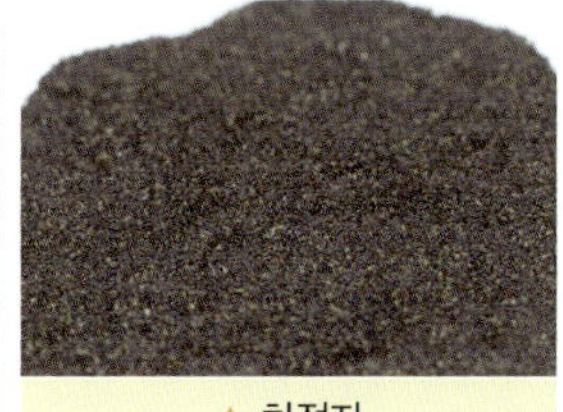

▲ 차전자

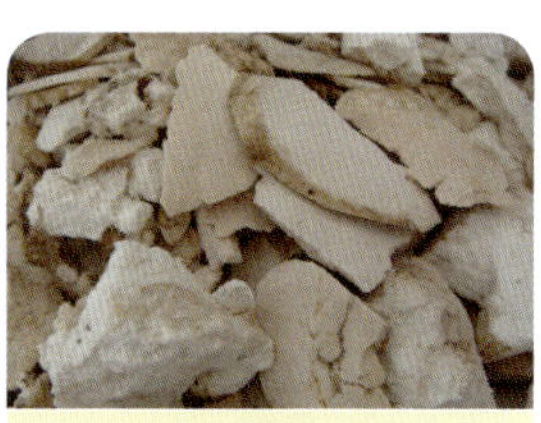

▲ 복령

과거에는 전립선이 비대해진 결과로 소변이 나오는 통로가 막히는 상태를 전립선비대증이라고 보았다. 그러나 최근에는 '50세 이상의 남성에게서 하루 8회 이상 소변을 보는 빈뇨, 야간 빈뇨, 강하고 갑작스런 요의(오줌이 마려운 느낌)를 느끼면서 소변이 마려우면 참을 수 없는 절박뇨 등의 증상과 지연뇨(소변을 볼 때 뜸을 들여야 소변이 나오는 현상), 단절뇨(소변의 흐름이 끊기는 현상), 배뇨 시 힘을 주어야 하는 등의 요로증상이 나타나는 것'을 전립선비대증이라고 한다.

전립선비대증의 원인은 아직 명확하게 밝혀지지 않았는데 다른 만성 질환과 마찬가지로 여러 가지 복합적인 요인이 작용하는 것으로 알려져 있다. 하지만 나이가 들수록 환자 수가 증가하는 것을 보면 신체 기능 저하와 연관이 있는 것은 분명하다. 따라서 노화를 촉진하고 면역력을 저하시키는 생활습관을 멀리하고 규칙적인 운동과 식이요법을 실천해야 한다.

다음에 소개되는 약초처방은 신체의 기능을 향상시키고 특히 남성의 생식기능을 강화하는 효능이 있어 전립선비대증 치료에 많은 도움을 준다. 하루치 분량인 숙지황 12g, 산약 10g, 차전자 8g, 복령 8g을 물 800mL에 넣어 중불로 2시간 정도 달여 물이 절반 정도 되게 한다. 그리고 이것을 아침·점심·저녁 3번 나눠 마시는데 간격은 3~4시간이 적당하다. 10일분 또는 20일분씩 달여놓고 유리병에 담아 냉장고에 보관하였다가 마실 때마다 따뜻하게 데워서 마셔도 된다.

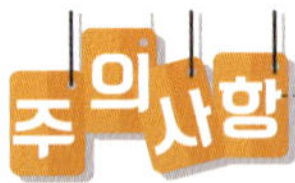

① 전립선비대증은 만성 질환이므로 약초처방을 6개월 이상 복용하는 것이 바람직하다.

② 숙지황 때문에 대변이 묽어지고 설사가 생길 수 있다. 이럴 때에는 공복에 복용하거나 공사인(수입약초)을 함께 달여 복용하면 설사를 예방하는 데 도움이 된다.

③ 위장이 약하고 설사를 하는 사람은 산약을 볶아 사용하면 좋다.

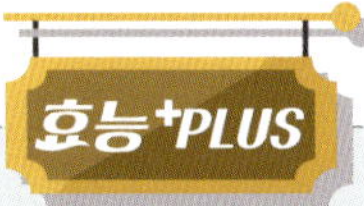

① 소화력이 약하다면 백출, 진피를 더한다.

② 숙지황 때문에 소화가 잘 되지 않을 수도 있는데, 이럴 때에는 숙지횡 대신 구기자, 하수오, 토사자 등을 사용할 수 있다.

③ 하복부가 냉하면 건강과 계피를 더한다.

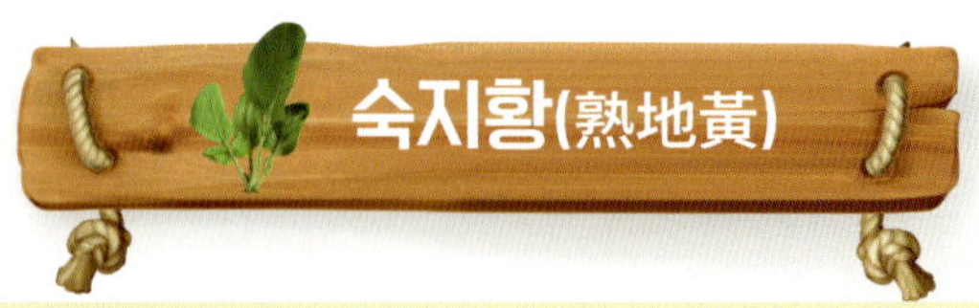

주효능 | 생리불순, 불임증, 만성 피로, 간기능 저하, 요통, 관절염, 정력 감퇴, 탈모

숙지황은 현삼과에 속하는 여러해살이풀인 지황을 쪄서 말린 것으로, 10~11월에 채

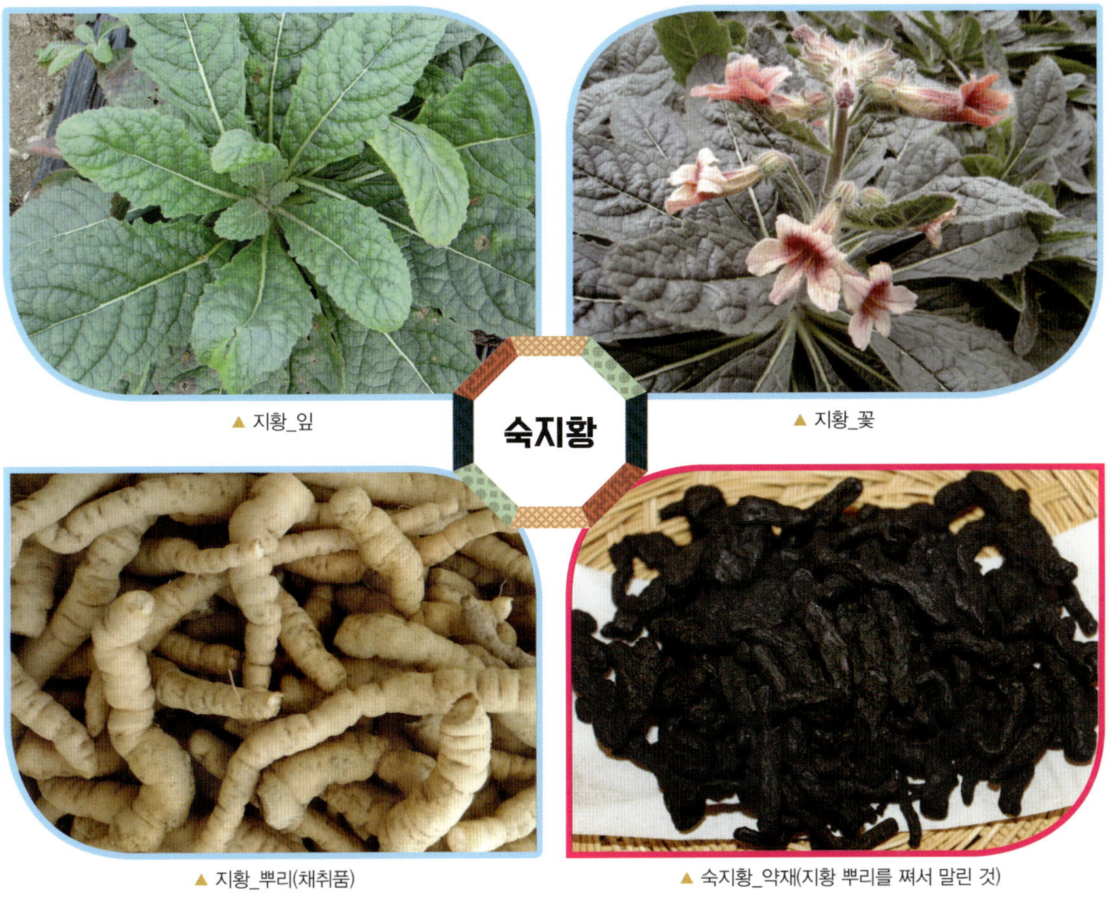

▲ 지황_잎

▲ 지황_꽃

▲ 지황_뿌리(채취품)

▲ 숙지황_약재(지황 뿌리를 쪄서 말린 것)

취한 지황을 생지황이라고 하며, 생지황을 말린 것을 건지황이라고 한다. 숙지황은 건지황을 찜통에 넣고 표면이 검게 될 때까지 찐 다음 햇볕에 바짝 말리고 다시 얇게 썰어 햇볕에 말리는 과정을 9번 반복하여 만든다. 원산지는 중국으로 우리나라와 일본 등지에서 분포한다. 성질은 약간 따뜻하고 맛은 달다.

숙지황은 정(精: 영양분)을 보충하는 효능이 아주 좋은 약초이다. 《동의보감》에서도 정을 보충하는 첫 번째 약초로 숙지황을 꼽을 만큼 숙지황에는 몸에 필요한 영양소가 충실하다. 그런 이유로 과로, 질병, 노화로 인해 몸이 약해진 사람의 보약으로 숙지황이 필수적이며, 전립선 기능을 강화하는 데에도 도움을 준다.

숙지황은 혈액을 만드는 데 필요한 원료 역할을 하기에 여성에게 꼭 필요한 약초이다. 왜냐하면 여성의 질병 중에는 혈액 부족에 의한 질환이 많은데 특히 생리불순, 생리통, 불임처럼 자궁과 연관된 질환은 혈액을 보충해주어야 치료가 되기 때문이다.

🌸 육미지황원(六味地黃元)

◎ 재료: 숙지황 320g, 산약 160g, 산수유 160g, 목단피 120g, 택사 120g, 백복령 120g

정(精)을 보충하는 기본 처방인데 숙지황이 가장 많이 들어 있어 숙지황의 효능을 이해할 수 있는 처방이기도 하다. 한의대 교과서에는 '몸이 허약해지고 과로한 것 때문에 신기(腎氣)가 약해져 늘 초췌하고 식은땀과 미열(微熱)이 있을 때 또는 오장(五臟)이 모두 상(傷)하여 사지(四肢)가 무기력하고 맥이 약한 것을 치료하는 처방.'이라고 설명한다. 이는 과로와 노화 때문에 신진대사에 필요한 최소단위의 물질인 '정'이 부족해진 결과 나타나는 다양한 질환과 증상에 좋은 처방이라는 뜻이다. 따라서 여성에게도 좋고 남성에게도 좋다. 나이 든 사람에게 보다 적합하겠지만 젊은이라도 몸이 약해졌다면 충분히 사용할 수 있다.

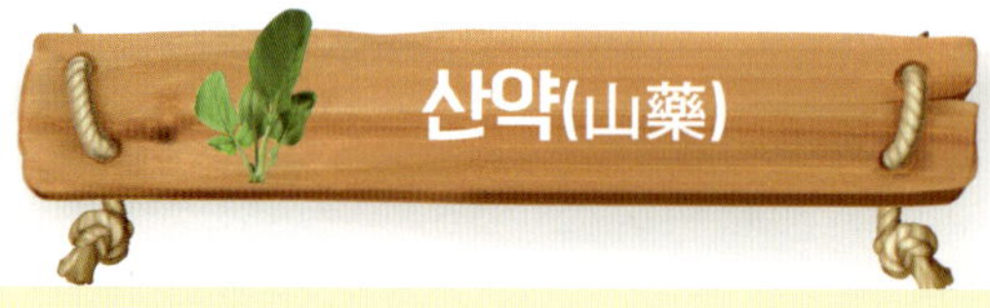

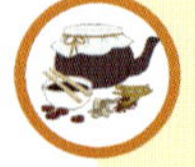
주효능 | 위염, 장염, 설사, 기관지염, 만성 기침, 천식, 체력 저하, 피로감, 유정(遺精), 요실금, 대하증

산약은 마과에 속하는 여러해살이 덩굴식물인 마, 참마의 뿌리이다. 전국 각지의 산기슭이나 숲에서 자생하며 약용 및 식용으로 재배한다. 11~12월쯤 잎이 마른 이후 채취하는 것이 가장 좋은데 뿌리를 캐서 머리 부분을 잘라내고 깨끗이 씻은 후 햇볕이나 불에 말려서 사용한다. 성질은 따뜻하지도 차갑지도 않고 맛은 달다.

산약 또한 정을 보충하는 효능이 좋다. 정의 부족은 결국 신진대사의 저하를 의미하며 그 증상은 전신 피로감을 비롯해 매우 다양하게 나타난다. 대표적인 증상으로는 의

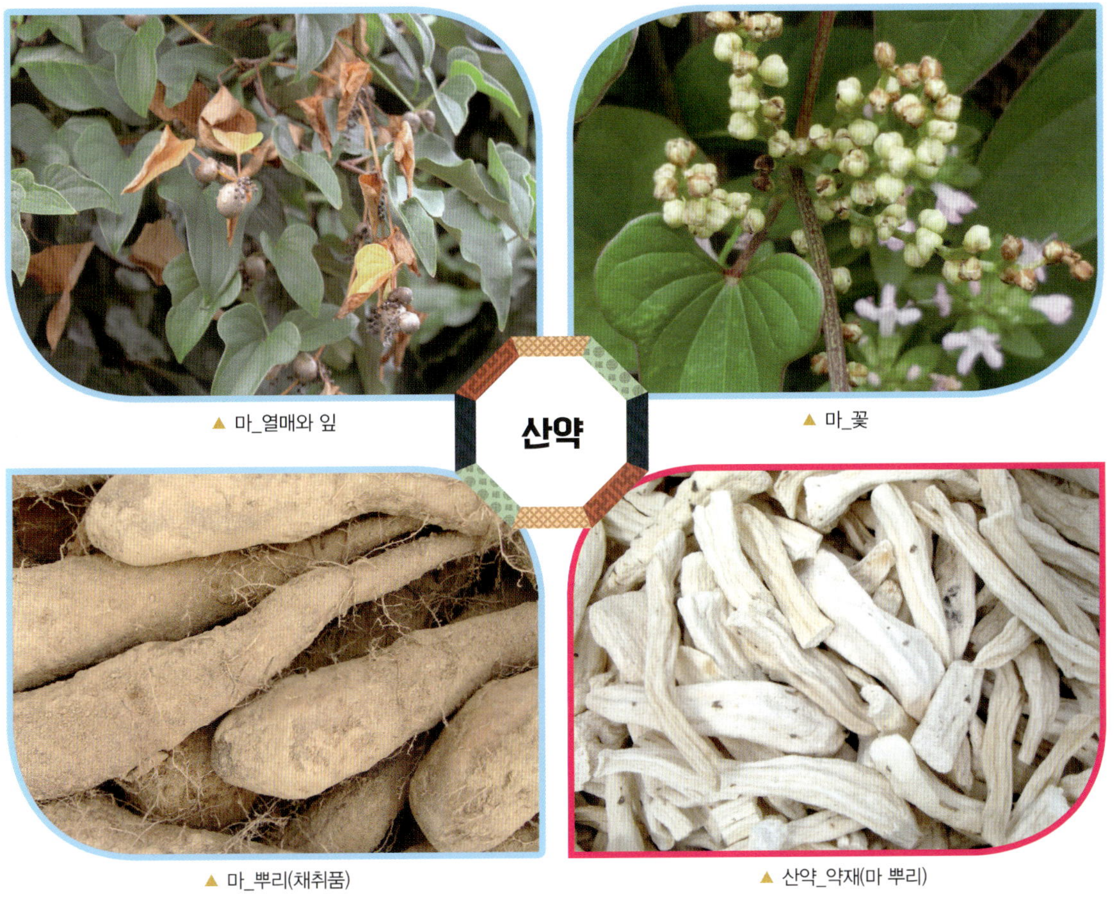

▲ 마_열매와 잎

▲ 마_꽃

▲ 마_뿌리(채취품)

▲ 산약_약재(마 뿌리)

지와 상관없이 정액이 배설되는 유정, 요실금, 소변을 자주 보는 증상, 여성의 대하(帶下), 정력 약화, 전립선비대증 등이다. 이런 증상이 있을 때 산약을 사용하면 치료 효과가 좋다.

산약은 약해진 소화기능을 향상시키는데 특히 만성 위염과 설사 치료에 뚜렷한 효과를 나타낸다. 산약에는 점액질과 사포닌, 전분 등이 풍부하게 들어 있는데 이 중에서 점액질은 위점막을 보호하여 위염을 치료하는 작용을 한다. 또한 전분에는 소화효소가 다량 함유되어 있어 소화시간을 2~3배 빠르게 만들기 때문에 소화기능을 돕고 설사를 멎게 한다. 산약이 만성 위염과 설사 치료에 자주 사용되는 이유가 여기에 있다.

중국 제후들 간에 영토를 확장하려는 전쟁이 빈번하던 시절의 이야기이다. 힘이 센 나라가 주변 약소국을 상대로 전투를 시작했다. 전투가 막바지에 이르자 겨우 목숨을 건진 약소국의 군사들은 산으로 도망을 쳤다. 강대국의 군사들은 어차피 이긴 전쟁이니 산 밑에서 진을 치고 느긋하게 기다리기로 했다. 시간이 지나면 약소국 군사들이 굶어 죽지 않으려고 투항하리라 생각했던 것이다. 그런데 1년이 지나도 약소국 군사들은 산에서 내려오지 않았다. 그러던 어느 날 모두 굶어 죽었을 것으로 생각하며 방심하던 찰나에 약소국 군사들은 기습을 했고, 갑작스러운 전투에 강대국은 패하고 말았다. 그동안 약소국 군사들은 산에서 나는 약초를 먹으며 힘을 길렀던 것이다. 그 약초가 바로 '마'인데, 산에서 나며 보양하는 약이란 의미에서 '산약(山藥)'이라고 하였다.

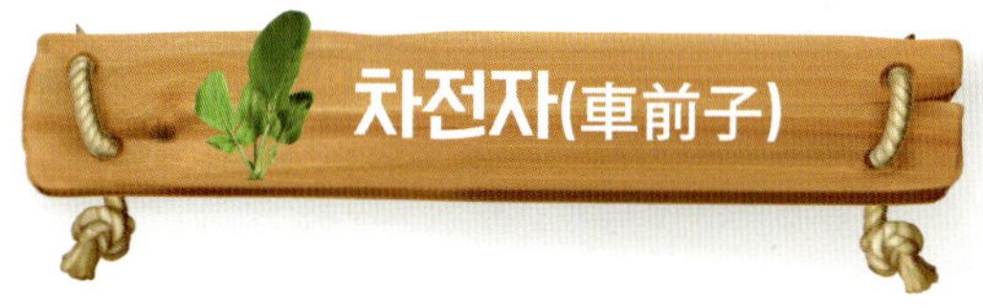

주효능 | 방광염, 요도염, 신장염, 요로결석, 전립선염, 전립선비대증, 결막염, 노안(老眼), 설사

차전자는 질경이과에 속하는 여러해살이풀인 질경이의 익은 씨앗을 말하며, 전국 각처의 풀밭이나 길가 또는 빈터에서 자란다. 가을철 씨앗이 익었을 때 과수(果穗)를 베어 햇볕에 말린 다음 비벼서 씨앗을 털고 체로 열매껍질과 불순물을 제거한 후 사용한다. 성질은 차갑고 맛은 달다.

차전자는 이뇨작용이 좋아 비뇨기 계통의 다양한 질환 치료에 사용한다. 방광염, 요도염, 신장염, 전립선염, 요로결석 등 소변이 시원하게 나오지 않고, 소변에서 피가 섞여 나오거나 소변이 막혀서 잘 나오지 않을 때 두루 사용하는 약초이다. 특히 이뇨작용이 있는 약초 중에서도 기력을 소모시키는 작용이 약해 주로 노인이나 허약한 사람에게 적합하다. 《동의보감》에서는 '차전자는 음(陰)을 강하게 하고 정(精)을 보익(補益)하니 자식을 가질 수 있다.'고 하였는데 이는 다른 이뇨제와 달리 몸을 보하는 효능을 지녔

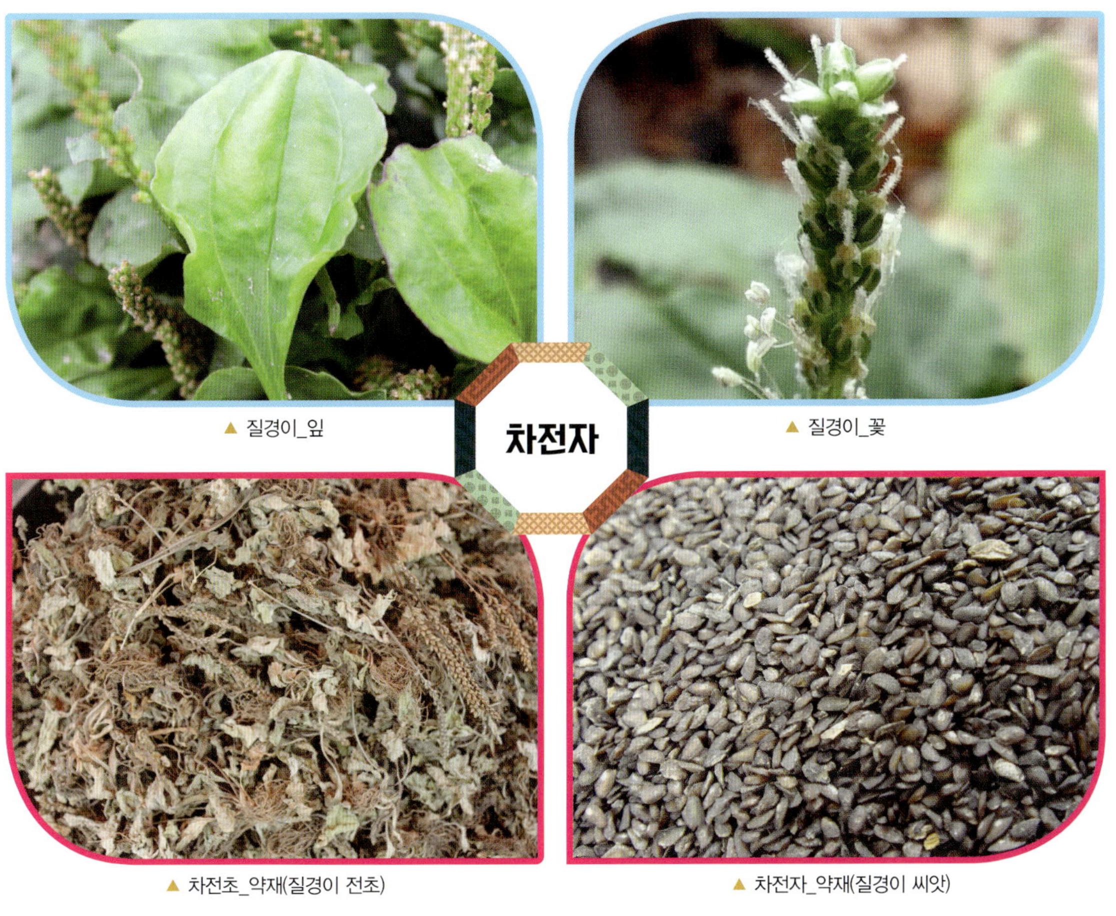

▲ 질경이_잎

▲ 질경이_꽃

▲ 차전초_약재(질경이 전초)

▲ 차전자_약재(질경이 씨앗)

다는 뜻이며 전립선비대증에 적합한 약초라는 의미이기도 하다.

　차전자는 또한 눈을 밝게 하는 효능이 있다. 세균 감염으로 눈이 충혈되고 아픈 경우, 스트레스 때문에 열이 눈에 몰려 부은 경우 열과 염증을 가라앉히는 목적으로 사용할 수 있고, 몸이 약해지고 간의 기능이 저하되어 눈이 침침해지고 시력이 나빠진 경우에도 활용한다. 《동의보감》에서도 '차전자는 간을 자양(滋養)해준다.'라는 말이 있어 예전부터 노안(老眼) 치료에 사용하였다는 것을 알 수 있다.

한나라 광무제 때 호양 출신의 유명한 장군이 있었다. 큰 공을 세워 '양허약후'로 봉해졌던 이 장군은 자가 '자장', 이름은 '마무'였다. 어느 해 여름, 마무 장군의 삼두마차가 이끄는 기마대가 노도같이 적을 추격하다가 황하 북쪽의 황회평원에 이르렀을 때였다. 그곳은 황하와 회하의 충적토로 이루어진 해발 100m의 비옥한 땅이었다. 그런데 하필 그해에 가뭄이 심해 마실 물조차 없었다. 병사들과 말은 배가 부풀어 오르며 피오줌을 싸면서 쓰러져갔다. 죽음이 목전에 다다른 것이다. 이 비참한 광경에 장군은 천명이 이미 다했구나 생각하게 되었다. 그런데 갑자기 불가사의한 일이 벌어졌다. 말들이 어떤 잡초를 뜯어먹더니 피오줌이 멈추고 생기를 되찾은 것이었다. 병사들과 말은 이 풀을 뜯어먹고 다시 살아나게 되었다. 이후부터 잎이 돼지 귀처럼 생긴 이 풀을 '돼지귀풀(저이초)'이라 하고, 마차 앞에 있던 풀이라 하여 '차전초'라 부르게 되었다고 한다. 또 장군이 이끄는 최강군단을 전멸의 위기에서 살린 약풀이라 해서 '마의초'라고 했다. 혹은 '말발굽 아래 짓밟히던 풀(마제초)', '마차 바퀴에 관통되던 풀(철관초)'이라고도 했다. 유럽에서 그리스도의 발자취라고 불리는 이 풀은 길가에 흔한 풀이다. 이 풀이나 씨앗을 신발 속에 넣고 길을 걸으면 아무리 많이 걸어도 발이 부르트지 않는다고 한다.

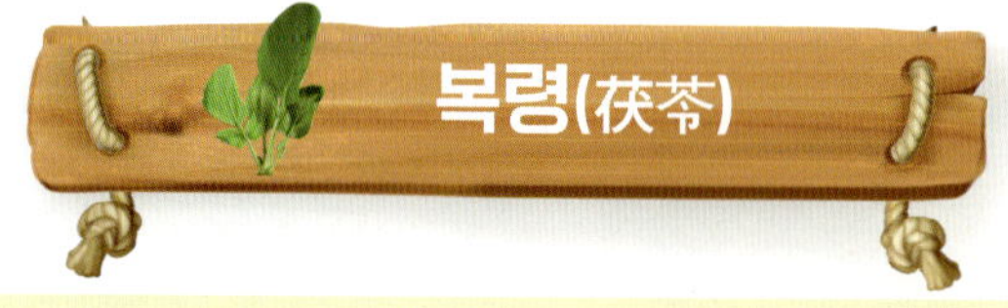

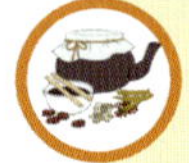
주효능 | 소변불통(小便不通), 부종, 설사, 신경쇠약, 건망증, 요도염, 방광염

복령은 구멍장이버섯과에 속하는 진균인 복령의 균핵을 말한다. 전국 각지에서 분포하는데 특히 강원도, 경기도, 경상북도 지방에서 많이 생산되며 현재는 대부분 지방에서 대량으로 인공 재배하고 있다. 자연산 복령은 7월부터 다음해 3월 사이 소나무 숲에서 채취하는데 소나무 뿌리에 기생한다. 인공 재배한 것은 종균을 접종한 2년 후 7~8월 사이에 채취한다. 성질은 따뜻하지도 차갑지도 않고 맛은 달고 담백하다.

복령은 이뇨작용이 있는 약초로 전립선이 비대해지고 요도가 좁아져 소변을 잘 보지 못하는 증상을 개선하는 데 도움이 된다. 특히 다른 이뇨제와 달리 위장을 튼튼하게 하

142

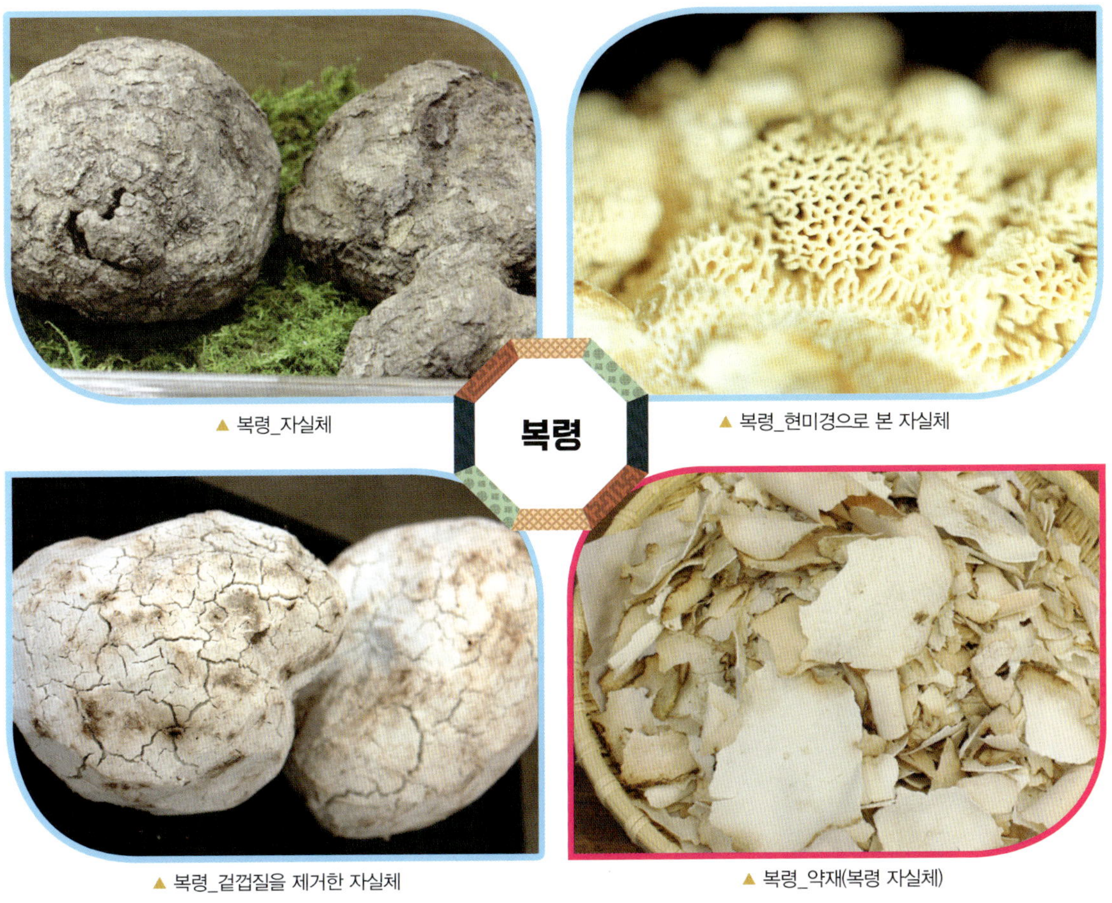

고 신경을 안정시키는 효능이 있어 몸이 약한 사람에게 좋다. 따라서 전립선비대증에 잘 맞는 이뇨제라 할 수 있다.

《동의보감》에서는 복령에 대해 다음과 같이 설명하고 있다. '복령을 장기간 복용하면 배고픈 줄을 모르고 오래 살며, 늙지 않고 얼굴이 어린아이처럼 팽팽해진다.' 이는 복령이 수분대사를 원활하게 하고 소화기능을 좋게 하여 몸을 건강하게 만들어주기 때문이다.

🌿 소나무 신령의 기운으로 자란 복령

한 선비가 모함을 받아 강원도 산골로 유배를 가게 되었는데 그 선비에게는 총명한 아들이 있어 그들에게 예절과 학문을 가르쳤다. 소년은 장성하여 과거를 보기 위해 준비했으나 몸이 붓고 소변이 잘 나오지 않는 병에 걸려 과거를 보기도 전에 앓아 눕게 되었다. 이를 안타깝게 여긴 아비가 고심하던 중 어느 날 소나무 밑에서 깜빡 잠이 들게 되었다. 그러자 꿈속에서 어느 노인이 나타나서는 아들이 죽어가고 있는데 한가로이 낮잠을 자느냐며 들고 있던 지팡이로 그를 때리려 하였다. 선비가 깜짝 놀라 일어나 정신을 차리고 보니 그 노인의 지팡이가 있던 곳에 구멍이 뚫려 있어 이를 파보았더니 그곳에서 복령이 나왔다. 선비의 아들은 소변불통과 신장염증 그리고 부종에 걸렸는데 선비가 캔 복령을 먹고 병이 나았다는 전설이 있다.

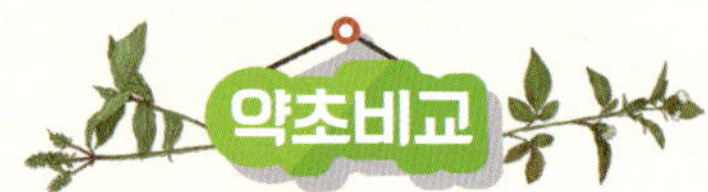

🌿 복령과 복신

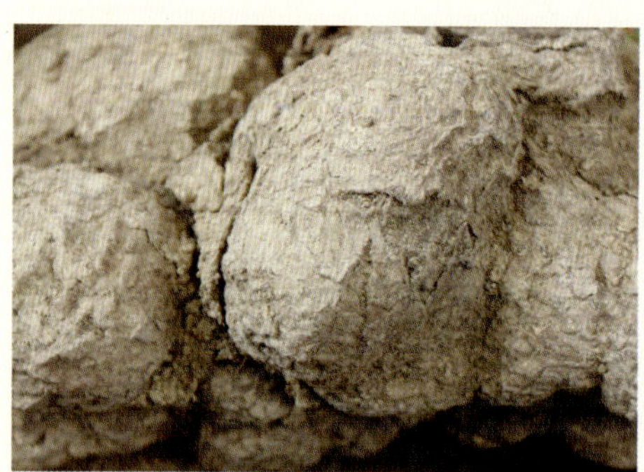

▲ 복령 자실체

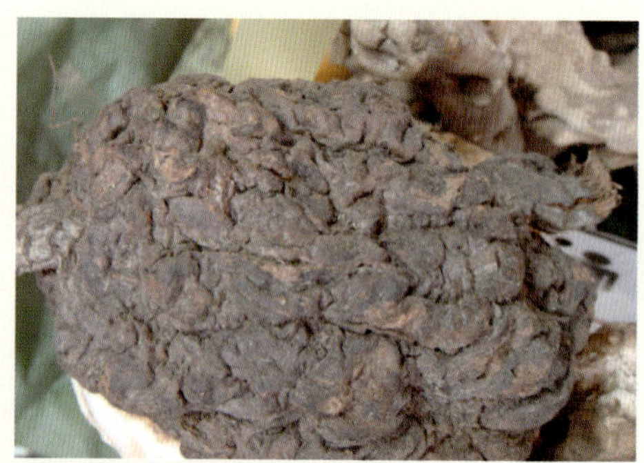

▲ 복신 자실체

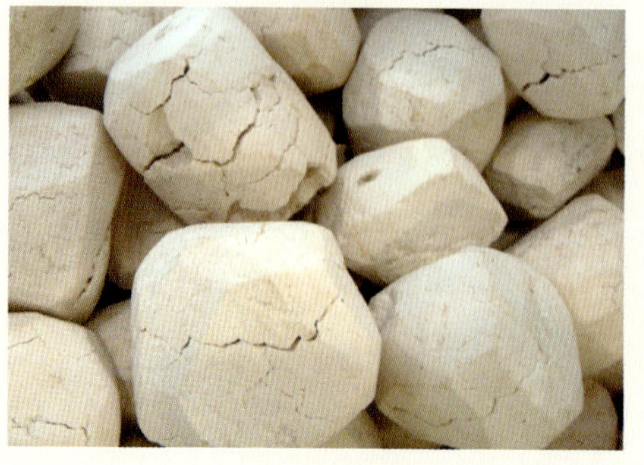

▲ 복령 약재 전형

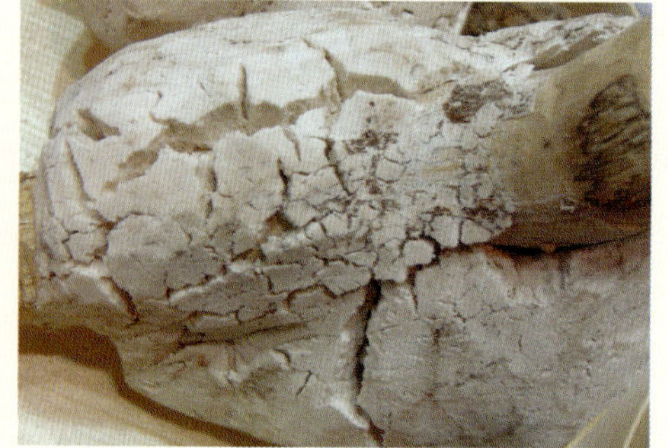

▲ 복신 약재 전형

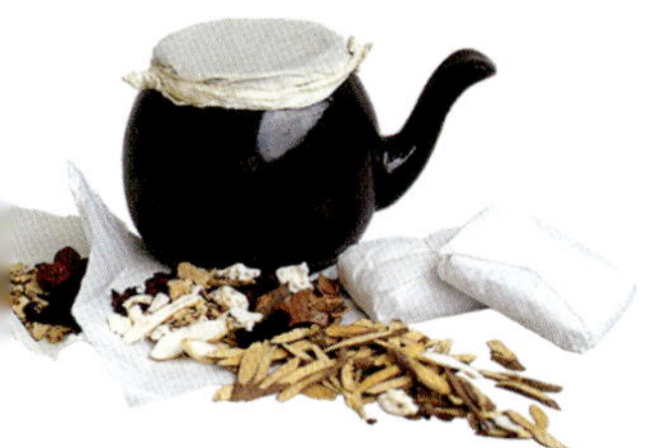

전립선염

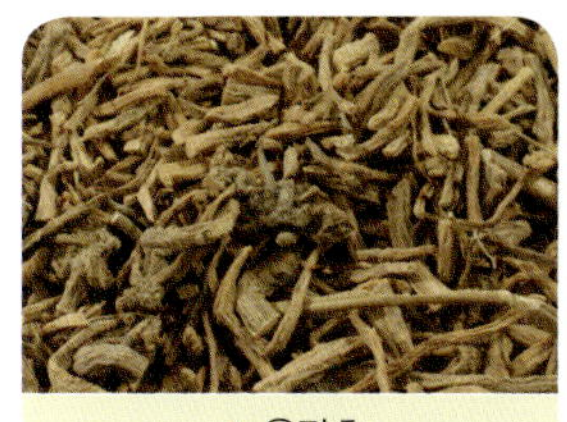
▲ 용담초

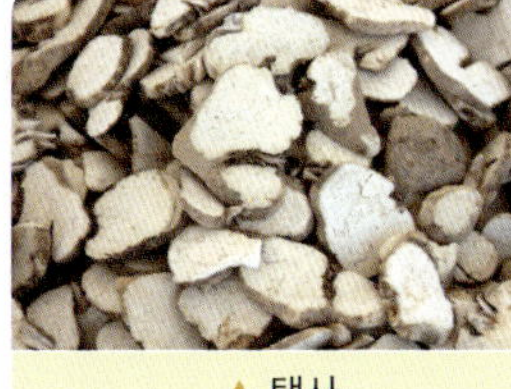
▲ 택사

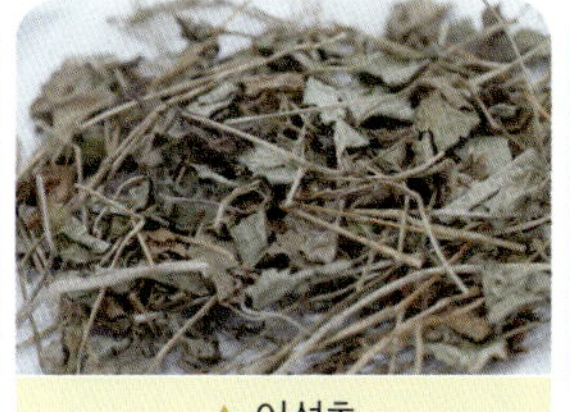
▲ 어성초

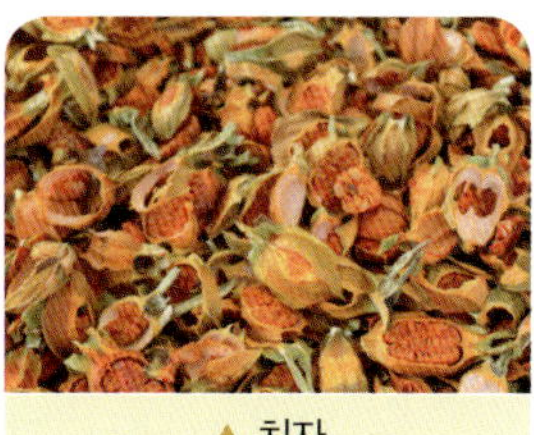
▲ 치자

남성의 경우 소변의 통로와 정자가 지나는 통로가 전립선 부위에서 만나기 때문에 소변과 정액 모두 요도에서 나온다. 전립선은 사정할 때 소변이 섞여 나오지 않도록 막는 역할을 하며, 방광으로 세균이 감염되는 것을 막는 역할도 한다. 여성에게 흔한 방광염이 남성에게 거의 없는 이유는 전립선 덕분인 셈이다.

물론 전립선의 주요한 임무는 따로 있다. 전립선은 정액을 구성하는 액체성분의 1/3을 만들어내며, 이러한 전립선액은 고환에서 만들어진 정자에 영양을 공급하고 사정된 정액을 굳지 않게 액화시킴으로써 정자의 운동성을 높여주어 수태능력을 돕는다. 또한 전립선액은 알칼리성이므로 여성 나팔관의 강산성 농도를 중화시켜줌으로써 나팔관에 도달한 정자가 무사히 난자와 만나 수정이 이루어지도록 돕는 등 정자의 활동에 중요한 매개체 역할을 한다.

이렇게 중요한 임무를 맡고 있는 전립선에 염증이 생기면 회음부와 요도에 불쾌감이 생기고 전신무력감, 피로감, 소변을 자주 보는 증상, 소변이 남아 있는 느낌, 허리 통증, 발기부전, 조루증 등이 나타난다. 그런데 세균에 감염되지 않더라도 전립선염이 생길 수 있고 이러한 염증은 항생제로 치료되지 않을 뿐 아니라 재발되는 경우가 많아 만성 질환으로 남을 수 있다.

다음에 소개되는 약초처방은 전립선 염증을 치료하는데 자주 복용하더라도 내성이 생기지 않기 때문에 급·만성 전립선염을 치료하는 데 도움을 준다. 하루치 분량인 용담초 8g, 택사 8g, 어성초 4g, 치자 4g을 물 800mL에 넣어 중불로 2시간 정도 달여 물이 절반 정도 되게 한다. 그리고 이것을 아침·점심·저녁 3번 나눠 마시는데 간격은 3~4시간이 적당하다. 10일분 또는 20일분씩 달여놓고 유리병에 담아 냉장고에 보관하였다가 마실 때마다 따뜻하게 데워서 마셔도 된다.

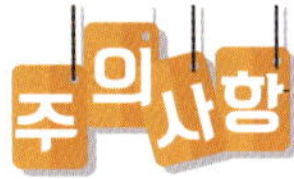

① 전립선염에는 피로와 무력감이 동반되므로 충분히 휴식을 취하는 것이 치료에 도움이 된다.

② 용담초, 택사, 치자를 먼저 달이고, 나중에 어성초를 넣어서 30분 정도만 달인다. 잎을 사용하는 약초를 오래 달이면 약효가 떨어지기 때문이다.

③ 이 약초처방은 차가운 성질을 지닌 약초로 구성되어 있으므로 속이 냉하고 설사를 하는 사람은 신중하게 복용해야 한다.

④ 치자를 살짝 볶아 사용하면 효과가 좋고, 염증이 심하면 치자의 씨앗을 사용하면 좋다.

① 피로감이 심하면 황기와 인삼을 더한다.

② 소변을 보기 힘들면 차전자를 더한다.

③ 요통이 있으면 두충을 더한다.

용담초(龍膽草)

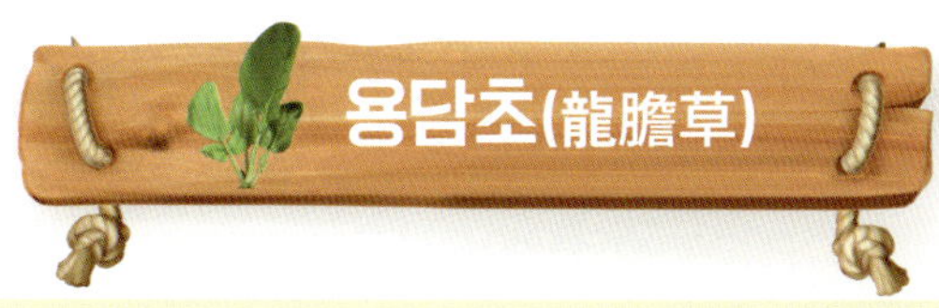

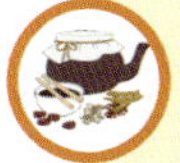

주효능 | 간염, 안구충혈, 녹내장, 구내염, 사타구니 습진, 전립선염, 대하증, 생식기 가려움증, 만성 피로

용담초

▲ 용담_어린잎

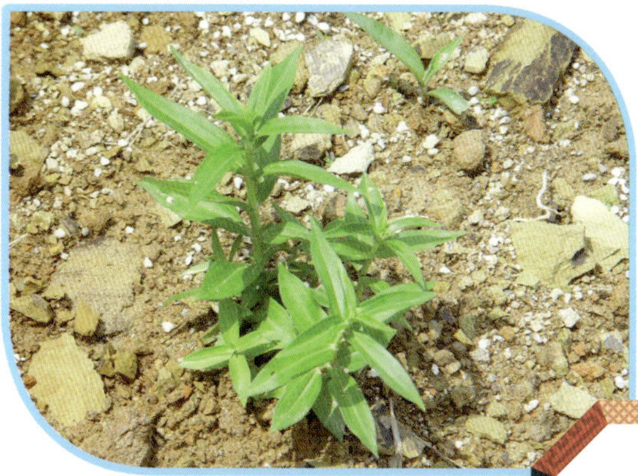

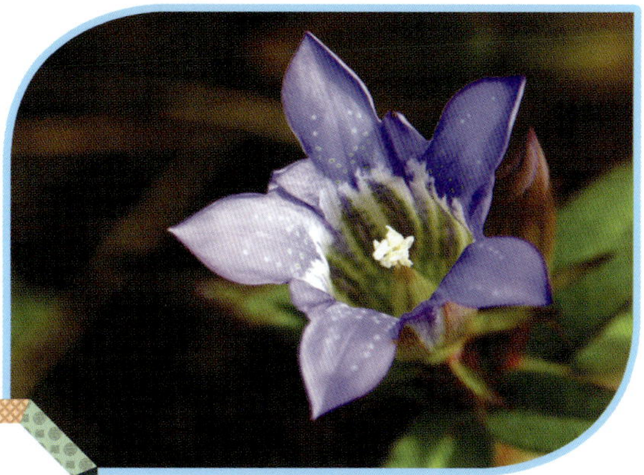

▲ 용담_꽃

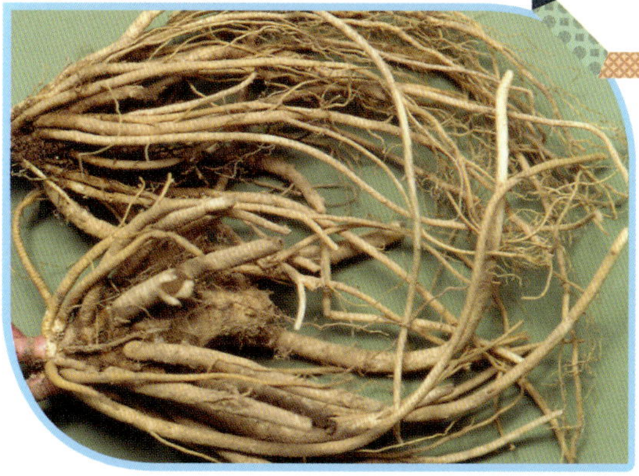

▲ 용담_뿌리(채취품)

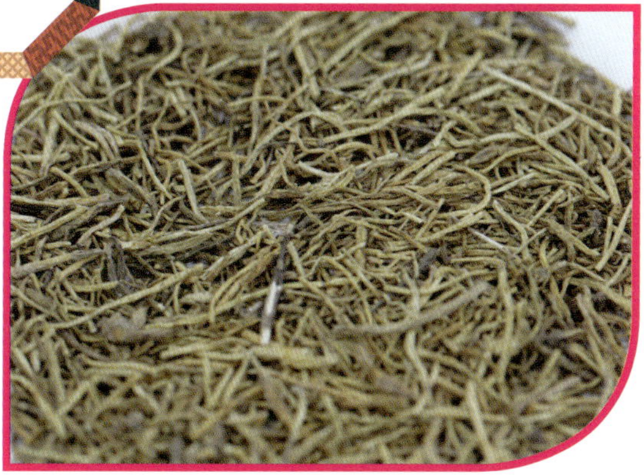

▲ 용담초_약재(용담 뿌리)

용담초는 용담과에 속하는 여러해살이풀인 용담의 뿌리를 말한다. 전국 각지의 산야에서 자라는데 특히 해발고도 800~1,500m의 풀숲이나 양지에서 잘 자란다. 잎이 시든 가을에 채취하는 것이 좋은데 초봄에 새싹이 나오기 전에 채취해도 된다. 뿌리를 캔 다

음 줄기와 잎을 제거하고 뿌리를 깨끗이 씻어 햇볕에 말려 사용한다. 성질은 차갑고 맛은 쓰다.

용담초는 항균작용과 항염증작용이 좋은 약초이며, 전립선에 염증이 생겼을 때에도 염증을 신속하게 가라앉히는 작용을 한다. 이외에도 사타구니에 습진이 생겼거나 여성의 대하증(帶下症), 생식기 가려움증 치료에도 사용한다. 단, 차가운 성질을 지닌 약초이기 때문에 몸이 냉한 사람은 장기간 복용하는 것을 피해야 한다.

용담초는 급성간염으로 전신에 황달이 생겨 눈의 흰자위가 노랗게 변하고 소변 색도 노랗고 발열과 식욕부진, 오심, 피로감 등의 증상이 있을 때 사용하면 좋다. 하지만 간염에 걸리면 약초를 사용하기보다 대형 병원에서 치료받는 경우가 대부분이므로 간염에 대한 용담초의 활용도는 떨어진다. 단, 상황에 따라 전문가의 도움을 받아 병원 치료를 받으면서 용담초를 병용하면 간염의 치료기간을 단축시킬 수 있다.

용담사간탕(龍膽瀉肝湯)

◎ **재료:** 용담초 4g, 시호 4g, 댁시 4g, 목통 2g, 차전자 2g, 적복령 2g, 생지황 2g, 당귀 2g, 치자 2g, 황금 2g, 감초 2g

◎ **효능 및 처방:** 이 처방은 남성에게 생기는 사타구니 가려움증과 여성의 생식기 가려움증 치료에 사용한다. 열이 많은 사람에게 사용하기 때문에 마르고 수척한 사람에게 사용해서는 안 된다.

◎ **제조 및 복용법:** 상기 용량은 1첩에 해당하므로 곱하기 20을 하면 1제가 된다. 1제는 하루 3번 복용하는 것을 기준으로 10일분에 해당한다. 따라서 용담초 80g, 시호 80g, 택사 80g, 목통 40g, 차전자 40g, 적복령 40g, 생지황 40g, 당귀 40g, 치자 40g, 황금 40g, 감초 40g에 물 5,500mL를 붓고 중불로 2~3시간 달여 물이 3,000mL 정도 되게 한다. 이것을 10일 동안 나눠 마시는데 1회에 100mL씩, 하루에 3번, 공복에 마신다. 유리병에 담아 냉장고에 보관했다가 데워서 마신다.

◎ **치료 질환:** 사타구니 습진, 생식기 가려움증, 안구충혈, 전립선염, 만성 피로, 방광염, 요도염

용담의 기능성 및 효능에 관한 특허자료 2종 외

▶ **용담 추출물의 분획물을 유효성분으로 포함하는 당뇨병 전증 또는 당뇨병의 예방 또는 치료용 조성물**
본 발명은 용담 추출물의 특정 분획물의 당뇨병 전증 또는 당뇨병의 예방 또는 치료용 조성물에 관한 것이다. 상기 조성물은 생체 내 독성이 없으면서도, 인간 장내분비세포에서의 GLP-1의 분비를 촉진

하고 혈당 강하 효능을 가지므로, 당뇨병 전증 또는 당뇨병의 예방 또는 치료에 효과적인 의약품 또는
건강기능식품으로 사용할 수 있다.

– 공개번호: 10-2014-0147482 , 출원인: 경희대학교 산학협력단

▶ **초용담 추출물을 유효성분으로 함유하는 약물 중독 및 금단증상의 예방 및 치료용 조성물**
본 발명은 초용담(용담) 추출물을 유효성분으로 함유하는 조성물에 관한 것으로서, 초용담 추출물은 약
물 중독의 지표로 사용되는 행동적 민감화 반응인 보행성 활동량의 감소 효과뿐만 아니라 뇌의 측핵과
선조체에서의 신경활성 지표인 c-Fos 발현을 급격히 감소시킴을 확인함으로써 상기 조성물은 약물 중
독 및 금단증상의 예방 및 치료를 위한 약학조성물 또는 건강기능식품으로 유용하게 이용될 수 있다.

– 공개번호: 10-2011-0034876, 출원인: 대구한의대학교 산학협력단

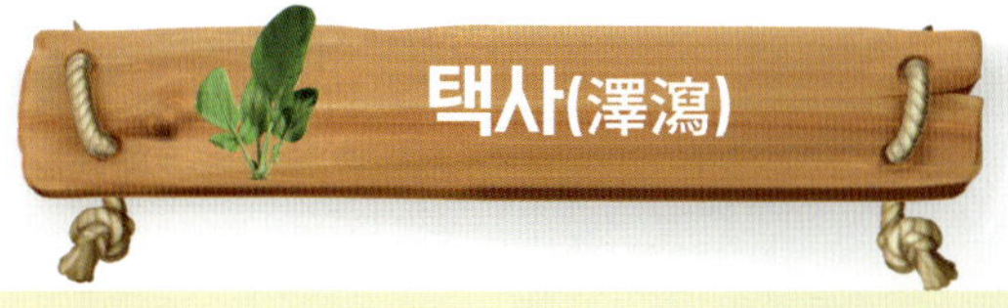

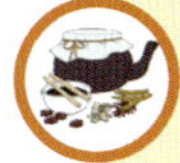

주효능 | 신장염, 방광염, 신장결석, 방광결석, 부종, 고지혈증

택사는 택사과에 속하는 여러해살이풀인 질경이택사 또는 택사의 덩이줄기를 말한
다. 중·북부 지역, 제주도에서 많이 자생하며, 햇볕이 잘 드는 습지에서 잘 자란다. 늦
가을에 뿌리줄기를 캐서 줄기와 잎, 잔뿌리를 제거하고 깨끗이 씻은 뒤 약한 불에서 말
린 다음 다시 잔뿌리와 거친 껍질을 제거한 후 사용한다. 성질은 차갑고 맛은 달고 약
간 짜면서 담담하다.

택사는 요로에 생긴 염증을 없애는 효능이 좋은 약초이다. 《동의보감》에도 '습병(濕病)
을 없애는 성약(聖藥)으로 그 효능은 소변을 잘 나오게 하는 데 뛰어나다.' '수병(水病)과
습종(濕腫)의 영단(靈丹; 신령스러운 효험이 있는 영약)이다.'라고 쓰여 있다. 따라서 택사는 전립
선염으로 소변이 시원하게 나오지 않을 때 효과가 있으며, 이뇨작용이 좋아 전립선에

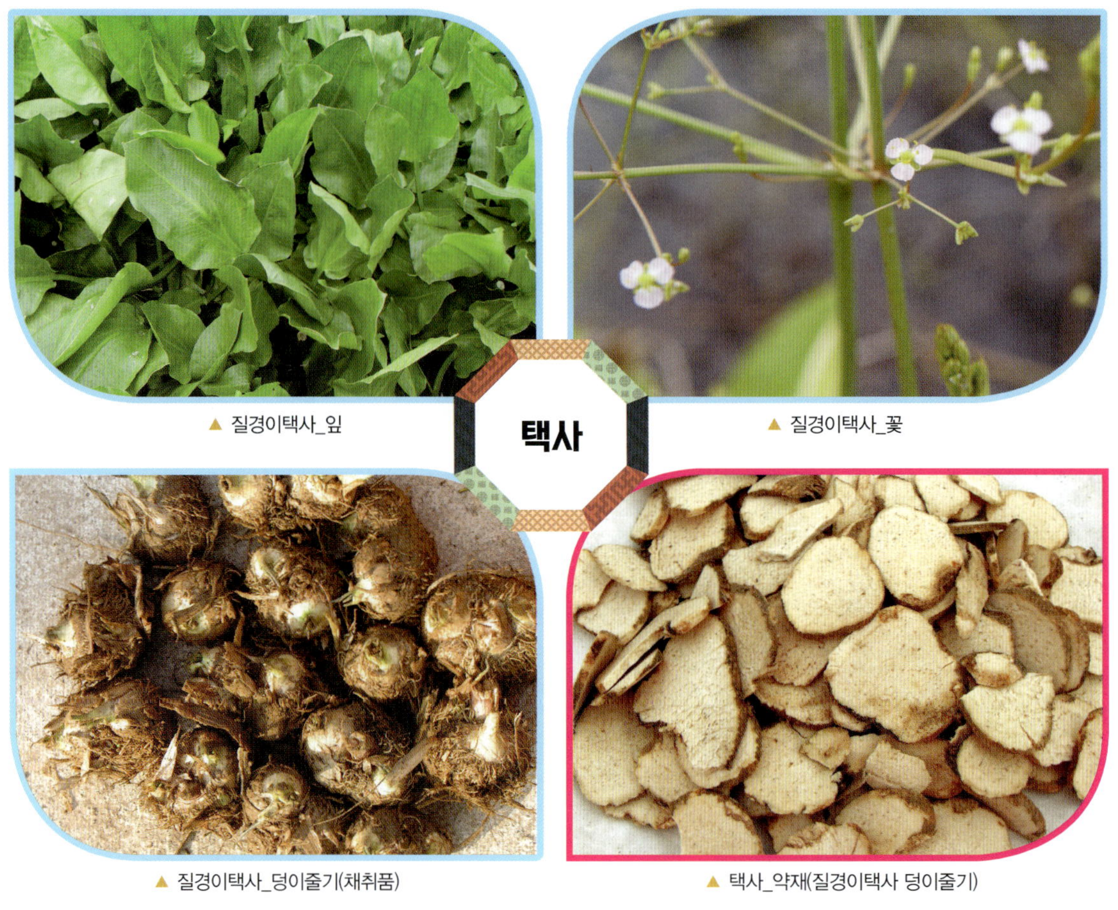

▲ 질경이택사_잎

▲ 질경이택사_꽃

▲ 질경이택사_덩이줄기(채취품)

▲ 택사_약재(질경이택사 덩이줄기)

생긴 염증을 가라앉히는 데에도 도움을 준다.

　근래에 택사가 혈중 콜레스테롤 수치를 감소시킨다는 사실이 밝혀졌다. 택사는 콜레스테롤과 중성지방을 낮추는 효과가 우수하고, 지방간의 형성을 막는 효과도 현저하다. 택사를 단독으로 사용하든 다른 약초와 함께 사용하든 효과 면에서는 큰 차이가 없었으나 고혈압이나 변비가 있을 때 결명자와 함께 사용하면 콜레스테롤을 감소시키는 효과가 더욱 강해졌다.

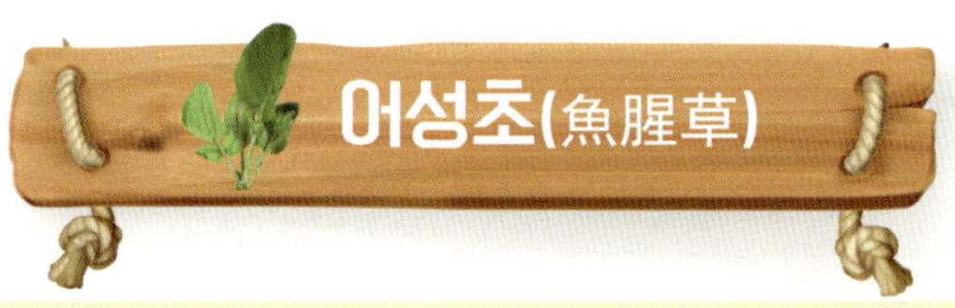

어성초(魚腥草)

주효능 | 기관지염, 폐렴, 폐농양, 비염, 축농증, 여드름, 화농성 피부질환, 요도염, 방광염, 임질, 소아의 고열

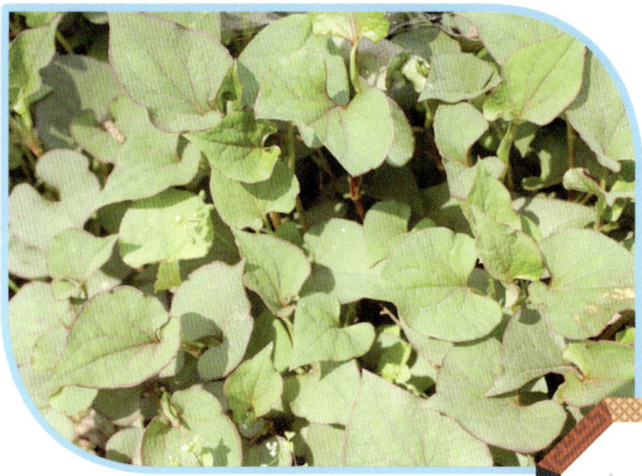

▲ 약모밀_잎

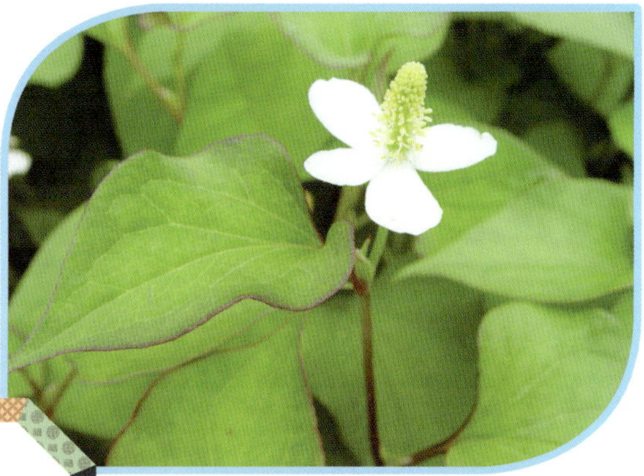

어성초

▲ 약모밀_꽃

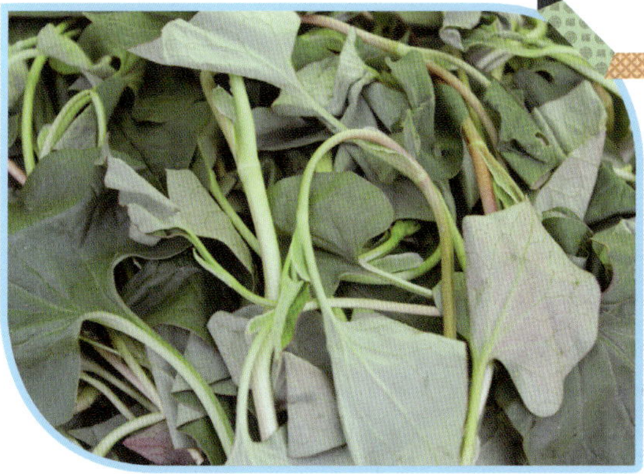

▲ 약모밀_지상부(채취품)

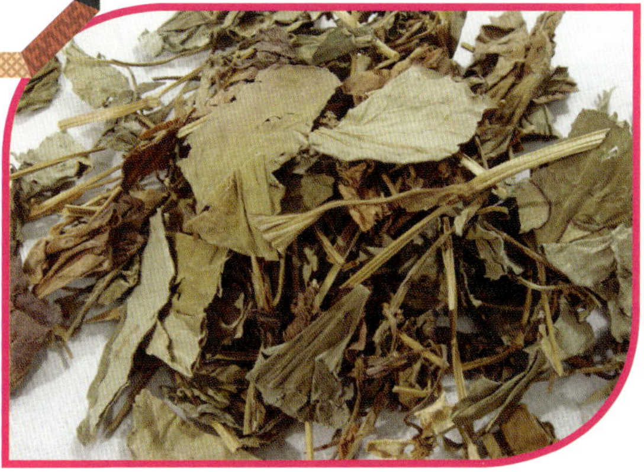

▲ 어성초_약재(약모밀 지상부)

어성초는 삼백초과에 속하는 여러해살이풀인 약모밀의 지상부를 말한다. 중·남부 지방, 제주도와 울릉도에서 자생 또는 재배하고 있으며, 양지 혹은 반음지에서 잘 자란다. 5~6월에 꽃이 피고 꽃대가 많을 때 채취해 햇볕에 말려 사용한다. 성질은 약간 차

갑고 맛은 맵다.

어성초는 생식기에 생긴 염증성 질환, 화농성 질환 치료에 사용한다. 요도나 방광에 염증이 생겨 소변을 자주 보고 배뇨통이 있을 때 또는 임질(淋疾)이나 생식기 주변에 염증성 질환이 있을 때 응용하는데 항생제를 사용해도 증상이 호전되지 않는 경우이거나 항생제 치료의 보조요법으로 사용하면 좋다.

가벼운 염증성 질환에서부터 항생제를 사용해도 잘 치료되지 않는 화농성 질환 치료에 이르기까지 광범위하게 사용하는데 특히 폐렴이나 기관지염이 있을 때, 상태가 악화되어 폐에 농양이 생겼을 때에 매우 효과적이다. 그 밖에도 비염이나 축농증 치료에도 사용하며, 한의학에서 폐는 피부와 연관이 있으므로 피부의 화농성 질환(여드름 등) 치료에도 효과적이다.

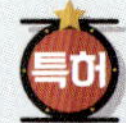

어성초(약모밀)의 기능성 및 효능에 관한 특허자료 2종 외

▶ 항당뇨 활성을 갖는 어성초 혼합 추출액물

본 발명에 따른 어성초(약모밀 전초) 혼합 추출액은 당뇨 흰쥐의 체중 감소를 억제시키고 식이효율 지하를 방지하며, 췌장 β-세포로부터의 인슐린 분비를 증진시킬 뿐만 아니라 췌장조직을 보호하는 효과가 있어 항당뇨 활성이 우수하다.   - 공개번호: 10-2010-0004328, 출원인: 성숙경 외

▶ 어성초 추출물을 포함하는 항염증 및 염증성 신경 퇴행성 질환 예방 또는 치료용 조성물

본 발명은 어성초(약모밀 전초) 추출물을 유효성분으로 포함하는 것을 특징으로 하는 항염증제 및 염증성 신경 퇴행성 질환용 약학 조성물에 관한 것이다. 본 발명의 조성물은 BV-2 미세아교세포에 있어서 LPS-유발 유도성 질소 산화물 합성(iNOS) 단백질 발현 및 NO 생산을 완전히 약화시킬 수 있으므로 효율적인 항염증제 및 신경 퇴행성 질환의 치료제로 효과적으로 사용될 수 있다.   - 공개번호: 10-2014-0021903, 출원인: 건국대학교 산학협력단

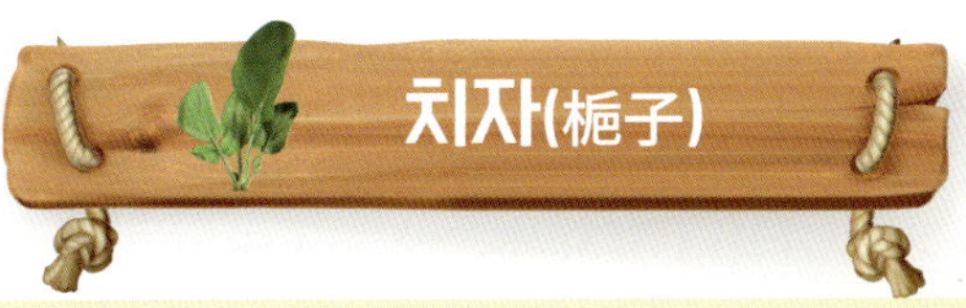

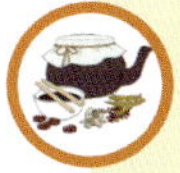

주효능 | 화병(火病), 번열(煩熱), 방광염, 요도염, 요로결석, 전립선염, 황달

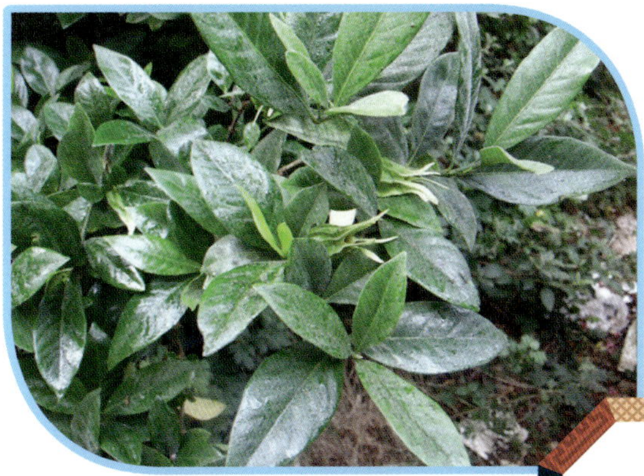

▲ 치자나무_잎

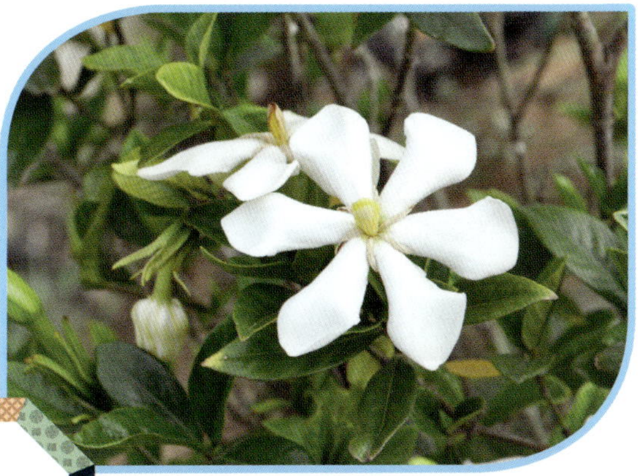

▲ 치자나무_꽃

치자

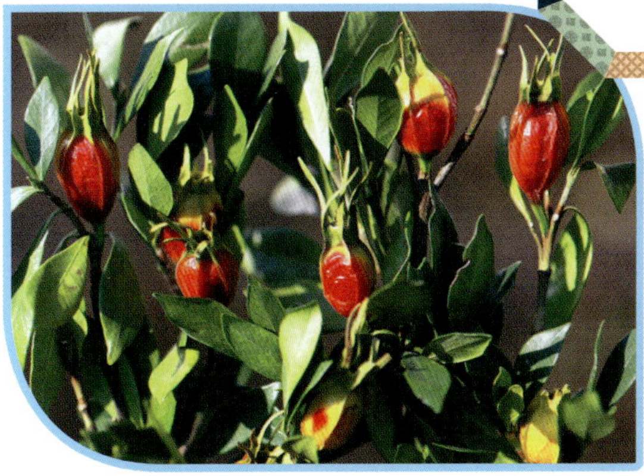

▲ 치자나무_열매

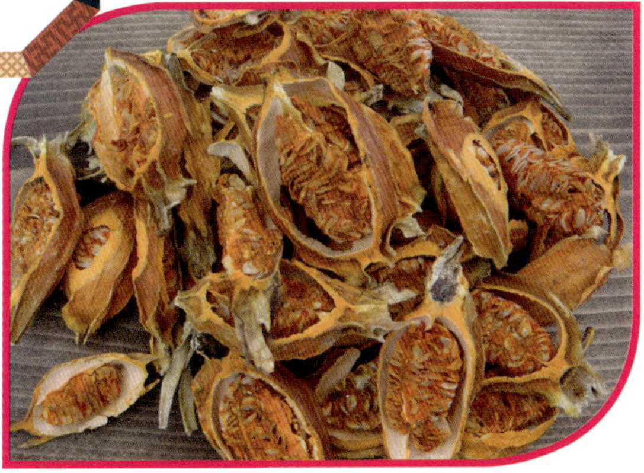

▲ 치자_약재(치자나무 열매)

　치자는 꼭두서니과에 속하는 상록활엽관목인 치자나무의 익은 열매를 말한다. 원산지는 중국이며 우리나라에서는 남부 지방에서 많이 재배한다. 보통 9~10월에 열매가 익어 열매껍질이 누렇게 되었을 때 따서 열매꼭지와 불순물을 제거하고 햇볕에 말리거

나 불에 쬐어 말린다. 성질은 차갑고 맛은 쓰다.

치자는 임증(淋證) 치료에 사용하는 대표적인 약초이다. 임(淋)은 '방울방울 떨어진다'는 의미가 있다. 즉, 임증은 요로에 감염증이 있거나 결석 또는 전립선 염증으로 소변이 잘 나오지 않으며 소변이 나올 때 통증이 있는 증상을 포괄하는 한방 용어이다.

치자는 담즙 분비를 촉진하는 효능이 있어 황달이나 간염 등의 치료에 사용되는데 이는 실험 결과로 증명되었다. 《동의보감》에서도 '치자는 황달(黃疸), 곡달(穀疸), 주달(酒疸), 여로달(女勞疸), 흑달(黑疸) 등 5가지 황달을 치료한다.'고 하였다.

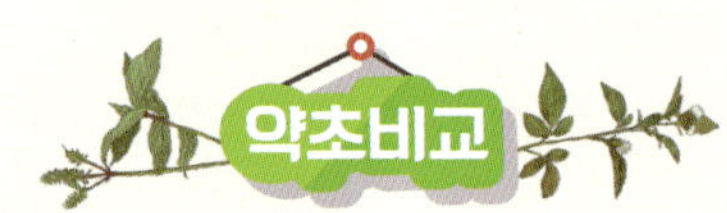

🌿 치자나무와 꽃치자

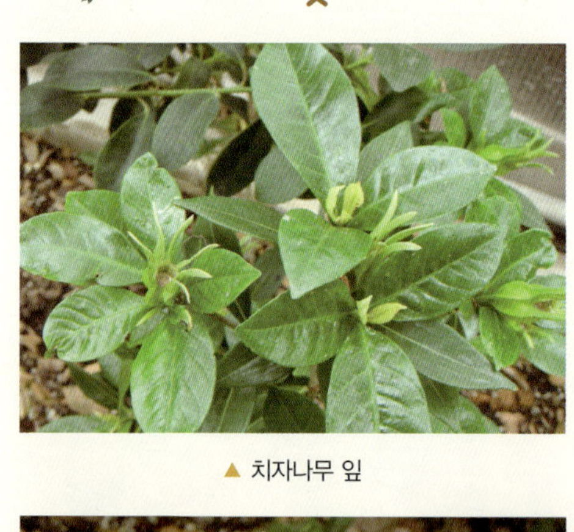

▲ 치자나무 잎

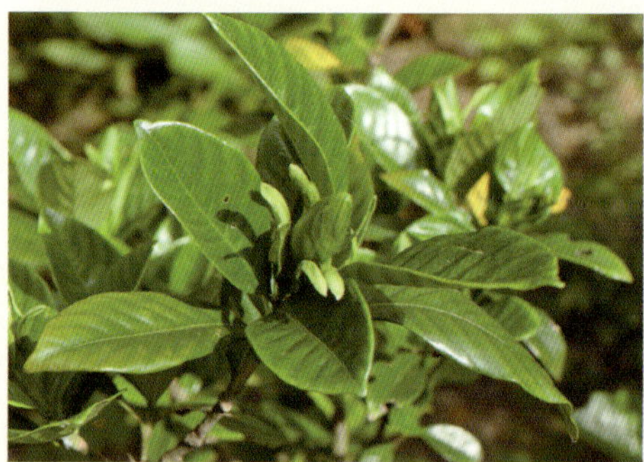

▲ 꽃치자 잎

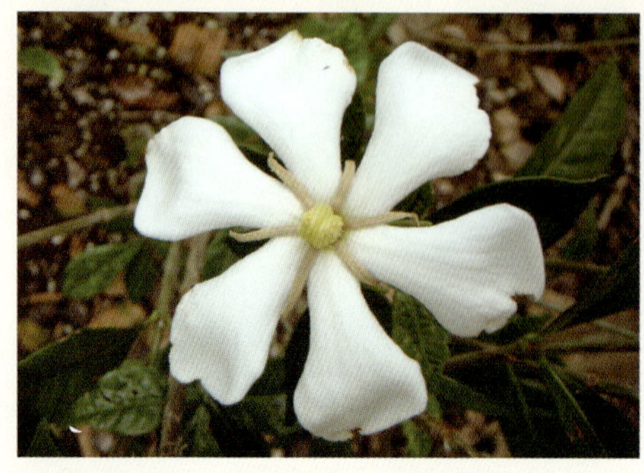

▲ 치자나무 꽃

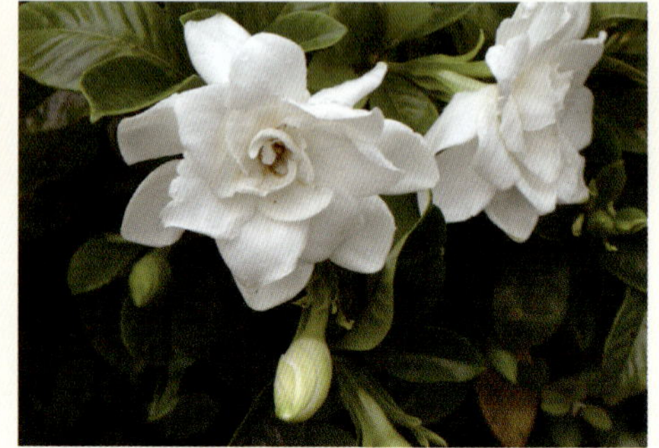

▲ 꽃치자 꽃

154

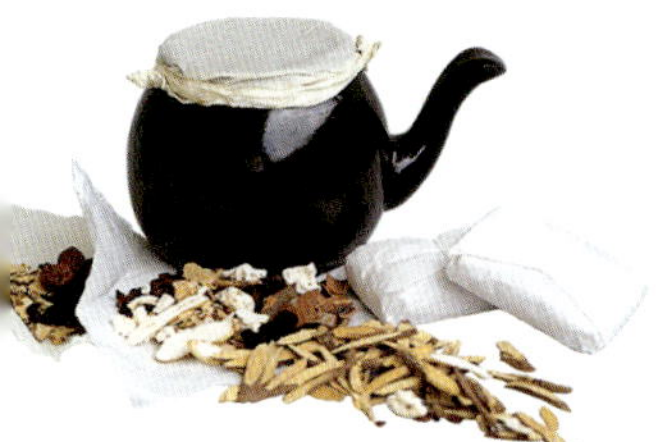

목 디스크

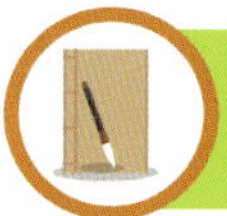

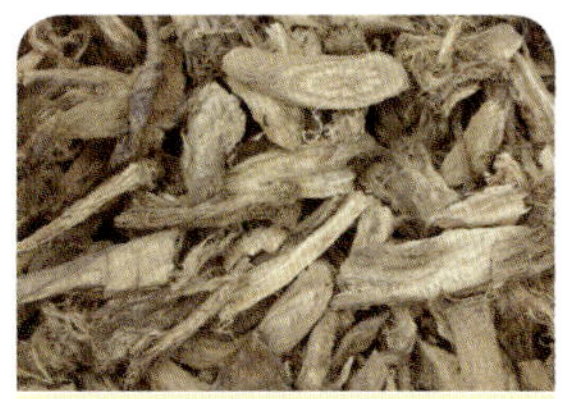

▲ 갈근

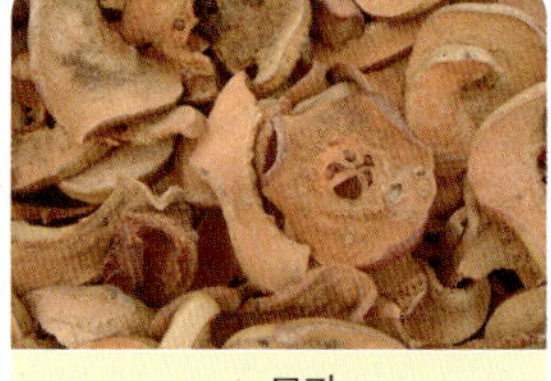

▲ 모과

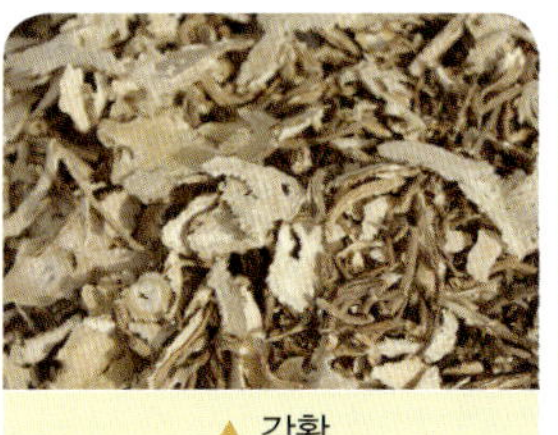

▲ 강활

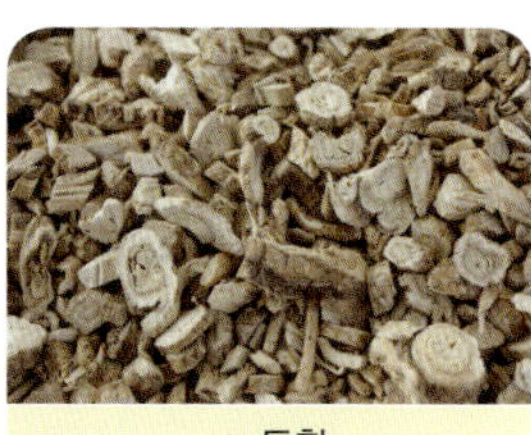

▲ 독활

어깨와 목의 근육은 머리를 지탱하는데 성인 머리 무게는 4~5kg이다. 그런데 지속적인 스트레스에 노출되거나 머리를 숙인 자세로 장시간 공부하거나 휴대폰을 보면 머리를 지탱하는 근육이 과도하게 긴장되어 목은 원래의 형태를 벗어나 일①자 형태로 변한다. 이러한 경우 목뼈 사이의 디스크에 가해지는 압력이 높아지고 그 결과 디스크가 빠져나오면서 주위에 있는 신경을 눌러 뒷목이 뻣뻣해지는 증상, 통증, 저리는 증상, 감각 이상 같은 목디스크 증상이 나타난다.

과거에 목을 다친 적이 있거나 50세가 넘은 경우에는 디스크 자체에 노화가 진행되고 있기 때문에 목 디스크 증상은 더욱 쉽게 나타난다. 이러한 경우에는 뒤틀린 자세로 장시간 독서를 하거나 고정된 자세로 컴퓨터를 오래 사용하거나, 너무 높은 베개를 베는 행위는 피해야 한다.

목 디스크 치료는 머리를 지탱하는 근육을 강화하며 경직된 근육을 이완시키는 데에 중점을 두어야 한다. 가벼운 목 운동과 온천욕을 하는 것이 도움이 되고 목 주위를 마사지하거나 지압하는 것도 효과적이다.

다음에 소개되는 약초처방은 목 근육의 경직을 해소하고 통증을 없애는 데 도움을 준

다. 하루치 분량인 갈근 20g, 모과 10g, 강활 10g, 독활 8g을 물 800mL에 넣어 중불로
2시간 정도 달여 물이 절반 정도 되게 한다. 그리고 이것을 아침·점심·저녁 3번 나눠
마시는데 간격은 3~4시간이 적당하다. 10일분 또는 20일분씩 달여놓고 유리병에 담아
냉장고에 보관하였다가 마실 때마다 따뜻하게 데워서 마셔도 된다.

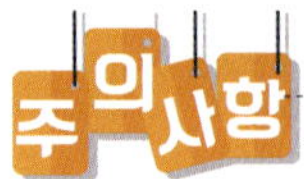

① 목 디스크는 오랜 치료기간을 요하므로 약초처방을 3개월 이상 꾸준하게 복용해야
  한다.
② 목 디스크의 재발 방지를 위해서는 근육을 강화해야 하며 평상시 올바른 자세를 유지하
  는 것이 중요하다.
③ 모과를 많이 복용하면 치아와 뼈가 손상될 수 있고 변비가 있는 사람에게는 잘 맞지 않으
  므로 평소보다 양을 줄여서 사용해야 한다.
④ 체력이 약한 사람은 약초처방의 양을 줄여서 사용한다.

효능⁺PLUS

① 피로감이 심하면 인삼, 황기를 더한다.
② 허리에 통증이 있다면 두충을 더한다.
③ 마비감이 있다면 위령선을 더한다.
④ 두통이 있다면 천궁, 백지를 더한다.
⑤ 통증이 어깨까지 뻗치면 해동피를 더한다.

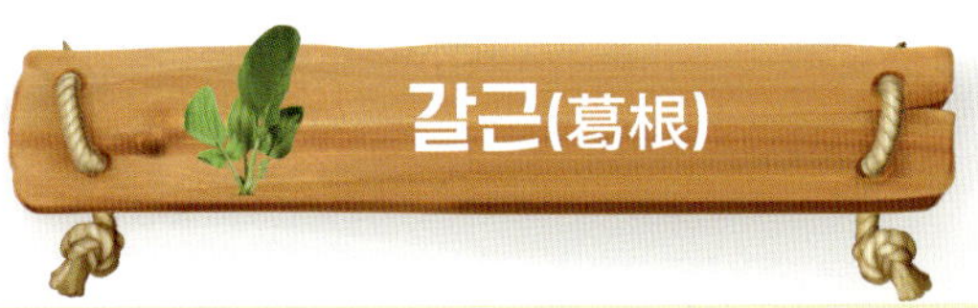

갈근(葛根)

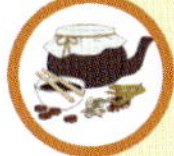

주효능 | 몸살감기, 견비통, 목 디스크, 일자 목, 피부염, 주독(酒毒), 당뇨병, 설사

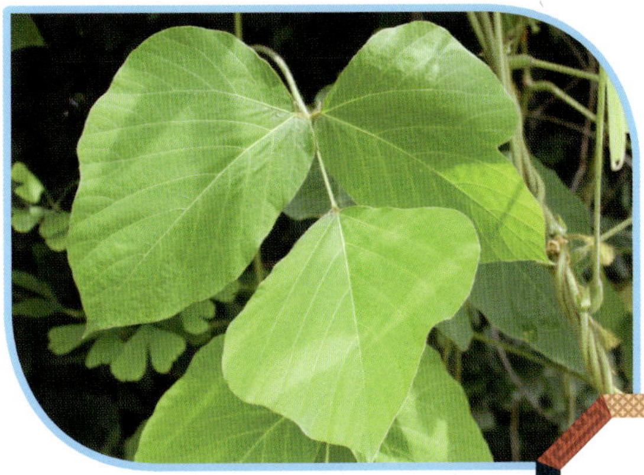

▲ 칡_잎

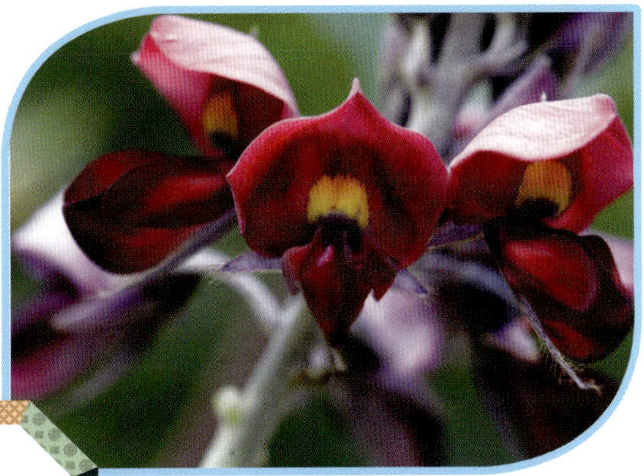

갈근

▲ 칡_꽃

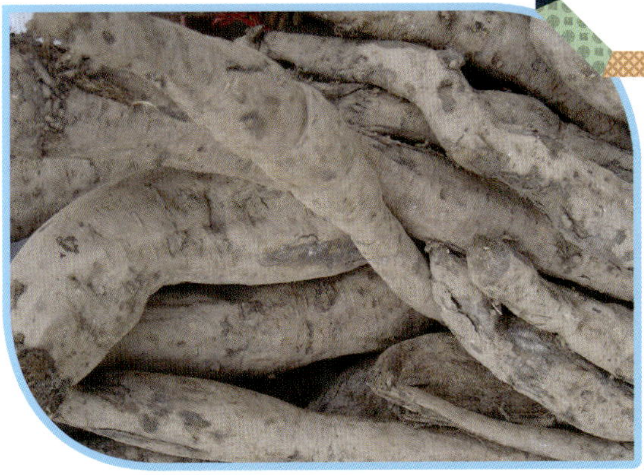

▲ 칡_뿌리(채취품)

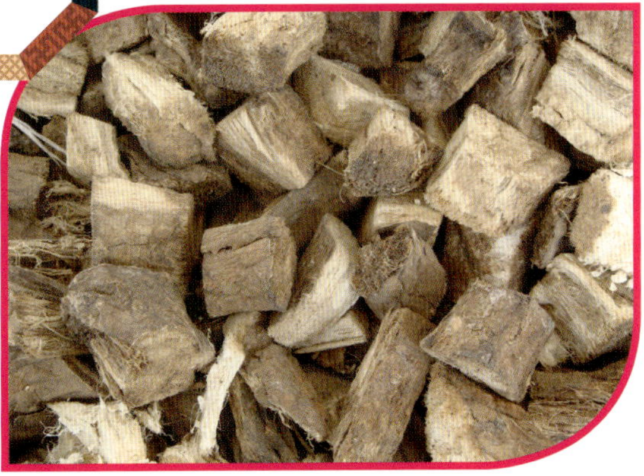

▲ 갈근_약재(칡 뿌리)

　갈근은 콩과에 속하는 여러해살이 덩굴식물인 칡의 뿌리를 말한다. 온대 지방에서 주로 자라는데 100~1,200m 고지의 양지바르고 토질이 좋은 기슭이나 언덕에 주로 자생한다. 이른 봄이나 늦가을이 채취의 적기이며, 채취한 후 깨끗이 씻어 겉껍질을 제거하

고 얇게 썰어 햇볕에 말리거나 불에 쬐어 말린 후 사용한다. 성질은 약간 차갑고 맛은 달고 맵다.

갈근은 뭉친 근육을 풀어주는 약초이다. 교통사고를 당해 뒷목이 뭉치고 일자목이 되었을 때, 컴퓨터를 오랫동안 사용한 결과 뒷목이 뻣뻣해졌을 때 뭉친 근육을 풀기 위해 갈근을 사용한다. 갈근이 어깨와 목의 근육이 뭉쳤을 때 체액을 끌어올려 근육을 이완시켜주기 때문이다.

갈근은 피부의 발진(發疹)을 촉진한다. 예전에 아이가 홍역이나 마마에 걸리면 몸이 약한 탓에 발진이 더디게 일어나는 경우가 있었다. 발진이 되지 않으면 더욱 위험해질 수 있는데 이때 갈근은 근육과 피부를 이완시켜 발진이 빨리 돋을 수 있도록 도와준다. 이러한 효능으로 인해 요즘에는 각종 피부질환 치료에 갈근을 사용한다.

또한 갈근은 술독을 푸는 효능도 있다. 《동의보감》에서는 '술독은 땀을 내고 소변을 잘 나가게 하면 된다.'고 했다. 땀을 내고 소변을 잘 나가게 하는 것은 갈근 같은 콩과 식물의 특징인데 그중에서도 꽃의 효능이 탁월하다. 그래서 술독을 없애는 데에는 칡꽃, 팥꽃이 쓰이고 팥이나 검정콩, 녹두 등도 효과가 좋다.

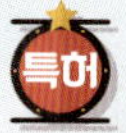 **갈근(칡)의 기능성 및 효능에 관한 특허자료 2종 외**

▶ **갈근 추출물을 함유하는 면역증강용 조성물**
본 발명은 갈근(칡뿌리) 추출물을 함유하는 면역 활성 증강을 위한 조성물에 관한 것으로, 세포 내 면역 활성 증진 효과 및 면역 증강 효능이 우수하여 면역 저하증의 예방, 억제 및 치료에 우수한 면역 증강 효능을 갖는 식품, 의약품 및 사료 첨가제로서 유용하다.
— 등록번호: 10-1059280, 출원인: 원광대학교 산학협력단

▶ **칡 추출물을 이용한 폐경기 여성 건강 예방 및 치료**
본 발명은 폐경기 여성 건강 예방 및 치료용 칡 추출물에 관한 것으로, 본 발명에 따르면 칡 추출물을 유효성분으로 포함하는 폐경기 여성 건강 개선용 약학적 조성물 및 건강기능식품의 활용이 기대된다.
— 공개번호: 10-2011-0088814, 출원인: 고려대학교 산학협력단

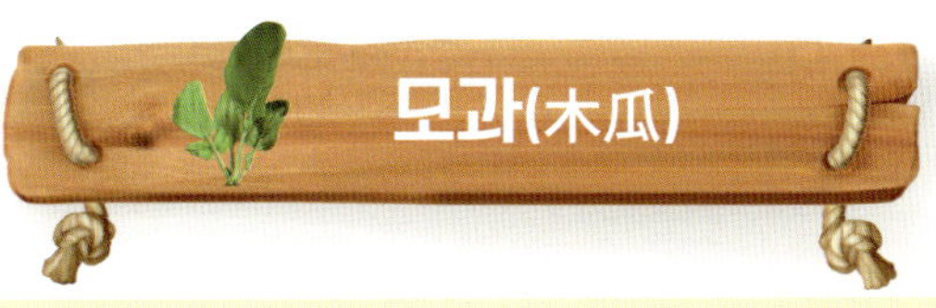

모과(木瓜)

주효능 | 요통, 좌골신경통, 근육통, 구토, 설사

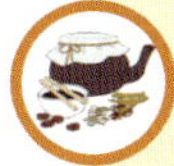

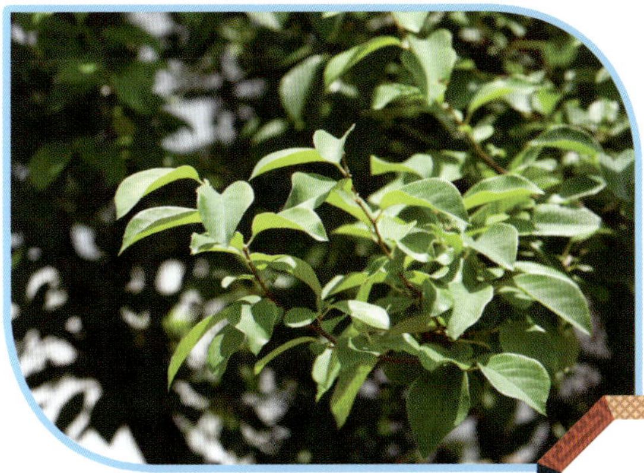

▲ 모과나무_잎

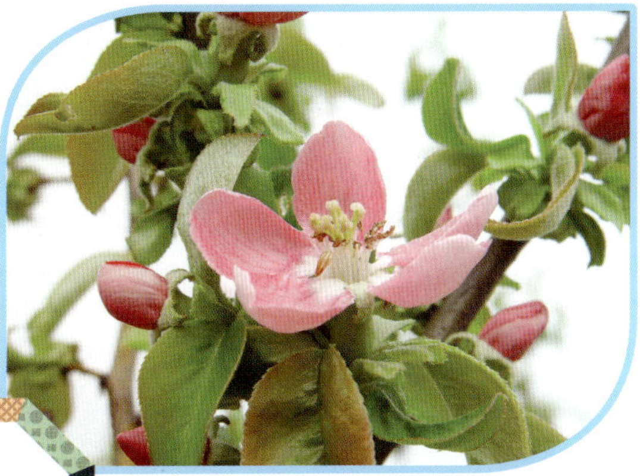

▲ 모과나무_꽃

모과

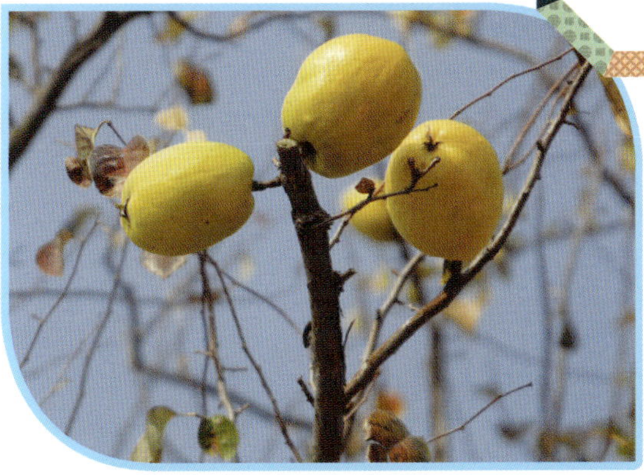

▲ 모과나무_열매

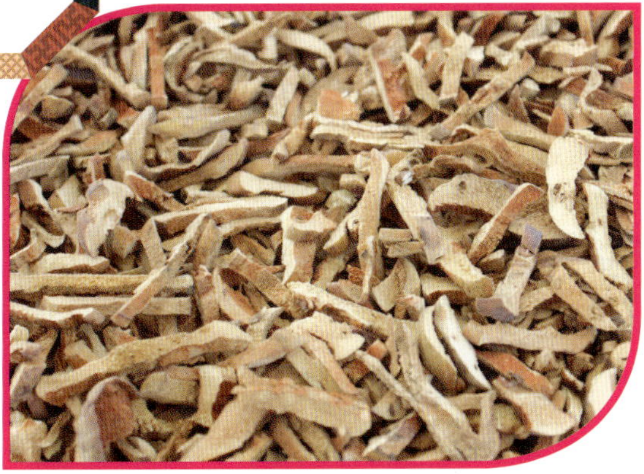

▲ 모과_약재(모과나무 열매)

모과는 장미과에 속하는 낙엽활엽교목인 모과나무의 익은 열매를 말하는데, 원산지는 중국으로 우리나라에서는 주로 중부 이남 지방에서 식용 및 약용으로 심는다. 9~10월에 열매가 익었을 때 채취해 끓는 물에 5~10분간 끓여서 건져낸 다음 겉껍질이 주름

이 질 때까지 말려 세로로 자른 후 붉은색으로 변할 때까지 햇볕에 말려 사용한다. 성질은 따뜻하고 맛은 시고 떫다.

　모과는 근육을 강화하면서 부드럽게 만드는 효능이 있는데 이러한 효능은 모과의 신맛 때문이다. 한방에서는 신맛이 간의 기능을 도와주는 역할을 하며 간은 근육과 연관이 있다고 말한다. 결국 신맛이 나는 모과가 간의 기능을 도와 근육을 강화하고 이완시키는 효과를 발휘하는 것이다. 《동의보감》에서도 '모과는 간으로 들어가며, 힘줄과 혈(血)을 보익(補益)한다.'고 하였다.

　모과는 허리와 다리가 당기고 통증이 나타날 때, 다리가 무겁고 시큰거리고 근육이 굳어질 때에도 사용한다. 그래서 옛날에는 모과를 각기(脚氣; 다리가 나무처럼 뻣뻣해지는 병증) 치료에 주로 사용하였다. 요즘에는 좌골신경통, 근육통, 근육 류머티즘, 말초신경염 등의 치료에 사용한다.

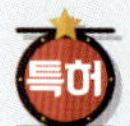

모과나무의 기능성 및 효능에 관한 특허자료 2종 외

▶ 모과 열매 추출물을 유효성분으로 함유하는 당뇨병의 예방 및 치료용 약학 조성물 및 건강식품 조성물
본 발명은 모과 열매의 용매 추출물을 유효성분으로 함유하는 당뇨병의 예방 및 치료용 약학 조성물 및 건강기능식품에 관한 것이다.
－ 공개번호: 10-2011-0000323, 출원인: 공주대학교 산학협력단

▶ 모과나무 추출물을 유효성분으로 하는 과민성 면역질환 예방 또는 개선용 약학 조성물
본 발명은 모과나무 추출물을 유효성분으로 하는 과민성 면역질환 예방 또는 개선용 약학 조성물에 관한 것으로, 상기 약학 조성물은 모과나무 추출물을 유효성분으로 함으로써 비만세포에서의 알레르기 유발 물질의 분비를 근원적으로 차단할 수 있기 때문에, 알레르기성 질환뿐 아니라 나아가 과민성 면역질환을 치료 또는 예방할 수 있는 장점이 있다.
－ 공개번호: 10-2014-0043610, 출원인: 대전대학교 산학협력단

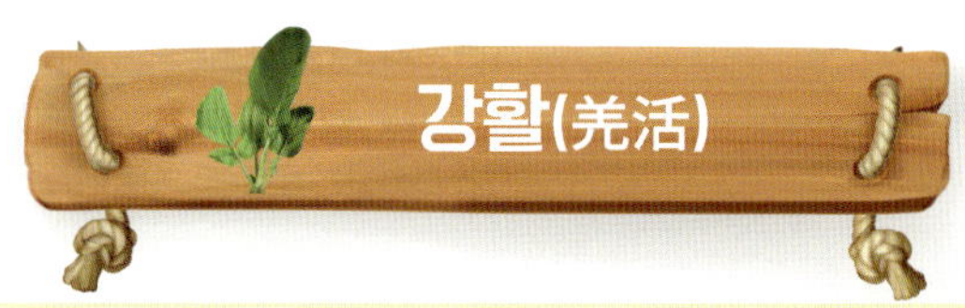

강활(羌活)

 | 몸살감기, 관절통, 근육통, 두통

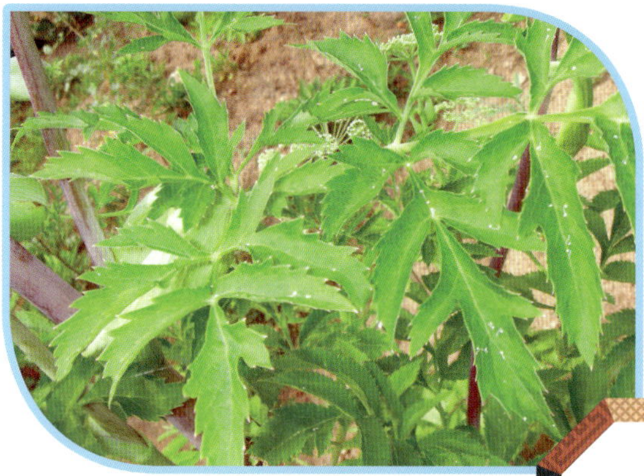

▲ 강활_잎

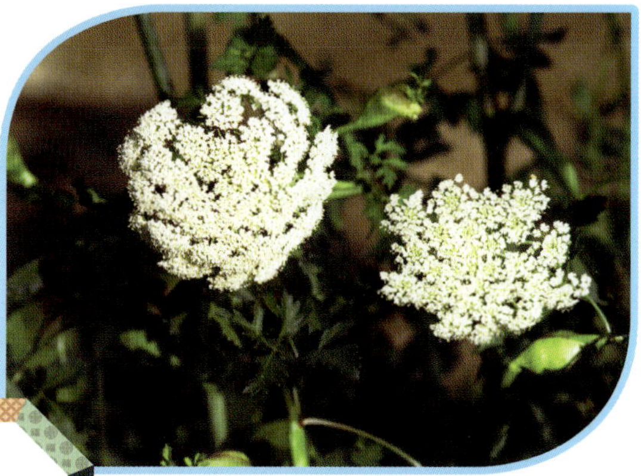

강활

▲ 강활_꽃

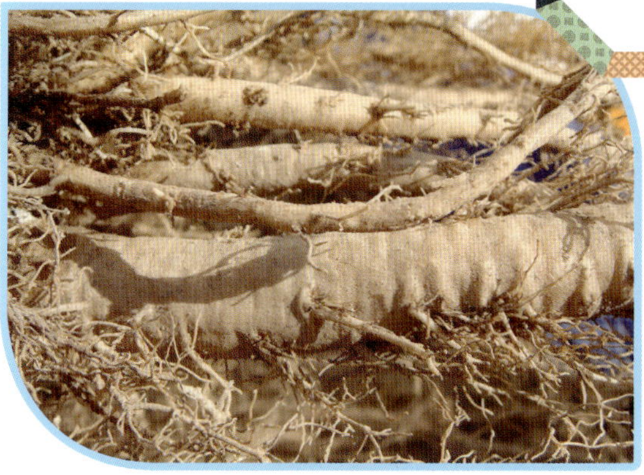

▲ 강활_뿌리(채취품)

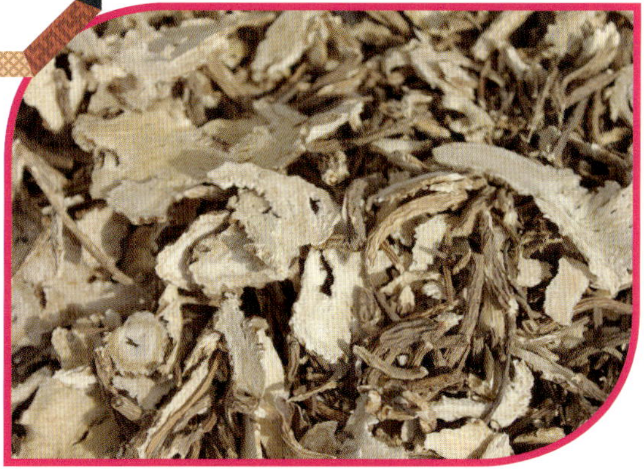

▲ 강활_약재(강활 뿌리)

강활(강호리)은 산형과의 여러해살이풀인 강활의 뿌리를 말하는데 강원도, 경기도, 경상북도 지방의 산골짜기 계곡에서 야생으로 자라거나 재배한다. 이른 봄이나 가을에 뿌리를 캐서 줄기와 잎, 잔뿌리를 제거하고 깨끗이 씻어 햇볕이나 불에 말려 사용한다.

성질은 따뜻하고 맛은 맵고 쓰다.

　강활은 두통이나 어깨 통증, 목이 뻣뻣해지는 증상처럼 인체의 상반신에 통증이 있을 때 적합하다. 그래서 목 디스크, 오십견 등으로 통증이 심할 때에는 강활을 주약으로 사용한다. 물론 다른 약초와 적절하게 배합한다면 요통이나 무릎 통증 치료에도 사용할 수 있다.

　강활은 통증을 치료하는 효과가 좋아 활용범위가 매우 넓은 편이다. 근육통, 지절통, 좌골신경통 치료에 활용하고 저리고 마비감이 있는 증상을 개선하는 효과가 있다. 또한 강활을 달여서 아픈 곳에 발라도 통증을 감소시키는 효과가 있다.

🌿 생활 속에서 강활 활용하기

강활 80g을 진하게 달여 술에 넣은 것을 손바닥으로 환부를 안마하면 근육이 이완되고 통증이 멎는다.

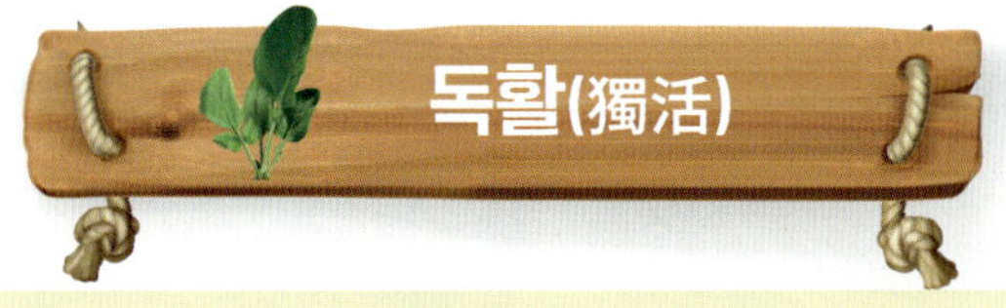

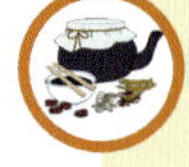

주효능 | 근육통, 관절통, 관절염, 요통, 무릎과 다리의 통증, 피부 가려움증

　독활은 두릅나무과에 속하는 여러해살이풀인 독활의 뿌리이다. 중국에서는 산형과에 속하는 여러해살이풀인 중치모당귀(重齒毛當歸)의 뿌리를 사용한다. 전국 각지의 산에서 자라는데, 늦가을 잎이 진 이후나 이른 봄 잎이 나오기 전에 채취해 흙을 제거하고 바람이 통하는 그늘진 곳에서 말려 사용한다. 성질은 약간 따뜻하고 맛은 맵고 쓰다.

　독활은 각종 신경통과 근육통, 관절통 치료에 흔히 사용하는 약초이다. 강활은 보통 목이나 어깨처럼 인체의 상반신에 통증이 있을 때 사용하고, 독활은 허리나 무릎처럼

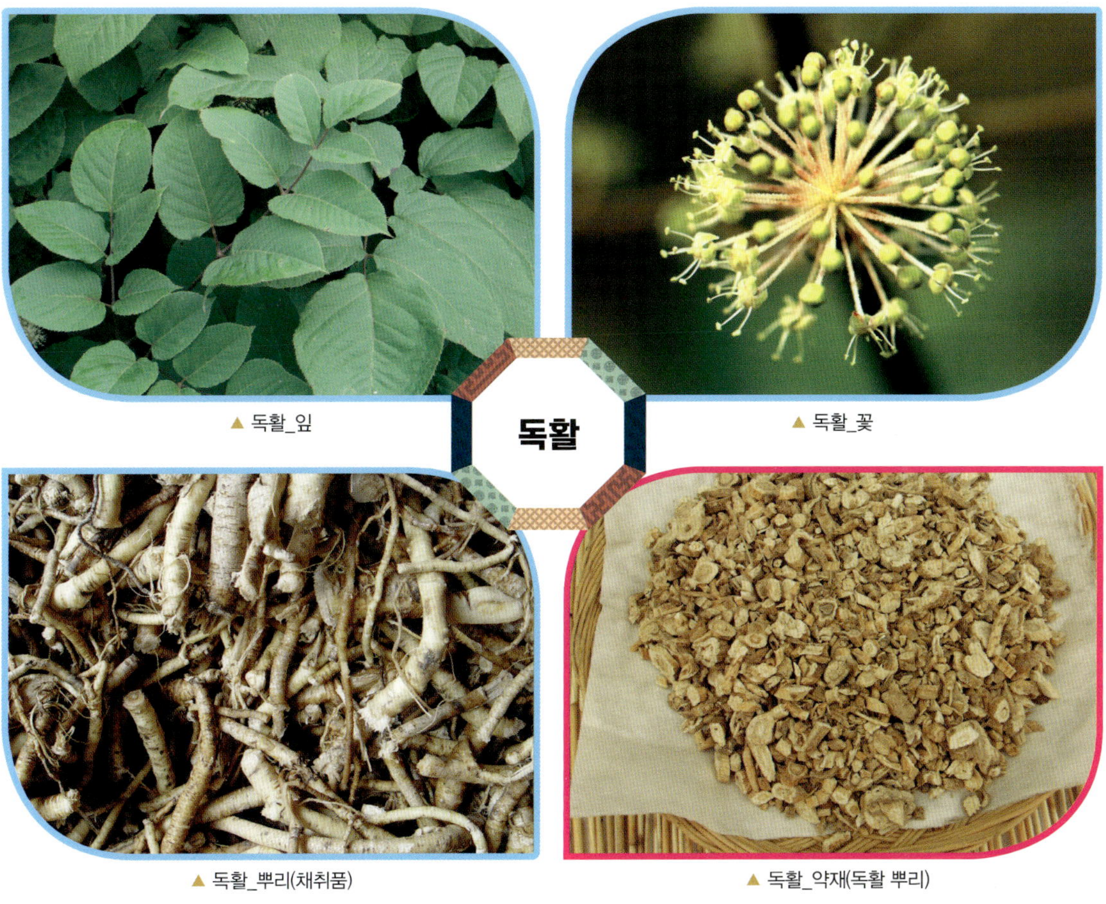

▲ 독활_잎

독활

▲ 독활_꽃

▲ 독활_뿌리(채취품)

▲ 독활_약재(독활 뿌리)

인체의 하반신에 통증이 있을 때 사용하는데 강활과 독활을 함께 사용하면 몸 여기저기에서 나타나는 통증 치료에 모두 사용할 수 있고 효과도 증강된다.

독활은 허리 디스크와 좌골신경통 치료에 효과가 좋고 중풍의 후유증으로 반신불수가 되고 마비감이 있을 때, 안면신경이 마비되었을 때에도 사용하는데 급·만성을 가리지 않고 사용할 수 있는 좋은 약초이다.

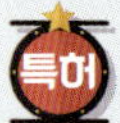 독활의 기능성 및 효능에 관한 특허자료 2종 외

▶ **독활 추출물을 포함하는 췌장암 치료용 조성물 및 화장료 조성물**

본 발명에 따른 췌장암 치료용 조성물 및 화장료 조성물은 췌장암 세포의 성장을 억제하고 세포 사멸을 유도하는 효과가 있어 췌장암 치료 및 예방에 효과적으로 사용할 수 있다.

– 공개번호: 10–2012–0122425, 출원인: 주식회사 한국전통의학연구소, 정경채, 황성연

▶ **독활 및 만형자의 혼합 생약 추출물을 유효성분으로함유하는 관절염의 예방 및 치료용 조성물**

본 발명의 독활 및 만형자의 혼합 생약 추출물은 시험관 내 실험에서 연골 구성물질의 분해 억제 및 세포 괴사 억제 활성을 나타내며, 염증 및 통증 유발 동물에서 소염 및 진통 활성이 탁월하므로 관절염의 예방 및 치료에 유용한 약학조성물 및 건강기능식품에 이용될 수 있다.

– 공개번호: 10–2008–0055205, 출원인: 경희대학교 산학협력단

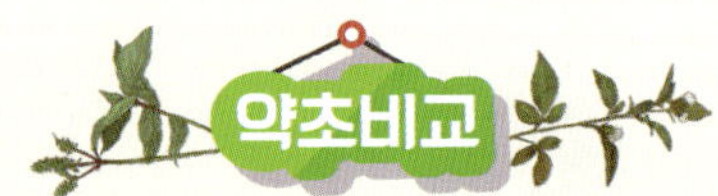

독활과 강활

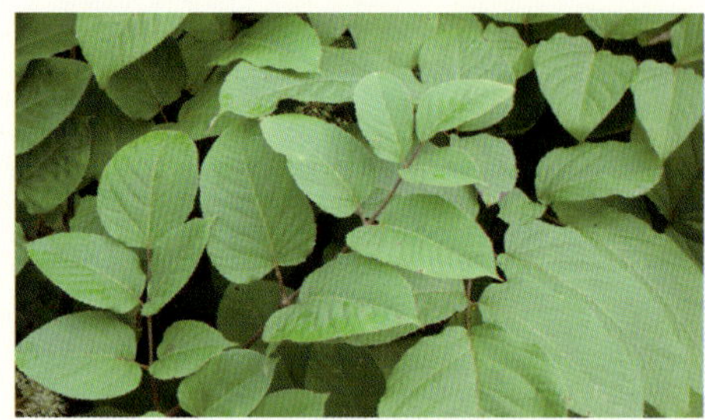

▲ 독활 잎

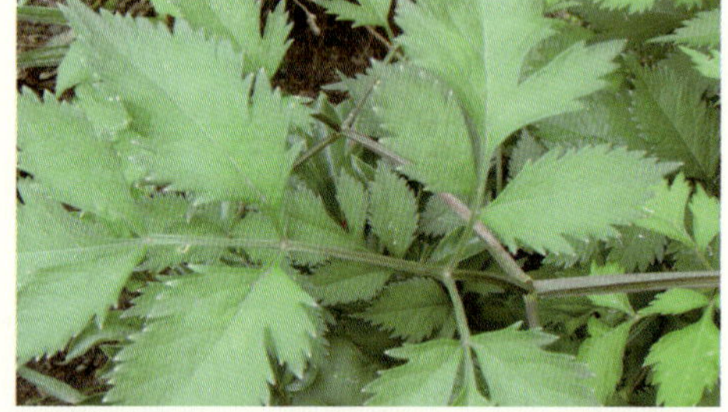

▲ 강활 잎

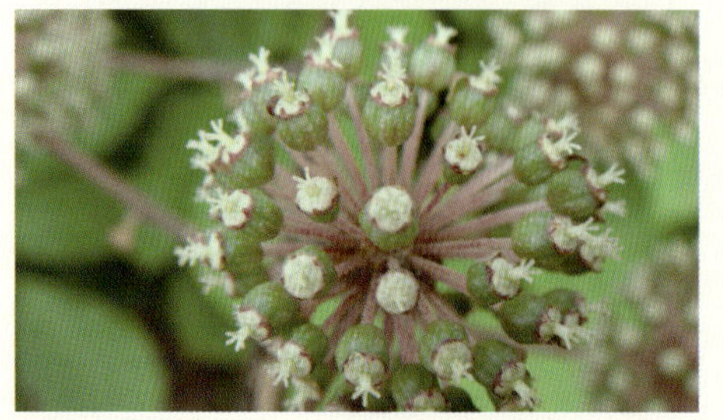

▲ 독활 꽃

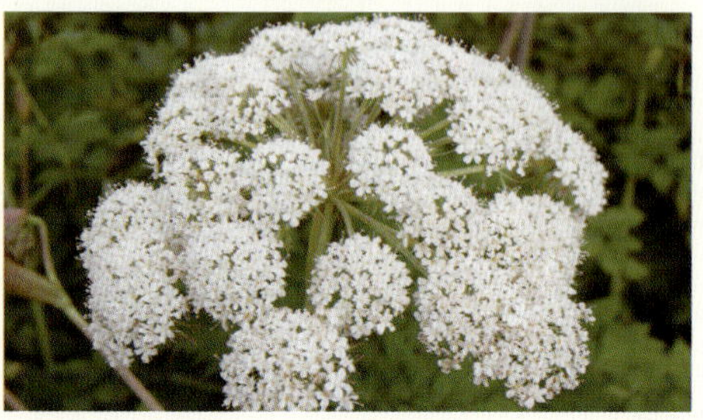

▲ 강활 꽃

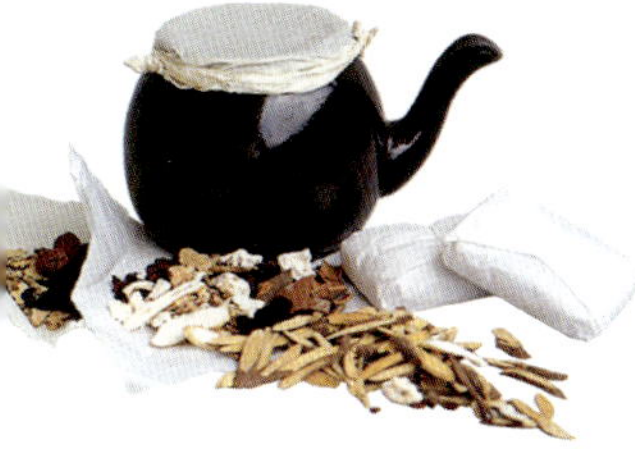

요통/허리디스크

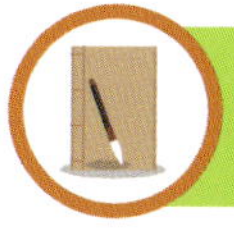

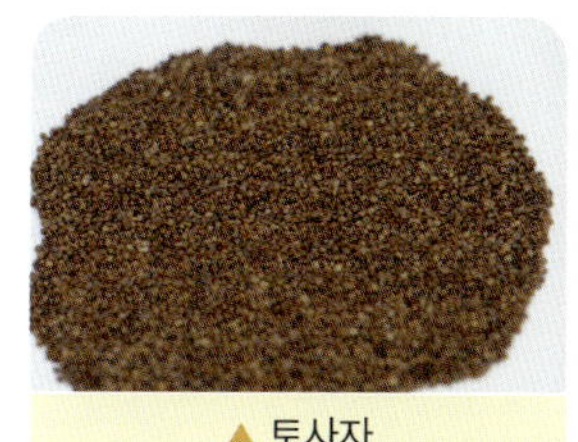

▲ 토사자

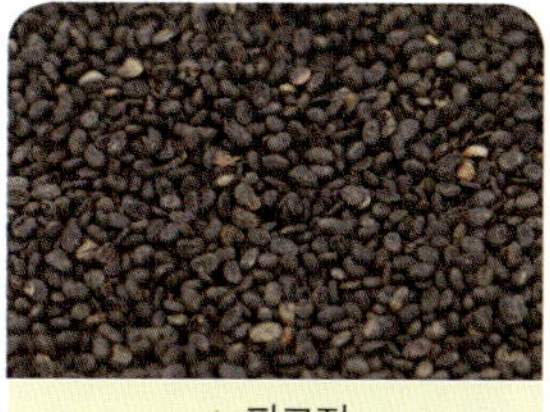

▲ 파고지

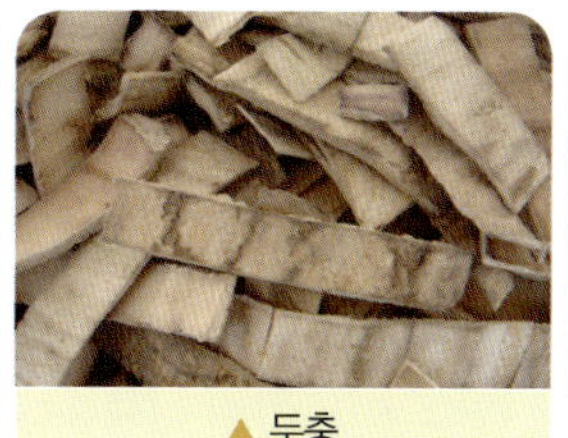

▲ 두충

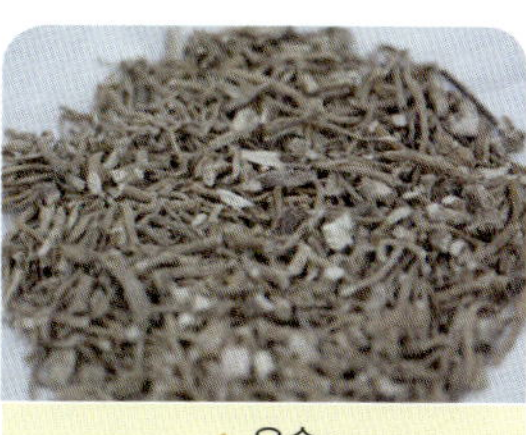

▲ 우슬

　요통은 척추뼈, 디스크, 관절, 인대, 신경, 근육, 혈관 등의 기능 이상 및 상호 조정이 어려워짐으로써 발생하는 허리 부위의 통증이다. 60~90%의 사람이 평생 살아가면서 요통을 겪게 된다. 이 중 40~50%는 치료 없이도 일주일 이내에 좋아진다. 하지만 나이가 증가할수록 요통의 빈도는 높아지며 50~60대에서 가장 많이 발생한다.

　요통은 허리에만 통증이 생기는 경우가 가장 많으나 사람에 따라서는 하지의 통증을 함께 호소하거나 하지의 근력 약화, 감각 저하가 함께 나타나는 경우도 있다. 보통은 디스크 질환의 경우 허리를 앞으로 숙일 때 증상이 심해지고 척추관 협착증의 경우 허리를 뒤로 젖힐 때 증상이 심해진다.

　허리 디스크는 수술하는 경우가 많지만 이것은 우리나라의 독특한 의료문화일 뿐 대부분의 나라에서는 비수술 치료가 대세이다. 한 예로 허리가 아플 때 복대를 하면 약을 먹지 않았는데도 순식간에 통증이 완화되는 것을 볼 수 있는데 이는 복대가 약해진 허리 근육을 대신하기 때문이다. 이처럼 요통과 허리 디스크의 기초적인 치료법은 허리 근육을 강화하는 것이다.

　다음에 소개되는 약초처방은 허리 근육을 강화하여 요통과 허리 디스크 치료에 도움을 준다. 하루치 용량인 토사자 12g, 파고지 10g, 두충 10g, 우슬 8g을 물 800mL에 넣어 중불로 2시간 정도 달여 물이 절반 정도 되게 한다. 그리고 이것을 아침·점심·저녁 3번 나눠 마시는데 간격은 3~4시간이 적당하다. 10일분 또는 20일분씩 달여놓고 유리병에 담아 냉장고에 보관하였다가 마실 때마다 따뜻하게 데워서 마셔도 된다.

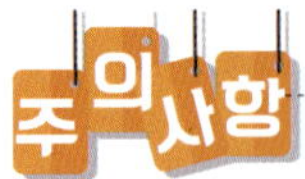

① 요통과 허리 디스크는 만성 질환이므로 약초처방을 6개월 이상 복용하는 것이 바람직하다.

② 요통과 허리 디스크의 재발 방지를 위해 허리 근육을 강화하고 올바른 자세를 유지하도록 한다.

③ 토사자를 볶은 후 갈아서 사용해야 약효성분이 잘 우러나온다.

④ 파고지는 소금물에 담근 후 볶아서 사용한다.

⑤ 두충을 소금물에 담근 후 검게 그을릴 때까지 볶아 사용하면 부작용이 감소하고 효과가 더 좋아진다.

효능 ⁺PLUS

① 허리와 다리 부위에 냉기가 돌면 계피를 더한다.

② 다리에 통증이 있다면 강활, 독활을 더한다.

③ 기운이 없으면 인삼, 황기, 백출을 더한다.

④ 숙지황, 구기자를 더하면 효능이 더 좋아진다.

토사자(菟絲子)

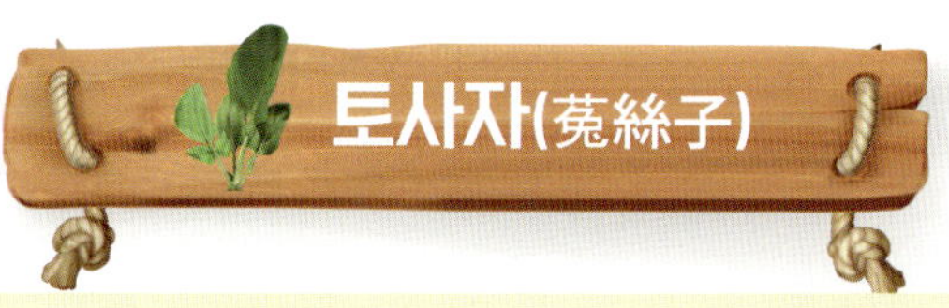

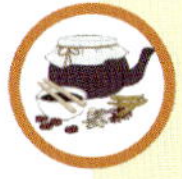

주효능 | 요통, 관절염, 불임증, 유정(遺精), 시력 감퇴, 이명(耳鳴)

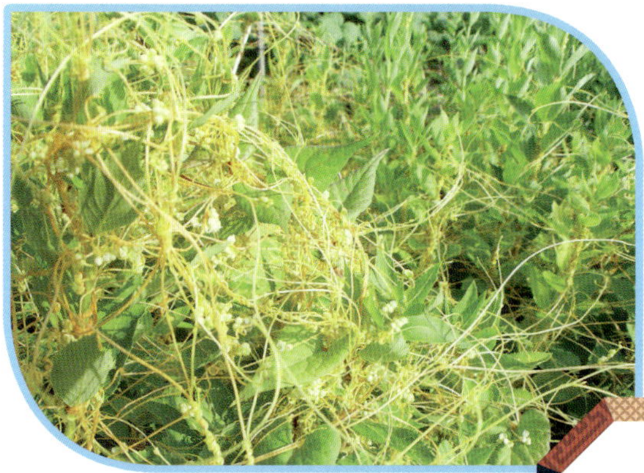

▲ 실새삼_지상부

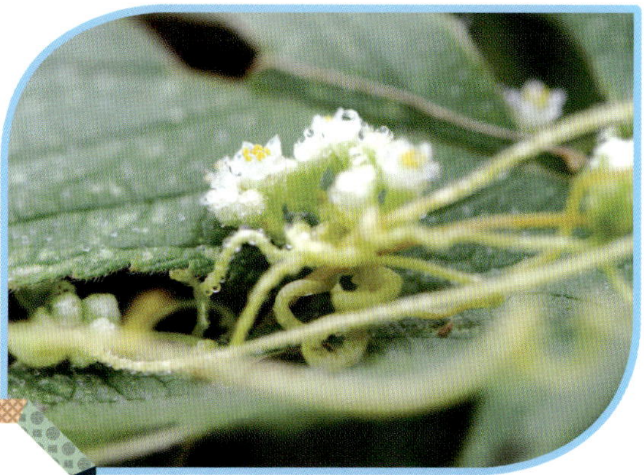

▲ 실새삼_꽃

토사자

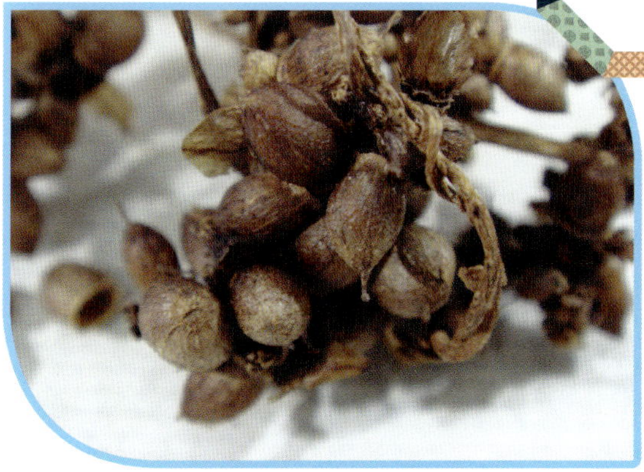

▲ 실새삼_씨앗(채취품)

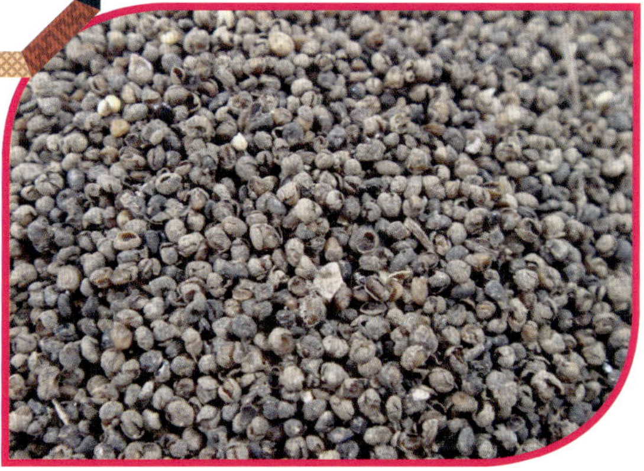

▲ 토사자_약재(실새삼 씨앗)

토사자는 메꽃과에 속하는 한해살이 덩굴식물인 새삼 또는 실새삼의 익은 씨앗을 말한다. 우리나라를 비롯하여 동남아시아에서 분포하는데 우리나라에서는 전라남도, 경기도, 강원도, 경상남도 등지에서 자생한다. 다른 식물의 진액을 빨아 먹고 자라기 때

문에 주변 식물을 고사시킨다. 9월쯤 씨앗이 완전히 익었을 때 채취하는데 줄기와 함께 잘라 햇볕에 말린 후 씨앗을 털고 체로 불순물을 제거한 뒤 사용한다. 성질은 약간 따뜻하고 맛은 달면서 맵다.

토사자는 뼈와 근육을 강화시키는 효능이 있다. 특히 노화로 인해 허리가 약해진 사람에게 사용하면 좋고, 허리 근력이 약한 여성에게 비교적 잘 맞는다. 《동의보감》에서도 '허리나 무릎이 시큰거리고 연약한 것'을 치료한다고 하였다. 허리를 지탱하는 근육이 약해지면 평범한 집안일에도 쉽게 허리에 피로감이 나타나고 시큰거리는 증상이 생긴다. 그리고 식당에서 밥을 먹을 때 등받이가 없으면 오래 앉을 수 없어 손을 뒤로 하여 바닥을 짚어야 한다. 무릎도 마찬가지여서 무릎 관절을 지탱하는 근육이 약해지면 시큰거리는 증상과 통증이 생긴다. 이처럼 근육이 약해졌을 때 토사자를 사용하면 매우 효과적이다.

토사자는 남녀의 불임증 치료에도 효과가 좋은데 약리학적으로 월경과 성호르몬의 분비를 조절하는 작용이 있다고 밝혀졌고, 한방에서도 임신을 주관하는 경락인 임맥(任脈)과 충맥(衝脈)을 강화하는 작용이 있어 남녀 불임증에 요긴하게 사용된다.

🌿 새삼의 싹과 줄기

새삼의 싹을 토사자묘(菟絲子苗)라고 하는데 얼굴에 생긴 기미와 여드름, 주근깨를 없애는 효능이 있다. 또한 새삼의 줄기는 열을 내리고 수기(水氣)를 돌리고 독을 풀어주는 효능이 있다. 따라서 피를 토하고, 코피가 나고, 피가 섞인 변을 보는 증상, 자궁출혈, 소변이 잘 나오지 않고 뿌연 증상, 설사, 땀띠, 황달, 근육과 뼈가 아픈 증상, 반신불수 등의 치료에 사용한다.

파고지(破古紙)

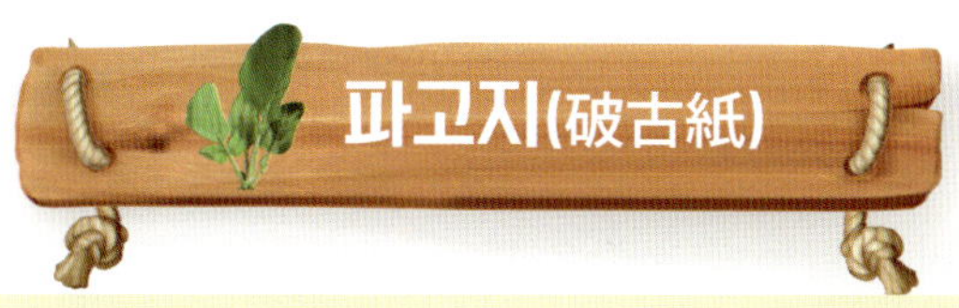

주효능 | 요통, 다리무력증, 발기부전, 빈뇨(頻尿), 야뇨증, 설사, 원형탈모증

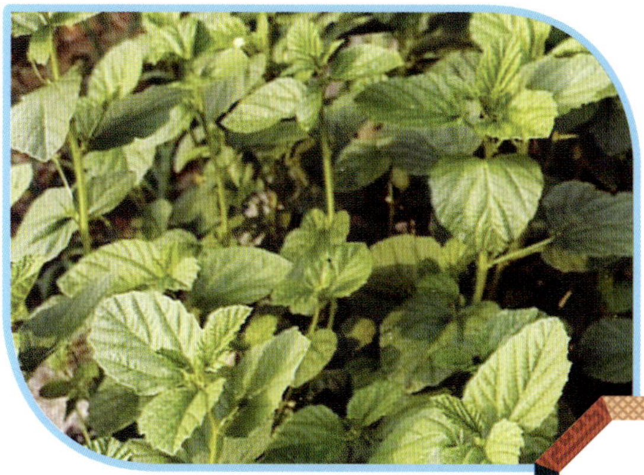

파고지

▲ 개암풀_잎

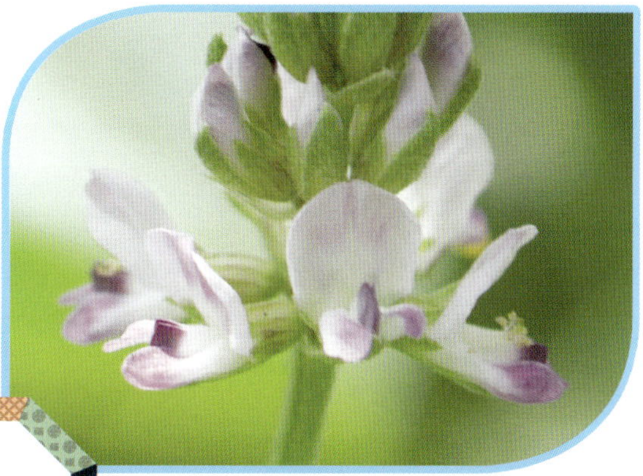

▲ 개암풀_꽃

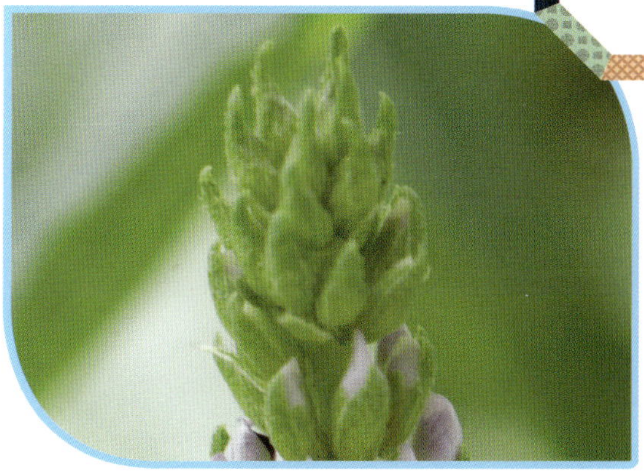

▲ 개암풀_꽃봉오리

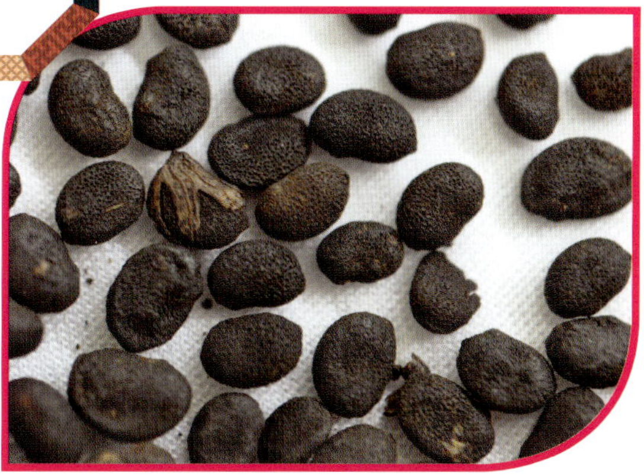

▲ 파고지_약재(개암풀 열매)

파고지는 콩과에 속하는 한해살이풀인 개암풀의 익은 열매를 말하며, 중국의 동북 지방, 서북 지방을 제외한 각지에서 생산된다. 9월에 채취하는데 햇볕에 말린 후 사용한다. 성질은 따뜻하고 맛은 맵고 쓰다.

파고지를 보골지(補骨脂)라고도 부르는데 이름에서 알 수 있듯이 뼈를 보해주는 의미를 갖고 있어 허리와 무릎이 아픈 증상 치료에 좋은 효과가 있다. 또한 남성의 정력을 강화하는 약초로도 알려져 있는데 정력을 강화하는 약초는 대체로 근육과 뼈를 강화하는 효능도 가지고 있다.

파고지는 위장과 아랫배를 따뜻하게 하는 효능이 있어 설사가 잦고 대변이 묽게 나오는 경우에 사용할 수 있고, 남성의 발기부전, 정액이 새는 증상, 소변을 자주 보는 증상 치료에도 효과가 좋다.

🌿 선비와 파고지

옛날 한 선비가 과거를 보러 먼 길을 떠나게 됐다. 부인은 남편을 위해 며칠간 먹을 수 있는 음식과 약재를 정성스레 마련했다. 그 안에는 '흰 포장지에 싸인 까만 열매는 공부하시면서 차로 끓여 드세요'라는 편지가 있었다. 부인의 정성에 감동한 선비는 과거를 보러 가는 도중에도 주야를 가리지 않고 공부에 매달렸다. 그러다 얼마 후 체력이 떨어지고 기력이 약해지자 부인이 준 씨앗으로 차를 끓여 마셨다. 그러자 다시 의욕이 생겨나고 정력이 솟아났다. 그러던 중 선비는 불현듯 일어난 욕정을 이기지 못해 수음을 하고 사정하게 된다. 그런데 사정된 정액이 책장을 찢어버렸다. "아뿔싸, 씨앗을 끓여 먹고 책장을 찢어놓고 말았구나." 후에 그 씨앗은 종이를 찢어놓았다는 의미로 '파고지(破古紙; 오래된 종이를 뚫는다)'라 불리게 되었다.

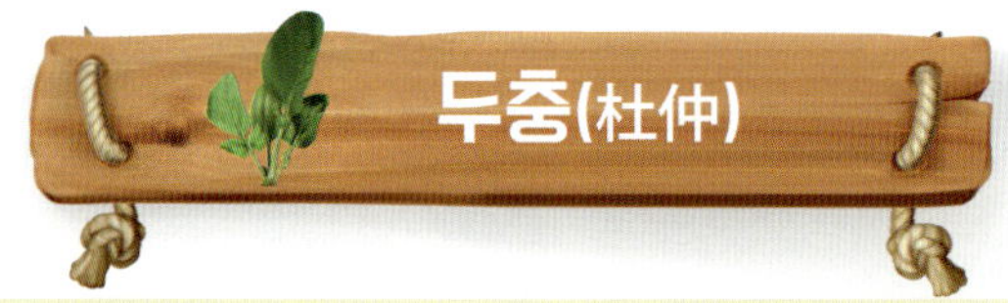

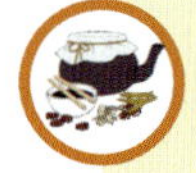

주효능 | 요통, 습관성 유산, 고혈압, 조루(早漏), 발기부전

두충은 두충과에 속하는 낙엽활엽교목인 두충의 나무껍질을 말한다. 원산지는 중국이며 우리나라에서는 강원도, 경기도, 경상북도, 충청북도 지방의 산과 들에서 자란다. 4~5월 가지와 잎이 펼쳐질 때 채취하는데 나무껍질을 벗겨낸 후 코르크층을 제거하고

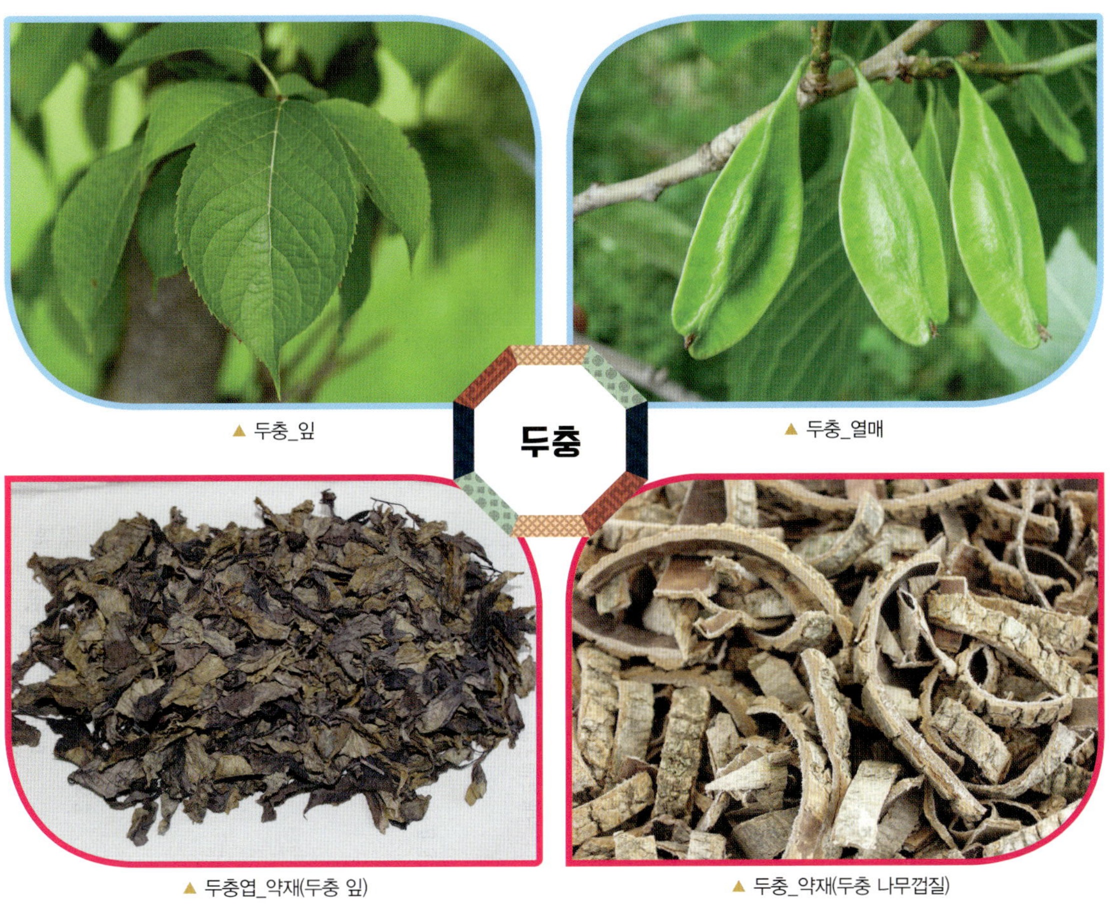

▲ 두충_잎

▲ 두충_열매

▲ 두충엽_약재(두충 잎)

▲ 두충_약재(두충 나무껍질)

적당한 크기로 잘라 말려서 사용한다. 성질은 따뜻하고 맛은 달고 약간 맵다.

두충은 허리 근육이 약해져 묵지근한 통증이 계속될 때 가장 먼저 생각해야 할 약초이다. 허리 근육이 약하면 식당에서 밥을 먹을 때 오래 앉아 있을 수 없어 벽에 기대려고 한다. 그리고 조금만 무리해도 허리에 힘이 빠져 통증이 생긴다. 이럴 때 두충을 사용하면 허리 근육이 강화되어 통증이 덜해진다. 마치 허리가 아플 때 복대를 하면 통증이 덜해지는 것처럼 두충이 허리를 감싸는 복대 역할을 하는 것이다. 따라서 젊은이보다 어느 정도 나이가 든 사람에게 적합한 약초이다.

두충은 유산을 방지하는 효능이 있다. 근력이 약한 사람이 임신했을 때, 특히 자궁을 지탱하는 골반저근(pelvic floor muscle)이 약한 상태에서 태아가 성장하면 자궁이 제 위치에서 벗어나 통증과 하혈이 동반된 유산 징후가 나타난다. 이 경우 두충을 복용하면 골반저근의 힘이 강해져 유산을 예방할 수 있다. 이러한 효능은 남녀의 성기능 강화에도 도움을 주고 조루나 불감증을 개선하는 데에도 기여한다.

🌿 청아환

허리 근육이 약해져 만성 요통이 있을 때에는 두충(생강즙에 볶은 것) 160g, 볶은 파고지 160g, 호두 30개를 가루로 만들어 생강즙 100g과 반죽해 녹두 크기의 환으로 만들어 1회에 100개씩 복용한다.

특허 두충의 기능성 및 효능에 관한 특허자료 2종 외

▶ **학습장애, 기억력장애 또는 치매의 예방 또는 치료용 두충 추출물**
본 발명은 두충피 조추출물 또는 그의 분획층을 유효성분으로 포함하는 학습장애, 기억력장애 또는 치매의 예방 또는 치료용, 또는 학습 또는 기억력 증진용 약학 조성물 또는 학습 또는 기억력 증진용 기능성 식품을 제공한다.　　　　　　　－ 공개번호: 10-2010-0043669, 출원인: (주)유니베라

▶ **두충 추출물을 함유하는 항산화 및 피부 노화방지용 화장료조성물**
본 발명은 두충수피 추출물을 유효성분으로 함유하는 항산화 및 피부 노화방지용 화장료 조성물에 관한 것이다. 두충 추출물은 피부 노화방지용 기능성 식품, 기능성 화장품이나 약물에 유용하게 사용될 수 있는 효과가 있게 되는 것이다.　　　　　　　－ 공개번호: 10-2010-0048322, 출원인: 조홍연

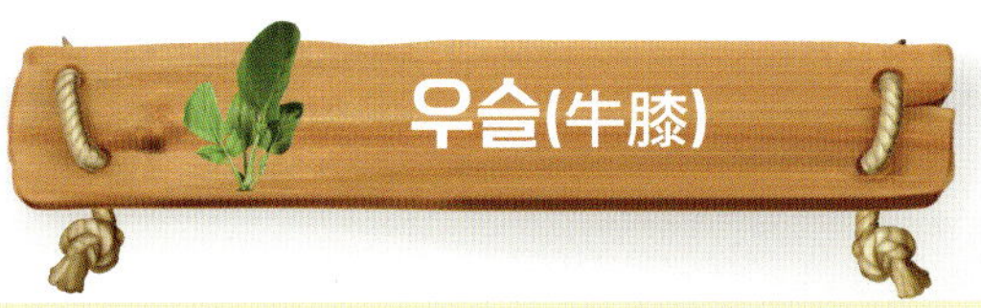

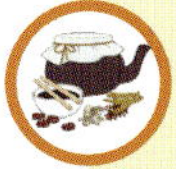

주효능 | 요통, 관절통, 생리통, 생리불순, 혈뇨(血尿)

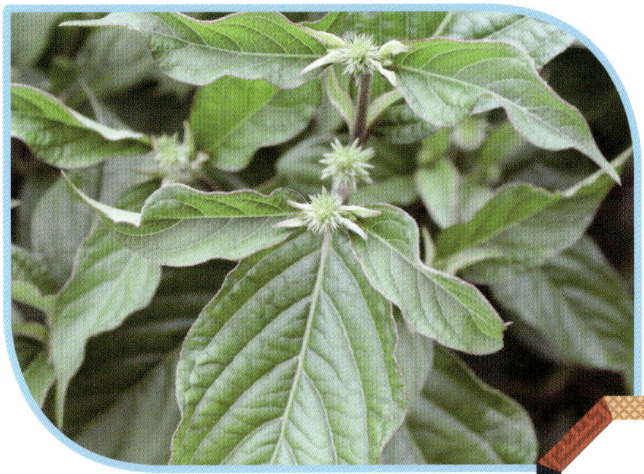

▲ 쇠무릎_잎

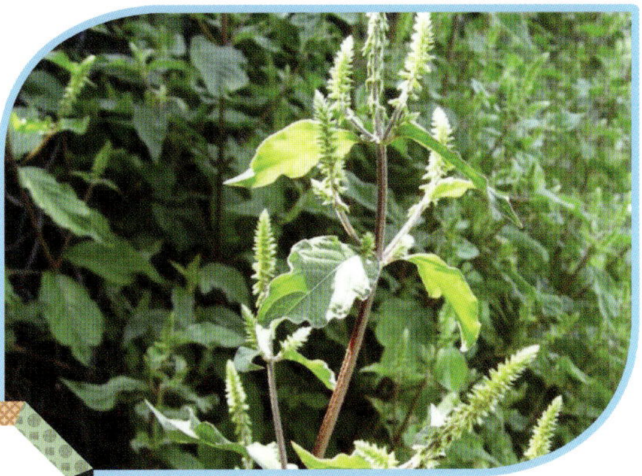

우슬

▲ 쇠무릎_꽃

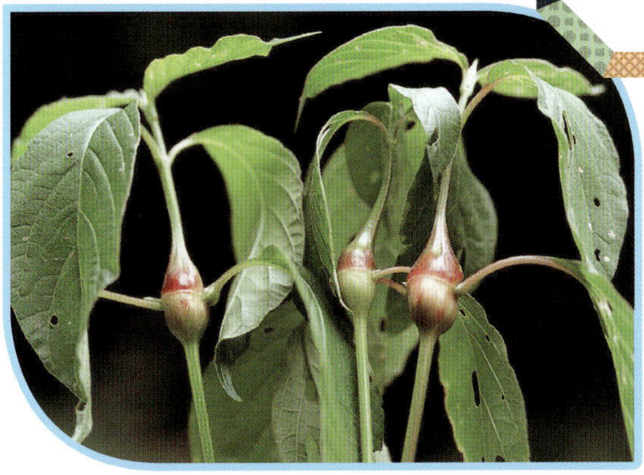

▲ 쇠무릎_줄기

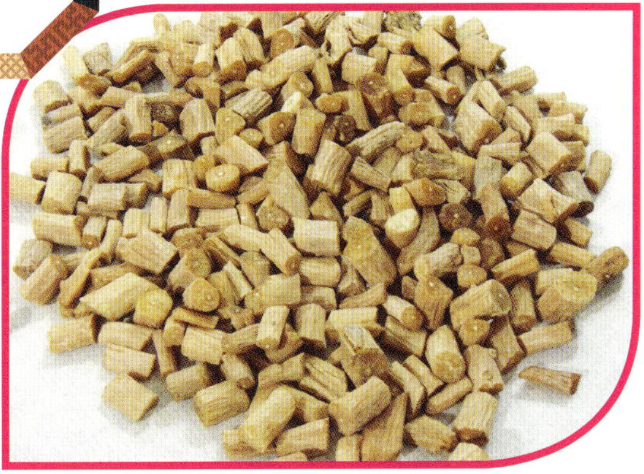

▲ 우슬_약재(쇠무릎 뿌리)

우슬은 비름과에 속하는 여러해살이풀인 쇠무릎의 뿌리를 말하는데, 전국 각처의 산과 들의 다소 습기가 있는 곳에서 잘 자란다. 늦가을부터 채취할 수 있으나 겨울에 줄기와 잎이 말라 시들었을 때 캐는 것이 좋으며 뿌리를 캐서 잔뿌리와 흙을 제거해 주름이 잡힐 때까지 햇볕에 말려 사용한다. 성질은 따뜻하지도 차갑지도 않고 맛은 쓰면서 시다.

우슬은 허리와 무릎이 아픈 경우에 많이 사용한다. 《동의보감》에서도 '무릇 허리와 다리에 병이 있으면 반드시 이 약을 써서 약의 기운을 아래로 이끌어야 한다.'고 하였다. 이는 우슬의 약성이 인체의 하부에 주로 나타남을 의미한다. 특히 우슬은 근골을 튼튼하게 만드는 효능이 있어 퇴행성으로 허리와 무릎이 약해져 통증이 생겼을 때 보다 적합하다.

우슬은 혈액순환을 촉진하고 어혈(瘀血)을 제거하는 효능이 있는데 우슬의 약성이 인체의 하부에 작용하기 때문에 월경이나 자궁과 관련된 증상을 개선하는 데 주로 사용된다. 예를 들어 생리통이나 생리불순 치료에 사용하며, 자궁수축력이 약하여 난산이 예상되는 경우, 산후에 태반이 배출되지 않는 경우, 산후에 복통이 심한 경우에 좋다.

우슬의 기능성 및 효능에 관한 특허자료 2종 외

▶ 우슬 추출물을 함유하는 염증성 질환의 치료 및 예방에 유용한 약제

본 발명은 우슬(쇠무릎 뿌리) 추출물을 함유하는 염증성 질환의 치료 및 예방에 유용한 약제에 관한 것으로, 더욱 상세하게는 우슬의 추출물 중 숙신산의 함량이 일정 범위로 포함되도록 규격화 및 표준화시키고, 진통 억제, 급성 염증 억제, 만성 염증 억제, 급성 부종 억제 및 만성 부종 억제 등의 염증성 변화에 의하여 나타나는 제 증상의 억제 효과가 우수하게 발현되어 관절염 등의 우슬 추출물을 함유하는 염증성 질환의 치료 및 예방에 유용한 약제에 관한 것이다.

– 공개번호: 10-2007-0088940, 출원인: 신일제약(주)

▶ 우슬로부터 얻은 지방세포 분화 저해용 활성분획 조성물

본 발명은 우슬(쇠무릎 뿌리)로부터 얻은 지방세포(NIH3T3-L1 cell) 분화 저해용 활성분획 조성물에 관한 것으로, 더욱 상세하게는 비름과 식물인 우슬로부터 지방세포 분화를 저해하여 비만의 원인이 되는 지방의 축적을 저해할 수 있는 활성분획 조성물과 이를 효율적으로 추출, 정제하는 방법, 그리고 그 추출물을 유효성분으로 함유하는 비만 예방 및 치료 생약제에 관한 것이다.

– 공개번호: 10-2003-0083360, 출원인: (주)머젠스

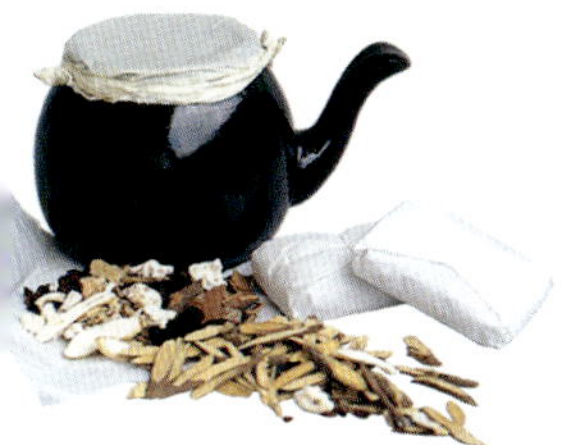

수족냉증

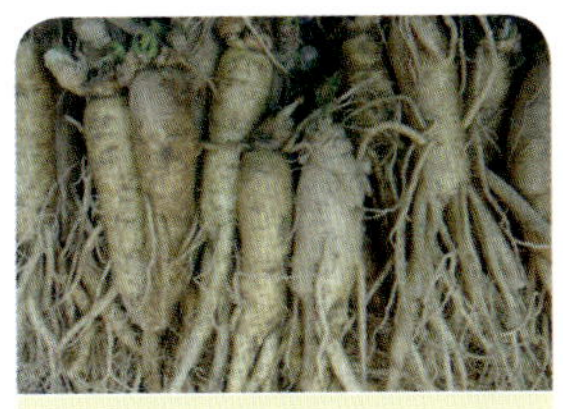

▲ 인삼

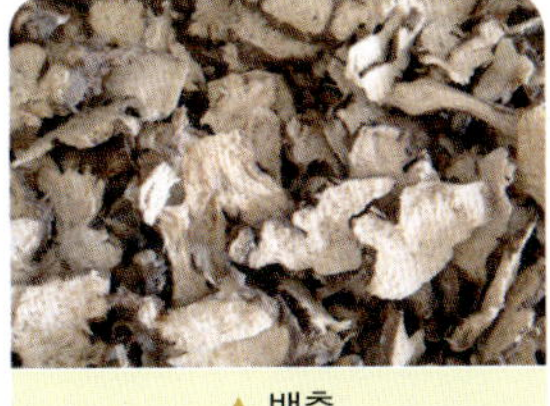

▲ 백출

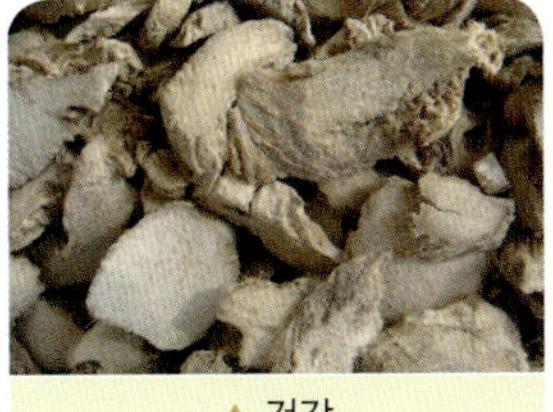

▲ 건강

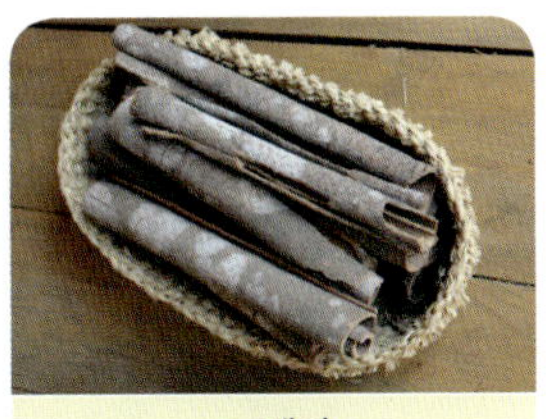

▲ 계피

수족냉증은 추위를 느끼지 않을 만한 온도에서도 손이나 발에 지나칠 정도의 냉기(冷氣)가 느껴지는 질병이다. 수족냉증이 있는 사람은 몸이 전체적으로 냉한 경우가 많지만 간혹 몸은 정상인데 손발만 차가운 사람도 있다.

의학적으로 수족냉증의 원인이 명확하게 밝혀지지 않았기 때문에 치료 또한 증상을 개선하는 데 맞춰질 수밖에 없다. 그런데 한의학 용어인 '비주사말(脾主四末)'에서 그 원인을 유추해볼 수 있다. 여기서 비(脾)는 소화기계를 의미한다. 따라서 비주사말은 소화의 핵심 장기인 위장이 팔다리와 같은 사지말단을 주관한다는 말이다. 즉, 위장이 약하면 팔다리에서 수족냉증 같은 증상이 나타날 수 있다는 뜻이다.

위장을 나무의 뿌리에 비유하면 비주사말을 이해하기 더 쉽다. 나무의 생장에 필요한 환경이 좋더라도 선천적으로 뿌리가 약하면 가지가 길게 뻗지 못하며 나뭇잎도 무성해지지 않는다. 마찬가지로 위장이 약하면 양질의 음식을 섭취해도 흡수를 못하기 때문에 팔다리가 건강해질 수 없고 수족냉증이나 저리는 증상이 나타난다.

수족냉증이 있을 때 핫팩이나 적외선 치료를 하는 것은 근본을 보지 못한 것이다. 따뜻한 국밥을 먹으면 속이 데워지면서 몸에 열감이 생기고 손발이 따뜻해지는 것처럼 수족냉증을 근본적으로 치료하려면 약해진 위장을 튼튼하게 만들어야 한다.

다음에 소개되는 약초처방은 약해진 위장을 강화하는 데 도움을 준다. 하루치 분량인 인삼 12g, 백출 10g, 건강 8g, 계피 6g을 물 800mL에 넣어 중불로 2시간 정도 달여 물이 절반 정도 되게 한다. 그리고 이것을 아침·점심·저녁 3번 나눠 마시는데 간격은 3~4시간이 적당하다. 10일분 또는 20일분씩 달여놓고 유리병에 담아 냉장고에 보관하였다가 마실 때마다 따뜻하게 데워서 마셔도 된다.

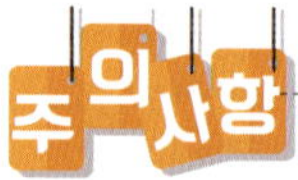

① 체질적으로 위장이 약한 사람은 약초처방을 6개월 이상 복용하는 것이 바람직하다.

② 체력이 약한 사람은 약초처방을 복용하면서 꾸준한 운동으로 혈액순환을 개선해야 한다.

③ 이 약초처방은 따뜻한 성질을 지닌 약초로 구성되어 있으므로 복용 초기에 미열이 있을 수 있는데, 그 정도가 심한 사람은 인삼의 양을 줄여야 한다.

④ 위장이 약한 사람은 백출을 볶아서 사용해야 한다.

① 기운이 없으면 황기, 구기자를 더한다.

② 신경성 소화불량이 있으면 향부자를 더한다.

③ 자주 체하면 진피를 더한다.

④ 복부팽만감이 있으면 후박을 더한다.

⑤ 구역질이 나면 생강을 더한다.

⑥ 위경련이 있으면 작약, 감초를 더한다.

⑦ 설사를 자주 하면 산약을 더한다.

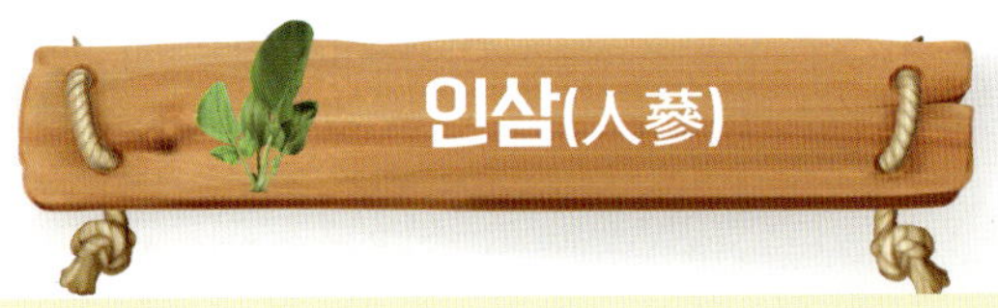

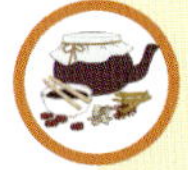

주효능 | 만성 피로, 체력 저하, 면역력 저하, 식욕부진, 소화불량, 신경쇠약

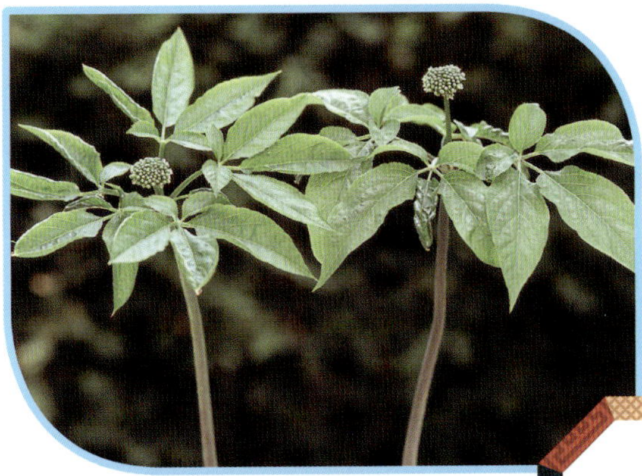

▲ 인삼_잎

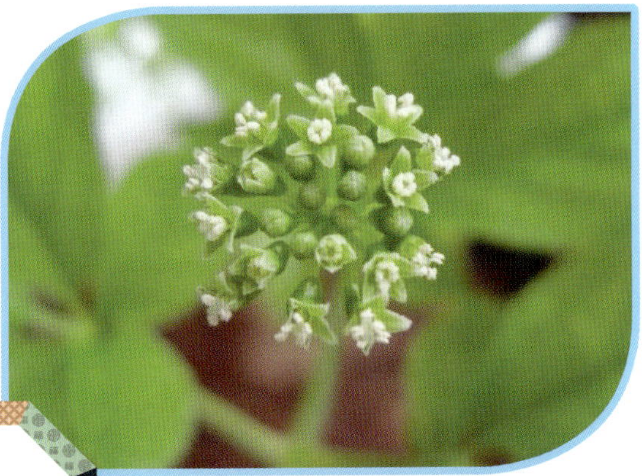

인삼

▲ 인삼_꽃

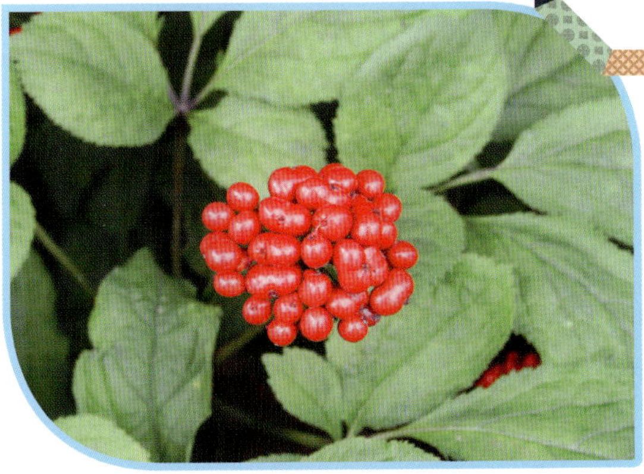

▲ 인삼_열매

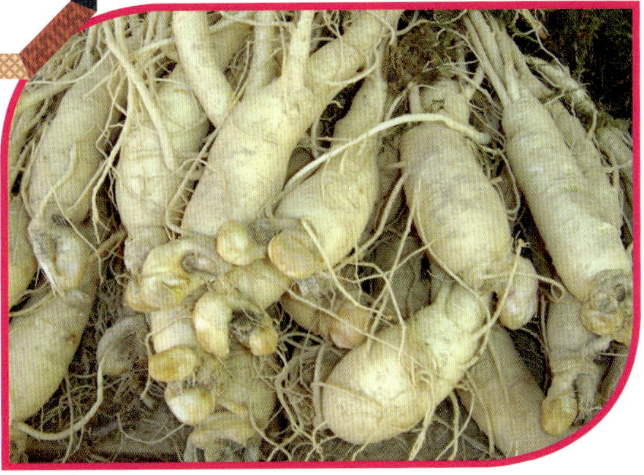

▲ 인삼_약재(인삼 뿌리)

인삼은 두릅나무과에 속하는 여러해살이풀인 인삼의 뿌리를 말한다. 원산지는 우리나라이며 전국 각지에서 약용식물로 재배한다. 야생종은 깊은 산속에서 자라는데 흔히 산삼이라 부른다. 9월 말에 캐는 것이 가장 좋은데 채취시기가 빠를수록 뿌리에 축적

되는 영양분이 적어 무게도 덜 나가고 품질도 떨어진다. 성질은 따뜻하고 맛은 달면서 약간 쓰다.

인삼은 원기(元氣)를 보강하는 힘이 좋은 약초이다. 따라서 큰 질병으로 몸이 극도로 쇠약해진 경우, 수술 이후에 회복이 더디게 되는 경우, 노화로 인해 몸이 약해진 경우에 사용하면 좋은 효과를 얻는다. 인삼은 소화력이 약한 경우에도 사용하는데 원기가 부족해지면 소화기능이 저하되는 것은 당연지사이다. 그래서 만성 질환을 앓고 있거나 노쇠한 사람은 식욕부진, 소화불량, 사지권태, 체중감소 등의 증상이 나타난다. 이럴 때 인삼은 원기를 보충하면서 약해진 위장을 튼튼하게 만드는 역할을 한다.

인삼은 지력(智力)을 증진시키고 정신력을 강하게 하는 효능도 있다. 두뇌 활동을 활발하게 하고, 정신력을 왕성하게 하며, 시력, 청력, 사고력, 기억력을 좋게 하며, 집중력을 향상시키는 작용이 있어 원기가 부족해지면서 사고력과 판단력이 흐려질 때 사용하면 좋다. 단, 장기간 복용해야 효과를 얻을 수 있다.

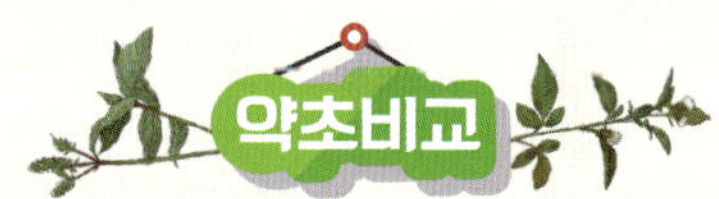

🌿 인삼과 황기

황기와 인삼은 기력(氣力)을 더해준다는 공통점이 있어 함께 사용하면 효과가 커진다. 잘 알려진 '십전대보탕(十全大補湯)'이 그렇고, 한방에서 가장 흔히 사용하는 '보중익기탕(補中益氣湯)'에도 황기와 인삼이 함께 들어간다. 하지만 분명히 다른 점이 있는데 그 차이점을 다음과 같이 비유할 수 있다. '방을 따뜻하게 하기 위해서는 아궁이에 불을 지피고 장작을 넣어 화력을 높여야 한다. 동시에 열기가 새지 않도록 방문을 닫아야 한다.' 여기서 장작에 해당하는 약초가 인삼이고, 방문을 닫는 역할을 하는 약초가 황기이다.

◎ 인삼
몸에 열과 에너지를 공급하는 역할을 한다. 그래서 기운이 없을 때, 목소리에 힘이 없을 때, 쉽게 지칠 때, 추위를 많이 탈 때 인삼을 사용해야 한다.

◎ 황기
대부분 피부와 연관이 있는 질환에 사용한다. 예를 들어 상처가 잘 아물지 않을 때, 구내염이 생겼을 때, 부종이 있을 때, 헛땀이 날 때 황기를 사용한다.

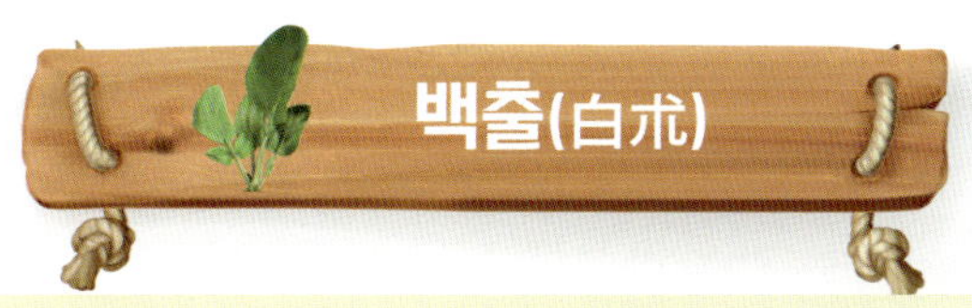

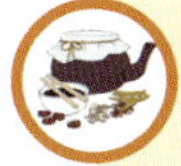
주효능 | 식욕부진, 소화불량, 설사, 습관성 유산, 다한(多汗)

▲ 백출_잎

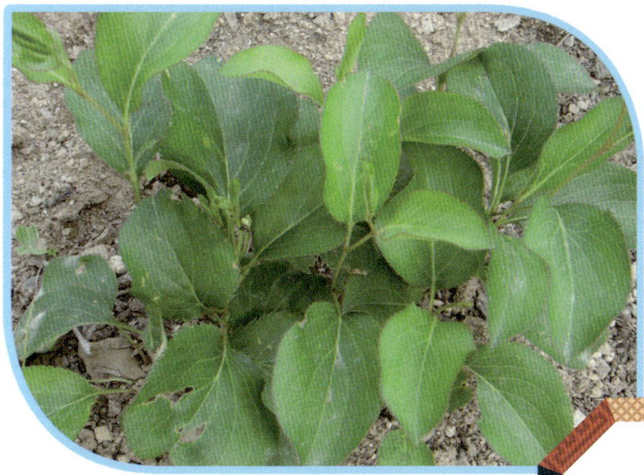

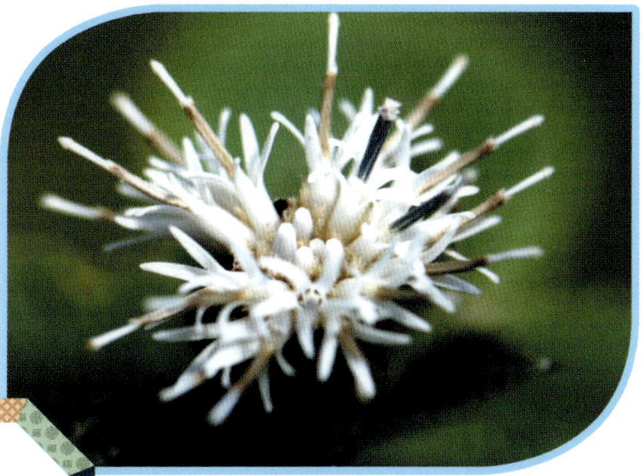

▲ 백출_꽃

백출

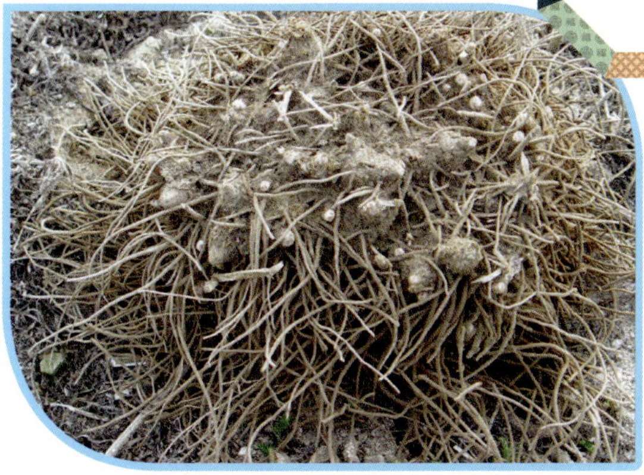

▲ 백출_뿌리(채취품)

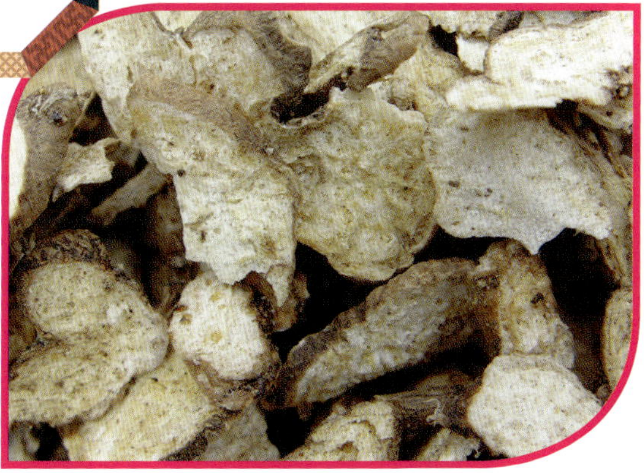

▲ 백출_약재(백출 뿌리)

백출은 국화과에 속하는 여러해살이풀인 삽주 또는 백출의 뿌리를 말한다. 전국 각
지의 산에서 널리 자라는데 백출은 중국에서 종자를 도입해 우리나라에서 재배하고 있
다. 10~11월에 캐서 줄기와 잎, 흙을 제거하고 불이나 햇볕에 말린 다음 잔뿌리를 제

거하고 사용한다. 성질은 따뜻하고 맛은 달면서 쓰다.

백출은 평소 소화력이 약한 사람에게 필요한 약초이다. 한의학에서는 소화력을 강화한다는 뜻으로 '건비(健脾)'라는 말을 쓰는데 여기에 핵심이 되는 약초가 바로 백출이다. 따라서 태어날 때부터 소화력이 약한 아이, 질병을 앓고 난 이후 소화력이 떨어진 사람, 나이가 들면서 소화가 더디게 되는 노인 등 소화력이 약한 경우라면 누구에게나 사용할 수 있고 별다른 부작용도 없다.

백출은 체내의 잉여수분을 배출하는 효능이 있다. 특히 위장의 습기(濕氣)를 제거하는 효능이 좋다. 음식에서 유입되는 수분과 계속해서 분비되는 소화액으로 위장에는 항상 수분이 많다. 이러한 특성 때문에 몸이 약해지면 위장에 수분 정체가 심해지고 이는 곧 소화불량, 식욕부진, 설사 등의 증상이 나타난다. 다행스럽게도 자연은 인간에게 백출이라는 선물을 주었다. 백출은 위장에 정체된 수분을 제거하여 위장이 제 기능을 할 수 있게 만들어주는 고마운 자연의 약초이다.

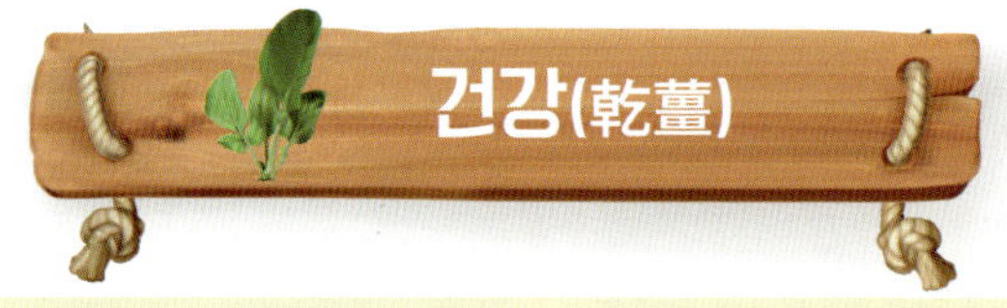

주효능 | 복부냉증, 복통, 구토, 설사, 수족냉증, 기침, 가래

건강은 생강과의 여러해살이풀인 생강의 말린 뿌리줄기를 말한다. 열대 아시아가 주산지이며, 우리나라에서는 전북 완주와 충남 서산에서 많이 재배한다. 재배하는 생강은 보통 10월에 접어들면 잎이 노란색으로 변하는데 이때가 수확 적기이다. 생강을 캐서 불순물과 잔뿌리를 제거하고 햇볕이나 약한 불에 말려 사용한다. 성질은 따뜻하고 맛은 맵다.

건강은 몸이 냉하고 복부가 전체적으로 찬 사람의 냉증을 치료하는 약초이다. 이러

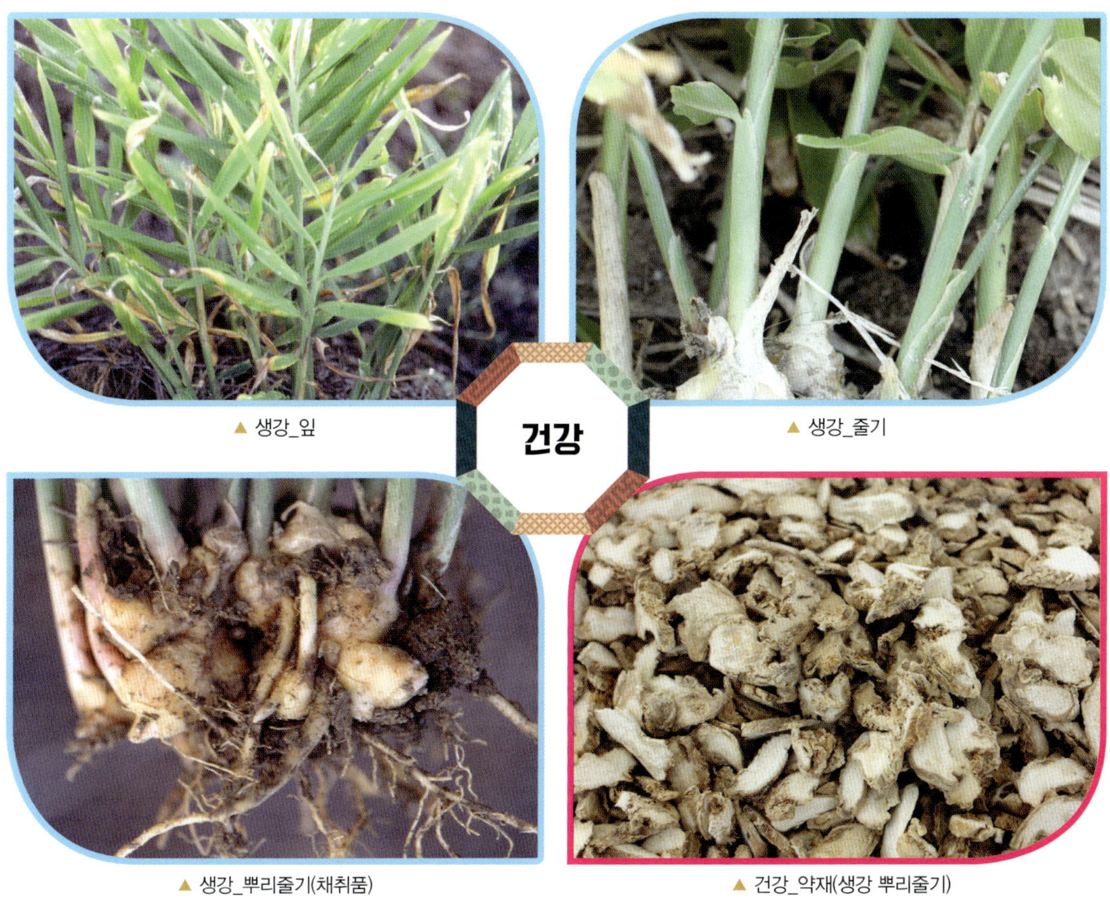

▲ 생강_잎

▲ 생강_줄기

▲ 생강_뿌리줄기(채취품)

▲ 건강_약재(생강 뿌리줄기)

한 증상을 지닌 사람은 소화기능이 떨어져 영양이 결핍되기 쉽고 말초의 혈액순환이 좋지 못해 수족냉증이 나타나기 쉽다. 건강은 이런 사람에게 체열을 높여주고 복부의 냉기를 없애는 역할을 한다.

건강은 따뜻한 성질을 지닌 약초이므로 몸이 약하고 만성적으로 냉증이 있는 사람에게 사용된다. 예를 들어 위장이 약하고 복부가 냉하여 소화불량과 복통, 구토가 있을 때 사용하며, 만성 설사와 과민성대장염 등이 있을 때에도 건강을 사용한다. 또한 차가운 기운에 노출되었을 때 생기는 천식과 몸이 냉한 여성의 자궁출혈, 생리통 등의 치료에도 사용한다.

 생강의 기능성 및 효능에 관한 특허자료

▶ **생강 또는 건강 추출물을 유효성분으로 함유하는 건망증 및 기억력 장애 관련 질환의 예방 및 치료용 조성물**
본 발명은 생강 또는 건강 추출물을 유효성분으로 함유하는 건망증 및 기억력 장애 관련 질환의 예방
및 치료를 위한 조성물에 관한 것이다. 상세하게는 본 발명의 생강 또는 건강 추출물이 스코폴라민에
의해 기억력 손상이 유발된 동물모델에서 신경세포의 세포독성 및 세포사멸을 억제함을 확인함으로
써, 건망증 및 기억력 장애 관련 질환의 예방 및 치료에 유용한 약학조성물 및 건강기능식품에 이용될
수 있다.　　　　　　　　　　　　 – 공개번호: 10-2010-0082044, 출원인: 대구한의대학교 산학협력단

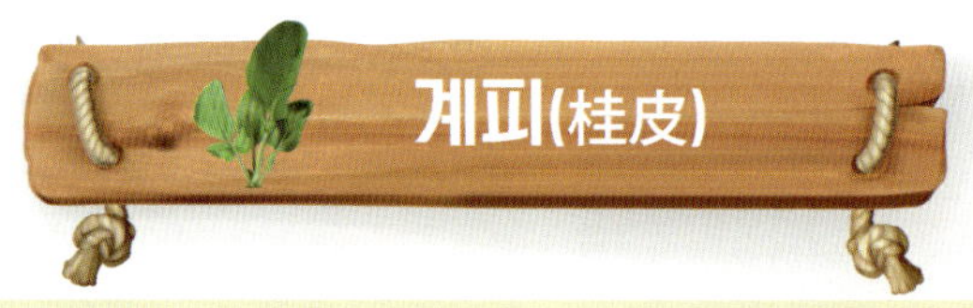

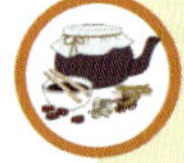 **주효능** | 복통, 설사, 식욕부진, 수족마비, 수족냉증, 요통, 관절통, 생리불순

　계피는 녹나무과의 상록교목인 육계나무의 나무껍질을 말한다. 원산지는 중국이며
베트남, 스리랑카, 인도 등에서 분포하며 베트남 엔바이 지방에서 나는 계피의 품질이
가장 우수하다. 우리나라에서는 제주도에서 재배하고 있는데 8~10월 사이에 나무껍질
을 벗겨 물로 깨끗이 씻은 후 그늘진 곳에서 말린 다음 코르크층을 제거해 사용한다. 성
질은 따뜻하고 맛은 맵고 달다.

　계피는 몸을 따뜻하게 하고 신진대사를 강화하는 작용이 있어 말초의 혈액순환을 촉진
한다. 몸속이 냉하면 외부가 아무리 따뜻해도 추위를 느끼게 되는데 계피는 몸속을 따뜻
하게 만들어 그 열기가 손과 발끝까지 전해지도록 한다. 계피는 몸이 냉한 상태에서 생기
는 다양한 증상 치료에 응용되는데 예를 들어 위장이 냉하여 생기는 복통, 식욕부진, 위
경련, 구토, 설사 등의 치료에 사용하며 몸이 전체적으로 냉한 상태에서 생기는 요통과 하
지 무력감, 소변을 자주 보는 증상, 관절염, 신경통, 생리통 등의 치료에도 효과적이다.

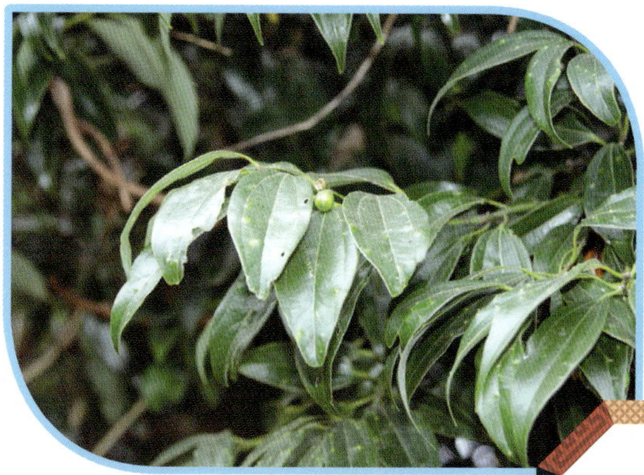

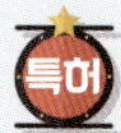

▲ 육계나무_잎

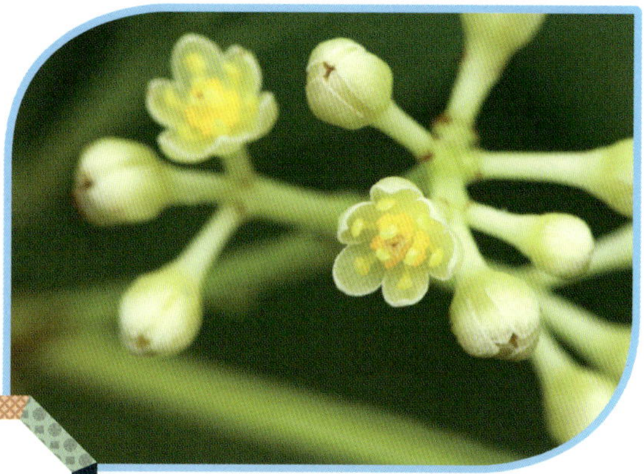

계피

▲ 육계나무_꽃

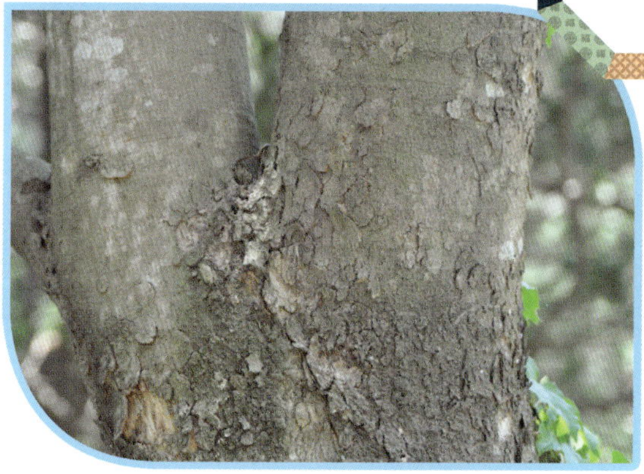

▲ 육계나무_나무껍질

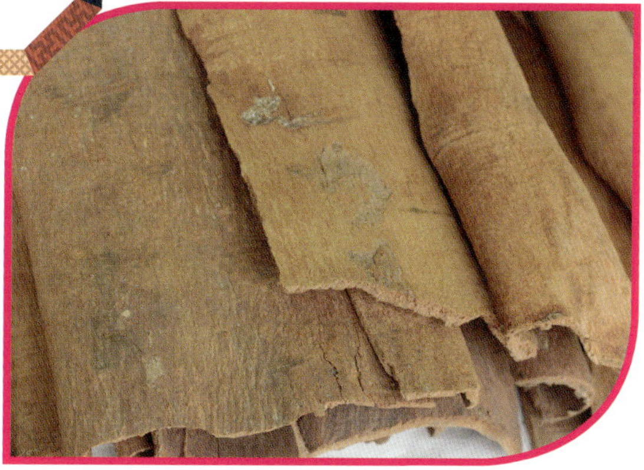

▲ 계피_약재(육계나무 나무껍질)

특허 계피의 기능성 및 효능에 관한 특허자료

▶ **계피 추출물을 유효성분으로 함유하는 대사증후군의 예방 및 치료용 조성물**

본 발명은 대사증후군의 예방 및 치료용 조성물에 관한 것으로, 보다 구체적으로 계피 추출물은 apoA-I의 당화를 강력하게 저해하고 환원력과 활성산소 제거력, 구리이온 매개된 LDL 산화에 대한 항산화력, 인간 CETP에 대한 저해활성, 체중 감소 및 저지혈 활성을 나타내어 당뇨, 비만, 동맥경화, 고지혈증 등 대사증후군 예방 또는 치료에 효과적이므로, 본 발명의 계피 추출물은 대사증후군 예방 또는 치료용 약학 조성물 및 건강식품에 활용 가능할 것이다.

– 공개번호: 10-2012-0122597, 출원인: 영남대학교 산학협력단

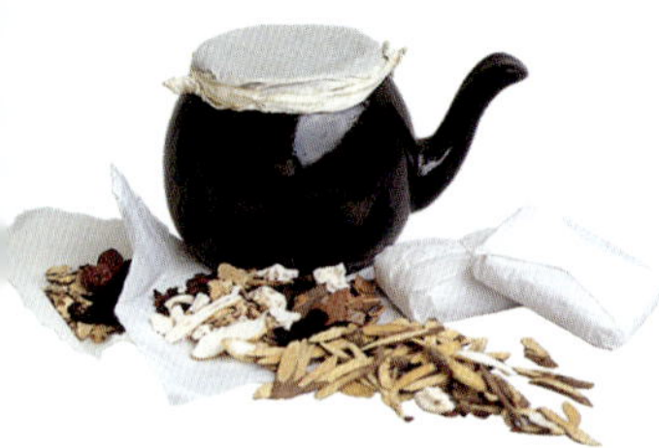

소화불량

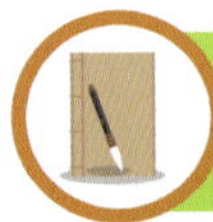
약초처방 | 백출 16g, 진피 12g, 후박 8g, 지실 6g

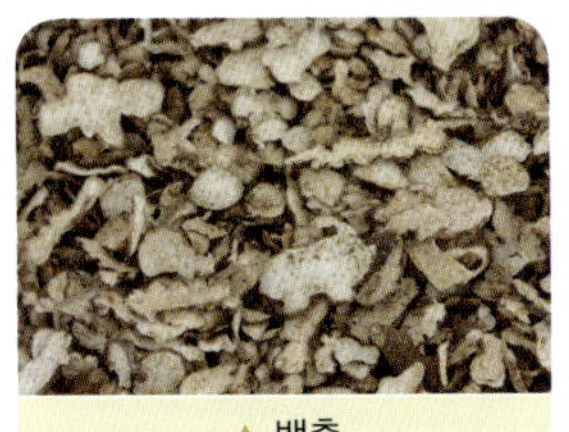
▲ 백출

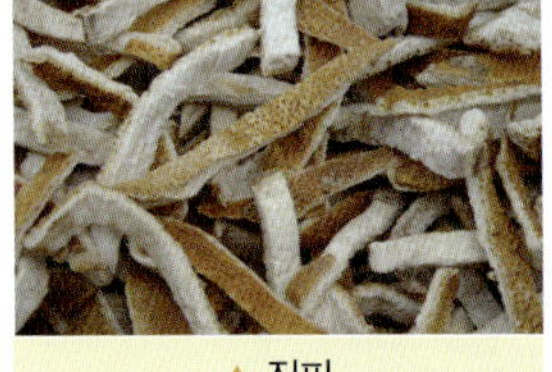
▲ 진피

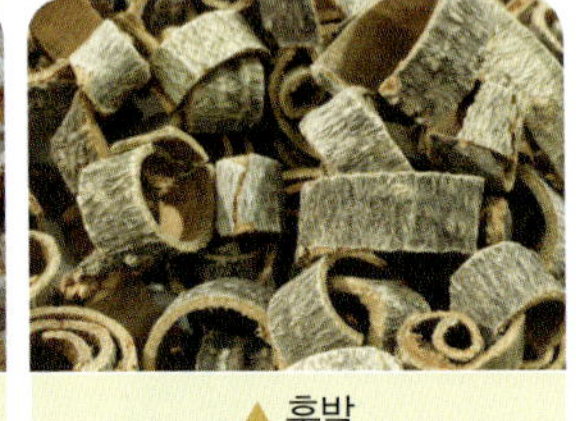
▲ 후박

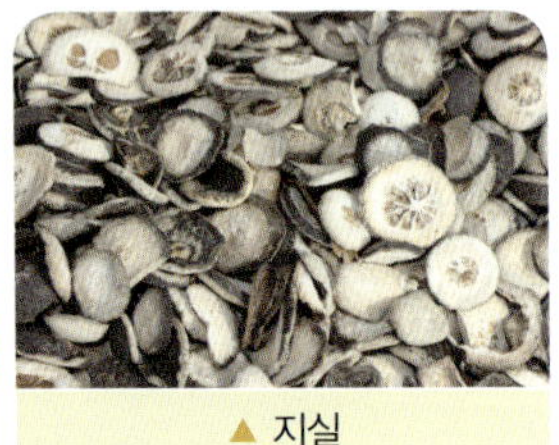
▲ 지실

위장은 섭취한 음식을 근육의 운동으로 뒤섞고, 위액을 분비시켜 음식물을 분해하는 동시에 함께 유입된 세균을 죽이는 일을 한다. 소화불량은 이러한 위장의 기능이 완전하지 않을 때 발생한다.

소화불량은 소화에 부담이 되는 찰진 떡이나 지방이 많은 육고기를 과식했을 때 생길 수 있고, 술이나 자극적인 음식이 위점막에 염증을 일으켰을 때에도 생긴다. 물론 이러한 소화불량은 오래가지 않아 좋아진다. 문제는 만성 소화불량이다. 과식을 하거나 자극적인 음식을 먹지 않았음에도 그리고 비교적 소화가 잘되는 음식을 먹어도 소화불량이 생길 수 있다. 이는 위장 기능이 약해졌기 때문인데 건강한 사람이라도 나이가 들면 위산 분비량이 줄어들고 위장 운동도 약해진다. 여기에 스트레스나 과로 등이 겹치면 위장 기능은 더욱 약해지고 어느 순간부터는 소화가 더디게 되고 가스가 차는 등의 소화불량 증상이 나타난다. 이는 나이가 들어 허리 근육이 약해진 탓으로 물건을 들 때 허리에 부담이 가는 것과 유사하다.

다음에 소개되는 약초처방은 약해진 위장 기능을 강화하는 데 도움이 된다. 하루치 분량인 백출 16g, 진피 12g, 후박 8g, 지실 6g을 물 800mL에 넣어 중불로 2시간 정도 달여 물이 절반 정도 되게 한다. 그리고 이것을 아침·점심·저녁 3번 나눠 마시는데 간격은 3~4시간이 적당하다. 만성 소화불량을 치료하려면 10일분 또는 20일분씩 달여놓고 유리병에 담아 냉장고에 보관하였다가 마실 때마다 따뜻하게 데워서 마셔야 한다.

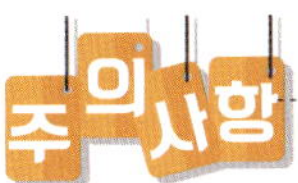

① 백출, 후박, 지실을 먼저 달이고, 나중에 진피를 넣어 30분 정도만 달인다. 향이 나는 약초를 오래 달이면 약 효과가 떨어지기 때문이다.
② 후박의 코르크층에는 유효성분이 없으므로 코르크층을 제거하고 사용해야 하며, 생강즙에 축인 후 볶아 사용하면 인후를 자극하는 부작용이 줄어든다.
③ 만성적으로 소화력이 약한 사람은 이 약초처방을 묽게 달여 음료수처럼 장기간 복용하면 좋다.

① 기력이 약하면 인삼을 더한다.
② 스트레스성 소화불량 치료에는 향부자를 더한다.
③ 복부가 냉하면 건강을 더한다.
④ 잦은 육식으로 인한 소화불량 치료에는 산사를 더한다.

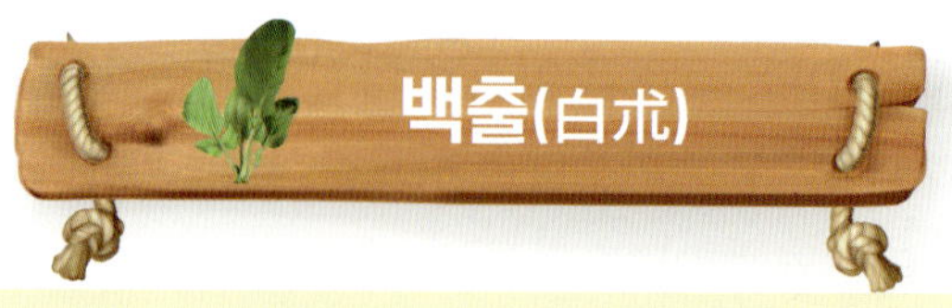

백출(白朮)

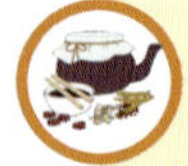

주효능 | 식욕부진, 소화불량, 설사, 습관성 유산, 다한(多汗)

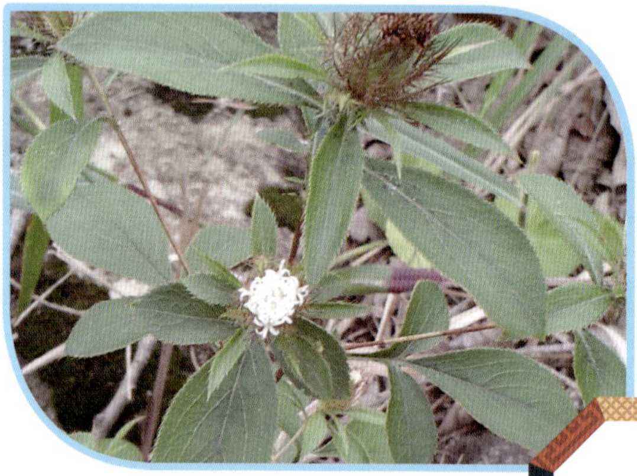

▲ 백출_잎

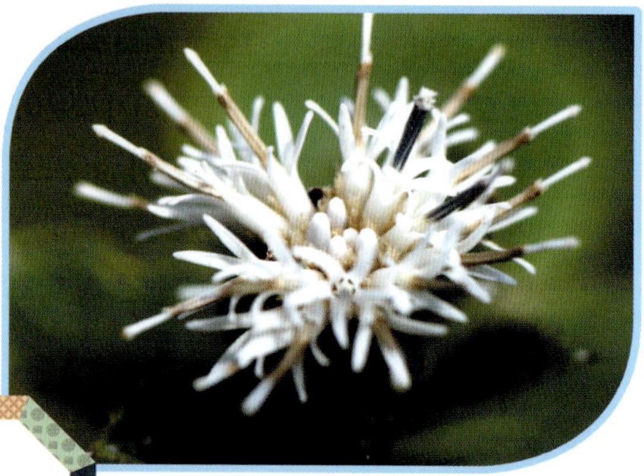

▲ 백출 꽃

백출

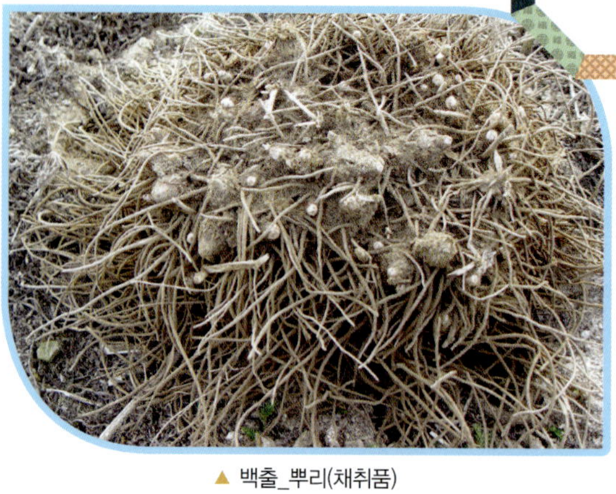

▲ 백출_뿌리(채취품)

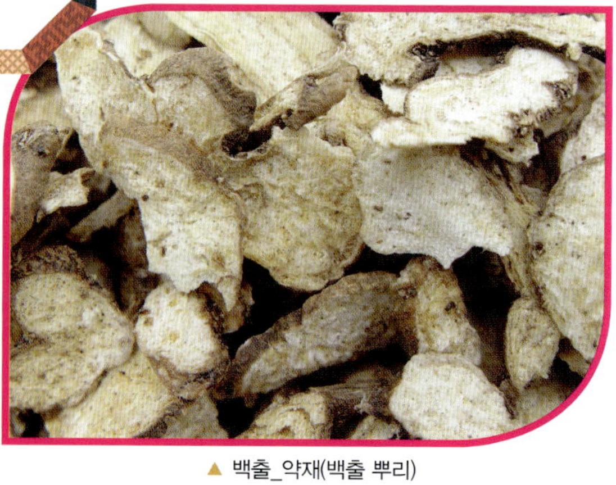

▲ 백출_약재(백출 뿌리)

백출은 국화과에 속하는 여러해살이풀인 삽주 또는 백출의 뿌리를 말한다. 백출은 중국에서 종자를 도입하여 우리나라에서 재배하고 있는데 전국 각지의 산에서 널리 자란다. 10~11월에 캐서 줄기와 잎, 흙을 제거하고 불이나 햇볕에 말린 다음 잔뿌리를 제거하고 사용한다. 성질은 따뜻하고 맛은 달면서 쓰다.

백출은 약해진 위장기능을 강화하는 약초로 평소 소화력이 약한 사람에게 적합하다. 위장기능이 약하면 식욕이 없고 조금만 먹어도 소화가 더디게 되고 스트레스를 받으면 곧바로 체하는 증상이 생기는데 이러한 증상 치료에 백출을 사용하면 좋다.

백출은 임신부의 소화불량과 입덧 치료에도 사용하는 매우 안전한 약초로 예로부터 임신부의 몸이 약하거나 입덧을 심하게 할 때, 유산 징후가 있을 때 자주 사용해왔다.

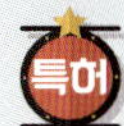 **백출(삽주)의 기능성 및 효능에 관한 특허자료**

▶ **항알레르기 효과를 가지는 백출(삽주) 추출물**
본 발명은 항알레르기 효과를 가지는 백출(삽주) 추출물에 관한 것으로, 보다 구체적으로는 전통 한약재인 백출로부터 열탕 또는 유기용매를 이용하여 항알레르기 효과를 가지는 성분을 추출하는 방법 및 상기 추출된 물질을 함유하는 항알레르기 기능성 식품 또는 의약 조성물에 대한 것이다.
– 공개번호: 10-2005-0051741, 출원인: 학교법인 건국대학교

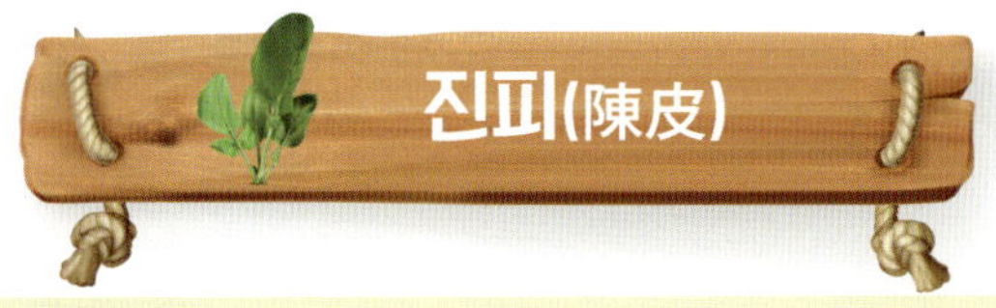

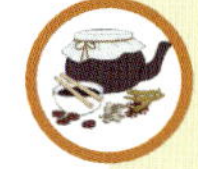 **주효능** | 소화불량, 가래, 담 결림, 딸꾹질

진피는 운향과에 속하는 낙엽활엽소교목인 귤나무 또는 근속식물의 익은 열매껍질을 말한다. 우리나라, 일본, 인도, 북아메리카의 남쪽, 흑해 등지에서 분포하는데 우리나라에서는 제주도 및 남부 지방에서 재배한다. 늦가을부터 겨울 사이에 채취하며 열매를 따서 열매껍질을 벗겨 그늘이나 햇볕에 말려 사용한다. 성질은 따뜻하고 맛은 맵

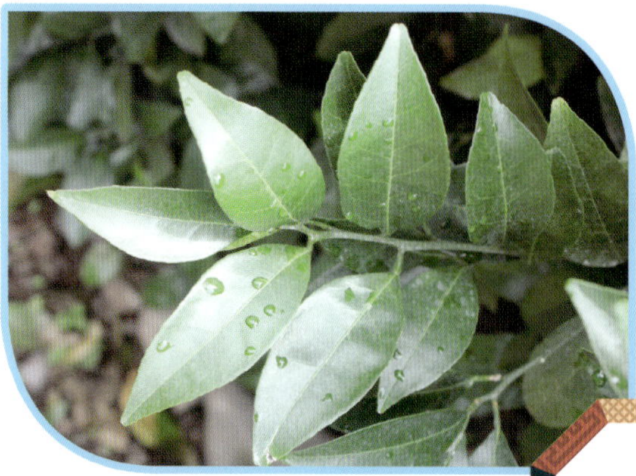

▲ 귤나무_잎

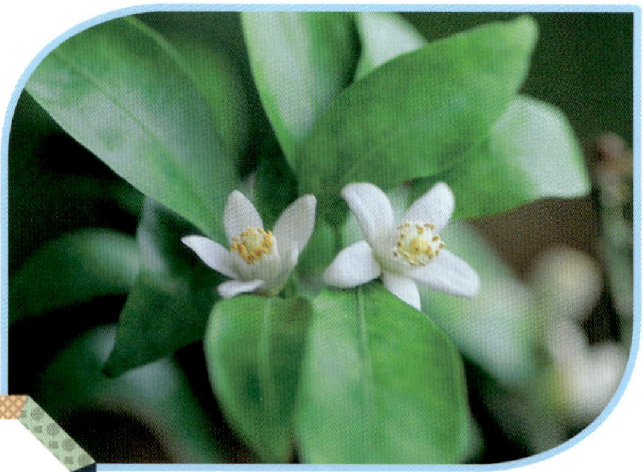

진피

▲ 귤나무_꽃

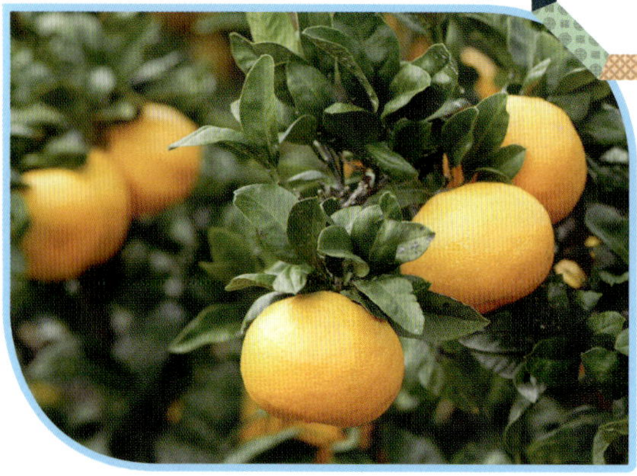

▲ 귤나무_열매

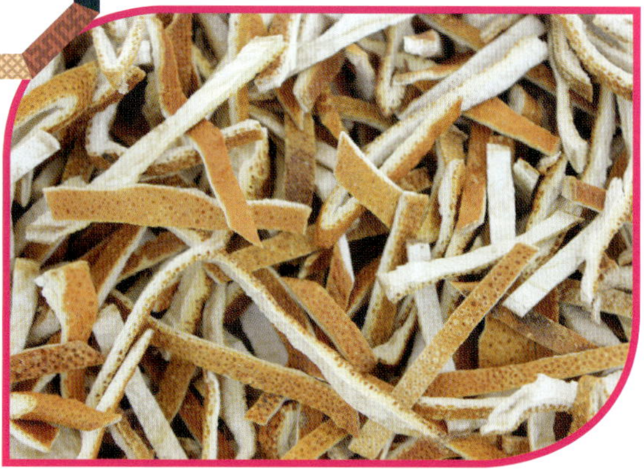

▲ 진피_약재(귤나무 열매껍질)

고 쓰다.

진피는 위장에 쌓인 담(痰)을 제거하여 위장의 운동을
활발하게 만드는 약초이다. 담은 위장기능이 약해졌을
때 쌓이는데 담이 쌓이면 위장 운동이 약해져 소화불량
이 나타난다. 그리고 담은 하루 이틀에 쌓이는 것이 아
니며 몇 개월 또는 몇 년에 걸쳐 쌓인다. 따라서 담을 제
거하는 진피는 만성 소화불량치료에 적합하다.

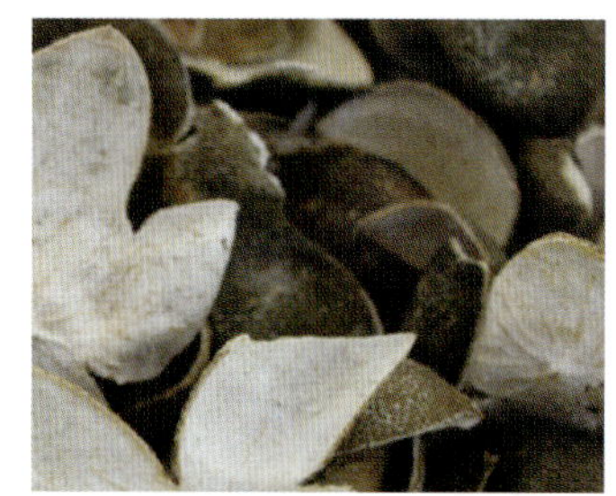

▲ 청피_약재(덜 익은 귤나무 열매껍질)

진피는 향이 좋은 약재이다. 그래서 항스트레스 작용으로 신경이 예민하고 스트레스

를 많이 받는 사람에게 사용하면 좋다. 만약 스트레스 때문에 소화불량이 생겼다면 진피가 제격이다.

푸르스름하게 익지 않은 귤껍질을 청피라 하는데 청피는 진피보다 약성이 강하다. 따라서 급성 소화불량이나 증상이 보다 심할 때 사용한다.

🌿 귤나무의 부위별 효능

◎ **귤껍질(진피, 陳皮)**: 기를 다스려 위장을 튼튼하게 하고, 습기(濕氣)를 말려 담(痰)을 삭여준다. 흉복부가 부풀어 올라 그득한 증상, 식사량이 적고, 토하고 설사하는 증상, 기침에 가래가 끓는 증상 치료에 쓴다.

◎ **덜 익은 귤껍질(청피, 靑皮)**: 스트레스나 음식물 때문에 기가 막혀 가슴과 옆구리, 위장 쪽이 답답하고 통증이 있는 증상 치료에 사용한다. 가슴에 멍울이 생긴 경우나 간경변증 치료에도 활용한다.

◎ **귤의 씨(귤핵, 橘核)**: 기를 다스리고 맺힌 것을 흩어주며 통증을 멎게 해준다. 신장과 방광이 냉한 증상과 요통을 치료한다.

◎ **귤의 속살(귤육, 橘肉)**: 갈증을 멎게 하고 건조해진 폐를 촉촉하게 하며, 입맛을 돋우는 데 효과가 있으며, 가슴을 편하게 해준다. 하지만 귤육을 많이 먹으면 담이 잘 생기고 신 맛은 담을 모이게 하기 때문에 귤육을 약재로 사용하지 않는다.

◎ **귤의 속살에 붙은 실 같은 층(귤낭상근막, 橘囊上筋膜)**: 갈증을 멎게 하고 술을 마신 뒤에 토하는 증상을 치료하기 위해 달여 먹으면 좋다.

◎ **귤나무의 잎(귤엽, 橘葉)**: 가슴과 옆구리가 아프고 숨이 찬 증상을 치료하는 효능이 있다. 유방이 붓고 아플 때에도 사용하고, 가래를 삭이고 천식을 진정시키는 데에도 사용한다.

◎ **귤나무의 뿌리[根]**: 기를 순조롭게 하여 통증을 멎게 만든다.

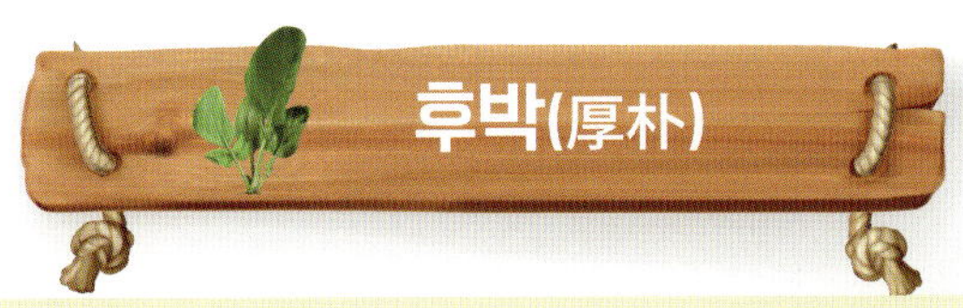

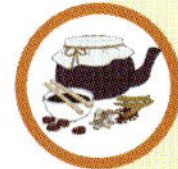
주효능 | 복부팽만감, 천식, 변비, 소화불량, 인후부 이물감

후박은 목련과에 속하는 낙엽활엽교목인 일본목련, 후박, 요엽후박의 나무껍질을 말

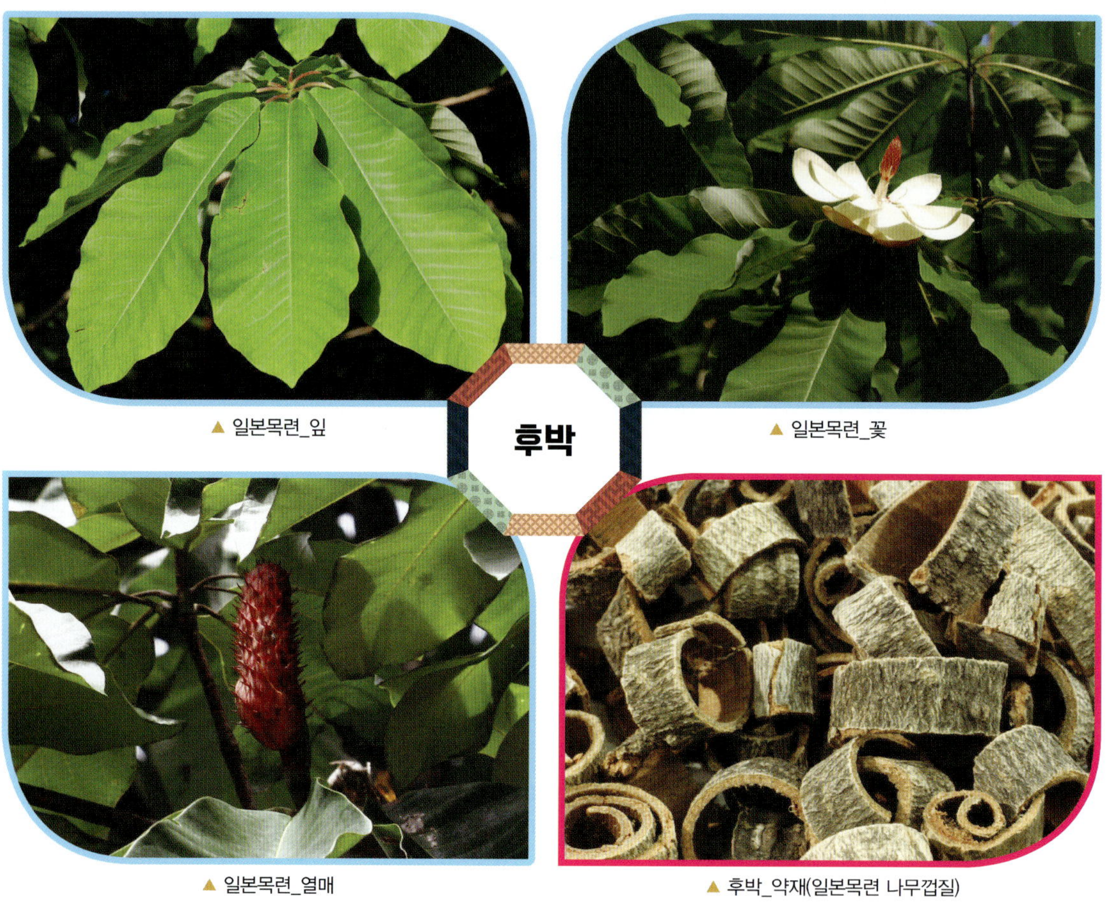

▲ 일본목련_잎

후박

▲ 일본목련_꽃

▲ 일본목련_열매

▲ 후박_약재(일본목련 나무껍질)

한다. 원산지는 일본으로 중국 호북성과 사천성이 주산지이며 우리나라에서는 중부 이남에서 관상용으로 재배한다. 습기가 적당하고 비옥하며 부식질 토양에서 잘 자란다. 5월 초순에서 5월 중순 사이에 껍질을 벗겨 그늘에서 말려 사용하는데 약효가 없는 코르크층은 제거한다. 성질은 따뜻하고 맛은 쓰면서 맵다.

후박은 위장의 운동을 활발하게 만드는 약초이다. 외국 여행을 하면 새로운 환경에 적응해야 하므로 신경이 예민해지고, 그 결과 장 운동이 둔해져 변비가 생긴다. 이럴 때 후박을 사용하면 장 운동이 활발해져 변비가 해소된다. 소화불량이 생겼을 때에도 후박을 달여 복용하면 위장이 활발하게 움직여 소화불량 증상이 완화된다.

후박은 복부에 가스가 찰 때에도 효과가 좋다. 가스가 차는 증상은 위장의 움직임이 둔해져 음식물을 적절하게 소화하지 못할 때 생기는데 후박이 위장의 운동을 활발하게 만들어주기 때문에 복부에 가스 차는 증상을 효과적으로 치료할 수 있다.

🌿 일본목련의 부위별 효능

◎ 일본목련의 줄기껍질[幹皮], 뿌리껍질[根皮], 가지껍질[枝皮]: 습기(濕氣)를 말려 가래를 삭이고 체한 기운을 내려주어 그득한 증상을 없애준다. 위장 부위가 막혀 토하고 설사하는 증상, 배가 불러 오른 증상, 변비, 담음(痰飮)으로 숨을 헐떡이며 기침하는 증상 치료에 쓴다.

◎ 일본목련의 꽃봉오리[厚朴花]: 기를 순환시켜서 습기를 돌게 한다. 흉복부가 막혀 답답하고 부풀어 올라 그득한 증상을 없애주고 음식을 먹어도 맛을 느끼지 못하는 증상을 치료한다.

◎ 일본목련의 열매 혹은 씨앗: 기를 순환시키고 속을 따뜻하게 만들어 음식물을 소화시키는 효능이 있다.

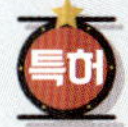 후박(일본목련)의 기능성 및 효능에 관한 특허자료 2종 외

▶ 일본목련(후박) 추출물 또는 이의 분획물을 유효성분으로 함유하는 염증성 질환 예방 및 치료용 조성물
본 발명은 알코올 또는 알코올 수용액을 용매로 하여 추출되는 일본목련(후박) 열매 또는 화뢰(꽃, 꽃봉오리)의 추출물 및 이의 활성 분획물은 리포폴리사카라이드(lipopolysaccharide) 유도에 의한 일산화질소의 생성을 억제하는 항염증 활성을 가지고, 낮은 세포독성을 가지며, 후박나무에서 분리되는 주요 성분인 오보바톨(obovatol), 호노키올(honokiol) 및 마그놀올(magnolol)을 모두 함유하고 있으므로 염증성 질환 예방 및 치료용 조성물로 유용하게 이용될 수 있다.
– 공개번호: 10-2009-0128725, 출원인: 한국생명공학연구원

▶ 일본목련 열매 추출물을 포함하는 항암제 조성물
본 발명은 일본목련 목련속 식물 추출물을 유효성분으로 함유하는 항암제 조성물 및 이를 포함하는 건강기능성식품 조성물에 관한 것이다.
– 공개번호: 10-2012-0000243, 출원인: 한림대학교 산학협력단

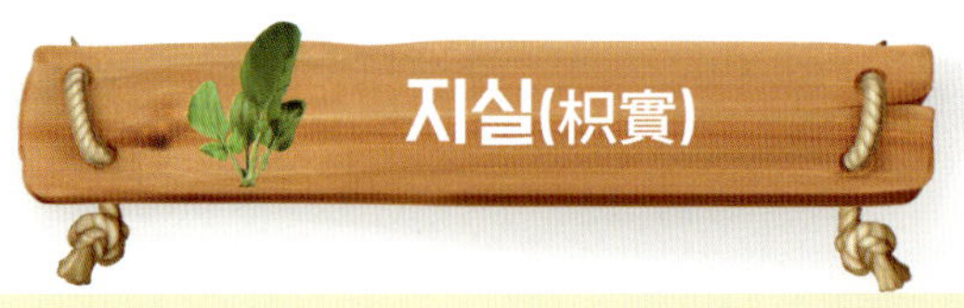

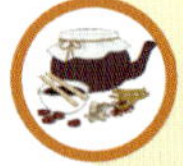
주효능 | 소화불량, 복부팽만, 복통, 변비, 위하수, 자궁하수, 탈항(脫肛)

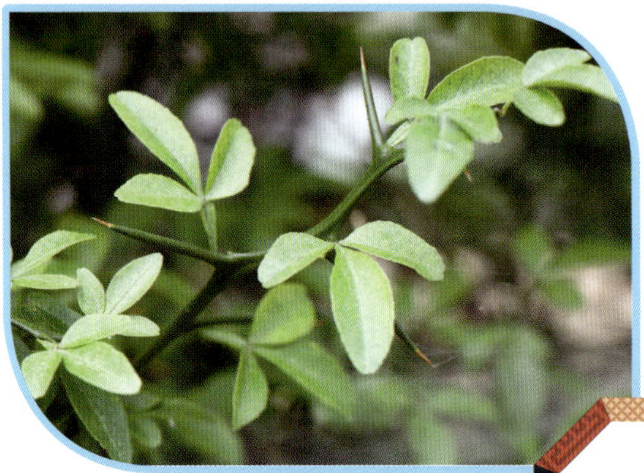

▲ 탱자나무_잎

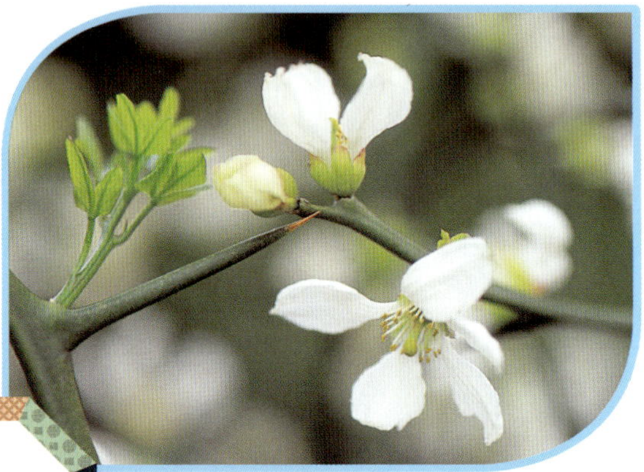

지실

▲ 탱자나무_꽃

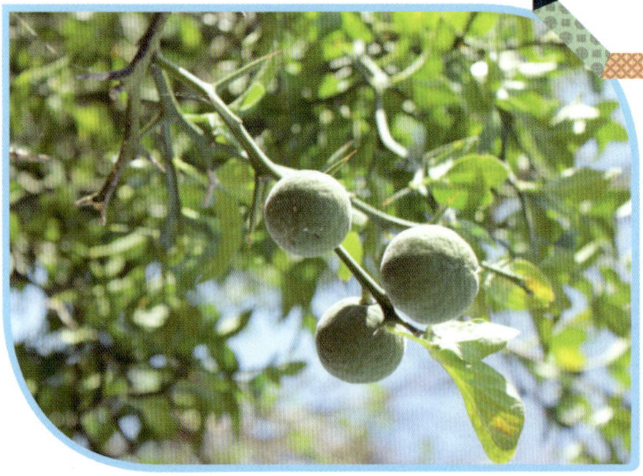

▲ 탱자나무_어린 열매

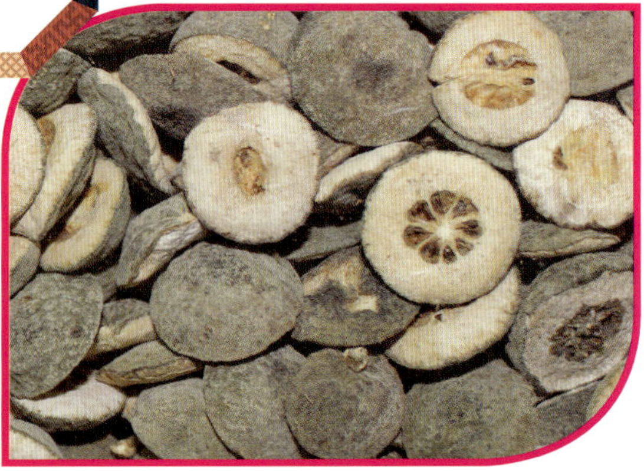

▲ 지실_약재(탱자나무 어린 열매)

지실은 운향과에 속하는 낙엽활엽관목인 탱자나무의 어린 열매인데, 중남부 지방에서 재배된다. 5~6월에 저절로 떨어지는 열매를 수집하여 가로로 쪼개 햇볕이나 저온에서 말려 사용한다. 성질은 약간 차고 맛은 쓰고 맵고 시다.

지실은 소화시키는 힘이 아주 강한 약초이다. 크기에 비해 무겁고 맛이 매우 쓰기 때문에 밑으로 내려주는 힘[氣]이 강하다. 씀바귀나 고들빼기처럼 쓴맛이 나는 봄나물이 소화를 도와 춘곤증을 물리치는 것처럼 쓴맛은 소화를 촉진하는 효과가 있다. 그런데 지실은 쓴맛이 강하고 질량이 무겁기 때문에 그 작용이 더욱 강하다. 그래서 소화불량뿐 아니라 변비 치료에도 효과가 있다.

지실은 위장 운동을 활발하게 만드는 효능도 있어 복통, 팽만감, 식욕부진 등의 치료에 사용한다. 단, 약효가 강하게 나타나므로 몸이 약한 사람은 신중하게 사용해야 한다.

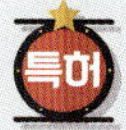 **특허** ## 탱자나무의 기능성 및 효능에 관한 특허자료

▶ **탱자나무 추출물을 함유하는 B형 간염 치료제**
본 발명은 간염 바이러스의 증식을 특이적으로 저해하며 간세포에 대한 독성이 적은 탱자나무의 추출물을 함유하는 B형 간염 치료제에 관한 것이다. 본 발명의 탱자나무 추출물을 유효성분으로 함유하는 B형 간염 치료제는 HBV-P에 대한 선택적이며 강한 저해작용이 있으며 HBV의 증식을 억제할 뿐만 아니라 인체에는 독성이 매우 적기 때문에 간염 치료제로서 매우 유용하다.
– 공개번호: 10-2002-0033942, 출원인: (주)내비켐

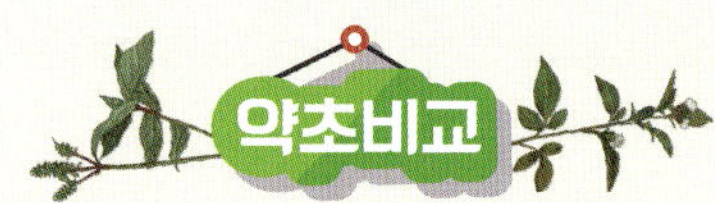

지실과 지각

지실은 탱자나무의 덜 익은 열매이며, 지각은 광귤나무의 덜 익은 열매이다. 지각은 지실의 효능과 비슷하지만 약성이 조금 더 약한 편이다. 지실은 막힌 곳을 강하게 뚫어주고 밀어내는 힘이 강한 반면, 지각은 위장의 운동을 활발하게 만들어 복부팽만감과 통증을 멎게 한다.

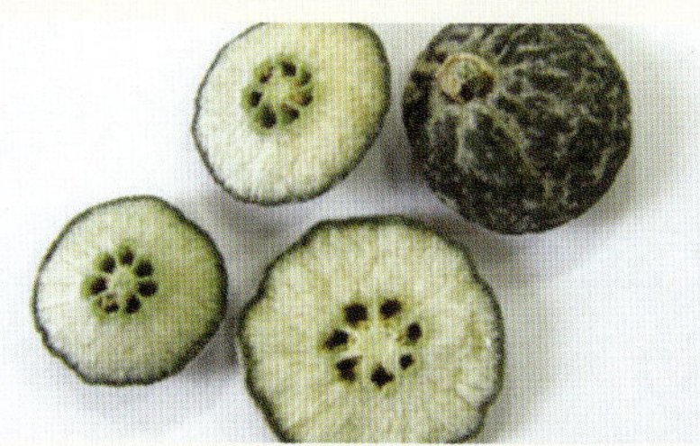
▲ 지실

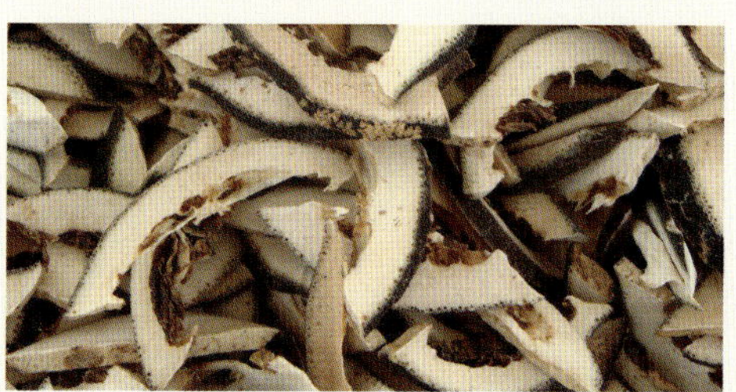
▲ 지각

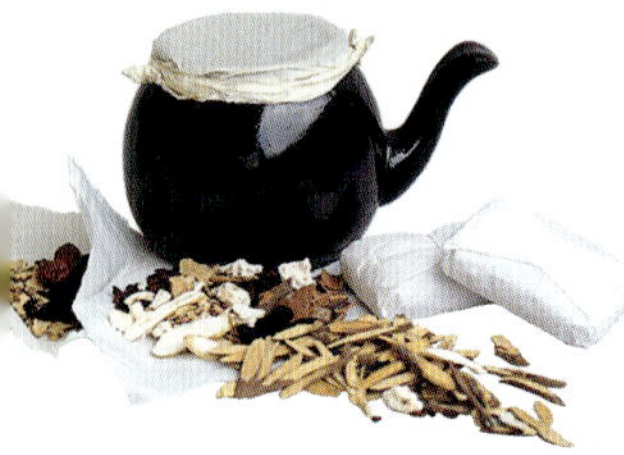

위염/역류성 식도염

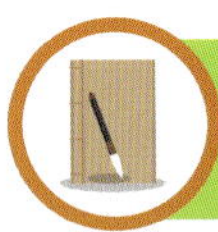

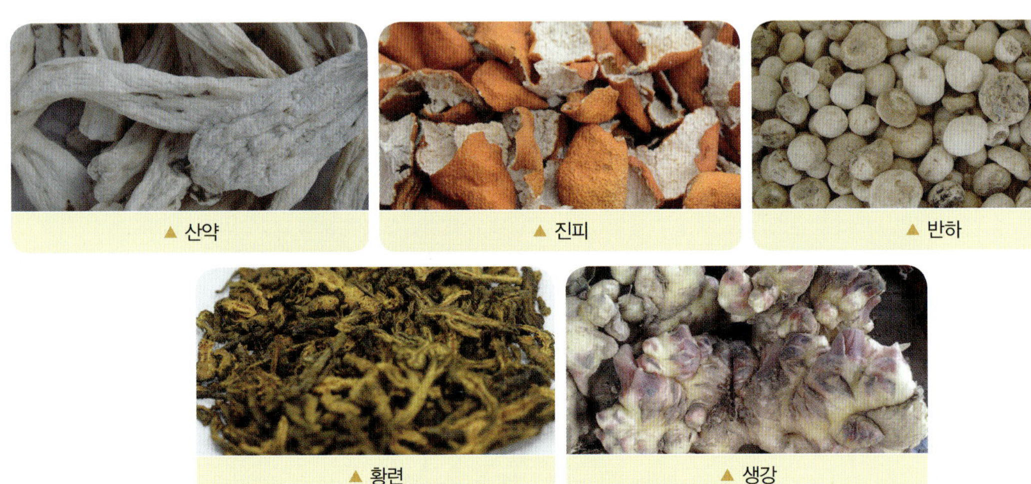

▲ 산약

▲ 진피

▲ 반하

▲ 황련

▲ 생강

위염은 위점막에 생긴 염증성 질환이고, 식도염은 식도점막에 생긴 염증성 질환이다. 염증이 생기려면 지속적인 자극이 있어야 한다. 술이나 담배, 커피 또는 자극적인 음식은 위점막을 자극하는 요인이다. 정상적인 음식이라도 과식을 한다거나 너무 늦은 시간에 먹는다면 위장에 무리를 주므로 이 또한 일종의 자극이다. 따라서 위염을 치료하려면 해로운 음식을 피하고 과식이나 야식을 금해야 한다.

식생활이 나쁘지 않아도 위염은 생길 수 있다. 이는 위장기능이 약해졌기 때문인데 해로운 음식이나 과식, 야식 같은 자극 요인이 없더라도 위장기능이 약해지면 정상적으로 섭취한 음식조차 부담이 되어 염증이 생길 수 있다. 이는 근력이 약한 노인에게 무거운 물건을 들게 했을 때 허리 근육이 손상되는 것과 같은 이치이다. 따라서 위염을 치료하려면 염증을 없애는 동시에 약해진 위장기능을 강화시켜야 한다.

식도와 위장의 경계에 있는 괄약근이 약해져 위산(胃酸)이 역류해 식도에 염증을 일으키는 질환이 역류성 식도염이다. 술, 담배, 탄산음료, 기름진 음식 등을 과다하게 섭취하거나 과식이나 복부비만, 꽉 조이는 옷으로 복부의 압력이 상승하는 것들이 괄약근을 약화시키는 대표적인 요인이다. 《동의보감》에는 역류성 식도염을 치료하려면 '기름진 음식을 절제하고 반드시 채소로 몸을 자양해야 병이 쉽게 낫는다.'는 말이 있다. 따라서 위염과 역류성 식도염이 있을 때에는 반드시 식생활을 개선해야 한다.

다음에 소개되는 약초처방은 위장의 기능을 강화하고 위장과 식도의 염증을 없애는 데 도움을 준다. 하루치 분량인 산약 12g, 진피 8g, 반하 6g, 황련 4g, 생강 2g을 물 800mL에 넣어 중불로 2시간 정도 달여 물이 절반 정도 되게 한다. 그리고 이것을 아침·점심·저녁 3번 나눠 마시는데 간격은 3~4시간이 적당하다. 만성 위염과 역류성 식도염일 경우에는 10일분 또는 20일분씩 달여놓고 유리병에 담아 냉장고에 보관하였다가 마실 때마다 따뜻하게 데워서 복용해야 한다.

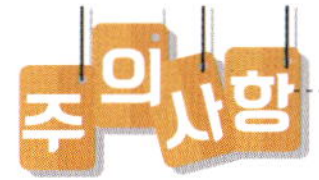

① 산약, 반하, 황련, 생강을 먼저 달이고, 나중에 진피를 넣어 30분 정도만 달인다. 향이 있는 약초를 오래 달이면 약효가 떨어지기 때문이다.

② 산약을 볶아 사용하면 좋다. 볶으면 위장을 튼튼하게 만들고 설사를 멎게 하는 효능이 좋아지기 때문이다. 또한 산약의 약성은 온화하므로 많은 양을 사용해야 효과를 볼 수 있다.

③ 반하는 독성이 있는 약초이므로 반드시 가공해 사용해야 한다. 생강 달인 물에 반하와 백반을 넣고 함께 끓여 생강액이 스며들게 한 다음 꺼내어 햇볕에 말려 사용한다.

④ 황련은 생강 달인 물에 담근 후 볶아서 사용하면 위염을 치료하는 효과가 더 좋아진다.

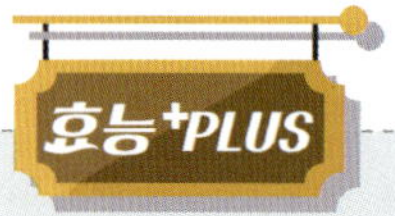

① 스트레스가 심하면 향부자와 소엽을 더한다.

② 속쓰림 증상이 심하면 황련의 양을 늘리거나 치자를 더한다.

③ 소화불량이 심하면 창출을 더한다.

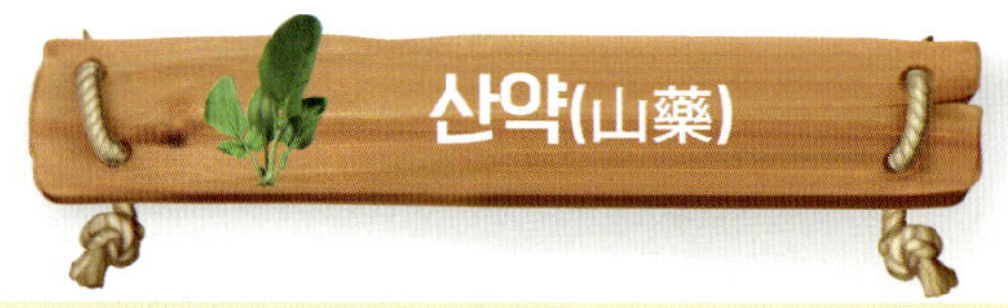

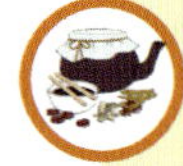

주효능 | 위염, 장염, 설사, 기관지염, 만성 기침, 천식, 체력 저하, 피로감, 유정(遺精), 요실금, 대하증(帶下症)

산약은 마과에 속하는 여러해살이덩굴식물인 마, 참마의 뿌리이다. 전국 각지의 산기슭이나 숲에서 자생하며 약용 및 식용으로 재배한다. 11~12월쯤 잎이 마른 이후에 채취하는 것이 가장 좋은데 뿌리를 캐 머리 부분을 잘라내 깨끗이 씻은 후 햇볕이나 불에 말려 사용한다. 성질은 따뜻하지도 차갑지도 않고 맛은 달다.

산약에는 점액질과 사포닌, 전분 등이 풍부하게 들어 있는데 점액질은 위점막을 보호하여 위염을 치료하는 작용을 한다. 산약의 전분에는 소화효소가 다량 함유되어 있어 소화시간을 2~3배 빠르게 만든다.

산약은 허약한 사람의 만성 질환 치료에 도움이 되는 약초이다. 식사량이 적고 대변이 묽고 설사가 잦은 사람이거나 폐기능이 약해져 기침과 숨참 증상이 지속될 때 산약을 사용하면 효과를 얻을 수 있다.

산약은 기초체력과 정력을 강화하는 효능이 있다. 효과가 빨리 나타나지는 않지만 지속적으로 효과가 나타나기 때문에 나이가 들고 몸이 약해진 사람에게 좋은 보약이라 할 수 있다.

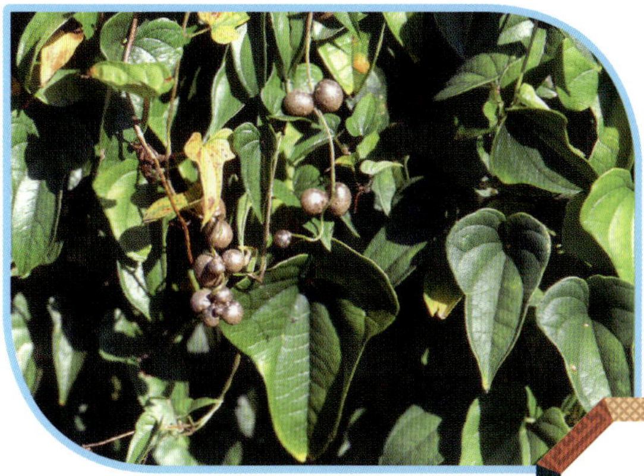

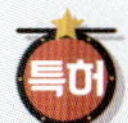

<table>
<tr><td>

마_열매와 잎</td><td>

산약</td><td>

마_꽃</td></tr>
<tr><td>

마_뿌리(채취품)</td><td></td><td>

산약_약재(마 뿌리)</td></tr>
</table>

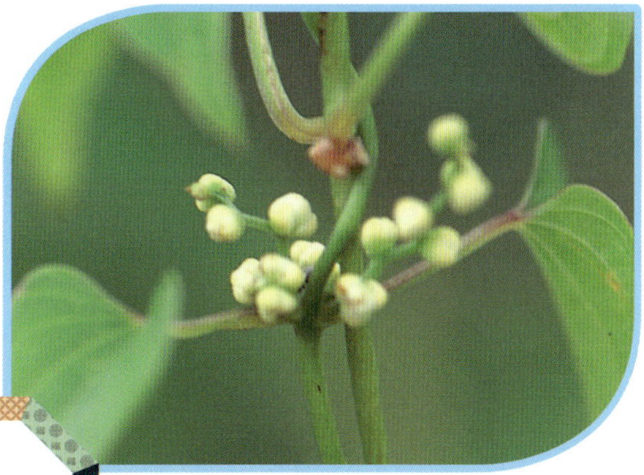

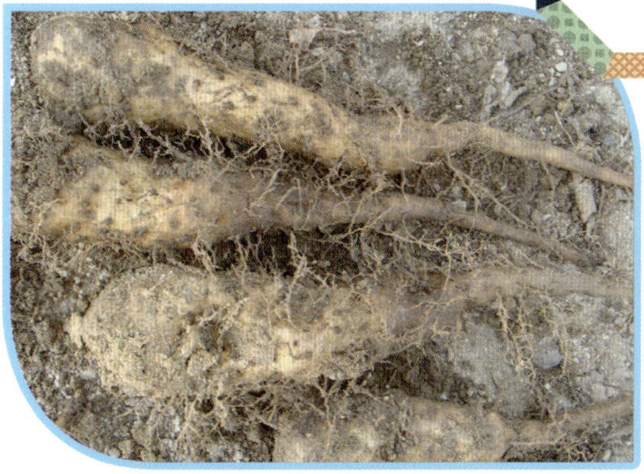

▲ 마_열매와 잎   산약   ▲ 마_꽃

▲ 마_뿌리(채취품) 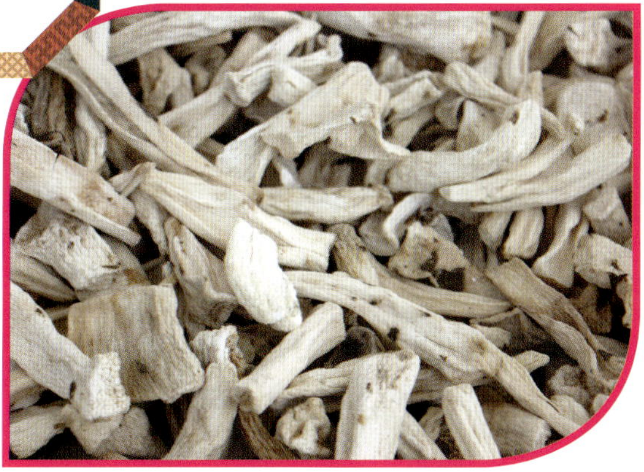   ▲ 산약_약재(마 뿌리)

특허 마(산약)의 기능성 및 효능에 관한 특허자료 2종 외

▶ 마 추출물을 유효성분으로 포함하는 장 기능 개선용 조성물 및 이를 함유하는 기능성 건강식품

본 발명은 마의 근경 또는 산약의 추출물을 유효성분으로 포함하는 장 기능 개선용 조성물 및 이를 이용한 기능성 건강식품에 관한 것이다. 보다 구체적으로 마과 식물 및 이를 건조한 산약의 추출물을 함유하는 장 기능 개선용 조성물, 이를 포함하는 기능성 건강식품 및 이의 제조방법에 관한 것이다. 본 발명의 장 기능 개선용 조성물은 장 운동을 촉진하고 장내 균총 불균형을 개선하여 설사 및 변비를 치료, 예방하며 비만 억제에 우수한 효과를 갖는다.

– 등록번호: 10-0811683, 출원인: 영남대학교 산학협력단

▶ 산약을 함유하는 알레르기성 질환의 예방 또는 치료용 조성물

본 발명은 산약 또는 그 추출물을 포함하는 조성물에 관한 것인데, 본 발명의 산약 또는 그 추출물은 아나필락시스(anaphylaxis)를 포함하는 알레르기성 질환의 예방 또는 치료에 효과가 있다.

– 공개번호: 10-2012-0045171, 출원인: 주식회사 비피도

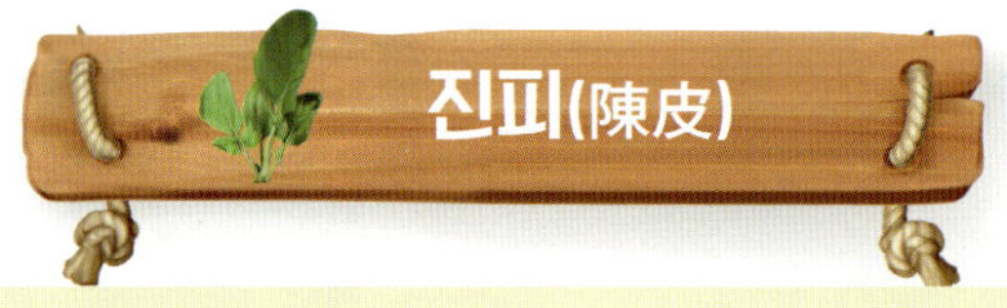

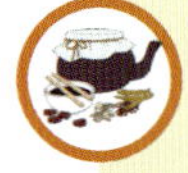

주효능 | 소화불량, 가래, 담 결림, 딸꾹질

진피는 운향과에 속하는 낙엽활엽소교목인 귤나무 또는 근속식물의 익은 열매껍질을 말한다. 우리나라, 일본, 인도, 북아메리카의 남쪽, 흑해 등지에서 분포하며 우리나라에서는 제주도 및 남부 지방에서 재배한다. 늦가을부터 겨울 사이에 채취하는데 열매를 따서 열매껍질을 그늘이나 햇볕에 말려 사용한다. 성질은 따뜻하고 맛은 맵고 쓰다.

진피는 위장 운동을 강화하는 효능이 있다. 위장 운동이 활발해지면 혈액순환이 좋아지기 때문에 위염 치료에 도움이 된다. 특히 진피는 담(痰)을 제거하는 효능이 있는데 위장에 축적된 담을 제거하면 위장운동이 활발해지고 염증이 빨리 치료된다.

진피는 응용범위가 상당히 넓은 약초이다. 진피의 주된 약효는 기(氣)를 순환시키는 것으로 함께 사용하는 약초에 따라 인체에 필요한 영양분을 보충하는 작용을 도울 수도 있고, 반대로 노폐물을 제거하는 작용을 도울 수도 있다.

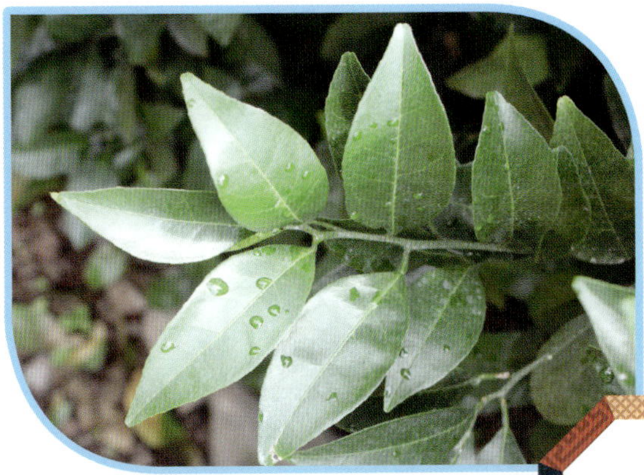

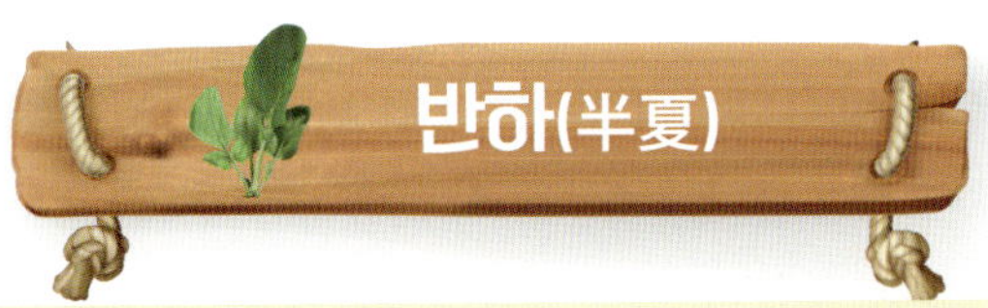

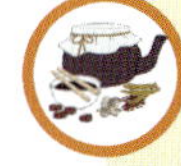

▲ 귤나무_잎

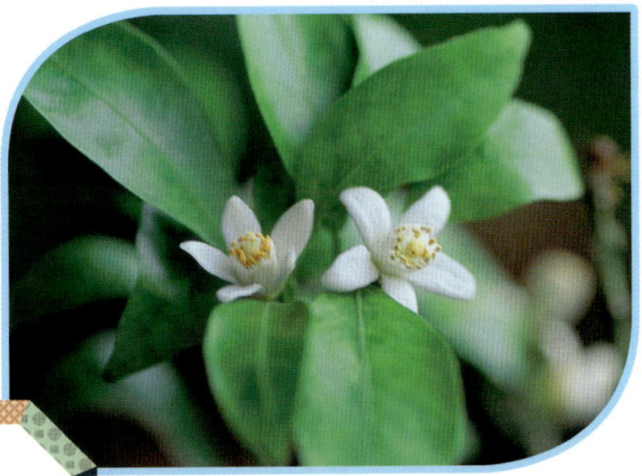

진피

▲ 귤나무_꽃

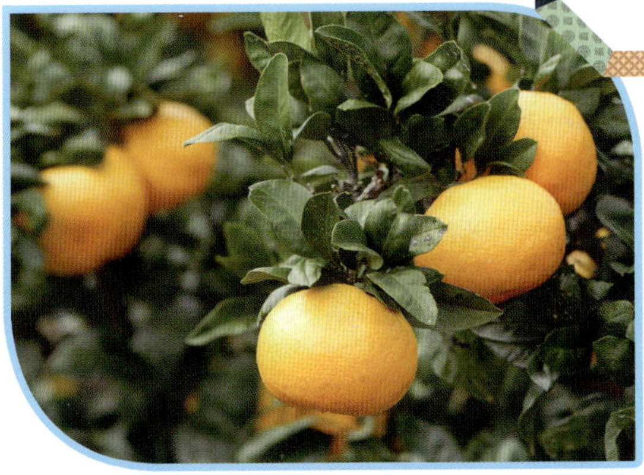

▲ 귤나무_열매

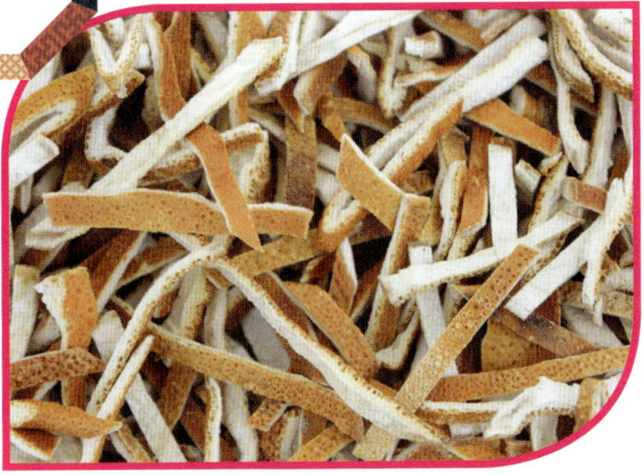

▲ 진피_약재(귤나무 열매껍질)

반하(半夏)

주효능 | 구토, 위염, 소화불량, 두통, 어지럼증, 기침, 가래, 가슴 답답함

반하는 천남성과에 속하는 여러해살이풀인 반하의 덩이줄기를 말한다. 전국 각지에

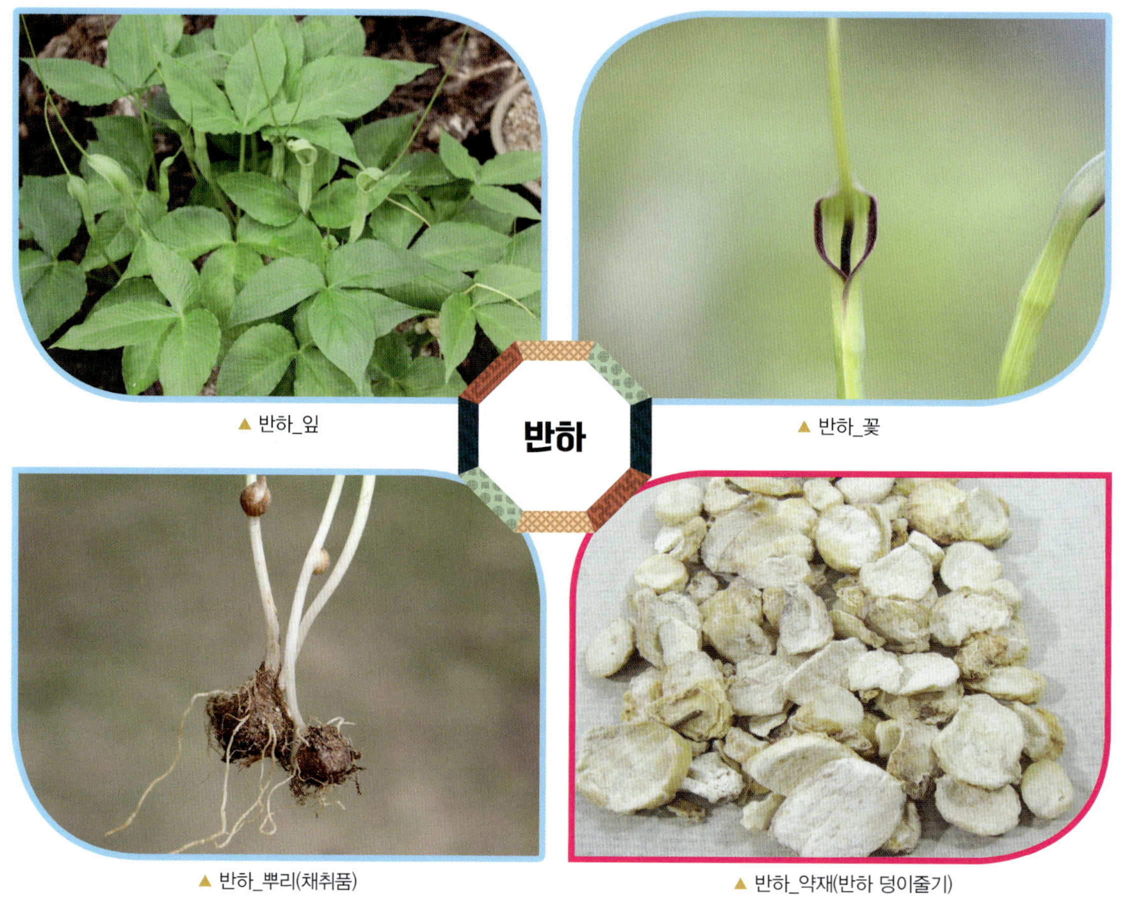

▲ 반하_잎

▲ 반하_꽃

▲ 반하_뿌리(채취품)

▲ 반하_약재(반하 덩이줄기)

서 분포하는데 밭 경작지 주변의 습기가 있는 토양에서 잘 자란다. 반하는 그 이름에서도 알 수 있듯이 여름이 절반가량 지났을 때인 7~8월에 채취해 껍질을 벗기고 생강과 백반으로 법제한 후 말려 사용한다. 성질은 따뜻하며 맛은 맵고 독성은 있다.

반하는 담(痰)을 제거하는 효능이 강한 약초이다. 담은 염증의 부산물인데 담이 위장에 적체되어 있으면 위장 기능이 떨어지고 위염이 잘 낫지 않는다. 마치 도로에 자동차가 많아 소방차가 화재를 진압할 수 없는 것에 비유할 수 있다. 반하 역시 위장에 적체된 담을 제거하면 위장 기능이 좋아져 위염이 쉽게 치료된다.

반하는 위가 약하고 냉한 사람에게 적합한 약초이다. 이러한 사람은 위장 운동이 떨어지기 때문에 위 내에 담이 적체되기 쉽고 그 결과 위염과 식도염이 생긴다. 반하는 따뜻한 성질을 지니고 있어 위장의 운동을 활발하게 하므로 위염과 소화불량, 구토, 메스꺼움 등을 치료한다.

🌿 반하의 가공법

반하를 생으로 사용하면 독성이 강하므로 반드시 다음과 같은 방법으로 가공한 후에 사용해야 한다.

◎ 법반하(法半夏): 반하의 아린 맛이 없어질 때까지 물에 담근다. 그리고 감초를 끓인 물에 석회를 풀고 여기에 반하를 담그는데 반하의 중심부가 흰색에서 황색이 될 때까지 담갔다가 꺼내 그늘에서 말린다.

◎ 강반하(薑半夏): 반하를 맑은 물에 담근 후 거품이 일어나면 백반을 넣는데, 반하의 아린 맛이 없어질 때까지 담가둔다. 이후 생강 달인 물에 반하와 백반을 넣고 함께 끓여 생강물이 반하에 스며들면 꺼내어 햇볕에 말린다.

◎ 반하곡(半夏麴): 가루로 만든 법반하에 밀가루를 조금씩 넣은 다음 적당량의 물로 반죽하여 과립 모양으로 만든다. 이것을 나무틀 안에 넣고 눌러 떡 형태로 만든 다음 발효시키는데 표면에 황색의 이물질이 생기면 절단해서 작은 덩어리로 만들어 말린다.

◎ 청반하(淸半夏): 깨끗한 반하를 크기별로 분류한 다음 백반 수용액(8%)에 반하를 담그는데, 안쪽의 마른 부분이 없어질 때까지 담가둔다. 입에 아린 맛이 느껴질 때 꺼내어 맑은 물로 깨끗이 씻은 다음 두껍게 절단해 말린 후 통풍이 잘되고 건조한 곳에서 보관한다.

🏅 특허 반하의 기능성 및 효능에 관한 특허자료 2종 외

▶ 반하, 백출, 복령, 산사, 희렴 등의 추출물을 유효성분으로 포함하는 고혈압 치료 또는 예방용 약제학적 조성물

본 발명은 반하, 백출, 천마, 진피, 복령, 산사, 희렴 및 황련의 추출물을 유효성분으로 포함하는 고혈압 치료 또는 예방용 약제학적 조성물에 관한 것으로, 고혈압 치료제 또는 예방제로 유효하게 사용할 수 있다.　　　　　　　　　　　　　　　　　　　　　– 등록번호: 10-0577674, 출원인: 신흥묵

▶ 미백 효과를 갖는 반하 수용성 분획추출물 및 이를 함유하는 기미, 주근깨 개선 및 피부미백용 조성물

본 발명은 반하로부터 흑화성분을 제거하여 미백 효과가 개선된 반하의 수용성 분획 추출물 및 이를 함유한 기미, 주근깨 개선 및 피부미백용 조성물에 관한 것이다.　　　　　　　　　　　　　　　　　– 등록번호: 10-0190989, 출원인: (주)엘지

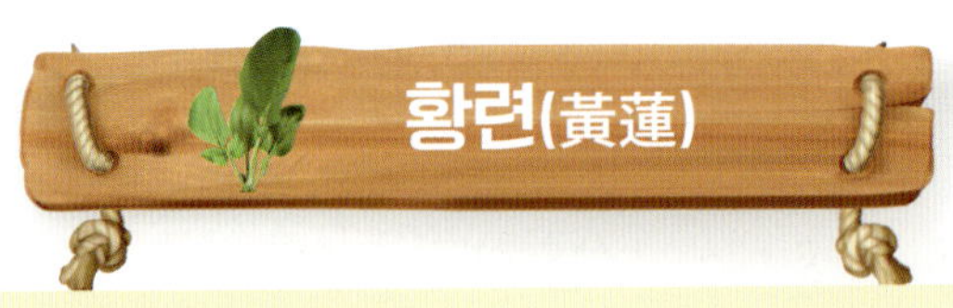

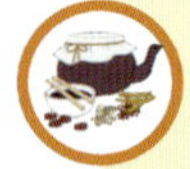

주효능 | 결막염, 각막염, 장염, 위염, 구내염, 중이염, 피부염, 폐렴, 화상(火傷)

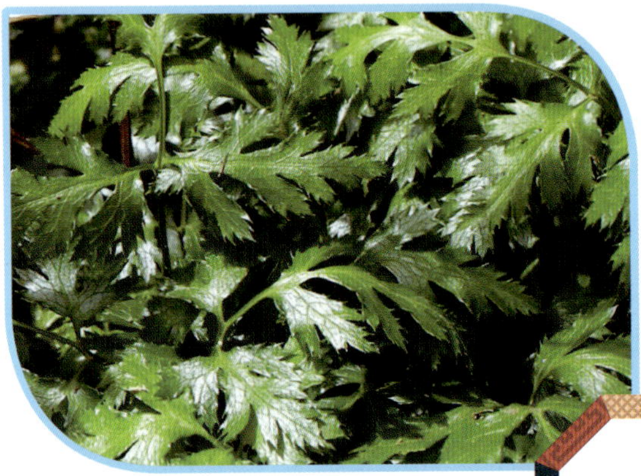

▲ 황련_잎

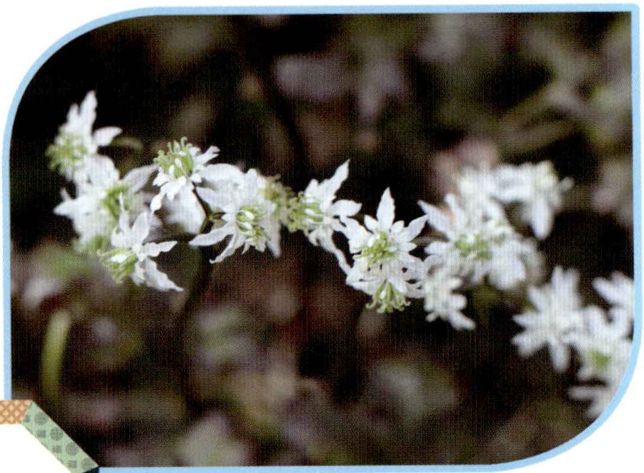

황련

▲ 황련_꽃

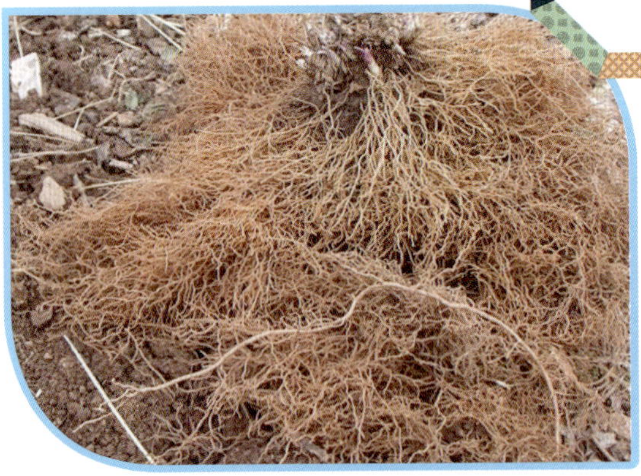

▲ 황련_뿌리(채취품)

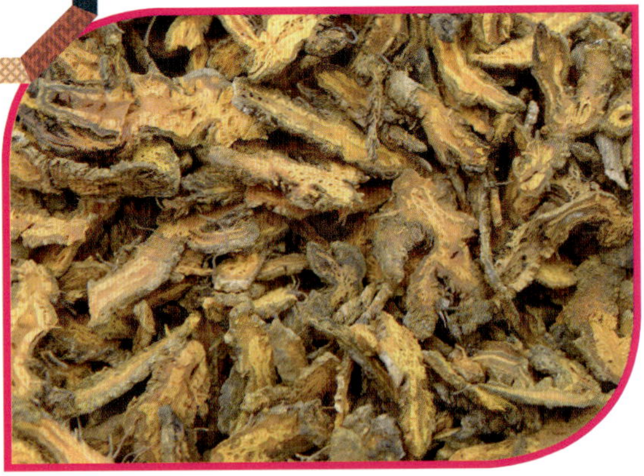

▲ 황련_약재(황련 뿌리)

황련은 미나리아재비과에 속하는 여러해살이풀인 황련의 뿌리를 말한다. 원산지는
중국으로 산악지대 또는 습한 고랭지대의 수풀 밑에서 자라는데 서북향의 그늘진 곳에
서 잘 자란다. 입동이 지난 11월경에 채취해 줄기와 잎, 잔뿌리를 제거하고 햇볕이나

불에 쬐어 말려 사용한다. 성질은 차갑고 맛은 쓰다.

황련은 염증을 치료하는 효능이 매우 뛰어난 약초이다. 따라서 위염과 식도염에 즉각적인 효과를 발휘하며, 염증 때문에 생기는 소화불량, 위통, 복부팽만감, 구토, 설사 등 다양한 증상 치료에 활용한다.

예로부터 황련은 외용제로 널리 사용되었던 약초로 피부에 염증이 생겼을 때 황련 달인 물을 환부에 바르면 염증이 가라앉고 곪는 것을 예방할 수 있다. 이때 황금과 함께 식초를 끓여 사용하면 소염 효과가 더욱 좋아진다.

🌿 증상에 따른 황련 활용법

◎ **말린 황련**: 말린 황련을 그대로 사용하면 심장의 열을 내려준다. 또한 해독작용이 있어 염증과 종기를 치료한다.

◎ **술에 축인 황련**: 황련에 술을 스며들게 한 후 이것을 볶아 사용하면 황련의 차가운 성질이 감소하고 신체 위쪽으로 약효가 전달된다. 안구충혈이나 구내염 치료에 사용할 때에는 이와 같은 방법을 사용한다.

◎ **생강즙을 먹인 황련**: 황련에 생강즙을 스며들게 한 후 이것을 말려 사용하면 위염을 치료하고 속을 편안하게 한다. 소화불량과 구토가 있을 때에는 이 방법을 사용한다.

◎ **오수유 달인 물에 축여서 볶은 황련**: 황련에 오수유 달인 물을 스며들게 한 후 볶아 사용하면 위와 대장을 튼튼하게 만들어 오래된 설사를 멈추게 하고 배가 아프면서 대변에 피가 섞여 나오는 증상을 치료한다.

◎ **황토에 볶은 황련**: 황토에 황련을 넣어 함께 볶아 황토는 버리고 황련만 사용하는 방법으로, 음식물이 내려가지 않는 증상을 치료하고 회충을 몰아내어 복통을 진정시킨다.

◎ **소금물에 축여 볶은 황련**: 황련에 소금물을 스며들게 한 후 볶아 사용하면 황련의 효능이 인체의 하부에 나타난다. 따라서 여성의 생식기가 붓고 아플 때에는 이 방법을 사용한다.

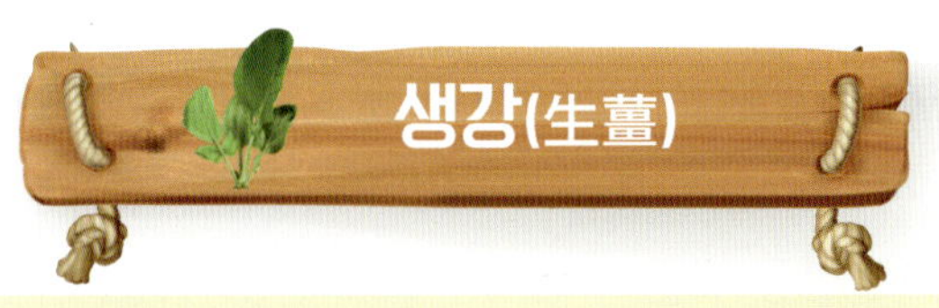

생강(生薑)

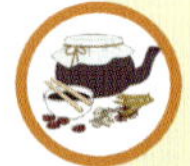

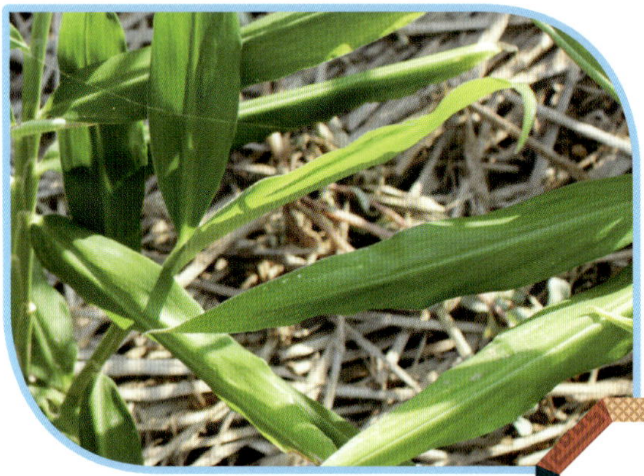

주효능 | 초기 감기, 구토, 소화불량, 식욕부진, 중독(中毒)

생강

▲ 생강_잎

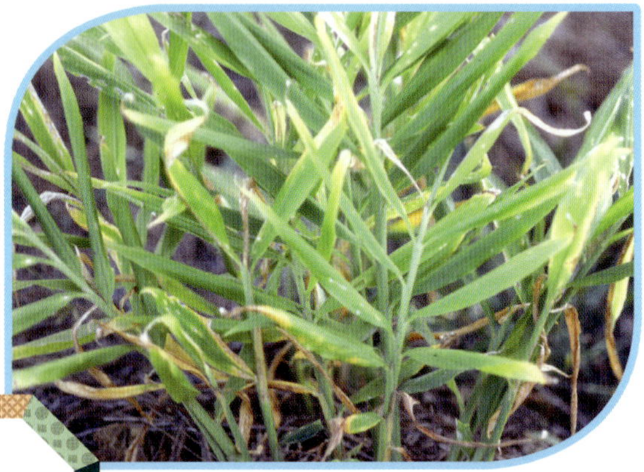

▲ 생강_지상부

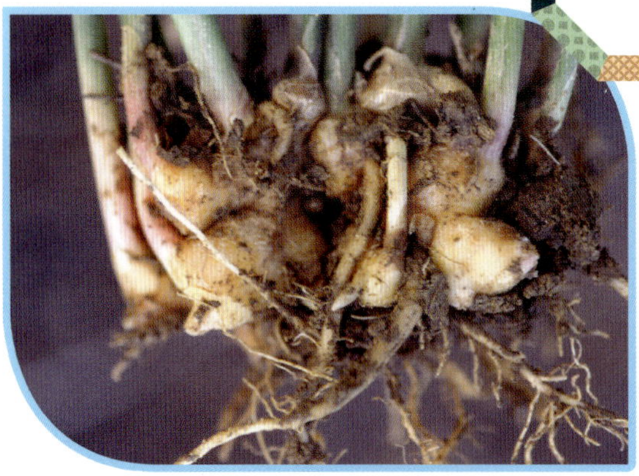

▲ 생강_뿌리(채취품)

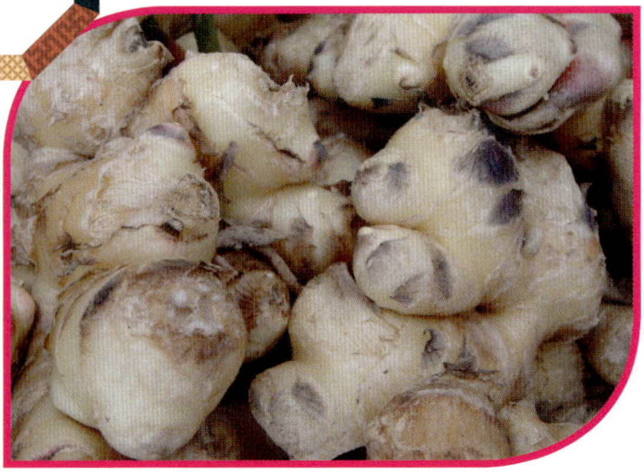

▲ 생강_약재(생강 뿌리줄기)

생강은 생강과의 여러해살이풀인 생강의 뿌리줄기를 말한다. 열대 아시아가 주산지이며, 우리나라에서는 전북 완주와 충남 서산에서 많이 재배한다. 재배하는 생강은 보통 10월에 접어들면 잎이 노란색으로 변하는데 이때가 수확 적기이다. 밭에서 캔 생강은 불순물을 제거하고 깨끗하게 씻어 보관하였다가 얇게 썰어 사용한다. 성질은 따뜻하고 맛은 맵다.

생강은 소화기능을 촉진하는 효능이 있다. 특히 구토를 멎게 하는 작용이 강하다. 그래서 예로부터 '구가(嘔家)의 성약(聖藥)'이라 하여 매우 귀한 약초 대접을 받았다. 생강의 주성분인 진저롤(gingerol)은 위점막을 자극하여 소화액의 분비를 촉진시키고 위산 분비를 억제하므로 위염 치료에 사용할 수 있는 좋은 약초이다.

생강은 해독작용이 좋아 독성이 강한 약초의 독을 없애는 데 사용한다. 특히 반하와 천남성의 독을 없애는 데에는 생강이 필수적인 약초이다.

🌿 생강 활용법

◎ **건강(乾薑: 생강을 말린 것)**: 생강은 맵고 성질이 따뜻하여 감기 초기에 사용하고, 구토를 멎게 하는 효능이 좋다. 반면 생강을 말려서 사용하면 몸속을 따뜻하게 만드는 효능이 강해져 속이 냉한 사람에게 좋다.

◎ **외강(煨薑: 생강을 불에 구운 것)**: 생강을 젖은 창호지에 싸서 불에 구운 것으로, 속을 따뜻하게 하고 설사와 출혈을 멎게 하는 효과가 뛰어나다.

◎ **생강피(生薑皮: 생강의 껍질)**: 생강의 껍질에는 부종을 가라앉히는 효능이 있는데 주로 얼굴과 팔다리에 생긴 부종 치료에 사용한다.

◎ **강로(薑露: 생강을 증류시킨 액)**: 추위를 물리치고 장기(瘴氣)를 몰아내며, 음식을 소화시키고 담을 삭여준다.

특허 생강의 기능성 및 효능에 관한 특허자료 2종 외

▶ **생강 추출물로부터 분리된 화합물을 포함하는 암 질환 예방 및 치료를 위한 조성물**
본 발명은 천연 물질로부터 분리된 신규한 항암제에 관한 것으로, 상세하게는 본 발명의 생강 추출물로부터 분리된 화합물을 포함하는 조성물은 여러 사람 암세포에 대하여 세포 독성을 나타내므로 암 질환의 예방 및 치료를 위한 의약품 및 건강기능식품으로 이용될 수 있다.
– 공개번호: 10-2005-0047208, 출원인: 학교법인 이화학당

▶ **생강 추출물 또는 쇼가올을 포함하는 허혈성 뇌혈관 질환의 예방 또는 치료용 약학 조성물**
본 발명은 생강 추출물 또는 쇼가올 및 약학적으로 허용 가능한 담체를 포함하는 허혈성 뇌혈관 질환의 예방 또는 치료용 약학 조성물을 제공한다. 생강 추출물 또는 쇼가올을 유효성분으로 포함하는 본 발명의 약학 조성물은 허혈성 뇌혈관 질환의 예방 또는 치료에 유용하게 적용될 수 있다.
– 공개번호: 10-2010-0060124, 출원인: 경희대학교 산학협력단

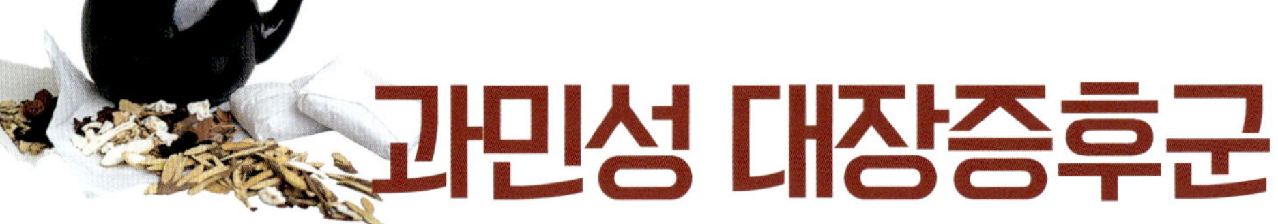
과민성 대장증후군

약초처방 | 백출 12g, 산약 16g, 복령 12g, 연자육 12g, 의이인 16g

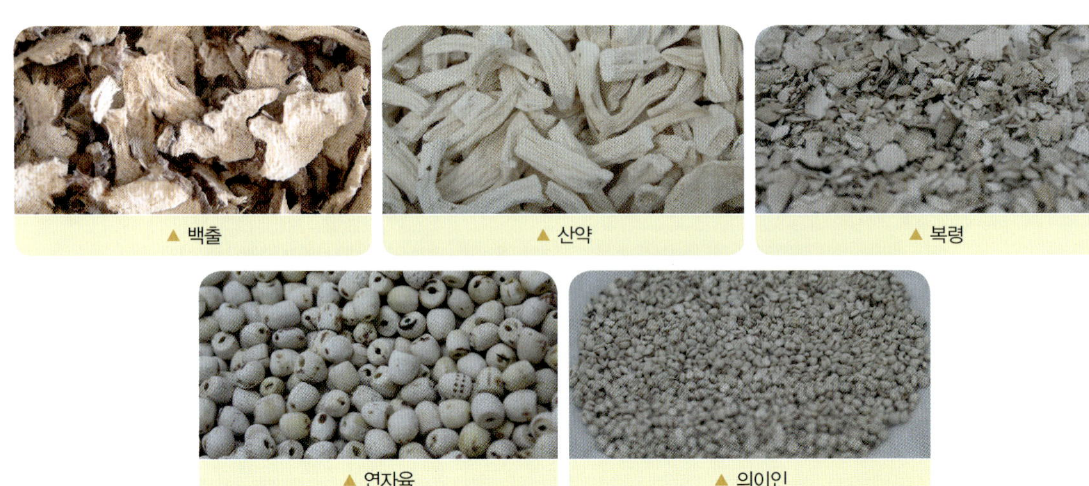

▲ 백출

▲ 산약

▲ 복령

▲ 연자육

▲ 의이인

　과민성 대장증후군은 대장 내시경이나 X선 검사로는 아무런 이상이 없지만 식사나 가벼운 스트레스 후 복통이나 복부팽만감 같은 불쾌한 증상이 반복되고, 설사 혹은 변비 등의 배변장애가 생기는 만성 질환을 말한다. 생명을 위협하는 질환은 아니지만 이로 인해 고통 받는 사람은 일상생활이 불편해지고 의욕을 상실하여 사회생활에 지장을 받기도 한다.

　질병은 오장육부 중에서 가장 약한 부위에서 나타난다. 상한 음식을 먹었을 때 위가 약한 사람이라면 급성 위염으로 인한 복통과 구토가 나타날 것이고, 장이 약한 사람이라면 복통과 설사가 나타날 것이다. 반면 위와 장이 모두 건강한 사람은 다소 상한 음식을 섭취해도 아무런 증상이 나타나지 않는다. 과민성 대장증후군도 마찬가지이다. 장이 예민하다는 것은 약하다는 말이다. 장이 약한 사람이 스트레스를 받거나 소화하기 어려운 음식을 먹으면 섭취한 음식물을 정상적으로 소화시키지 못하기 때문에 복통과 복부팽만감, 설사 또는 변비가 생기는 것이다. 따라서 이 질환을 치료하려면 마음을 안정시키고 약해진 장을 튼튼하게 만들어야 한다.

다음에 소개되는 약초처방은 마음을 안정시키고 약해진 장을 튼튼하게 만드는 데 도움을 준다. 하루치 분량인 백출 12g, 산약 16g, 복령 12g, 연자육 12g, 의이인 16g을 물 1.2L에 넣어 중불로 2시간 정도 달여 물이 절반 정도 되게 한다. 그리고 이것을 아침·점심·저녁 3번 나눠 마시는데 간격은 3~4시간이 적당하다. 과민성 대장증후군은 만성 질환이므로 10일분 또는 20일분씩 달여놓고 유리병에 담아 냉장고에 보관하였다가 마실 때마다 따뜻하게 데워서 복용하는 것이 좋다.

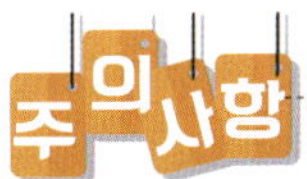

① 과민성 대장증후군은 만성 질환이므로 위의 처방을 3개월 이상 복용하는 것이 바람직하다.

② 산약을 볶아서 사용하면 설사를 멎게 하는 효능이 좋아진다.

③ 백출 또한 볶아 사용해야 설사를 멎게 하는 효능이 좋아진다.

④ 연자육 속에 있는 심(心)을 제거한 후 사용한다.

효능⁺PLUS

① 기력이 없다면 인삼과 감초를 더한다.

② 추위를 타고 배가 냉하면 계피와 건강을 더한다.

③ 변비가 있으면 작약과 지실을 더한다.

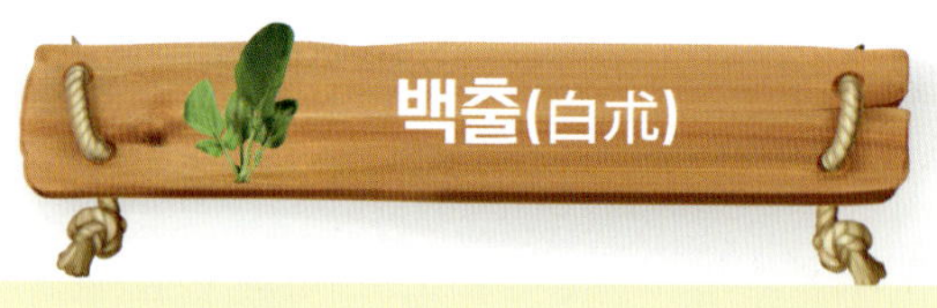

주효능 | 식욕부진, 소화불량, 설사, 습관성 유산, 다한(多汗)

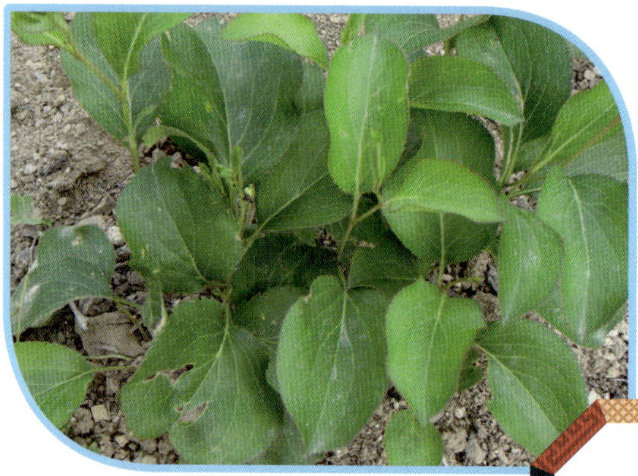

▲ 백출_잎

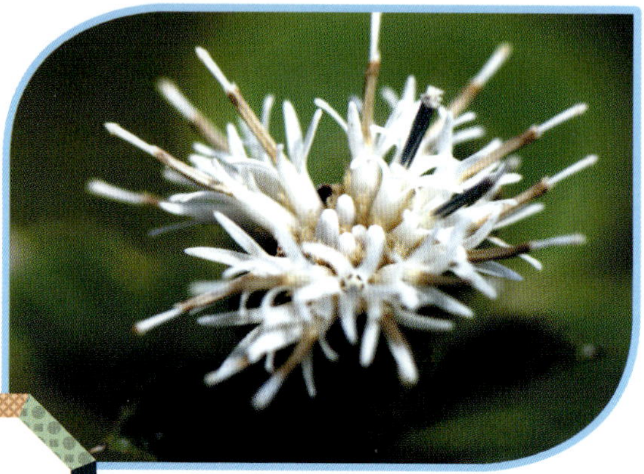

▲ 백출_꽃

백출

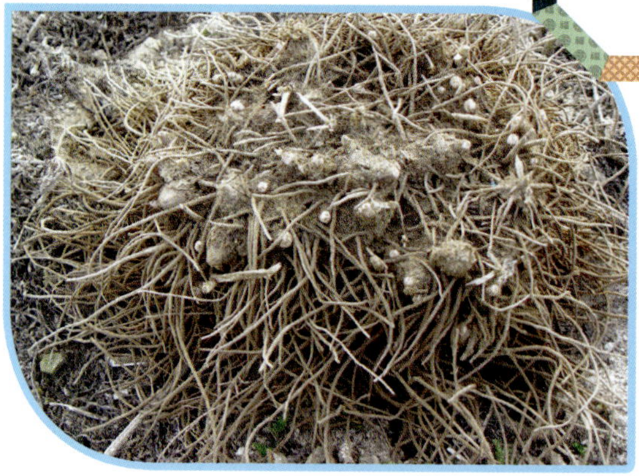

▲ 백출_뿌리(채취품)

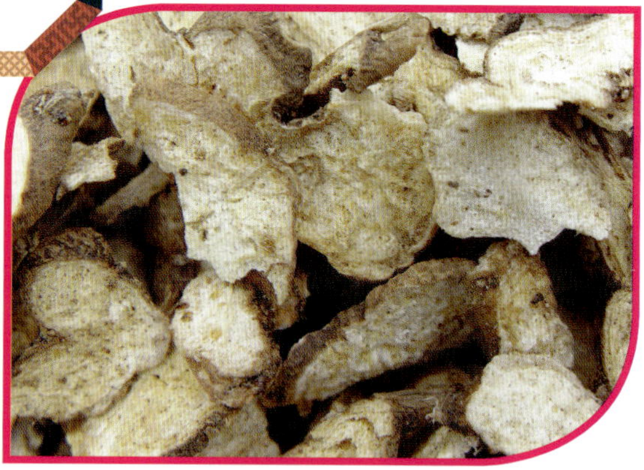

▲ 백출_약재(백출 뿌리)

백출은 국화과에 속하는 여러해살이 식물인 삽주 또는 백출의 뿌리를 말한다. 전국 각처의 산에서 널리 자라는데, 백출은 중국에서 종자를 도입해 우리나라에서 재배하고 있다. 10~11월에 캐서 줄기와 잎, 흙을 제거하고 불이나 햇볕에 말린 다음 잔뿌리를 제거해 사용한다. 성질은 따뜻하고 맛은 달면서 쓰다.

　백출은 약해진 위와 장을 튼튼하게 만드는 약초이다. 따라서 과민성 대장증후군 외에도 다양한 소화불량 증상 치료에 효과가 있다. 위장이 약한 사람에게는 인삼이나 녹용보다 중요하다고 할 수 있다.

　백출은 위장의 운동을 활발하게 만들고 위장에 정체된 습기(濕氣)를 제거하는 효능이 있다. 위장에 정체된 습기를 제거한다는 말이 의학적인 표현은 아니지만 현실적으로 나타나는 현상이다. 천고마비(天高馬肥)의 계절이면 인삼이나 녹용을 먹지 않았는데도 식욕이 좋아진다. 이는 대기의 습도가 낮아진 결과 위장에 정체된 습기가 줄어들어 위장 기능이 좋아지기 때문이다. 백출이 위장 기능을 강화하는 것도 위장의 습기를 제거해 주기 때문이다.

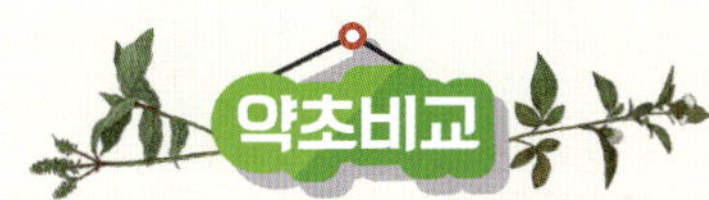

백출과 창출

백출과 창출의 기원에 관해서는 의견이 분분한데 같은 국화과의 각각 종이 다른 삽주의 뿌리줄기라고 하기도 하고 같은 식물의 뿌리인데 부위가 다른 것이라는 설도 있다. 백출은 국화과에 속한 삽주와 백출의 뿌리줄기이며 창출은 국화과의 모창출, 북창출의 뿌리줄기이다.

국내에서는 같은 식물의 땅줄기를 창출로 썼고 덩이줄기를 백출로 써왔다. 또한 봄에 캐어 안에 심이 있는 것을 창출이라 하고, 가을에 캐어 심이 없는 것을 백출로 쓰기도 한다. 하지만 일본의 연구자료에 의하면 한국산 백출은 창출로 분류하는 것이 옳다고 한다.

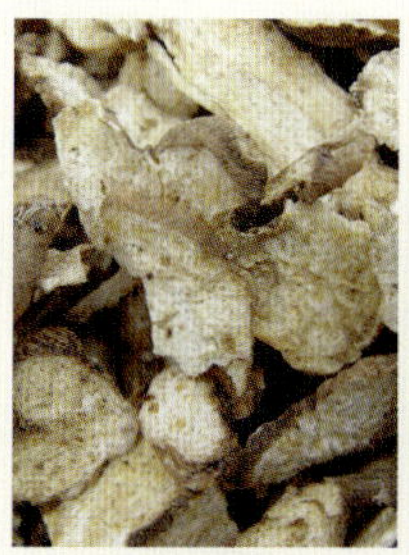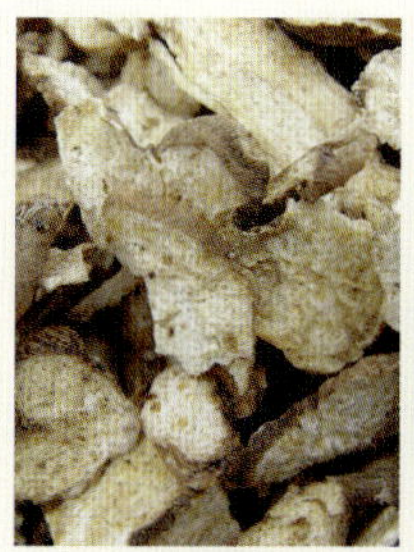

▲ 백출　　▲ 창출

말린 약재로 비교하면 백출이 창출보다 크기가 크다. 길이는 백출과 창출 모두 3~10cm로 비슷하나 지름은 백출이 창출보다는 크며 절편을 만들 때에도 백출은 세로 절단하여 절단면이 넓으나 창출은 지름도 작은데 가로 절단하여 절편의 크기가 작다. 또한 백출은 코르크층을 제거한 것으로 황백색을 띠고 있으나 창출은 코르크층을 제거하지 않아 갈색을 띤다.

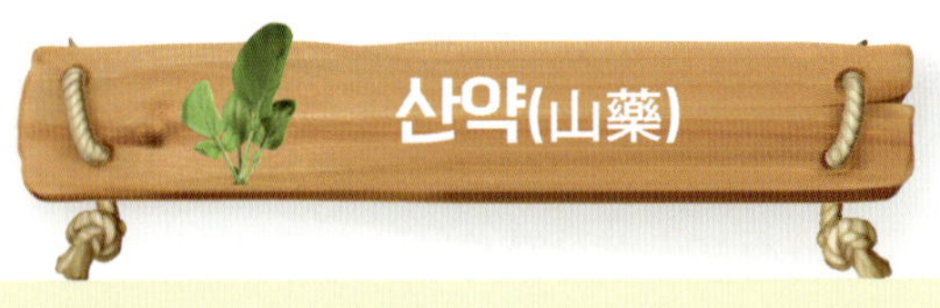

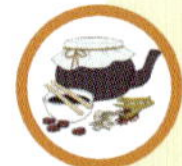
주효능 | 위염, 장염, 설사, 기관지염, 만성 기침, 천식, 체력 저하, 피로감, 유정(遺精), 요실금, 대하증(帶下症)

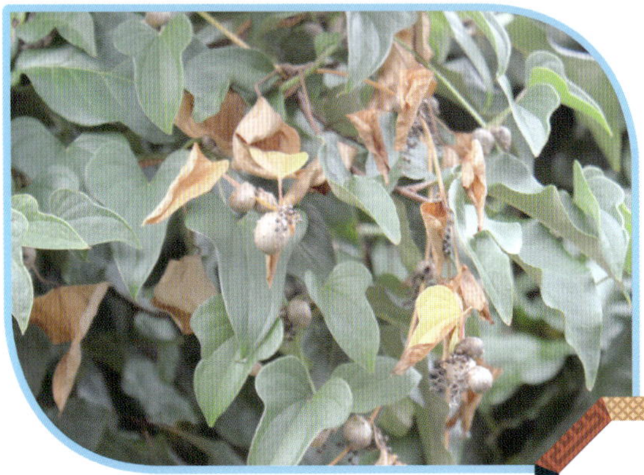

▲ 마_열매와 잎

산약

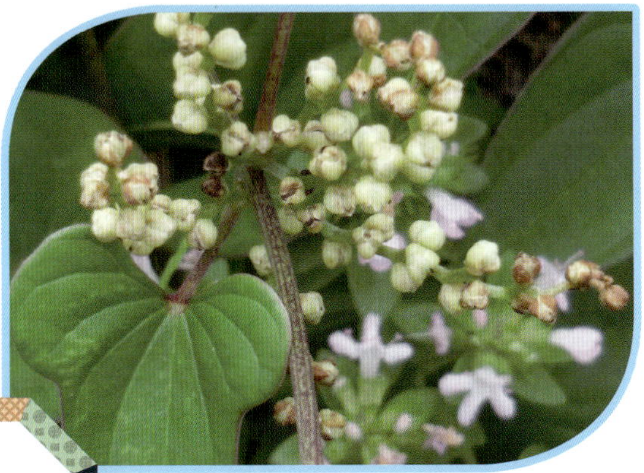

▲ 마_꽃

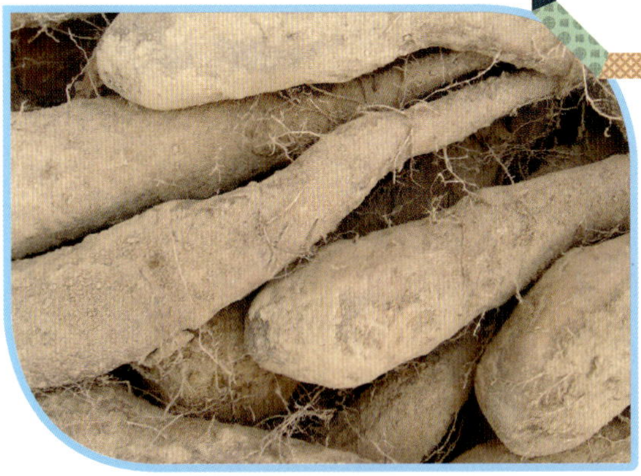

▲ 마_뿌리(채취품)

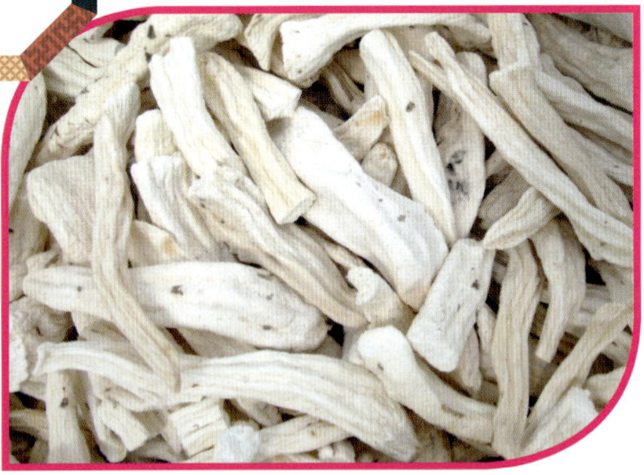

▲ 산약_약재(마 뿌리)

산약은 마과에 속하는 여러해살이덩굴식물인 마, 참마의 뿌리이다. 전국 각지의 산기슭이나 숲에서 자생하는데 약용 및 식용으로 재배한다. 11~12월쯤 잎이 마른 이후 채취하는 것이 가장 좋으며, 뿌리를 캐 머리 부분을 잘라내 깨끗이 씻은 후 햇볕이나 불에 말려 사용한다. 성질은 따뜻하지도 차갑지도 않고 맛은 달다.

산약의 전분에는 소화효소가 다량 포함되어 있어 음식물의 소화를 돕는다. 특히 만성적으로 약해진 장을 튼튼하게 만드는 효능이 있어 노화와 질병으로 장이 약해졌을 때 또는 장에 염증이 생겨 대변이 묽게 나오고 설사를 자주 할 때 사용하면 치료 효과가 좋다. 또한 산약은 기관지와 폐의 기능을 강화하는 효능이 있어 기관지염으로 인한 기침과 숨참 증상을 치료하는 데 도움이 된다. 단, 급성에는 효과가 크지 않고 만성 기관지염과 천식에만 효과적이다.

🌿 마의 부위별 효능

◎ **마의 뿌리줄기**: 위장을 튼튼하게 한다. 따라서 식사량이 적고 설사를 자주 하는 증상 치료에 사용한다. 또한 폐와 기관지를 촉촉하게 만드는 효능이 있어 숨이 차고 기침을 자주 하는 증상을 없애주며, 정액이 새고 소변을 자주 보는 증상을 치료한다.
◎ **마의 잎겨드랑이에서 나온 싹**: 겨드랑이 사이에 생긴 구슬 같은 싹을 약재로 사용하는데 허리와 다리를 튼튼하게 만들고 병을 앓고 난 뒤 귀가 들리지 않는 증상을 치료한다.
◎ **마의 덩굴줄기**: 피부습진 치료를 위해 외용약(外用藥)으로 사용한다.

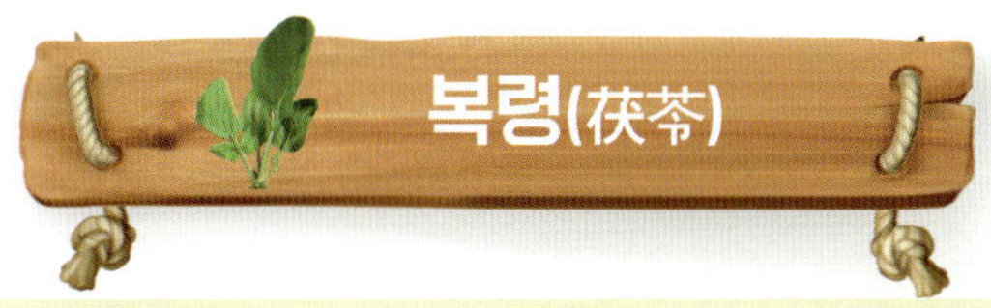

주효능 | 소변불통(小便不通), 부종, 설사, 신경쇠약, 건망증, 요도염, 방광염

복령(솔풍령)은 구멍장이버섯과에 속하는 진균인 복령의 균핵을 말하며 소나무 뿌리에 기생한다. 전국 각지에서 분포하는데 특히 강원도, 경기도, 경상북도 지방에서 많이 생산되며 현재는 대부분 지방에서 대량으로 인공 재배하고 있다. 자연산 복령은 7월부터

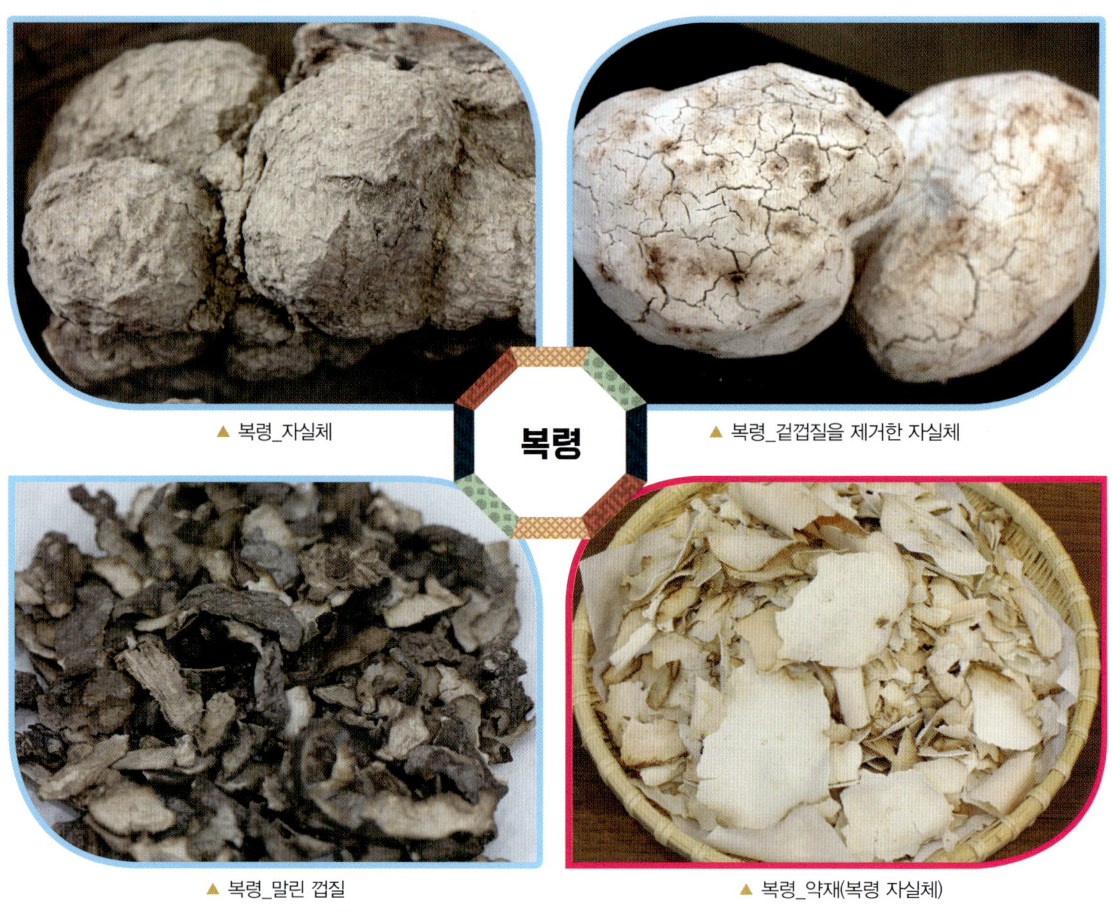

▲ 복령_자실체

복령

▲ 복령_겉껍질을 제거한 자실체

▲ 복령_말린 껍질

▲ 복령_약재(복령 자실체)

다음해 3월 사이에 소나무 숲에서 채취하고, 인공 재배한 것은 종균을 접종한 2년 후 7~8월 사이에 채취한다. 성질은 따뜻하지도 차갑지도 않고 맛은 달고 담백하다.

복령은 이뇨작용이 있어 몸이 붓거나 요도염, 방광염 등이 있을 때 사용하는데 다른 이뇨제와 달리 위장을 튼튼하게 만들고 신경을 안정시키는 효능이 있어 몸이 약한 사람에게 좋다.

이뇨작용이 있는 약초는 설사를 멎게 한다. 대변에 포함된 수분을 소변으로 나가게 하면 설사가 그치기 때문이다. 하지만 설사에 이뇨작용이 강한 약초를 사용하면 역효과가 날 수도 있어 주의해야 한다. 몸에서 수분이 빠지면 열과 기운이 함께 빠지기 때문이다. 과민성 대장증후군이 있는 사람은 대체로 몸이 약하기 때문에 이뇨작용이 강하지 않으면서 위장을 강화하는 효능이 있는 복령을 사용하는 것이 좋다.

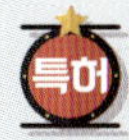 **복령의 기능성 및 효능에 관한 특허자료**

▶ **복령 추출물을 함유하는 항골다공증 활성을 나타내는 식품첨가물**
본 발명은 골 형성을 촉진하는 효능을 가지는 복령 추출물을 유효성분으로 하는 식품첨가물에 관한 것으로, 본 발명의 복령 추출물은 골세포의 분열능, 알칼리 포스파타아제(Alkaline phosphatase) 활성, 콜라겐 합성 측정을 통해 골 형성 증가 활성이 탁월함을 확인함으로써, 발육 성장 촉진용 또는 골다공증의 예방 및 개선용 식품첨가물에 이용될 수 있다.
– 공개번호: 10-2013-0059624, 출원인: 주식회사 진생사이언스

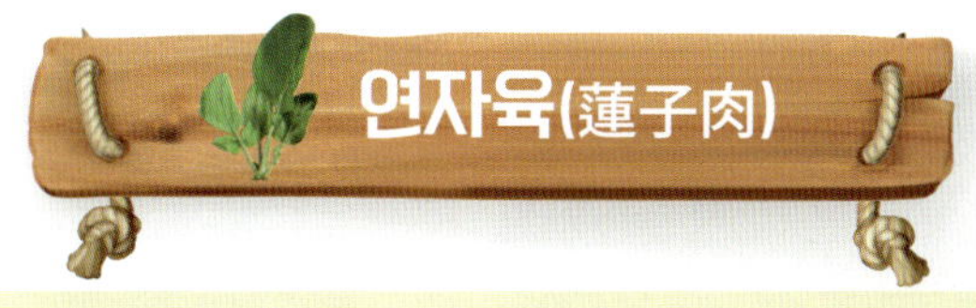

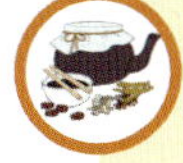 **주효능** | 만성 화병(火病), 설사, 정력 감퇴, 조루(早漏), 대하증(帶下症), 자궁출혈

연자육은 수련과에 속하는 여러해살이풀인 연꽃의 씨앗을 말한다. 원산지는 인도로 추정되나 이집트라는 설도 있으며 우리나라 각지의 습지에서 많이 재배한다. 11~12월 사이에 채취한 연방(蓮房)에서 열매를 꺼내 햇볕에 말려 사용한다. 성질은 따뜻하지도 차갑지도 않고 맛은 달면서 떫다.

연자육은 몸을 보(補)하는 효능이 좋은데 특히 위장을 튼튼하게 만드는 효능이 뛰어나다. 《동의보감》에 다음과 같은 설명이 있다. '연자육을 장기간 복용하면 몸이 가벼워지고 늙지 않으며 배고픈 줄을 모르고 오래 산다.' '여러 가지 허증(虛證)을 보해준다.' '주로 오장(五臟)의 부족한 기운을 보해준다.' 이처럼 허약해진 몸을 보강하는 효능이 좋

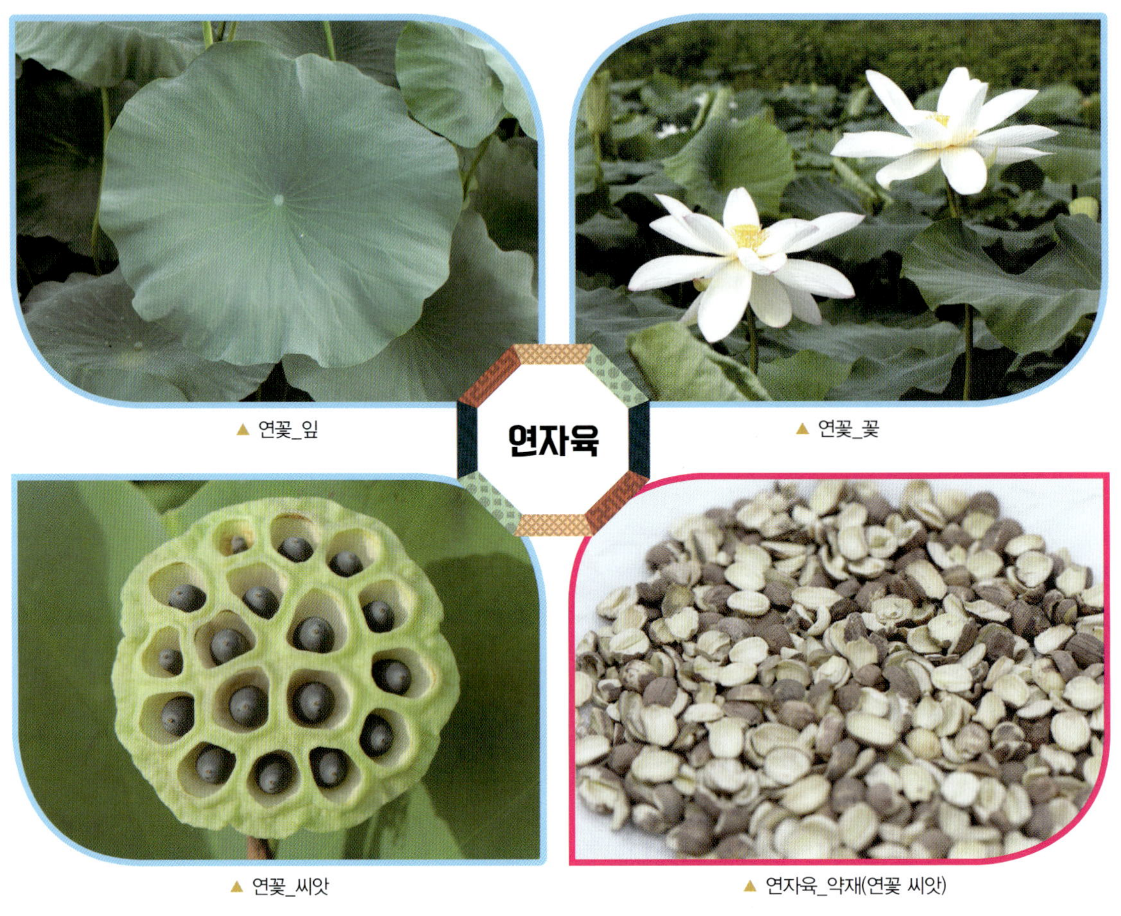

▲ 연꽃_잎

▲ 연꽃_꽃

▲ 연꽃_씨앗

▲ 연자육_약재(연꽃 씨앗)

아서 기력이 없고 소화력이 약하여 대변이 항상 묽게 나오거나 설사가 계속되는 증상 치료에 사용하면 매우 좋다.

　연자육은 남녀의 생식기능을 강화하는 효능도 있어 조루(早漏)와 대하증(帶下症)을 치료하며 자궁출혈을 멎게 하는 데에도 효과적인데, 과로나 질병 때문이 아닌 정신적인 문제와 스트레스로 이러한 증상이 생겼을 때 더욱 적합하다.

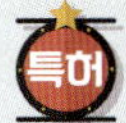 **연꽃(연잎) 및 연자육의 기능성 및 효능에 관한 특허자료 2종 외**

▶ 연잎 추출물 및 타우린을 함유하는 대사성 질환 예방 및 치료용 조성물
　본 발명은 고지혈증 또는 지방간 예방 및 치료용 조성물에 관한 것으로서, 보다 상세하게는 연잎 추출물 및 타우린을 유효성분으로 함유하는 대사성 질환인 고지혈증 또는 지방간 예방 및 치료용 조성물에 관한 것이다.　　　　　　　　　　　− 등록번호: 10-1176435, 출원인: 인하대학교 산학협력단

▶ 우울증 치료용 연자육 추출물, 이를 포함하는 약학적조성물 및 건강식품
　발명의 연자육 추출물은 동물행동학적, 생화학적 방법을 통하여 강력한 항우울 활성을 나타내고 기존 항우울제의 부작용을 감소시키는 안전성이 확보되어 있으므로 우울증 치료용 조성물 및 건강식품으로 유용하게 사용될 수 있다.　　　　　　　　　　− 등록번호: 10-0672949, 출원인: 퓨리메드(주)

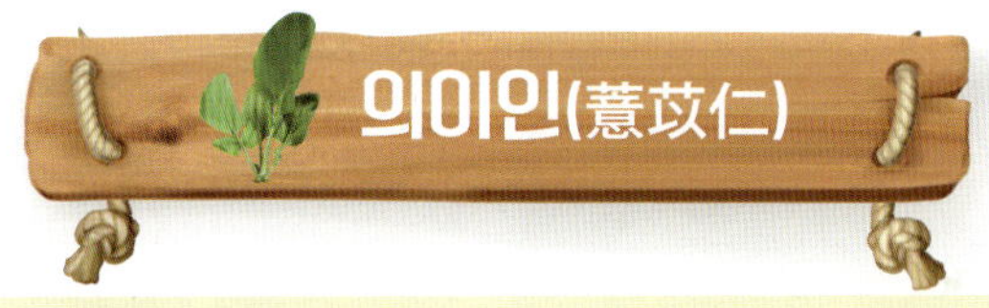

주효능 | 위장무력증, 설사, 과민성 장염, 소변불리(小便不利), 부종, 저림, 마비증상, 피부염

　의이인은 벼과에 속하는 한해살이 또는 여러해살이풀인 율무의 익은 씨앗을 말하며, 전국 각지에서 재배하고 있다. 가을에 열매가 익었을 때 채취해 햇볕에 말린 후 겉껍질과 속껍질을 제거하고 사용한다. 성질은 약간 차갑고 맛은 달고 담백하다.

　의이인은 위장을 튼튼하게 만들고 설사를 멎게 하는 효능이 있는데 약초이자 곡식이므로 많이 복용해도 부작용이 없고, 실제로 많은 양을 사용해야 효과가 좋다.

　의이인은 해독작용과 배농(排膿; 농을 제거함) 효과가 뛰어나므로 신체의 여러 부위에 생긴 화농성 염증을 치료하는 데 사용한다. 장에 염증이 생기거나 염증을 일으키는 물질이 있으면 과민성 대장증후군의 증상이 나타날 수 있는데 의이인이 염증을 억제하고 해

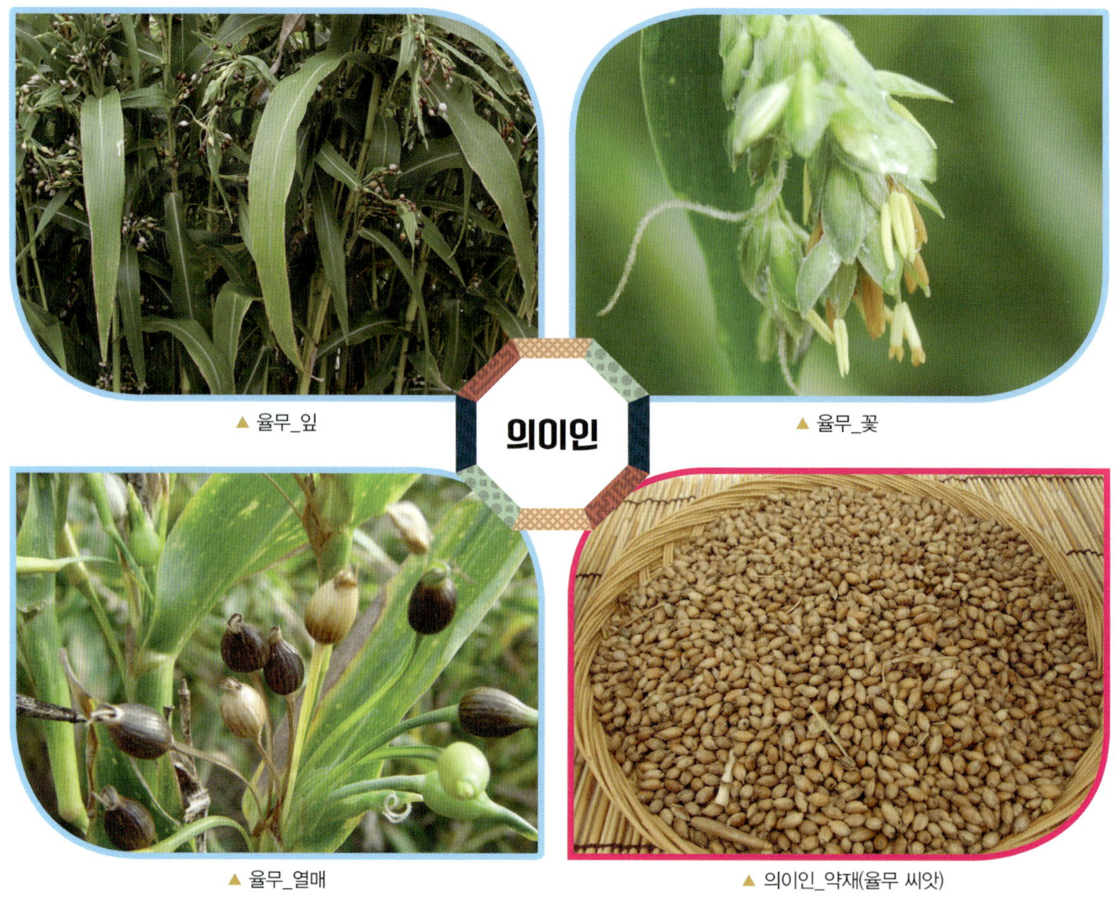

▲ 율무_잎

▲ 율무_꽃

▲ 율무_열매

▲ 의이인_약재(율무 씨앗)

독작용을 발휘하여 과민성 대장증후군을 개선한다.

　설사를 그치게 하기 위해 의이인을 사용하려면 볶아서 사용하는 것이 좋다. 어떤 약초든지 볶으면 설사와 출혈을 멎게 하는 효능이 강해진다. 참고로 일본에서는 의이인이 사마귀를 없애는 효과가 인정되면서 사마귀에 대한 특효약으로 알려져 있다.

▶ **율무 유래의 항균제 및 그의 제조방법**

항균력이 향상된 율무 유래의 항균성 물질을 제공하는 것을 과제로 하여, 그 해결수단으로서, 율무 혹은 율무로부터 얻어지는 추출물을 가열처리함으로써, 당해 율무 및 율무 추출물의 항균력이 향상되는 것을 발견하였다. 또한, 항균력이 향상되어 있는 율무 성분 중에서, 특히 강한 항균력을 보이는 성분이 율무 성분 중의 지질 성분 안에 존재하는 것도 발견하였다.

– 공개번호: 2001–0099638, 출원인: 프레운드인더스트리얼컴파니

▶ **율무 및 꾸지뽕잎을 유효성분으로 포함하는 대사질환의 예방, 치료 또는 개선용 조성물**

본 발명은 율무 및 꾸지뽕잎을 유효성분으로 포함하는 대사질환의 예방, 치료 또는 개선용 조성물을 제공하며, 상기 대사질환은 고혈당, 비만, 빈혈 또는 고지혈증이다. 본 발명에 따르면, 본 발명은 고기능성 천연식품소재의 활용을 통해 체내 대사 개선을 위한 건강제품을 개발할 수 있다.

– 공개번호: 10–2014–0066845, 출원인: 한국식품연구원

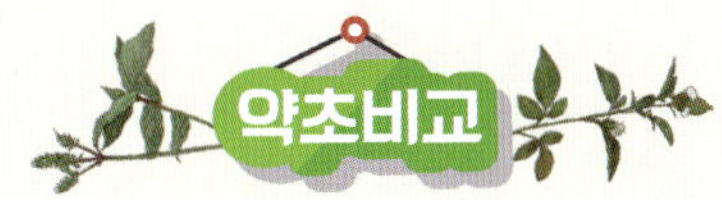

율무와 염주

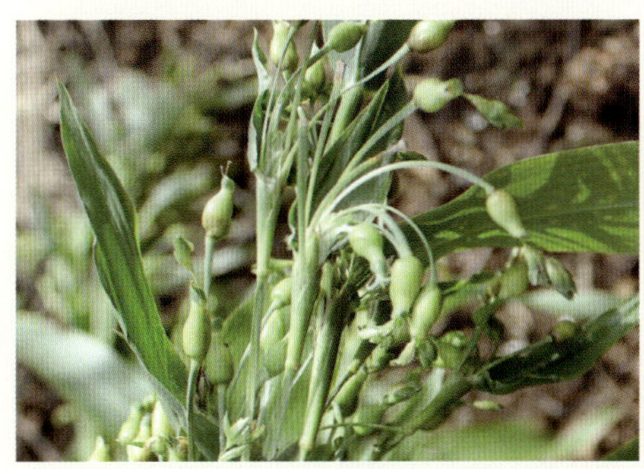

▲ 율무 열매

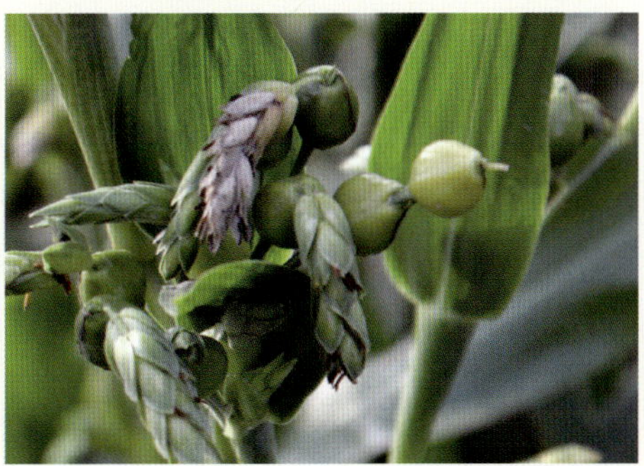

▲ 염주 열매

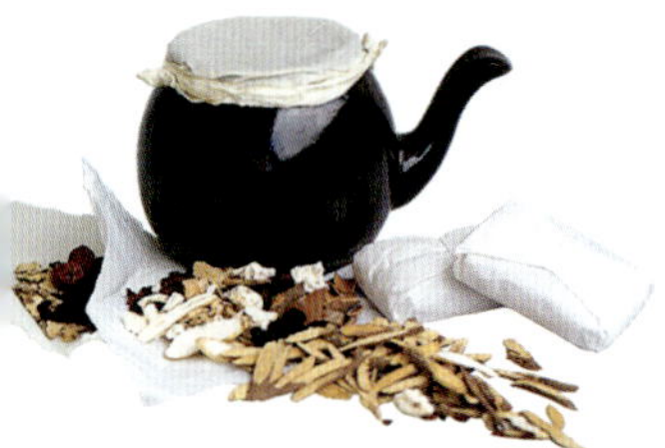

위하수

약초처방 | 황기 12g, 인삼 8g, 백출 8g, 진피 4g, 승마 2g, 시호 2g

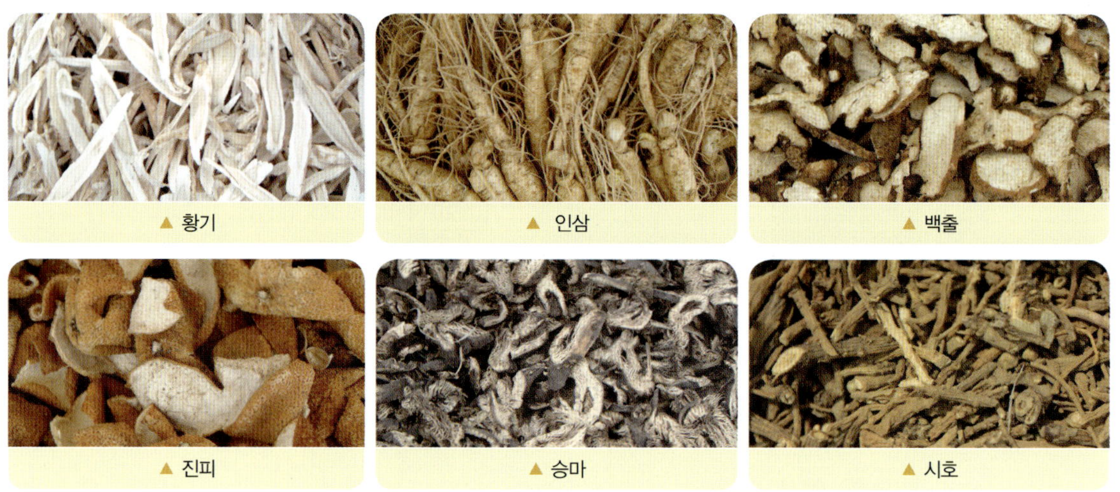

▲ 황기　　　　▲ 인삼　　　　▲ 백출

▲ 진피　　　　▲ 승마　　　　▲ 시호

위장의 하단은 배꼽 부위 또는 이보다 2~3cm 아래에 있는데 위하수(胃下垂)는 검사상 위장의 하단이 배꼽 부위 아래로 처진 것을 말한다. 위하수의 정도가 심하지 않으면 아무런 증상이 나타나지 않지만 상태에 따라 트림, 소화불량, 팽만감 등이 나타날 수 있다. 이 정도 증상이라면 치료하지 않고 버티는 사람이 많을 것이다. 하지만 위하수가 있으면 음식물을 소화시키는 능력이 떨어지기 때문에 인체의 다른 부위가 약해질 수도 있어 반드시 치료해야 하는 질환이다.

위하수의 원인은 위장 근육과 위장을 지탱해주는 주변 조직의 약화이다. 그리고 위장 자체의 문제라기보다는 몸 전체가 약해진 결과 위장 근육과 주변 조직이 약해진 것으로 보아야 한다. 이는 여성이 남성보다 5배 이상 위하수가 많다는 점, 나이가 들수록

218

증가한다는 점을 보면 쉽게 알 수 있다. 따라서 단순히 소화를 잘 시키는 약으로 위하수를 치료하지 말고 약해진 몸을 전반적으로 개선하는 데 초점을 맞춰야 한다.

다음에 소개되는 약초처방은 약해진 몸과 위장을 강화하는 데 도움을 준다. 하루치 분량인 황기 12g, 인삼 8g, 백출 8g, 진피 4g, 승마 2g, 시호 2g을 물 800mL에 넣어 중불로 2시간 정도 달여 물이 절반 정도 되게 한다. 그리고 이것을 아침·점심·저녁 3번 나눠 마시는데 간격은 3~4시간이 적당하다. 위하수는 만성 질환이므로 10일분 또는 20일분씩 달여놓고 유리병에 담아 냉장고에 보관하였다가 마실 때마다 따뜻하게 데워서 복용하는 것이 좋다.

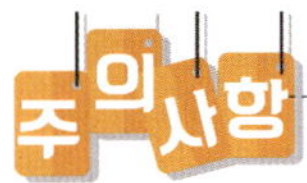

① 황기, 인삼, 백출, 승마, 시호를 먼저 달이고, 나중에 진피를 넣어 30분 정도만 달인다. 향이 있는 약초를 오래 달이면 약 효과가 떨어지기 때문이다.

② 이 처방을 3개월 이상 꾸준히 복용해야 효과를 얻을 수 있다.

③ 꿀물에 황기를 담가두었다가 볶아 사용하면 효과가 더욱 좋다. 또한 황기는 3년 이상 자란 것을 사용해야 하는데 겉껍질을 벗기지 않은 것을 사용해야 효과가 좋다.

④ 위장이 약한 사람은 백출을 볶아 사용해야 한다.

⑤ 시호는 술에 담근 후 볶아 사용한다. 이렇게 하면 처진 조직을 단단하게 만드는 효능이 좋아진다.

① 기력이 없다면 황기와 인삼의 양을 늘리고 감초를 더한다.
② 여성이거나 빈혈이 있다면 당귀를 더한다.
③ 추위를 타고 배가 냉하다면 계피와 건강을 더한다.

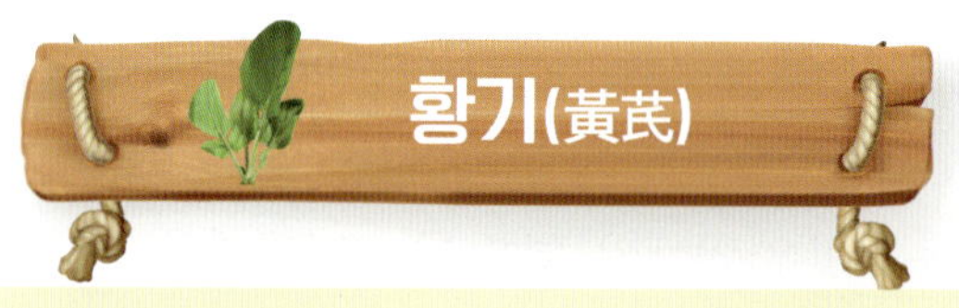

황기(黃芪)

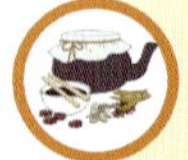

주효능 | 만성 피로, 체력 저하, 면역력 저하, 만성 염증, 구내염, 질염(膣炎), 부종(浮腫), 식은땀

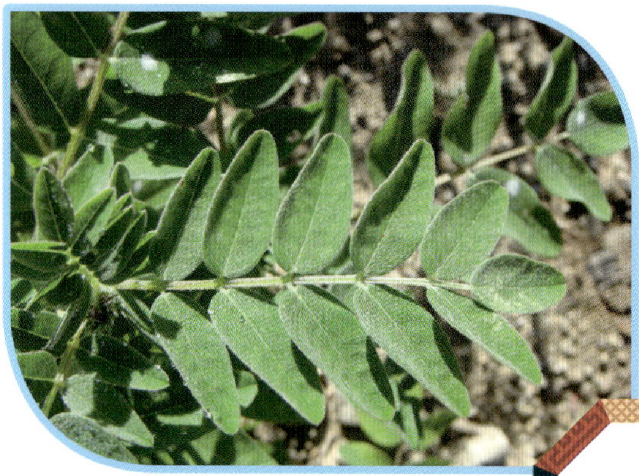

▲ 황기_잎

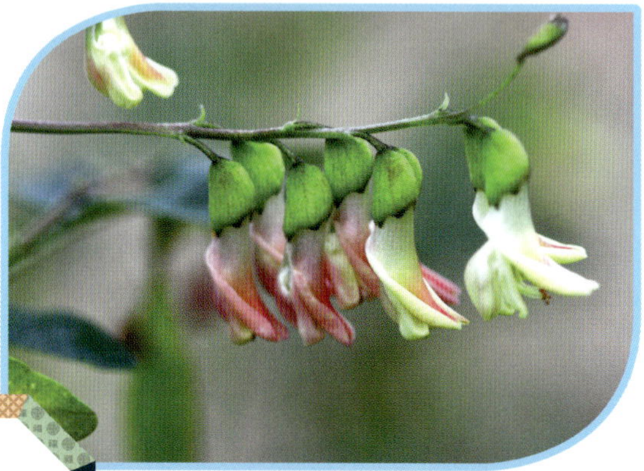

황기

▲ 황기_꽃

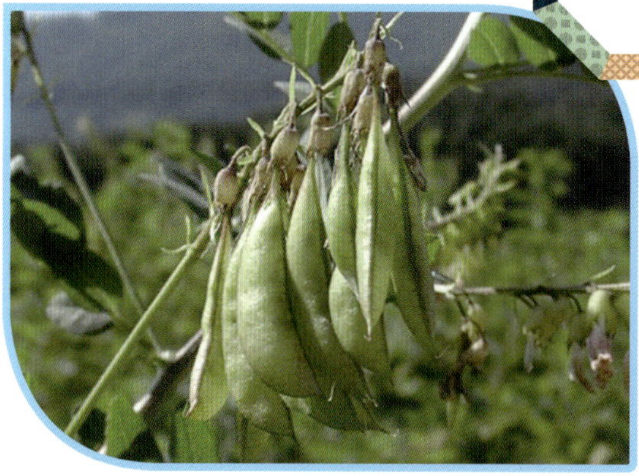

▲ 황기_열매

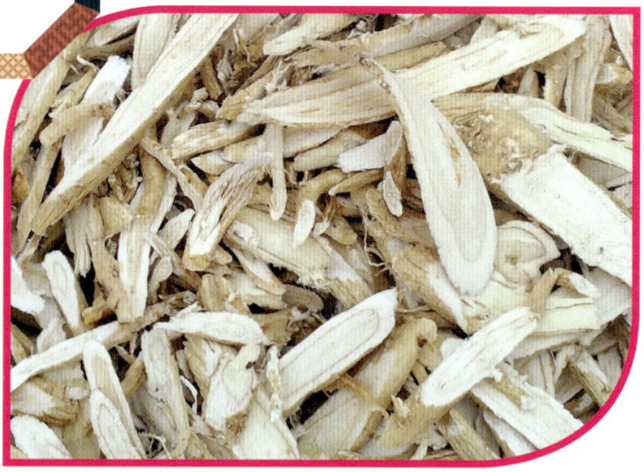

▲ 황기_약재(황기 뿌리)

황기는 콩과에 속하는 여러해살이풀인 황기의 뿌리를 말한다. 우리나라, 만주, 일본, 동부 시베리아 등에서 분포하며, 우리나라에서는 울릉도와 강원도에서 자생하고 전국 각지에서 재배한다. 9~10월에 채취해 흙과 잔뿌리, 머리를 제거하고 햇볕에 말려 사용

한다. 성질은 따뜻하고 맛은 달다.

황기는 몸을 보하는 약초이며 근육의 탄력을 강화하는 효능이 있다. 기력이 없는 사람은 사지 근육뿐 아니라 내장 평활근의 힘도 떨어져 위하수가 생기기 쉽다. 이럴 때 황기를 사용하면 기운도 나고 위하수 증상도 개선된다.

황기는 상처가 잘 아물지 않거나 염증이 계속되는 경우에 자주 사용된다. 과로와 스트레스 때문에 면역력이 떨어지면 구내염이나 질염이 쉽게 발생하고 이러한 염증은 재발하는 경향이 있는데 이럴 때 감초와 함께 달여 복용하면 효과가 좋다.

🌿 황기의 줄기와 잎의 효능

황기는 뿌리를 사용하는 약초이지만 줄기와 잎에도 약효가 있다. 황기의 줄기와 잎은 갈증을 멎게 하고 근육의 경련을 치료하며 종기를 삭인다.

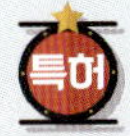

황기의 기능성 및 효능에 관한 특허자료 2종 외

▶ **황기 추출물을 유효성분으로 하는 골다공증 치료제**
황기를 저급 알코올로 추출하여 물을 가한 다음 다시 헥산으로 부분 정제한 황기 추출물은 골다공증 치료제에 관한 것으로, 이는 노화 또는 폐경 등의 다양한 원인에 의하여 유발되는 골다공증을 부작용이 없이 예방 및 치료하는 데 효과적으로 사용될 수 있다.
– 등록번호: 10-0284657, 출원인: 한국한의학연구원

▶ **황기 추출물을 포함하는 뇌허혈성 신경세포손상 방지용 조성물**
본 발명은 인체에 무해하고 부작용을 발생시키지 않는 뇌허혈성 신경세포 손상 방지용 조성물을 제공하며, 이를 식품 또는 약제로 활용하여 신경세포 손상으로 인하여 야기되는 질환을 예방할 수 있다.
– 등록번호: 10-0526404, 출원인: 학교법인 한림대학교

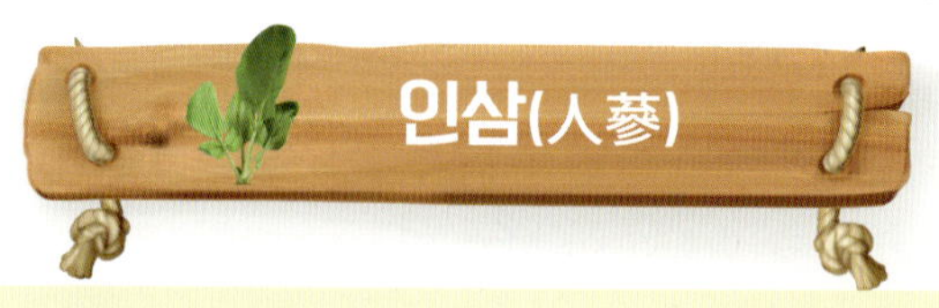

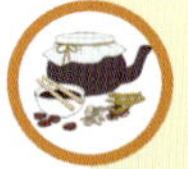
주효능 | 만성 피로, 체력 저하, 면역력 저하, 식욕부진, 소화불량, 신경쇠약

인삼

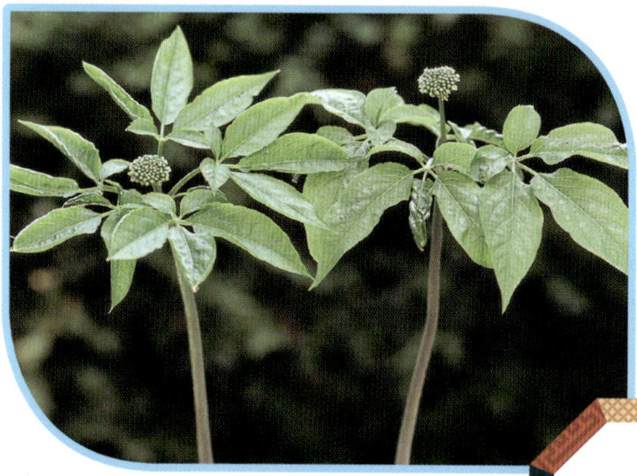

▲ 인삼_잎

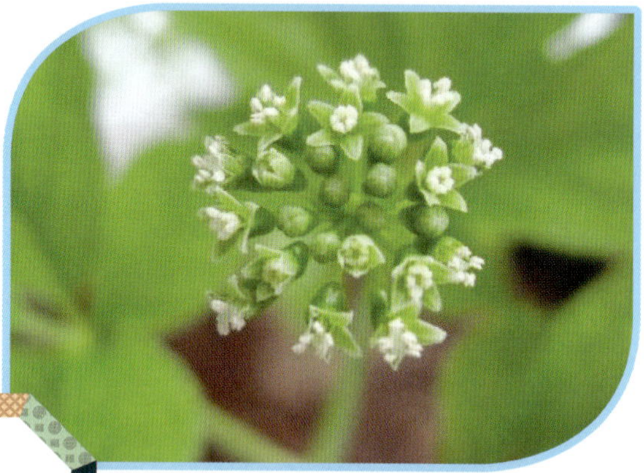

▲ 인삼_꽃

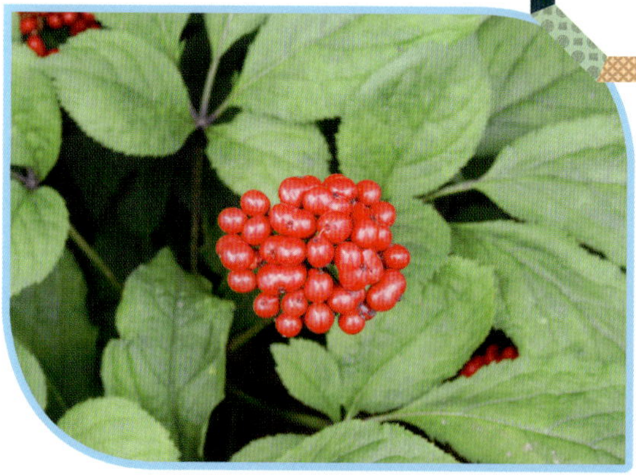

▲ 인삼_열매

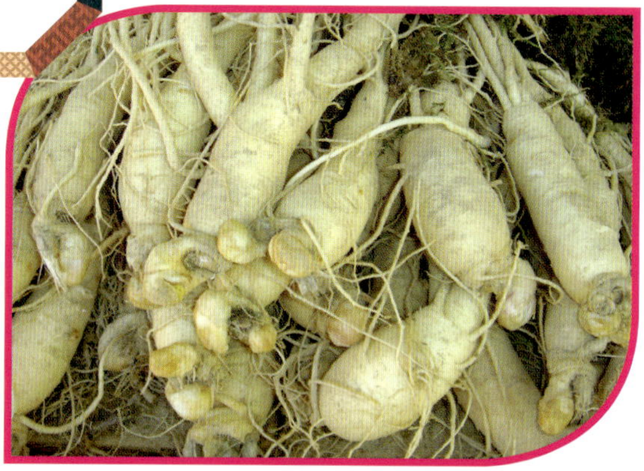

▲ 인삼_약재(인삼 뿌리)

인삼은 두릅나무과에 속하는 여러해살이풀인 인삼의 뿌리를 말한다. 원산지는 우리나라이며 전국 각지에서 약용식물로 재배한다. 야생종은 깊은 산속에서 자라는데 흔히 산삼이라 부른다. 9월 말에 캐는 것이 가장 좋은데 채취시기가 빠를수록 뿌리에 축적

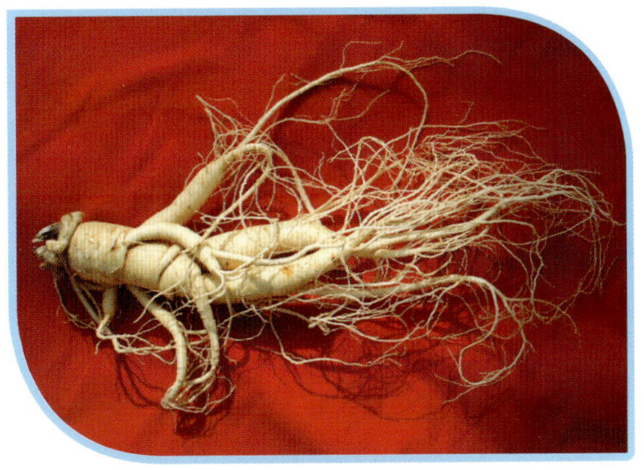

▲ 인삼_생뿌리(6년근)

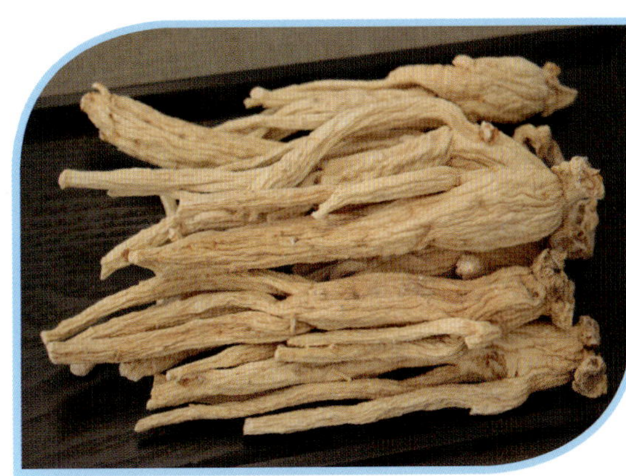

▲ 인삼_건삼

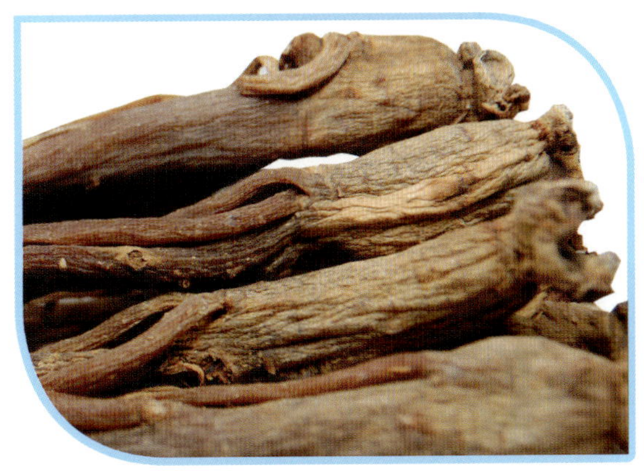

▲ 인삼_홍삼

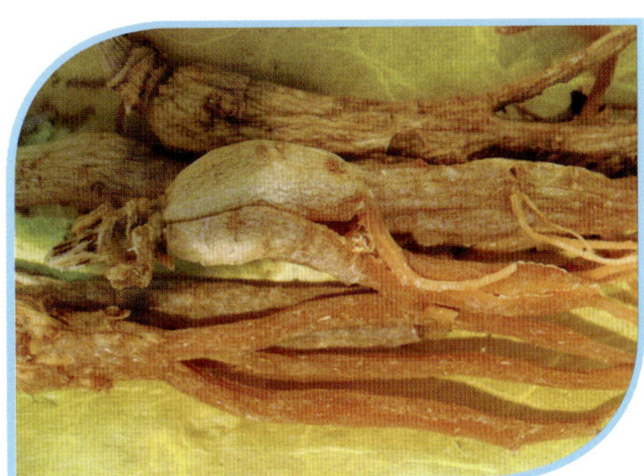

▲ 인삼_당삼

되는 영양분이 적기 때문에 무게도 덜 나가고 품질도 떨어진다. 성질은 따뜻하고 맛은 달면서 약간 쓰다.

인삼은 몸에 열(熱)과 기(氣)를 더해주는 약초이다. 위하수가 있는 사람은 열과 기가 부족하기 때문에 인삼을 복용하면 큰 도움이 된다. 또한 인삼에는 소화를 돕는 효능까지 있어 위하수를 치료하는 데 꼭 필요한 약초이다.

인삼은 지력(智力)을 증진시키고 정신력을 강하게 만든다. 두뇌 활동을 활발하게 하고 정신력을 왕성하게 하며 시력, 청력, 사고력, 기억력을 좋게 하며, 집중력을 향상시키는 작용이 있어 원기가 부족해지면서 사고력과 판단력이 흐려질 때 사용하면 좋다. 단, 장기간 복용해야 효과를 얻을 수 있다.

🌼 인삼의 종류

◎ **인삼(人蔘)**: 9~10월에 4년 이상 된 인삼을 채취하는데 캘 때에는 뿌리가 끊어지지 않도록 조심히 캐야 한다. 흙과 줄기, 잎을 제거해 깨끗이 씻어 하룻동안 햇볕에 말린 뒤 다시 유황으로 훈증한 다음 햇볕에 말린다. 인삼은 몸에 열을 더해주고 기운을 나게 만드는 약초이다. 따라서 얼굴색이 창백하고 기력이 없으면서 소화력이 약한 사람에게 적합하다. 열이 많은 체질에는 맞지 않고 질병을 앓고 난 후 면역력이 저하되었을 때, 큰 수술을 한 이후에 기력이 없을 때, 나이가 들어 피로감이 잦을 때 사용하면 좋다. 반면 열이 많은 소아에게는 적합하지 않은 약초이다.

◎ **홍삼(紅蔘)**: 수확한 인삼을 깨끗이 씻은 다음 황색으로 변하고 껍질에 반투명 빛이 나도록 2~3시간 찐다. 이것을 꺼내 불이나 햇볕에 말린다. 이 과정을 여러 번 반복하면 홍삼이 된다.

홍삼은 인삼만큼 열을 더하는 효능이 강하지 않지만 여전히 열이 있는 약초이다. 비유하자면 인삼은 장작이고 홍삼은 숯불이다. 장작의 화력이 좋기는 하지만 숯불에도 열이 있기는 마찬가지이다. 그렇기 때문에 홍삼 또한 소아에게 적합하지 않다.

홍삼에 함유된 성분만을 기준으로 판단해 요즘 홍삼 열풍이 불고 있는데 아무리 좋은 성분이라 해도 성질이 맞지 않으면 역효과가 난다. 예를 들어 같은 물이라도 따뜻하게 마시는 것과 시원하게 마시는 것에는 차이가 있다. 운동한 이후에는 시원한 물이 적합하고 추위에 떨었다면 따뜻한 물이 적합하다. 물의 성분보다는 따뜻하고 찬 성질에 의해 적합성이 좌우되는 것이다. 홍삼 또한 아무리 좋은 성분이 있다 하더라도 성질이 따뜻하기 때문에 소아에게 적합하지 않다.

◎ **당삼(糖蔘)**: 신선한 인삼을 깨끗이 씻은 다음 끓는 물 속에 3~7분간 담갔다가 꺼내어 다시 찬물에 10분 정도 담근다. 이것을 꺼내어 햇볕에 말린 다음 다시 유황으로 훈증한다. 그런 후 침을 이용해 인삼에 가로 세로로 구멍을 내어 진한 설탕물에 24시간 담근다. 이것을 꺼내 하루 동안 햇볕에 말리고, 다시 두 번째 구멍을 내어 설탕물에 24시간 담갔다가 꺼내어 붙어 있는 설탕을 제거해 햇볕이나 불에 말린다. 이런 과정을 거치면 기를 보하는 작용은 말린 인삼에 미치지 못하지만 평소 위장이 약한 증상 치료에는 사용할 수 있다.

🔴 인삼의 기능성 및 효능에 관한 특허자료 2종 외

▶ **인삼이 포함된 니코틴 제거 효과가 있는 금연재 약학 조성물**

흡연자의 체내에 축적되어 있던 니코틴을 빠르게 배출시켜주고, 니코틴 부족으로 인한 불안 등의 스트레스를 최소화할 수 있으며, 금연을 쉽게 유도할 수 있는 인삼이 포함된 니코틴 제거 효과가 있는 금연재 약학 조성물에 관한 것이다.　　　　　　　　　　　　　　　　　　 – 등록번호: 10-1117669, 출원인: (주)노스모

▶ **비만 억제 및 고지혈증 개선용 인삼잎 추출물**

본 발명은 비만 억제 및 고지혈증 개선 효과가 있는 천연물 추출물에 관한 것으로, 보다 구체적으로는 비만 억제 및 고지혈증 개선 효과가 있는 인삼잎 추출물에 관한 것이다.　　　　　　　　　　　　　　 – 공개번호: 10-2011-0051105, 출원인: 경희대학교 산학협력단

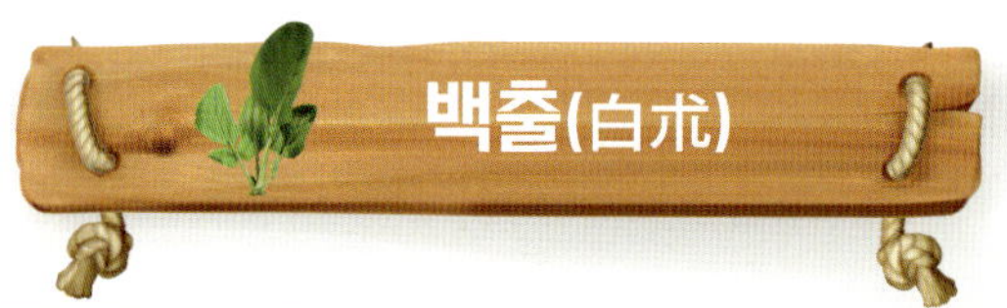

백출(白朮)

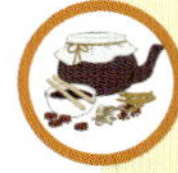

주효능 | 식욕부진, 소화불량, 설사, 습관성 유산, 다한(多汗)

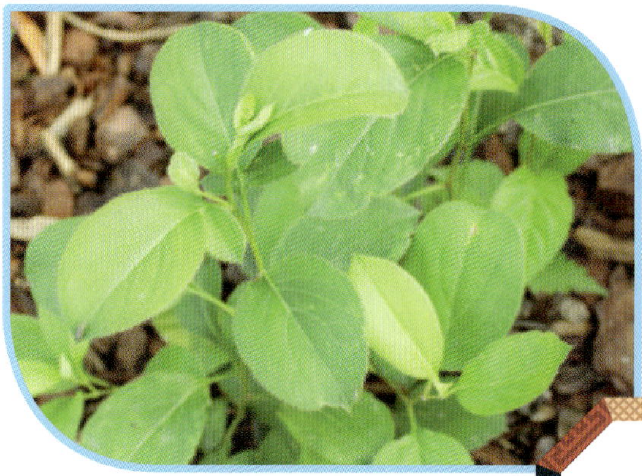

▲ 백출_잎

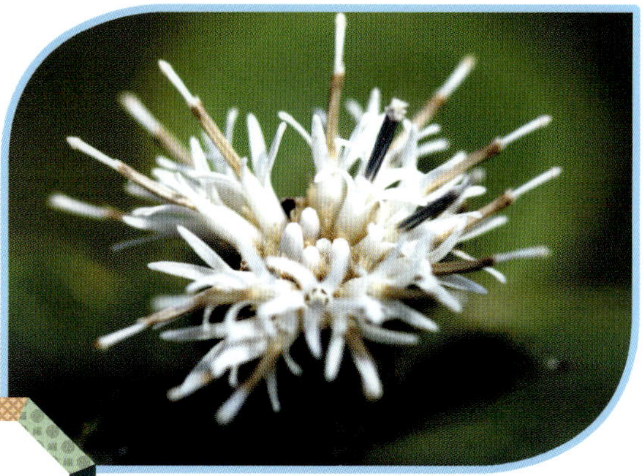

백출

▲ 백출_꽃

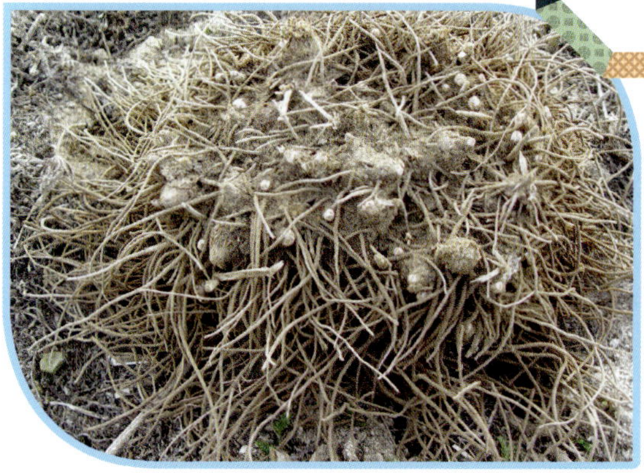

▲ 백출_뿌리(채취품)

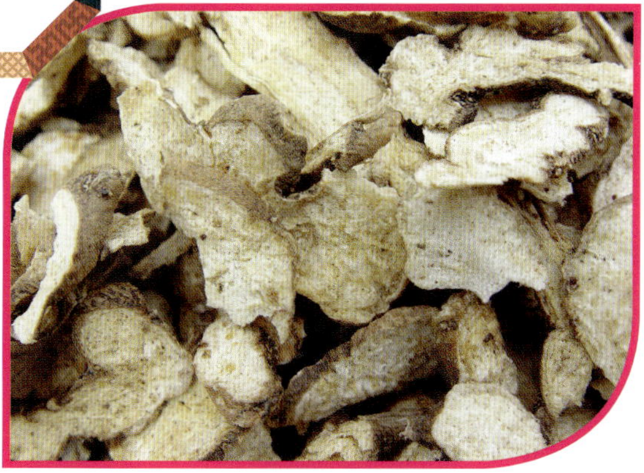

▲ 백출_약재(백출 뿌리)

　　백출은 국화과에 속하는 여러해살이풀인 삽주 또는 백출의 뿌리를 말한다. 백출은 중국에서 종자를 도입해 우리나라에서 재배하고 있다. 전국 각지의 산에서 널리 자라며, 10~11월에 캐서 줄기와 잎, 흙을 제거한 뒤 불이나 햇볕에 말린 다음 잔뿌리를 제거해 사용한다. 성질은 따뜻하고 맛은 달면서 쓰다.

백출은 위장을 튼튼하게 만드는 약초이다. 그래서 평소 소화력이 약한 사람에게 좋은데, 위하수 또한 몸이 허약하고 소화력이 약한 사람에게 생기는 질환이므로 백출이 꼭 필요하다. 평소 식욕이 없고 음식을 적게 섭취하는 사람, 조금만 먹어도 헛배가 부르고 소화가 안 되는 사람, 대변이 묽고 설사를 자주 하는 사람에게 백출은 보약 역할을 하는 약초이다. 게다가 백출은 임신부에게 사용해도 부작용이 없을 정도로 안전한 약초이다.

백출은 땀을 멎게 하는 효능이 있다. 몸이 약하여 특별히 움직이지 않아도 저절로 땀이 나는 사람에게 좋은데 황기와 함께 사용하면 효과적으로 땀을 멎게 할 수 있다.

🌿 백출 이야기

중국 수나라 때의 이야기이다. 어느 남편이 정력에 좋다는 비방을 알아내 조제했지만 먹어보지도 못하고 죽고 말았다. 그러자 마님은 이 약을 75세의 하인에게 줘버렸다. 그런데 이 약을 먹은 늙은 하인이 20일 만에 허리가 펴지고 머리가 검어지며 얼굴에 윤기가 돌기 시작했다. 그리고 어느 날 밤 이 늙은 하인은 술에 취해 마님 곁에서 자고 있는 젊은 하녀를 범하고 말았는데 그 기력이 어찌나 출중한지 마님 또한 마음이 동해서 그만 그렇고 그런 사이가 되어버렸다. 하지만 난생 처음 황홀경을 맛본 마님은 늙은 하인이 여러 하녀들과 놀아나는 꼴에 질투가 나서 늙은 하인을 죽여버리고 말았는데 그것도 모자라 다리몽둥이를 분질러놓았다. 그런데 놀랍게도 늙은이의 뼛속이 노란 골수로 꽉 차 있었다고 하는데 하인이 먹은 그 처방이 바로 백출을 비롯한 5가지 약재로 만든 '익다산(益多散)'이라는 것이다. 《홍길동전》을 지은 허균은 강원도에서 만난 임씨 노인이 백출을 먹고 장수했다고 밝히고 있을 정도로 백출은 장수의 묘약이다. 심지어 《신농약경》에서도 장생하려면 마땅히 이것을 먹어야 한다고 했을 정도이다.

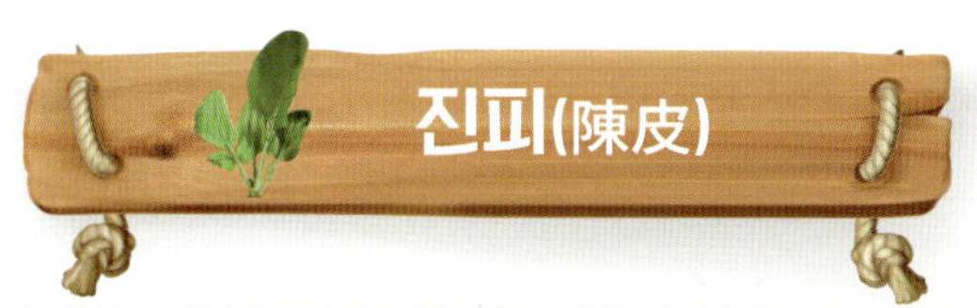

진피(陳皮)

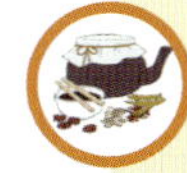

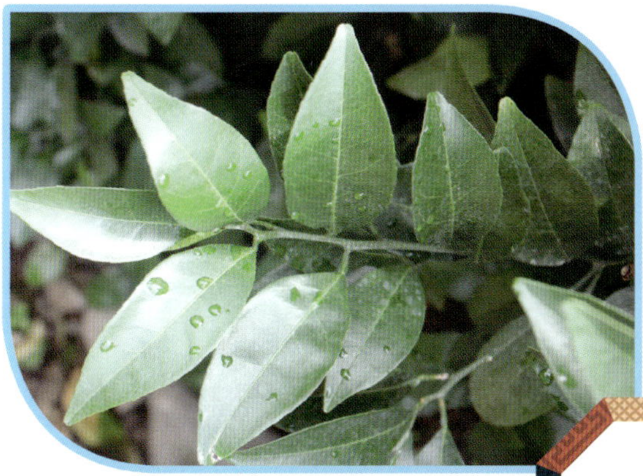

주효능 | 소화불량, 가래, 담 결림, 딸꾹질

▲ 귤나무_잎

▲ 귤나무_꽃

진피

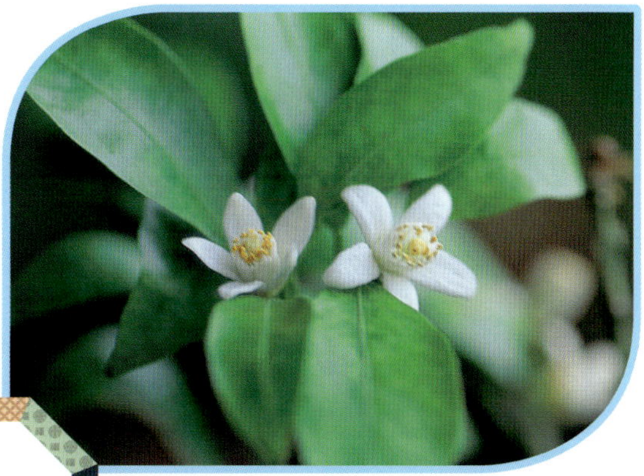

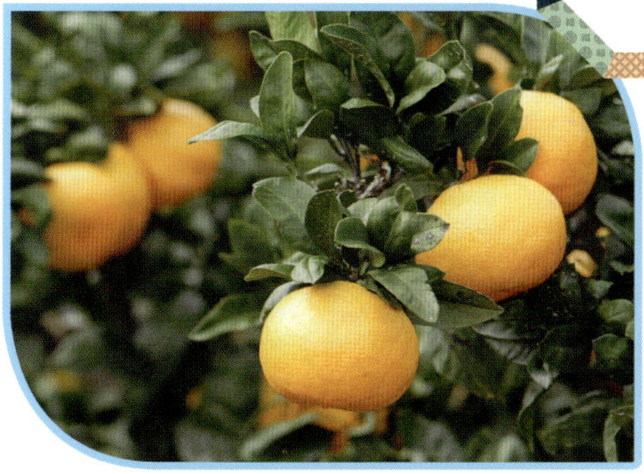

▲ 귤나무_열매

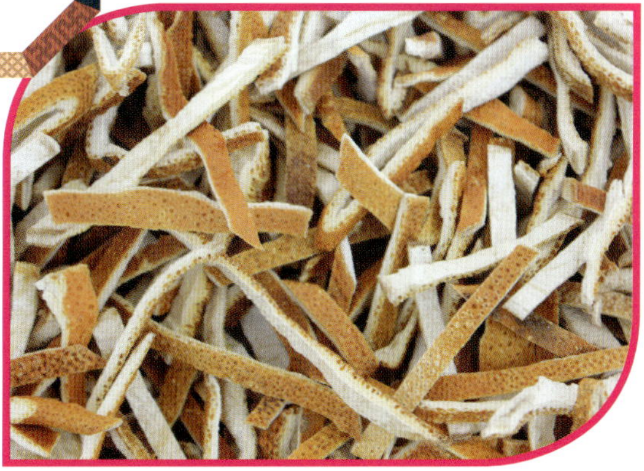

▲ 진피_약재(귤나무 열매껍질)

진피는 운향과에 속하는 낙엽활엽소교목인 귤나무 또는 근속식물의 익은 열매껍질을 말한다. 우리나라, 일본, 인도, 북아메리카의 남쪽, 흑해 등지에서 분포하며 우리나라에서는 제주도 및 남부 지방에서 재배한다. 늦가을부터 겨울 사이에 채취하며 열매를 따서 열매껍질을 벗겨 그늘이나 햇볕에 말려 사용한다. 성질은 따뜻하고 맛은 맵고 쓰다.

진피는 위장의 운동을 활발하게 만들어 위하수 증상을 치료하는 데 도움이 되는 약초이다. 한방에서는 진피를 기의 순환을 돕는 약초로 사용하고 있다. 스트레스를 많이 받거나 신경이 예민하면 '기(氣)가 막혀' 오장육부의 기능이 떨어진다고 표현하는데, 이럴 때 진피를 사용하면 막힌 기를 순환시켜 정상적인 기능을 되찾는다. 위하수가 있는 사람은 몸이 약하기도 하지만 신경이 예민한 경우가 많기 때문에 위하수를 치료하는 데 진피의 필요성이 크다고 할 수 있다.

굴껍질을 벗기면 안쪽에 흰색 속껍질이 있다. 이것을 겉껍질과 함께 사용하면 위를 보(補)하고 속을 편안하게 해준다. 따라서 위장의 기능이 약해졌을 때에는 진피의 흰 속을 버리지 말고 함께 사용해야 한다.

운향과 식물의 약초들

◎ 굴나무

– 청피(青皮)

청피는 굴나무의 덜 익은 열매껍질이다. 가슴과 옆구리, 위장의 통증, 간염, 위염, 유방염, 유방암 치료에 쓰인다. 스트레스 때문에 체한 증상이나 가슴에 멍울이 생긴 증상 치료에 사용하며 간경변증 치료에도 효과가 있다.

– 진피(陳皮)

진피는 굴나무의 익은 열매껍질이다. 기가 뭉친 것을 풀어주고 소화 기능을 강화하여 소화불량, 트림, 구토, 메스꺼움, 헛배 부른 증상을 없애준다.

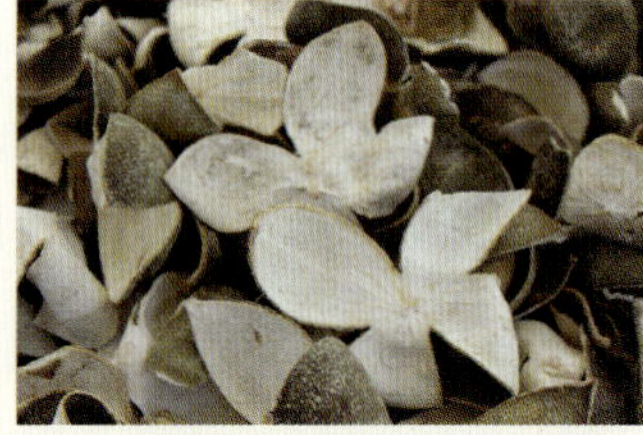

▲ 청피

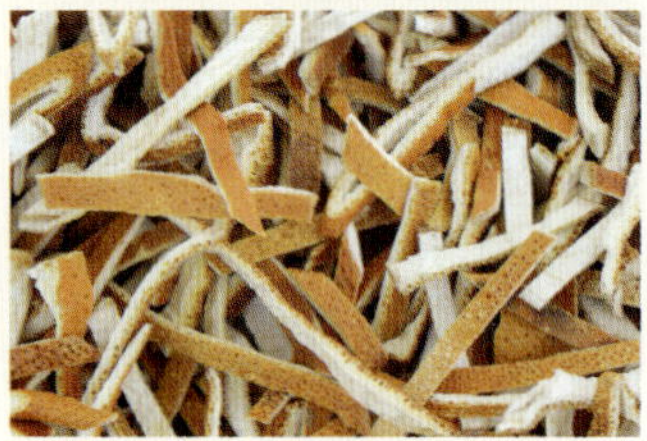

▲ 진피

◎ 탱자나무

– 지실(枳實)

지실은 탱자나무의 어린 열매이다. 뭉친 기를 흩어지게 만들고 음식물
이 내려가지 않고 막혀서 그득하고 저린 증상이 나타날 때 사용하며,
각종 하수증(下垂症)과 변비 등의 치료에 활용한다.

– 지각(枳殼)

지각은 탱자나무의 덜 익은 열매이다. 지실과 효능이 거의 비슷하지만
약효는 조금 더 부드럽다. 가슴이 답답하고 음식물이 내려가지 않고 복
부가 부어오르는 증상을 없애주며, 가래를 삭이고 변비를 치료한다.

◎ 유자나무

– 화귤홍(化橘紅)

유자나무의 덜 익은 바깥층 열매껍질이며 맛은 달다. 차가운 기운을 풀
어주고 습기(濕氣)를 말리며 기를 돌게 하고 가래를 없애준다. 감기로
인한 기침, 목구멍이 간지럽고 가래가 많은 증상, 음식물이 내려가지
않는 증상, 구역질이 나고 속이 답답한 증상 치료에 사용한다. 주독(酒
毒)을 없애는 효능도 있다.

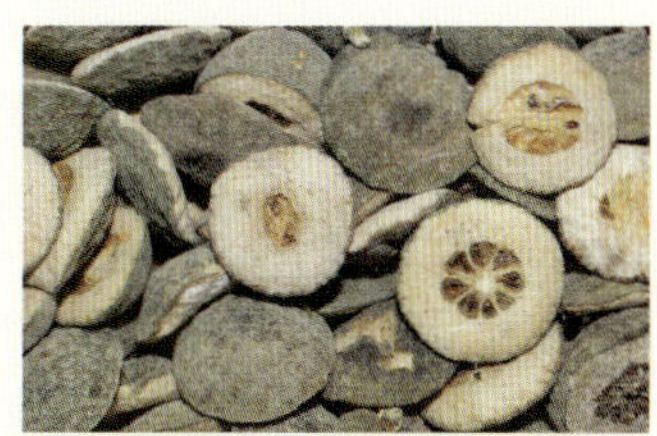

▲ 지실

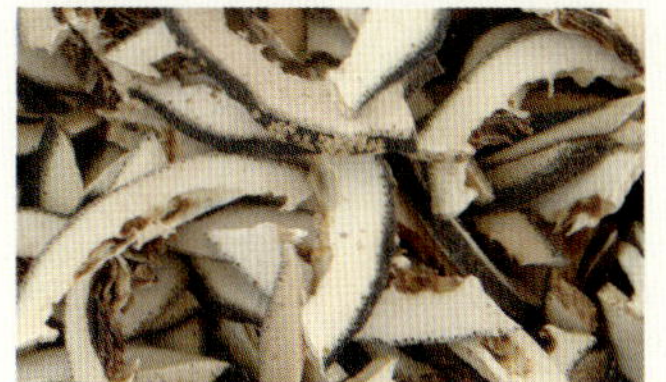

▲ 지각

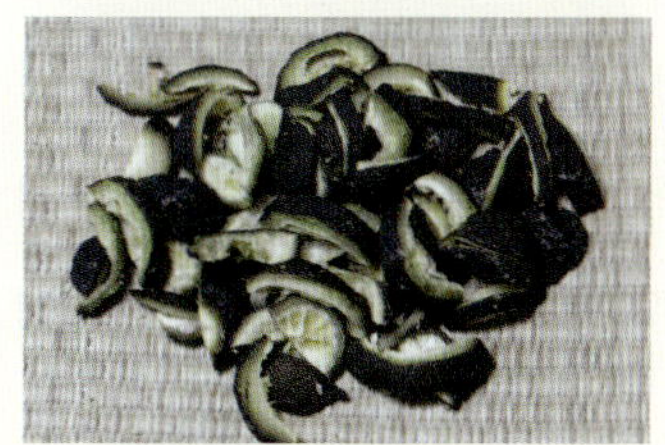

▲ 화귤홍

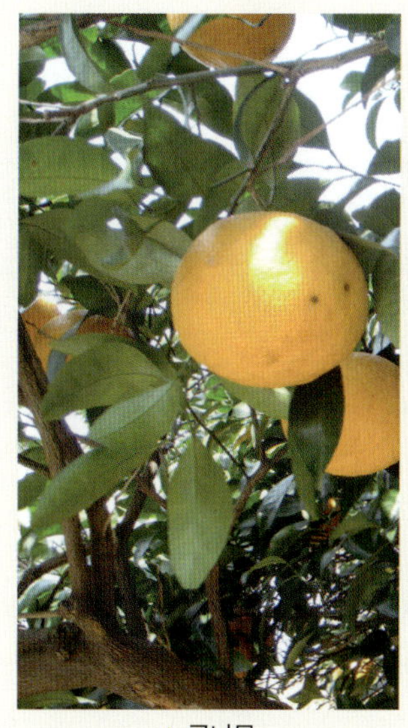

▲ 귤나무

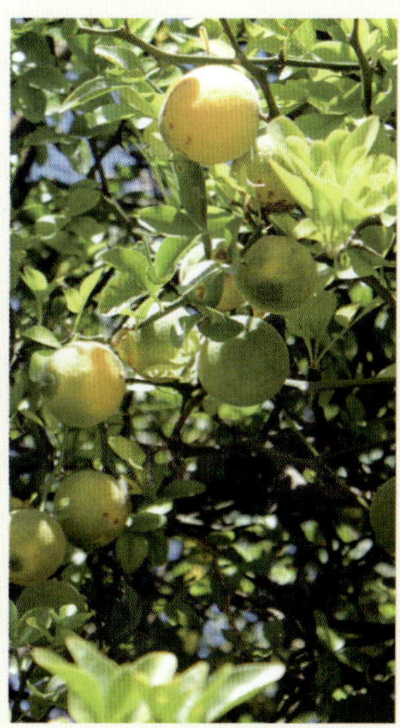

▲ 탱자나무

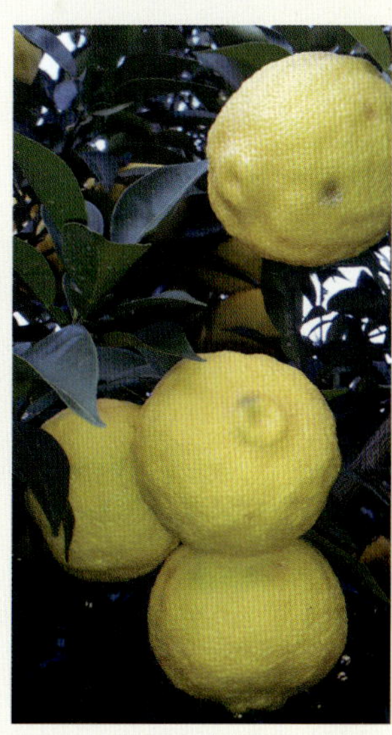

▲ 유자나무

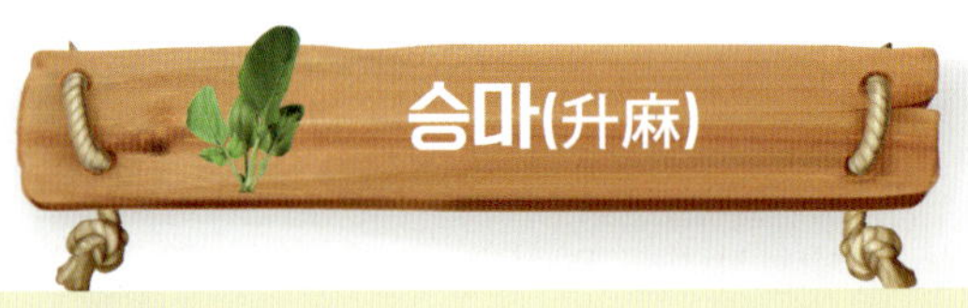

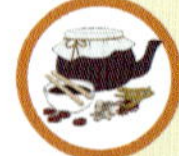
주효능 | 위하수, 자궁하수, 탈항(脫肛), 두통, 치통, 구내염, 인후통증, 홍역, 피부염

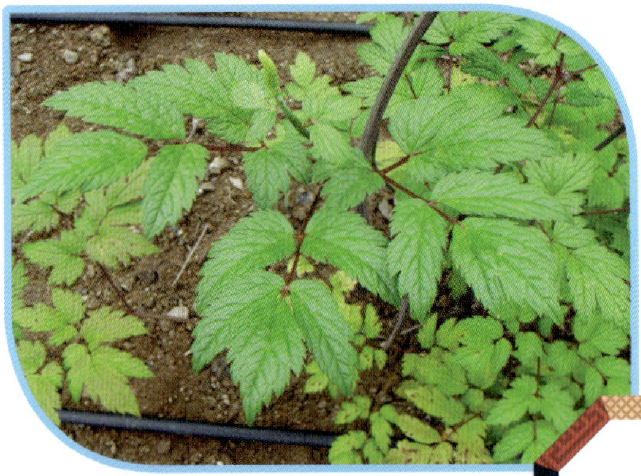

▲ 눈빛승마_잎과 줄기

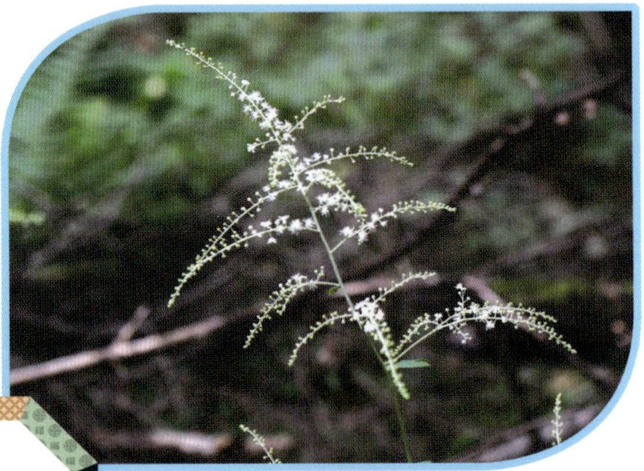

승마

▲ 눈빛승마_꽃봉오리

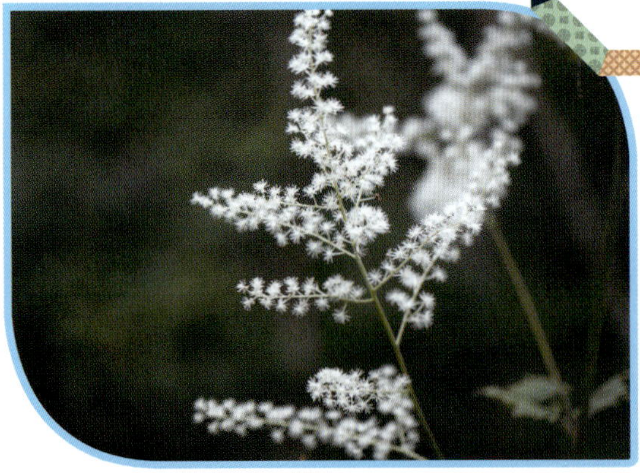

▲ 눈빛승마_꽃

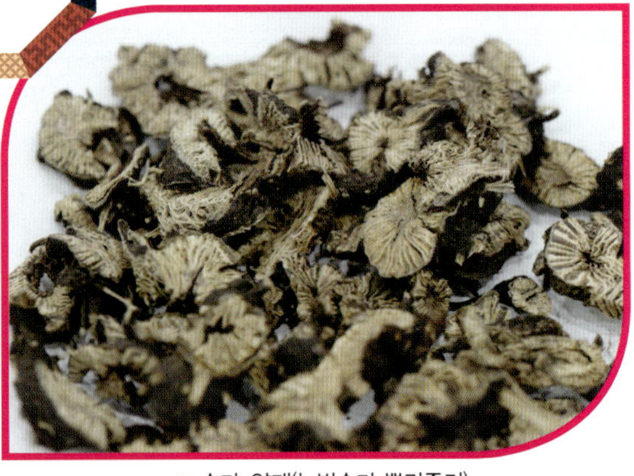

▲ 승마_약재(눈빛승마 뿌리줄기)

승마는 미나리아재비과에 속하는 여러해살이풀인 승마(삼엽승마)와 눈빛승마 및 황새
승마의 뿌리줄기이다. 전국 각지의 깊은 산에서 분포한다. 가을에 채취해 흙과 모래를
제거하고 햇볕에 말린 후 잔뿌리를 제거해 사용한다. 성질은 약간 차갑고 맛은 맵고 약

간 달다.

승마는 뿌리지만 매우 가볍다. 보통 무거운 약초의 약효는 몸속으로 작용하고 인체의 아래쪽으로 나타나는 반면, 가벼운 약초의 약효는 몸 밖으로 작용하고 인체의 위쪽으로 나타난다. 승마는 가볍기 때문에 그 효능이 몸 위쪽으로 향한다. 그래서 위하수 치료에 승마를 사용하는 이유는 인삼, 황기 등 함께 사용하는 약초의 효능을 위쪽으로 끌어올려주기 때문이다.

승마는 열독(熱毒)을 다스리는 효능이 있어 예전에는 홍역이나 천연두로 인한 발진을 치료하는 데 빠지지 않고 사용되었다. 요즘에도 열독으로 인한 피부질환 치료에 응용되는 귀한 약초이다.

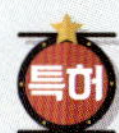 ## 승마의 기능성 및 효능에 관한 특허자료

▶ **승마 추출물의 분획추출물을 함유하는 미백화장료와 이의 제조방법**
본 발명은 승마 추출물의 분획추출물을 함유하는 미백화장료와 이의 제조방법을 제공하는 것이다. 본 발명에 따른 미백화장료는 승마의 물 또는 메탄올 추출물의 디클로로메탄분획추출물과 에틸아세테이트 분획추출물을 함유한다. 승마 추출물의 분획추출물은 기존의 미백물질로 개발된 알부틴보다 뛰어난 미백 기능성을 가지므로 유연화장수(스킨), 영양화장수(로숀), 영양크림, 마사지크림, 에센스, 팩, 유화형 파운데이션 등 다양한 미백화장료로 사용될 수 있다.

– 공개번호: 10-2009-0050856, 출원인: 학교법인 동의학원

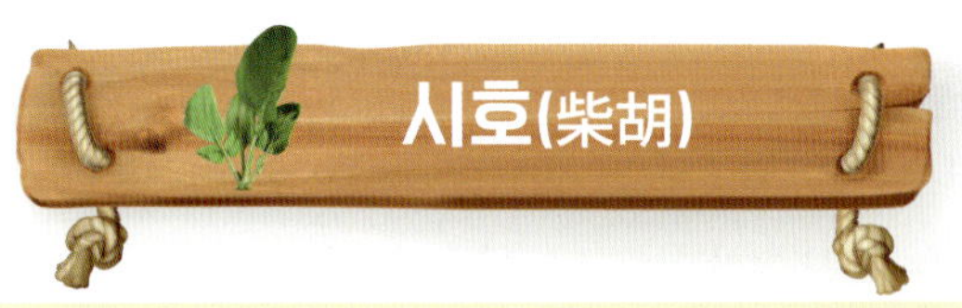

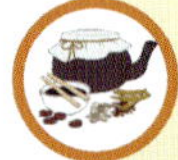

시호(柴胡)

주효능 | 화병(火病), 갱년기장애, 만성 간염, 지방간, 소화불량, 근육통

▲ 시호_잎

▲ 시호_꽃

시호

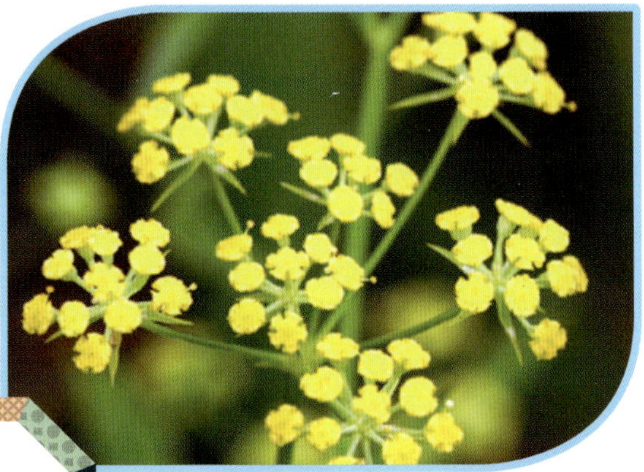

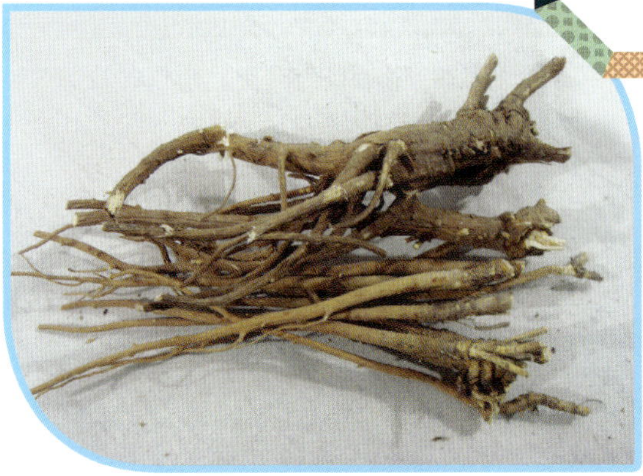

▲ 시호_뿌리(채취품)

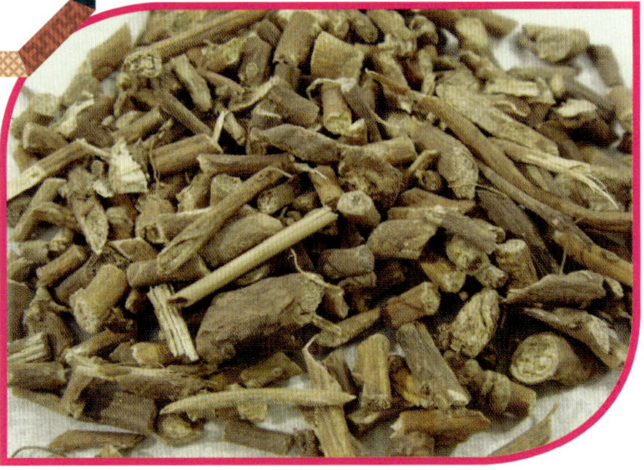

▲ 시호_약재(시호 뿌리)

시호는 산형과에 속하는 여러해살이풀인 시호의 뿌리를 말한다. 전국 각지의 산야에서 자생하는데 농가에서 약용으로 재배한다. 10~11월에 채취해 잔뿌리와 불순물을 제거하고 물기가 있을 때 절단해 햇볕에 말려 사용한다. 성질은 약간 차갑고 맛은 쓰다.

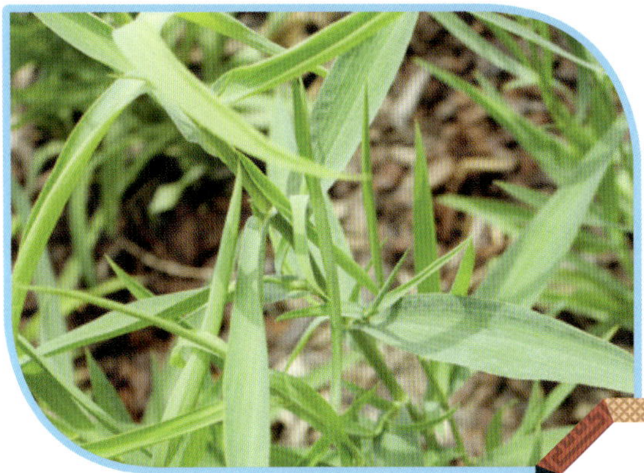

시호 역시 승마처럼 뿌리 약초이지만 매우 가볍다. 그리고 위하수를 치료하기 위한 효능도 승마와 비슷하다. 즉, 함께 사용하는 다른 약초의 효능을 강화하기 위해 시호를 사용하는데 주의할 점은 위하수에 승마와 시호를 사용할 때에는 소량을 사용해야 한다는 점이다. 한꺼번에 많이 사용하면 몸에 있는 열을 빼내는 작용이 강해져 기대하는 효과가 나타나지 않기 때문이다.

시호는 신경성 질환을 치료하는 효능이 좋은 약초이다. 따라서 불면증, 불안증, 히스테리 등의 치료에 사용하는데 몸에 화(火)가 울체되어 가슴이 답답하고 머리가 아프고 혈압이 오를 때 사용하면 좋다. 또한 갱년기로 인해 얼굴에 열이 달아오르는 증상을 완화시키는 데에도 큰 효과를 발휘한다.

🌿 시호 이야기

어느 마을에 호(胡)씨 성을 가진 진사가 있었다. 진사의 머슴이 병에 걸렸는데 갑자기 한기(寒氣)를 느끼다가도 또 갑자기 열이 나는 것이었다. 머슴이 일을 할 수 없게 되자 진사는 병이 낫거든 다시 오라며 내보냈다. 쫓겨난 머슴은 병 때문에 걸을 기력도 없어 근처의 풀과 나무뿌리를 캐어 먹었다. 머슴은 그렇게 7일을 누워 있다가 먹을 만한 것이 없자 몸을 일으켜 움직이려 했다. 그런데 몸이 이상하게 가벼웠다. 병이 나은 것이다. 머슴은 다시 주인집에 들어가 일을 했다. 몇 년 뒤, 이번에는 호 진사의 아들이 머슴과 같은 병에 걸렸는데 이름난 의원들도 아들의 병을 치료하지 못했다. 그러다 문득 병에 걸렸던 머슴이 생각난 진사는 급히 머슴을 불러 어찌 병이 나았는지 물었고 그가 누워 있었다는 장소로 가서 그 나무뿌리를 캐와 아들에게 먹이자 병이 나았다. 진사는 자신의 성(姓)인 호(胡)를 따고, 땔감 쓰시개로 쓰이던[燒柴用] 나무의 뿌리라 하여 시(柴)를 따 약초의 이름을 시호(柴胡)라고 하였다.

담 결림

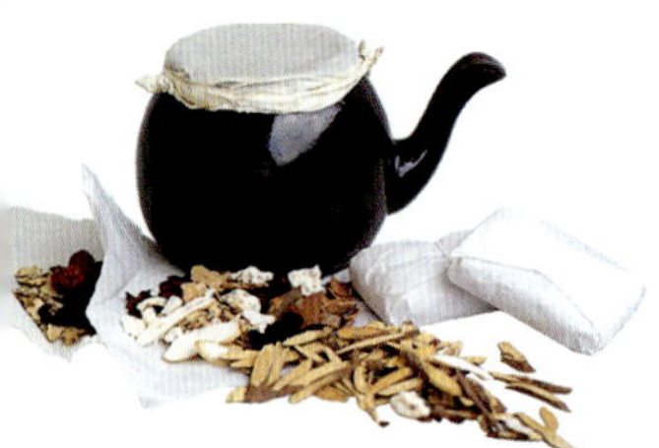

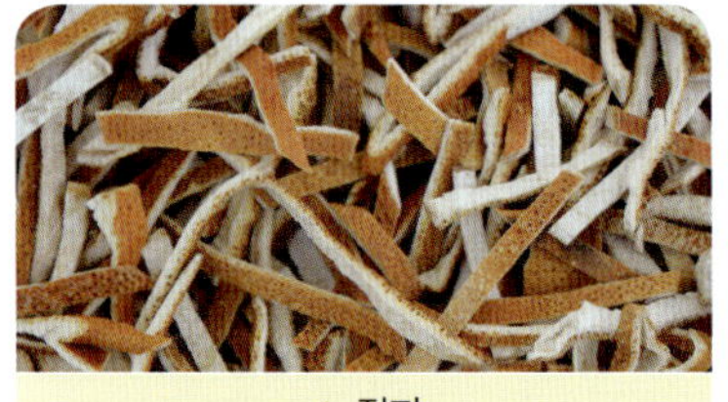

▲ 진피

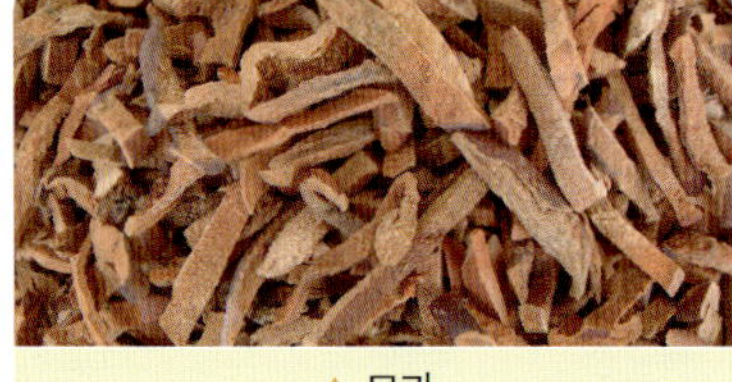

▲ 모과

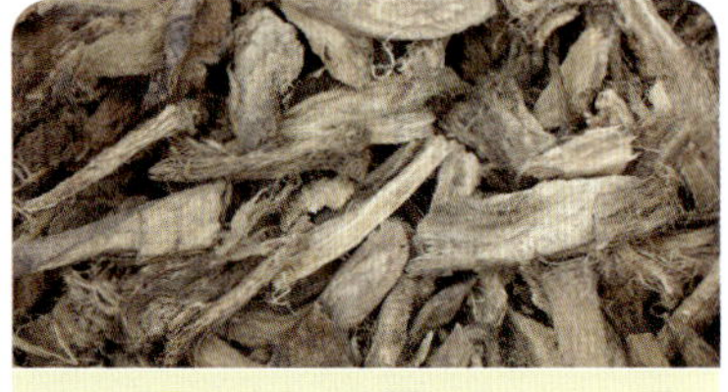

▲ 갈근

담 결림은 담(痰) 때문에 결림(국부적인 근육의 긴장과 압박감이 주가 되는 증상)이 나타나는 것을 의미한다. 담 결림은 보통 옆구리나 등에 나타나며 시간이 지나면 없어지는 경우가 많지만 오랫동안 치료되지 않고 반복되는 경우도 있다.

담은 몸속에 축적된 노폐물 때문에 생긴 염증성 부산물이다. 기관지에서 배출되는 가래도 일종의 담인데 이는 공기와 함께 흡입되는 노폐물로 인해 기관지에 염증이 생긴 결과 만들어진다. 그런데 담은 기관지에만 생기는 것은 아니다. 한의학에서 담은 피부나 근육 사이에도 생길 수 있고 심지어 위장이나 생식기에도 생긴다고 한다.

담이 생기는 이유는 해당 장기의 기능이 떨어졌기 때문인데 기관지의 기능이 떨어지면 가래가 생기고 위장의 기능이 떨어지면 위장에도 담이 생긴다. 옆구리나 등에 담이 생기는 경우도 마찬가지이다. 과로를 한 이후에 또는 스트레스를 많이 받은 이후에 담 결림이 생긴다. 이는 과로와 스트레스 때문에 신체 기능이 떨어지면서 노폐물이 더 많이 축적되고 이로 인해 염증성 부산물, 즉 담이 형성되었기 때문이다. 그래서 담 결림을 치료하려면 적절한 운동과 휴식, 영양 공급이 필요하다. 약해진 신체 기능을 회복시켜야 하기 때문이다.

다음에 소개되는 약초처방은 담 결림을 치료하는 데 도움을 준다. 하루치 분량인 진피 12g, 모과 10g, 갈근 8g을 물 800mL에 넣어 중불로 2시간 정도 달여 물이 절반 정도 되게 한다. 그리고 이것을 아침·점심·저녁 3번 나눠 마시는데 간격은 3~4시간이 적당하다. 10일분 또는 20일분씩 달여놓고 유리병에 담아 냉장고에 보관하였다가 마실 때마다 따뜻하게 데워서 마셔도 된다.

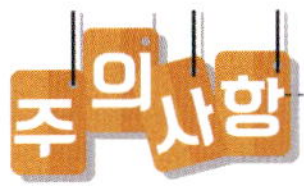

① 자주 담 결림이 생기는 사람은 몸에 노폐물이 많고 순환이 잘 되지 않는 것이므로 주기적으로 운동을 해야 한다.

② 모과, 갈근을 먼저 달이고, 나중에 진피를 넣어 30분 정도만 달인다. 향이 있는 약초를 오래 달이면 약효가 떨어지기 때문이다.

③ 진피의 흰색 속껍질을 제거한 후 사용하면 담을 제거하는 효능이 증가한다.

④ 모과를 많이 복용하면 치아와 뼈가 손상될 수 있으며, 변비가 있는 사람은 잘 맞지 않으므로 양을 줄여서 사용한다.

효능+PLUS

① 담이 많은 체질은 반하를 더한다.
② 몸이 냉해서 순환이 되지 않는 사람은 계피를 더한다.
③ 스트레스가 심하면 향부자, 소엽을 더한다.

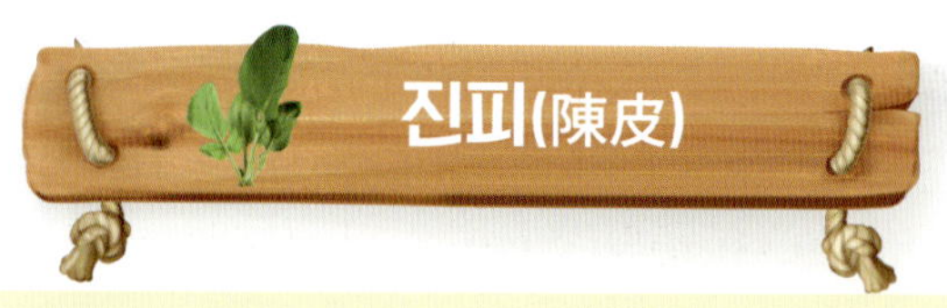

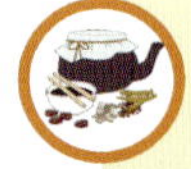
주효능 | 소화불량, 가래, 담 결림, 딸꾹질

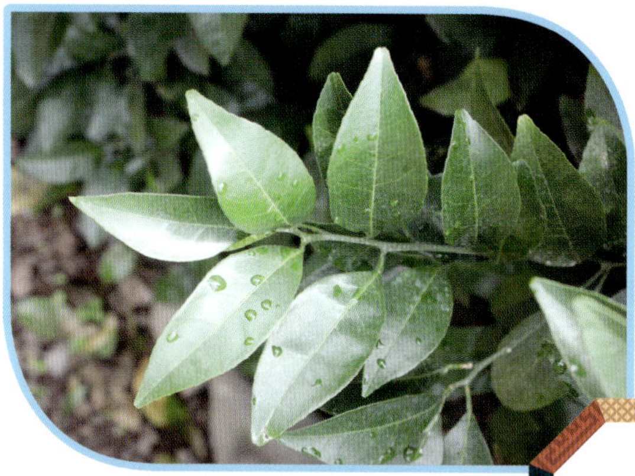

▲ 귤나무_잎

진피

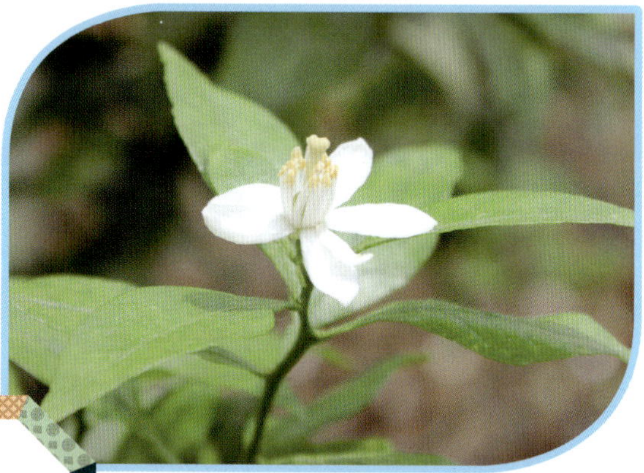

▲ 귤나무_꽃

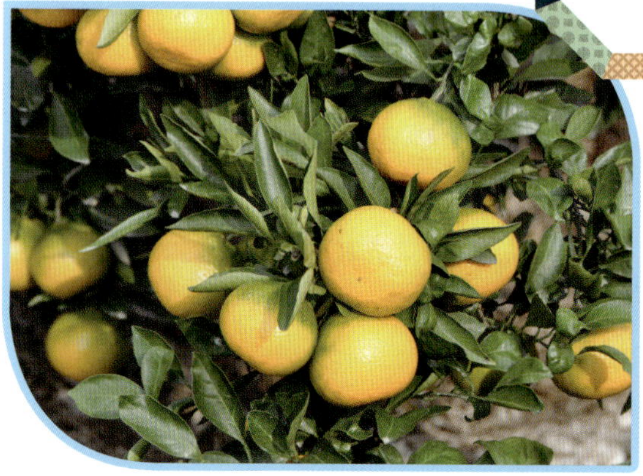

▲ 귤나무_열매

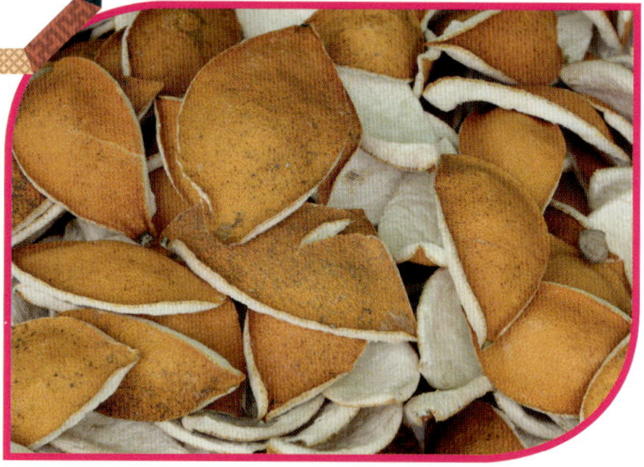

▲ 진피_약재(귤나무 열매껍질)

　　진피는 운향과에 속하는 낙엽활엽소교목인 귤나무 또는 근속식물의 익은 열매껍질을 말한다. 우리나라, 일본, 인도, 북아메리카의 남쪽, 흑해 등지에서 분포하는데 우리나라에서는 제주도 및 남부 지방에서 재배한다. 늦가을부터 겨울 사이에 채취해 열매를 따 열매껍질을 벗겨 그늘이나 햇볕에 말려 사용한다. 성질은 따뜻하고 맛은 맵고 쓰다.

진피는 담을 없애는 약초이다. 물의 흐름이 느릴 때 강가에 쓰레기가 쌓이듯 기의 흐름이 느려지거나 막히면 몸에도 노폐물이 쌓인다. 이러한 노폐물을 담이라고 하는데 담은 오장육부 어디에나 쌓일 수 있고 근육이나 피부에도 쌓인다. 특히 운동을 하지 않고 스트레스를 많이 받으면 노폐물이 축적되어 담 결림 증상이 쉽게 생긴다. 이럴 때 진피를 사용하면 담 결림을 치료하는 데 도움이 된다.

진피는 스트레스 때문에 기가 막혀 소화불량이 생겼을 때 효과적이다. 주변에서 쉽게 접할 수 있어 약재라고 생각하지 않을 수도 있지만 진피는 위장의 연동운동을 촉진하고 위액의 분비를 자극하여 소화를 돕는 아주 귀한 약초이다. 이런 진피의 효능을 《동의보감》은 다음과 같이 설명한다. '기를 다스려 소화기를 튼튼하게 한다.' '오래 복용하면 입냄새가 없어지고, 기운을 내려주며, 신명(神命)을 통하게 한다.'

귤(진피)의 기능성 및 효능에 관한 특허자료 2종 외

▶ **귤껍질 분말 또는 이의 추출물을 함유하는 위장질환 예방 및 치료용 조성물**
본 발명은 귤껍질 분말 또는 이의 추출물을 유효성분으로 함유하는 조성물에 관한 것으로, 상세하게는 귤껍질 분말 또는 이의 추출물은 위장의 궤양 저해 효과를 나타내므로 위장질환 예방 및 치료용 약학조성물 및 건강기능식품으로 이용될 수 있다.
– 공개번호: 10-2008-0094982, 출원인: 강릉대학교 산학협력단

▶ **진피 추출물을 유효성분으로 함유하는 혈관신생용 약학적 조성물**
본 발명은 진피(귤껍질) 추출물을 유효성분으로 함유하는 혈행 개선, 나아가 신생 혈관 촉진, 허혈성 심장질환 및 국부 혈류 부족 예방 및 치료용 약학적 조성물에 관한 발명에 관한 것으로 진피 추출물을 유효성분으로 함유하는 신규한 식품, 화장품 및 생물의약 소재를 제공하는 뛰어난 효과가 있다.
– 공개번호: 10-2014-0115887, 출원인: 주식회사 사임당화장품

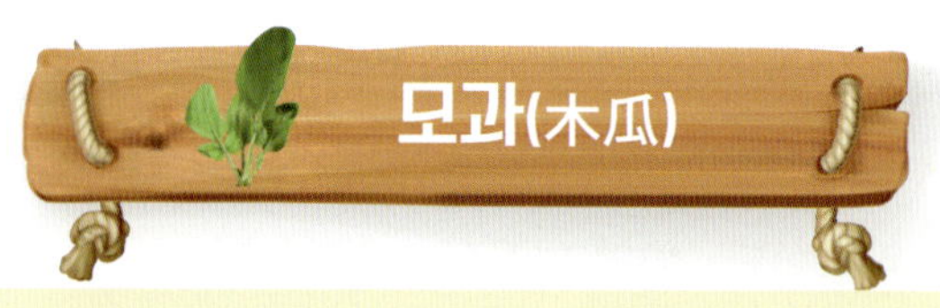

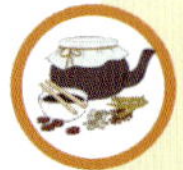

주효능 | 요통, 좌골신경통, 근육통, 구토, 설사

▲ 모과나무_잎

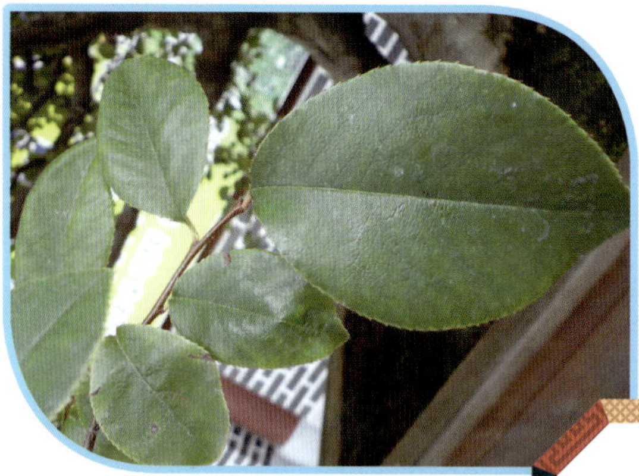

모과

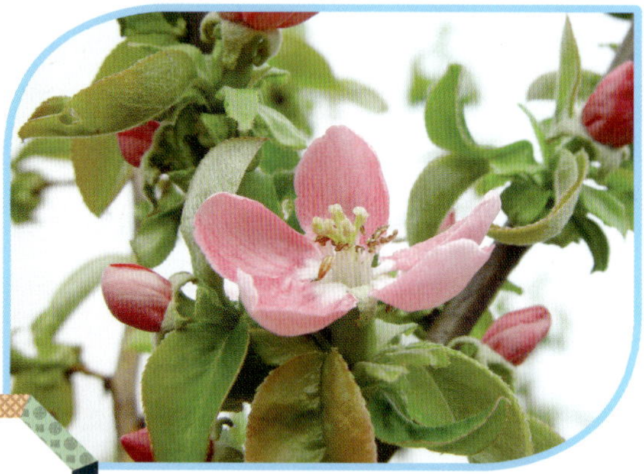

▲ 모과나무_꽃

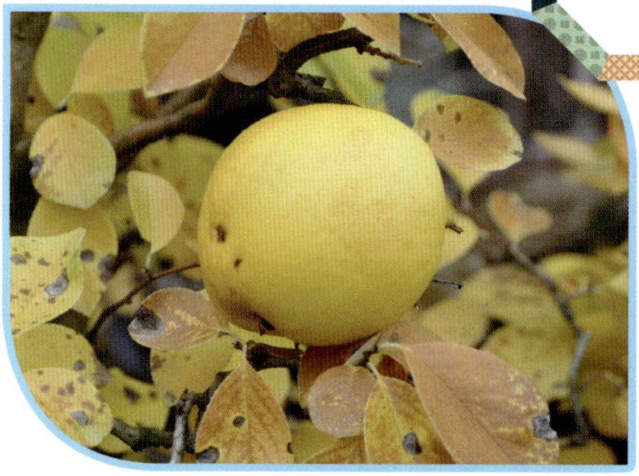

▲ 모과나무_열매

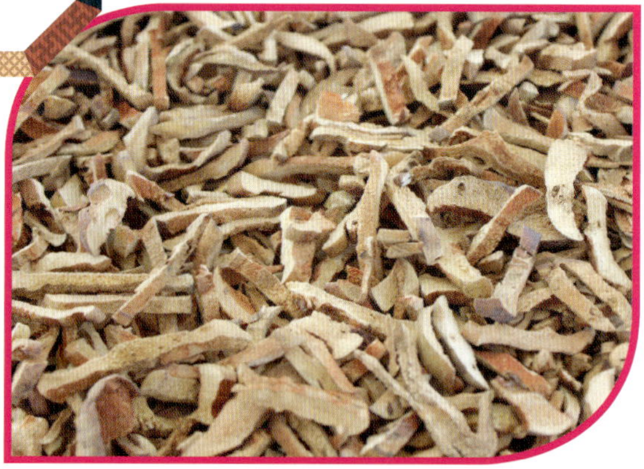

▲ 모과_약재(모과나무 열매)

모과는 장미과에 속하는 낙엽활엽교목인 모과나무의 익은 열매를 말한다. 원산지는 중국으로 우리나라에서는 주로 중부 이남 지방에서 식용 및 약용으로 심는다. 9~10월에 열매가 익었을 때 채취해 끓는 물에 5~10분간 끓여 건져낸 다음 겉껍질에 주름이

질 때까지 말리고 세로로 자른 후 붉은색으로 변할 때까지 햇볕에 말려 사용한다. 성질은 따뜻하고 맛은 시고 떫다.

　모과는 근육을 강화하면서 부드럽게 만드는 효능이 있는데 이러한 효능은 모과의 신맛 때문에 나타난다. 한방에서는 신맛이 간의 기능을 도와주는 역할을 하며, 간은 근육과 연관이 있다고 말한다. 결국 신맛이 나는 모과가 간의 기능을 도와 근육을 강화하고 이완시키는 효과를 발휘하는 것이다. 《동의보감》에서도 '모과는 간으로 들어가며, 힘줄과 혈(血)을 보익(補益)한다.'고 하였다.

　모과는 허리와 다리가 당기고 통증이 나타날 때, 다리가 무겁고 시큰거리고 근육이 굳어질 때에도 사용한다. 그래서 옛날에는 모과를 각기(脚氣; 다리가 나무처럼 뻣뻣해지는 병증) 치료에 주로 사용하였다. 요즘에는 좌골신경통, 근육통, 근육 류머티즘, 말초신경염 등의 치료에 사용한다.

🌿 모과나무의 부위별 효능

◎ **모과나무의 가지와 잎**: 가지와 잎 달인 물을 마시면 곽란(霍亂)이 치료된다. 그 달인 물로 발과 정강이를 씻으면 잘 쓰지 못하던 다리를 쓸 수 있다.

◎ **모과나무의 뿌리**: 다리에 힘이 없고 마르며 저리면서 걷기 힘든 증상을 치료한다.

◎ **모과와 유사한 명자나무 열매(명사, 榠樝)**: 명자나무 열매는 모과와 비슷하고 크기는 조금 작다. 성질은 따뜻하고 맛은 시며 효능은 모과와 거의 비슷하다. 담을 삭이고 갈증을 멈추며 술을 많이 먹을 수 있게 한다. 곽란으로 쥐가 나는 증상을 치료하며 술독을 풀어주고 메스꺼우며 생목이 괴고 누런 물을 토하는 증상 등을 낫게 한다. 냄새가 맵고 향기롭기 때문에 옷장에 넣어두면 벌레와 좀이 죽는다.

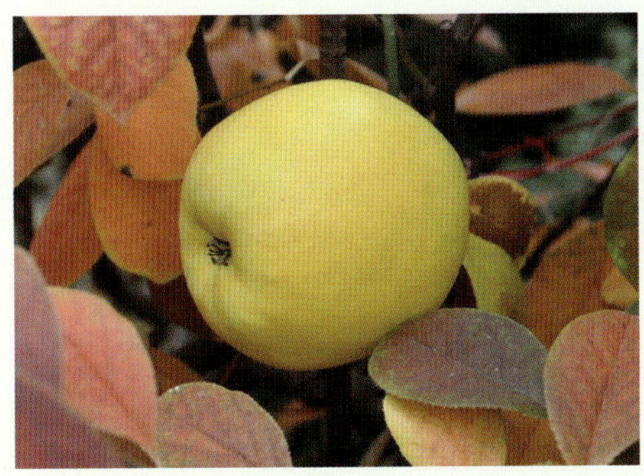

▲ 모과나무 열매

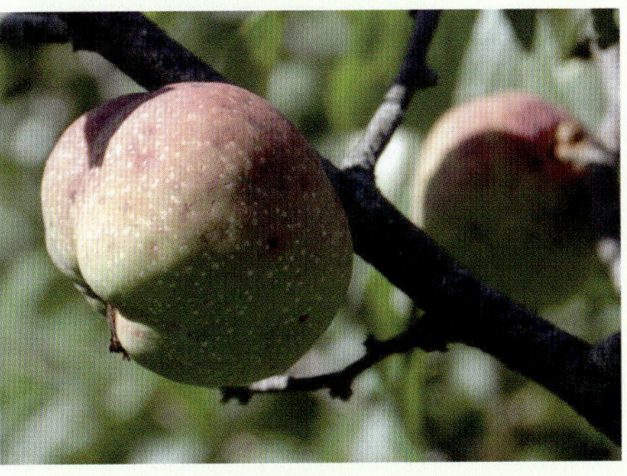

▲ 명자나무 열매

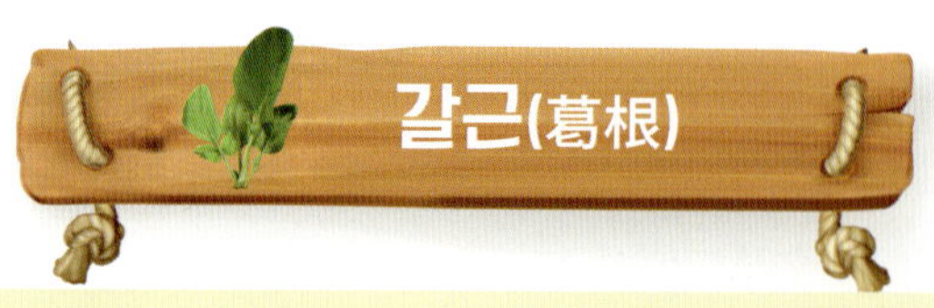

주효능 | 몸살감기, 견비통, 목 디스크, 일자 목, 피부염, 주독(酒毒), 당뇨병, 설사

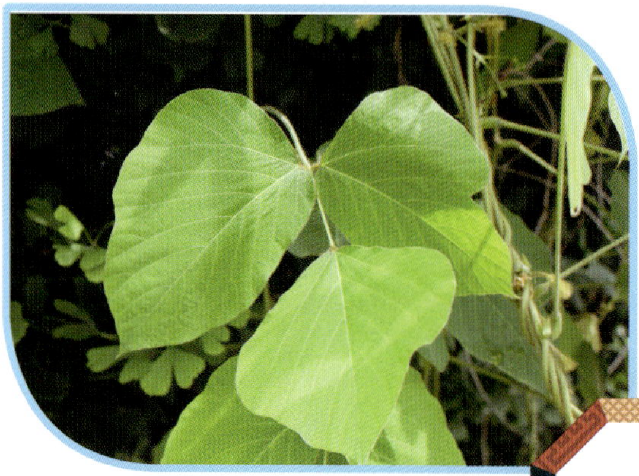

▲ 칡_잎

갈근

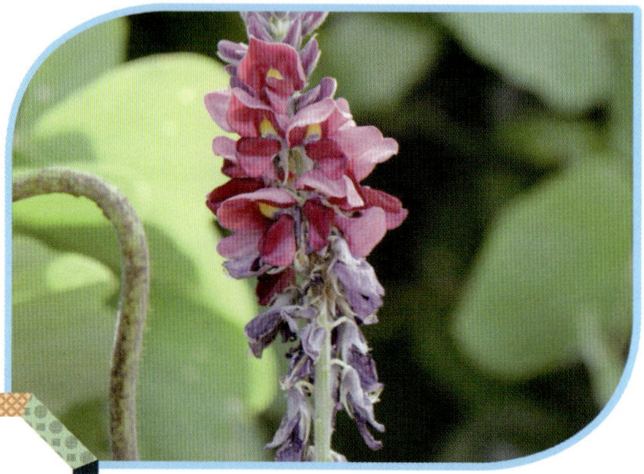

▲ 칡_꽃

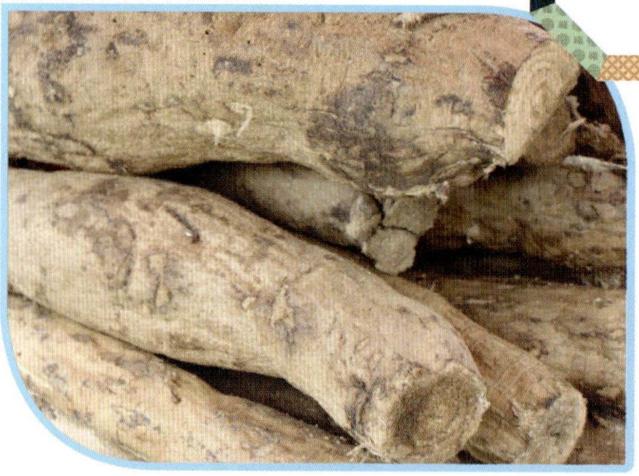

▲ 칡_뿌리(채취품)

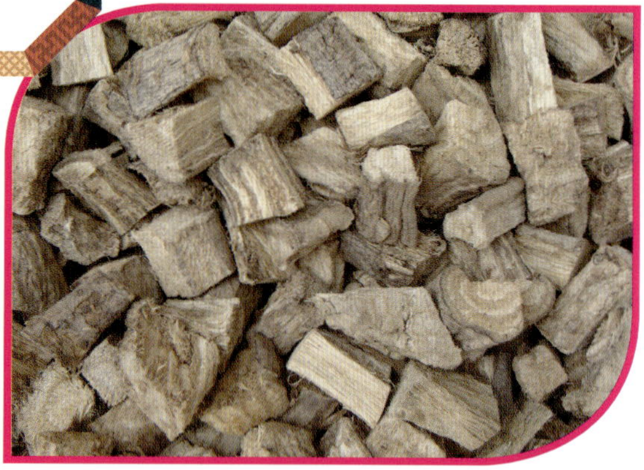

▲ 갈근_약재(칡 뿌리)

갈근은 콩과에 속하는 여러해살이덩굴식물인 칡의 뿌리를 말한다. 온대 지방에서 주로 자라는데 우리나라에서는 100~1,200m 고지의 양지바르고 토질이 좋은 기슭이나 언덕에서 주로 자생한다. 이른 봄이나 늦가을이 채취 적기이며, 채취한 후 깨끗이 씻어

겉껍질을 제거하고 얇게 썰어 햇볕이나 불에 쬐어 말린 후 사용한다. 성질은 약간 차갑고 맛은 달고 맵다.

갈근은 뭉친 근육을 풀어주는 약초이다. 교통사고를 당해 뒷목이 뭉치고 일자 목이 되었을 때, 컴퓨터를 오랫동안 사용한 결과 뒷목이 뻣뻣해졌을 때의 뭉친 근육을 풀기 위해 갈근을 사용한다. 어깨와 목의 근육이 뭉쳤을 때 갈근이 체액을 끌어올려 근육을 이완시켜주기 때문이다. 담 결림이 있을 때에도 갈근을 사용하면 근육이 이완되기 때문에 빠른 효과를 얻을 수 있다.

갈근은 술독을 푸는 효능도 있다. 《동의보감》에서는 '술독은 땀을 내고 소변을 잘 나가게 하면 된다.'고 했다. 땀을 내고 소변을 잘 나가게 하는 효과는 갈근 같은 콩과 식물의 특징인데 특히 꽃이 더 좋은 효능을 지니고 있다. 그래서 술독을 없애는 데에는 칡꽃, 팥꽃이 쓰이는데 팥이나 검정콩, 녹두 등도 효과가 좋다.

🌿 갈근 이야기

깊은 산마을에 약초를 캐며 사는 노인이 있었다. 노인은 어느 날 한 아이가 군사들에게 쫓기는 것을 보고 아이를 숨겨주었다. 아이는 갈씨(葛氏) 집안의 외아들로, 집안이 모함을 당해 가족과 친척을 잃은 상태였다. 아이는 어떻게든 살아남아 가문을 이어나가야겠다고 생각했다. 그래서 노인의 곁에 머물면서 함께 한 가지 약초만을 캤다. 그 약초는 열이 나고, 입이 마르고, 설사를 멈추게 하는 데 효과가 있었다. 시간이 흘러 노인은 세상을 떠났고 아이는 청년이 되어 그 약초로 사람들의 병을 고쳤다. 그러던 어느 날 그 청년 덕분에 병이 나은 환자가 약초의 이름을 물었는데 청년은 잠시 생각하더니 갈근이라 답했다. 갈씨 가문을 없애려 했지만 자신이 살아남은 것과 같이 생명을 이어나간다는 명근(命根)의 뜻을 합하여 갈근(葛根)이라 지은 것이다.

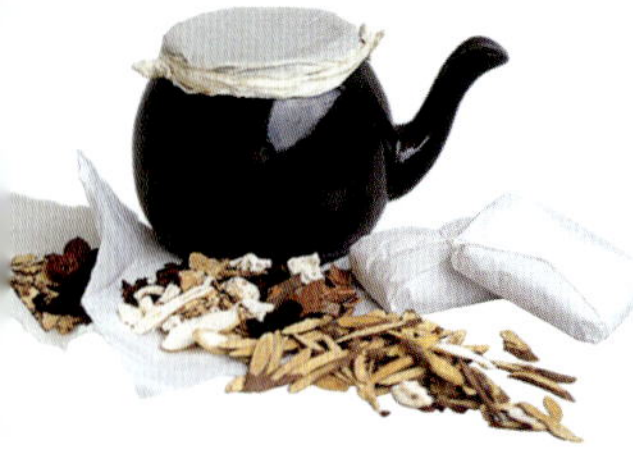

어깨통증 / 오십견

약초처방 | 강황 16g, 창출 12g, 해동피 10g, 강활 6g

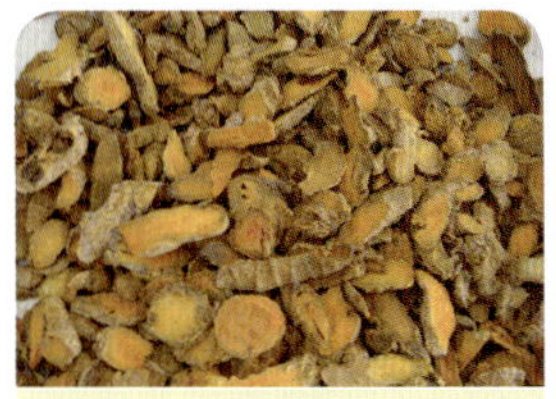

▲ 강황

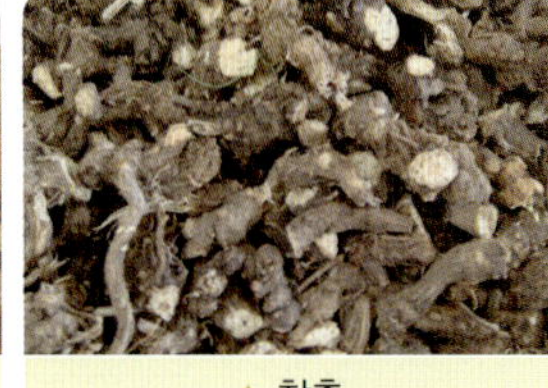

▲ 창출

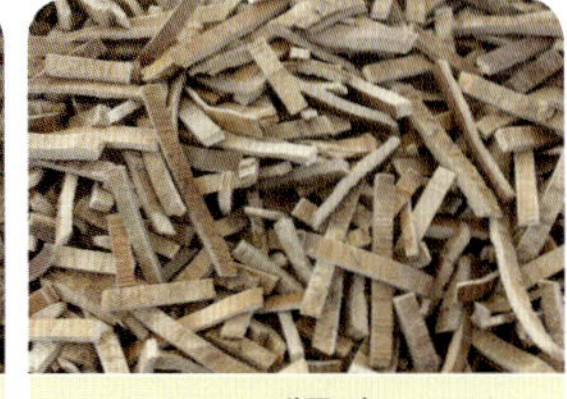

▲ 해동피

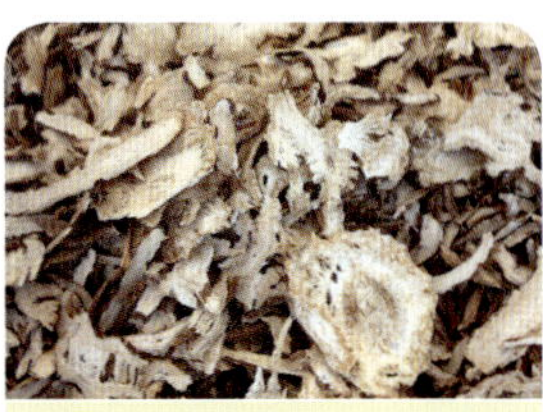

▲ 강활

어깨 통증은 어깨 주변이 경직되고 아픈 증상이며, 오십견은 어깨관절에 운동 제한과 통증이 있는 증상이다. 모두 병명은 아니며, 사실 의학적으로 명확하게 원인이 밝혀진 것도 아니다.

어깨관절은 매우 불안한 형태를 하고 있다. 속이 깊지 않은 국자에 주먹을 넣는다고 생각해보자. 국자가 주먹을 감싸지 못하기 때문에 주먹은 너무나도 쉽게 빠진다. 어깨관절도 마찬가지이다. 물론 이러한 형태 때문에 어깨를 자유자재로 움직일 수 있는 것이기도 하지만 어깨관절에서 탈구가 쉽게 생기는 이유도 여기에 있다.

이러한 어깨관절의 특성은 어깨 주변에 여러 근육이 존재하는 것과 무관하지 않다. 여러 종류의 근육은 어깨관절이 빠지지 않도록 안정시키는 역할과 더불어 여러 방향으로 어깨를 움직이게 하는 역할을 한다. 이는 무리한 동작과 반복되는 움직임 때문에 근육과 관절이 손상되기 쉽다는 뜻이기도 하다. 이 손상 정도가 경미하면 어깨가 경직되고 묵직한 통증이 발생하며 손상 정도가 심하면 관절이 굳어져 오십견이 된다. 어깨 통증과 오십견을 치료하려면 혈액순환을 촉진하고 경직된 근육을 이완시켜야 한다.

다음에 소개되는 약초처방은 어깨통증과 오십견을 치료하는 데 많은 도움을 준다.

하루치 분량인 강황 16g, 창출 12g, 해동피 10g, 강활 6g을 물 800mL에 넣어 중불로 2시간 정도 달여 물이 절반 정도 되게 한다. 그리고 이것을 아침 . 점심 . 저녁 3번 나눠 마시는데 간격은 3~4시간이 적당하다. 10일분 또는 20일분씩 달여놓고 유리병에 담아 냉장고에 보관하였다가 마실 때마다 따뜻하게 데워서 마셔도 된다.

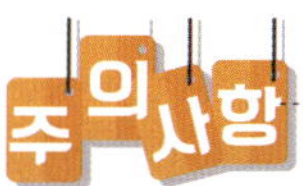

① 보통 어깨 통증과 오십견은 회복속도가 더디기 때문에 약초처방을 3개월 이상 복용해야 한다.
② 강황과 해동피는 빈혈이 있는 사람에게 잘 맞지 않으므로 빈혈이 있으면 양을 줄여서 사용해야 한다.
③ 강황을 식초에 담근 후 볶아서 사용하면 효과가 더욱 좋아진다.
④ 강황은 단면이 노랗고 향이 진한 것이 약효가 좋다.

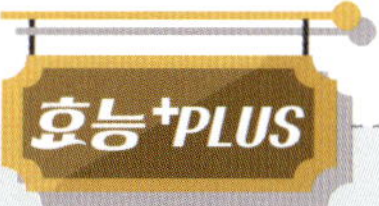

① 마비감이 있으면 위령선을 더한다.
② 통증부위에 차가운 기운이 느껴지면 계지를 더한다.
③ 어깨를 많이 사용한다면 당귀, 구기자를 더한다.
④ 어깨의 과다한 사용으로 근육이 손상되었다면 속단을 더한다.

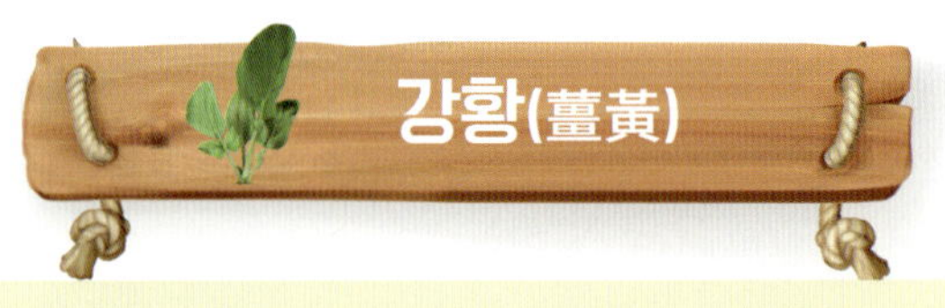

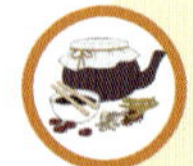
주효능 | 복통, 생리불순, 자궁근종, 어깨 통증, 타박상

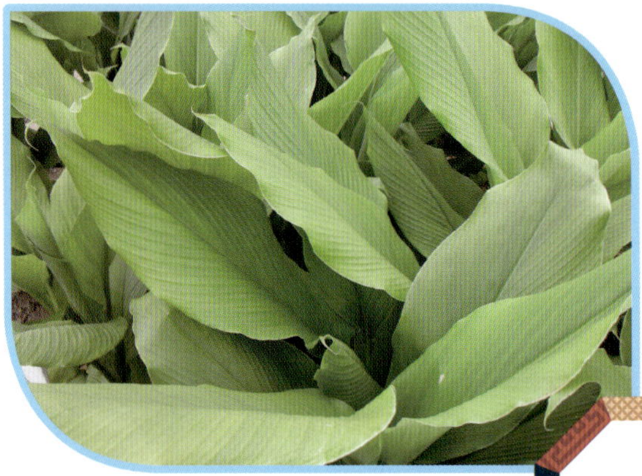

▲ 강황_잎

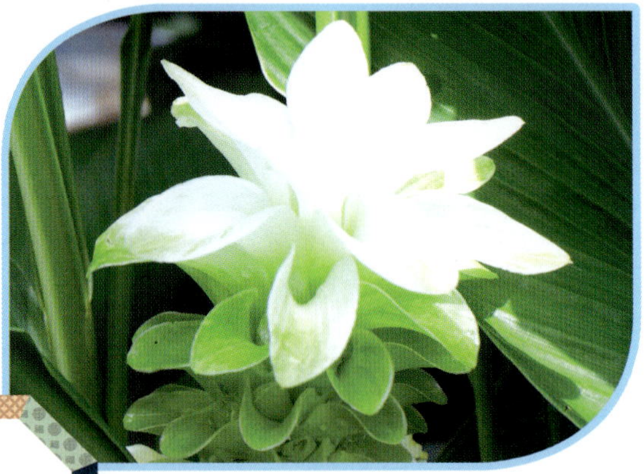

강황

▲ 강황_꽃

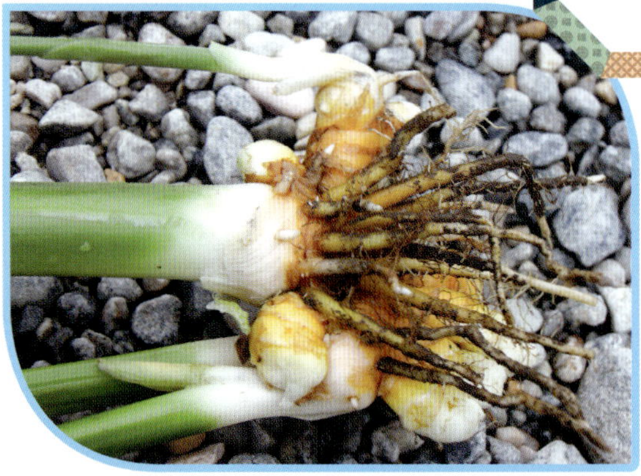

▲ 강황_뿌리(채취품)

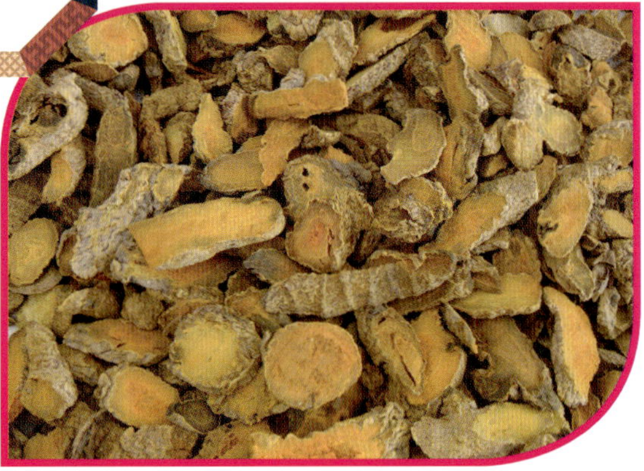

▲ 강황_약재(강황 뿌리줄기)

강황은 생강과의 여러해살이풀인 강황의 뿌리줄기를 말한다. 원산지는 열대 아시아
인데 인도, 중국, 동남아시아 등지에서 많이 재배되며, 우리나라에서는 전남 진도, 전
남 해남, 전북 부안, 경기 시흥, 충남 청양 등지에서 재배되고 있다. 겨울에 줄기와 잎

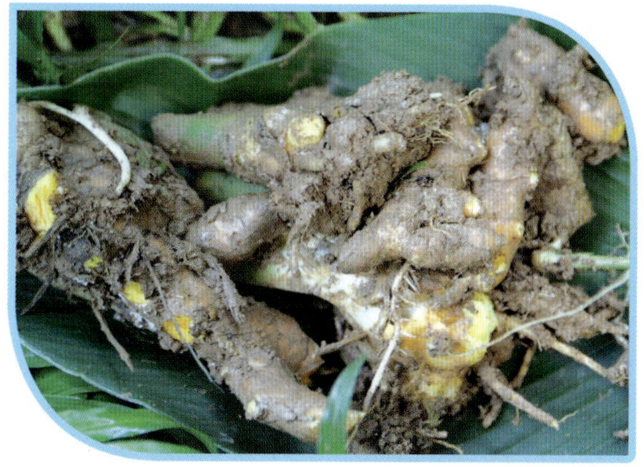
▲ 강황_생뿌리

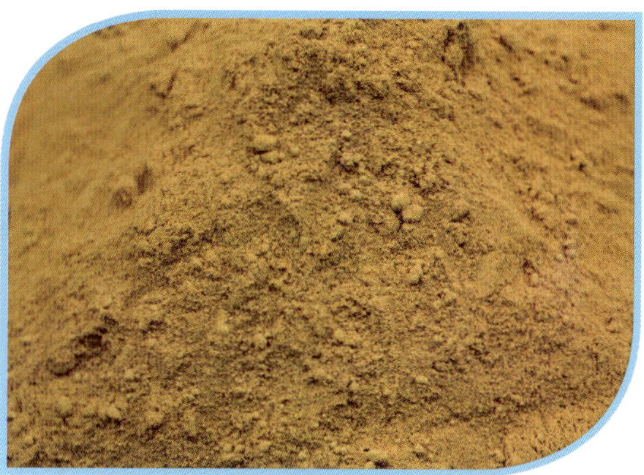
▲ 강황_가루

이 마를 때 채취해 깨끗한 물에 씻고 삶거나 쪄서 햇볕에 말려 사용한다. 성질은 따뜻하고 맛은 맵고 쓰다.

강황은 기혈(氣血)의 순환을 돕고 어혈(瘀血)을 제거하는 효능이 있는 약초이다. 순환이 되지 않고 어혈이 정체되면 통증이 발생하는데 강황은 대체로 통증 치료에 사용되며 과로나 근육의 경직에 의한 어깨통증 치료에도 좋은 효과를 보인다. 강황은 어혈로 인한 생리불순과 생리통, 산후에 생리가 나오지 않으면서 복통이 있을 때, 위궤양으로 인한 복통과 타박상으로 인한 통증 치료에도 사용한다. 다만 약성이 비교적 강한 편이라서 몸이 약하고 혈액이 부족한 사람이 복용할 때에는 주의해야 한다.

특허 강황의 기능성 및 효능에 관한 특허자료 2종 외

▶ **강황 추출물을 함유한 위염, 위궤양 예방 및 치료를 위한 조성물**
본 발명은 강황 추출물을 이용하여 히스타민 수용체에 길항적으로 작용하여 위산 분비를 감소시켜 히스타민 수용체의 활성과 관련된 위염 및 위궤양 질환의 예방 및 치료에 안전하고 효과적인 의약품 및 건강보조식품을 제공한다.   – 등록번호: 10-0506426, 출원인: (주)뉴로넥스

▶ **강황을 포함하는 전립선암 치료용 조성물**
본 발명은 강황을 포함하는 전립선암 치료용 조성물에 관한 것이다. 본 발명에 따른 전립선암 치료용 조성물은 전립선암 세포의 성장을 억제하고 세포사멸을 유도하는 효과가 있다.   – 공개번호: 10-2012-0020643, 출원인: (주)한국전통의학연구소 외

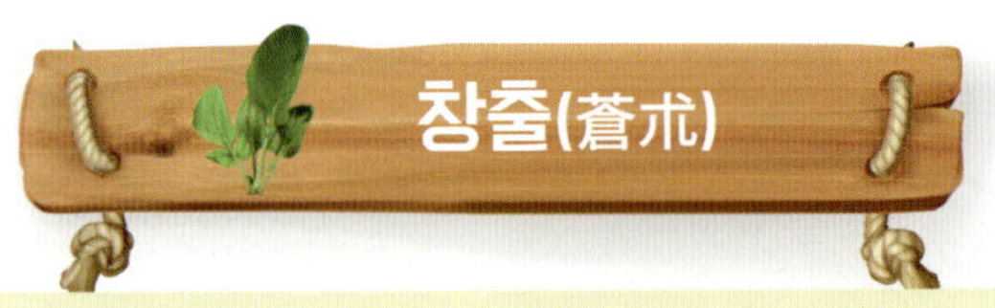

창출(蒼朮)

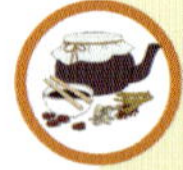

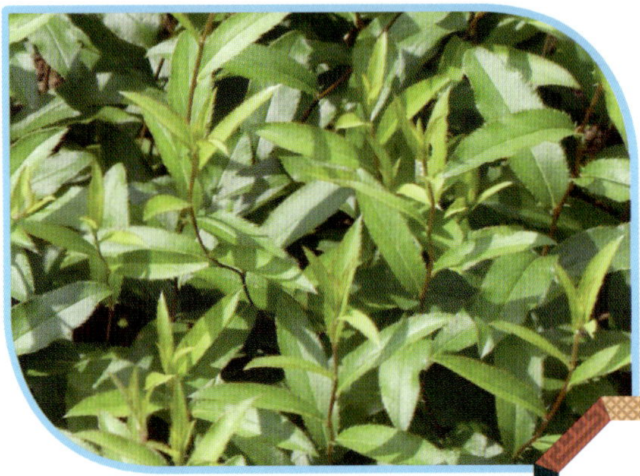

주효능 | 관절통, 근육통, 급체(急滯), 소화불량

▲ 모창출_잎

▲ 모창출_꽃

창출

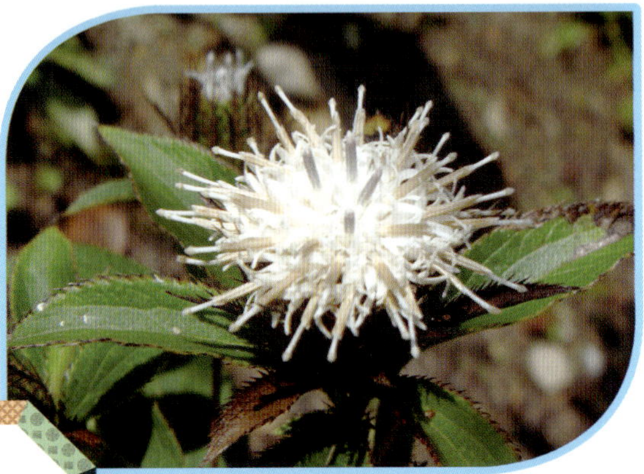

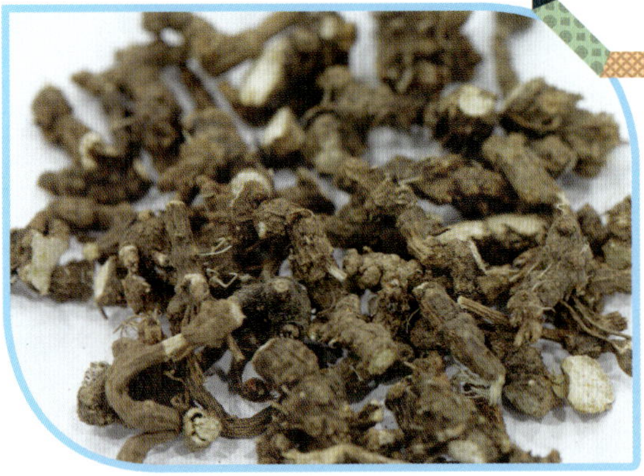

▲ 모창출_뿌리(채취품)

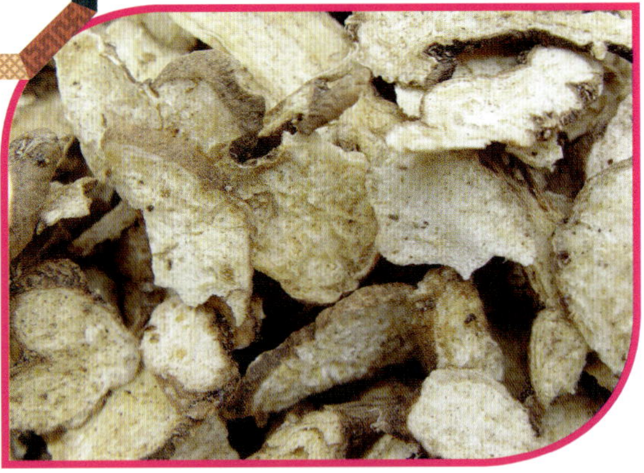

▲ 창출_약재(모창출 뿌리)

창출은 국화과에 속하는 여러해살이풀인 모창출, 북창출의 뿌리를 말한다. 전국 각지의 산야에서 자생하는데 물 빠짐이 좋은 양지나 풀숲에서 잘 자란다. 봄과 가을에 채취하는데 가을에 채취한 약초의 효과가 더 좋다. 뿌리를 캐낸 다음 남은 줄기와 잔뿌리,

흙을 제거하고 햇볕에 말려 사용한다. 성질은 따뜻하고 맛은 매우면서 쓰다.

창출은 몸에 있는 습기(濕氣)를 제거하여 통증을 감소시키는 약초이다. 날씨가 흐려져 대기에 습기가 많아지면 몸이 쑤시고 관절이 아픈 경우가 많은데 출산 횟수가 많거나 만성 질환을 앓고 있는 사람, 특히 관절이 좋지 않은 사람에게 이러한 증상이 흔히 나타난다. 이럴 때에는 진통제를 사용하지 말고 몸에 있는 습기만 빼줘도 통증은 사라지는데 이 증상을 치료하는 약초가 창출이다.

《동의보감》에는 '창출을 오래 복용하면 수염이 검어지고 얼굴이 늙지 않고, 근골이 튼튼해지며, 귀와 눈이 밝아지고, 살과 피부가 윤택해진다.'고 하는데 이는 창출이 습기를 제거하여 몸을 가볍게 만들어주고 원활한 신진대사를 유도하기 때문이다.

🌿 삼정환(三精丸)

《동의보감》에는 삼정환을 오랫동안 복용하면 몸이 가벼워지고 오래 살게 되며 얼굴이 어린아이처럼 된다고 하였다.

◎ **준비약초**

창출(모창출 뿌리) 600g, 지골피(구기자 뿌리) 600g, 상심자(뽕나무 열매) 1,200g

◎ **만드는 방법 및 복용법**

신선한 상심자를 구하여 즙을 내고, 여기에 곱게 가루로 만든 창출과 지골피를 넣어 반죽한다. 이것을 용기에 넣은 다음 통풍이 잘되는 곳에서 자연건조 시킨다. 모두 마르면 다시 곱게 가루로 만들어 꿀로 반죽해 팥알만 한 환을 만든다. 이것을 매번 10개씩 끓인 물과 함께 먹는다.

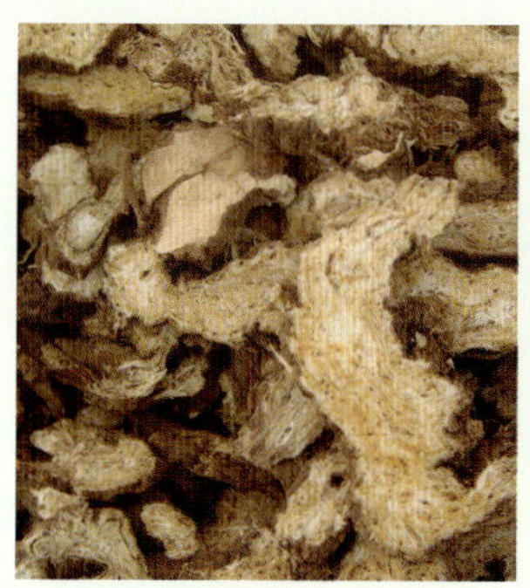

▲ 창출

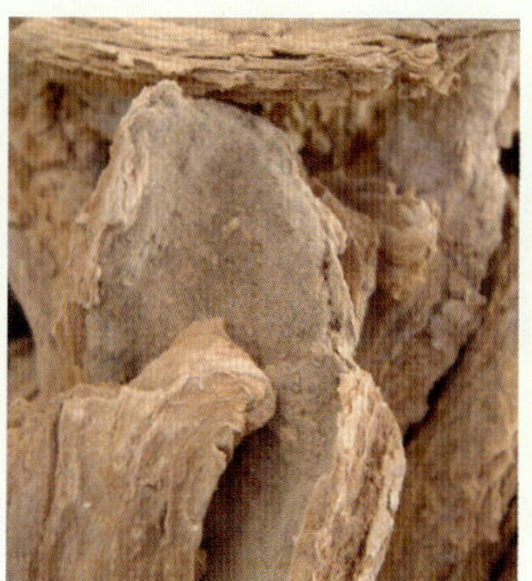

▲ 지골피

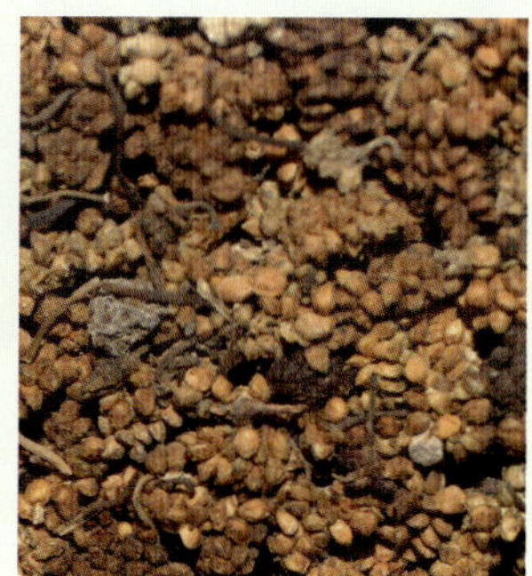

▲ 상심자

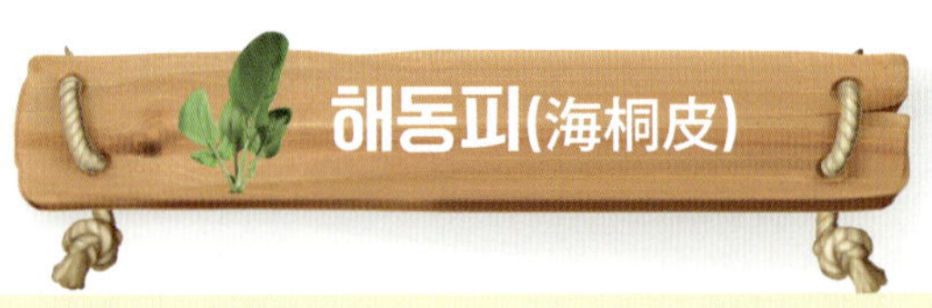

해동피(海桐皮)

주효능 | 어깨 통증, 요통, 신경통, 관절통, 마비 증상, 치통

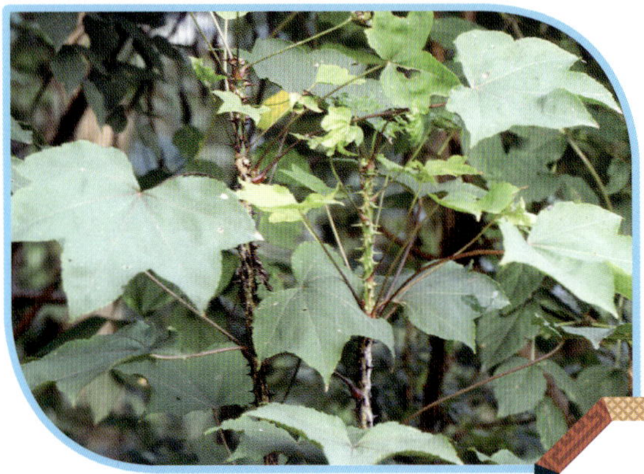

▲ 음나무_잎

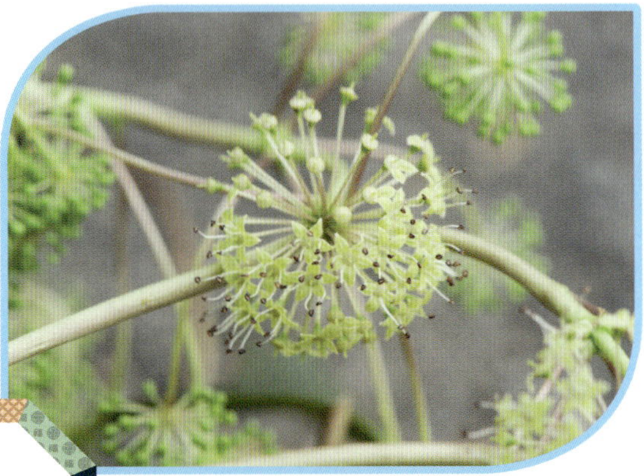

해동피

▲ 음나무_꽃

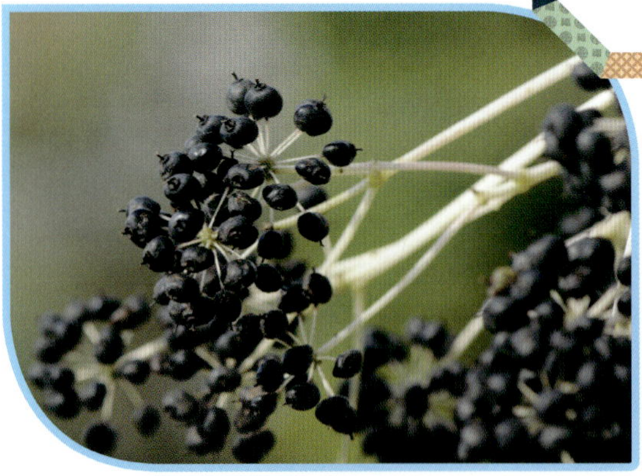

▲ 음나무_열매

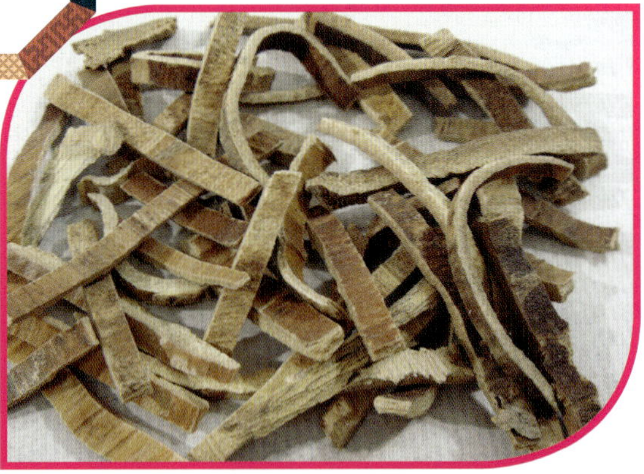

▲ 해동피_약재(음나무 나무껍질)

　　해동피는 두릅나무과에 속하는 낙엽활엽교목인 음나무의 나무껍질을 말하며, 전국 고산 지대에서 자생한다. 원래 해동피는 중국에서 자생하는 콩과에 속하는 낙엽교목인 송곳오동나무(자동)이며, 음나무의 나무껍질은 천동피(川桐皮)라 하는데 해동피 대용

으로 사용한다. 송곳오동나무는 중국의 호북성 이남에서 자생한다. 초여름에 채취하여 가시를 긁어낸 다음 햇볕에 말려 사용한다. 성질은 따뜻하지도 차갑지도 않고 맛은 쓰고 맵다.

해동피는 통증을 멎게 만드는 효과가 뛰어난 약초이다. 나무의 가지는 막힌 것을 소통(疏通)시키는 힘이 좋아 대체로 통증을 없애는 효과가 있다. 해동피 또한 경락(經絡)의 흐름을 원활하게 하고 근육을 풀어주어 통증을 치료하는 효과가 좋다. 특히 어깨가 아플 때 주로 사용하는데 허리나 무릎에 통증이 있을 때에는 다른 약초와 함께 사용하기도 한다.

해동피는 살충 효과가 있는 약초이다. 따라서 개선(疥癬)이나 습진(濕疹) 때문에 피부 가려움증이 있을 때 해동피를 달여 피부에 바르거나 가루로 만들어 바르면 가려움증을 없애는 데 도움이 된다.

음나무의 기능성 및 효능에 관한 특허자료 2종 외

▶ HIV 증식 억제 활성을 갖는 음나무 추출물 및 이를 유효성분으로 함유하는 AIDS 치료제

본 발명은 HIV 억제 활성을 갖는 음나무 추출물 및 이를 유효성분으로 함유하는 AIDS 치료제에 관한 것이다. 본 발명의 음나무 추출물은 HIV 역전사효소 활성 억제, 프로테아제 활성 억제, 글루코시다제 활성 억제 및 HIV 증식 억제 활성이 뛰어나므로 AIDS를 치료하고 진행을 억제시키며 감염을 억제하는 데 유용하게 사용될 수 있다.

– 공개번호: 10-2005-0045117, 특허권자: 유영법·최승훈·심범상·안규석

▶ 음나무 추출물을 함유하는 퇴행성 중추신경계 질환 증상의 개선을 위한 기능성 식품

본 발명은 음나무 추출물 및 음나무로부터 단리된 디하이드로디하이드로코니페릴 알코올(Dihydrodehydroconiferylalcohol)을 함유함을 특징으로 하는 퇴행성 중추신경계 질환 증상 개선을 위한 기능성 식품에 관한 것이다.

– 공개번호: 10-2005-0111258, 특허권자: 충북대학교 산학협력단

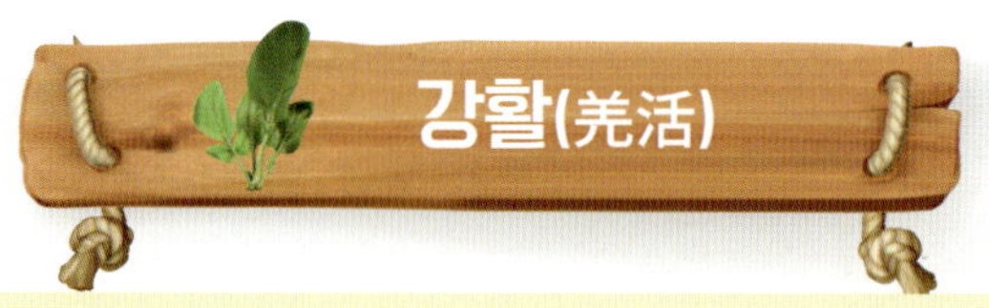

주효능 | 몸살감기, 관절통, 근육통, 두통

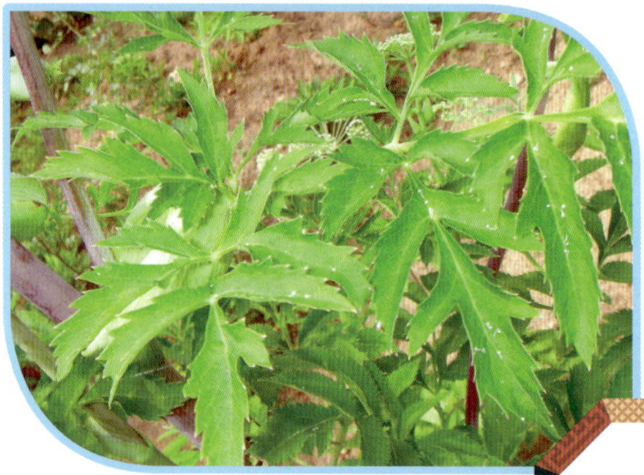

▲ 강활_잎

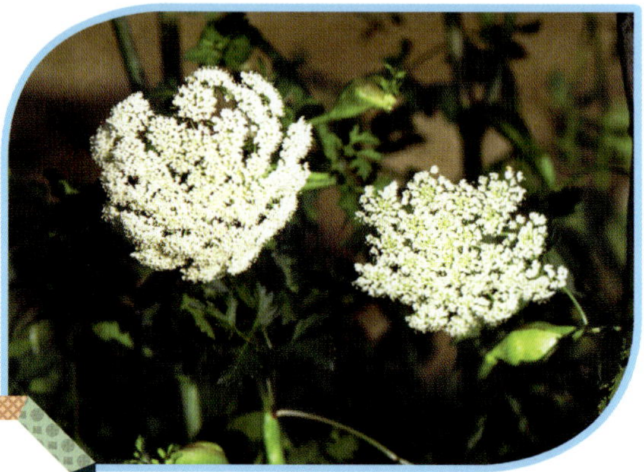

강활

▲ 강활_꽃

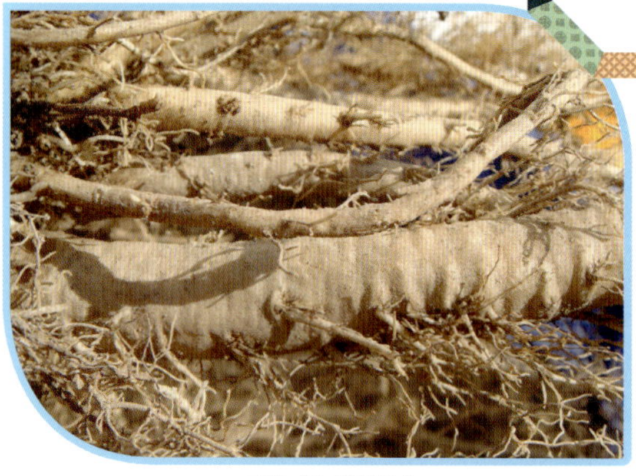

▲ 강활_뿌리(채취품)

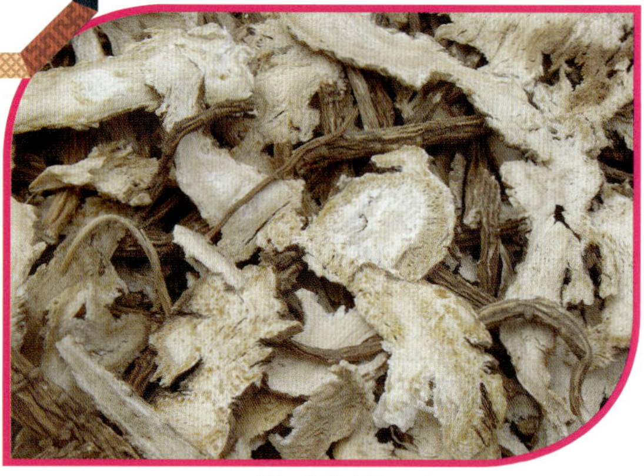

▲ 강활_약재(강활 뿌리)

　강활(강호리)은 산형과의 여러해살이풀인 강활의 뿌리를 말한다. 강원도, 경기도, 경상북도 지방의 산골짜기 계곡에서 야생으로 자라거나 재배한다. 이른 봄이나 가을에 뿌리를 캐서 줄기와 잎, 잔뿌리를 제거하고 깨끗이 씻어 햇볕이나 불에 말려 사용한다.

성질은 따뜻하고 맛은 맵고 쓰다.

강활은 두통이나 어깨 통증, 목이 뻣뻣해지는 증상처럼 몸의 상반신에 통증이 있을 때 적합하다. 그래서 목 디스크, 오십견 등으로 통증이 심할 때에는 강활을 주약으로 사용한다. 물론 다른 약초와 적절하게 배합한다면 요통이나 무릎 통증 치료에도 사용할 수 있다.

강활은 통증을 치료하는 효과가 좋아서 활용범위가 매우 넓은 편이다. 근육통, 지절통, 좌골신경통 치료에 활용하고 저리고 마비감이 있는 증상을 개선하는 효과가 있다. 또한 강활을 달여 아픈 곳에 바르면 통증을 감소시키는 효과가 있다.

 강활의 기능성 및 효능에 관한 특허자료

▶ 항염 및 항산화 효능을 갖는 강활 추출물 및 이를 함유하는 화장료 조성물
본 발명은 항염 및 항산화 효능을 갖는 강활 추출물 및 이를 함유하는 화장료 조성물에 관한 것으로, 강활 추출물을 유효성분으로 포함하는 것을 특징으로 하는 항염 효능 및 항산화 효과에 의한 노화방지 화장료 조성물은 피부에 자극이 없고 안전하여 피부질환 유발 문제가 없으며, 산화질소(nitric oxide)의 생성을 억제하여 항염 효과를 나타낼 뿐 아니라, 활성산소종 소거능을 통한 항산화 효과를 나타내는 피부 노화방지 화장료 조성물로 사용할 수 있다.
– 공개번호: 10-2011-0130115, 출원인: 재단법인 홍천메디칼허브연구소

불면증

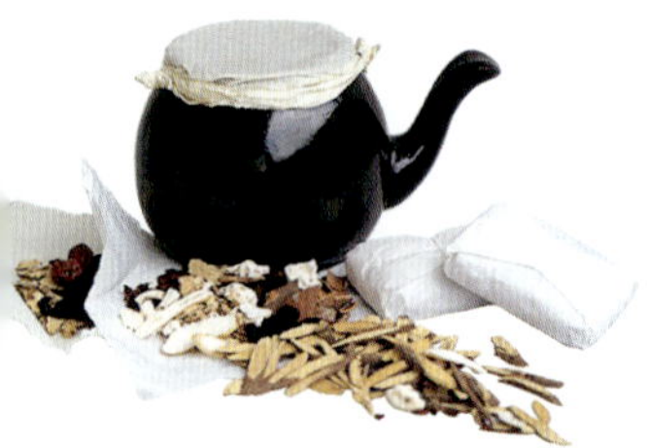

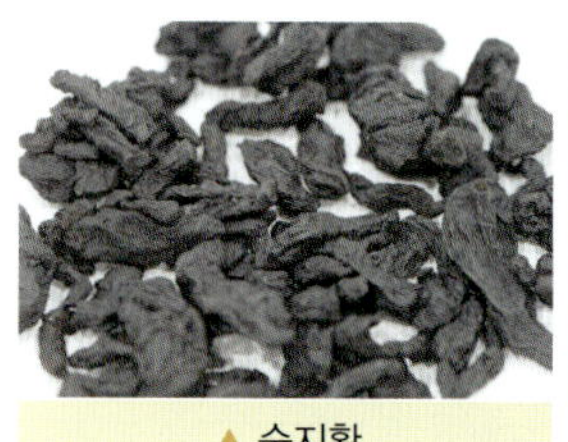

▲ 숙지황

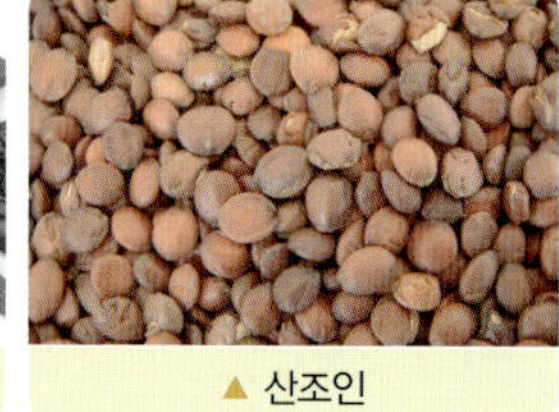

▲ 산조인

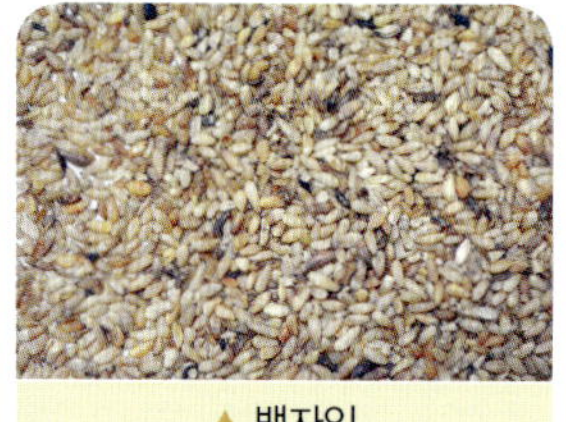

▲ 백자인

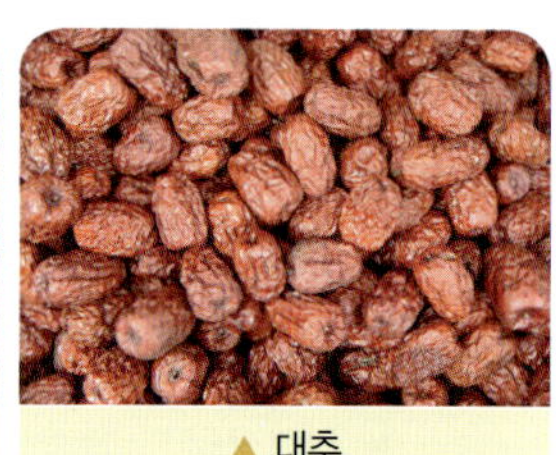

▲ 대추

불면증은 수면이 불충분하다고 느끼는 수면장애이다. 일이 바빠 시간이 없어 잠을 못 자는 건 불면증이 아니고, 충분히 잘 기회가 있음에도 불구하고 잠을 못 자는 것이 불면증이다. 잠이 들기 어렵거나, 자다가 자주 깬다든지, 너무 일찍 잠을 깨는 경우, 충분히 잤는데 계속 졸리는 것 모두 불면증에 해당한다.

불면증의 원인은 다양하다. 낯선 곳으로 여행을 떠난 경우 힘들지만 잠이 오지 않을 수 있다. 시차 때문에 그럴 수도 있지만 낯선 환경에 쉽게 적응하지 못하기 때문이다. 편안한 집이더라도 코 고는 소리가 들리거나 창문 밖에서 자동차 소리가 들리는 경우에는 불면증이 나타날 수도 있다. 이 외에도 카페인이나 알콜, 항우울제 등이 불면증을 유발할 수 있고, 류머티즘 관절염이나 천식, 갑상선 기능항진증 같은 질병도 불면증을 일으킨다.

이러한 원인들의 공통점은 잠을 자지 못하게 만드는 것이다. 즉, 뇌가 계속해서 각성 상태를 유지하게 만든다. 낯선 곳, 소음, 약물, 질병 등은 모두 뇌를 각성시키며 몸은 잠을 자지 않고서라도 이러한 원인으로부터 몸을 보호하여 항상성을 유지하려고 한다. 그 결과 잠이 오지 않거나 잠을 자더라도 피로가 풀리지 않는 현상이 나타난다. 특히 몸이 약한 사람에게 이러한 반응이 쉽게 나타나기 때문에 불면증을 치료하려면 그 원인을 제거하는 동시에 약해진 몸을 보강해야 한다.

다음에 소개되는 약초처방은 불면증을 치료하는 데 많은 도움을 준다. 하루치 분량인 숙지황 8g, 산조인 8g, 백자인 8g, 대추 8g을 물 800mL에 넣어 중불로 2시간 정도 달여 물이 절반 정도 되게 한다. 그리고 이것을 아침·점심·저녁 3번 나눠 마시는데 간격은 3~4시간이 적당하다. 10일분 또는 20일분씩 달여놓고 유리병에 담아 냉장고에 보관하였다가 마실 때마다 따뜻하게 데워서 마셔도 된다.

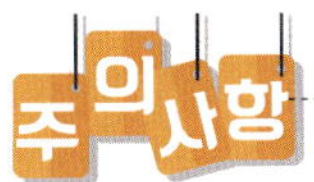

① 불면증은 만성 질환이므로 약초처방을 6개월 이상 복용하는 것이 바람직하다.
② 잠을 방해하는 카페인과 술을 줄이고 가벼운 운동을 통해 신체를 이완시키는 것이 숙면에 도움이 된다.
③ 숙지황 때문에 대변이 묽어지고 설사가 생길 수 있다. 이럴 때에는 공복에 탕약을 복용해야 한다. 또는 공사인(수입약초)을 함께 달여 복용하면 설사를 예방하는 데 큰 도움이 된다.
④ 산조인을 약간 볶아 달이면 약 성분이 잘 우러나온다.

효능⁺PLUS

① 몸이 약하고 피로감이 심하면 인삼, 황기를 더한다.
② 소화력이 약하면 백출, 진피를 더한다.
③ 잘 때 땀이 난다면 황기, 오미자를 더한다.
④ 가슴이 답답하고 막힌 듯하면 향부자, 소엽을 더한다.
⑤ 밤에 소변을 자주 보면 산수유를 더한다.

숙지황(熟地黃)

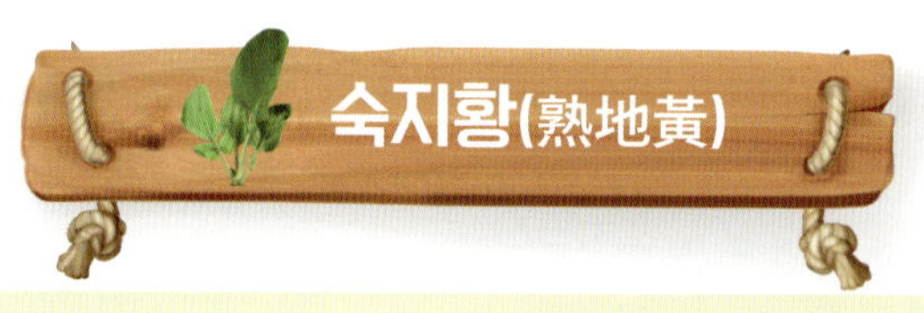

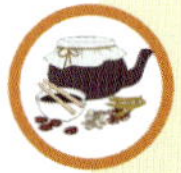

주효능 | 생리불순, 불임증, 만성 피로, 간기능 저하, 요통, 관절염, 정력 감퇴, 탈모

숙지황

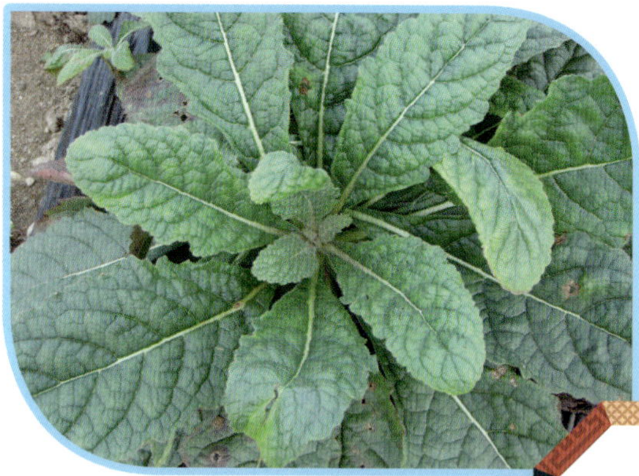

▲ 지황_잎

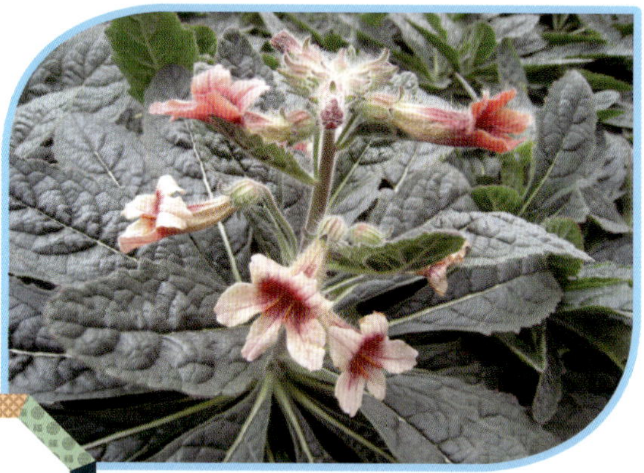

▲ 지황_꽃

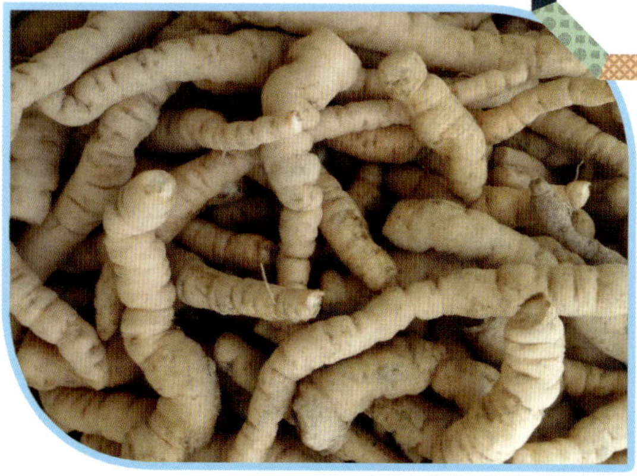

▲ 지황_뿌리(채취품)

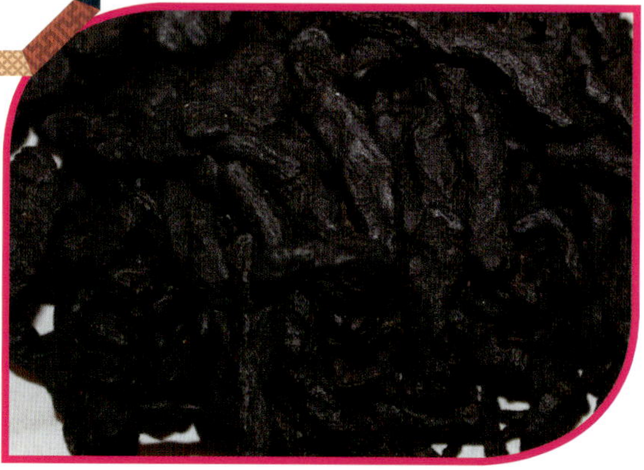

▲ 숙지황_약재(지황 뿌리를 쪄서 말린 것)

숙지황은 현삼과에 속하는 여러해살이풀인 지황을 쪄서 말린 것이다. 원산지는 중국으로 우리나라와 일본 등지에 분포한다. 10~11월에 채취한 지황을 생지황이라고 하는데 생지황을 말린 것을 건지황이라고 한다. 숙지황은 건지황을 찜통에 넣고 표면이 검

게 변할 때까지 찐 다음 햇볕에 바짝 말려 다시 얇게 썰어 햇볕에 말리는 과정을 9번 반복해 만든다. 성질은 약간 따뜻하고 맛은 달다.

숙지황은 영양분을 공급하는 약초이다. 따라서 과로나 질병, 스트레스 때문에 몸이 약해졌을 때 어김없이 사용하는 약초이기도 하다. 한방에서는 정(精)과 혈(血)을 공급하는 것으로 알려져 있어 남성과 여성에게 모두 필요한 약초라 할 수 있다. 따라서 과로나 영양 불균형으로 불면증이 생겼을 때에는 숙지황을 사용하면 좋다.

한방에서는 숙지황이 신장(腎臟) 기능을 강화하는 약초로 되어 있는데 여기서 신장은 수분을 걸러내는 장기가 아니라 '기초체력'을 의미한다. 즉, 숙지황에는 영양분이 많기 때문에 복용하면 체력을 길러주는 효과가 있다는 의미이다. 따라서 숙지황은 체력이 약한 사람에게 꼭 필요한 약초이다. 단, 소화력이 약한 사람이 복용하면 소화불량과 설사 같은 부작용이 생길 수 있으니 주의해야 한다.

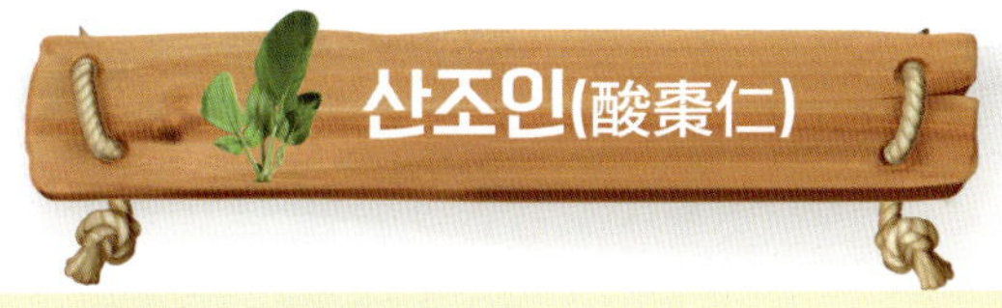

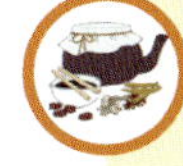

주효능 | 불면증, 신경쇠약, 헛땀, 가슴 뜀

산조인은 갈매나무과에 속하는 낙엽활엽관목인 묏대추나무의 씨앗을 말한다. 우리나라를 비롯해 중국, 만주, 몽골, 남유럽 등지에서 분포하는데 해발고도 100~500m의 돌밭이나 암석지대에서 잘 자란다. 9~10월 사이에 익은 열매를 채취해 하룻밤 물에 담가두었다가 과육(果肉)을 문질러 제거하고 씨앗을 햇볕에 말려 사용한다. 성질은 따뜻하지도 차갑지도 않고 맛은 달면서 시다.

산조인은 불면증의 특효약으로 그 효과가 실험으로 증명되었는데 잠을 자려 해도 마음이 안정되지 않고, 잠을 자도 깊게 자지 못하고, 꿈을 많이 꾸는 사람에게 효과가 좋

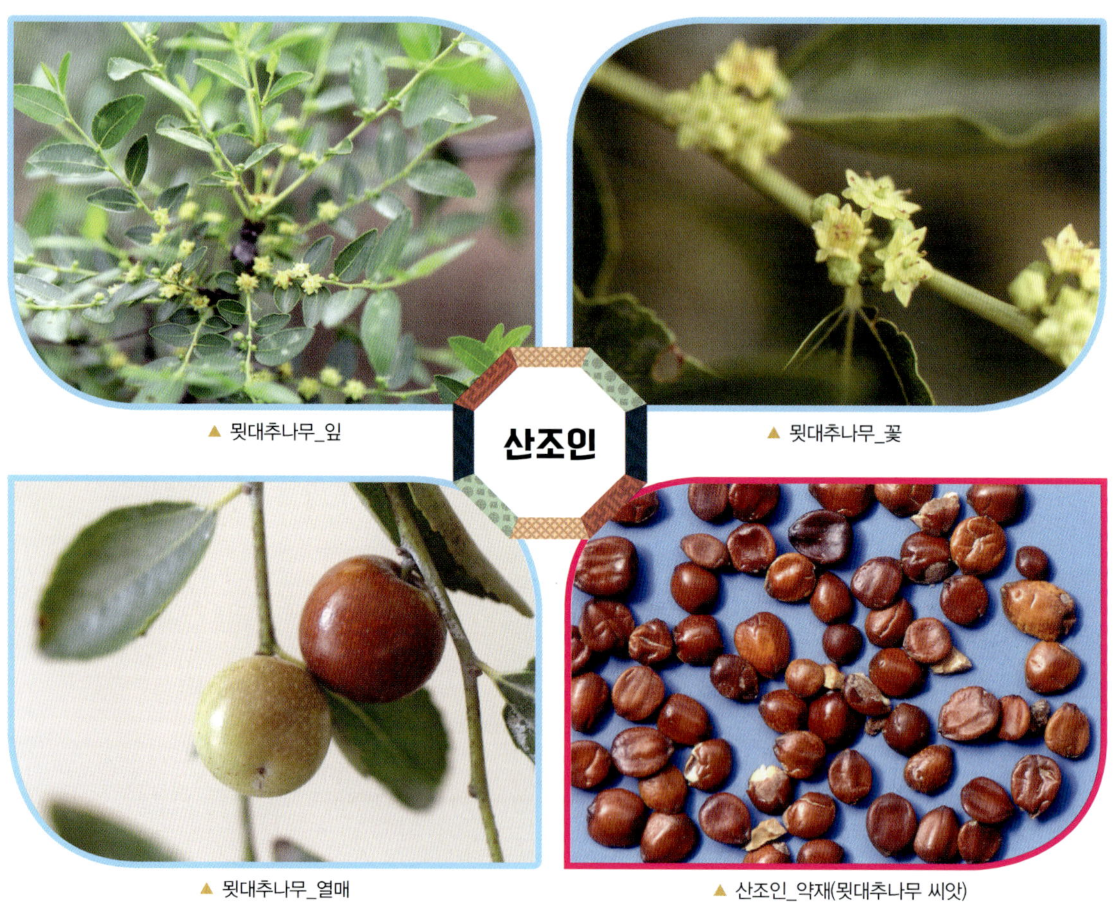

▲ 묏대추나무_잎

▲ 묏대추나무_꽃

▲ 묏대추나무_열매

▲ 산조인_약재(묏대추나무 씨앗)

다. 또한 장기간 복용해도 중독성이 없고 복용을 중단해도 역효과가 나지 않는다는 장점이 있다. 단, 불면증 치료를 위해 산조인을 사용할 경우에는 볶아서 사용해야 효과가 좋다.

산조인은 신경을 안정시키고 맥(脈)을 고르게 하는 작용이 있어 신경쇠약으로 인한 불안증, 피로감, 어지러움증, 가슴 두근거림, 이명(耳鳴), 건망증 등의 치료에 사용하며, 정신을 맑게 하고 스트레스에 대한 저항력을 길러준다.

256

백자인(柏子仁)

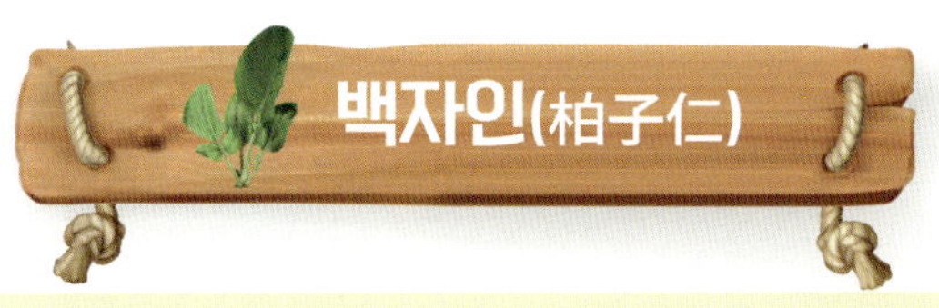

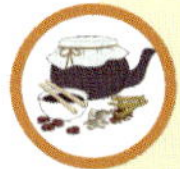

주효능 | 불면증, 신경쇠약, 가슴 두근거림, 도한(盜汗), 변비

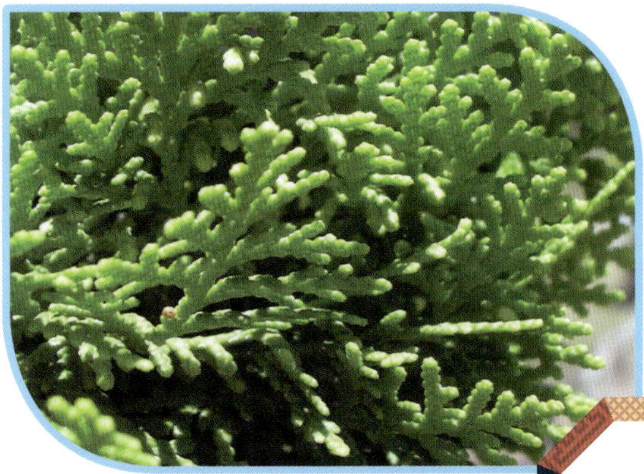

▲ 측백나무_잎

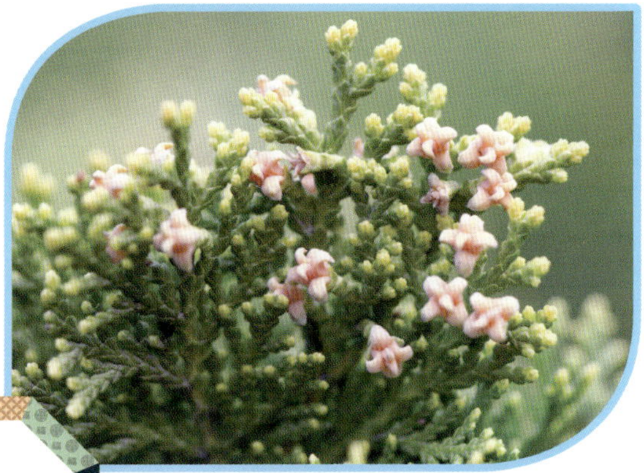

▲ 측백나무_꽃

백자인

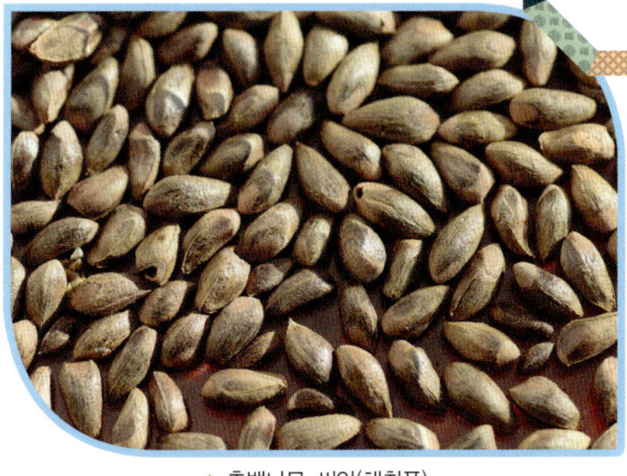

▲ 측백나무_씨앗(채취품)

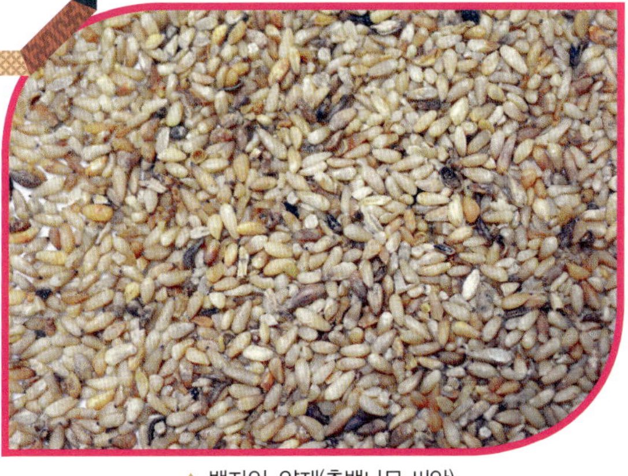

▲ 백자인_약재(측백나무 씨앗)

백자인은 측백나무과에 속하는 상엽교목인 측백나무의 익은 씨앗을 말한다. 중국 각지에서 분포하는데 우리나라에서는 전국 각지에서 분포하며 충북 제천에서 많이 재배한다. 초겨울 열매가 익었을 때 채취해 햇볕에 말린 다음 껍질을 벗겨내고 씨앗만을 취

해 햇볕에 말려 사용한다. 성질은 따뜻하지도 차갑지도 않고 맛은 달다.

《본초강목》에서는 백자인에 대해 다음과 같이 설명하고 있다. '상품(上品)의 자양약(慈養藥)으로 심장의 혈(血)을 길러주어 안정시키고 혈의 부족으로 인한 불면증에 사용한다.' 이처럼 백자인은 심신(心身)의 과로로 인한 불면증, 산후 혈액 부족으로 인한 불면증, 수술 후에 생기는 불면증 등의 치료에 사용하면 좋다. 또한 불면증과 함께 꿈을 많이 꾸는 증상, 쉽게 잠에서 깨는 증상, 안색이 창백하고 수척해지는 증상 치료에 사용한다.

백자인은 불면증 외에도 허약성 질환 치료에 사용한다. 신경쇠약으로 가슴이 두근거릴 때, 심장질환에 의한 부정맥, 노인의 허약증, 여성의 월경 이상 등의 치료에 백자인을 사용할 수 있다.

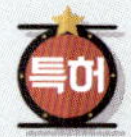 **측백나무의 기능성 및 효능에 관한 특허자료 2종 외**

▶ **측백나무 잎을 포함하는 발모 촉진 또는 탈모 방지용 조성물**
본 발명은 측백나무 잎을 비롯하여 부추 뿌리, 뽕나무 잎, 생강 및 검은콩을 유효성분으로 포함하는 발모 촉진 또는 탈모 방지 조성물 및 이의 제조방법에 관한 것이다. 본 발명의 조성물은 천연 추출물을 주성분으로 포함하고 있어 부작용이 없고 발모 촉진 및 탈모 방지 효과가 우수하다.
– 등록번호: 10-0929880, 출원인: 심태흥, 이선미

▶ **나노 캡슐화된 측백나무와 후박나무 추출물이 함유된 여성청결제**
본 발명은 천연자원인 측백나무 추출물과 후박나무 추출물을 나노 캡슐화시킨 천연 유래의 항균 효과와 항진균 효과를 갖는 유용성분을 함유한 여성청결제의 제조방법에 관한 것이다. 본 발명에서는 여성의 생식기를 약산성으로 유지시켜줄 뿐만 아니라 측백나무 추출물의 항균력과 항산화 능력, 살균작용 그리고 후박나무의 진경작용, 살균작용, 진정작용 등을 이용한 여성 청결제를 개발하게 되었다.
– 등록번호: 10-2006-0079775, 출원인: (주)퓨어마린

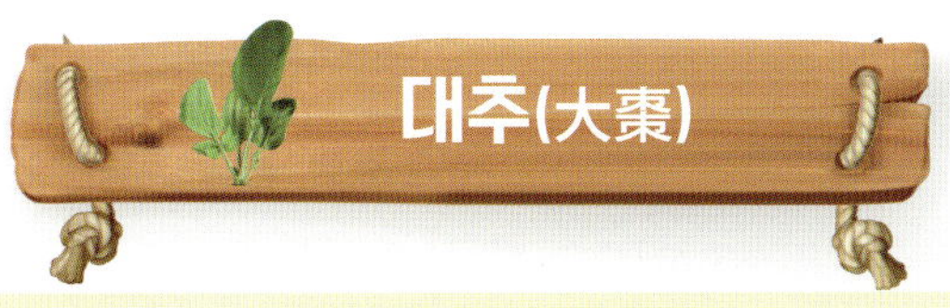

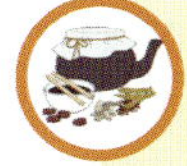

주효능 | 진액 부족, 무기력증, 식욕부진, 가슴 두근거림, 불면증, 신경쇠약, 근육의 긴장

▲ 대추나무_잎

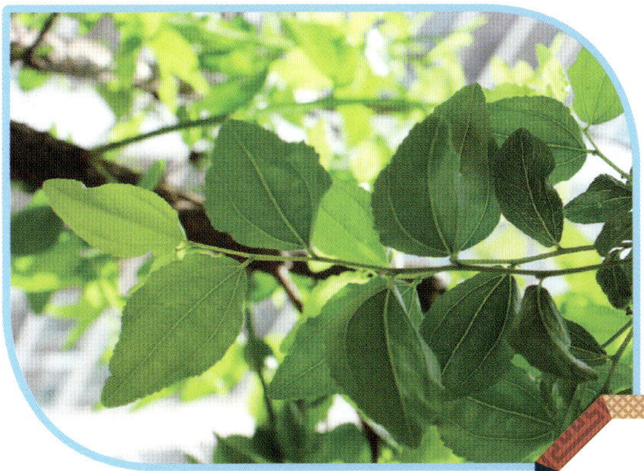

대추

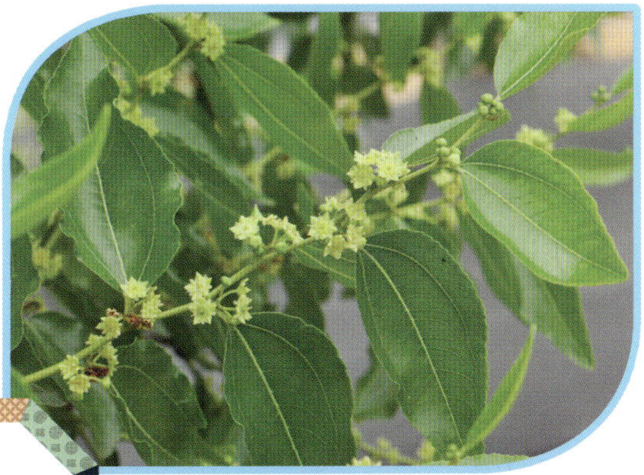

▲ 대추나무_꽃

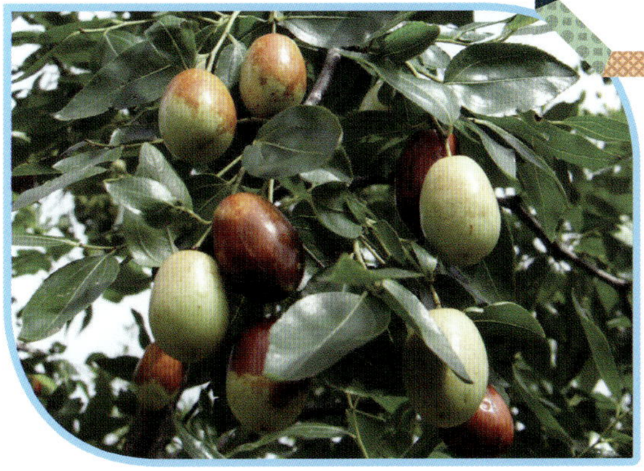

▲ 대추나무_열매

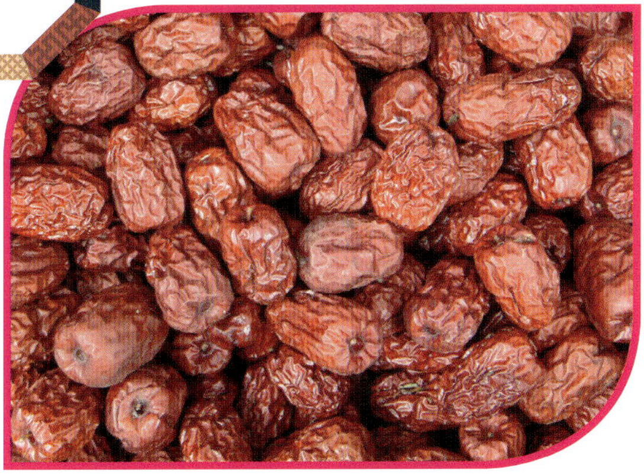

▲ 대추_약재(대추나무 열매)

대추는 갈매나무과에 속하는 활엽교목인 대추나무의 익은 열매를 말한다. 원산지는 유럽 남부 또는 아시아 서부이며, 우리나라에서는 충북 보은이 유명한 산지이다. 가을에 붉게 익은 열매를 채취해 열매꼭지를 제거하고 겉껍질에 주름이 지고 과육이 부드

러워질 때까지 햇볕에 말려 사용한다. 성질은 따뜻하고 맛은 달다.

대추는 신경을 안정시키는 효과가 있어 숙면에 도움을 주며, 영양분을 보충하는 효능도 있어 몸이 쇠약해져 생기는 불면증 치료에 도움을 준다. 또한 자주 놀라는 증상, 가슴이 두근거리는 증상, 정신이 몽롱한 증상을 개선하며, 혈액이 부족해 안색이 좋지 않고 수척해졌을 때 사용하면 좋다.

대추는 위장이 약해 영양공급이 약해진 경우, 식사량이 적고 구토와 설사를 할 때 사용하며, 진액(津液)을 보충하여 마른기침을 멎게 하는 효능이 있고, 진액이 부족하여 변비가 생겼을 때에도 사용한다.

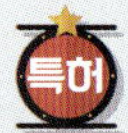 **대추의 기능성 및 효능에 관한 특허자료 2종 외**

▶ **대추 추출물을 유효성분으로 함유하는 허혈성 뇌혈관질환의 예방 및 치료용 조성물**
본 발명의 대추 추출물은 PC12세포주 또는 해마조직 CA1 영역의 신경세포 손상을 효과적으로 예방하는 것을 확인함으로서, 허혈성 뇌혈관 질환의 예방 또는 치료용 조성물로 유용하게 이용될 수 있다.
– 등록번호: 10-0757207, 출원인: (주)네추럴에프앤피

▶ **대추를 이용한 숙취해소음료 및 이 제조방법**
본 발명은 씨를 포함한 대추 및 각종 한약재에서 과육을 추출하여 음용이 용이한 음료로 제조함으로써 숙취해소 및 기력증강에 도움을 주려는 데 있다.
– 공개번호: 10-2010-0026487, 출원인: 충청대학 산학협력단

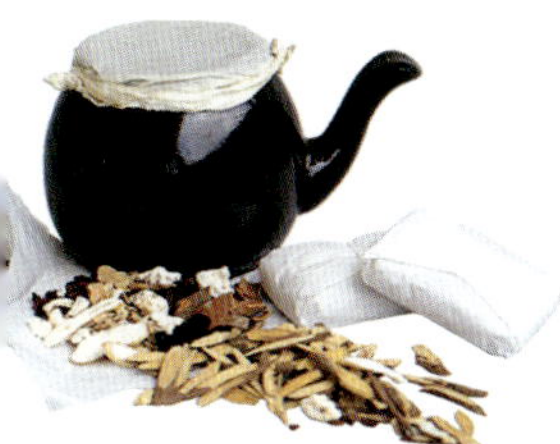

건망증/치매

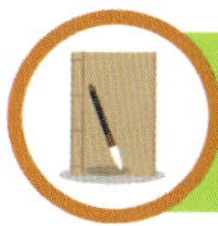

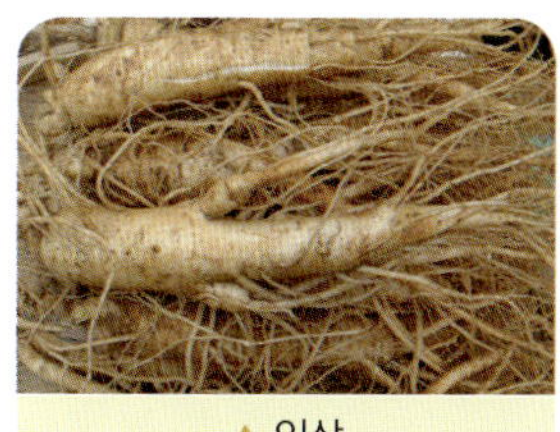

▲ 인삼

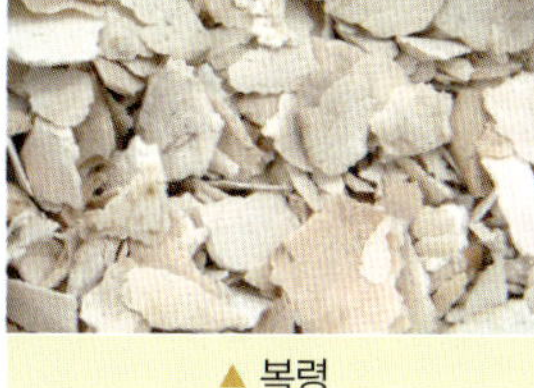

▲ 복령

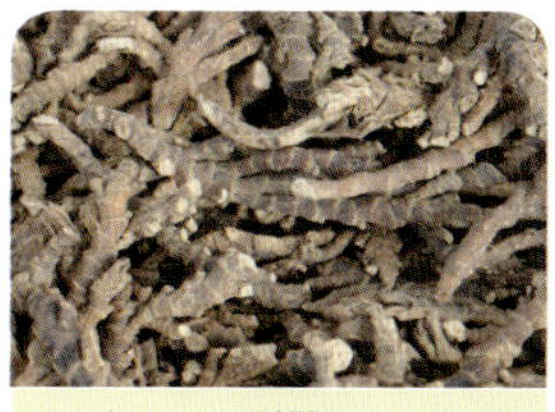

▲ 석창포

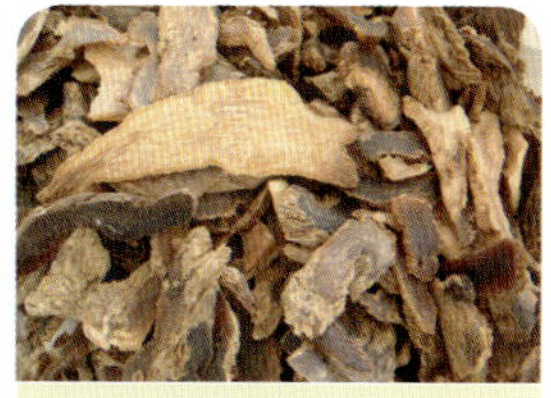

▲ 천마

　인간의 뇌는 20대를 고비로 점차 퇴행하는데 나이를 먹음에 따라 뇌세포도 점차 위축된다. 한번 파괴된 뇌세포는 다시 재생되지 않지만 다행스럽게도 인간의 뇌세포는 상상할 수 없을 만큼 많아 나이 변화에 따르는 감소로는 일상생활에 별 지장이 없다. 이와는 달리 어떤 병적인 원인으로 뇌세포가 급격히 파괴되는 경우가 있는데 그것이 바로 치매이다. 치매는 기억에만 사소한 장애가 있는 건망증과는 달리 사고력이나 판단력에 문제가 생기고 성격까지도 변하지만 자신은 의식하지 못하는 경우가 대부분이다. 그러나 건망증의 경우는 단순한 기억장애일 뿐 다른 지적 기능 등에는 전혀 문제가 없다. 건망증은 뇌신경 퇴화라는 기질적 요인 이외에도 정서적, 심리적 요인으로 인해 나타나는 경우도 있다. 불안증이나 우울증이 있는 경우, 심각한 스트레스에 지속적으로 노출되는 경우에는 집중력 저하로 인해 일시적인 기억 저하가 흔히 일어난다. 이 경우는 기억의 문제라기보다는 오히려 집중력에 문제가 있는 경우라 할 수 있다.

　다음에 소개되는 약초처방은 건망증과 치매를 치료하는 데 도움을 준다. 하루치 분량인 인삼 30g, 복령 30g, 석창포 30g, 천마 30g을 가루로 만들어 1회에 8g씩 하루에 2~3번 복용한다.

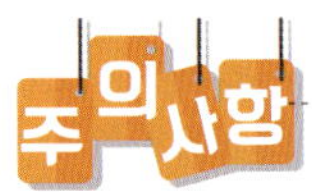

① 건망증과 치매는 퇴행성 질환이므로 약초처방을 6개월 이상 꾸준히 복용하는 것이 바람직하다.

② 이 약초처방을 탕약으로 복용할 경우 각각의 약초를 8g씩 넣고 달여 하루에 3번 나눠 복용한다.

③ 이 약초처방은 뇌의 혈액순환을 개선하는 작용이 있으므로 노인의 어지럼증과 두통에도 사용할 수 있다.

① 몸이 허약하고 피로감이 심하면 황기를 더한다.

② 스트레스가 심하면 향부자, 소엽을 더한다.

③ 두통이 있으면 천궁, 백지를 더한다.

④ 산후에 나타나는 건망증에는 당귀, 천궁을 더한다.

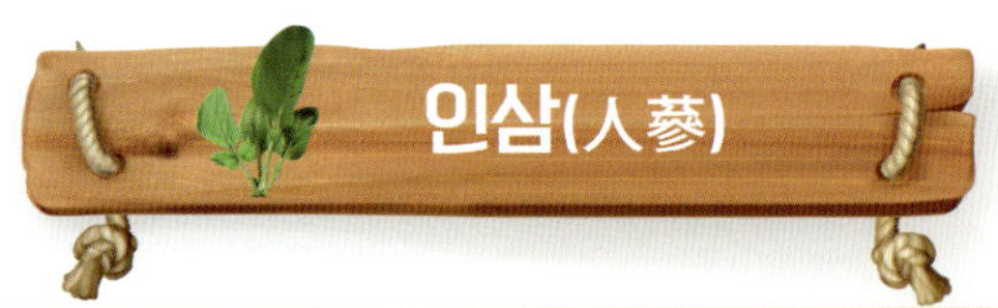

주효능 | 만성 피로, 체력 저하, 면역력 저하, 식욕부진, 소화불량, 신경쇠약

인삼은 두릅나무과에 속하는 여러해살이풀인 인삼의 뿌리를 말한다. 원산지는 우리나라이며 전국 각지에서 약용식물로 재배한다. 야생종은 깊은 산속에서 자라는데 흔히

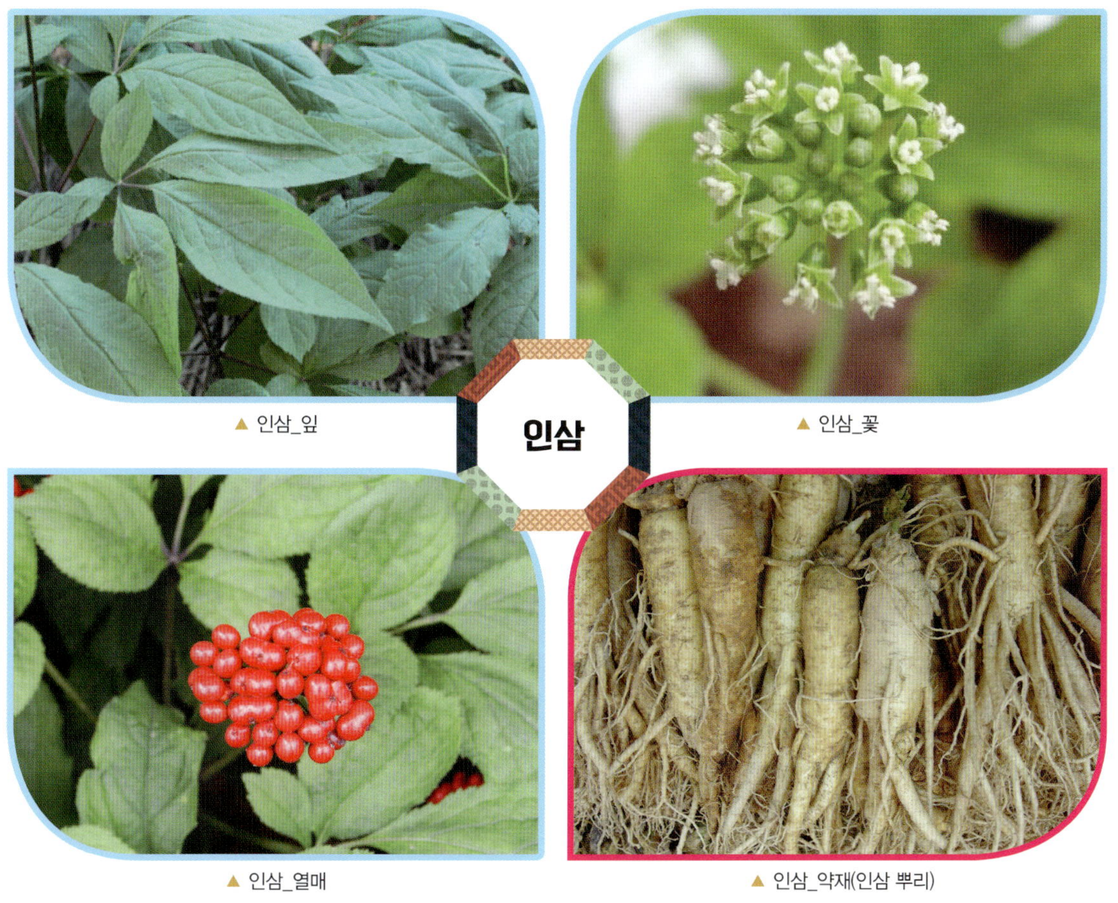

▲ 인삼_잎

▲ 인삼_꽃

▲ 인삼_열매

▲ 인삼_약재(인삼 뿌리)

산삼이라고 부른다. 9월 말에 캐는 것이 가장 좋은데 채취시기가 빠를수록 뿌리에 축적되는 영양분이 적기 때문에 무게도 덜 나가고 품질도 떨어진다. 성질은 따뜻하고 맛은 달면서 약간 쓰다.

인삼은 지력(智力)을 증진시키고 정신력을 강하게 만드는 효능이 있다. 두뇌 활동을 활발하게 만들고 정신력을 왕성하게 하며 시력, 청력, 사고력, 기억력을 좋게 만들고, 집중력을 향상시키는 작용이 있어 원기(元氣)가 부족해지면서 사고력과 판단력이 흐려질 때 사용하면 좋다.

인삼은 원기를 보강하는 힘이 좋은 약초이다. 따라서 큰 질병 때문에 몸이 극도로 쇠약해진 경우, 수술 이후에 회복이 더딘 경우, 노화로 인해 몸이 약해진 경우에 사용하면 좋은 효과를 얻는다. 증상으로는 기운이 없고 호흡이 얕으며, 목소리에 힘이 없어 잘 들리지 않고, 조금만 움직여도 식은땀이 날 때 인삼은 최고의 약이다. 즉, 인삼은 몸이 약한 사람의 건망증과 치매 증상을 개선하는 데 많은 도움이 된다.

🌿 인삼 이야기

옛날에 사냥꾼 형제가 살았다. 어느 날 형제는 사냥하러 산에 가던 중 한 노인을 만났다. 노인은 겨울이 빨리 올 것 같으니 눈이 내리면 바로 산에서 내려가라고 충고했다. 그런데 형제는 사냥하는 데 정신이 팔려 눈이 내리는 줄도 몰랐다. 곧 산이 온통 눈으로 덮여 길을 찾을 수 없게 되자 형제는 커다란 나무의 밑동에 파인 구덩이 속에서 얼마간 지내기로 했다. 그러다 우연히 나무뿌리 주위에서 손가락만 한 약초를 발견했는데, 형태는 사람 모양 같고 잔 수염이 나 있었다. 맛이 약간 달았고 많이 먹으니 힘이 넘쳤지만 한편으로는 코피가 나기도 했다. 형제는 그 약초를 조금씩 먹으며 겨울을 났고 봄이 되자 겨우 산에서 내려왔다. 마을 사람들은 형제가 죽지 않았을 뿐만 아니라 혈기가 더 왕성해진 것을 보고 매우 놀랐는데 그 이유는 형제가 겨우내 먹었던 약초 덕분이었다. 이후부터 사람들은 이 약초의 모습이 사람과 닮았다고 해서 인삼(人蔘)이라 불렀다.

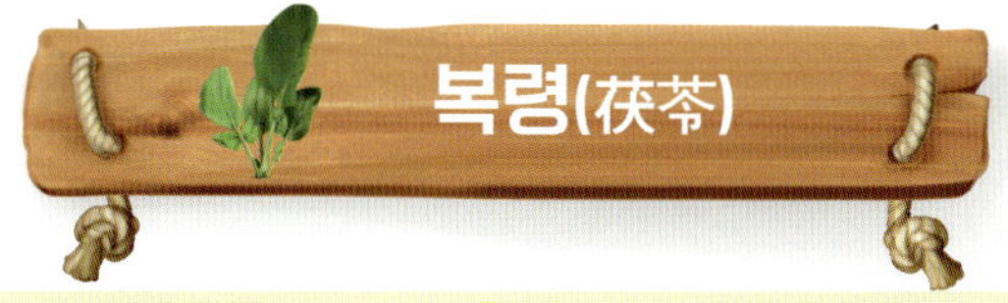

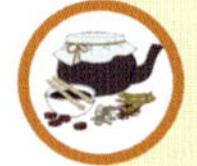
주효능 | 소변불통(小便不通), 부종, 설사, 신경쇠약, 건망증, 요도염, 방광염

복령은 구멍장이버섯과에 속하는 진균인 복령의 균핵을 말하는데 소나무 뿌리에 기생한다. 전국 각지에서 분포하며 특히 강원도, 경기도, 경상북도 지방에서 많이 생산되는데 현재는 대부분 지방에서 대량으로 인공 재배되고 있다. 자연산 복령은 7월부터 다음 해 3월 사이에 소나무 숲에서 채취하고, 인공 재배한 것은 종균을 접종한 2년 후 7~8월 사이에 채취한다. 성질은 따뜻하지도 차갑지도 않고 맛은 달고 담백하다.

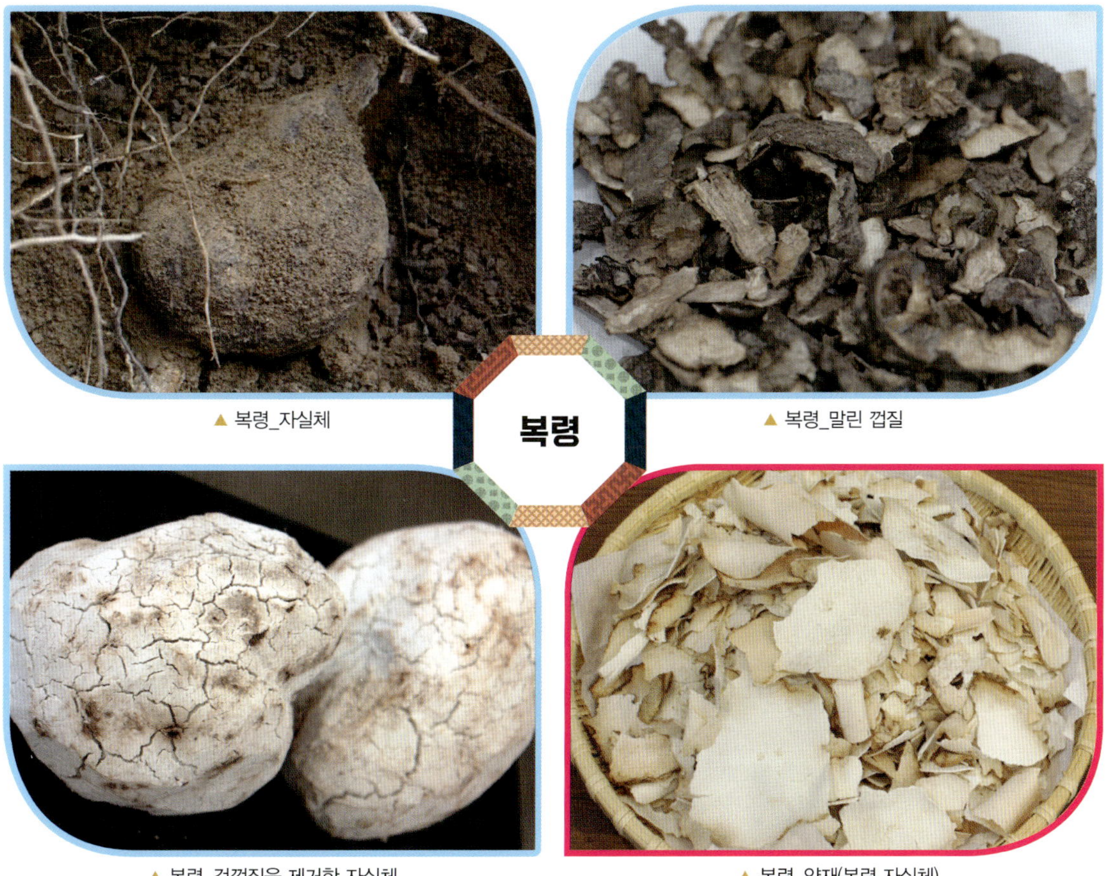

▲ 복령_자실체

▲ 복령_말린 껍질

▲ 복령_겉껍질을 제거한 자실체

▲ 복령_약재(복령 자실체)

　복령은 신경을 안정시키는 효능이 있어 기억력이 떨어져 건망증이 생겼을 때 사용하는데 평소보다 불안감과 근심이 많아졌을 때 사용해도 효과가 좋다. 수험생이 흔히 복용하는 총명탕에 이 복령이 들어가는 이유도 복령이 신경을 안정시키는 효과를 주기 때문이다.

　복령은 이뇨작용이 있어 몸이 붓거나 요도염, 방광염 등이 있을 때 사용하는데 다른 이뇨제와 달리 위장을 튼튼하게 만들고 신경을 안정시키므로 몸이 약한 사람에게 좋다. 따라서 인삼이나 황기, 백출, 감초 등과 함께 보약으로 많이 사용된다.

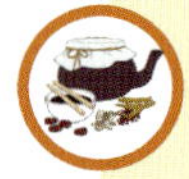 ## 복령떡

복령떡은 멥쌀가루와 백복령 가루, 팥고물로 만든 전라도 지방의 떡이다. 백복령 가루를 넣는다고 하여 백복령병(白茯苓餅)이라고도 부르는데, 《규합총서》(1815), 《시의전서》(1800년대 말), 《부인필지》(1855), 《간편조선요리제법》(1934) 등 여러 문헌에 '복령조화고(茯苓調和餻)'로 기록되어 있다.

◎ **재료 및 분량**

멥쌀 400g(소두 1/2되, 멥쌀가루 6컵), 소금 1작은술, 백복령 가루 100g, 꿀 1큰술, 설탕물(설탕 1/2컵, 물 1/2컵), 고물(거피팥 300g, 소금 1작은술)

◎ **만드는 법**

1. 멥쌀은 깨끗이 씻어 물에 6시간 이상 충분히 불렸다가 건진 후 소금 간을 한 다음 빻아 체에 내려서 가루로 만든다.
2. 멥쌀가루에 백복령 가루를 섞는다.
3. 끓여 식힌 설탕물과 꿀을 섞어 고루 비벼 다시 한 번 체에 내린다. 이때 손으로 쥐어 살짝 던져보아 부서지지 않을 정도면 된다.
4. 팥은 물을 넉넉히 부어 하룻밤 정도 충분히 불려 손으로 비벼 껍질을 벗기고 젖은 베보자기를 깔고 찜통에 쪄서 뜨거울 때 소금을 넣는다.
5. 대강 찧어서 어레미에 내려 팥고물을 만든다.
6. 시루에 시루밑을 깔고 팥고물을 두껍게 고루 편 후 준비한 떡가루를 안치고 다시 팥고물을 두껍게 뿌린다. 솥 위에 시루를 올려 시룻번을 붙인 다음 센 불에서 찌다가 김이 오르면 뚜껑을 덮어 약 20분간 더 찐다.
7. 대꼬치로 찔러보아 흰 가루가 묻어나지 않으면 불을 끄고 5분 정도 뜸을 들인 후 도마에 쏟아 약간 식힌 후에 썰어 접시에 담는다.

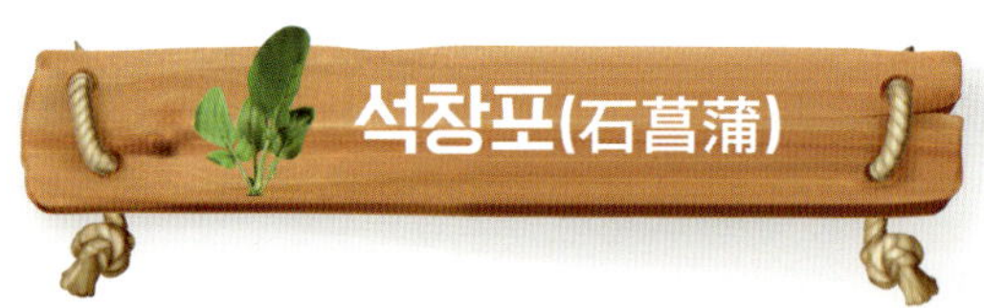

주효능 | 사고력 저하, 건망증, 정신분열증, 우울증, 심인성 정신병, 간질, 소화불량, 성대부종, 소변불통

석창포는 천남성과에 속하는 여러해살이풀인 석창포의 뿌리를 말한다. 남부 지방의 깊은 산, 특히 내장산과 백양산, 진도, 제주도 등에서 자생하는데 산지나 들판의 냇가

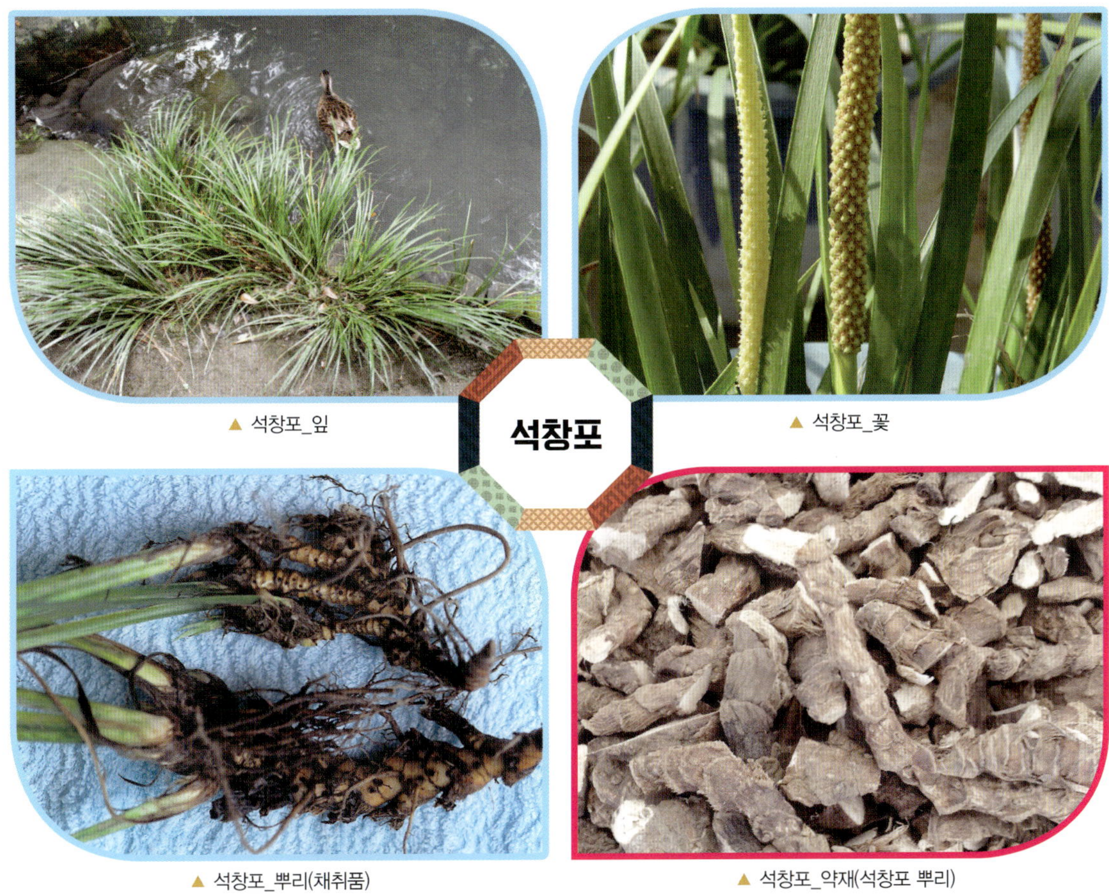

▲ 석창포_잎　　　**석창포**　　　▲ 석창포_꽃

▲ 석창포_뿌리(채취품)　　　▲ 석창포_약재(석창포 뿌리)

에서 잘 자란다. 9~10월 사이에 뿌리를 캐 깨끗이 씻은 다음 잔털과 불순물을 제거해 햇볕에 말려 사용한다. 성질은 따뜻하고 맛은 쓰면서 맵다.

석창포는 각성(覺醒)시키는 효능이 있는데 석창포가 뇌에 쌓인 담(痰)을 없애주기 때문이다. 집중하여 오랫동안 공부하면 뇌가 과열되고 유무형의 노폐물이 쌓여 사고가 둔해지는 현상이 나타나는데 한의학에서는 이러한 노폐물을 담이라 한다. 석창포는 담이 쌓여 뇌가 막혔을 때(뇌의 기능이 떨어진다는 표현) 뚫어주는 역할을 한다.

석창포의 정유성분은 진정작용이 있어 초조하고 불안하며 심장이 두근거리는 증상이 계속될 때 안정시키는 효능이 있다. 따라서 간질과 정신분열증, 우울증, 심인성 정신병을 치료하는 데 도움이 된다.

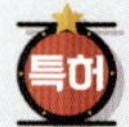
석창포의 기능성 및 효능에 관한 특허자료 2종 외

▶ **신경보호 작용을 갖는 석창포 추출물 및 이를 함유하는 약학적 제제**
본 발명은 신경보호작용을 갖는 석창포 추출물 및 이를 함유하는 뇌질환 치료 및 예방을 위한 약학적
제제에 관한 것이다. 본 발명의 석창포 추출물 및 이를 함유하는 약학적 제제는 다양한 원인에 의해 신
경세포가 고사하는 것을 저해하는 작용이 탁월할 뿐만 아니라 독성이 없으므로 신경세포의 고사에 의
해 발생되는 뇌질환의 예방 및 치료를 목적으로 사용될 경우 매우 효과적이다.
– 공개번호: 10-2002-0087721, 출원인: 경희대학교 산학협력단

▶ **석창포 추출물을 포함하는 피부노화 방지 조성물**
본 발명은 석창포를 비극성 용매로 초임계 추출하여 얻어지는 석창포 친유성 추출물을 포함하는 피부
노화 방지 조성물을 제공한다. 또한 본 발명은 석창포를 비극성 용매와 수용성 공용매를 사용하여 초
임계 추출하여 얻어지는 석창포 친수성 추출물을 포함하는 피부노화 방지 조성물을 제공한다.
– 공개번호: 10-2005-0068283, 출원인: 코스맥스(주)

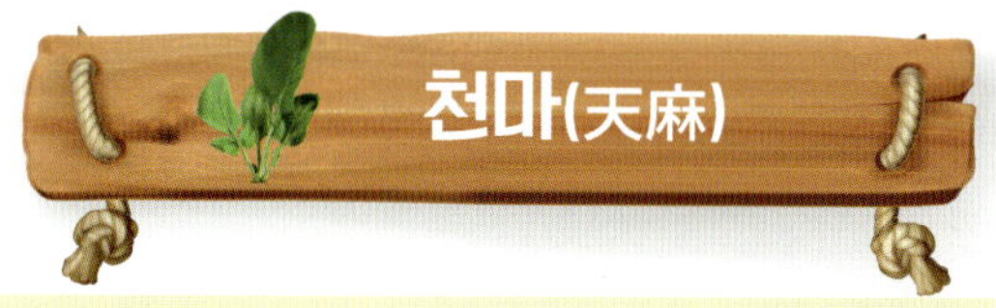

주효능 | 두통, 어지러움, 뇌명(腦鳴), 간질, 유사 간질, 중풍, 고혈압

천마는 난초과에 속하는 여러해살이 기생식물인 천마의 덩이줄기를 말하며, 전국 각
지에서 자생하는데 특히 부식질이 많은 산지에서 잘 자란다. 겨울과 봄에 채취하며 지
상의 줄기와 잔뿌리, 흙을 제거해 깨끗이 씻어낸 후 맑은 물에 담갔다 거친 껍질을 벗
겨낸다. 이어서 맑은 물이나 백반을 녹인 물에 담갔다 천마의 중심에 흰 점이 없어질 때
까지 다시 물에 삶거나 쪄낸 다음 꺼내어 햇볕이나 불에 쬐어 말려 사용한다. 성질은 따

268

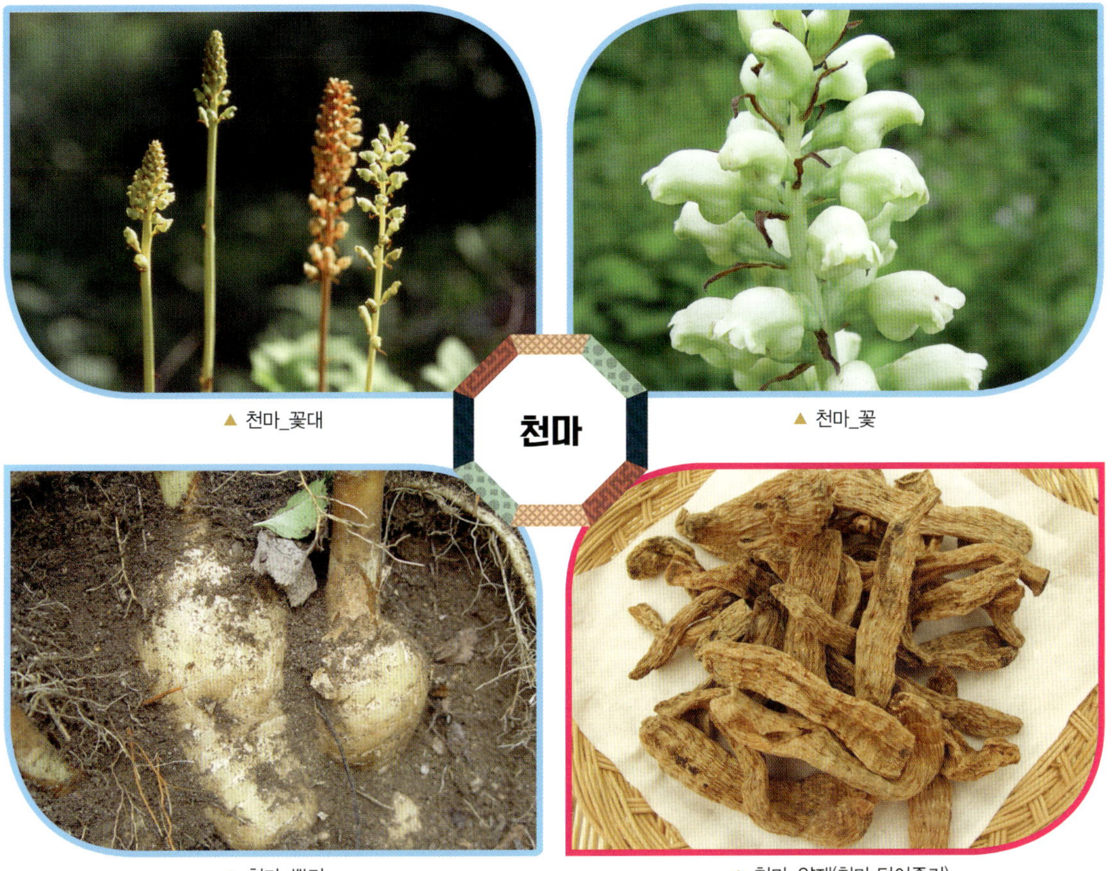

▲ 천마_꽃대

천마

▲ 천마_꽃

▲ 천마_뿌리

▲ 천마_약재(천마 덩이줄기)

뜻하지도 차갑지도 않고 맛은 달면서 맵다.

　천마는 건뇌(健腦)의 효능이 있어 건망증, 판단력 저하, 기억력 저하, 노인성 치매 등에 효과가 좋다. 나이가 들면 누구나 뇌의 기능이 저하되므로 위의 증상이 나타날 수 있지만 유독 심한 경우에는 천마가 좋은 약이 된다. 단, 일반적으로 마른 체형에 잘 맞는 편이고 CT나 MRI 검사상 뇌조직의 위축 소견이 보이면 보다 더 적합하다.

　천마는 중풍의 전조증상으로 혀가 뻣뻣해지고 말이 어둔하며 음식을 삼키기가 곤란할 때 또는 중풍의 후유증으로 손발이 마비되었을 때에도 사용한다. 《동의보감》에서는 '근골(筋骨)을 튼튼하게 하고 허리와 무릎을 부드럽게 해준다.'고 했으나 이것이 퇴행성 관절 질환 치료에 사용한다는 말이 아닌 뇌 질환에 의한 근골 약화 치료에 사용한다는 뜻이다.

  **천마의 기능성 및 효능에 관한 특허자료 2종 외**

▶ **천마 추출물을 함유하는 위염 또는 위궤양의 예방 또는 치료용 조성물**

본 발명에 따른 천마 추출물은 침수성 스트레스 유발로 인한 위점막 세포의 손상을 보호하고, 염증 유발 인자인 산화질소의 합성을 억제하여 위염 또는 위궤양 억제 효과를 나타내므로 위염 또는 위궤양의 예방 또는 치료에 유용하다. – 공개번호: 10-2009-0046425, 출원인: 경북대학교 산학협력단

▶ **천마 추출물을 유효성분으로 함유하는 파킨슨 질환의 예방 및 치료용 조성물**

본 발명의 천마 추출물은 자발운동량의 감소 및 운동 실조 수행능력 감소를 억제, 도파민의 감소와 도파민 대사율의 증가 및 티로신 하이드록실레이즈(TH) 단백질 발현의 감소를 억제함으로써 파킨슨 질환의 예방 및 치료에 유용한 약학조성물 및 건강기능식품에 이용될 수 있다.
– 공개번호: 10-2011-0080544, 출원인: 강원대학교 산학협력단

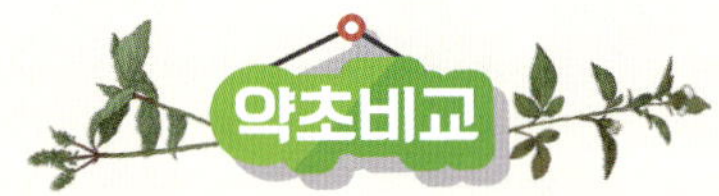

천마와 마

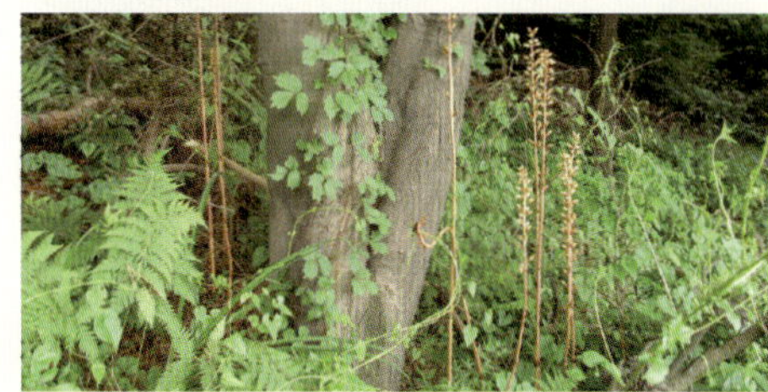

▲ 천마 지상부

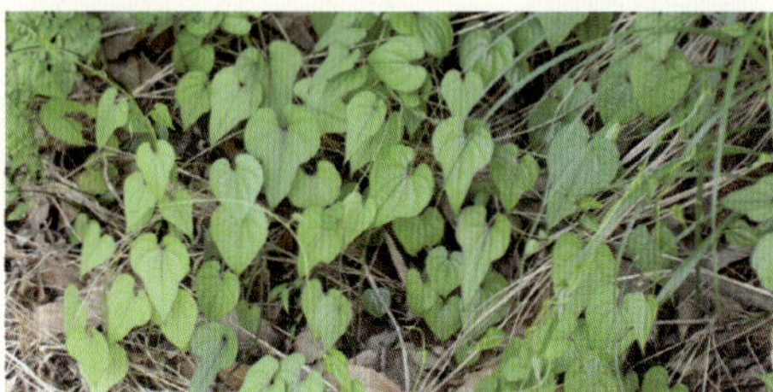

▲ 마 지상부

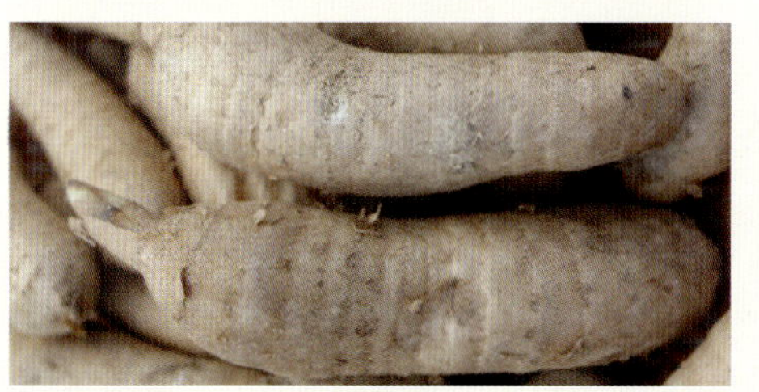

▲ 천마 뿌리

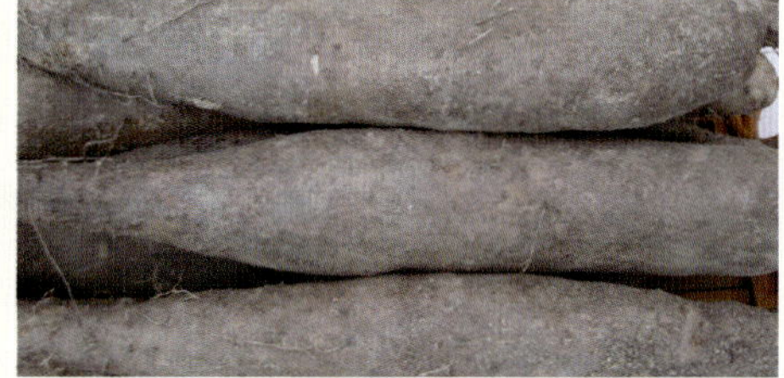

▲ 마 뿌리

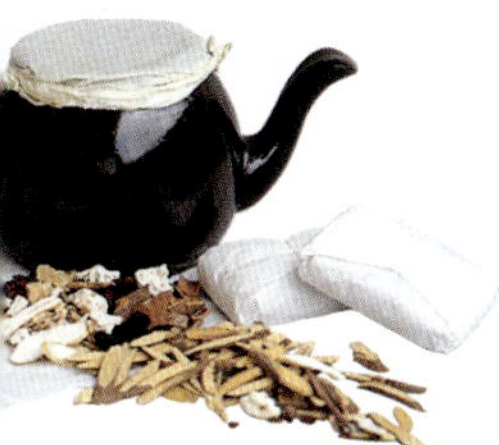

만성 피로

약초처방 | 인삼 8g, 백출 8g, 복령 8g, 감초 8g

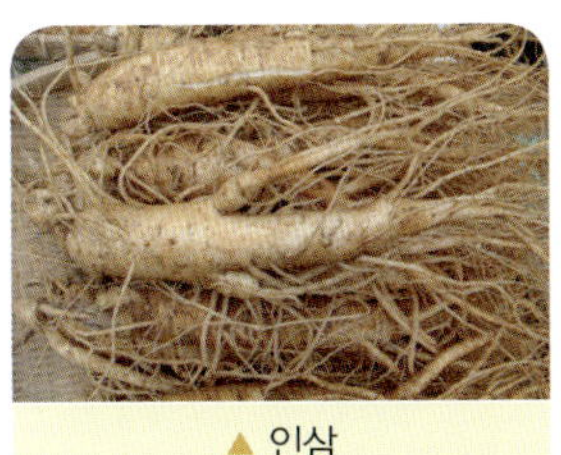
▲ 인삼

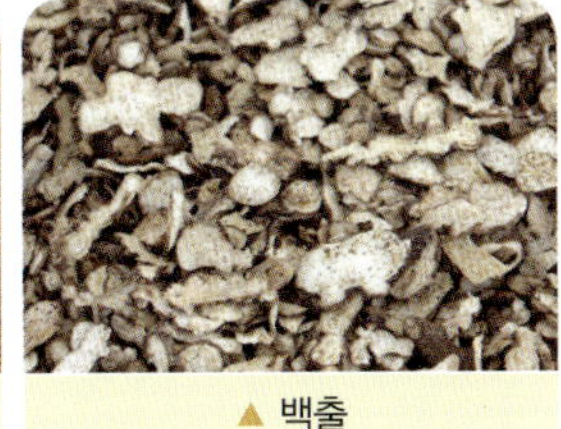
▲ 백출

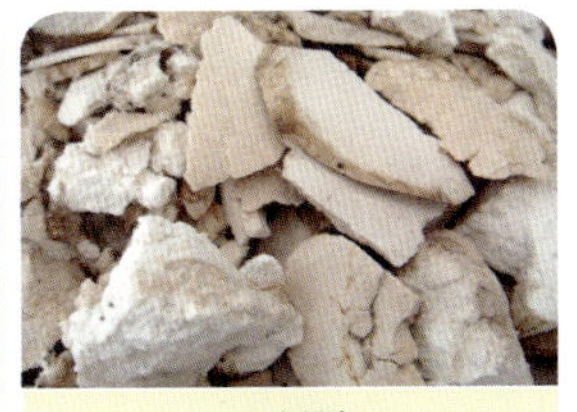
▲ 복령

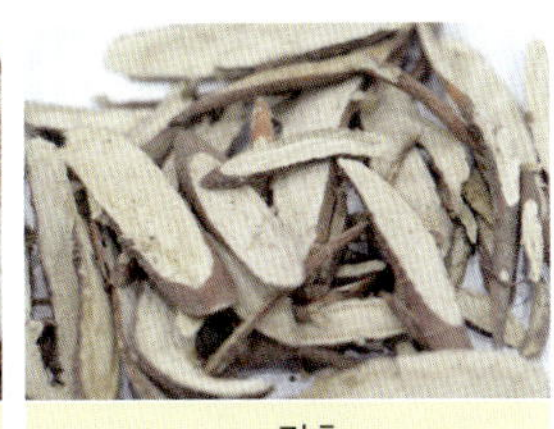
▲ 감초

만성 피로는 잠깐의 휴식으로 회복되는 일과성 피로와 달리 휴식을 취해도 호전되지 않으며 몸을 쇠약하게 만드는 피로이다. 의학적으로 만성 피로의 원인은 아직까지 확실하게 밝혀진 것이 없지만 원인 없는 결과는 있을 수 없으니 의학적으로 원인이 규명되지 않았을 뿐 원인이 없는 것은 아니다.

피로(疲勞)는 '지치고[疲] 애쓰다[勞]'는 뜻이다. 일상생활에 필요한 에너지가 부족하고 음식을 소화하는 데 필요한 영양소가 부족한 경우 또는 몸에 독소가 많아 해독하는 데 에너지와 영양소가 과도하게 소모되는 경우 몸은 '지치고 애쓰게' 된다. 더구나 몸에 질병이 있다면 이러한 피로는 더욱 심해진다.

만성 피로를 치료하려면 관련된 질병을 먼저 치료해야 한다. 만약 특정 질병이 없다면 에너지와 영양소의 균형을 맞춰주는 생활습관이 필요하며, 독성물질이 지속적으로 유입되는 현대인의 특성상 해독을 도와주는 식생활에도 신경을 써야 한다.

다음에 소개되는 약초처방은 인체의 기능을 강화하여 만성 피로를 개선하는 데 도움을 준다. 하루치 분량인 인삼 8g, 백출 8g, 복령 8g, 감초 8g을 물 800mL에 넣어 중불로 2시간 정도 달여 물이 절반 정도 되게 한다. 그리고 이것을 아침·점심·저녁 3번 나뉘 마시는데 간격은 3~4시간이 적당하다. 10일분 또는 20일분씩 달여놓고 유리병에 담아 냉장고에 보관하였다가 마실 때마다 따뜻하게 데워서 마셔도 된다.

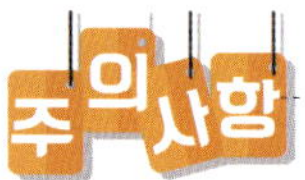

① 몸이 약한 사람은 증상이 호전되더라도 약초처방을 꾸준히 복용하는 것이 좋다.

② 인삼은 겉껍질을 벗기지 않고 사용해야 한다.

③ 몸이 건조한 사람이 복용하면 더욱 건조해질 수 있는데 이 경우 맥문동이나 산약을 함께 활용하면 좋다.

④ 변비가 있는 사람이 복용하면 변비가 더 심해질 수 있다.

⑤ 감초를 생으로 사용하면 염증치료에 좋고, 볶아서 사용하면 몸을 보(補)하는 효능이 좋아진다. 이 처방에서는 볶아서 사용한다.

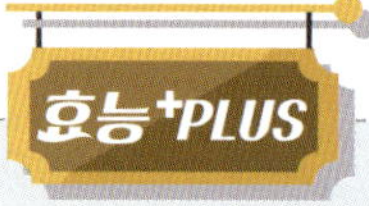

① 몸이 냉하면 계피를 더한다.

② 기운이 없으면 인삼의 양을 늘리고 황기를 더한다.

③ 육체노동을 많이 한다면 당귀, 백작약, 숙지황을 더한다.

④ 인삼이 잘 맞지 않거나 열이 많으면 인삼 대신 구기자를 사용한다.

⑤ 스트레스가 심하면 향부자, 소엽을 더한다.

⑥ 불면증이 있으면 산조인을 더한다.

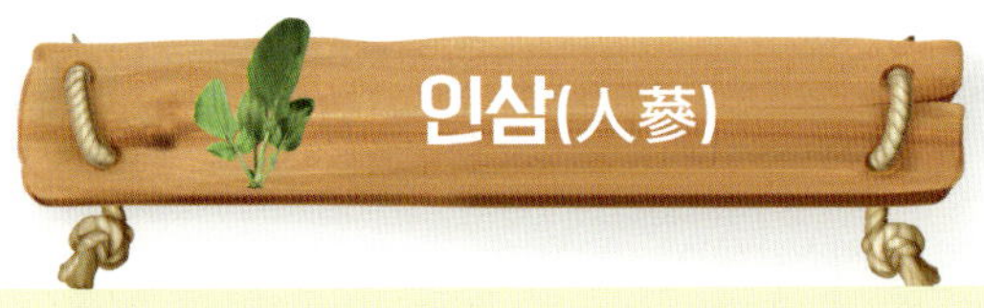

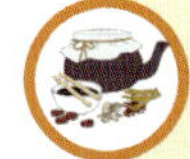

주효능 | 만성 피로, 체력 저하, 면역력 저하, 식욕부진, 소화불량, 신경쇠약

▲ 인삼_잎

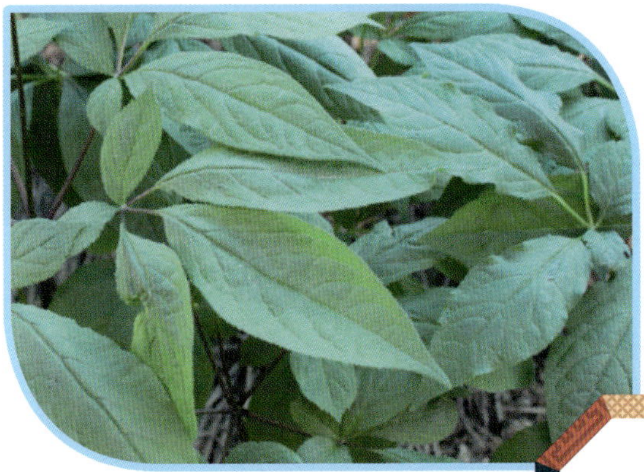

인삼

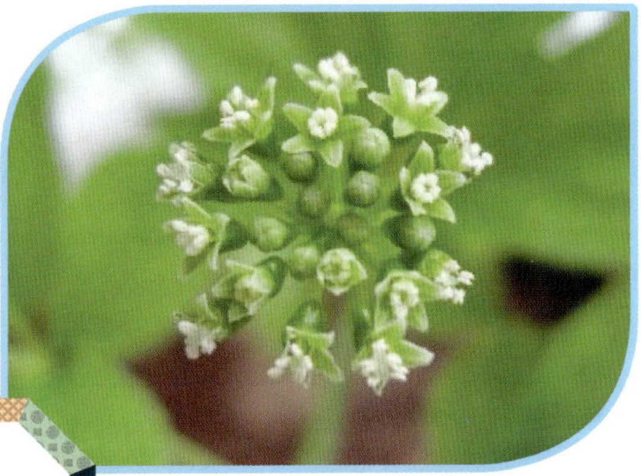

▲ 인삼_꽃

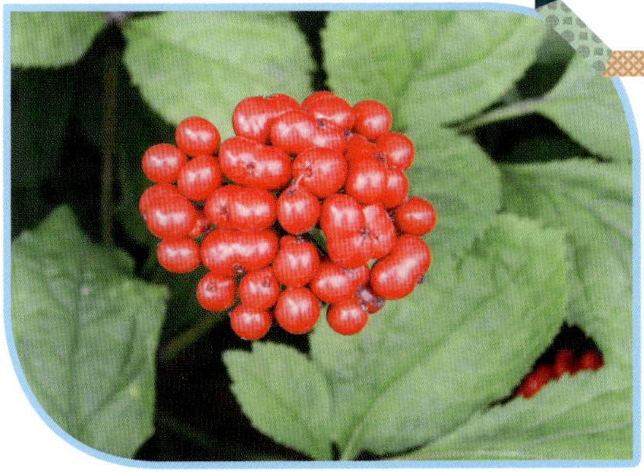

▲ 인삼_열매

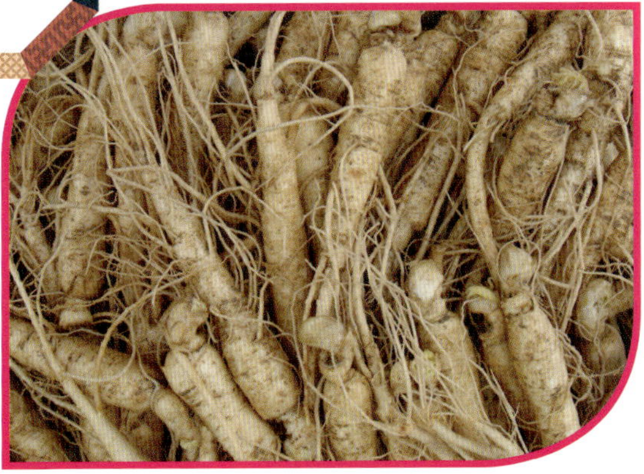

▲ 인삼_약재(인삼 뿌리)

　　인삼은 두릅나무과에 속하는 여러해살이풀인 인삼의 뿌리를 말한다. 원산지는 우리
나라이며 전국 각처에서 약용식물로 재배한다. 야생종은 깊은 산속에서 자라는데 흔히
산삼이라고 부른다. 9월 말에 캐는 것이 가장 좋은데 채취시기가 빠를수록 뿌리에 축

적되는 영양분이 적기 때문에 무게도 덜 나가고 품질도 떨어진다. 성질은 따뜻하고 맛은 달면서 약간 쓰다.

인삼은 원기(元氣)를 보강하는 힘이 좋은 약초이다. 따라서 큰 질병 때문에 몸이 극도로 쇠약해진 경우, 수술 이후에 회복이 더디게 되는 경우, 노화로 인해 몸이 약해진 경우에 사용하면 좋은 효과를 얻을 수 있다. 증상으로는 기운이 없고 호흡이 얕으며, 목소리에 힘이 없어 잘 들리지 않고, 조금만 움직여도 식은땀이 날 때 인삼은 최고의 약이다.

인삼은 소화력이 약한 경우에도 사용한다. 원기가 부족해지면 소화기능이 떨어지는 일은 당연지사이다. 그래서 만성 질환을 앓고 있거나 노쇠한 사람은 식욕부진, 소화불량, 사지권태, 체중감소 등의 증상이 나타나는데 이 경우 인삼은 원기를 보충하면서 약해진 위장을 튼튼하게 만드는 역할을 한다.

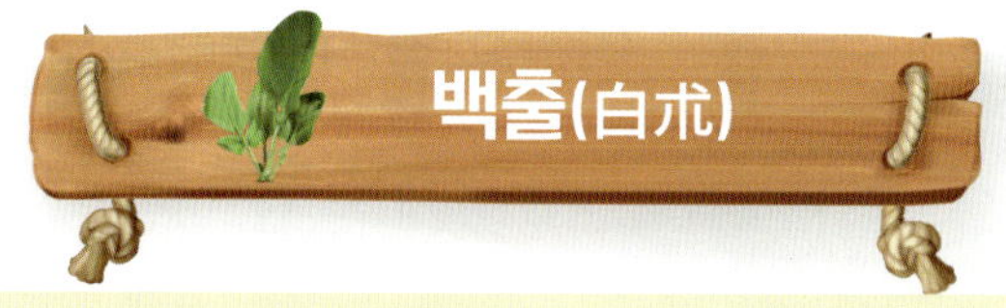

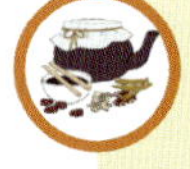
주효능 | 식욕부진, 소화불량, 설사, 습관성 유산, 다한(多汗)

백출은 국화과에 속하는 여러해살이풀인 삽주 또는 백출의 뿌리를 말한다. 삽주는 전국 각지의 산에서 널리 자라는데, 백출은 중국에서 종자를 도입해 우리나라에서 재배하고 있다. 10~11월에 캐서 줄기와 잎, 흙을 제거하고 불이나 햇볕에 말린 다음 잔뿌리를 제거해 사용한다. 성질은 따뜻하고 맛은 달면서 쓰다.

백출은 평소 소화력이 약한 사람에게 유용한 약초이다. 한의학에서는 소화력을 강화한다는 뜻으로 '건비(健脾)'라는 말을 쓰는데 여기에 핵심이 되는 약초가 바로 백출이다. 따라서 태어날 때부터 소화력이 약한 아이, 질병을 앓고 난 이후 소화력이 떨어진 사람,

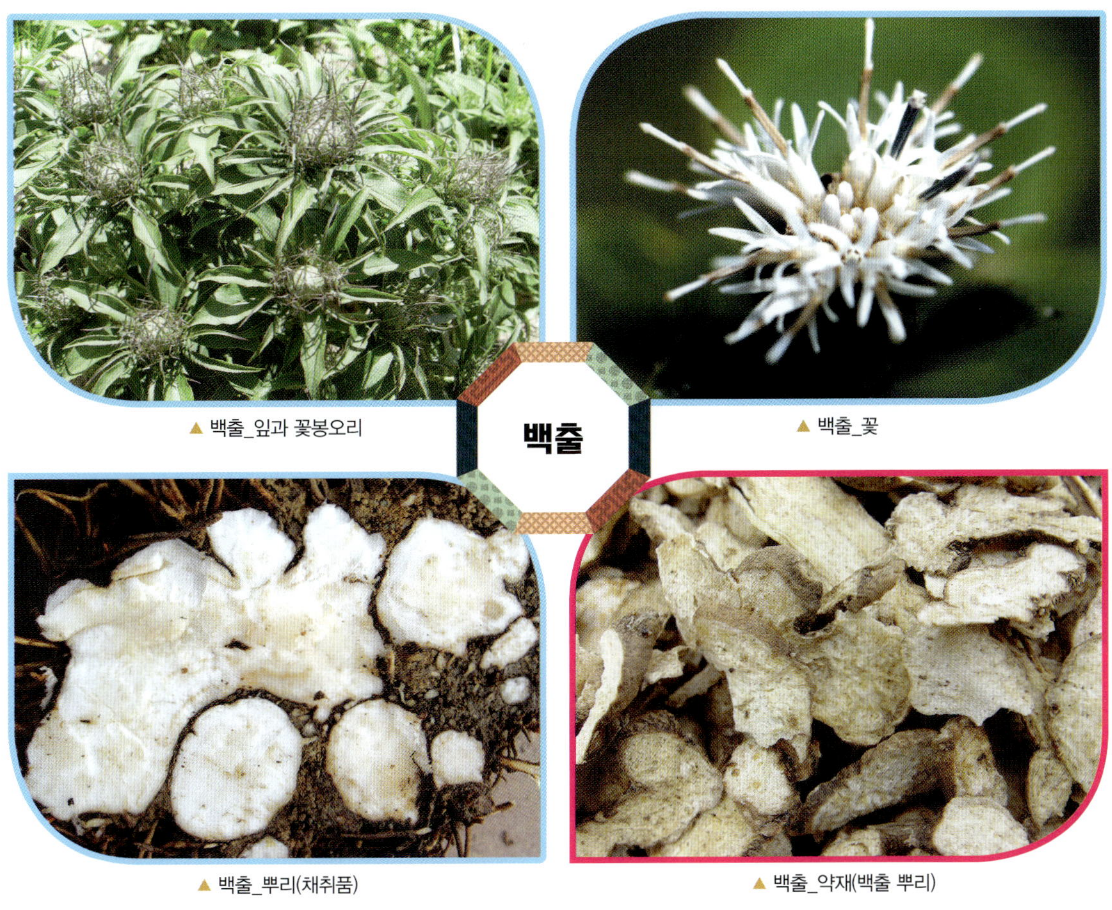

▲ 백출_잎과 꽃봉오리

백출

▲ 백출_꽃

▲ 백출_뿌리(채취품)

▲ 백출_약재(백출 뿌리)

나이가 들면서 소화가 더디는 노인 등 소화력이 약한 경우라면 별다른 부작용도 없어 누구에게나 사용할 수 있다. 만성 피로를 호소하는 사람들은 대체로 위장기능이 약해져 있는데 백출을 사용하면 소화력이 좋아지고 피로감을 해소하는 데에도 도움이 된다.

백출은 임신을 안정적으로 유지시키는 효능이 있다. 임신하여 양수(羊水)가 증가하면 결과적으로 몸에 습기가 많아지는데 잉여수분을 배출하는 백출이 과잉된 습기를 제거하기 때문에 임신을 안정화시키는 것이다. 비유하자면 임신부라는 밭에 태아라는 씨앗이 싹을 틔워 자라려면 적당한 물이 필요한데 물이 지나쳐 넘칠 때 백출이 물을 조절해 싹이 잘 자라게 해주는 원리이다.

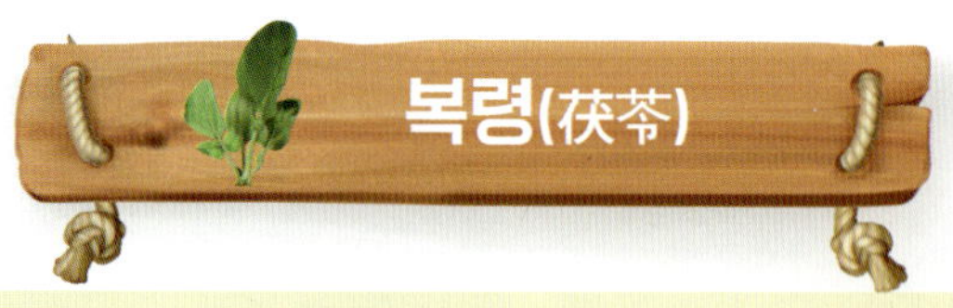

주효능 | 소변불통(小便不通), 신경쇠약, 건망증, 요도염, 방광염

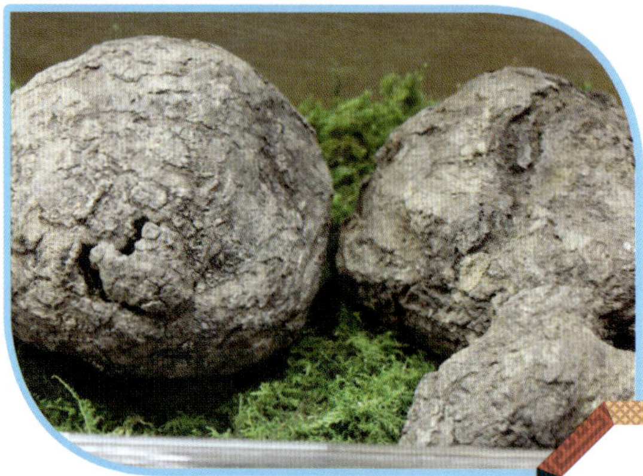

▲ 복령_자실체

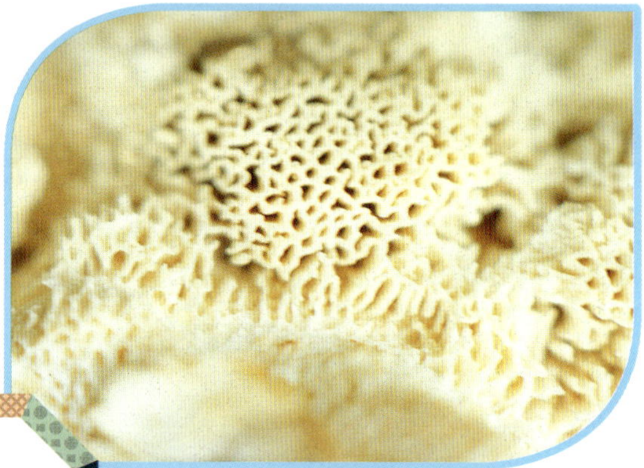

복령

▲ 복령_현미경으로 본 자실체

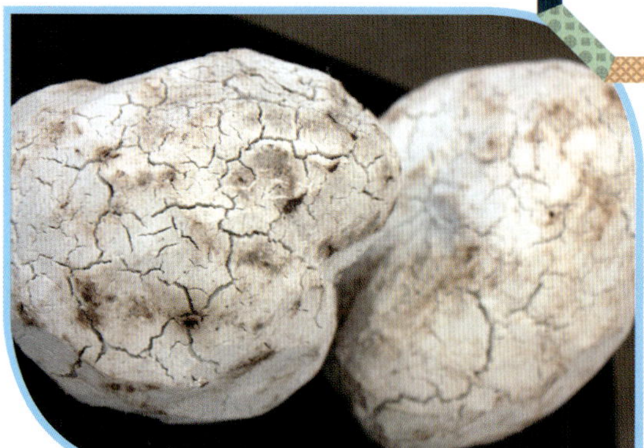

▲ 복령_겉껍질을 제거한 자실체

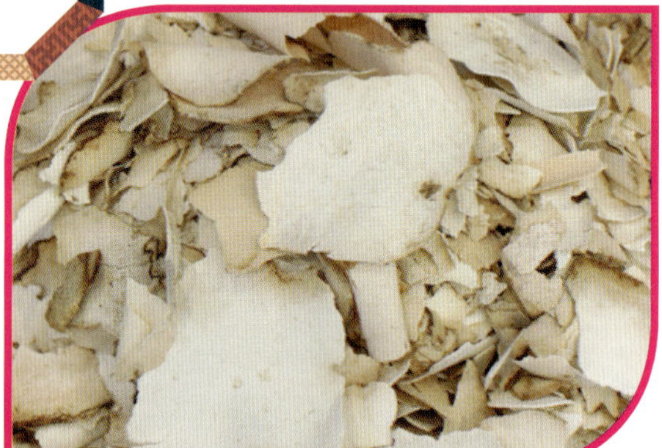

▲ 복령_약재(복령 자실체)

　　복령은 구멍장이버섯과에 속하는 진균인 복령의 균핵을 말하며 소나무 뿌리에 기생
한다. 전국 각지에서 분포하는데 특히 강원도, 경기도, 경상북도 지방에서 많이 생산되
며 현재는 대부분 지역에서 대량으로 인공 재배되고 있다. 자연산 복령은 7월부터 다

음해 3월 사이에 소나무 숲에서 채취하고, 인공 재배한 것은 종균을 접종한 2년 후 7~8월 사이에 채취한다. 성질은 따뜻하지도 차갑지도 않고 맛은 달고 담백하다.

복령은 이뇨작용이 있어 몸이 붓거나 요도염, 방광염 등이 있을 때 사용하는데 다른 이뇨제와 달리 위장을 튼튼하게 만들고 신경을 안정시키는 효능이 있어 몸이 약한 사람에게 좋다. 따라서 인삼이나 황기, 백출, 감초 등과 함께 보약으로 많이 사용된다.

복령은 수분대사를 원활하게 하고 몸에 정체된 수분을 배출시키는 효능이 있다. 예를 들어 몸에 있는 수분을 조절하여 과다하게 나는 땀을 막아주는데 몸을 보하고 신경을 안정시키는 효능이 있어 몸이 허약해진 상태에서 나는 식은땀을 멎게 하는 데 매우 좋다.

🌿 경옥고

경옥고(瓊玉膏)는 허준이 그의 평생 후원자인 유희춘에게 선물했던 약으로 유명하다. '경(瓊)'은 아름답다(붉다), '옥(玉)'은 구슬, '고(膏)'는 고은 액체를 뜻한다. 풀어보면 '붉은 구슬 같은 고약'이다. 말하자면 옥구슬처럼 소중한 생명의 물이라는 뜻으로 정성이 많이 들어가는 보약 중의 보약이다.

◎ **재료**: 생지황, 꿀, 인삼, 복령
◎ **효능·효과**: 경옥고는 노화, 과로, 질병 등으로 면역력이 저하되고, 그 결과 만성 피로와 잦은 감기 등 허약 증상이 생길 때 효과가 좋은 보약이다. 인삼은 부족해진 기력(氣力)을 더해주고 생지황과 꿀은 영양분을 보충하며, 복령은 신경을 안정시켜 전반적으로 몸을 건강하게 만들어준다. 비교적 중년 이상의 사람이 몸이 약해져 각종 허약증상이 생길 때 적합하고, 항암치료나 큰 수술로 체력이 급격히 저하된 경우에도 효과가 매우 좋다. 학생이나 젊은이라도 면역력이 저하되어 만성 피로와 무기력증이 나타날 때 경옥고는 좋은 보약이 된다.
◎ **만드는 방법**
1. 생지황의 즙을 짜고 꿀을 끓여 가루로 만든 인삼과 복령을 골고루 섞어 반죽한다.
2. 여기에 각자의 노하우에 따라 맥문동 등의 약초를 넣는다.
3. 적당한 크기의 항아리에 넣고 뽕나무 장작으로 5일 밤낮을 중탕하는데 물이 줄어든다면 물을 보충해야 한다. 힘들지만 제때 물을 보충하기 위해 잠들지 않고 지켜봐야 한다.

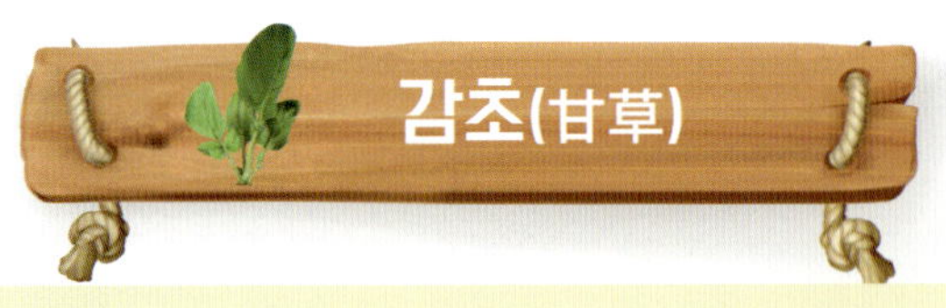

감초(甘草)

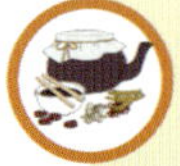

주효능 | 체력 저하, 중독(中毒), 경련성 복통, 근육 경련, 각종 염증

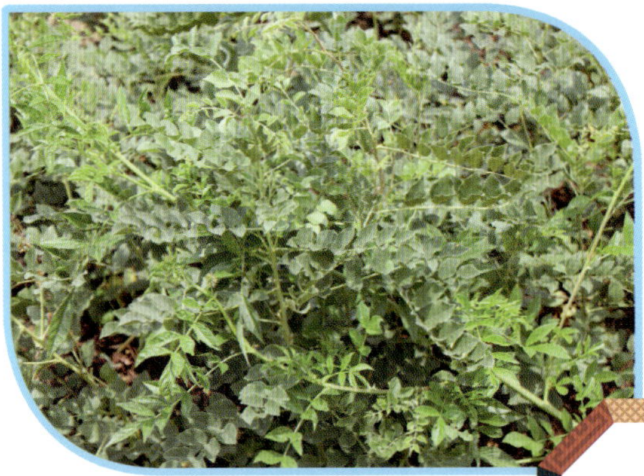

▲ 감초_지상부

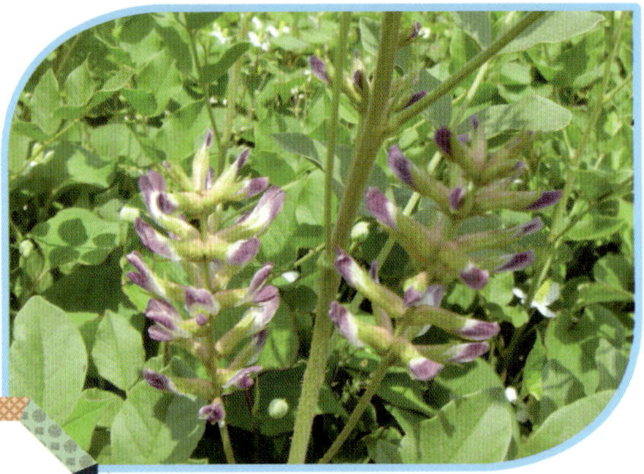

감초

▲ 감초_꽃

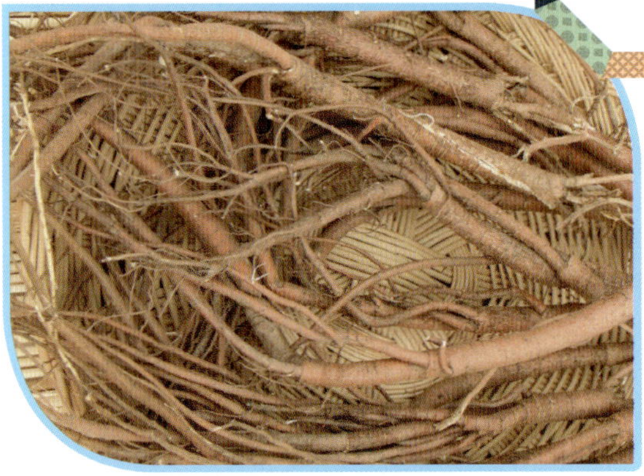

▲ 감초_뿌리(채취품)

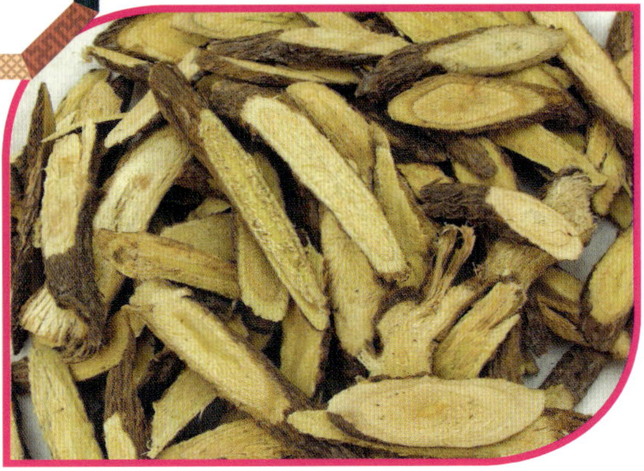

▲ 감초_약재(감초 뿌리)

감초는 콩과의 여러해살이풀인 감초의 뿌리를 말한다. 중국 동북부, 시베리아, 만주, 몽골 등지에서 자생 또는 재배하는데 한랭한 지역의 종자 품질이 뛰어나다. 최근에는 우리나라에서도 재배면적이 확대되고 있다. 10~11월에 채취해 뿌리를 캐 줄기와 만나

278

는 머리 부분과 잔뿌리를 제거한 뒤 말려 사용한다. 성질은 따뜻하지도 차갑지도 않고 맛은 달다.

감초의 다른 이름은 국로(國老)이다. 국로란 국가의 원로, 즉 약초 중의 원로라는 뜻으로 그 이름에 걸맞게 약해진 몸을 보하는 효능이 있다. 특히 위장이 약해 소화력이 떨어진 증상, 심장이 약해 맥이 약하게 뛰고 간혹 부정맥이 나타나는 증상 치료에 좋다.

감초는 경련성 통증을 완화시키는데 위경련이나 담낭염으로 통증이 심한 경우, 근육의 경련으로 쥐가 나고 통증이 심한 경우에 사용하며, 손발에 경련성 마비가 생겼을 때에도 다량의 감초를 달여 먹으면 좋다.

🌿 국로고(國老膏)

◎ **효능 및 처방**: 《동의보감》에는 종기(腫氣)에 사용하는 처방으로 설명되어 있다. 종기 초기에 생기는 발적(發赤)부터 말기에 상처가 잘 아물지 않는 증상에 이르기까지 모두 사용 가능하다. 요즘에는 구내염이나 인후염, 손발에 쥐가 나는 증상에도 사용한다.

◎ **효과**: 종기, 구내염, 설염(舌炎), 인후염, 손발에 쥐가 나는 증상

◎ **재료**: 감초 1,200g

◎ **제조 및 복용법**:

1. 감초 1,200g을 잘게 잘라 물에 하룻밤 담갔다가 물이 감초에 스며들면 즙을 짜낸다.
2. 이것을 사기(또는 유리) 용기에 넣고 약불로 졸여 고약을 만든다.
3. 이 양은 6번 복용할 수 있는데 따뜻한 물이나 술에 타 복용한다.

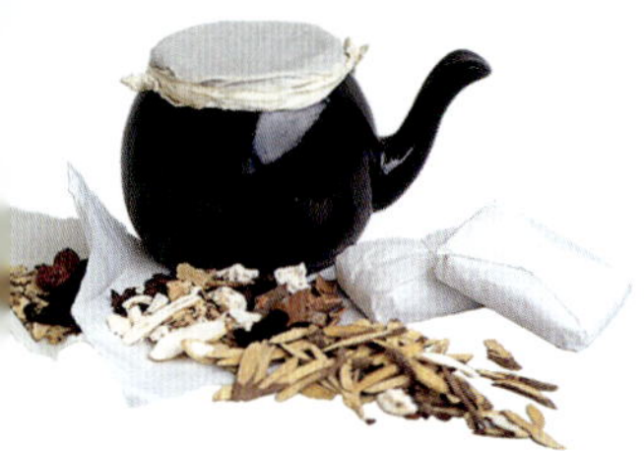

빈혈

 | 당귀 8g, 천궁 8g, 숙지황 8g, 작약 8g

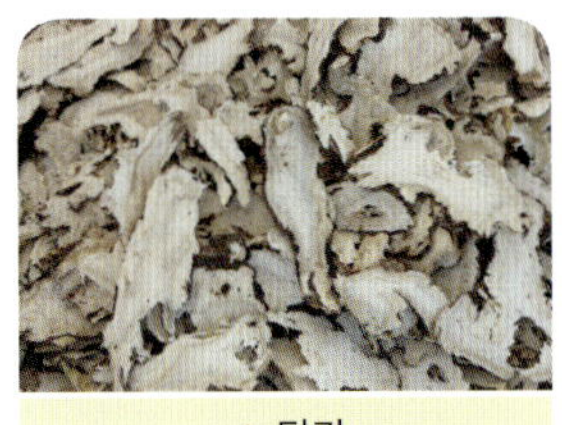
▲ 당귀

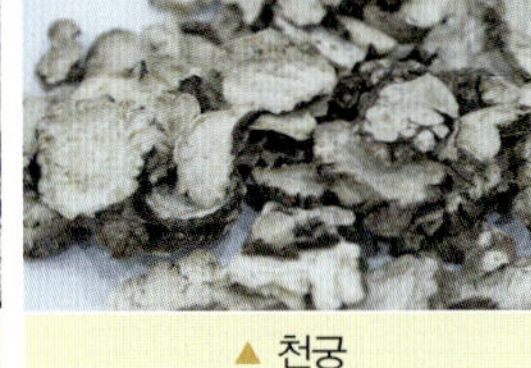
▲ 천궁

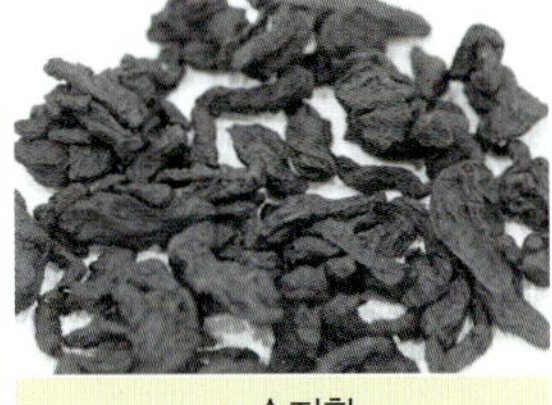
▲ 숙지황

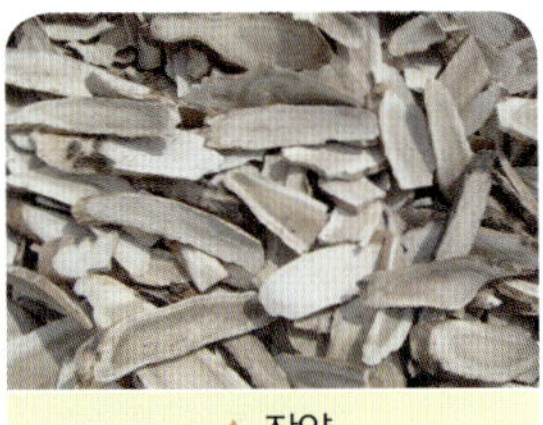
▲ 작약

빈혈은 적혈구가 담당하는 산소 공급 기능에 장애가 생겨 조직과 세포에서 요구하는 만큼의 산소를 공급해주지 못함으로써 저산소증을 초래하는 경우를 가리킨다. 한자로는 '貧血'이라 쓰니 피가 부족하다는 뜻이 되지만, 의학에서는 피 전체가 부족한 것이 아닌 피에 포함된 수많은 성분 중 적혈구(赤血球)가 부족한 경우 또는 적혈구가 부족하지 않더라도 산소 공급 기능에 문제가 생긴 경우를 빈혈이라 말한다.

빈혈의 원인은 다양하다. 특별한 질병이 없다면 철분, 비타민, 엽산 같은 영양소 부족이 빈혈을 초래하는 것으로 보는데 사실 적혈구가 제 기능을 하려면 이러한 영양소만 필요한 것이 아니다. 세계적인 축구선수 한 사람만으로 경기를 이길 수 없는 것처럼 중요한 영양소를 보조하는 수많은 영양소의 균형이 필요하다.

《동의보감》에서는 혈액이 수곡(水穀)에서 생긴다고 하였다. 이는 가공하지 않은 음식에 포함된 다양한 영양소가 혈액을 만든다는 뜻이다. 그리고 혈액을 손상시키는 원인으로 열(熱)과 칠정(七情; 스트레스)을 들고 있다. 육체적인 과로와 정신적 분노 등으로 생긴 열과 각종 스트레스가 혈액을 손상시킨다는 뜻이다. 따라서 빈혈을 치료하려면 육체적, 정신적 안정이 필요하며 가공하지 않은 음식을 조리해 먹어야 한다.

다음에 소개되는 약초처방은 빈혈을 개선하는 데 많은 도움을 준다. 하루치 분량인 당귀 8g, 천궁 8g, 숙지황 8g, 작약 8g을 물 800mL에 넣어 중불로 2시간 정도 달여 물이 절반 정도 되게 한다. 그리고 이것을 아침·점심·저녁 3번 나눠 마시는데 간격은 3~4시간이 적당하다. 10일분 또는 20일분씩 달여놓고 유리병에 담아 냉장고에 보관하였다가 마실 때마다 따뜻하게 데워서 마셔도 된다.

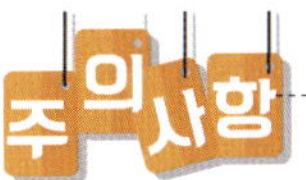

① 빈혈을 완치하기 위해서는 약초처방을 최소 6개월 이상 복용해야 한다.
② 소화력이 약한 사람이 복용하면 대변이 묽어지고 설사가 생길 수 있다. 이 경우에는 공복에 복용하거나 양을 줄여 복용해야 한다.
③ 작약은 겉껍질을 벗기지 않은 것을 사용해야 한다.
④ 천궁을 뜨거운 물에 넣고 끓여 기름을 제거한 후 사용해야 한다. 그렇지 않으면 두통이 생길 수 있다.

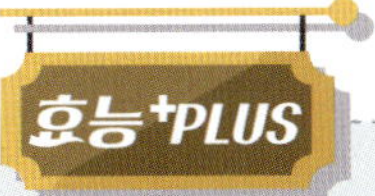

① 소화력이 약하면 백출, 진피를 더한다.
② 기운이 없다면 인삼, 황기를 더한다.
③ 몸이 냉하다면 계피를 더한다.
④ 부종이 있다면 복령을 더한다.

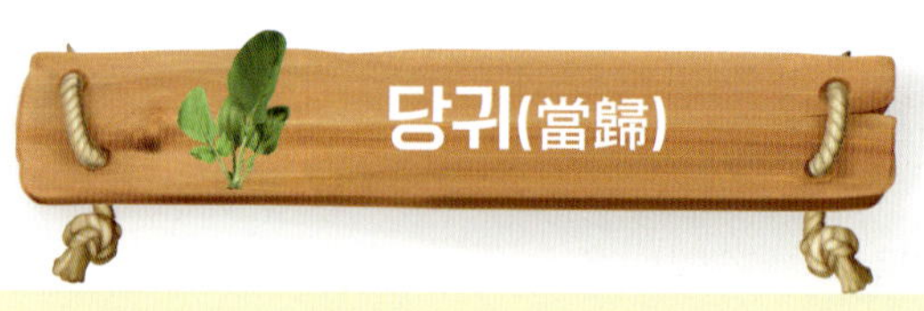

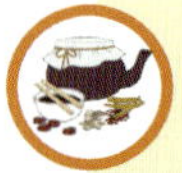

주효능 | 빈혈, 생리불순, 생리통, 손발 저림, 불임증, 타박상, 불면증, 건망증, 두통

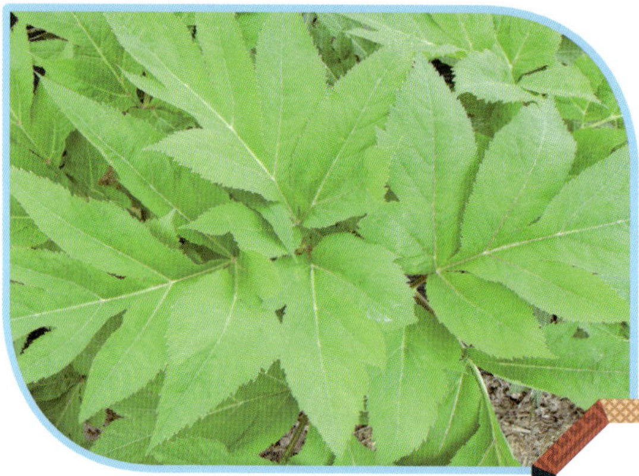

▲ 참당귀_잎

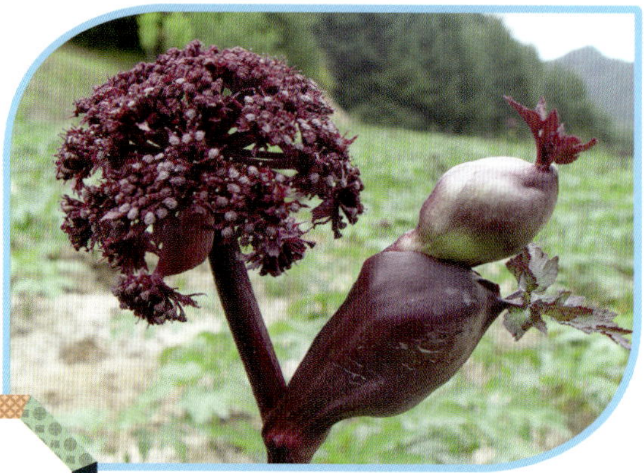

당귀

▲ 참당귀_꽃

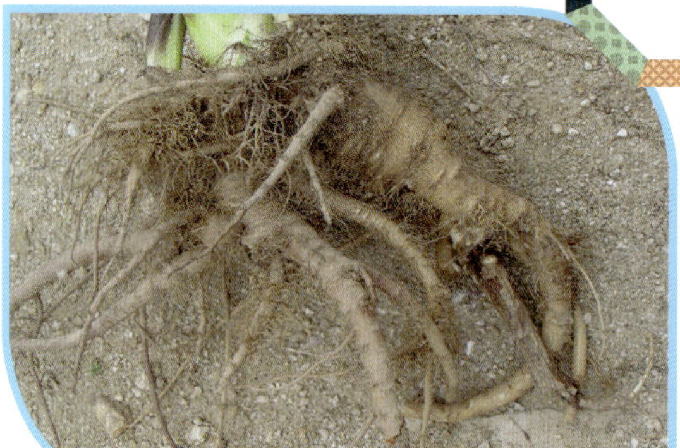

▲ 참당귀_뿌리(채취품)

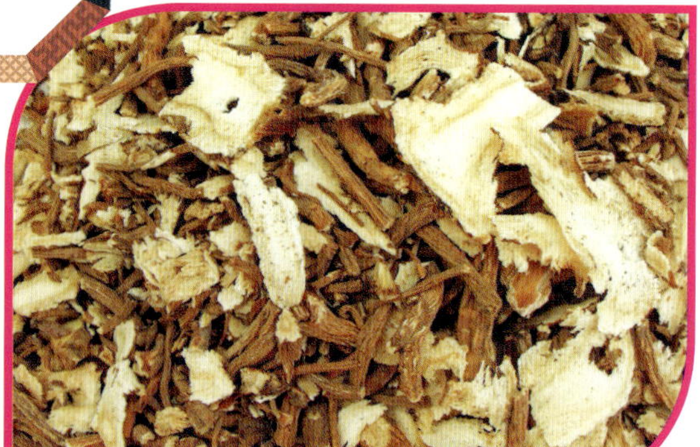

▲ 당귀_약재(참당귀 뿌리)

당귀는 산형과에 속하는 여러해살이풀인 참당귀, 일당귀의 뿌리를 말한다. 전국 산지의 계곡이나 습한 땅에서 자생하는데 고랭지에서 재배한다. 늦가을 잎이 진 이후나 이른 봄 잎이 나오기 전에 채취해 흙을 제거하고 바람이 통하는 그늘진 곳에서 말린다.

참당귀 성질은 따뜻하고 맛은 달고 맵다. 반면 일당귀의 성질은 따뜻하고 맛은 달다.

당귀는 혈액을 만드는 효능이 뛰어난 약초이다. 따라서 혈액이 부족해 생긴 다양한 질병에 약방의 감초처럼 사용된다. 과로를 했거나 만성 질환을 앓으면 혈액이 부족해지기 때문에 안색이 창백하고 피부가 거칠어지는 기본적인 증상 외에 어지럽거나 기력이 없고 쉽게 피로감을 느끼는 등 다양한 증상이 생긴다. 이때 당귀를 사용하면 부족해진 혈액이 보충되는 효과를 얻는다.

당귀는 여성에게 필수적인 약초이다. 여성은 매달 월경을 하며 남성보다 예민하여 과로를 하지 않더라도, 생명을 위협할 만한 질병이 없더라도 혈액이 부족해질 수 있다. 따라서 보약이건 치료약이건 상관없이 여성을 위한 약에는 반드시 당귀가 들어가야 한다.

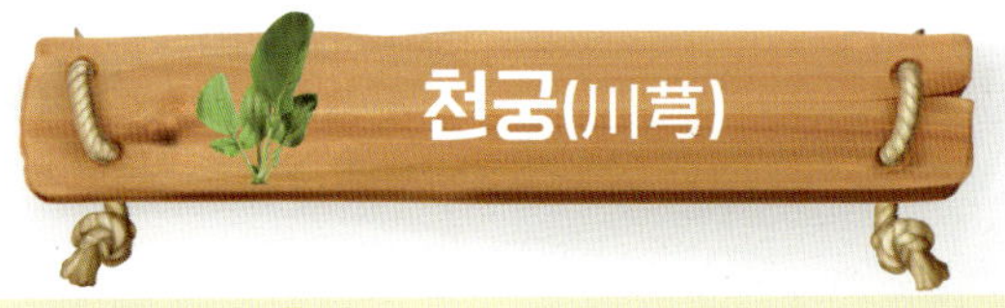

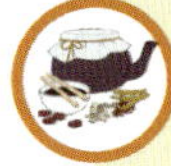

주효능 | 두통, 생리통, 생리불순, 불임, 난산(難産), 손발 저림

천궁은 산형과에 속하는 여러해살이풀인 천궁의 뿌리를 말한다. 원산지는 중국으로 우리나라에서는 각지에서 자생하거나 재배하지만 여름철 기온이 30도가 넘는 날이 일주일 이상 계속되면 성장을 멈추는 현상이 생기는 북방형 식물이므로 중부 이북 또는 섬 지방에서 재배하는 것이 유리하다. 9~11월에 채취해 줄기와 잎, 잔뿌리를 제거하는데 깨끗이 씻은 후 물에 담가 불린 후 꺼내 바람이 잘 통하는 곳에서 말려 사용한다. 성질은 따뜻하고 맛은 맵다.

천궁은 혈액순환을 촉진시키는 효능이 뛰어난 약초이다. 따라서 혈액순환이 원활하게 되지 않아 생기는 질병 모두에 사용할 수 있다. '불통즉통(不通則痛) 통즉불통(通則不痛)'이라는 말이 있다. 막히면 통증이 생기고 막힌 것이 풀리면 통증이 사라진다는 뜻이다.

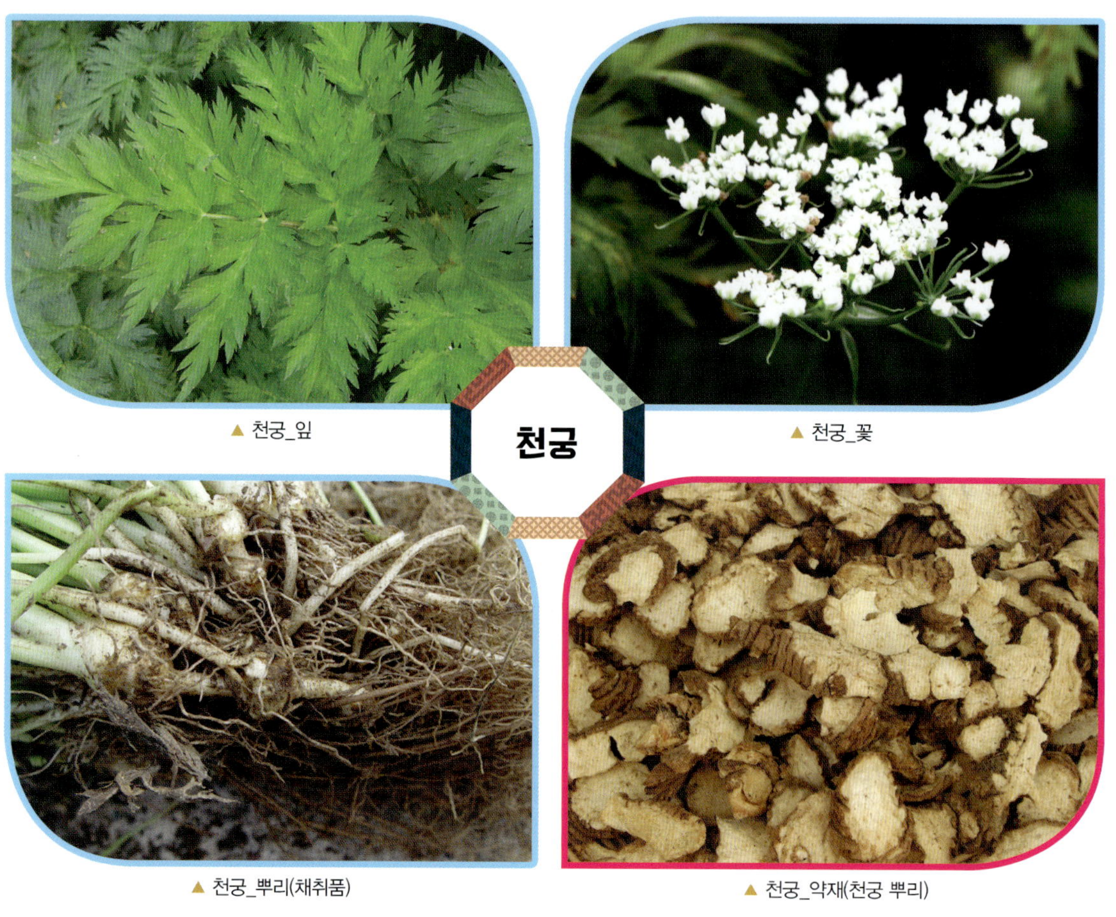

▲ 천궁_잎

천궁

▲ 천궁_꽃

▲ 천궁_뿌리(채취품)

▲ 천궁_약재(천궁 뿌리)

즉, 천궁은 혈액의 막힘을 뚫어주는 약초이다. 그래서 각종 통증을 효과적으로 치료할 수 있다.

천궁은 순조로운 출산을 위해 사용한다. 사극을 보면 임신 초기에 임신맥이 잡히지 않을 때 의원이 임신 여부를 알기 위해 천궁 20g가량을 달여 주는 것을 볼 수 있다. 이때 복통이 생기면 임신을 한 것이고, 복통이 없으면 임신이 아니라고 말한다. 자궁을 수축시키는 천궁의 효능으로 임신 여부를 알아내는 것이다. 이처럼 천궁을 소량 사용하면 자궁근육의 정상적인 긴장을 유지시키는 반면, 대량 사용하면 자궁근육을 강하게 수축시킨다.

284

뱀은 새삼이나 뚝갈나무, 사매의 열매를 좋아한다. 갈대꽃 향기를 좋아하며 병이 들면 소루쟁이에 몸을 감아 스스로를 치료한다. 그러나 봉선화를 무서워하기 때문에 예전에는 뱀이 집 안으로 들어오는 것을 막기 위해 울 밑에 봉선화를 심었다. 뱀이 무서워하는 것이 또 하나 있는데 바로 천궁이다. 뱀은 천궁의 냄새를 싫어한다 하여 '뱀이 피하는 풀'이라는 뜻으로 천궁을 '사피초'라고도 부른다. 그래서 예전부터 뱀을 쫓기 위해 장독대에 천궁을 심기도 했다. 또한 특유의 강한 향 때문에 낚시꾼들은 천궁 가루를 깻묵에 섞어 미끼로 쓰는 경우가 많은데 향 때문에 고기들이 입질을 잘 한다고 한다.

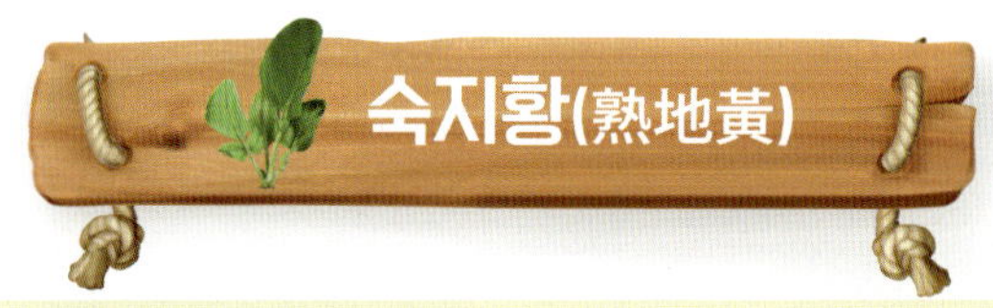

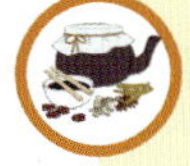

주효능 | 생리불순, 불임증, 만성 피로, 간기능 저하, 요통, 관절염, 정력 감퇴, 탈모

숙지황은 현삼과에 속하는 여러해살이풀인 지황을 쪄서 말린 것이다. 원산지는 중국으로 우리나라와 일본 등지에서 분포한다. 10~11월에 채취한 지황을 생지황이라고 하며, 생지황 말린 것을 건지황이라고 한다. 숙지황은 건지황을 찜통에 넣고 표면이 검게 변할 때까지 찐 다음 햇볕에 바짝 말리고 다시 얇게 썰어 햇볕에 말리는 과정을 9번 반복하여 만든다. 성질은 약간 따뜻하고 맛은 달다.

숙지황은 혈액을 만드는 데 필요한 원료를 제공하는 역할을 하는 약초이다. 그만큼 영양분이 풍부하다는 뜻이다. 숙지황을 먹어보면 젤리처럼 점도가 매우 높은 것을 알 수 있는데 점도가 높은 약초 대부분은 영양분을 많이 함유하고 있다. 그래서 숙지황은 여성에게 꼭 필요한 약초이다. 여성의 질병은 혈액 부족에 의한 것이 많고 특히 생리불순, 생리통, 불임처럼 자궁과 연관된 질환은 혈액을 보충해주어야 치료되기 때문이다.

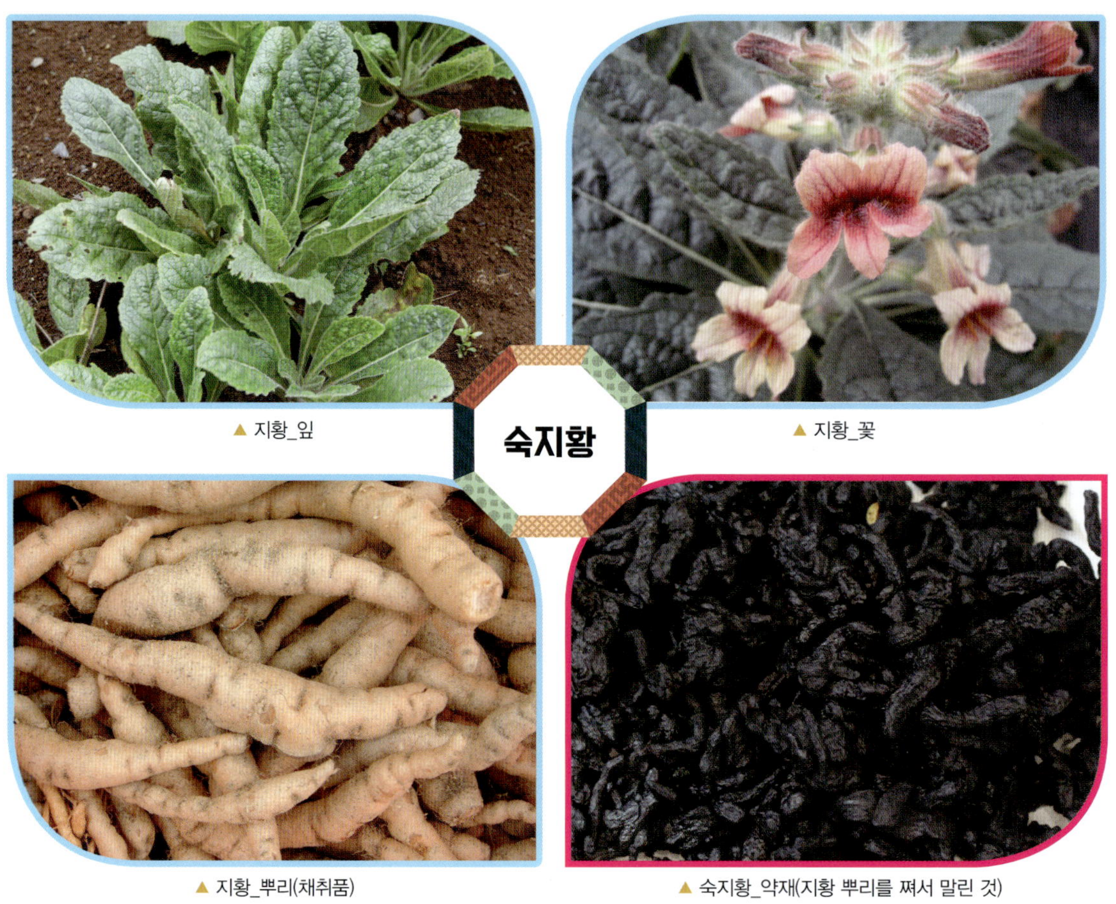

▲ 지황_잎

▲ 지황_꽃

▲ 지황_뿌리(채취품)

▲ 숙지황_약재(지황 뿌리를 쪄서 말린 것)

숙지황은 소모성 질환을 치료하는 데 필요한 약초이다. 질병을 오래 앓다 보면 몸속에 영양소가 고갈되어 회복력이 떨어지기 때문에 숙지황처럼 영양분을 공급하는 약초를 사용해야 한다. 또한 특별한 질병이 없더라도 노화로 면역력이 떨어진 경우에도 숙지황을 사용하면 좋다.

🌿 지황단팥죽

지황단팥죽은 예부터 보혈강장의 효과가 뛰어나고 부인과질환에 좋은 음식으로 충남 서천 지역에서 많이 생산되는 숙지황을 사용해 만든 음식이다.

◎ 주재료: 숙지황, 황기, 팥, 찹쌀가루
◎ 만드는 방법
1. 팥은 깨끗이 씻어 7배의 물을 붓고 푹 삶아 으깬 후 체에 걸러 껍질은 버리고 팥물은 받아 놓는다.
2. 황기에 물을 붓고 끓인다.
3. 찹쌀가루를 익반죽하여 새알심을 만든다.
4. 팥물에 황기 끓인 물을 붓고 끓이다가 새알심을 넣고 끓인다.
5. 끓으면 설탕, 소금으로 간을 맞춘 다음 숙지황을 썰어 넣어 그릇에 담아낸다.

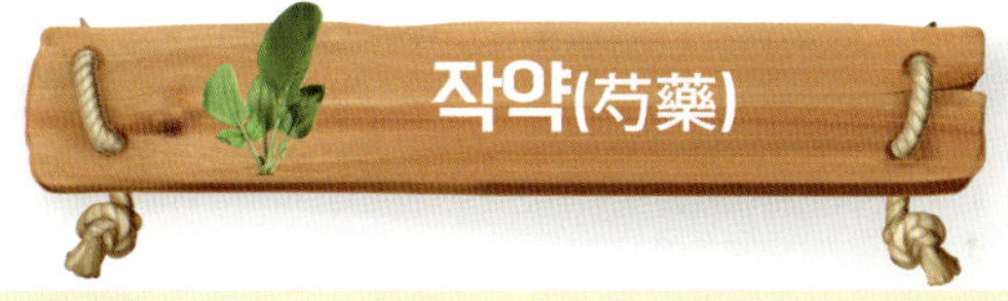

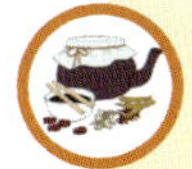

주효능 | 복통, 근육통, 근육 경련, 식욕부진, 변비, 설사, 생리통, 생리불순

작약은 미나리아재비과에 속하는 여러해살이풀인 작약의 뿌리를 말한다. 우리나라가 원산지이고 전국의 산지에서 자라는데 약용 및 관상용으로 재배한다. 9월 하순에서 10월 중순 사이에 채취하는데 뿌리를 캐 잔뿌리와 불순물을 제거하고 햇볕에 절반 정도 말린 후 단으로 묶어 햇볕에 바짝 말린다. 성질은 약간 차갑고 맛은 쓰면서 약간 시다.

작약은 영양분 공급이 부족하거나 과로, 질병으로 영양분의 소모가 증가하여 인체 조직이 경직되고 근육에 경련이 일어날 때 주로 사용한다. 한국전쟁 이후 먹을 것이 부족했던 시절, 먹지 못해 '뱃가죽이 등에 붙었다'는 표현처럼 복부의 근육은 물론 내부 장기의 평활근에도 영양분이 공급되지 못하여 비정상적인 근육 수축이 일어나 복통이 생

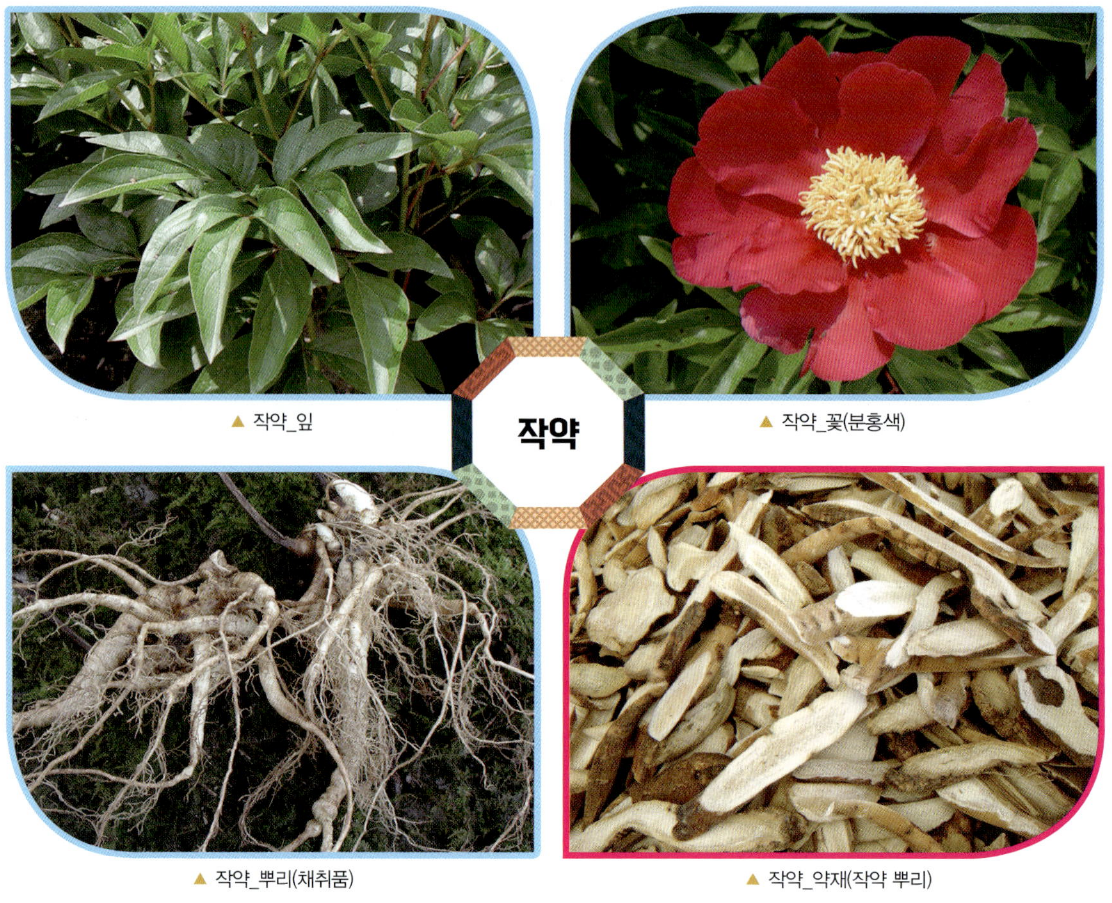

▲ 작약_잎

작약

▲ 작약_꽃(분홍색)

▲ 작약_뿌리(채취품)

▲ 작약_약재(작약 뿌리)

기는 경우가 많았다. 이때 작약은 복통을 치료하는 묘약이었다. 이처럼 작약은 경직된 조직을 이완시켜 혈액순환을 돕는 역할을 한다.

　작약은 위장과 자궁 평활근의 수축력을 떨어뜨리고 비정상적인 경련을 억제한다는 것이 실험으로 밝혀졌다. 이는 작약이 근육의 수축력을 조절한다는 뜻이다. 예를 들어 평소에 운동을 하지 않던 사람이 갑자기 축구를 하면 종아리에 쥐가 나는데 이것이 비복근(腹筋)에 경련이 일어난 것으로, 이때 작약을 사용하면 근육 수축력이 조절되어 경련이 멎는다.

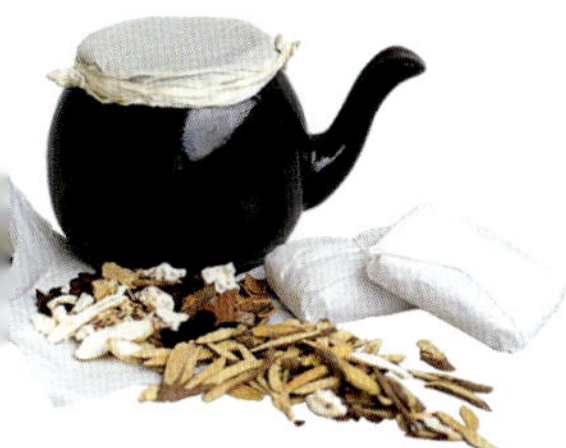

갱년기장애

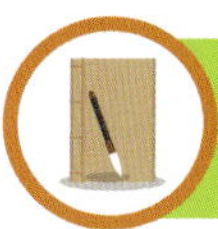
약초처방 | 당귀 8g, 작약 8g, 복령 8g, 시호 8g

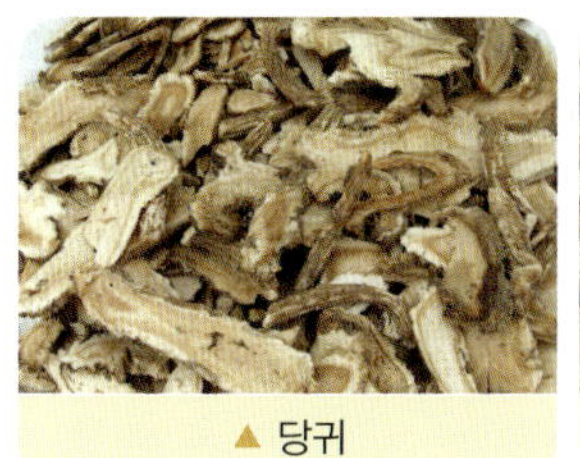

▲ 당귀

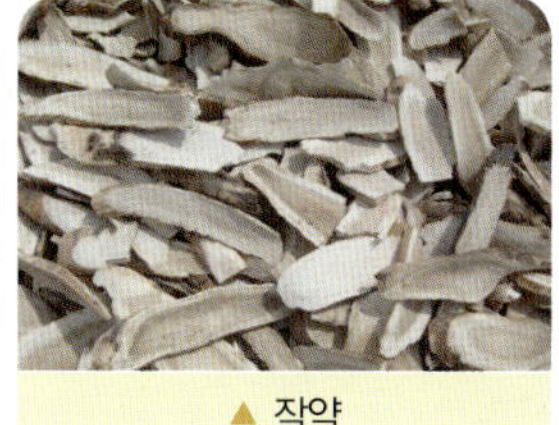

▲ 작약

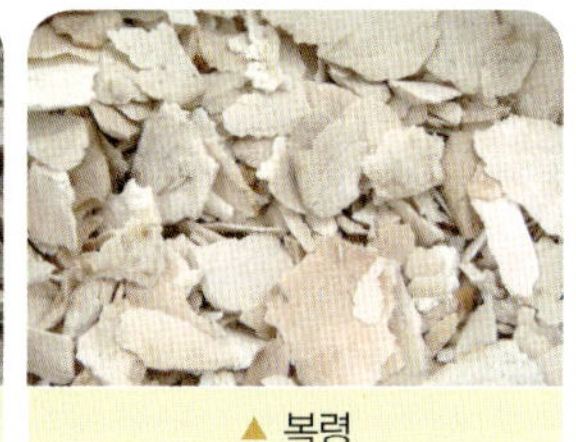

▲ 복령

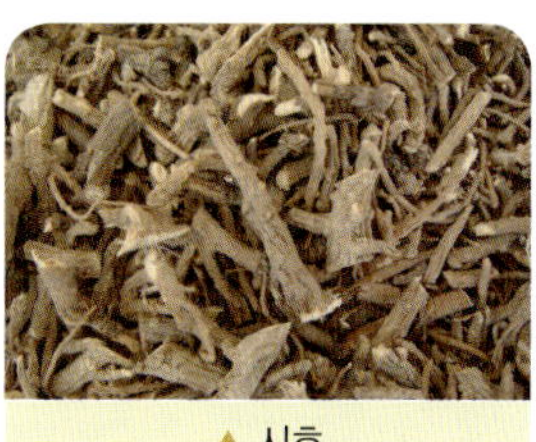

▲ 시호

　여성이 나이가 들면 갱년기가 찾아온다. 이때 여러 이상 증상이 나타나는데 이 증상을 통틀어 갱년기장애라고 한다. 의학적으로 갱년기장애는 노화로 인해 난소의 기능이 저하되어 여성호르몬의 분비가 줄어들고 몸속의 호르몬 불균형이 일어나 생기게 된다고 말한다.

　갱년기장애로 나타나는 증상은 몸 전체에 일어나는 전신증세와 신체 일부에 일어나는 국부증세로 나눌 수 있다. 전신증세는 혈액순환이 안 되고 안면홍조, 냉증, 흥분감, 심계항진, 부정맥, 부종 등이 있다. 요통, 관절통, 근육통 같은 운동장애가 올 수 있고 두통, 현기증, 불면증, 이명증 등이 발생하기도 한다. 이밖에 우울증과 불안감, 기억력 감퇴가 있을 수도 있다. 국부증세로는 성기 위축이 대표적이다. 대음순과 소음순은 안에 있던 지방이 사라지면서 모양이 변하게 되고 질벽이 평평해지고 질강(膣腔)이 좁아지는 등 변화가 생긴다.

　갱년기(更年期)는 새로운[更] 시간[年]을 만난다는[期] 뜻이다. 초등학교를 졸업한 뒤 중학교에 가면 낯설고 힘든 일도 있지만 곧 익숙해진다. 갱년기 또한 몸의 변화에 따른 불편한 증상이 나타나지만 몸은 곧 적응할 것이고 긍정적인 마음으로 밝게 생활한다면 익숙해지는 데 필요한 시간은 단축된다.

　다음에 소개되는 약초처방은 갱년기장애를 개선하는 데 많은 도움을 준다. 하루치 분량인 당귀 8g, 작약 8g, 복령 8g, 시호 8g을 물 800mL에 넣어 중불로 2시간 정도 달여 물이 절반 정도 되게 한다. 그리고 이것을 아침·점심·저녁 3번 나눠 마시는데 간격은 3~4시간이 적당하다. 10일분 또는 20일분씩 달여놓고 유리병에 담아 냉장고에 보관하였다가 마실 때마다 따뜻하게 데워서 마셔도 된다.

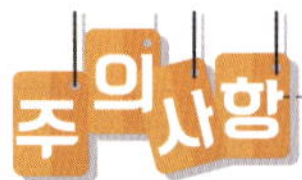

① 갱년기장애의 치료기간은 길다. 그렇기에 약초처방을 3개월 정도 꾸준히 복용하는 것이 좋다.

② 작약은 겉껍질을 벗기지 않은 것을 사용해야 한다.

③ 시호를 술에 담근 후 볶아 사용하면 효과가 좋다.

④ 스트레스와 월경 이상으로 젊은 여성에게 갱년기와 비슷한 증상이 나타날 때에도 이 약초처방을 활용해도 된다.

효능⁺PLUS

① 입이 마르고 갈증이 나면 맥문동을 더한다.

② 얼굴에 열감이 있으면 박하를 더한다.

③ 두통이 있으면 감국을 더한다.

④ 불면증이 있으면 산조인을 더한다.

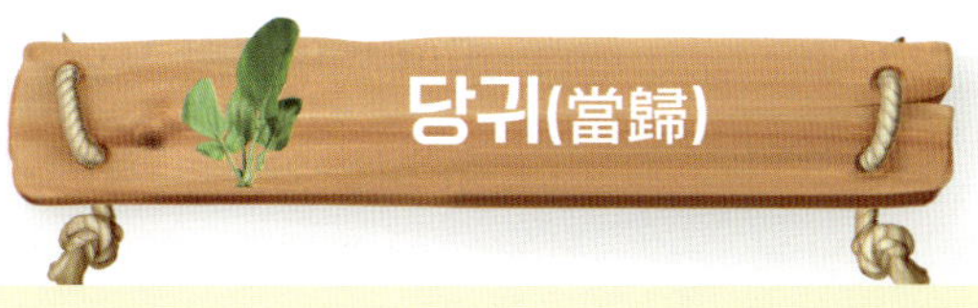

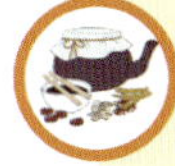

주효능 | 빈혈, 생리불순, 생리통, 손발 저림, 불임증, 타박상, 불면증, 건망증, 두통

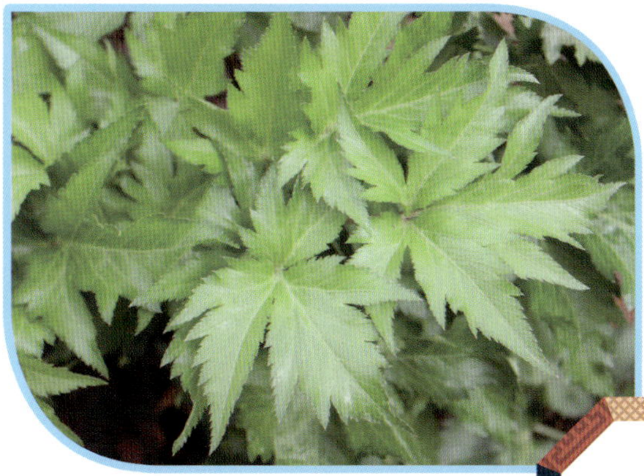

▲ 일당귀_잎

당귀

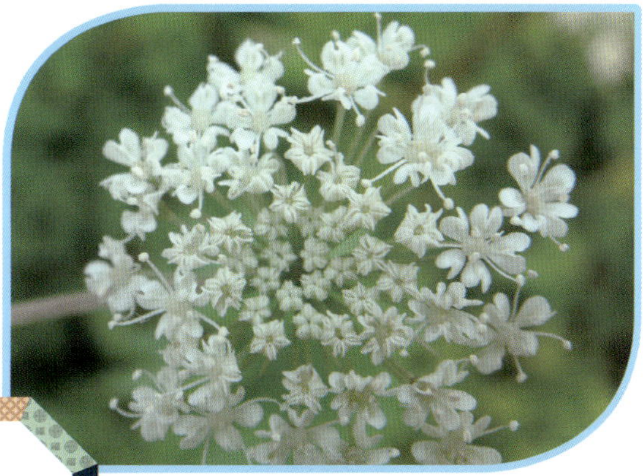

▲ 일당귀_꽃

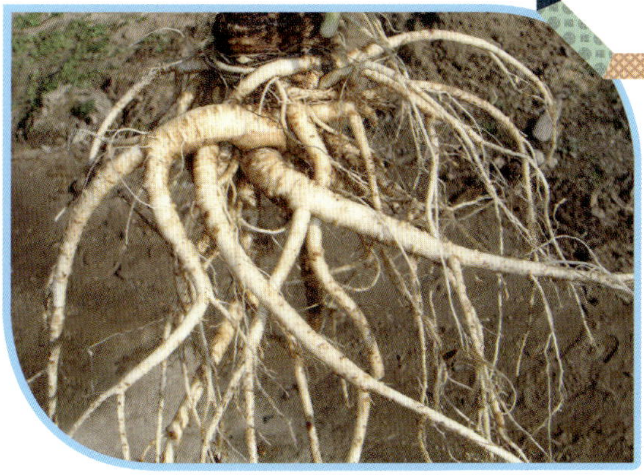

▲ 당귀_뿌리(채취품)

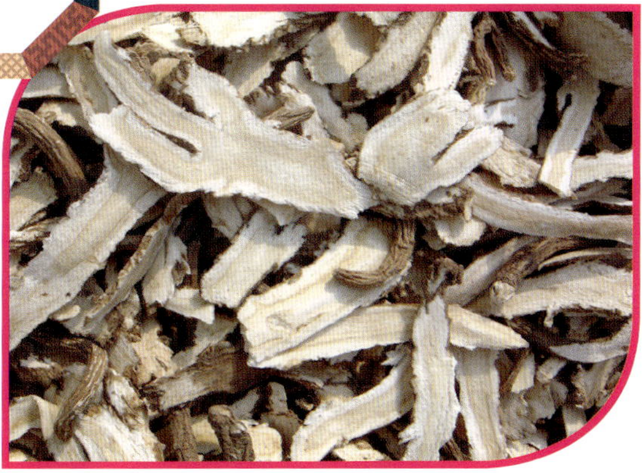

▲ 당귀_약재(일당귀 뿌리)

당귀는 산형과에 속하는 여러해살이풀인 참당귀, 일당귀의 뿌리를 말한다. 전국 산지의 계곡이나 습한 땅에서 자생하며 고랭지에서 재배한다. 늦가을 잎이 진 이후나 이른 봄 잎이 나오기 전에 채취하는데 흙을 제거해 바람이 통하는 그늘진 곳에서 말린다.

참당귀의 성질은 따뜻하고 맛은 달고 맵다. 반면 일당귀의 성질은 따뜻하고 맛은 달다.

당귀는 혈액을 만드는 효능이 있는데 부족해진 혈액을 보충해 정신을 안정시킨다. '혈자신기야(血者神氣也)'라는 말이 있다. 혈액이 충실해야 비로소 뇌의 정신활동이 정상적으로 이루어진다는 뜻이다. 이처럼 당귀는 갱년기를 겪는 여성에게 혈액을 보충하고 정신을 안정시키는 작용을 하여 불안증, 건망증, 불면증 등을 개선한다.

당귀는 여성에게 필수적인 약초이다. 여성은 매달 월경을 하며 남성보다 예민하여 과로를 하지 않더라도, 그리고 생명을 위협할 만한 질병이 없더라도 혈액이 부족해질 수 있다. 따라서 보약이건 치료약이건 상관없이 여성을 위한 약에는 반드시 당귀가 들어간다.

🌸 공진단(拱辰丹)

사람들에게 값비싼 보약으로 알려진 공진단은 방송에 소개되면서부터 더 많은 관심을 받게 되었다. 공진단은 녹용, 당귀, 산수유, 사향을 가루로 만든 뒤 꿀을 섞어 환으로 만들어 복용한다. 공진단의 재료를 보면 다소 생소한 사향을 제외하면 그리 특이한 것도 없어 보인다. 사실 공진단이 비싼 이유는 바로 사향 때문이다. 사향은 사향노루의 사향선[腺]을 건조시켜 얻는 분비물인데, 사향선은 사향노루 수컷의 배와 배꼽의 뒤쪽 피하에 있는 향낭(香囊) 속에 있으며 생식기에 딸려 있다. 사향은 옛날부터 생약으로서 강심, 흥분, 진경제(鎭痙劑)로, 또 기절하였을 때 정신이 들게 하는 약으로 사용되었다. 그러나 값이 비싸기 때문에 위조품이 많아 비슷한 향기를 내는 인조사향이 쓰이기도 하는데 사향과는 전혀 다른 성분이다.

공진단의 효능을 《동의보감》은 다음과 같이 기록한다. '체질이 선천적으로 허약하더라도 이 약을 복용하면 천원일기(天元一氣)를 굳혀서 수(水)를 오르게 하고 화(火)를 내리게 하므로 병이 생기지 않는다.' 말하자면 선천적인 허약체질 때문에 질병이 생기는 사람에게 좋다는 표현이다. 예를 들면 조산아에게 좋은 약이라 할 수 있는데 이 약을 복용하면 몸의 기능이 향상되고 면역력이 강해진다. 물론 선천적으로 건강한 사람이 복용해도 무방하지만 특히 열이 많은 사람은 주의해야 한다. 또한 증상에 따라 인삼과 숙지황을 넣어 복용하면 좋고, 환으로 만들지 않고 달여서 복용해도 효과가 좋다.

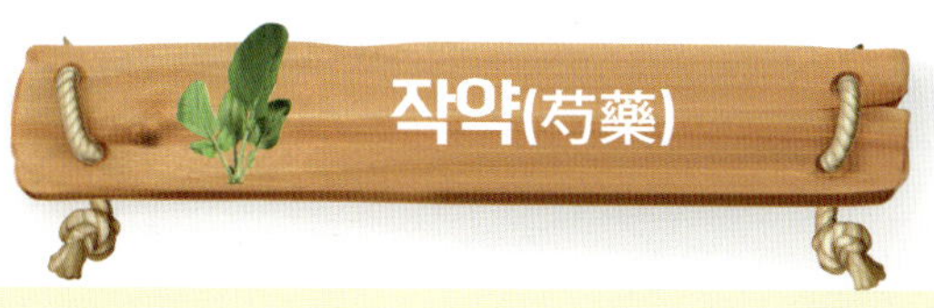

작약(芍藥)

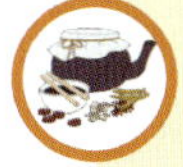

주효능 | 복통, 근육통, 근육 경련, 식욕부진, 변비, 설사, 생리통, 생리불순

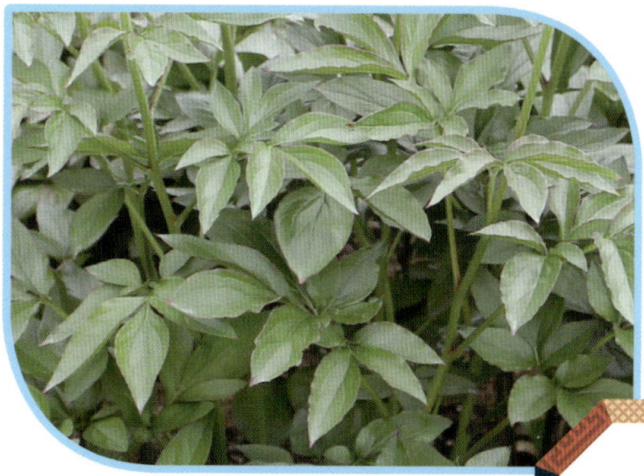

▲ 작약_잎

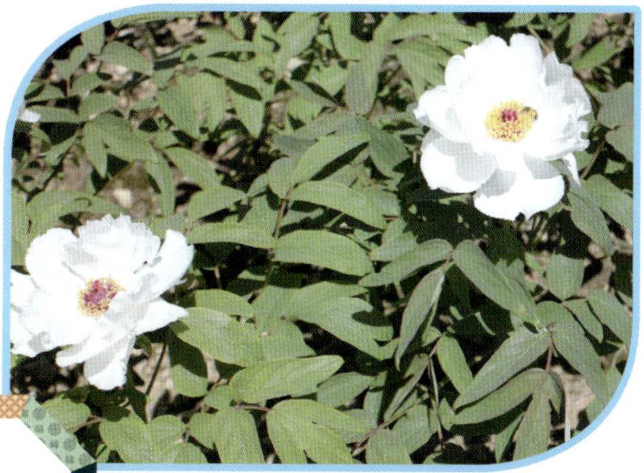

작약

▲ 작약_꽃

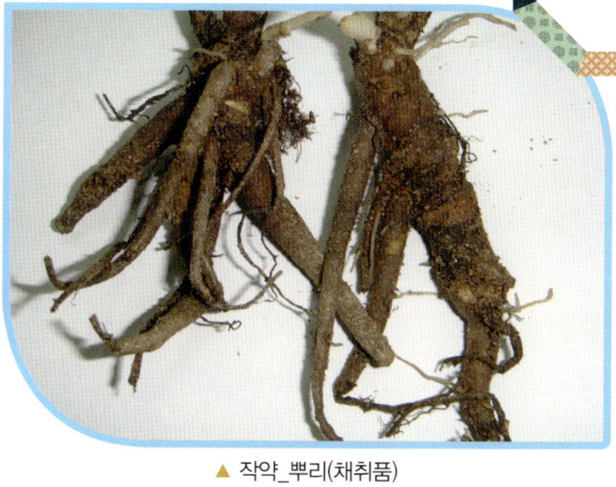

▲ 작약_뿌리(채취품)

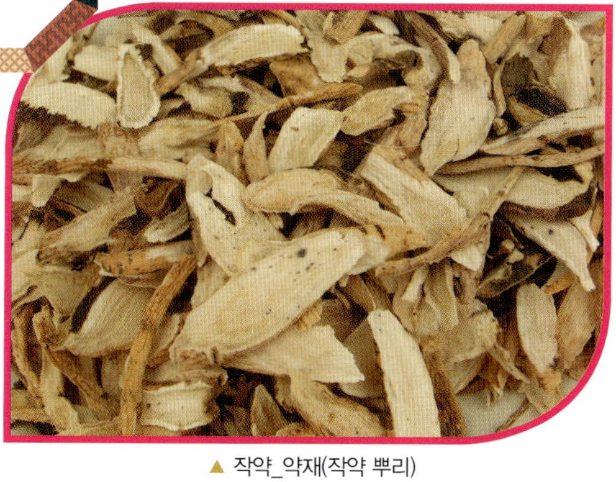

▲ 작약_약재(작약 뿌리)

작약은 미나리아재비과에 속하는 여러해살이풀인 작약의 뿌리를 말한다. 우리나라가 원산지로 전국 산지에서 자라며 약용 및 관상용으로 재배한다. 9월 하순에서 10월 중순 사이에 채취하는 것이 좋으며 뿌리를 캐서 잔뿌리와 불순물을 제거하고 햇볕에 절

반 정도 말린 후 단으로 묶어 햇볕에 바짝 말린다. 성질은 약간 차갑고 맛은 쓰면서 약간 시다.

작약에는 여러 종류의 당(糖), 점액질, 유기산과 미량의 미네랄이 함유되어 있어 갱년기에 부족해지기 쉬운 영양분을 공급한다. 또한 작약은 긴장된 조직을 이완시키고 혈액순환을 원활하게 하여 안면홍조, 냉증, 흥분감, 심계항진, 부정맥, 요통, 관절통, 근육통 등을 개선한다.

작약은 근육의 경련을 치료하는 효능이 있다. 실험에서도 위장과 자궁 평활근의 수축력을 떨어뜨리고 비정상적인 경련을 억제하는 효과가 밝혀졌다. 이는 작약이 근육의 수축력을 조절한다는 뜻이다. 예를 들어 평소에 운동을 하지 않던 사람이 갑자기 축구를 하면 종아리에 쥐가 나는데 이것은 비복근(腓腹筋)에 경련이 일어난 것으로, 이때 작약을 사용하면 근육의 수축력이 조절되어 경련이 멎는다.

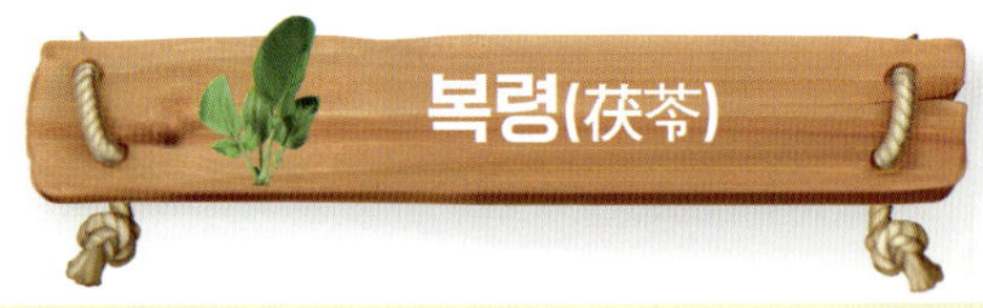

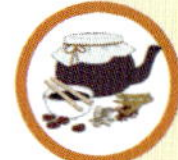
주효능 | 소변불통(小便不通), 부종, 설사, 신경쇠약, 건망증, 요도염, 방광염

복령은 구멍장이버섯과에 속하는 진균인 복령의 균핵을 말하며 소나무 뿌리에 기생한다. 전국 각지에서 분포하는데 특히 강원도, 경기도, 경상북도 지방에서 많이 생산되며 현재는 대부분 지방에서 대량으로 인공 재배되고 있다. 자연산 복령은 7월부터 다음해 3월 사이에 소나무 숲에서 채취하고, 인공 재배한 것은 종균을 접종한 2년 후 7~8월 사이에 채취한다. 성질은 따뜻하지도 차갑지도 않고 맛은 달고 담백하다.

복령은 정신을 안정시키고 자율신경 이상으로 인한 정신질환을 치료하는 효능이 있다. 그래서 정신력이 약해지고 신경이 불안정하여 가슴이 두근거리고 깜짝 놀라는 증

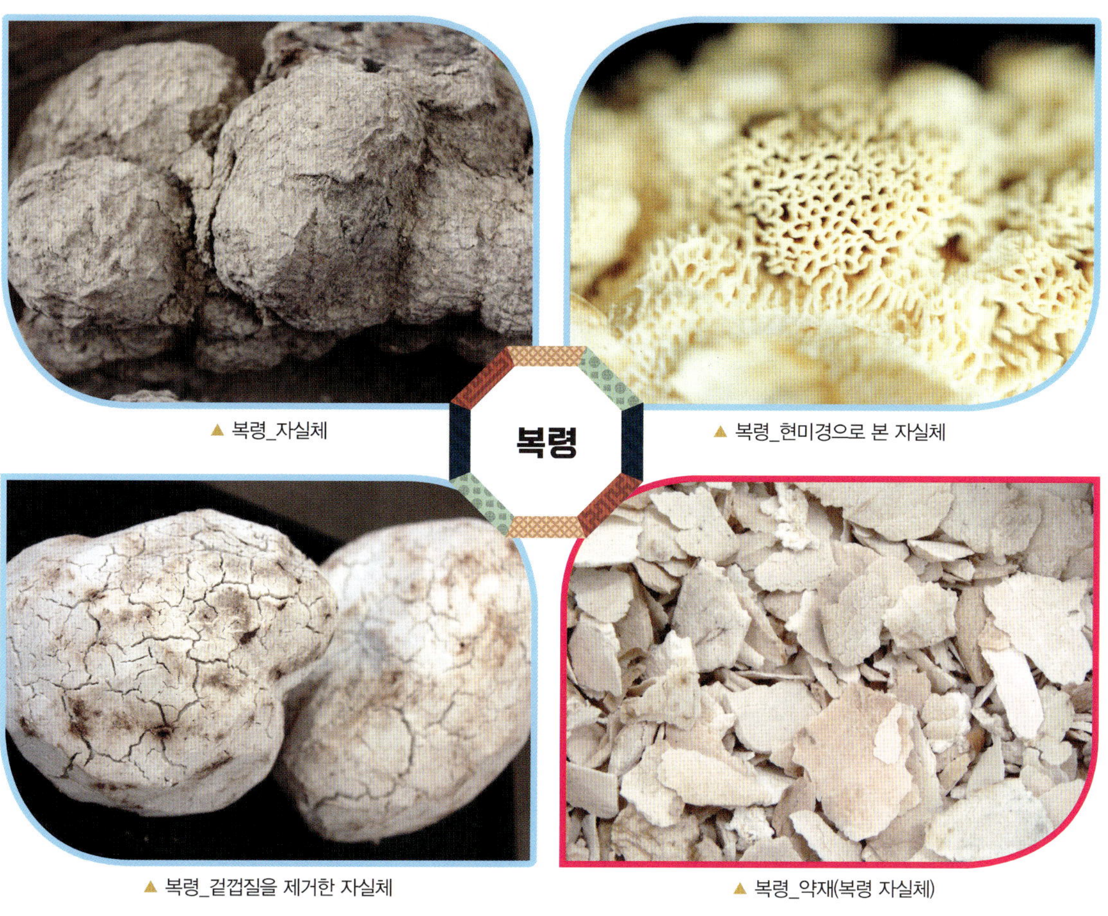

▲ 복령_자실체

▲ 복령_현미경으로 본 자실체

복령

▲ 복령_겉껍질을 제거한 자실체

▲ 복령_약재(복령 자실체)

상, 건망증, 불면증 등이 생겼을 때 복령을 사용하면 효과가 좋다. 갱년기에도 이와 같은 증상이 나타나기 때문에 복령을 적절하게 사용하면 좋은 효과를 얻을 수 있다.

복령은 이뇨작용이 있어 몸이 붓거나 요도염, 방광염 등이 있을 때 사용하는데, 다른 이뇨제와 달리 위장을 튼튼하게 만들고 신경을 안정시키는 효능이 있어 몸이 약한 사람에게 좋다.

◎ **복령과 쑥**: 숨이 차는 증상 등의 치료에 쓴다.

◎ **복령과 백출**: 위장의 습기를 제거하여 소화불량을 치료한다.

◎ **복령과 향부자**: 스트레스로 식욕이 없을 때 효과가 있다.

◎ **복령과 저령**: 남성의 몽정이나 여성의 대하증 치료에 좋다.

◎ **복령과 쥐눈이콩**: 눈이 밝아지고 정신이 총명해진다.

◎ **복령과 계지**: 면역기능이 강화되고, 항암 효과가 있다.

◎ **복령과 국화**: 노화를 늦추는 효과가 있다.

◎ **복령과 마**: 소변이 잦은 증상이나 요실금 증상의 치료에 좋다.

◎ **복령과 꿀**: 얼굴에 흑갈색 반점이 생기는 경우의 치료에 효과가 있다.

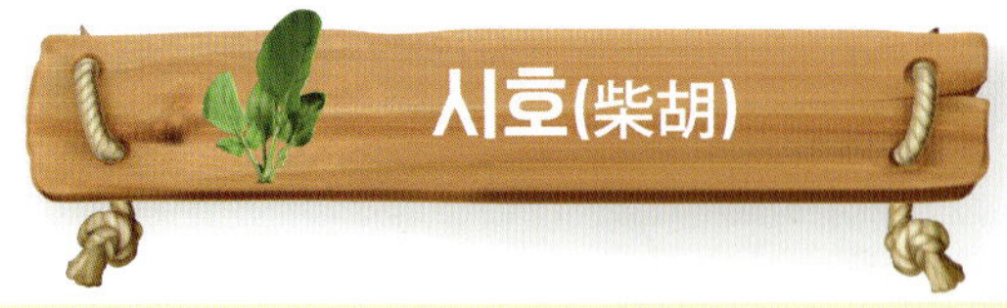

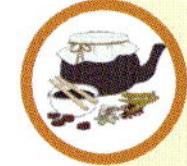
주효능 | 화병(火病), 갱년기장애, 만성 간염, 지방간, 소화불량, 근육통

시호는 산형과에 속하는 여러해살이풀인 시호의 뿌리를 말한다. 전국 각지의 산야에서 자생하며 농가에서 약용으로 재배한다. 10~11월에 채취해 잔뿌리와 불순물을 제거하고 물기가 있을 때 절단해 햇볕에 말려 사용한다. 성질은 약간 차갑고 맛은 쓰다.

시호는 여성이 갱년기에 얼굴로 열이 오르내리고 신경이 날카로워지는 증상을 개선하는 효능이 있다. 갱년기에 특정적으로 나타나는 안면홍조를 치료하기 위해 호르몬제를 복용하는 경우가 있는데 부작용이 나타날 수 있다. 그러할 때 시호를 사용하면 부작용 걱정 없이 안면홍조를 개선시킬 수 있다.

시호는 간기능을 개선하는 효능이 있어 만성 간염, 간수치 상승, 지방간 등의 치료에

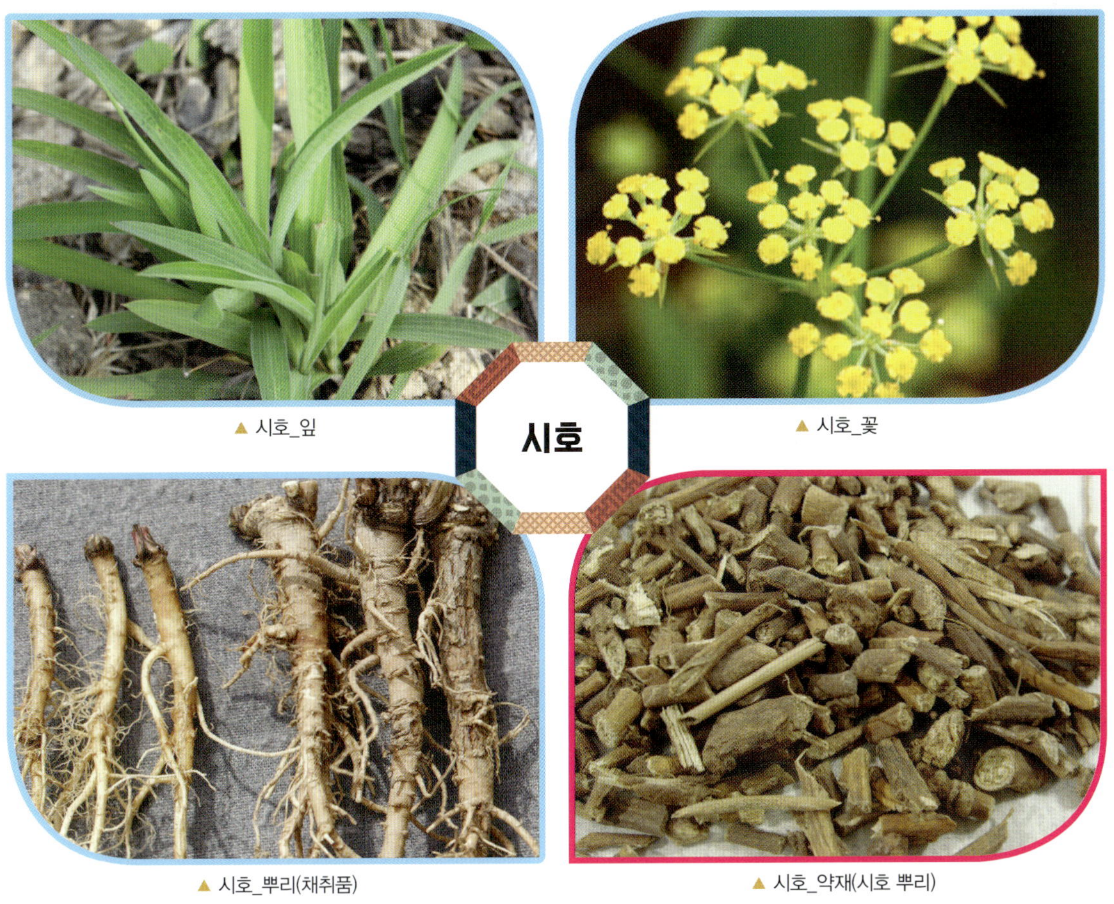

▲ 시호_잎

▲ 시호_꽃

▲ 시호_뿌리(채취품)

▲ 시호_약재(시호 뿌리)

효과적이며 담즙 분비 촉진기능이 있어 소화불량에도 사용한다. 또한 시호는 열을 몸 밖으로 내보내면서 근육을 풀어주는 작용이 있어 근육 뭉침이나 근육통 치료에 사용할 수 있는데 뒷목이나 어깨에 증상이 나타나면 갈근과 함께 사용하고, 복부에 나타나면 작약과 함께 사용한다.

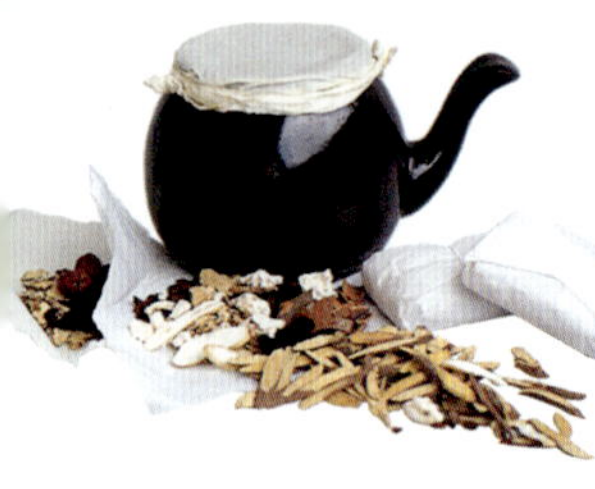

녹내장/안구충혈

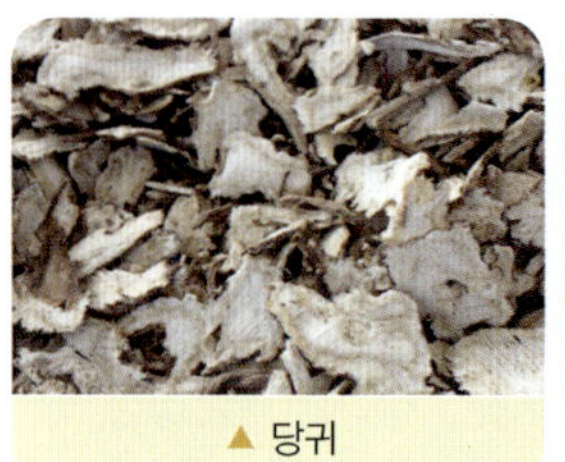

▲ 당귀

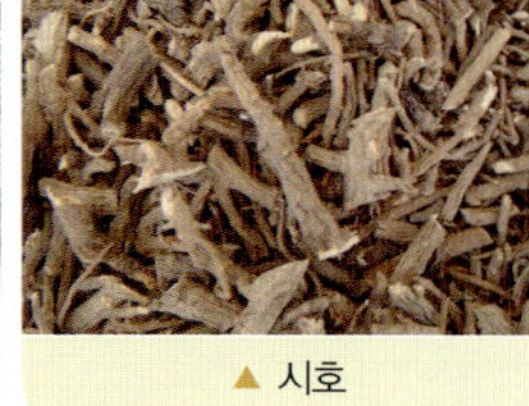

▲ 시호

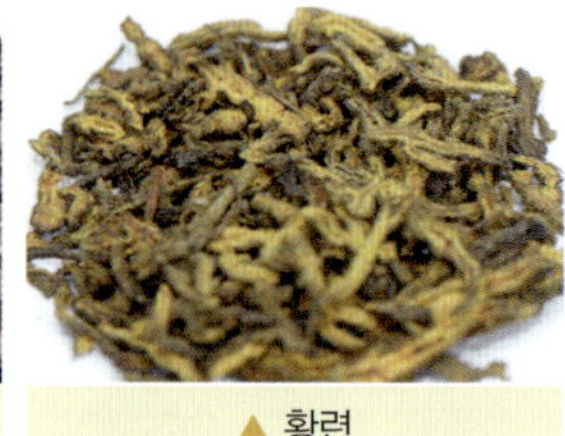

▲ 황련

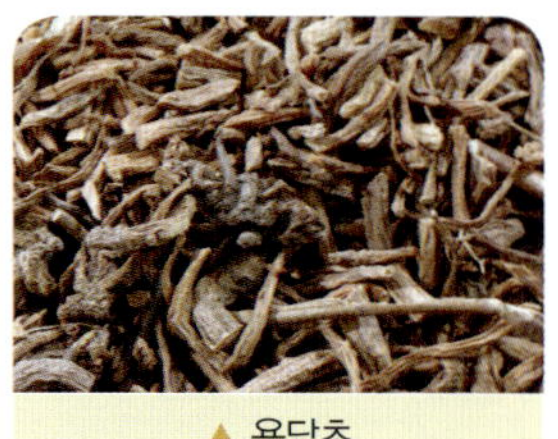

▲ 용담초

안구충혈과 녹내장은 몸 안에 형성된 열과 염증으로 인해 생긴다. 술이나 열이 많은 음식 또는 스트레스나 화병 때문에 몸에 열이 생기는데 열은 인체의 상부로 집중되기 때문에 눈을 충혈시키고 안압을 상승시켜 녹내장을 유발한다. 독성물질이 많은 고기나 가공식품을 과다하게 섭취하는 것도 문제인데 이들을 처리하기 위해 많은 영양소가 소모될 뿐 아니라 그 과정에서 열이 발생하기에 이러한 음식을 자주 먹는다면 안구충혈과 녹내장의 원인이 될 수 있다. 물론 안구충혈과 녹내장의 주된 원인은 마음의 화(火), 즉 스트레스이다. 따라서 이를 치료하기 위해서는 마음의 화를 다스려야 한다. 《동의보감》에서 '눈병에는 한증이 없다(眼病無寒).' '눈병은 화가 없이는 생기지 않는다(眼無火不病).'라고 한 것도 이와 연관이 있다.

다음에 소개되는 약초처방은 몸의 화를 조절하여 안구충혈과 녹내장 치료에 도움을 준다. 하루치 분량인 당귀 10g, 시호 8g, 황련 6g, 용담초 4g을 물 1L에 넣어 중불로 2시간 정도 달여 물이 절반 정도 되게 한다. 그리고 이것을 아침·점심·저녁 3번 나눠 마시는데 간격은 3~4시간이 적당하다. 10일분 또는 20일분씩 달여놓고 유리병에 담아 냉장고에 보관하였다가 마실 때마다 따뜻하게 데워서 마셔도 된다.

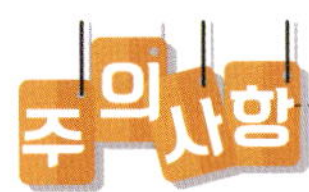

① 탕약의 맛이 매우 쓰기 때문에 쓴맛을 싫어하는 사람은 약물을 졸여 복용하거나 위의 약초들을 환으로 만들어 복용해도 된다.

② 찬 성질의 약초가 많아 위장이 약한 사람이 복용하면 설사를 할 수 있다. 따라서 정해진 용량을 벗어나지 않도록 주의해야 한다.

③ 황련은 술에 담근 후 볶아서 사용하는데 술에 볶으면 상부의 열을 내려주는 효과가 강해진다.

④ 감초 달인 물에 용담초를 담근 후 말려 사용하면 용담초의 쓴맛이 덜하고, 술에 담근 후 볶아서 사용하면 머리와 얼굴 부위의 열증을 개선하는 데 효과가 좋다.

⑤ 당귀를 술에 담근 후 볶아서 사용하면 어혈(瘀血)을 제거하는 효능이 강해져 내장증(內障症)에 효과가 더 좋다.

① 몸이 건강하고 소화력이 좋다면 숙지황을 더해 사용하는 것도 좋다.

② 고혈압이 있으면 조구등을 더한다.

③ 스트레스가 심하면 향부자와 진피를 더한다.

④ 과음이 잦으면 지구자를 더한다.

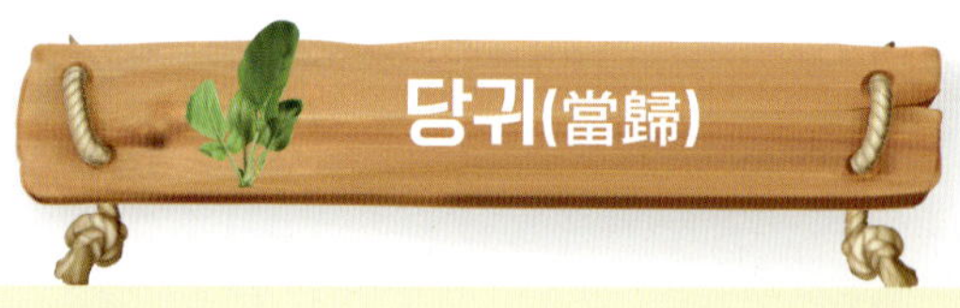

당귀(當歸)

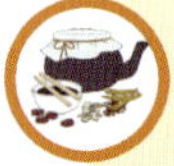

주효능 | 빈혈, 생리불순, 생리통, 손발 저림, 불임증, 타박상, 불면증, 건망증, 두통

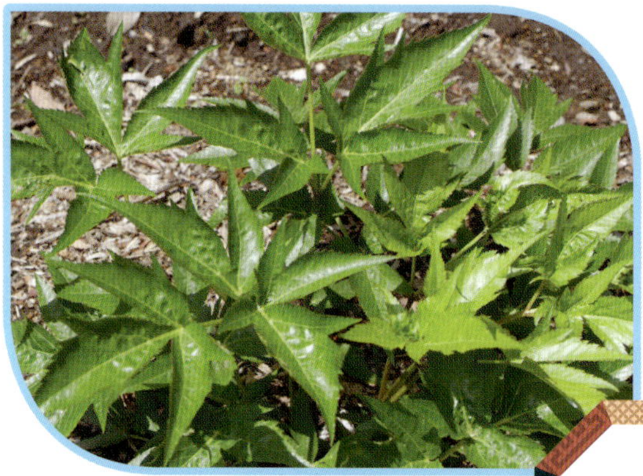

▲ 일당귀_잎

당귀

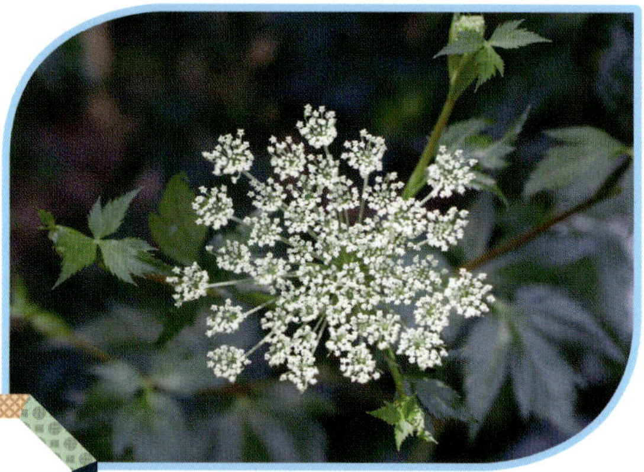

▲ 일당귀_꽃

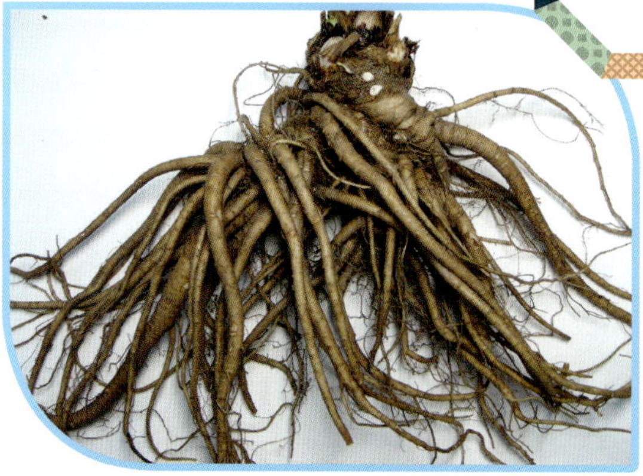

▲ 일당귀_뿌리(채취품)

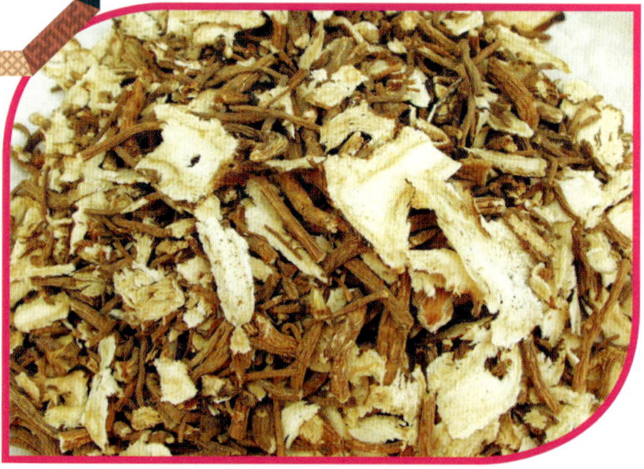

▲ 당귀_약재(일당귀 뿌리)

당귀는 산형과에 속하는 여러해살이풀인 참당귀, 일당귀의 뿌리를 말한다. 전국 산지의 계곡이나 습한 땅에서 자생하는데 고랭지에서 재배한다. 늦가을 잎이 진 이후나 이른 봄 잎이 나오기 전에 채취해 흙을 제거하고 바람이 통하는 그늘진 곳에서 말린다.

참당귀의 성질은 따뜻하고 맛은 달고 맵다. 반면 일당귀의 성질은 따뜻하고 맛은 달다.

장기간에 걸쳐 몸에 열이 나면 혈액 소모가 많아질 수밖에 없고 그 결과 눈이 충혈되고 안압이 높아져 녹내장이 생길 수 있다. 당귀는 혈액을 만드는 데 기여하는 약초이므로 녹내장을 완화시키는 데 도움을 준다.

당귀는 여성에게 필수적인 약초이다. 여성은 남성보다 예민하며 매달 월경을 하기 때문에 과로하지 않더라도, 그리고 생명을 위협할 만한 질병이 없더라도 혈액이 부족해질 수 있다. 따라서 보약이건 치료약이건 상관없이 여성을 위한 약재에는 반드시 당귀가 들어간다.

 **당귀의 기능성 및 효능에 관한 특허자료 2종 외**

▶ **당귀의 주성분인 데쿠르신으로부터 합성된 유도체인 데쿠시놀 벤조에이트를 이용한 비만 예방용 또는 비만 치료용 조성물**

본 발명은 당귀의 주성분인 데쿠르신으로부터 합성된 유도체인 데쿠시놀 벤조에이트(Decursinol benzoate)를 이용한 비만 예방용 또는 비만 치료용 조성물에 관한 것으로, 보다 상세하게는 데쿠시놀 벤조에이트는 AMPK 활성능을 가짐으로써 지방산 합성을 억제하는 것을 특징으로 하거나, PPAR-GAmmA의 발현 및 전사활성을 억제하는 것을 특징으로 한다.

– 공개번호: 10-2011-0125940, 출원인: 한국화학연구원, 한국식품연구원

▶ **당귀 추출물을 포함하는 골수 유래 줄기세포 증식 촉진용 조성물**

본 발명은 당귀 추출물을 이용하여 골수 유래 줄기세포의 증식을 촉진시키는 조성물에 관한 것으로, 본 발명의 조성물은 줄기세포의 증식 및 분화를 위해 G-CSF만을 단독 투여했던 방법에 의해 야기되었던 비장종대와 같은 부작용을 해결하여, 당귀 추출물의 병용 투여로 현저히 완화시켰으며, 줄기세포의 증식 및 분화를 보다 촉진시키는 효과가 있다.

– 공개번호: 10-1373100-0000, 출원인: 재단법인 통합의료진흥원

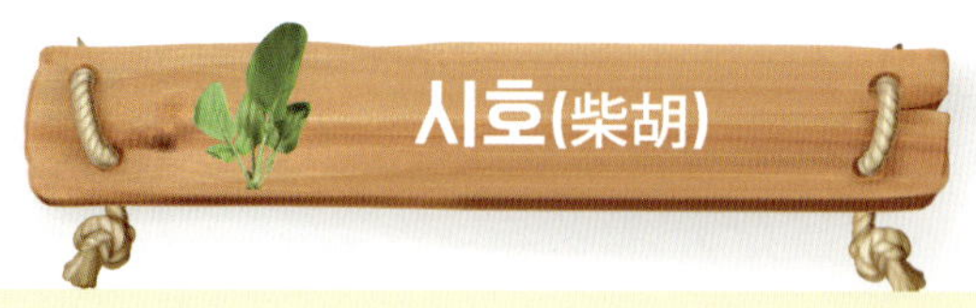

주효능 | 화병(火病), 갱년기장애, 만성 간염, 지방간, 소화불량, 근육통

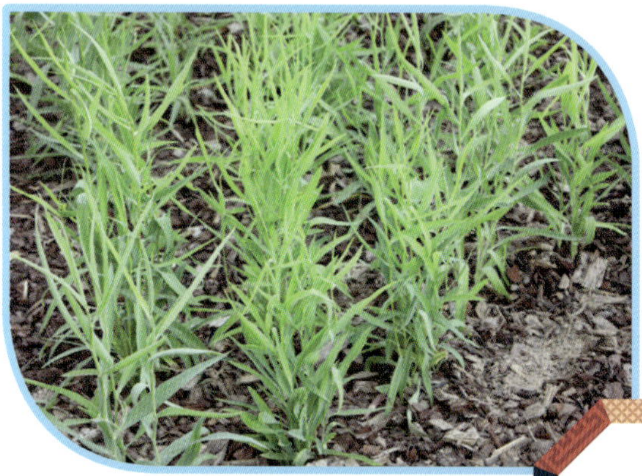

▲ 시호_지상부

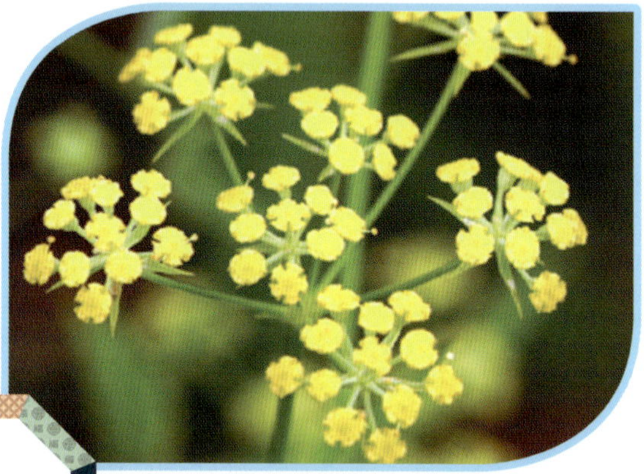

시호

▲ 시호_꽃

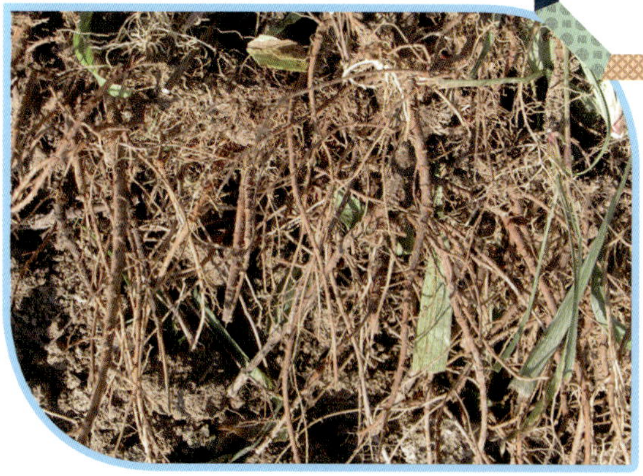

▲ 시호_뿌리(채취품)

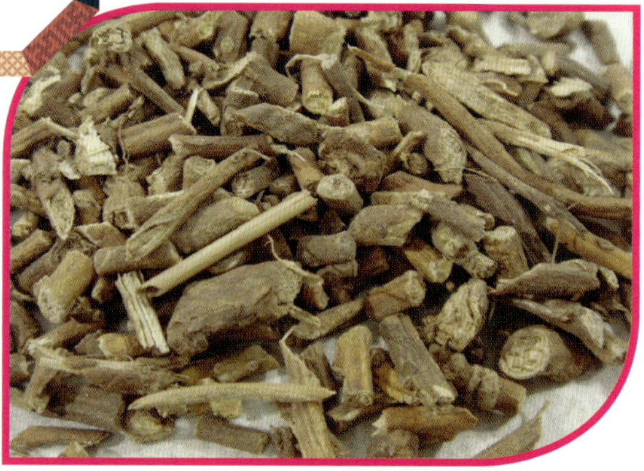

▲ 시호_약재(시호 뿌리)

시호는 산형과에 속하는 여러해살이풀인 시호의 뿌리를 말한다. 전국 각지의 산야에서 자생하는데 농가에서는 약용으로 재배한다. 10~11월에 채취해 잔뿌리와 불순물을 제거하고 물기가 있을 때 절단해 햇볕에 말려 사용한다. 성질은 약간 차갑고 맛은 쓰다.

시호는 스트레스 때문에 생긴 열이 몸에 쌓여 생기는 울화(鬱火)를 없애는 귀중한 약초이다. 예나 지금이나 복잡한 가정사, 수많은 인간관계 속에서 화(火)가 생길 수밖에 없고, 이러한 화가 몸에 영향을 주면 입이 마르고 머리가 아프고 눈이 충혈되는 등 매우 다양한 증상이 나타난다. 이럴 때 시호를 사용하면 울화가 풀리고 열이 내린다.

시호는 스트레스성 정신질환에 효과가 좋아서 조울증, 불면증, 히스테리, 정신분열증 등의 치료에 활용한다. 또한 간염을 비롯해 황달, 알콜중독, 만성 간염 등의 치료에 효과가 있고, 스트레스성 생리불순과 생리통, 갱년기증후군 치료에도 비교적 자주 쓰이는 약초이다.

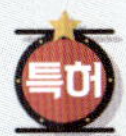 시호의 기능성 및 효능에 관한 특허자료 2종 외

▶ 시호 추출물을 포함하는 뇌암 치료용 조성물 및 건강기능성 식품

본 발명은 시호 에탄올 추출물을 유효성분으로 함유하는 뇌암 예방 및 치료용 조성물 및 뇌암 예방용 기능성 식품에 관한 것이다. 본 발명에 따른 뇌암 치료용 조성물 및 기능성 식품은 뇌암 세포의 성장을 억제하고 세포 사멸을 유도하는 효과가 있어 뇌암 치료 및 예방에 효과적으로 사용할 수 있다.

– 공개번호: 10-2012-0092272, 출원인: (주)한국전통의학연구소

▶ 시호 추출물을 포함하는 신장암 치료용 조성물 및 건강기능성 식품

본 발명은 시호 에탄올 추출물을 유효성분으로 함유하는 신장암 예방 및 치료용 조성물 및 신장암 예방용 기능성 식품에 관한 것이다. 본 발명에 따른 신장암 치료용 조성물 및 기능성 식품은 신장암 세포의 성장을 억제하고 세포 사멸을 유도하는 효과가 있어 신장암 치료 및 예방에 효과적으로 사용할 수 있다.

– 공개번호: 10-2012-0122414, 출원인: (주)한국전통의학연구소

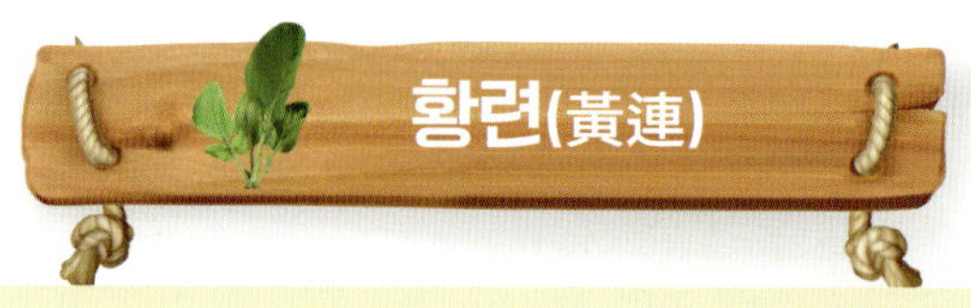

황련(黃連)

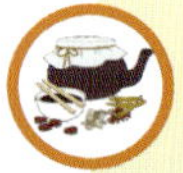

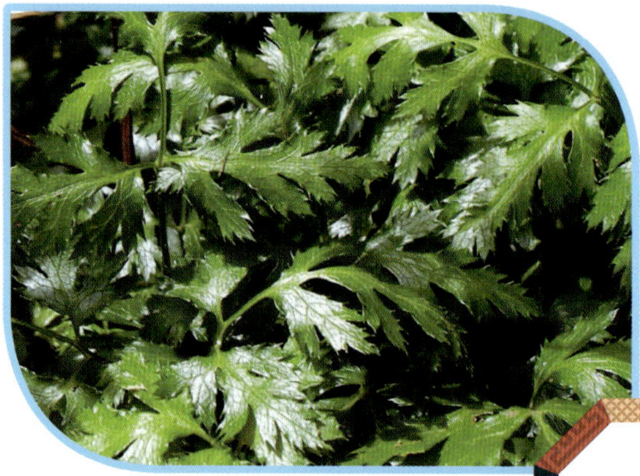

주효능 | 결막염, 각막염, 장염, 위염, 구내염, 중이염, 피부염, 폐렴, 화상(火傷)

▲ 황련_잎

▲ 황련_꽃

황련

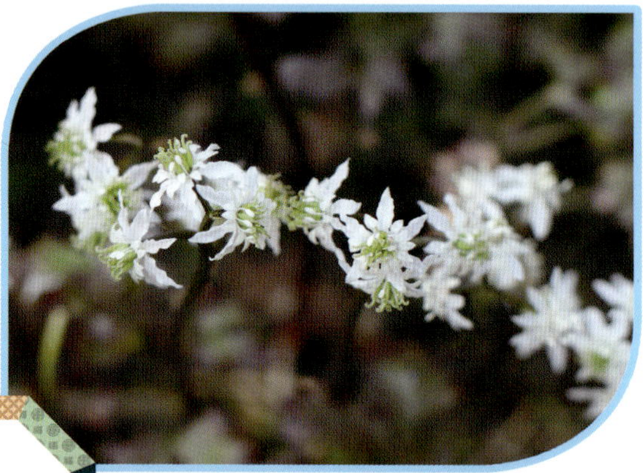

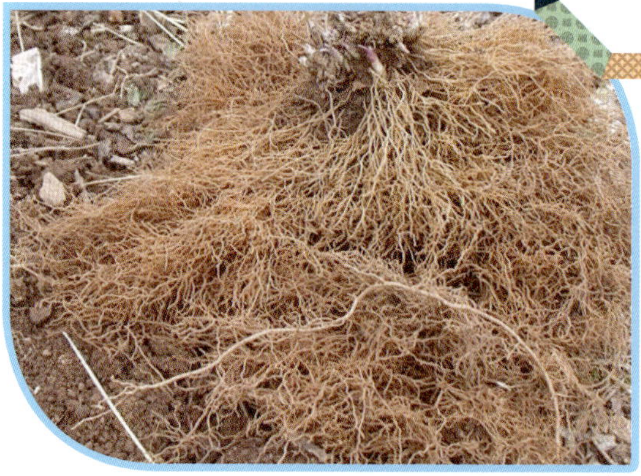

▲ 황련_뿌리(채취품)

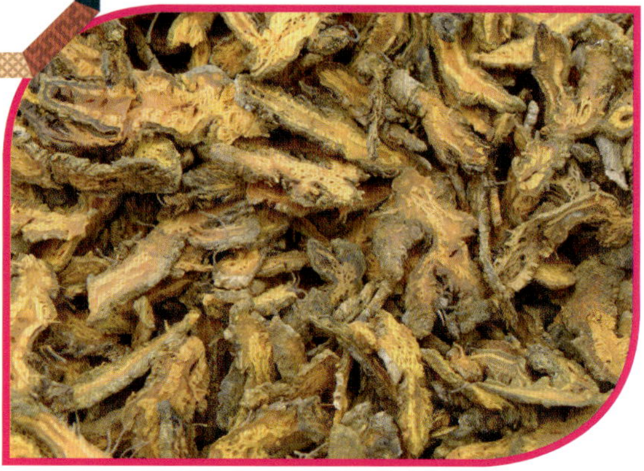

▲ 황련_약재(황련 뿌리)

황련은 미나리아재비과에 속하는 여러해살이풀인 황련의 뿌리를 말한다. 원산지는 중국으로 우리나라에서는 산악지대 또는 습한 고랭지대의 수풀 밑에서 자라는데 서북향의 그늘진 곳에서 잘 자란다. 입동이 지난 11월경에 채취해 줄기와 잎, 잔뿌리를 제

거하고 햇볕이나 불에 쬐어 말려 사용한다. 성질은 차갑고 맛은 쓰다.

황련은 맛이 매우 쓰고 매우 차가운 성질을 지닌 약초로 몸에 생긴 열과 염증을 가라앉히는 데 매우 신속한 효과를 발휘한다. 그래서 눈이 충혈되고 안압이 높아졌을 때 황련을 사용하면 효과가 좋다.

황련은 결막염과 각막염에도 효과가 좋고, 혈압을 내리는 효과도 있다. 이 외에도 열과 염증을 가라앉히는 효과가 좋기 때문에 활용범위가 매우 넓은데 위염이나 장염은 물론이고 구내염, 중이염, 폐렴, 각종 피부염에 사용할 수 있으며 열 때문에 가슴이 답답한 증상과 두통 등에도 사용할 수 있다.

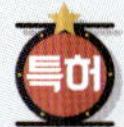

특허 황련의 기능성 및 효능에 관한 특허자료 2종 외

▶ 황련 추출물을 유효성분으로 함유하는 호흡기 질환의 예방 및 치료용 조성물

본 발명은 황련 추출물을 유효성분으로 함유하는 호흡기 질환의 예방 및 치료용 조성물에 관한 것으로, 상세하게는 본 발명의 추출물은 거담 활성, 진해 활성 및 항히스타민 활성 효과를 나타냄을 확인함으로써, 호흡기 질환의 예방 및 치료에 유용한 약학 조성물 및 건강기능식품으로 이용될 수 있다.

– 공개번호: 10-2009-0129561, 출원인: 안국약품(주)

▶ 황련 추출물을 함유하는 신경세포 보호 및 재생용 조성물

본 발명은 황련 추출물을 함유하는 신경세포의 보호, 성장 촉진 및 재생용 조성물에 관한 것이다. 본 발명의 조성물은 신경세포에서의 세포사멸 방어 효과, 신경세포와 신경줄기세포의 분화 유도 효과, 신경 돌기의 재생 효과, 뇌신경 신경 재생 효과, 말초신경 재생 효과, 신경근 접합부 재형성 효과, 치매 및 뇌허혈 동물의 세포사멸 방어 효과가 우수하다.

– 공개번호: 10-2003-0007105, 출원인: (주)리젠 바이오텍

용담초(龍膽草)

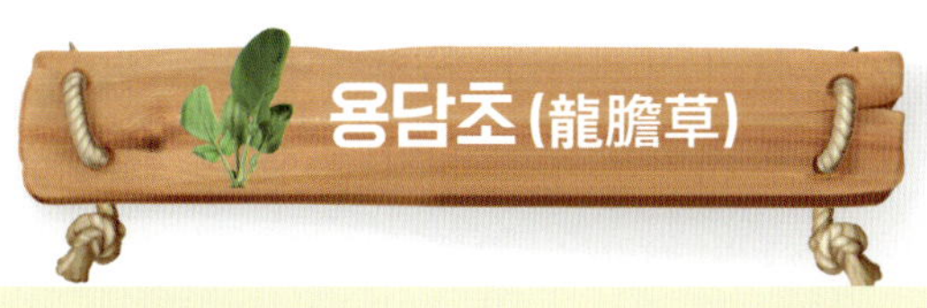

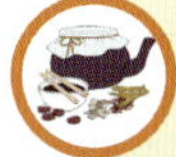

주효능 | 간염, 안구충혈, 녹내장, 구내염, 사타구니 습진, 전립선염, 대하증, 생식기 가려움증, 만성 피로

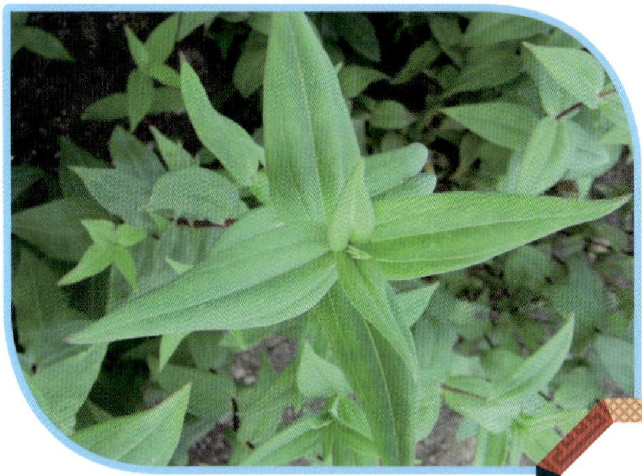

▲ 용담_어린잎

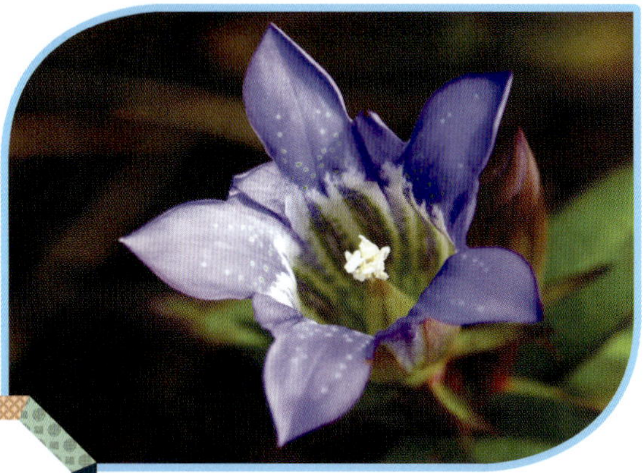

▲ 용담_꽃

용담초

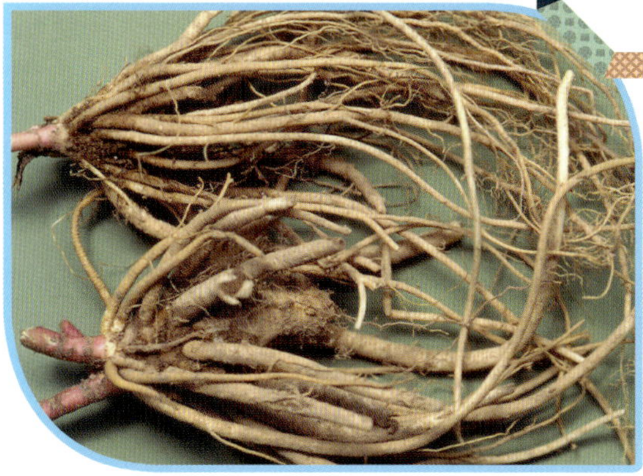

▲ 용담_뿌리(채취품)

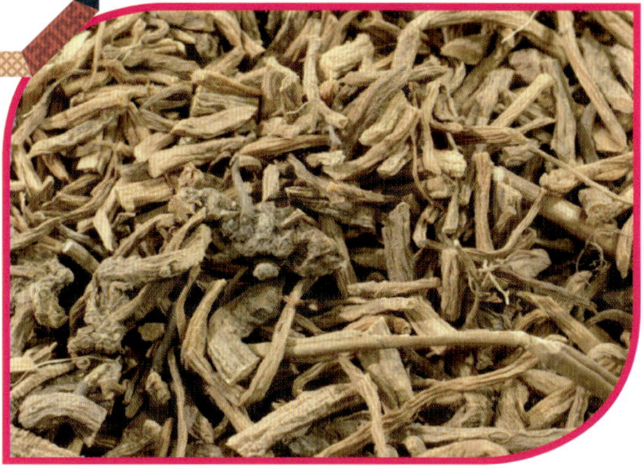

▲ 용담초_약재(용담 뿌리)

용담초는 용담과에 속하는 여러해살이풀인 용담의 뿌리를 말한다. 전국의 산야에서 자라는데 특히 해발고도 800~1,500m의 풀숲이나 양지에서 잘 자란다. 잎이 시든 가을에 채취하는 것이 좋은데 초봄에 새싹이 나오기 전에 채취해도 된다. 뿌리를 캔 다음에

줄기와 잎을 제거하고 뿌리를 깨끗이 씻어 햇볕에 말려 사용한다. 성질은 차갑고 맛은 쓰다.

《동의보감》에서는 용담초를 다음과 같이 설명하고 있다. '양쪽 눈이 붉게 부어오르고 안구가 부풀어 오르며, 예막(瞖膜)이 생기고, 피가 뭉치고 군살이 나와 통증이 심한 것을 치료한다. 눈병에 반드시 써야 할 약초이다.' 이처럼 용담초는 열을 내리는 효능이 좋아 안구충혈과 녹내장 치료에 효과적이다.

용담초는 다양한 염증성 질환에 효과가 좋다. 그래서 간염, 구내염, 사타구니 습진, 전립선염, 생식기 가려움증, 대하증(帶下症), 급성 중이염, 이질 등의 치료에 용담초를 활용한다.

 용담의 기능성 및 효능에 관한 특허자료 2종 외

▶ 용담 추출물의 분획물을 유효성분으로 포함하는 당뇨병 전증 또는 당뇨병의 예방 또는 치료용 조성물

본 발명은 용담 추출물의 특정 분획물의 당뇨병 전증 또는 당뇨병의 예방 또는 치료용 조성물에 관한 것이다. 상기 조성물은 생체 내 독성이 없으면서도, 인간 장내분비세포에서의 GLP-1의 분비를 촉진하고 혈당 강하 효능을 가지므로, 당뇨병 전증 또는 당뇨병의 예방 또는 치료에 효과적인 의약품 또는 건강기능식품으로 사용할 수 있다. ─ 공개번호: 10-2014-0147482 , 출원인: 경희대학교 산학협력단

▶ 초용담 추출물을 유효성분으로 함유하는 약물 중독 및 금단증상의 예방 및 치료용 조성물

본 발명은 초용담(용담) 추출물을 유효성분으로 함유하는 조성물에 관한 것으로서, 초용담 추출물은 약물중독의 지표로 사용되는 행동적 민감화 반응인 보행성 활동량의 감소 효과뿐만 아니라 뇌의 측핵과 선조체에서의 신경활성 지표인 c-Fos 발현을 급격히 감소시킴을 확인함으로써 상기 조성물은 약물중독 및 금단증상의 예방 및 치료를 위한 약학조성물 또는 건강기능식품으로 유용하게 이용될 수 있다. ─ 공개번호: 10-2011-0034876, 출원인: 대구한의대학교 산학협력단

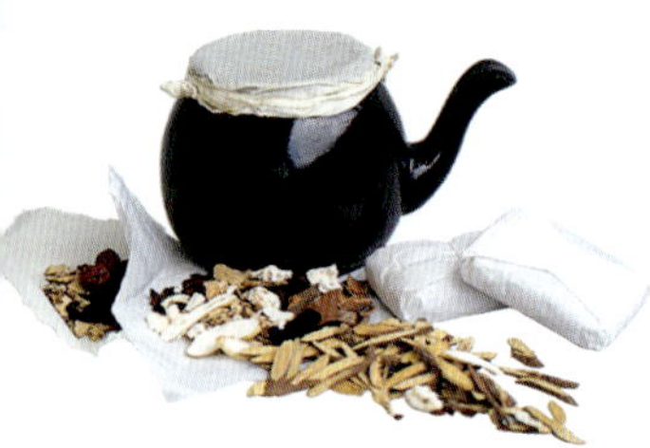

백내장 / 노안

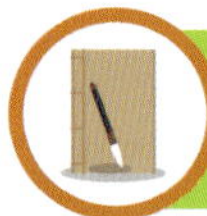

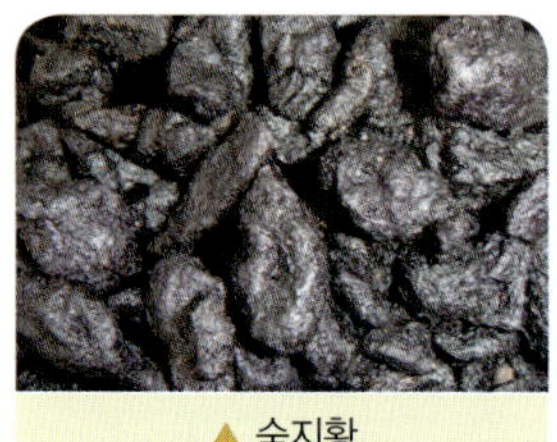

▲ 숙지황

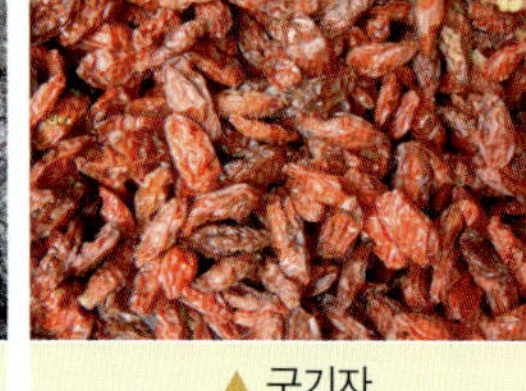

▲ 구기자

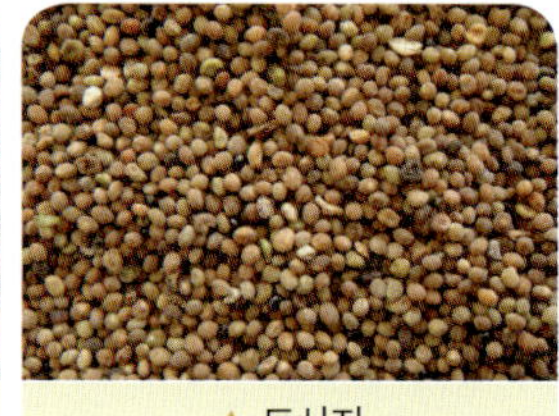

▲ 토사자

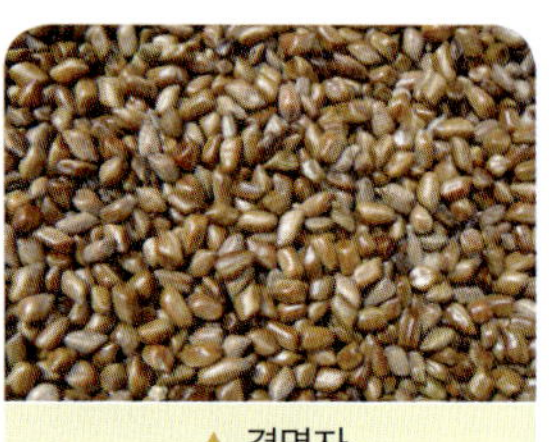

▲ 결명자

눈은 혈액 소모가 가장 많은 곳 중 하나이다. 혈액 소모가 많다는 말은 영양물질(한방에서는 '精'이라고 함)의 소모 또한 많다는 뜻이다. 따라서 눈을 많이 사용하는 사람들 또는 많이 사용하지 않더라도 영양물질이 부족한 사람들 그리고 체내에 유입된 독을 해독하느라 영양물질이 부족해진 사람들에게 퇴행성 '눈병'이 많을 수밖에 없다. 그중 대표적인 질환이 노안과 백내장이다. 즉, 노안과 백내장의 근본 원인은 영양물질의 부족 또는 과소모이다. 따라서 노안과 백내장의 악화를 막으려면 영양물질의 공급이 필수적이다. 동시에 과도한 영양물질 소모를 막아야 한다.

다음에 소개되는 약초처방은 몸에 영양물질을 공급하여 백내장과 노안 치료에 도움을 준다. 하루치 분량인 숙지황 8g, 구기자 10g, 토사자 8g, 결명자 6g을 물 1L에 넣어 중불로 2시간 정도 달여 물이 절반 정도 되게 하여 이것을 아침·점심·저녁 3번 나눠 마시는데 간격은 3~4시간이 적당하다. 10일분 또는 20일분씩 달여놓고 유리병에 담아 냉장고에 보관하였다가 마실 때마다 따뜻하게 데워서 마셔도 된다.

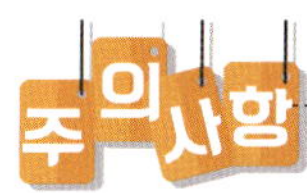

① 숙지황과 결명자 때문에 대변이 묽어지고 설사가 생길 수 있다. 이럴 때에는 탕약을 공복에 복용해야 한다. 또는 공사인(수입약초)을 함께 달여 복용하면 설사를 예방하는 데 도움이 된다.

② 노안과 백내장은 만성 질환이므로 위의 약초처방을 6개월 이상 복용하는 것이 바람직하다.

③ 토사자는 술에 담근 뒤 볶아 사용해야 하는데 두터운 껍질에 싸여 있는 씨앗을 그냥 달이면 약 성분이 쉽게 용출되지 않기 때문이다.

④ 결명자를 볶아 사용하면 약 성분이 쉽게 추출되고 설사 부작용이 줄어든다. 만약 변비가 있다면 결명자를 생으로 사용해도 된다.

① 기력이 없으면 인삼과 황기를 더한다.
② 위장이 약한 경우에는 산약과 백출을 더한다.
③ 만성 소화불량이 있을 때에는 진피를 더한다.
④ 고지혈증이 있으면 산사를 더한다.
⑤ 고혈압이 있으면 조구등을 더한다.

숙지황(熟地黃)

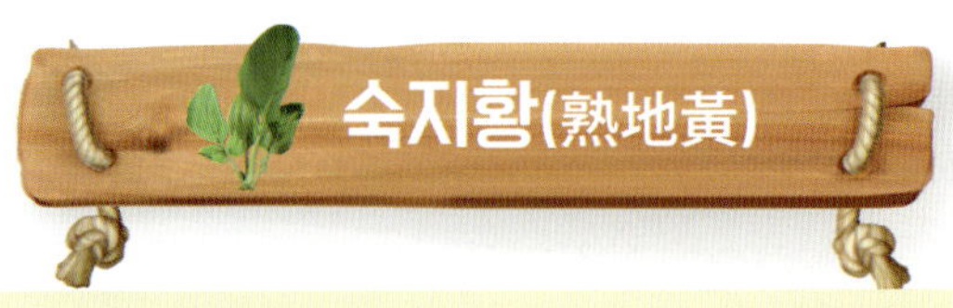

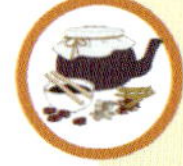

주효능 | 생리불순, 불임증, 만성 피로, 간기능 저하, 요통, 관절염, 정력 감퇴, 탈모

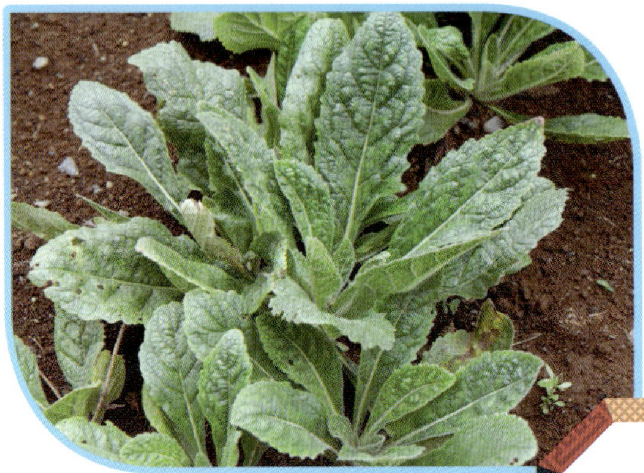

▲ 지황_잎

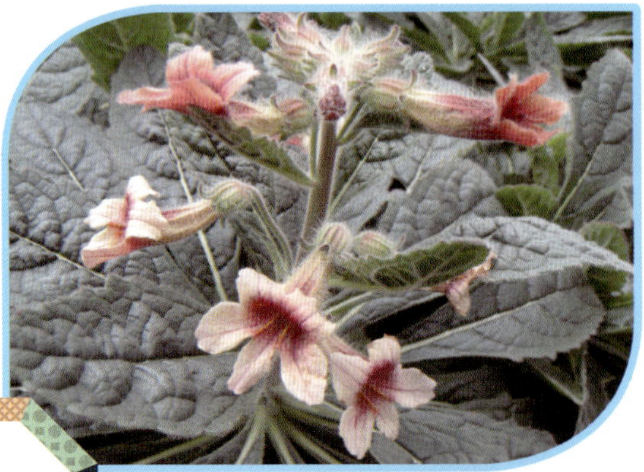

▲ 지황_꽃

숙지황

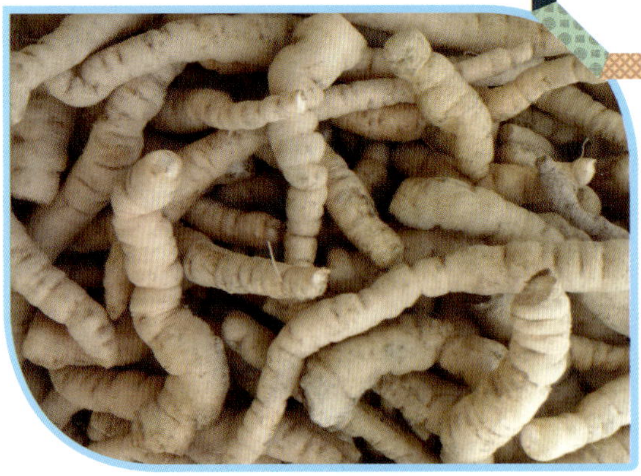

▲ 지황_뿌리(채취품)

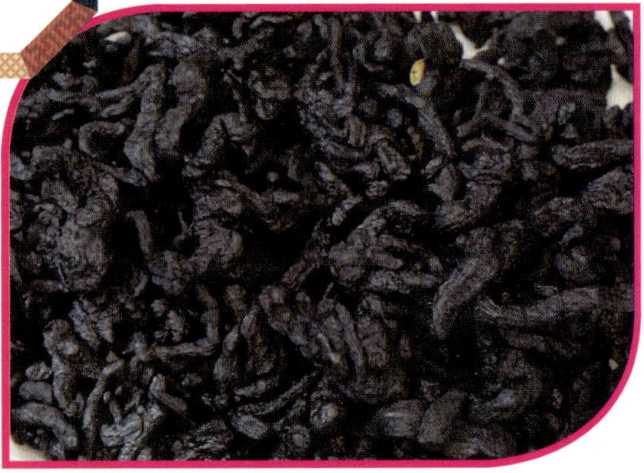

▲ 숙지황_약재(지황 뿌리를 쪄서 말린 것)

숙지황은 현삼과에 속하는 여러해살이풀인 지황을 쪄서 말린 것이다. 지황의 원산지는 중국으로, 우리나라와 일본 등지에서 분포한다. 10~11월에 채취한 지황을 생지황이라고 하며, 생지황을 말린 것을 건지황이라고 한다. 숙지황은 건지황을 찜통에 넣어

표면이 검게 되도록 찐 다음 햇볕에 거의 마르도록 말리고 다시 얇게 썰어 햇볕에 말리는 과정을 9번 반복해 만든다. 성질은 약간 따뜻하고 맛은 달다.

숙지황은 영양물질이 풍부하여 신진대사에 필요한 각종 물질을 공급하는 역할을 하는 약초이다. 눈에 영양분을 공급하는 효능이 있어 노안과 백내장을 예방하고 치료하는 데 필수적이다.

숙지황은 영양분을 공급하는 중요한 약초이므로 다양한 소모성 질환과 퇴행성 질환에 응용된다. 남성의 성기능장애, 다양한 허리와 다리의 무력증, 여성의 자궁기능 저하에 효과가 있으며, 체액이 부족해져 발생하는 마른기침과 천식, 노화로 인한 기억력 감퇴, 어지럼증, 이명, 불면증 등에도 숙지황을 사용한다.

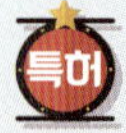 **숙지황의 기능성 및 효능에 관한 특허자료 2종 외**

▶ **항산화 활성을 갖는 지황 추출물을 유효성분으로 함유하는 조성물**
본 발명은 항산화 활성을 갖는 지황 추출물을 유효성분으로 함유하는 조성물에 관한 것으로, 본 발명의 지황 추출물은 활성산소종(ROS) 제거 효과, UV에 의한 세포보호 효과, 세포사멸 저해 효과, 티로시나아제 활성 저해 효과를 나타냄을 확인함으로써 피부노화 방지, 미백 또는 각질 제거용 피부외용 약학 조성물 및 화장료 조성물로 이용될 수 있다.

— 공개번호: 10-2009-0072850, 출원인: 대구한의대학교 산학협력단

▶ **지황 추출물을 함유하는 타액 분비 증강용 조성물**
지황 추출물은 갈증 상태에서 아쿠아포린-5(aquaporin-5)의 발현량을 증가시킴으로써, 구강 내의 타액 분비가 촉진되므로 본 발명의 조성물은 구강 건조증 질환의 예방 및 치료에 유용하게 사용될 수 있다.

— 등록번호: 10-1117491, 출원인: 경희대학교 산학협력단

구기자(枸杞子)

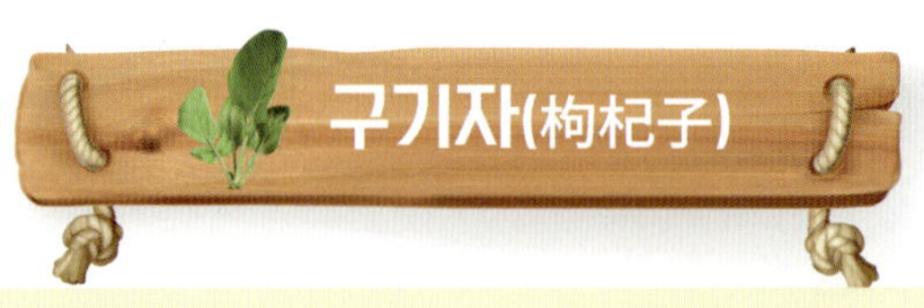

주효능 | 만성 피로, 안구충혈, 안구건조증, 노안(老眼), 요통, 갱년기 증상, 고지혈증

구기자

▲ 구기자나무_잎

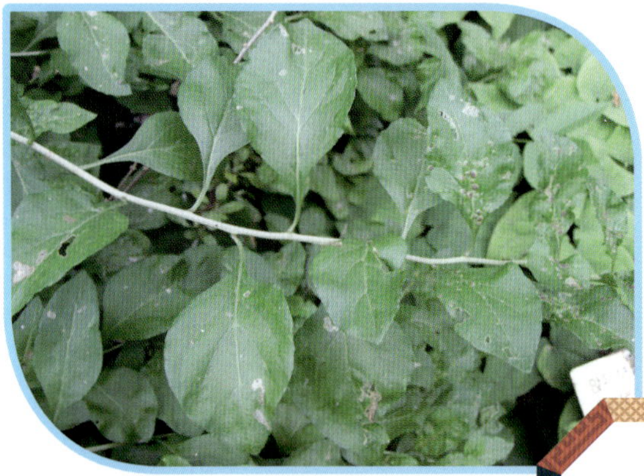

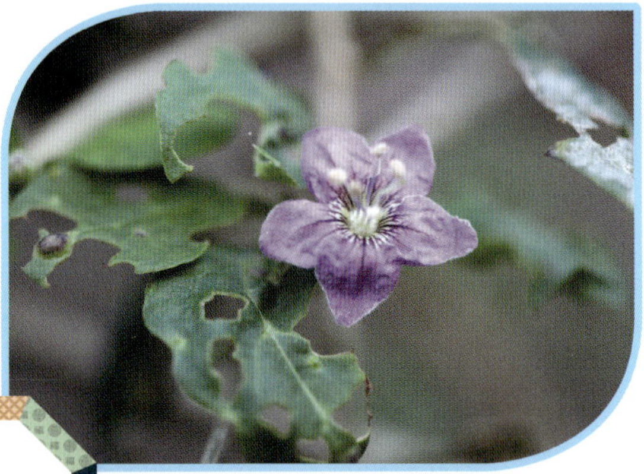

▲ 구기자나무_꽃

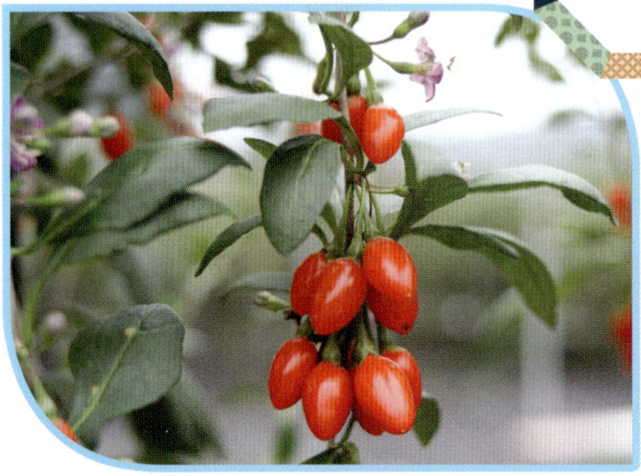

▲ 구기자나무_열매

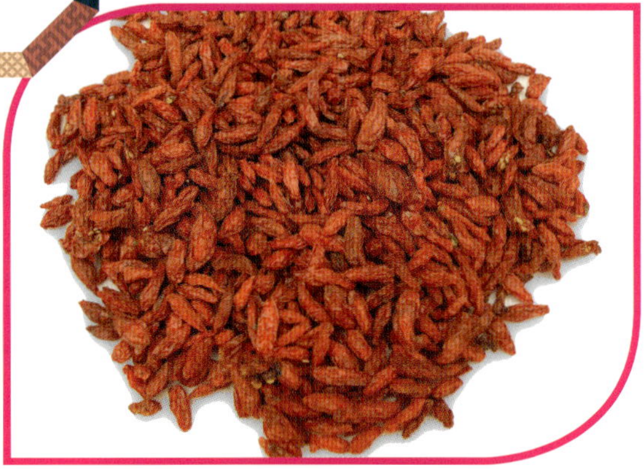

▲ 구기자_약재(구지가나무 열매)

구기자는 가지과에 속하는 낙엽활엽관목인 구기자나무의 익은 열매를 말한다. 전국의 산야에서 자라는데, 해발고도 700~1,000m의 부엽질이 많은 토양에서 잘 자란다. 전남 진도와 충남 청양에서 대단위로 재배한다. 9~10월에 붉게 익은 열매를 채취하는

데 열매꼭지를 제거해 그늘진 곳에서 겉껍질에 주름이 지고 과육이 부드러워질 때까지 햇볕에 말려 사용한다. 날씨가 흐리면 약한 불에 말려도 된다. 성질은 따뜻하지도 차갑지도 않고 맛은 달다.

구기자는 간에 영양을 공급하는 약초이다. 양·한방 모두 간과 눈의 상관성을 인정하고 있는데 실제로 간에 좋은 구기자가 눈에도 상당한 약효를 발휘한다. 그래서 피곤하면 눈이 침침해지고 시력이 약해지는 증상, 나이가 들면서 눈이 침침해지고 잘 보이지 않는 증상, 빈번하게 눈이 충혈되는 증상, 눈이 아프거나 가려운 증상, 눈에 막이 껴서 흐리게 보이는 증상 등에 구기자를 사용하면 좋다.

구기자는 다양한 쇠약증 치료에 효과가 좋다. 몹시 피로해 몸이 무겁고 힘이 없을 때, 간기능이 약해져 피로가 풀리지 않을 때, 피부가 거칠어졌을 때 장기간 복용하면 몸이 가벼워지고 노화를 예방할 수 있다.

구기자의 기능성 및 효능에 관한 특허자료 2종 외

▶ 구기자 엑기스를 포함하는 피부 미용 조성물

본 발명의 구기자 조성물은 붉은 피부를 정상적인 맑은 피부로 만들어주고, 늘어나고 확장된 혈관을 수축시켜서 붉어진 상태에서 정상으로 회복되는 시간이 빨라지고, 안면홍조 현상을 개선하는 효과가 있다.

– 등록번호: 10-1034180, 출원인: 김영복

▶ 구기자 추출물을 포함하는 식품 조성물

본 발명의 구기자 추출물은 천연물에서 유래한 것으로 부작용이 없으며 고지혈증, 고콜레스테롤증을 현저하게 개선하므로 관련 질환의 치료용 식품 성분으로 이용할 수 있다.

– 공개번호: 10-2007-0112546, 출원인: 동신대학교 산학협력단

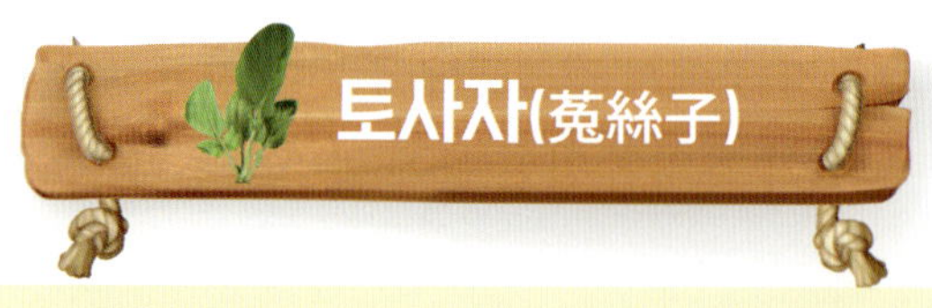

토사자(菟絲子)

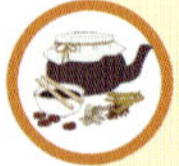

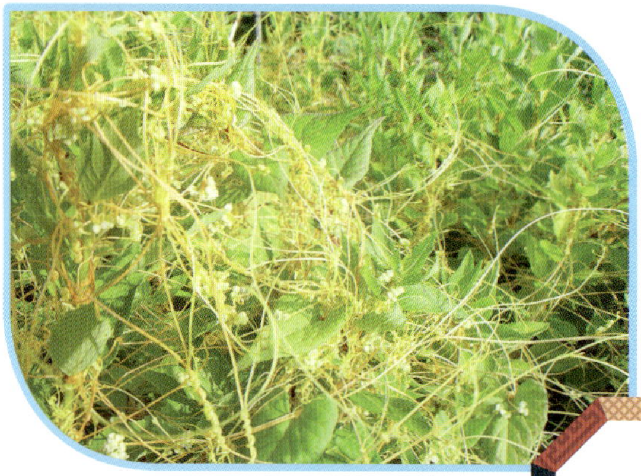

주효능 | 요통, 관절염, 불임증, 유정(遺精), 시력 감퇴, 이명(耳鳴)

토사자

▲ 실새삼_지상부

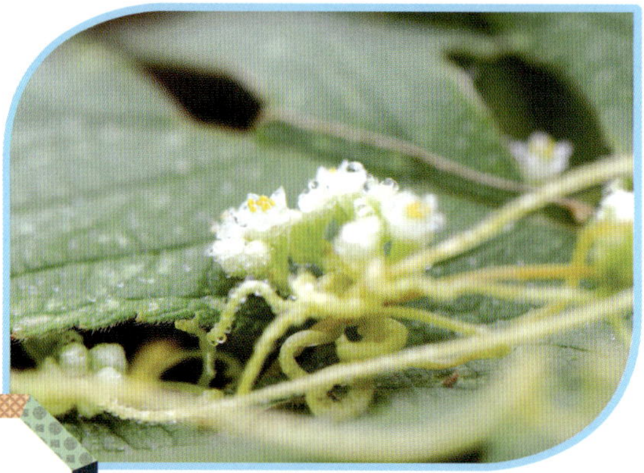

▲ 실새삼_꽃

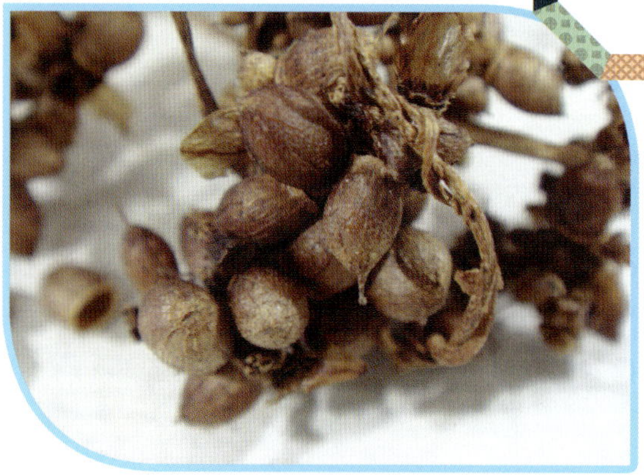

▲ 실새삼_씨앗(채취품)

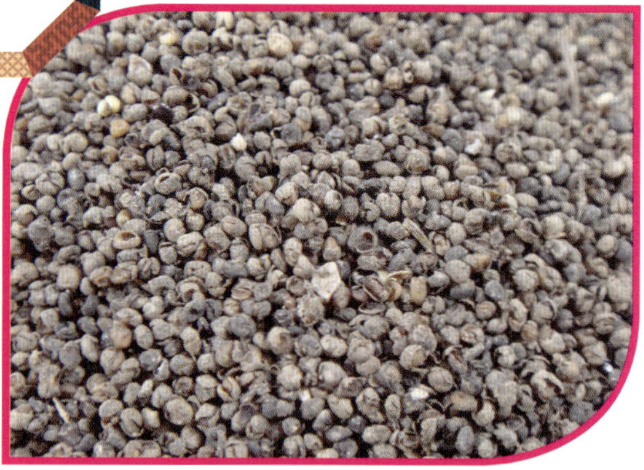

▲ 토사자_약재(실새삼 씨앗)

토사자는 메꽃과에 속하는 한해살이덩굴식물인 새삼 또는 실새삼의 익은 씨앗을 말한다. 우리나라를 비롯해 동남아시아에서 분포하는데 전라남도, 경기도, 강원도, 경상남도 등지에서 자생한다. 다른 식물의 진액을 빨아 먹고 자라기 때문에 주변 식물을 고

사시킨다. 9월쯤 씨앗이 완전히 익었을 때 채취하는데 줄기와 함께 잘라 햇볕에 말린 후 씨앗을 털고 체로 걸러 불순물을 제거한 뒤 사용한다. 성질은 약간 따뜻하고 맛은 달면서 맵다.

《동의보감》에는 '토사자를 장기간 복용하면 눈이 맑아지고 몸이 가벼워져 오래 산다.'라고 되어 있다. 이처럼 토사자는 시력을 강화하는 효능이 좋은 약초이며 또한 뼈와 근육을 강화시키는 효능도 있다. 특히 노화로 인해 허리가 약해진 사람에게 사용하면 좋고, 허리 근력이 약한 여성에게 비교적 잘 맞는다. 《동의보감》에서도 '허리나 무릎이 시큰거리고 연약한 것'을 치료한다고 하였다.

토사자는 남녀의 불임증 치료에도 효과가 좋다. 약리학에서 월경과 성호르몬의 분비를 조절하는 작용이 있다고 밝혀졌고, 한방에서도 임신을 주관하는 경락인 임맥(任脈)과 충맥(衝脈)을 강화하는 작용이 있어 남녀 불임증 치료에 요긴하게 사용된다고 한다. 남성의 발기부전과 정액이 저절로 나오는 유정(遺精), 소변이 시원하게 나오지 않거나 조절되지 않는 증상, 노화로 인한 시력 감퇴, 이명(耳鳴) 등의 치료에도 효과가 있다.

토사자(실새삼)의 기능성 및 효능에 관한 특허자료 2종 외

▶ **토사자 추출물을 포함하는 당뇨병 예방 및 치료를 위한 조성물**

본 발명은 토사자(새삼 또는 실새삼의 씨앗) 추출물을 포함하는 당뇨병 예방 및 치료를 위한 조성물에 관한 것으로, 본 발명의 토사자 추출물은 우수한 혈당 강하작용을 나타내 당뇨병 및 이로 인한 각종 합병증의 예방 및 치료에 유용한 약제 및 건강기능식품으로 이용할 수 있다.

– 공개번호: 10-2005-0003668, 출원인: 씨제이제일제당

▶ **토사자 추출물을 포함하는 퇴행성 뇌질환의 치료 또는 예방용 조성물**

본 발명은 토사자(새삼 또는 실새삼의 씨앗) 추출물 또는 그로부터 분리된 화합물을 포함하는 퇴행성 뇌질환의 치료 또는 예방용 조성물을 제공한다. 본 발명에 따른 토사자 추출물 및 이로부터 분리된 화합물은 신경성장인자의 분비를 유도하여 신경세포의 성장을 도움으로써 퇴행성 뇌질환의 치료 또는 예방용 약제학적 조성물 또는 건강기능식품에 효과적으로 사용될 수 있다.

– 공개번호: 10-2014-0027438, 출원인: 경희대학교 산학협력단

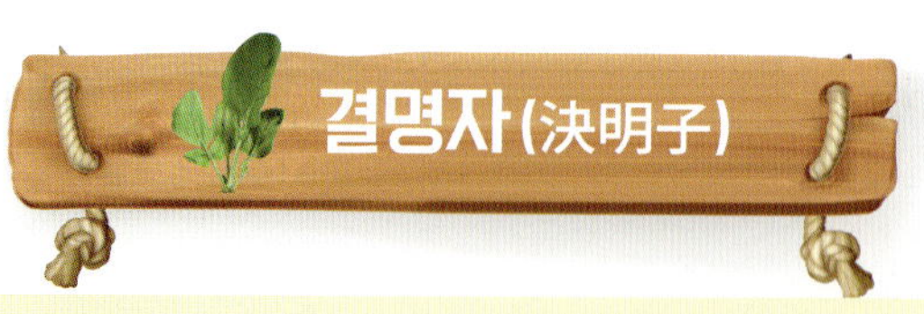

결명자(決明子)

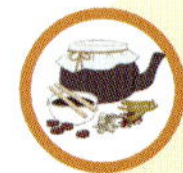

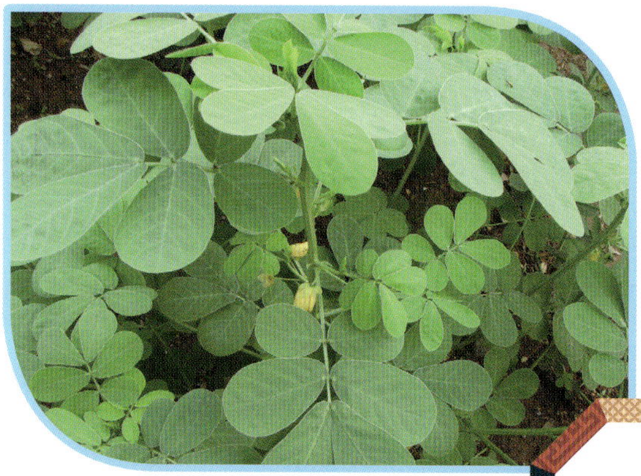

주효능 | 시력 저하, 안구충혈, 변비, 두통, 어지럼증

▲ 결명자_잎

▲ 결명자_꽃

결명자

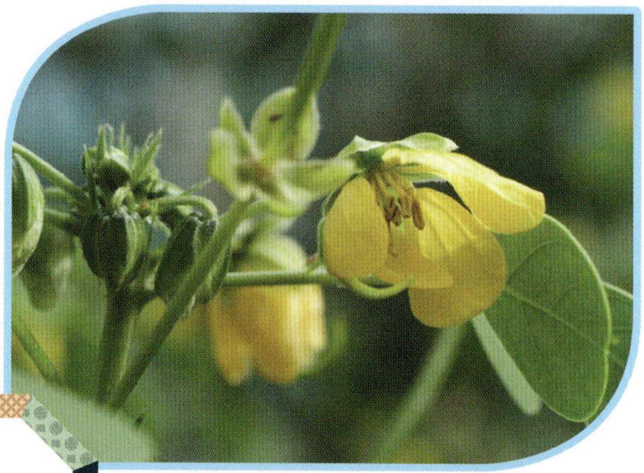

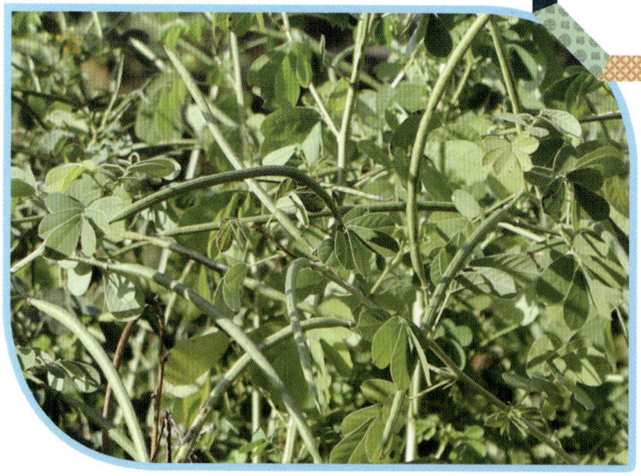

▲ 결명자_열매

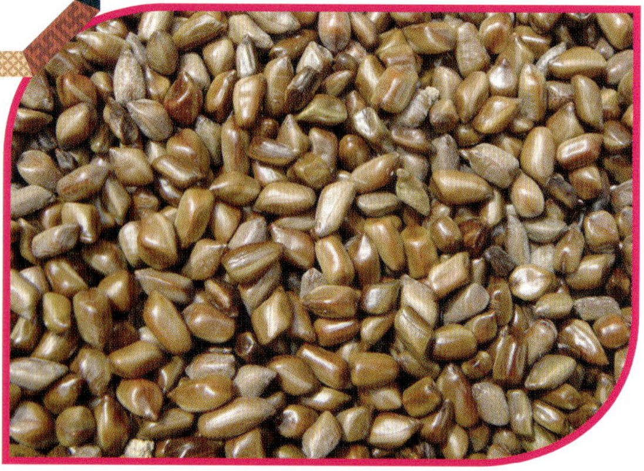

▲ 결명자_약재(결명자 씨앗)

결명자는 콩과의 한해살이풀인 긴강남차와 결명자의 익은 씨앗을 말한다. 원산지는 북아메리카로 우리나라에서는 각지의 산과 들에 자생하며 약용으로 재배하기도 한다. 가을에 채취하는데 전초를 베거나 열매 꼬투리를 따서 햇볕에 말린 다음 씨앗을 털고

불순물을 제거한 후 햇볕에 말려 사용한다. 성질은 약간 차고 맛은 달면서 쓰고 짜다.

결명자는 탁 트이는 듯[決然] 밝아진다[明]는 의미를 지니고 있다. 그래서 노안(老眼)으로 조금씩 눈이 침침해지는 증상 또는 시신경이나 망막 위축으로 급속하게 시력이 떨어지는 경우에 사용한다.

결명자는 변비를 치료하는 효능이 있으며 짠맛을 지니고 있는데 소금이 눈을 녹이고 자동차의 단단한 쇳덩어리도 녹이며 배추의 숨을 죽이는 것처럼 짠맛은 단단한 것을 부드럽게 만든다. 짠맛이 나는 결명자가 변비에 효과를 발휘하는 이유도 여기에 있다.

결명자는 혈압과 콜레스테롤 수치를 낮추는 효능이 있다. 고혈압과 고지혈증이 있고 화를 잘 내거나 성정(性情)이 급하여 참을성이 없는 사람, 그러면서 변비가 있는 사람에게 결명자를 사용하면 좋다. 혈압이 높은 경우에는 매일 결명자 12~20g을 달여 마시면 혈압이 낮아지고, 혈압이 높지 않은 사람은 고혈압이 예방되는 효과가 나타난다. 뇌졸중을 예방하는 효과도 있다.

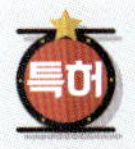 ## 결명자의 기능성 및 효능에 관한 특허자료 2종 외

▶ **항비만 효과를 갖는 결명자 추출물 및 그의 제조방법**
본 발명은 볶지 않고 말린 결명자로부터 용매 추출한 후 컬럼크로마토그래피를 이용하여 효소활성 저해능이 탁월하여 항비만 효과를 갖는 결명자 추출물 및 그의 제조방법에 관한 것이다.
– 등록번호: 10-0772058, 출원인: 김의용, 김갑식

▶ **결명자 또는 초결명에서 분리된 화합물을 유효성분으로 함유하는 인지기능 장애의 예방 및 치료용 조성물**
본 발명은 결명자 또는 초결명에서 분리된 화합물들은 스코폴라민에 의해 유도된 기억력 감퇴 동물군의 학습증진 효능을 나타냄으로써, 인지기능 장애의 예방 및 치료를 위한 약학 조성물 및 건강기능식품으로 유용하게 이용될 수 있다. – 공개번호: 10-2011-0039762, 출원인: 경희대학교 산학협력단

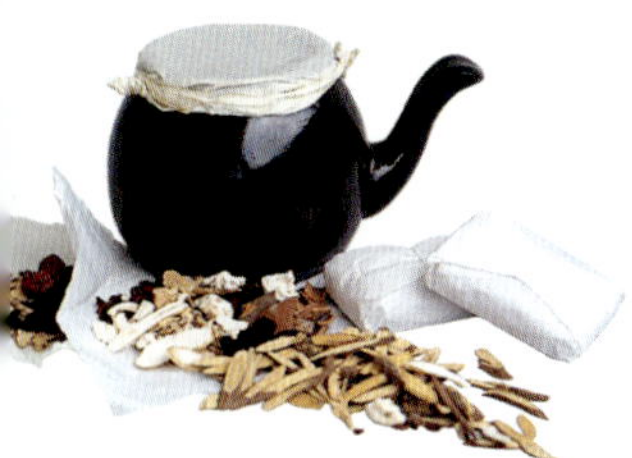

방광염

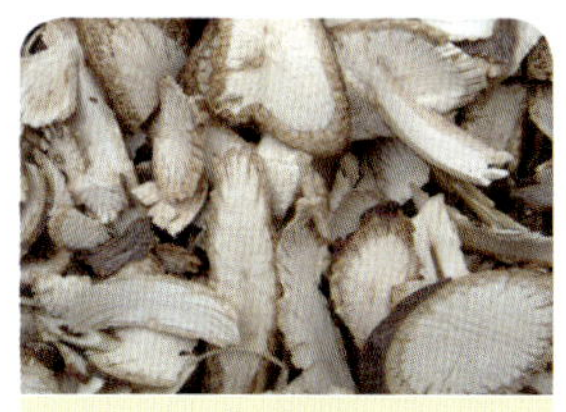

▲ 목통

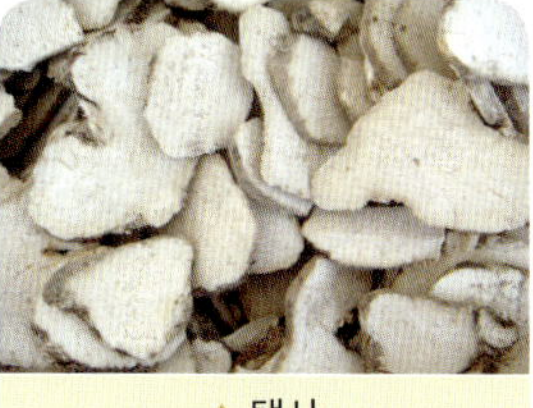

▲ 택사

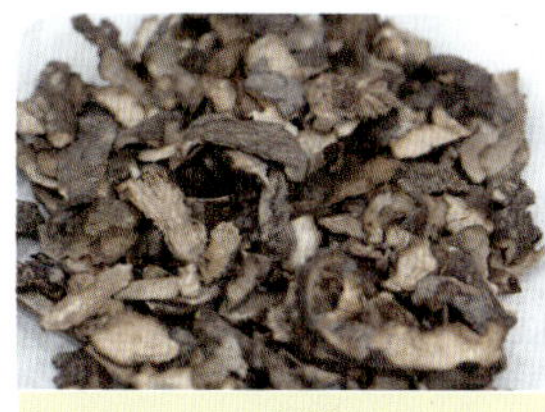

▲ 복령

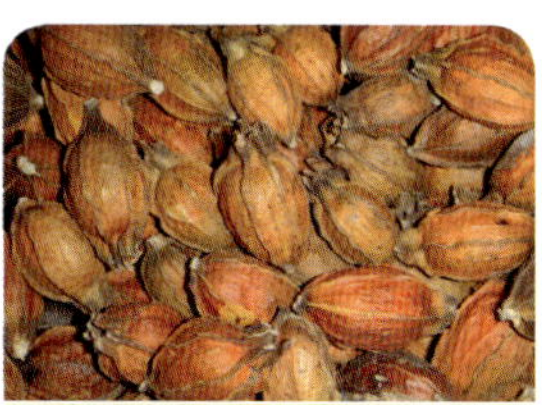

▲ 치자

방광에 염증이 있으면 소변을 자주 보는 증상, 갑작스럽게 소변이 마려운 증상, 배뇨통증, 잔뇨감 등이 특징적으로 나타난다. 그리고 간혹 허리가 아프거나 치골(성기 위쪽의 돌출된 부분) 부위에 통증이 생길 수 있고, 혈뇨와 악취가 나는 탁한 오줌이 나오기도 한다.

방광염은 여성에게 흔히 나타나는데, 여성은 요도(尿道)가 짧고 세균이 회음부와 질 입구에 쉽게 증식하여 성생활이나 임신 시 세균이 쉽게 방광으로 침입하여 감염을 일으키기 때문이다. 방광염에 걸리면 우선적으로 항생제를 투여하는데, 세균에 대한 저항력이 약한 사람은 체력을 강화하는 것이 중요하다. 특히 만성 방광염에 지속적으로 항생제를 투여하면 2차 부작용이 생길 우려가 있어 주의가 필요하다.

다음에 소개되는 약초처방은 항생제를 사용하지 않고도 방광염을 치료하는 데 도움을 준다. 하루치 분량인 목통 8g, 택사 8g, 복령 10g, 치자 6g을 물 800mL에 넣어 중불로 2시간 정도 달여 물이 절반 정도 되게 한다. 그리고 이것을 아침·점심·저녁 3번 나눠 마시는데 간격은 3~4시간이 적당하다. 10일분 또는 20일분씩 달여놓고 유리병에 담아 냉장고에 보관하였다가 마실 때마다 따뜻하게 데워서 마셔도 된다.

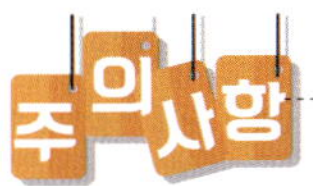

① 소변을 자주 보면 방광염 치료에 도움이 되므로 물을 자주 마시는 것이 좋다.

② 방광염에 자주 걸리는 여성은 방광염을 치료한 후에 비뇨기의 기능을 강화하는 약초처방
을 복용하는 것이 좋다. 또한 세균감염을 막기 위해 항상 청결을 유지해야 한다.

③ 차가운 성질의 약초들이기 때문에 속이 냉하거나 설사를 하는 사람은 신중하게 복용해
야 한다.

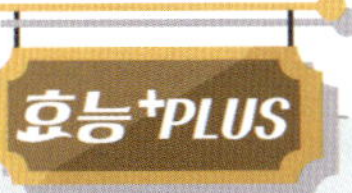

① 노인, 몸이 약한 사람은 목통 대신 차전자를 사용한다.

② 급성 방광염이라면 용담초를 더한다.

③ 소변에서 농(膿)이 나오는 증상에는 어성초를 더한다.

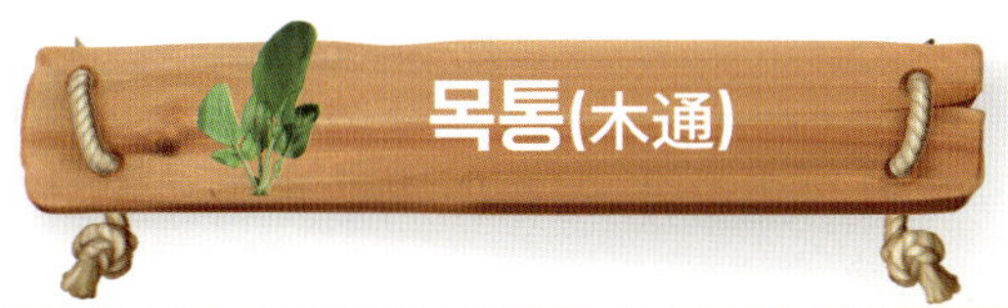

주효능 | 요도염, 방광염, 요로결석, 구내염, 결막염, 외이도염, 인후염,
성대 부종, 모유 부족

목통은 으름덩굴과에 속하는 낙엽활엽 덩굴식물인 으름덩굴의 줄기를 말하는데 강
원도를 제외한 황해도 이남의 산과 들에서 자생한다. 9월경에 채취해 그늘에 말려 사
용한다. 줄기의 껍질만 사용한다면 초봄에 채취해야 하지만 목통은 목심을 포함한 줄

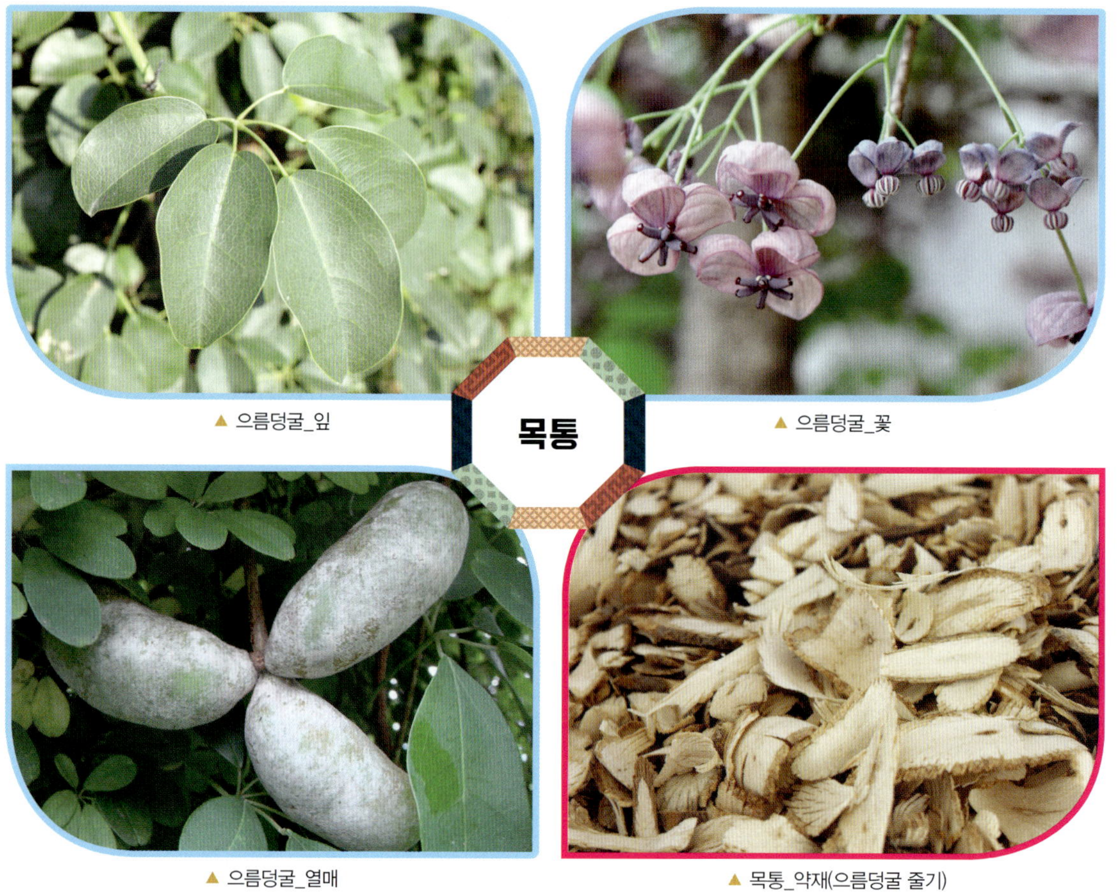

▲ 으름덩굴_잎

▲ 으름덩굴_꽃

▲ 으름덩굴_열매

▲ 목통_약재(으름덩굴 줄기)

기를 사용하기 때문에 9월에 채취한다. 성질은 차갑고 맛은 쓰다.

　목통은 열을 내리고 소변을 잘 통하게 하는 효능이 뛰어나다. 그래서 요로(尿路)에 염증이 생겼을 때 주로 사용한다. 예를 들어 방광염, 요도염 또는 요로결석 등으로 배뇨 시 통증이 있을 때, 소변을 너무 자주 보는 증상이 있을 때, 소변이 잘 나오지 않을 때, 소변에서 피가 섞여 나올 때 목통을 사용한다.

　목통은 산후에 젖이 적게 나오거나 전혀 나오지 않을 때에도 사용한다. 단, 몸이 허약한 산모는 주의해서 사용해야 하는데 그 이유는 목통이 비교적 강한 이뇨작용을 하기 때문이다. 수분이 소변으로만 나가는 것이 아니라 체열도 함께 빠져나가기에 몸이

320

약하고 추위를 타는 사람이라면 많은 양을 사용해서는 안 된다. 《동의보감》에서 '소변이 잘 나감으로써 열이 저절로 내려가게 된다.'고 한 것도 이와 같은 의미이다. 물론 소변을 빼주면서 열을 내리기 때문에 요도염, 방광염, 결막염, 외이도염, 구내염 등도 치료되는 것이다.

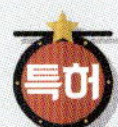 **으름덩굴의 기능성 및 효능에 관한 특허자료 2종 외**

▶ **으름덩굴 종자 추출물을 포함하는 항암 조성물 및 그의 제조방법**

본 발명은 으름덩굴 종자 추출물을 포함하는 항암 조성물 및 그의 제조방법에 관한 것으로, 본 발명의 조성물은 우수한 항암성을 나타내며, 이에 추가적으로 전호, 인삼 또는 울금 추출물을 처방하여 보다 증강된 항암 효과를 얻을 수 있어, 암의 예방 또는 치료제로서 유용하게 사용할 수 있다.

– 공개번호: 10-2005-0087498, 출원인: 김숭진

▶ **으름덩굴 추출물을 유효성분으로 포함하는 최종당화산물(AGEs) 생성 억제용 피부 외용제 조성물**

본 발명은 으름덩굴 추출물을 유효성분으로 포함하는 최종당화산물 생성 억제용 피부 외용제 조성물에 관한 것이다. 본 발명의 조성물은 최종당화산물 생성을 억제하여 세포손상으로부터 섬유모세포를 보호하는 기전을 통해 피부 주름 개선 등의 효과를 가진다. 그리고 세포독성 및 피부 부작용이 없어 화장료 또는 의약품에 안전하게 적용할 수 있다.

– 공개번호: 10-2014-0115742, 출원인: 바이오스펙트럼 주식회사

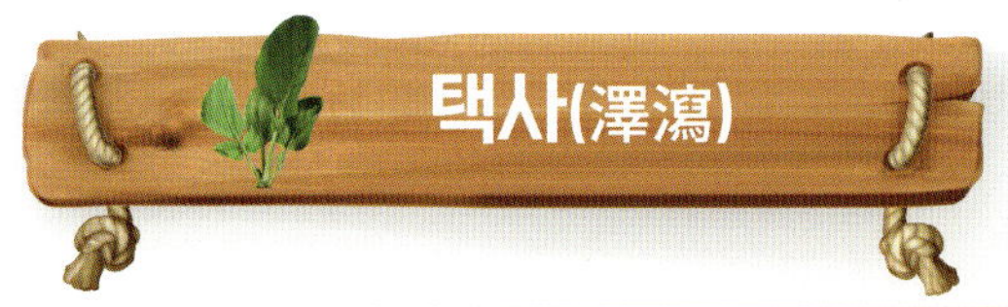

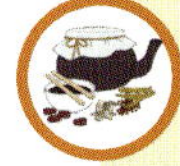 **주효능** | 신장염, 방광염, 신장결석, 방광결석, 부종, 고지혈증

택사는 택사과에 속하는 여러해살이풀인 질경이택사 또는 택사의 덩이줄기를 말한

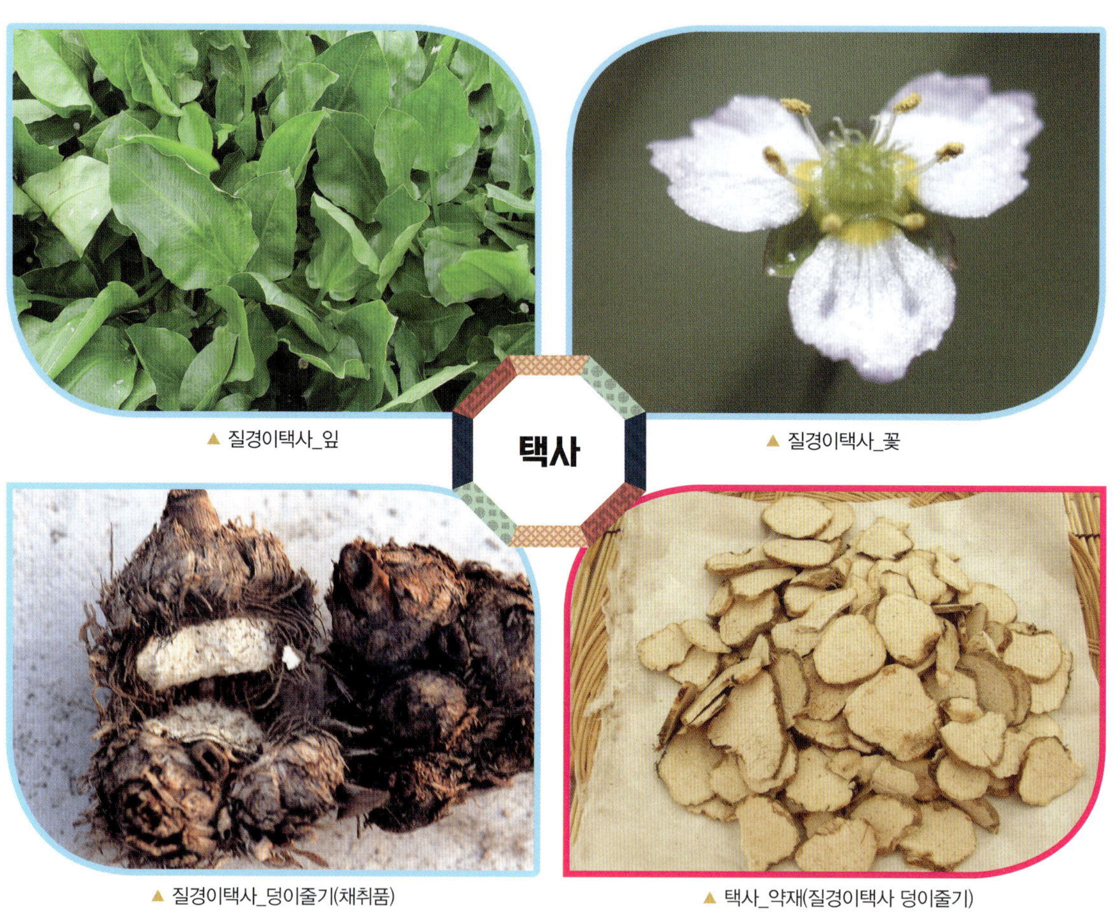

▲ 질경이택사_잎

▲ 질경이택사_꽃

▲ 질경이택사_덩이줄기(채취품)

▲ 택사_약재(질경이택사 덩이줄기)

다. 제주도와 중부, 북부 지방에서 많이 자생하는데 햇볕이 잘 드는 습지에서 잘 자란다. 늦가을에 뿌리줄기를 캐서 줄기와 잎, 잔뿌리를 제거하고 깨끗이 씻어 약한 불로 말린 다음 다시 잔뿌리와 거친 껍질을 제거한 후 사용한다. 성질은 차갑고 맛은 달고 약간 짜면서 담담하다.

택사는 신장과 방광의 염증을 없애는 데 효과적인 약초이다. 따라서 신장염으로 소변이 잘 나오지 않고 몸이 붓는 경우, 신장이나 방광의 결석으로 통증과 출혈이 있는 경우에 주로 사용한다. 단, 몸이 약한 사람은 주의해서 사용해야 한다. 예로부터 성욕이 너무 강할 때 택사를 쓰면 이상 항진된 성욕을 억제시키는 용도로 사용되었고, 택사를 너무 많이 먹으면 가뭄에 논바닥이 갈라지는 것처럼 몸에 허열(虛熱)이 생겨 눈이 나빠진다고 하였다. 따라서 몸이 약한 사람이 택사를 많이 복용하면 몸이 더 나빠질 수 있으니 주의해야 한다.

근래에 택사가 혈중 콜레스테롤 수치를 감소시킨다는 연구 결과가 밝혀졌다. 택사는 콜레스테롤과 중성지방을 낮추는 효과가 우수하고, 지방간의 형성을 막는 효과도 현저하다. 택사를 단독으로 사용하거나 다른 약초와 함께 사용해도 효과에는 차이가 없었으며 고혈압이나 변비가 있을 때 결명자와 함께 사용하면 콜레스테롤을 감소시키는 효과가 더욱 뛰어났다.

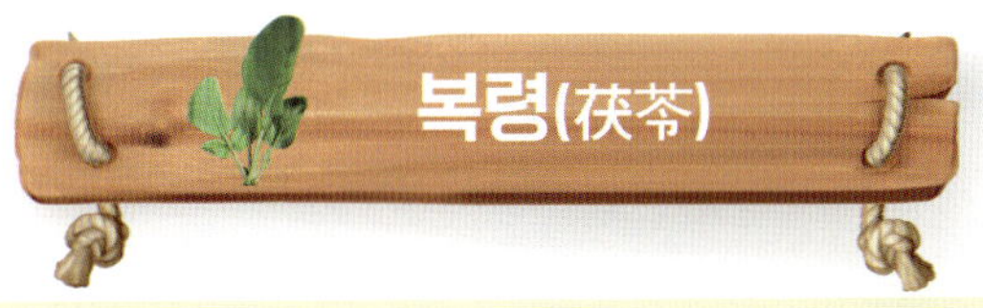

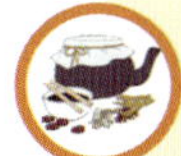

주효능 | 소변불통(小便不通), 부종, 설사, 신경쇠약, 건망증, 요도염, 방광염

복령은 구멍장이버섯과에 속하는 진균인 복령의 균핵을 말하며 소나무 뿌리에 기생한다. 전국 각처에서 분포하는데 특히 강원도, 경기도, 경상북도 지방에서 많이 생산되며 현재는 대부분 지방에서 대량으로 인공 재배하고 있다. 자연산 복령은 7월부터 다음해 3월 사이에 소나무 숲에서 채취하고, 인공 재배한 복령은 종균을 접종한 2년 후 7~8월 사이에 채취한다. 성질은 따뜻하지도 차갑지도 않고 맛은 달고 담백하다.

복령은 이뇨작용이 있어 몸이 붓거나 요도염, 방광염 등이 있을 때 사용하는데, 다른 이뇨제와 달리 위장을 튼튼하게 하고 신경을 안정시키는 효능이 있어 몸이 약한 사람에게 좋다.

자연산 복령은 송이(松耳)가 자랄 수 있을 정도의 나이(30년)가 된 소나무 중에서 외상(外傷)이 있는 곳에서 생긴다. 외상이 생기고 나서도 최소한 5~7년이 지나야 복령이 자랄 수 있다.

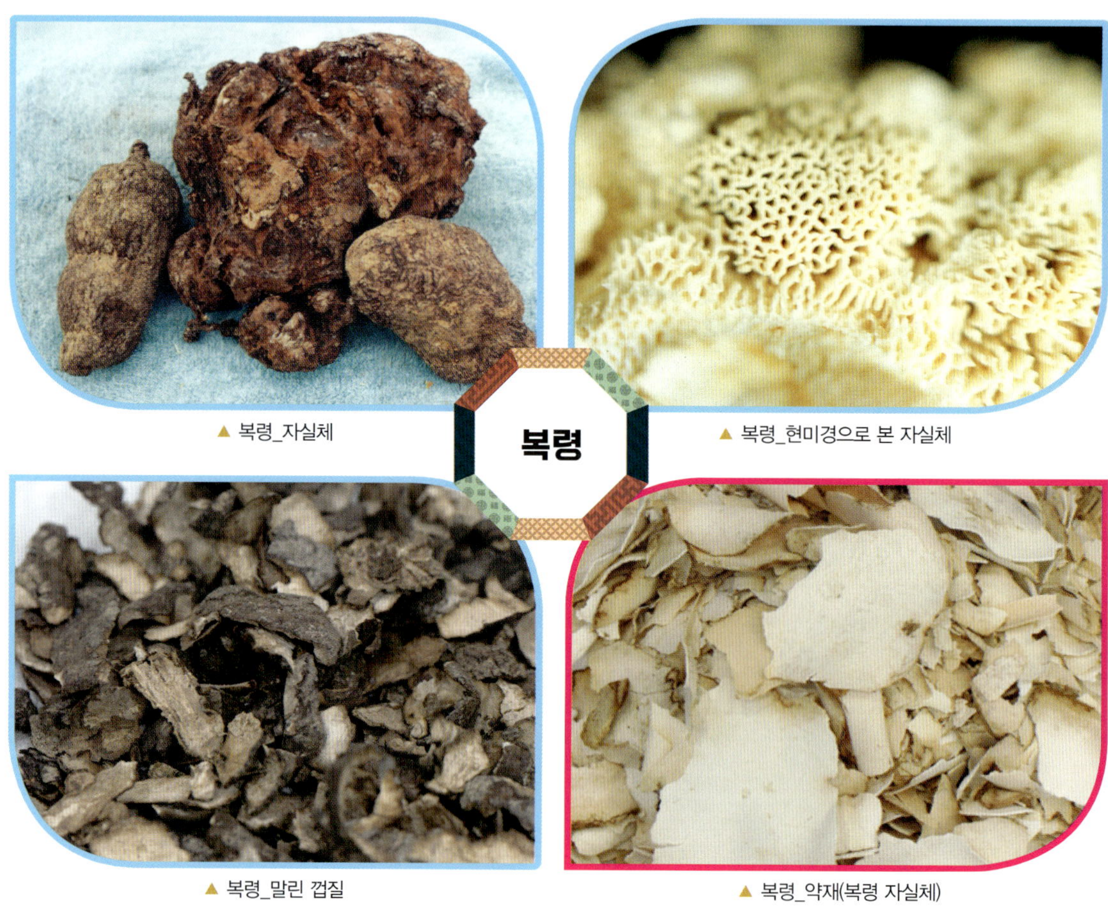

▲ 복령_자실체

복령

▲ 복령_현미경으로 본 자실체

▲ 복령_말린 껍질

▲ 복령_약재(복령 자실체)

🌿 백복령, 적복령, 복신의 효능 비교

복령은 위장을 튼튼하게 하고 소변을 잘 나오게 하며 정신을 안정시키는 작용을 하는데 백복령, 적복령, 복신의 주요한 효능이 각기 다르다.

◎ **백복령**: 복령의 내부가 흰색으로 성질은 따뜻하지도 차갑지도 않으며 위장을 튼튼하게 하는 효과가 뛰어나다. 이뇨작용이 있으나 강하지는 않다.

◎ **적복령**: 복령의 내부가 담홍(淡紅)색으로 성질은 복령과 같지만 위장을 튼튼하게 하는 효과는 약한 대신 이뇨작용이 뛰어나다.

◎ **복신**: 복령 중에서 소나무의 뿌리를 감싸고 있는 것으로 신경을 안정시키는 효과가 있어 자주 놀라고 가슴이 두근거리고 불면증과 건망증이 있을 때 사용한다.

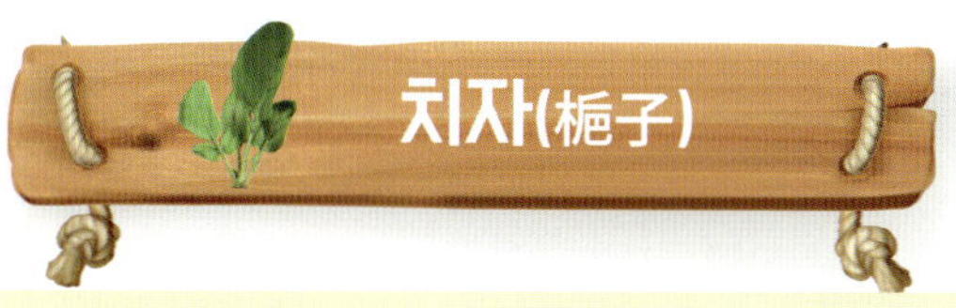

치자(梔子)

주효능 | 화병(火病), 번열(煩熱), 방광염, 요도염, 요로결석, 전립선염, 황달

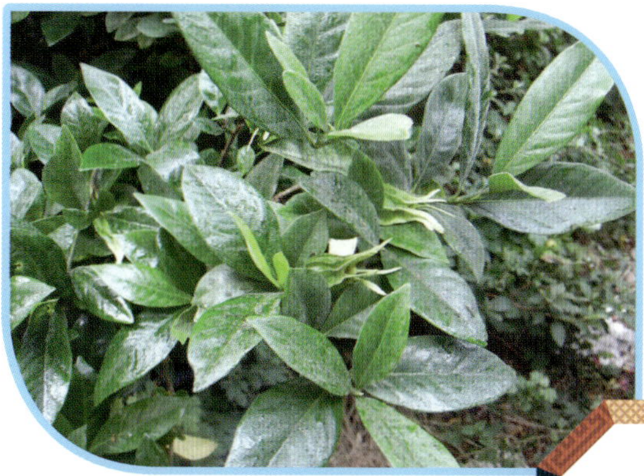

▲ 치자나무_잎

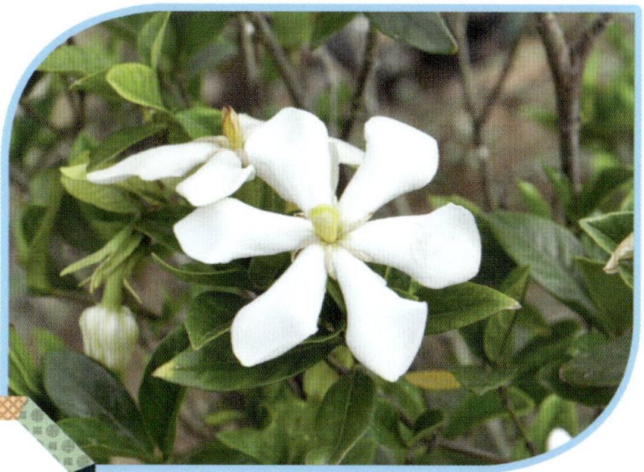

치자

▲ 치자나무_꽃

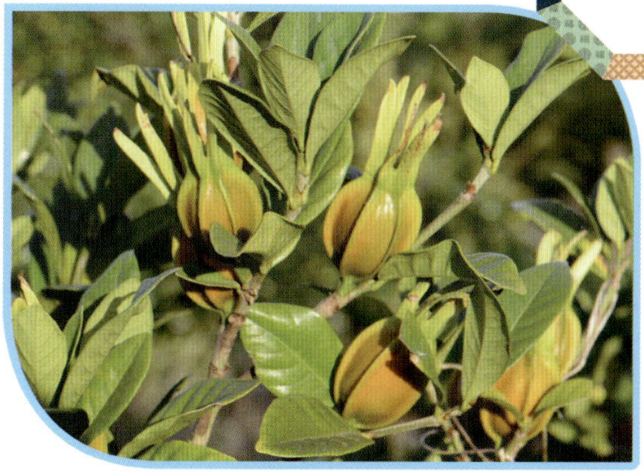

▲ 치자나무_열매

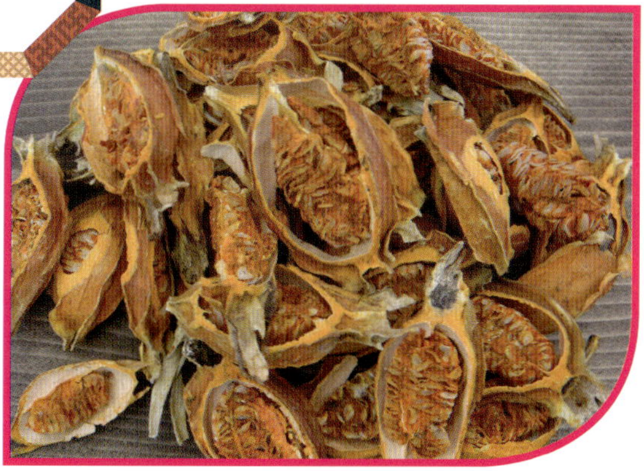

▲ 치자_약재(치자나무 열매)

치자는 꼭두서니과에 속하는 상록활엽관목인 치자나무의 익은 열매를 말한다. 원산지는 중국이며 우리나라에서는 남부 지방에서 많이 재배한다. 9~10월에 열매가 익어 열매껍질이 누렇게 되었을 때 따서 열매꼭지와 불순물을 제거해 햇볕에 말리거나 불에

쬐어 말린다. 성질은 차갑고 맛은 쓰다.

치자는 임증(淋證)에 사용하는 대표적인 약초이다. 임(淋)은 '방울방울 떨어진다'는 의미이다. 즉, 임증이란 요로(尿路)에 감염증이 있거나 결석 또는 전립선 염증으로 소변이 잘 나오지 않고, 나올 때 통증이 있는 증상을 포괄하는 한방 용어이다. 치자는 소변에 혈액이 섞여 나오는 증상을 치료할 때에도 사용하는데 검게 볶아서 사용해야 한다. 치자뿐 아니라 지혈을 목적으로 약초를 사용할 때에는 볶아서 검게 만든 후에 사용해야 효과가 좋다.

치자는 화병과 과도한 스트레스가 원인이 되어 가슴 속에 열이 나고 답답한 증상이 있을 때 사용한다. 이러한 증상을 번열(煩熱)이라 하는데 몸에 체액이 부족해지고 혈액이 고갈되었을 때 나타난다. 열감기 때문에 땀을 과도하게 흘려 체액이 부족해졌을 때 번열이 생기고, 화병으로 혈액과 체액이 말랐을 때에도 번열이 생긴다. 《동의보감》에 의하면 치자를 다음과 같은 증상에 사용하였다. '감기에 걸렸을 때 오진(誤診)으로 설사하는 약을 사용하여 심번(心煩)이 생겼을 때, 또는 감기가 나은 이후 노역(勞役)을 한 결과 다시 감기에 걸려 번열이 있을 때 치자를 사용한다.'

 **치자나무의 기능성 및 효능에 관한 특허자료 2종 외**

▶ **치자 추출물의 분획물을 유효성분으로 함유하는 알레르기 질환의 예방 또는 치료용 조성물**

본 발명은 치자 추출물의 분획물을 유효성분으로 함유하는 알레르기 질환의 예방 또는 치료용 조성물에 관한 것으로, 보다 구체적으로 치자 추출물로부터 분획한 치자 분획물은 비만세포(mast cell)에서 히스타민의 분비량을 낮추고, 알레르기성 아토피 피부염 질환 모델에서 피부염 및 귀 부종을 감소시키고, 혈청 중 IgE 농도를 감소시키므로 알레르기 질환의 예방, 개선 또는 치료에 유용하게 사용될 수 있다.

– 공개번호: 10-2011-0136387, 출원인: 한국한의학연구원

▶ **치자 추출물을 포함하는 우울증 질환의 예방 및 치료를 위한 약학 조성물**

본 발명은 치자 추출물을 포함하는 우울증 질환의 예방 및 치료를 위한 약학 조성물에 관한 것으로, 본 발명의 치자 추출물은 우울증의 원인이 되는 MAO의 활성을 저해하여 항우울 효과를 나타내므로, 본 발명의 치자 추출물을 포함하는 조성물은 우울증 질환의 예방 및 치료를 위한 의약품 또는 건강기능식품으로 유용하게 이용될 수 있다. – 공개번호: 10-2007-0013378, 출원인: 건국대학교 산학협력단

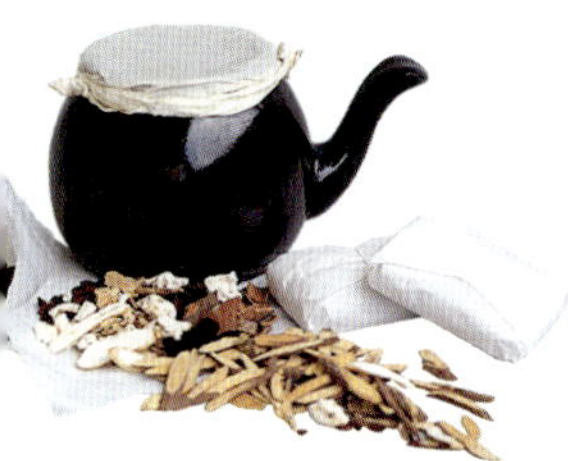

요로결석

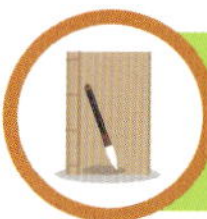
약초처방 | 석위 8g, 구맥 8g, 목통 8g, 동규자 6g

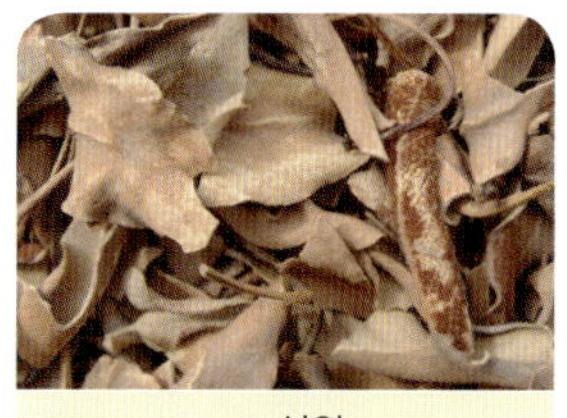

▲ 석위

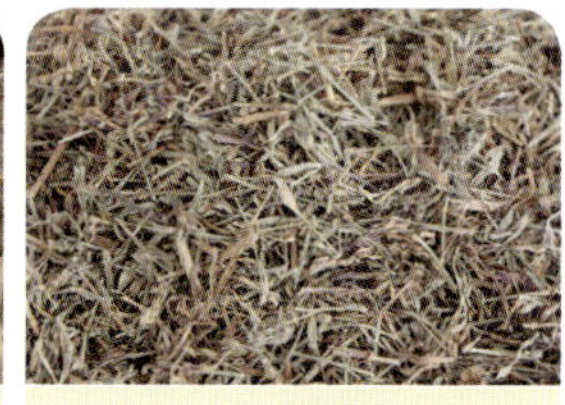

▲ 구맥

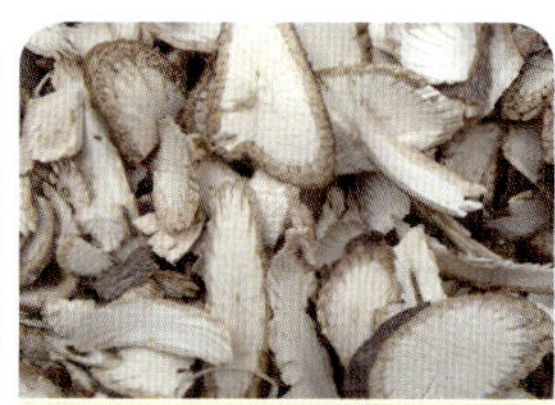

▲ 목통

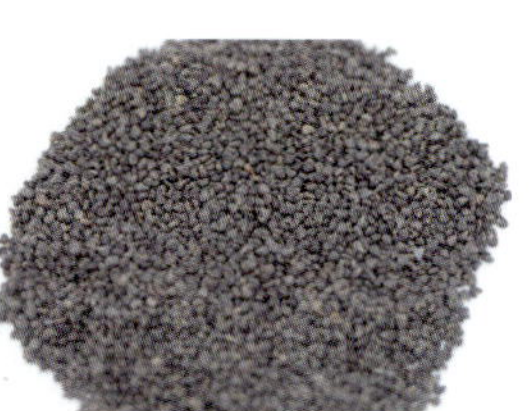

▲ 동규자

요로(尿路)는 소변이 지나는 길을 말하는데 요로에 생기는 결석을 요로결석이라고 한다. 역학조사에 의하면 요로결석은 왕성한 활동력을 보이는 20~40대 연령층에서 가장 많이 발생하는데 남자가 여자보다 2배 정도 더 많은 것으로 알려져 있다. 또한 요로결석 환자는 비뇨기과 환자 중에서도 가장 큰 비율(25%)을 차지할 정도로 비교적 흔한 질병이다.

요로결석의 원인은 다양하지만 물을 적게 마시는 습관이 요로결석의 주요한 원인이 된다고 알려져 있다. 수분 섭취가 감소하면 요석 결정이 소변에 머무르는 시간이 길어져 요석 형성이 증가하기 때문이다. 이 외에도 고기를 많이 섭취하는 습관도 요로결석의 원인으로 꼽힌다.

다음에 소개되는 약초처방은 소변을 잘 나가게 하고 결석을 녹이는 데 도움을 준다. 하루치 분량인 석위 8g, 구맥 8g, 목통 8g, 동규자 6g을 물 800mL에 넣어 중불로 2시간 정도 달여 물이 절반 정도 되게 한다. 그리고 이것을 아침·점심·저녁 3번 나눠 마시는데 간격은 3~4시간이 적당하다. 10일분 또는 20일분씩 달여놓고 유리병에 담아 냉장고에 보관하였다가 마실 때마다 따뜻하게 데워서 마셔도 된다.

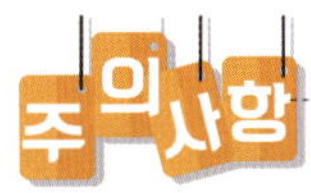

① 소변을 자주 보면 결석 배출에 도움이 되므로 물을 많이 마시는 것이 좋다.

② 이 약초처방은 차가운 성질을 지닌 약초로 구성되어 있기 때문에 몸이 냉하고 마른 사람이 오래 복용하면 좋지 않다.

③ 석위는 불에 그을려 노란색 털을 없앤 후 사용해야 한다. 털이 기관지를 자극할 수도 있기 때문이다.

④ 동규자는 살짝 볶아 잘게 부수어 사용해야 약 성분이 잘 우러나온다.

① 급성으로 요도가 막혔을 때에는 저령을 더한다.

② 요도에 통증이 심하면 금전초를 더한다.

③ 혈뇨가 있으면 대계를 더한다.

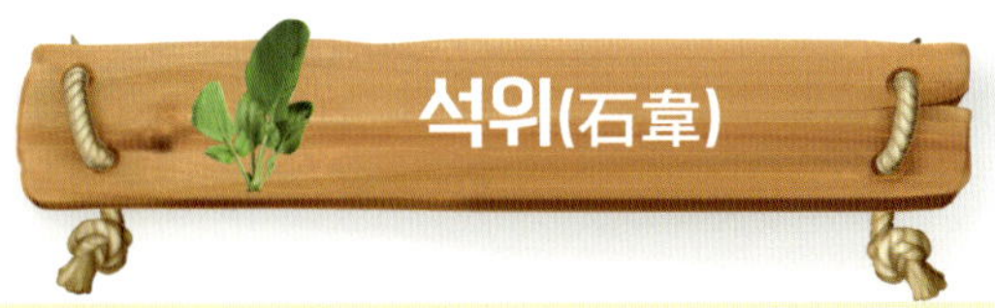

주효능 | 소변불통(小便不通), 요로결석, 혈뇨(血尿), 자궁출혈, 기관지염

석위는 고란초과에 속하는 여러해살이풀인 석위의 잎을 말한다. 전국 각지의 나무줄기나 바위 위에서 자생한다. 봄·여름·가을에 채취해 뿌리줄기와 뿌리를 제거해 사용한

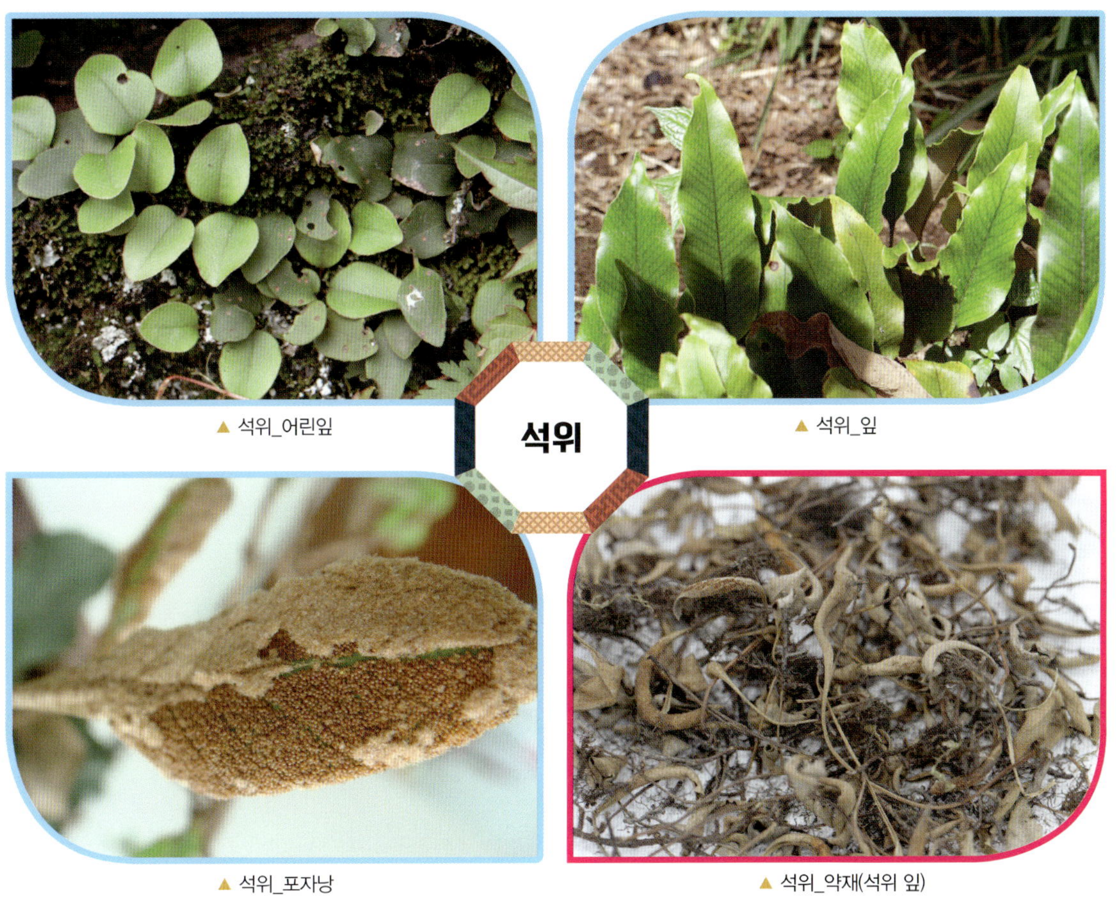

다. 성질은 약간 차갑고 맛은 쓰고 달다.

석위는 이뇨작용이 강한 약초이다. 그러한 약초는 대체로 신장, 방광, 요도에 염증이 있거나 결석으로 인한 통증과 출혈이 있을 때 사용한다. 석위는 신장결석, 방광결석, 요로결석의 치료에 효과가 아주 좋고, 요로에 염증이 있고 소변에 혈액이 섞여 나올 때에도 사용한다.

석위는 가래를 삭이고 기관지 평활근을 이완시키는 작용이 있어 급성 기관지염으로 기침과 가래가 나올 때, 목이 간지럽고 통증이 있을 때 사용한다. 석위는 소아의 기관지염과 기관지 천식, 폐수종 등에도 사용한다.

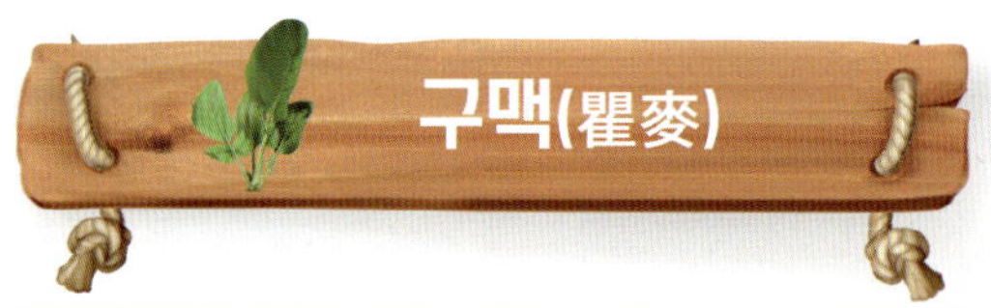

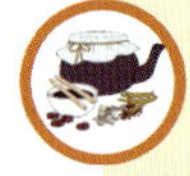
주효능 | 소변불통(小便不通), 요로결석, 요도염, 방광염, 혈뇨

구맥은 석죽과의 여러해살이풀인 술패랭이꽃의 지상부를 말하는데 중부 이북의 고산에서 자생하는데 습기가 많지 않고 반그늘의 서늘한 곳에서 잘 자란다. 여름과 가을 사이 꽃이 필 때 채취해 햇볕에 말려 사용한다. 성질은 차갑고 맛은 쓰다.

구맥은 이뇨작용이 뛰어난 약초이다. 따라서 소변이 잘 나오지 않고 혼탁하게 나오는 경우, 급만성 요도염과 방광염, 신장염 등의 치료에 사용하며, 방광결석 치료에도 효과가 있다.

구맥은 간경변증으로 인한 복수 및 심장 이상으로 인한 부종, 신장 이상으로 인한 부종 등의 치료에 사용한다. 또한 구맥은 전립선비대증 때문에 소변이 잘 나오지 않을 때에도 사용하며, 생리불순과 생리통, 치질로 인한 출혈과 각종 염증 치료에도 효과가 있다.

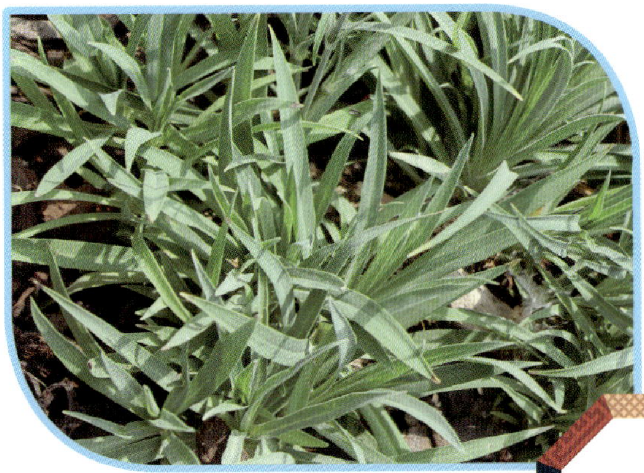

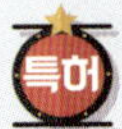

<table>
<tr><td>▲ 술패랭이꽃_잎</td><td>구맥</td><td>▲ 술패랭이꽃_꽃(분홍색)</td></tr>
<tr><td>▲ 술패랭이꽃_종자 결실</td><td> 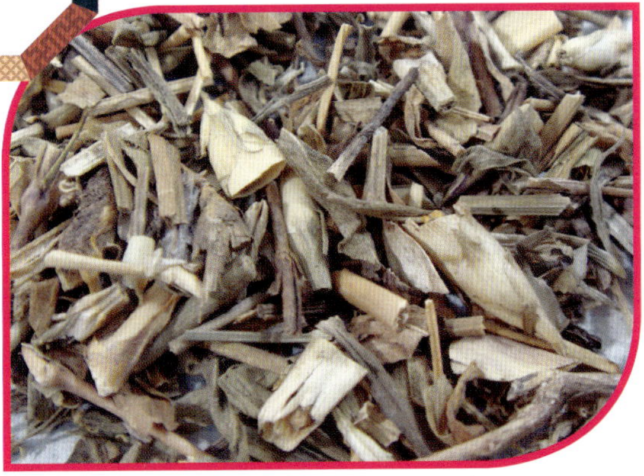</td><td>▲ 구맥_약재(술패랭이꽃 지상부)</td></tr>
</table>

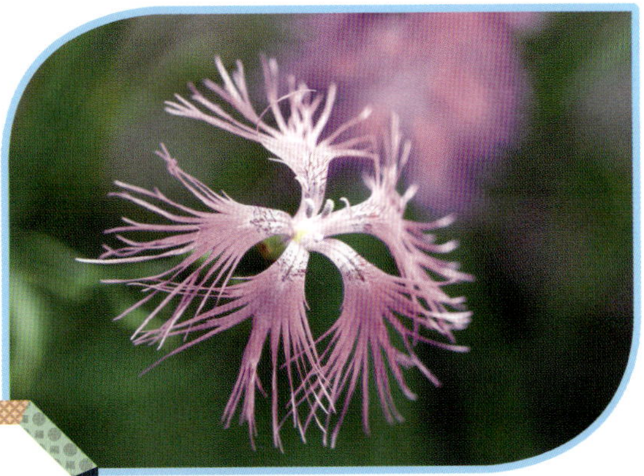

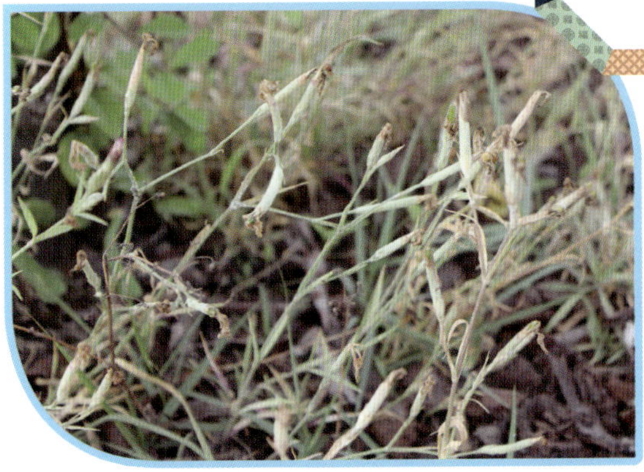

특허 술패랭이꽃의 기능성 및 효능에 관한 특허자료

▶ **술패랭이꽃의 향취를 재현한 조성물 및 이를 함유하는 피부 외용제 조성물**

본 발명은 SPME법에 의해 분석된 술패랭이꽃의 향취 성분인 트랜스-오시멘(trans-ocimene), 리날로울(linalool) 및 메틸안트라닐레이트(methyl anthranilate)를 주요 향취 성분으로 함유하고, 여기에 인공합성물질인 메틸살리실레이트(methyl salicylate)를 첨가하여 제조함으로써 술패랭이꽃 고유의 향취를 재현하면서 뛰어난 기호성을 갖는 향료 조성물 및 이를 함유하는 피부 외용제 조성물에 관한 것이다.

— 공개번호: 10-2012-0056481, 출원인: (주)아모레퍼시픽

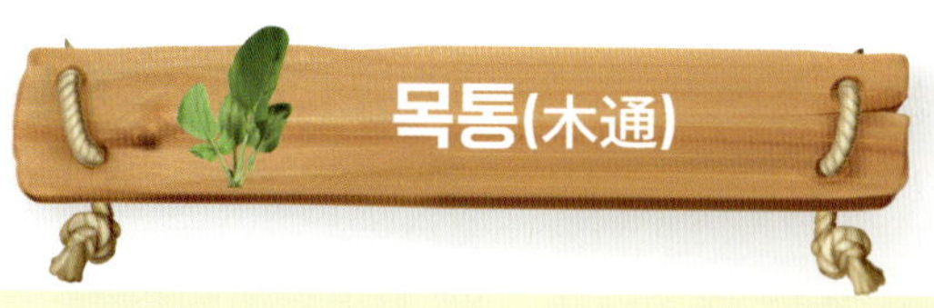

목통(木通)

주효능 | 요도염, 방광염, 요로결석, 구내염, 결막염, 외이도염, 인후염,
성대 부종, 모유 부족

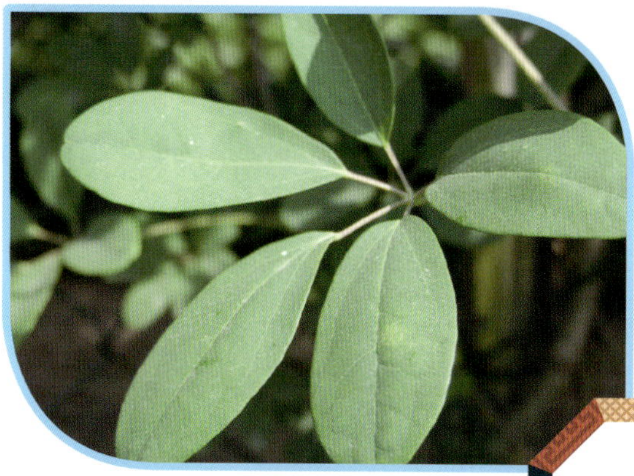

▲ 으름덩굴_잎

목통

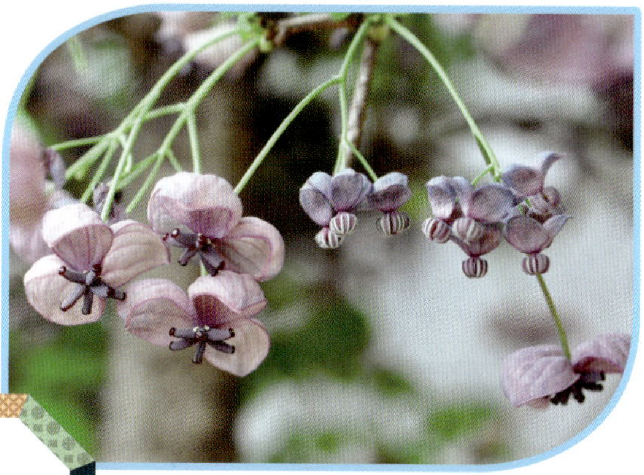

▲ 으름덩굴_꽃

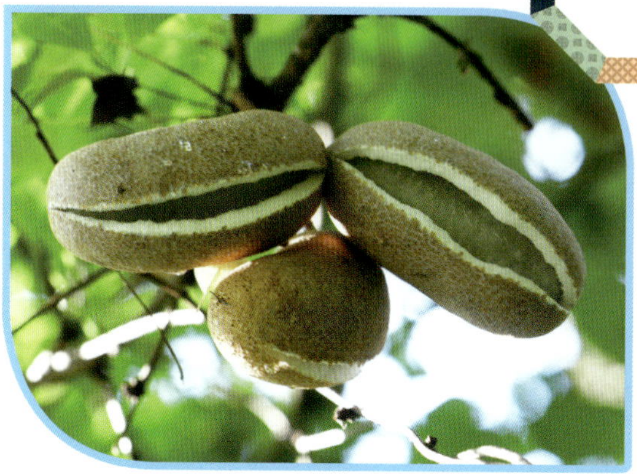

▲ 으름덩굴_열매

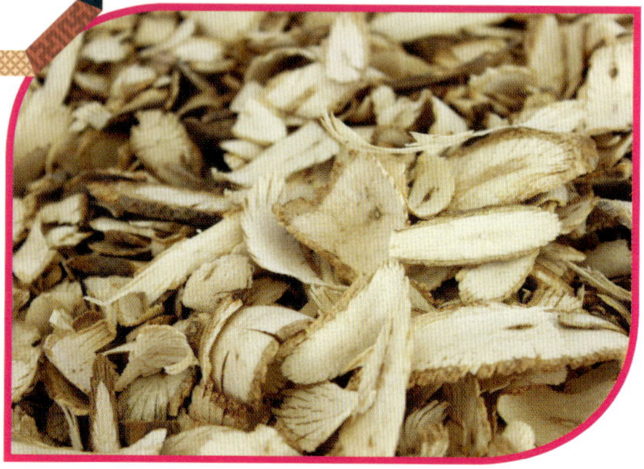

▲ 목통_약재(으름덩굴 줄기)

　목통은 으름덩굴과에 속하는 낙엽활엽덩굴식물인 으름덩굴의 줄기를 말한다. 강원
도를 제외한 황해도 이남의 산과 들에서 자생한다. 9월경에 채취하는데 그늘에서 말려
사용한다. 줄기의 껍질만 사용한다면 초봄에 채취해야 하지만, 목통은 목심을 포함한

줄기를 사용하기 때문에 9월에 채취한다. 성질은 차갑고 맛은 쓰다.

목통은 열을 내리고 소변을 잘 통하게 하는 효능이 뛰어나다. 그래서 요로에 염증이 있을 때 주로 사용한다. 예를 들어 방광염, 요도염 또는 요로결석 등으로 배뇨 시 통증이 있을 때, 소변을 너무 자주 보는 증상이 있을 때, 소변이 잘 나오지 않을 때, 소변에서 피가 섞여 나올 때 목통을 사용한다.

목통은 염증을 치료하는 효능이 좋아 이비인후질환 및 안질환의 급성 염증에 많이 사용한다. 소아의 아구창을 비롯하여 입안에 염증이 생겼을 때 치자, 황련 등과 함께 사용하면 빠른 효과를 볼 수 있다. 또한 인후나 성대가 부어 목소리가 나오지 않을 때, 급성 결막염과 외이도염이 있을 때 효능이 유사한 다른 약초와 함께 사용하면 좋다.

🌿 으름덩굴의 부위별 효능

◎ **으름덩굴의 줄기 속**: 열을 내려 소변을 잘 나오게 하고, 기를 통하게 하여 젖을 나오게 한다. 습열(濕熱)로 인해 소변이 붉고, 임병(淋病)으로 요도가 깔깔하고 아픈 증상, 붓고 소변이 적은 증상, 젖이 나오지 않는 증상 치료에 쓴다.

◎ **으름덩굴의 꽃봉오리**: 남자의 음낭이 아래로 처진 증상 치료에 쓴다.

◎ **으름덩굴의 뿌리**: 기를 돌게 하고 수기(水氣)를 돌리며, 음식을 소화시키고 젖을 나오게 한다. 수종(水腫), 임병, 음식이 쌓여 배가 불러 올라 그득한 느낌이 있는 증상, 젖이 나오지 않는 증상 치료에 쓴다.

◎ **으름덩굴의 열매**: 음력 7~8월에 채취하는데 성질은 차고 맛은 달다. 위열(胃熱)과 반위증(反胃證)을 낫게 하며 삼초(三焦)의 열을 내리고 대소변을 잘 나가게 하며 속을 시원하게 하고 갈증을 멎게 한다.

동규자(冬葵子)

주효능 | 배뇨장애, 요로결석, 부종, 변비, 모유 부족

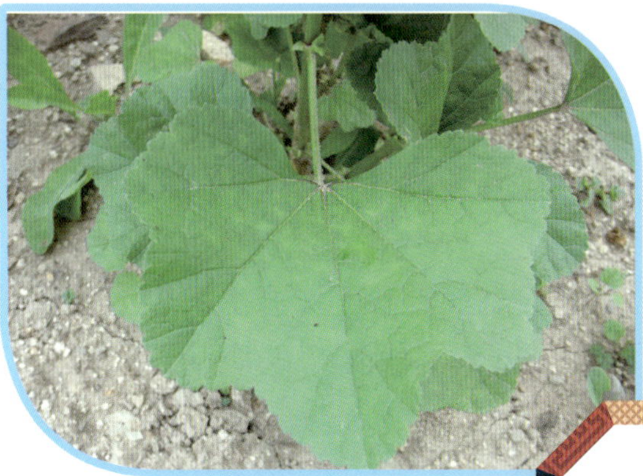

▲ 아욱_잎

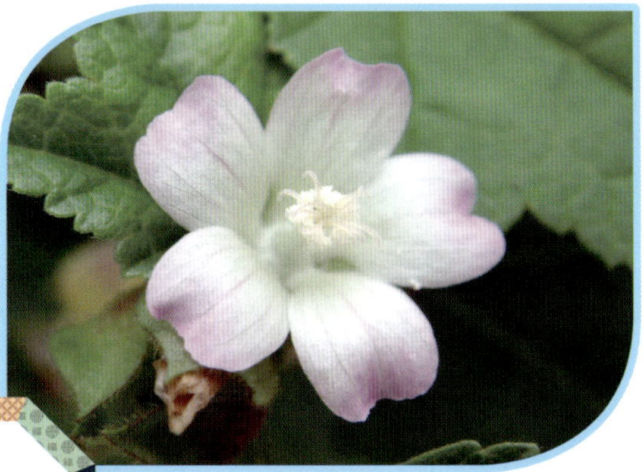

동규자

▲ 아욱_꽃

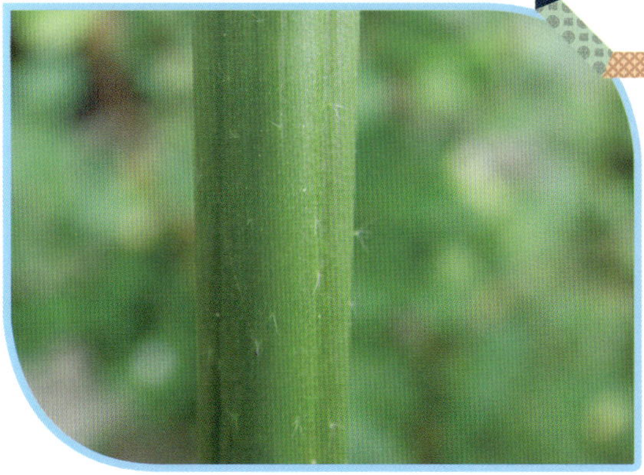

▲ 아욱_줄기

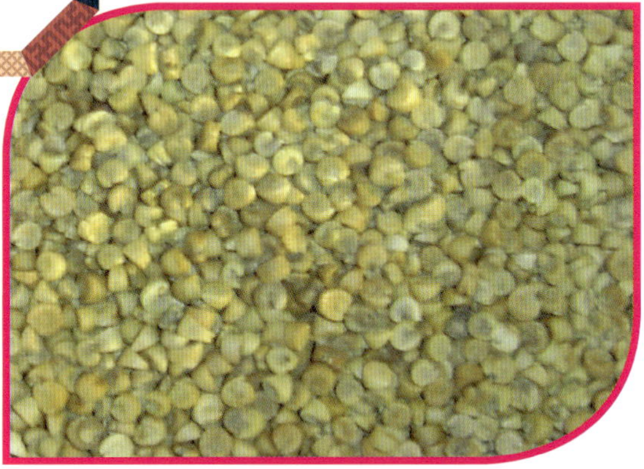

▲ 동규자_약재(아욱 씨앗)

동규자는 아욱과에 속하는 한해살이풀인 아욱의 익은 씨앗을 말한다. 전국 각지의 농가에서 재배하며 습기 있는 토양에서 잘 자란다. 여름부터 가을 사이에 익은 열매를 따 햇볕에 말린 다음 비벼서 씨를 털어 불순물을 제거하고 사용한다. 성질은 차갑고 맛은

달다.

동규자는 가을에 씨를 뿌려 겨울(冬)을 지나야만 씨앗(葵)을 맺기 때문에 붙여진 이름인데《동의보감》에 동규자는 오림(五淋; 5가지 임병)을 치료하는 약초로 소개되어 있다. 임병(淋病)은 소변이 잘 나오지 않으면서 아프고 방울방울 끊임없이 떨어지며, 늘 소변이 급하게 나오면서 짧고 자주 마려운 증상이다. 오림 중에서 석림(石淋)은 현재의 요로결석에 해당하는데 석림 치료에는 동규자를 사용한다.

동규자는 대변을 무르게 하는 성질이 있어 허약한 사람이나 노인의 변비 치료에 효과가 있으며, 젖이 잘 통하지 않고 유방이 뭉치고 통증이 있을 때에도 사용한다. 아욱의 잎을 동규엽이라 하는데 천식, 폐렴, 대소변을 잘 못 보는 증상, 이질과 황달 등의 치료에 효과가 있다.

 **동규자(아욱)의 기능성 및 효능에 관한 특허자료**

▶ 동규자 추출물을 유효성분으로 함유하는 호르몬 대체치료용 조성물

본 발명은 동규자 추출물을 유효성분으로 하는 호르몬 대체 치료용 조성물에 관한 것으로, 구체적으로 동규자로부터 물 또는 저급 알코올을 이용하여 분리·정제되고 인간 에스트로겐 수용체(human estrogen receptor)에 대한 결합 활성을 나타내는 동규자 추출물을 유효성분으로 하는 조성물에 관한 것이다. 본 발명의 동규자 추출물은 에스트로겐 유사물질로서 호르몬 활성이 뛰어나므로 호르몬 대체 치료(hormone replacement therapy)용 약학적 조성물 또는 건강식품 조성물로 유용하게 사용될 수 있다.

– 공개번호: 10-2002-0084876, 출원인: 알앤엘생명과학주식회사

비염/축농증

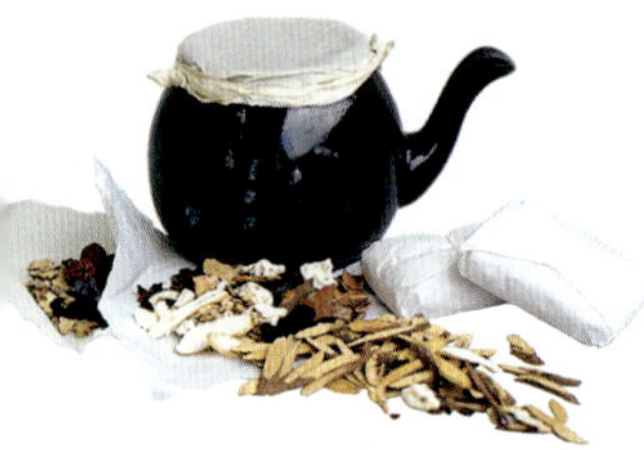

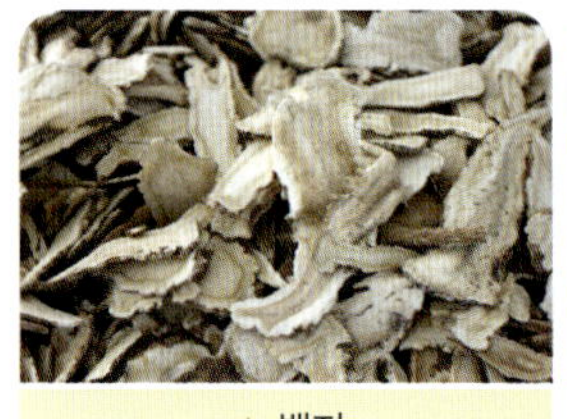

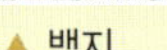

▲ 백지

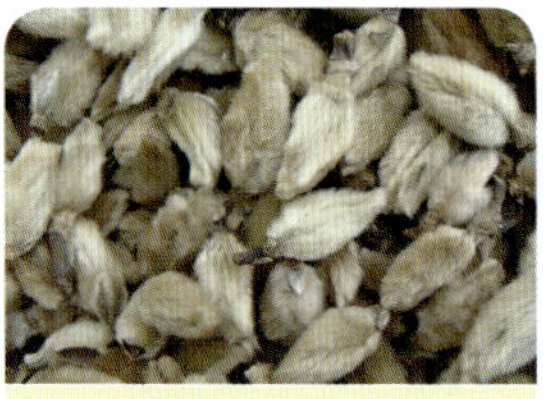

▲ 신이

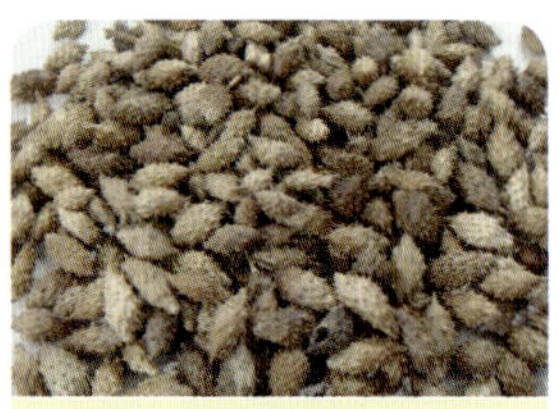

▲ 창이자

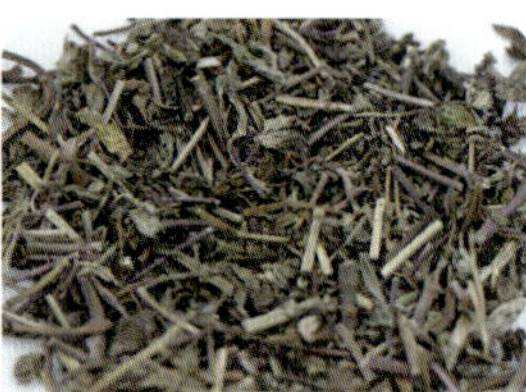

▲ 박하

점막으로 덮여 있는 비강(鼻腔)은 폐로 유입되는 공기의 온도와 습도를 조절한다. 그리고 점액을 분비시켜 이물질과 세균, 바이러스를 제거한다. 부비강(副鼻腔) 또한 점막으로 덮여 있어 흡입된 공기의 온도와 습도를 조절하고 먼지 등의 이물질과 분비물을 배설한다. 소리를 낼 때 울림을 일으켜 독특한 음색도 만들어낸다.

코끝에서 폐에 이르는 길이는 40cm 정도이다. 이렇게 짧은 공간에서 겨울철에는 30℃ 이상 가온(加溫)을 해야 한다. 몸이 건강하고 면역력이 강한 사람이라면 문제가 없지만 그렇지 못한 경우에는 가온과 가습이 적절하게 이루어지지 못한다. 이럴 경우 몸은 흡입되는 공기의 양을 줄이기 위해 코점막을 붓게 할 수밖에 없고, 이 때문에 코막힘이 생긴다. 코점막이 부으면 삼출물이 증가해 콧물의 양도 증가하는데 이것이 바로 비염이다. 게다가 비강과 부비강은 작은 구멍(자연공)으로 연결되어 있어 비염이 악화되면 축농증으로 진행될 수도 있다.

비염과 축농증 증상을 치료하기 위해서는 부어 있는 코점막의 부종을 완화시켜야 한다. 다음에 소개되는 약초처방이 도움을 주지만 비염과 축농증을 근본적으로 치료하려면 체열과 면역력을 높여야 한다. 여기에 해당하는 약초처방은 사람에 따라 다르므로 만들기 전 전문가와 상담해야 한다.

백지 40g, 신이 20g, 창이자 10g, 박하 4g을 가루로 만들어 8g씩 대파와 차를 우린 물에 타서 식후에 마신다.

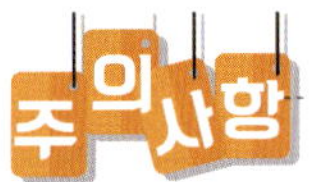

① 신이, 박하처럼 휘발성이 강한 약초를 달이면 효능이 떨어지기 때문에 가루로 만들어 복용하는 것이 좋다. 만약 물에 달여야 한다면 백지와 창이자를 1시간 정도 달여 약액이 뜨거울 때 신이와 박하를 넣어 우려내는 방법을 사용해야 한다.
② 신이는 겉껍질을 벗기고 가장 안쪽에 있는 꽃술만 사용해야 한다.
③ 창이자는 가시를 제거하고 사용해야 독성을 줄일 수 있다.
④ 몸이 마르고 열이 많은 사람은 복용량을 줄이거나 숙지황을 더해 사용한다.
⑤ 비염은 잘 낫지 않는 질환으로 꾸준히 복용해야만 효과를 볼 수 있고, 환절기마다 비염에 걸리는 사람은 미리 복용하는 것도 좋다.

효능⁺PLUS

① 두통이 심하면 천궁을 더한다.
② 축농증이 심하면 어성초를 더한다.
③ 소화력이 약하면 백출과 진피를 더한다.
④ 몸이 냉한 사람은 건강과 계피를 더한다.

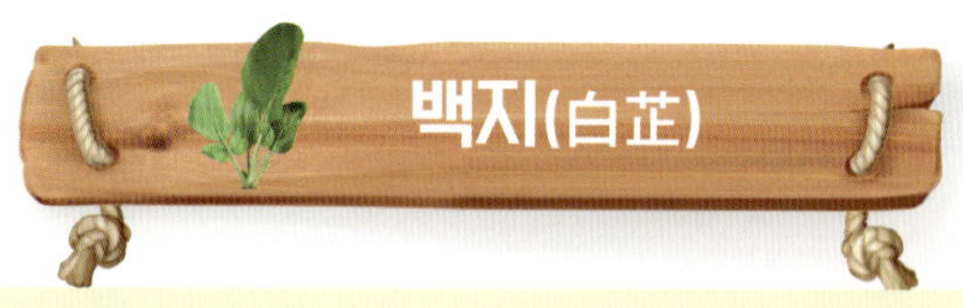

주효능 | 감기, 두통, 코막힘, 콧물, 비염, 기미, 주근깨, 안면 부종, 안면 시림, 자궁출혈, 대하증(帶下症), 생리불순

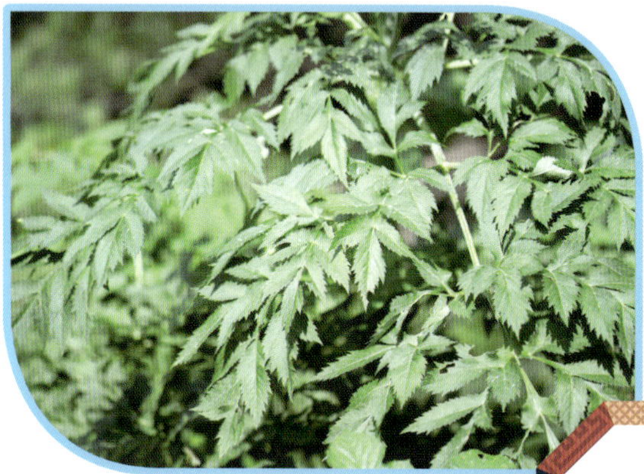

▲ 구릿대_잎

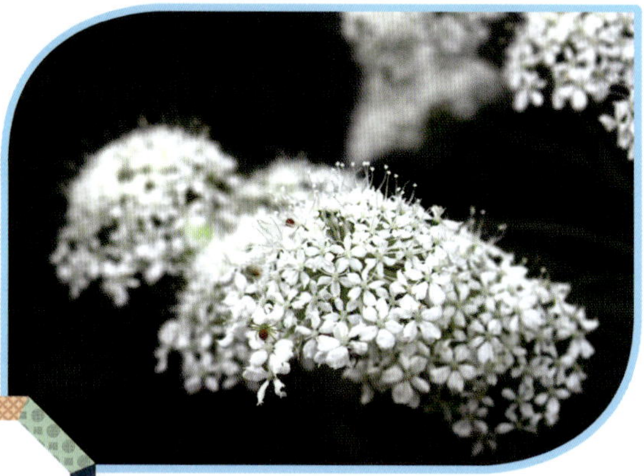

▲ 구릿대_꽃

백지

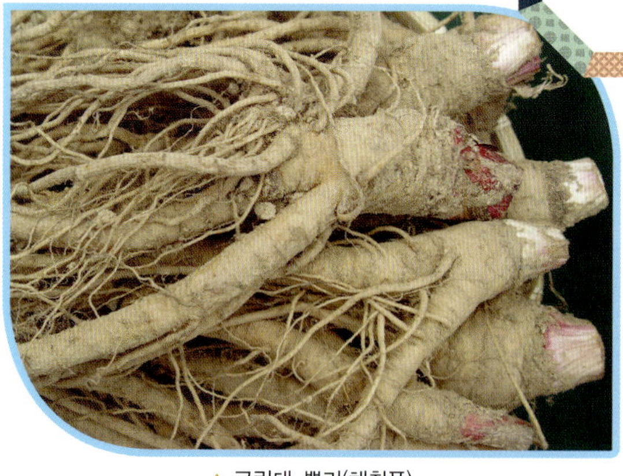

▲ 구릿대_뿌리(채취품)

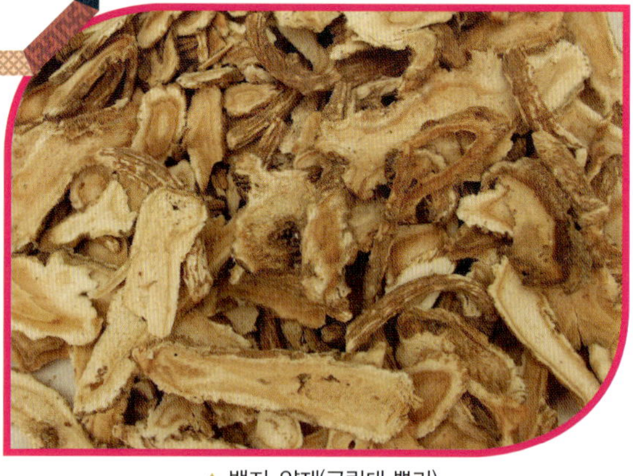

▲ 백지_약재(구릿대 뿌리)

백지는 산형과에 속하는 2~3해살이풀인 구릿대의 뿌리를 말한다. 전국 각처의 산야에서 자생하는데 근래에 와서는 약용 및 식용으로 농가에서도 재배하고 있다. 잎이 누렇게 변하는 11월경이 채취 적기인데 캐낸 뿌리는 흙과 불순물을 제거하고 햇볕에 말

려 사용한다. 성질은 따뜻하고 맛은 맵다.

얼굴에 생기는 질환 치료에는 백지가 꼭 들어간다. 미백 효과가 있으며 기미나 주근 깨를 없애고 두통과 치통, 여드름을 비롯해 얼굴에 생기는 염증성 질환 치료에 효과가 있기 때문이다. 염증뿐만 아니라 농(膿)을 제거하는 효과까지 있어 비염은 물론 축농증 치료에도 매우 효과적인 약초라 할 수 있다.

백지는 산형과에 속한 식물의 뿌리이며 매운맛을 지니고 있다. 작은 꽃들이 모여 우 산 모양을 하고 있다 해서 산형(繖形)이라고 하는데 이렇게 작은 꽃들을 동시다발적으로 피우기 위해서는 큰 힘이 필요하다. 이러한 힘은 매운맛으로 나타나는데 그 매운맛이 비염과 축농증을 치료하는 데 효과를 발휘한다.

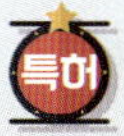 **백지(구릿대)의 기능성 및 효능에 관한 특허자료 2종 외**

▶ **항천식 활성을 갖는 백지 추출물을 함유하는 조성물**

본 발명은 항천식 활성을 갖는 백지(구릿대 뿌리) 추출물을 함유하는 조성물에 관한 것으로, 백지 추출물 을 함유하는 조성물은 천식의 예방 및 치료용 약학적 조성물 또는 건강보조식품 또는 건강기능식품으로 서 유용하게 이용될 수 있다.

― 공개번호: 10-2011-0071729, 출원인: 한국한의학연구원

▶ **백지 추출물을 유효성분으로 함유하는 장출혈성 대장균 감염증의 예방 또는 치료용 약학 조성물**

본 발명은 백지(구릿대 뿌리) 추출물을 유효성분으로 함유하는 장출혈성 대장균 감염증의 예방 또는 치료용 약학 조성물에 관한 것이다. 본 발명에 따른 백지 추출물은 장출혈성 대장균 O157:H7에 대 한 항균 활성을 우수하게 나타냄으로써 장출혈성 대장균 감염증의 예방 또는 치료에 유용하게 사용될 수 있다.

― 공개번호: 10-2013-0096088, 출원인: 경희대학교 산학협력단

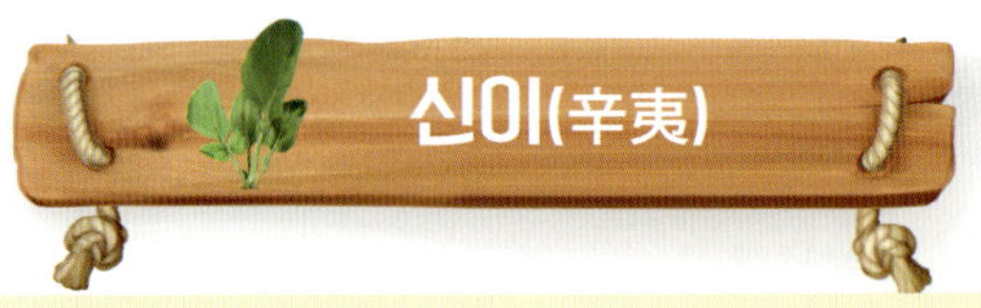

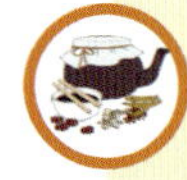
주효능 | 코감기, 비염, 축농증, 고혈압, 두통, 치통

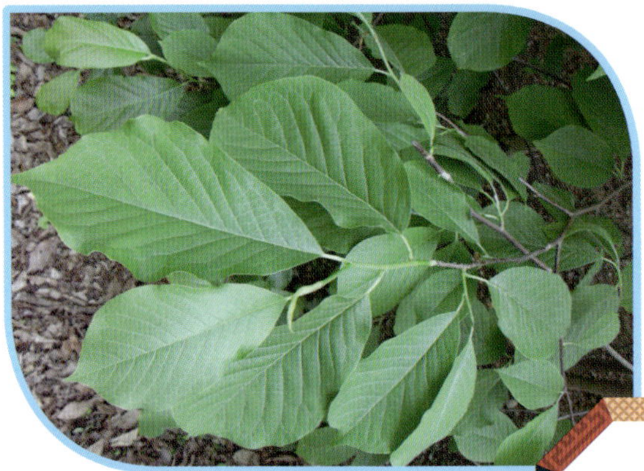

▲ 목련_잎

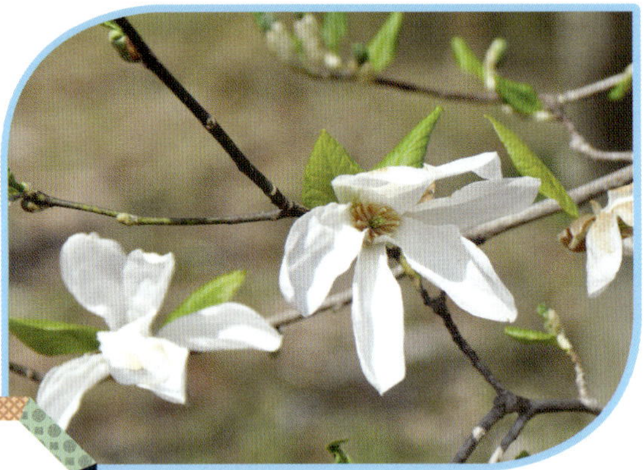

신이

▲ 목련_꽃

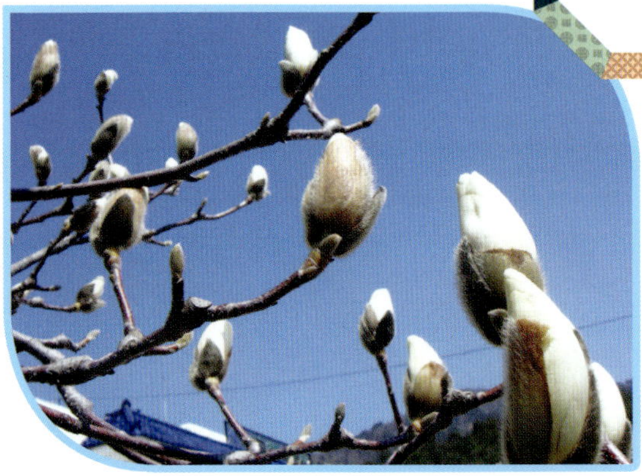

▲ 목련_꽃봉오리

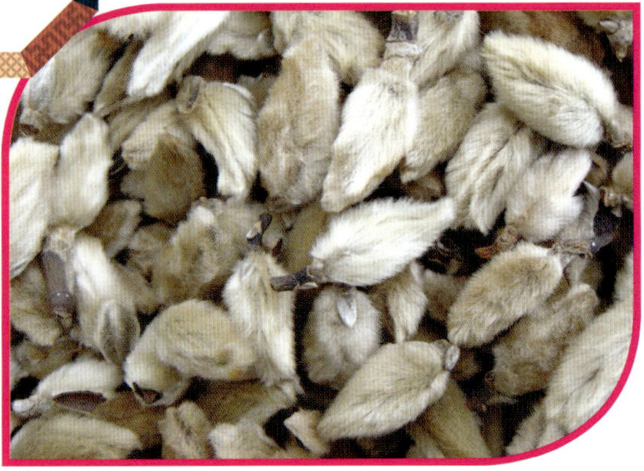

▲ 신이_약재(목련 꽃봉오리)

　　신이는 목련과에 속하는 낙엽활엽교목인 목련의 꽃봉오리를 말한다. 제주도 숲에 자생하며 전국 각지에서 관상수로 심는다. 꽃봉오리가 터져 꽃잎이 나오면 이미 약효가 떨어지므로 이른 봄 꽃봉오리가 터지지 않을 때 채취해 자루를 잘라 버리고 그늘에서

말려 사용한다. 성질은 따뜻하고 맛은 맵고 약간 쓰다.

신이는 비염과 축농증 치료에 자주 사용되는 약초이다. 《동의보감》에서도 '코가 막힌 것과 콧물이 흐르는 것을 치료한다.'고 하였는데 코가 막혔을 때 치료법으로 신이 가루를 파 뿌리 달인 물과 함께 복용하는 방법과, 신이 가루를 솜에 싸서 콧구멍을 막는 방법을 제시한다.

신이를 약재로 사용할 때에는 꽃봉오리의 겉껍질을 벗기고 꽃술만 사용해야 한다. 그렇지 않으면 약효가 제대로 나타나지 않는데 만약 겉껍질을 벗기지 않고 물에 달이면 약효 성분의 추출이 쉽지 않기 때문이다.

신이는 통증을 멎게 하는 효능이 있어 두통과 치통 치료에 사용한다. 단, 두통에 단독으로 사용하면 효과가 떨어지므로 백지, 고본, 만형자 같은 약초와 병용해야 한다.

충치로 인한 치통에는 신이를 가루로 만들어 입에 넣고 씹으면 통증이 멎는다.

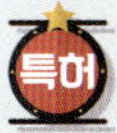 목련(신이)의 기능성 및 효능에 관한 특허자료 2종 외

▶ **퇴행성 중추신경계 질환 증상의 개선을 위한 목련 추출물을 함유하는 기능성식품**

본 발명은 목련 추출물 또는 목련으로부터 단리된 에피유데스민(Epieudesmin)을 함유함을 특징으로 하는 퇴행성 중추신경계 질환 증상의 개선을 위한 기능성식품에 관한 것이다.

– 공개번호: 10-2005-0111257, 출원인: 충북대학교 산학협력단

▶ **신이 추출물을 유효성분으로 함유하는 골질환 예방 및 치료용 조성물**

본 발명은 신이 추출물을 유효성분으로 함유하는 골질환 예방 및 치료용 조성물에 관한 것으로 본 발명에 의한 조성물은 독성이 적으며 파골세포의 형성 및 파골세포에 의한 골 흡수를 억제하여 효과적인 골질환 치료제를 제공할 수 있다. 또한 최근 골손상 치료에 쓰이는 비스포스포네이트 계열의 치료제의 단점인 턱뼈 괴사 및 뼈나 관절의 무력화와 같은 문제점을 보완할 수 있다.

– 공개번호: 10-2012-0123626, 출원인: 연세대학교 산학협력단

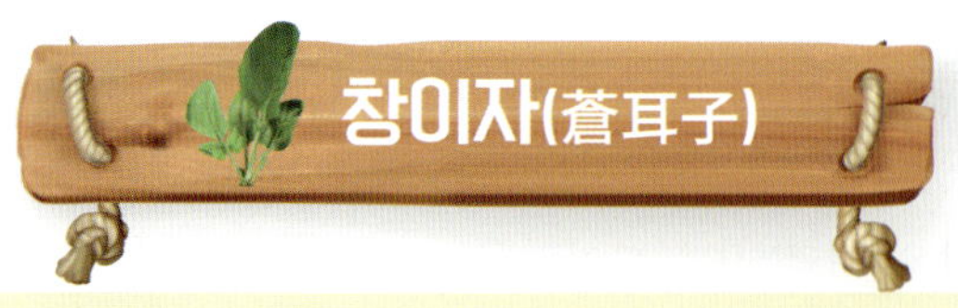

창이자(蒼耳子)

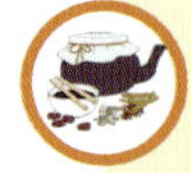

주효능 | 비염, 축농증, 신경통, 근육통, 습진, 알코올 중독

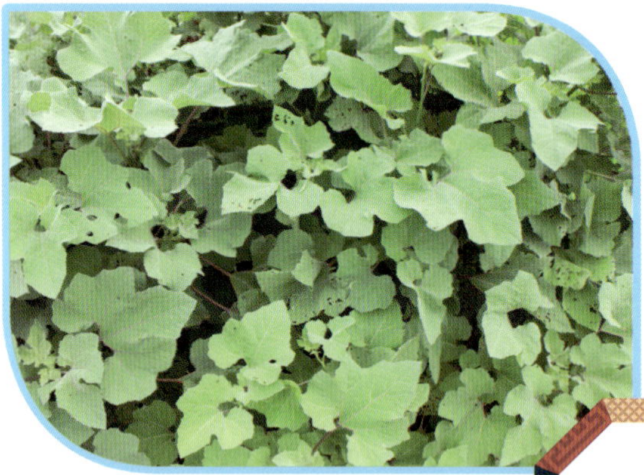

▲ 도꼬마리_잎

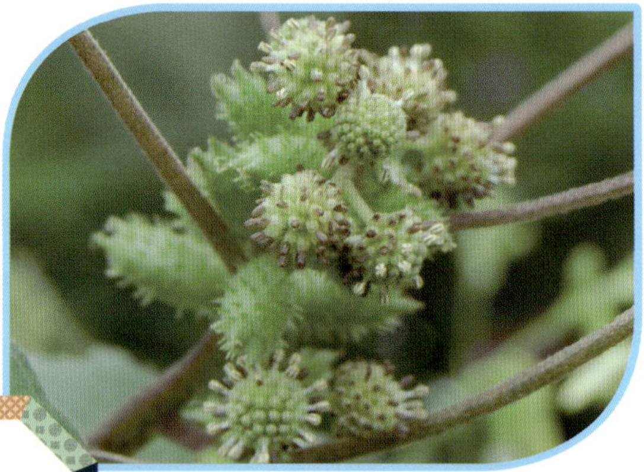

창이자

▲ 도꼬마리_꽃

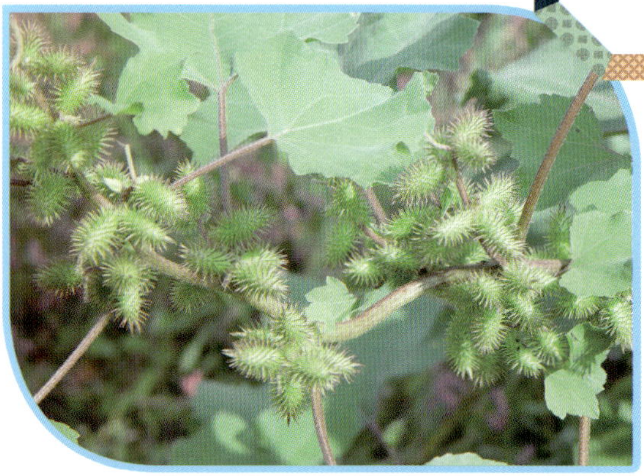

▲ 도꼬마리_열매

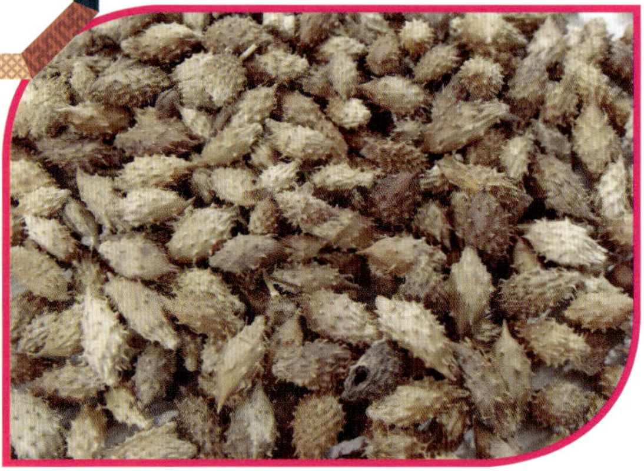

▲ 창이자_약재(도꼬마리 열매)

창이자는 국화과에 속하는 한해살이풀인 도꼬마리의 익은 열매를 말한다. 전국 각지의 들이나 길가에서 흔히 자라는데 북부 지방에서 더 많이 분포한다. 가을에 열매가 익었을 때 따서 햇볕에 말린 다음 불순물과 가시를 제거해 황색이 되도록 살짝 볶은 후 사

용한다. 성질은 따뜻하고 맛은 쓰고 매우며 약간의 독성이 있다.

창이자는 비염과 축농증으로 생기는 콧물, 코막힘, 호흡 곤란, 두통이 있으면서 냄새를 맡지 못하는 증상 치료에 효과적이다.

창이자를 약재로 사용할 때에는 볶아서 가시를 제거한 뒤에 사용해야 한다. 볶으면 약 성분의 용출(溶出)이 쉽고, 약초의 독성도 줄어들기 때문이다.

색깔이 푸르고(蒼) 열매가 쥐의 귀(耳)와 비슷하게 생겼다고 해서 창이자(蒼耳子)라는 이름을 얻게 되었다. 어린 시절 풀밭에서 놀다 집에 돌아오면 창이자가 바지에 달라붙어 있던 기억이 난다. 창이자에 작은 가시가 돋아 있기 때문인데 그래서 옛날 사람들은 양대귀(羊帶歸; 양털에 붙어 오는 것)라고도 불렀다.

도꼬마리(창이자)의 기능성 및 효능에 관한 특허자료 2종 외

▶ 창이자 추출물을 유효성분으로 함유하는 항당뇨병 약학 조성물

본 발명은 창이자(도꼬마리 열매) 추출물을 항당뇨병 치료제로서 사용하는 용도에 관한 것으로, 본 발명의 창이자 추출물은 사이토카인(IL-1β 및 IFN-γ)에 의한 췌장 β-세포주인 RINm5F 세포 독성을 억제하였으며, 이 같은 세포 보호 효과는 래트로부터 분리한 islets에서 인슐린 분비능을 유지함을 통해 확인하였다.

– 공개번호: 10-2010-0111260, 출원인: 전북대학교 산학협력단

▶ 도꼬마리를 포함하는 피부 재생 촉진용 조성물 및 그 제조방법

본 발명은 도꼬마리를 포함하는 피부 재생 촉진용 조성물 및 그 제조방법에 관한 것으로, 보다 상세하게는 화학물질을 포함하는 연고를 사용할 때 생길 수 있는 독성과 부작용을 줄일 수 있으며, 도꼬마리, 작두콩 등 천연 생약의 유효성분을 활용하여, 피부 염증, 손발톱 무좀 등의 피부질환 개선에 효과가 있는 생약성분을 포함하는 피부 재생 촉진용 조성물에 관한 것이다.

– 등록번호: 10-1286388-0000, 출원인: 정인숙

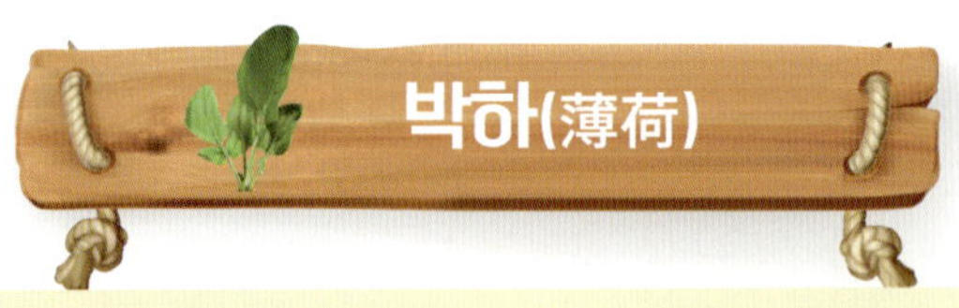

주효능 | 발열 감기, 두통, 안구충혈, 인후염, 편도선염, 구내염, 설염(舌炎), 코피, 가슴 답답함

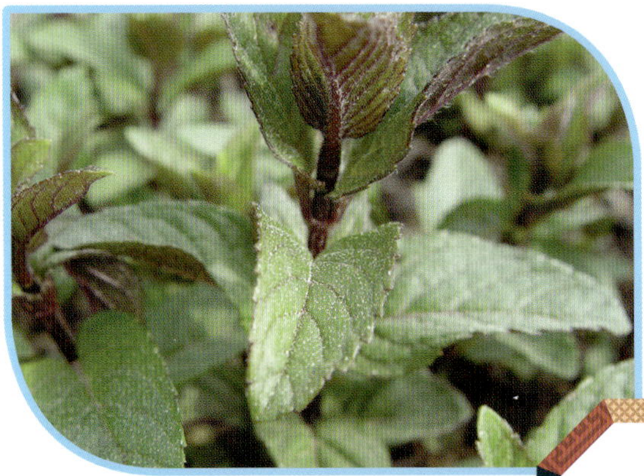

▲ 박하_잎

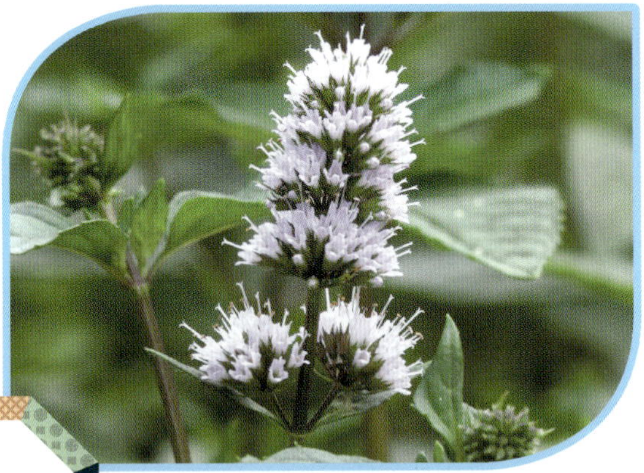

박하

▲ 박하_꽃

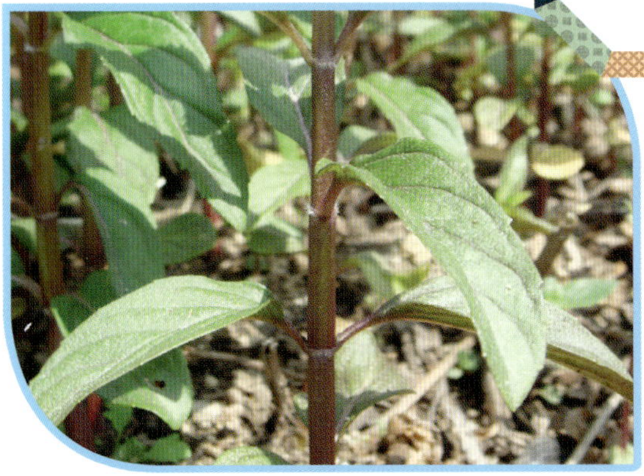

▲ 박하_줄기

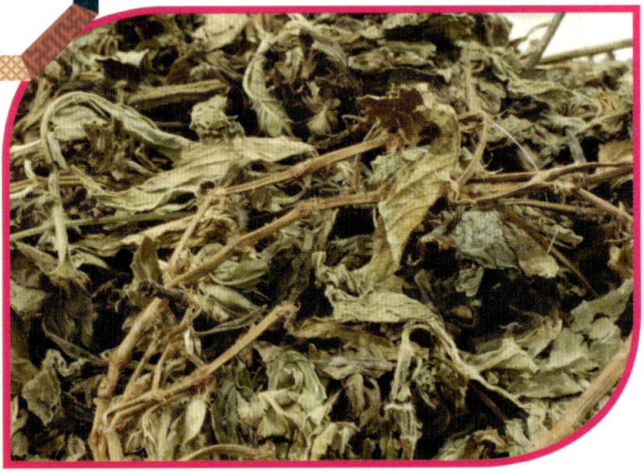

▲ 박하_약재(박하 지상부)

박하는 꿀풀과에 속하는 여러해살이풀인 박하의 지상부를 말한다. 원산지는 중국으로 우리나라에서는 전역에서 자생하는데 한때는 약용식물로 많이 재배했었다. 7월 초 중순과 10월 중순에 채취한 후 잎을 먼저 떨어버리고 줄기에 맑은 물을 뿜어 물기가 스

며들게 한 다음 절단하여 햇볕에 말린다. 그리고 이것을 잎과 고르게 섞어 사용한다. 성질은 약간 차갑고 맛은 맵다.

박하에는 멘톨(menthol)이라는 휘발성 물질이 함유되어 있는데 이 물질을 소량 사용하면 모세혈관이 확장되고 땀샘의 분비가 촉진되어 피부를 통한 열의 발산이 일어난다. 이러한 효능은 부어 있는 코점막을 완화시켜 비염을 치료하는 데 큰 도움을 준다.

박하는 소아의 편도선염, 인후염 치료에도 효과가 좋은 약초이다. 편도가 비대해져 불편해하는 아이들이 있을 때에는 박하와 도라지, 감초를 가루로 만들어 1회에 3g씩, 하루 2번 복용하면 편도를 작게 만드는 데 도움이 된다.

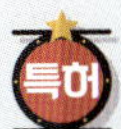

박하의 기능성 및 효능에 관한 특허자료 2종 외

▶ 박하 등 생약혼합물의 추출물을 함유하는 스트레스 해소용 건강기능식품

본 발명은 박하, 감국, 하고초, 향유, 울금을 포함하는 생약혼합물의 추출물을 함유하는 건강기능식품에 관한 것으로서, 상기 생약혼합물의 추출물을 함유하는 조성물은 스트레스 해소 효과가 우수하여 수험생, 직장인, 일상에 지친 현대인들의 스트레스 해소용 식품으로 용이하게 사용 가능하다.

– 등록번호: 10-1450813-0000, 출원인: 구미경

▶ 분말 또는 생즙으로 가공된 박하 잎 등의 생약 지혈제

본 발명은 생약성분으로 되어 구강과 같이 사용자가 섭취할 우려가 있는 부위에도 사용이 가능하며, 지혈 효과뿐만 아니라 상처가 빨리 아물도록 도와주는 새로운 생약 지혈제에 대한 것이다. 본 발명에 따르면 분말 또는 생즙으로 가공된 박하 잎, 칡 잎, 제비풀을 포함하여 이루어진 것을 특징으로 하는 생약 지혈제가 제공된다.

– 공개번호: 10-2012-0077257, 출원인: 고봉기

머리와 눈이 맑지 않은 증상

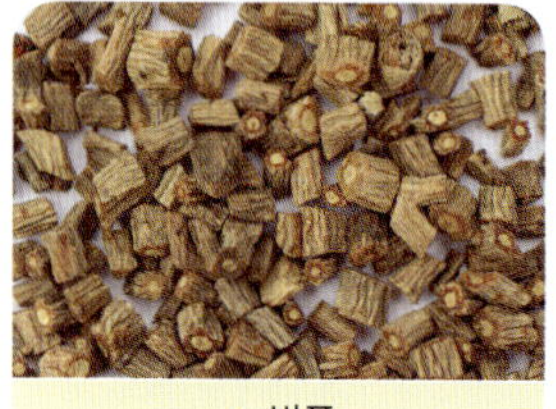

▲ 방풍

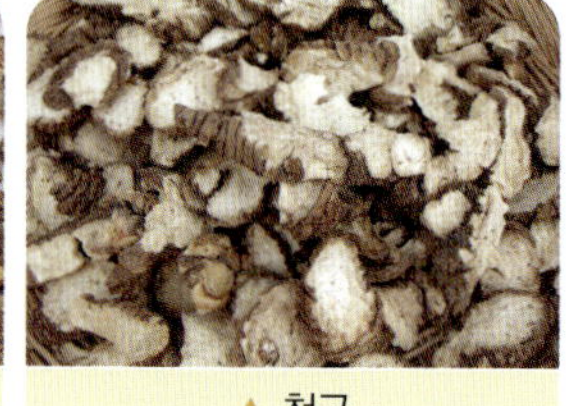

▲ 천궁

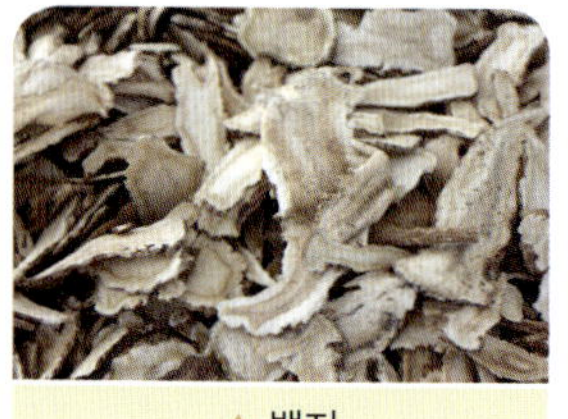

▲ 백지

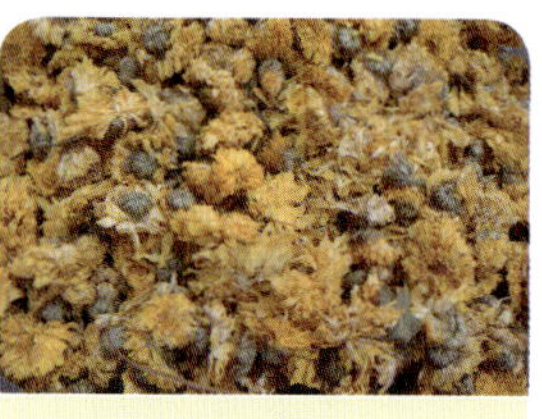

▲ 감국

아픈 것은 아니지만 머리가 무겁고 눈이 피로하고 맑지 않은 증상, 살면서 누구나 한 번쯤 느끼지만 명확한 병명도 없고 치료하는 약이 정해져 있지 않아 답답할 뿐이다. 《동의보감》에서는 '풍(風), 습(濕), 열(熱)로 인해서 담연(痰涎)이 머리에 몰려 있기 때문에 머리와 눈이 맑지 않은 것'이라고 하였다. 요즘 말로 하면 날씨나 스트레스 때문에 혈액순환이 불량해지고 노폐물[痰涎]이 쌓여 산소와 영양분이 두면부(頭面部)에 정상적으로 공급되지 못하는 상황이라고 할 수 있겠다.

이러한 증상은 날씨가 좋아지거나 기분이 좋아지면 없어진다. 하지만 날씨가 나쁘고 기분이 좋지 않다고 해서 누구나 이런 증상이 생기진 않는다. 평소 혈액순환이 원활하게 이루어지지 않는 사람이거나 몸이 약한 사람에게서 이와 같은 증상이 쉽게 나타난다. 따라서 식이요법과 운동을 통해 몸을 보강하고 혈액순환을 촉진하는 데에 힘써야 한다.

다음에 소개되는 약초처방은 머리와 얼굴 부분, 즉 두면부에 혈액순환을 촉진하고 몰려 있는 열을 조절하여 머리와 눈을 맑게 하는 데 도움을 준다. 하루치 분량인 방풍 8g, 천궁 6g, 백지 6g, 감국 10g을 물 800mL에 넣어 중불로 2시간 정도 달여 물이 절반 정도 되게 한다. 그리고 이것을 아침·점심·저녁 3번 나눠 마시는데 간격은 3~4시간이 적당하다. 10일분 또는 20일분씩 달여놓고 유리병에 담아 냉장고에 보관하였다가 마실 때마다 따뜻하게 데워서 마셔도 된다.

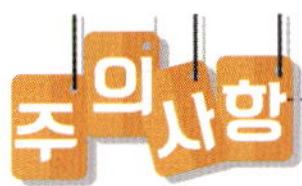

① 방풍, 천궁, 백지를 먼저 달이고, 감국은 나중에 넣어 30분 정도만 달여야 한다. 꽃을 오래 달이면 효과가 떨어질 수 있기 때문이다.
② 비염 때문에 머리와 눈이 맑지 않다면 비염을 먼저 치료해야 한다.
③ 천궁은 뜨거운 물에 끓여 기름을 제거한 후에 사용해야 한다. 그렇지 않으면 두통이 생길 수도 있다.
④ 감국은 단맛이 많이 날수록 효과가 좋다.

효능 + PLUS

① 피로감이 있으면 인삼, 황기를 더한다.
② 어지럼증이 있으면 형개를 더한다.
③ 고혈압이 있으면 조구등을 더한다.
④ 정상체중보다 많이 나간다면 반하, 백출을 더한다.
⑤ 시력이 약하면 구기자를 더한다.

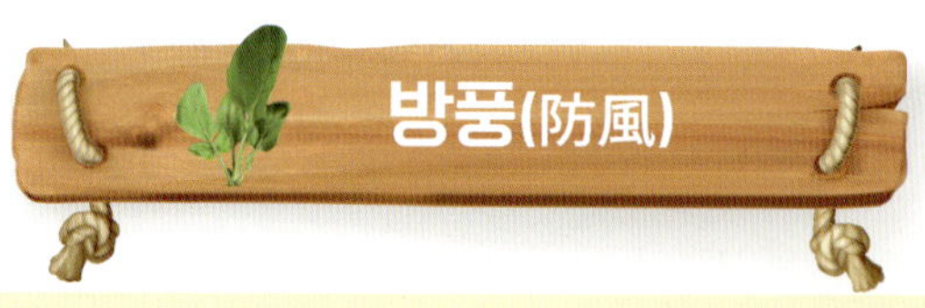

방풍(防風)

주효능 | 두통, 어지럼증, 중풍, 사지마비, 관절통, 근육 경련, 오한(惡寒), 발열, 피부 가려움증, 파상풍

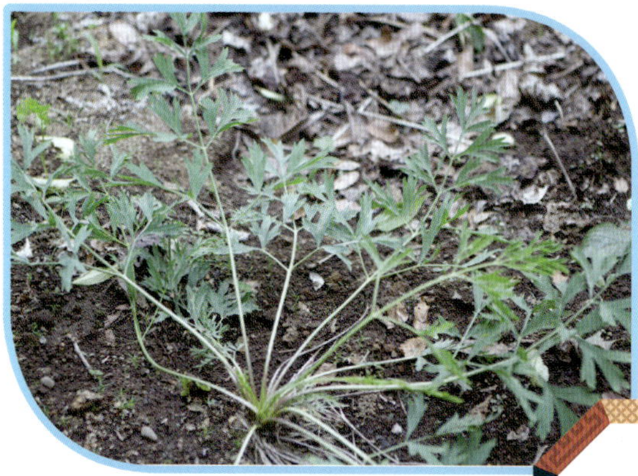

▲ 방풍_잎과 줄기

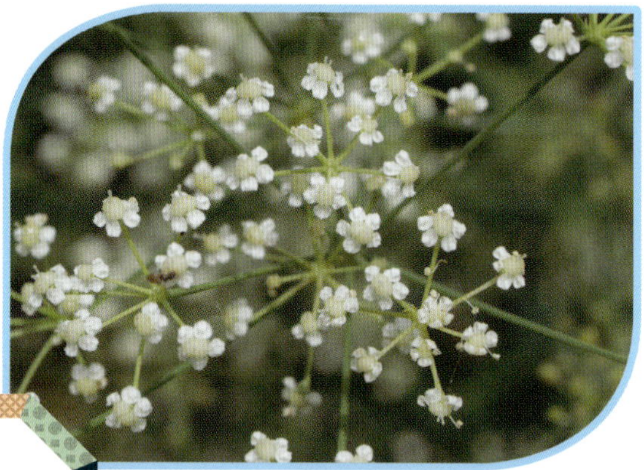

▲ 방풍_꽃

방풍

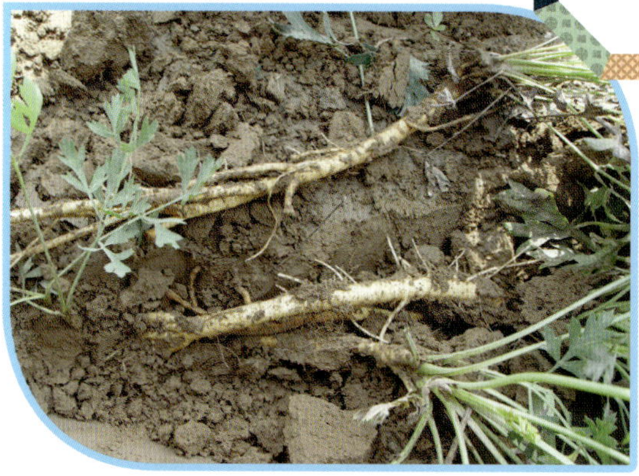

▲ 방풍_뿌리(채취품)

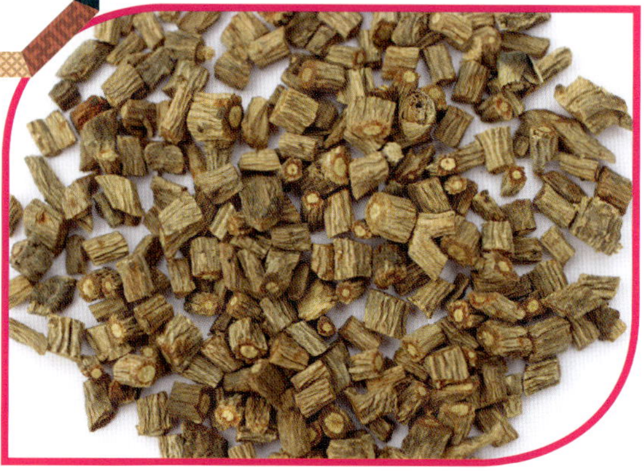

▲ 방풍_약재(방풍 뿌리)

방풍은 산형과에 속하는 여러해살이풀인 방풍의 뿌리를 말한다. 중부 이북의 건조한 산지에서 자라는데 건조한 모래흙의 풀밭에서 잘 자란다. 가을에 잎이 진 이후, 또는 봄에 꽃대가 나오지 않았을 때 채취해 잔뿌리와 불순물을 제거하고 말려 사용한다. 성

질은 따뜻하고 맛은 맵고 달다.

방풍은 말초의 혈액순환을 촉진하는 효능이 뛰어난 약초이다. 풍(風)을 막아준다고 해서 '방풍(防風)'이라고 하였고 《동의보감》에서도 '방풍은 36가지의 풍증(風症)을 치료하며, 풍사(風邪)를 없애주는 성약(聖藥)이다.'라고 되어 있다. 여기서 풍증은 혈액순환이 원활하지 못한 증상으로 머리와 눈이 맑지 않은 증상은 두면부에 혈액순환이 잘 되지 않을 때 생기므로 방풍은 여기에 적합한 약초라 할 수 있다.

방풍은 말초의 혈액순환을 촉진하기 때문에 매우 다양한 증상 치료에 활용되는데 예를 들어 피부의 염증을 없애고, 땀을 멎게 하는 데 도움이 되며, 각종 근육통과 신경통 치료에도 효과가 좋다. 급성 감기 증상에도 효과가 있고, 중풍 후유증으로 인한 마비를 개선하는 데에도 사용한다.

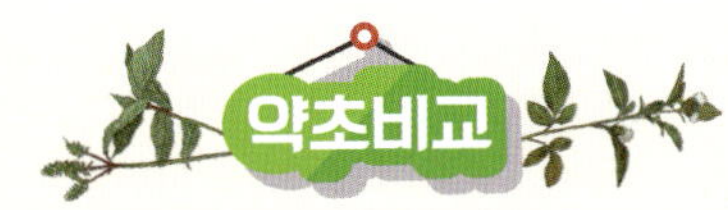

방풍(원방풍), 식방풍, 해방풍

우리나라에서는 산형과에 속하는 갯기름나물의 뿌리를 방풍으로 사용하며, 원방풍과 구별하기 위해 식방풍(植防風)이라고 부른다. 또한 산형과에 속하는 갯방풍의 뿌리를 해방풍(海防風)이라고 한다. 원방풍은 맵고 약간 단맛이 나며, 식방풍은 부드럽고 쓴 맛이 나고, 해방풍은 약간 아린 맛이 난다. 원방풍은 약성이 따뜻한 편이지만 바닷가에 자생하는 해방풍과 식방풍의 약성은 비교적 차다.

◎ **방풍**: 본래는 중국의 동북, 화북, 내몽고 등에서 자생하는 식물로 원방풍이라고 한다. 건조한 초원이나 산비탈에서 잘 자라며, 국내에 약재로 수입되는 방풍은 대부분 재배품이다. 원방풍에는 정유 성분, 쿠마린 또는 크로몬 계열의 성분이 함유되어 있어 항진통, 항염증작용을 한다.

◎ **식방풍**: 우리나라 남서부 해안가의 산지 또는 바위틈에서 자라는 식물이다. 향과 맛이 좋아 잎을 나물로 만들어 먹기도 하는데, 지역에 따라 방풍나물이라고도 한다. 식방풍은 발한, 해열, 진통작용이 있어 감기로 인한 발열과 두통, 신경통, 중풍, 안면신경 마비, 습진 등의 치료에 사용한다. 연구 결과에 의하면 식방풍은 항산화, 항염 효과가 확인되었고 우수한 혈당 강하작용이 있으므로 당뇨병의 치료나 예방을 위한 생약 개발 가능성이 보고되었다.

◎ **해방풍**: 한반도에 자생하는 식물로 주로 해안가 모래땅에서 자란다. 어부들이 봄철에 해방풍의 어린순을 나물로 만들어 먹기도 하고, 감기에 걸렸을 때에는 뿌리를 캐어 먹었으며, 잎을 삶아서 목욕물에 넣기도 하였다. 중풍치료에 사용하며 해독 효능이 있어 해열, 진통, 신경통 등의 치료에 자주 사용되어왔고, 어린잎과 줄기는 향이 좋아 산채로도 이용가치가 높은 식물이다. 하지만 최근 환경변화와 급격한 해안사구의 개발 등으로 인해

자생지가 파괴되어 멸종 위기에까지 이르고 있다. 연구 결과에 의하면 해방풍은 항산화 효능이 있어 항균 및 항암 효과가 인정되고, 동맥경화 치료 등에도 적용될 수 있는 것으로 알려졌다.

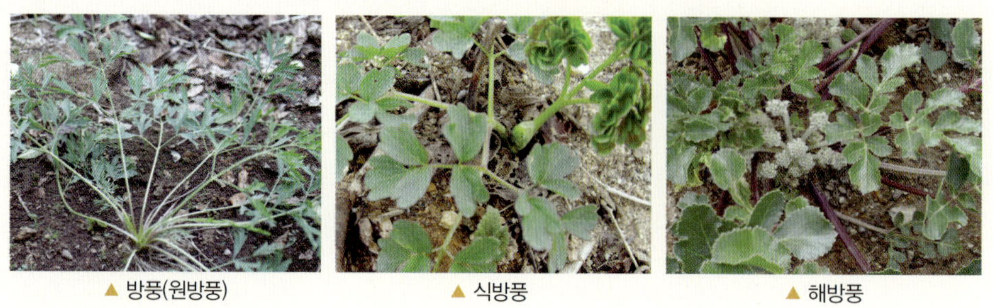

▲ 방풍(원방풍)　　▲ 식방풍　　▲ 해방풍

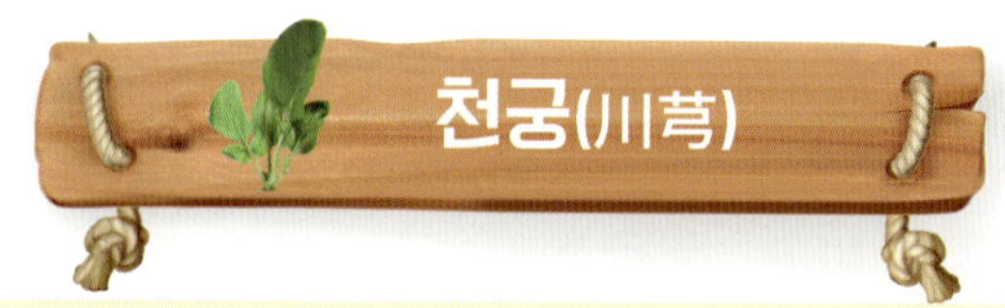

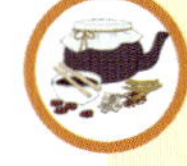
주효능 | 두통, 생리통, 생리불순, 불임, 난산(難産), 손발 저림

천궁은 산형과에 속하는 여러해살이풀인 천궁(궁궁이)의 뿌리를 말한다. 원산지는 중국으로 우리나라에서는 전국 각지에서 자생하거나 재배하지만 여름철 기온이 30도가 넘는 날이 일주일 이상 계속되면 성장을 멈추는 북방형 식물이므로 중부 이북 또는 섬지방에서 재배하는 것이 유리하다. 9~11월에 채취하여 줄기와 잎, 잔뿌리를 제거하고 깨끗이 씻은 후 물에 담가 불린 후 꺼내 바람이 잘 통하는 곳에서 말려 사용한다. 성질은 따뜻하고 맛은 맵다.

《동의보감》에 '모든 두통에는 천궁을 써야 한다.'라는 구절이 있을 정도로 천궁은 두통 치료의 묘약(妙藥)이다. 하지만 두통뿐만 아니라 혈액순환이 원활하지 않는 질병 모두 사용할 수 있다. '불통즉통(不通則痛) 통즉불통(通則不痛)'이라는 말이 있는데 막히면 통

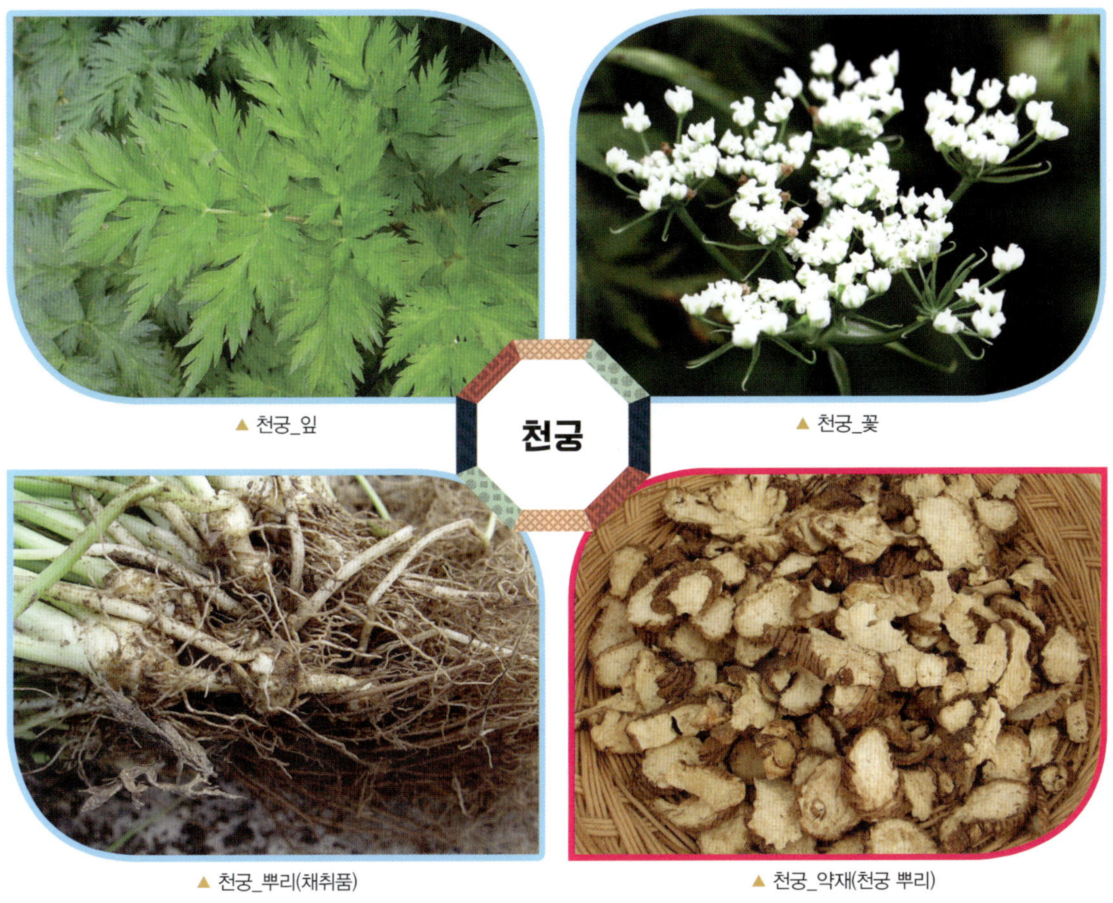

▲ 천궁_잎

천궁

▲ 천궁_꽃

▲ 천궁_뿌리(채취품)

▲ 천궁_약재(천궁 뿌리)

증이 생기고, 막힌 것이 풀리면 통증이 사라진다는 뜻이다. 천궁은 혈액의 막힘을 뚫어 주는 약초이다. 그래서 각종 통증을 효과적으로 치료한다.

천궁은 순조로운 출산을 위해 사용하기도 하는데 사극을 보면 임신 초기에 임신맥이 잡히지 않을 때 의원이 임신 여부를 알기 위해 천궁 20g가량을 달여 복용시키는 것을 볼 수 있다. 이때 복통이 생기면 임신을 한 것이고, 복통이 없으면 임신이 아니라고 말한다. 자궁을 수축시키는 천궁의 효능으로 임신 여부를 알아낸 것이다. 이처럼 천궁을 소량 사용하면 자궁근육의 정상적인 긴장을 유지시키는 반면, 천궁을 대량 사용하면 자궁근육을 강하게 수축시킨다.

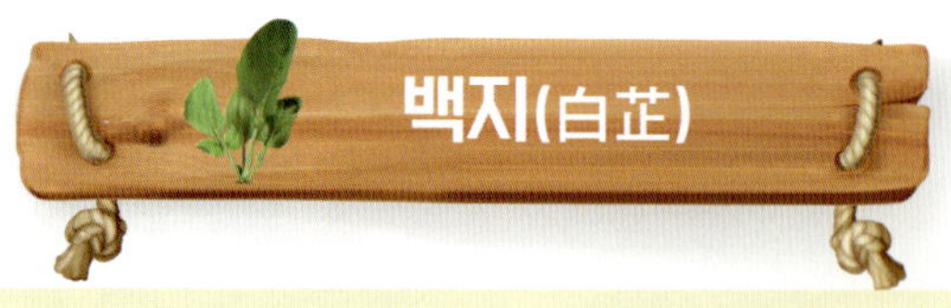

주효능 | 감기, 두통, 코막힘, 콧물, 비염, 기미, 주근깨, 안면 부종, 안면 시림, 자궁출혈, 대하증(帶下症), 생리불순

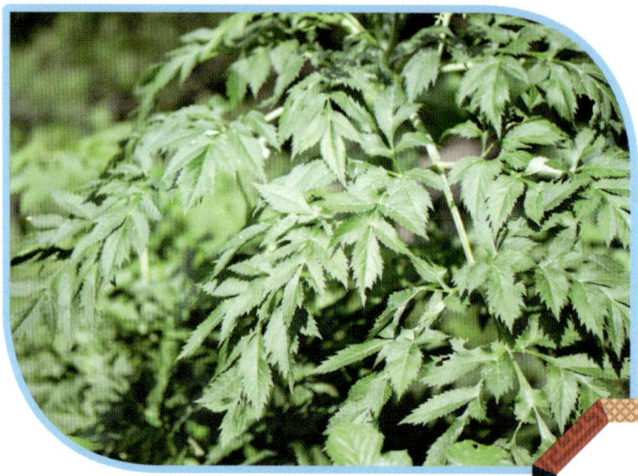

▲ 구릿대_잎

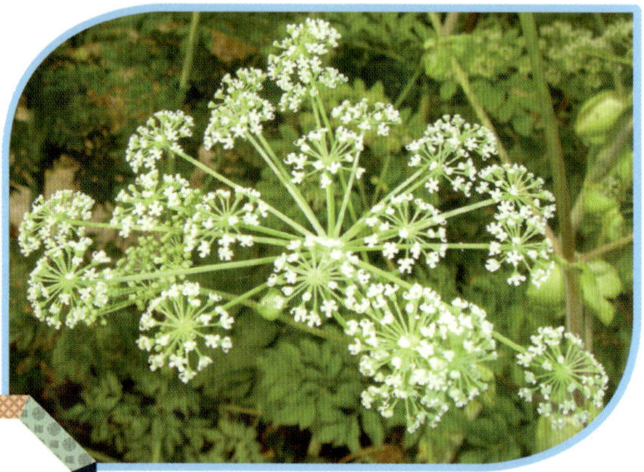

백지

▲ 구릿대_꽃

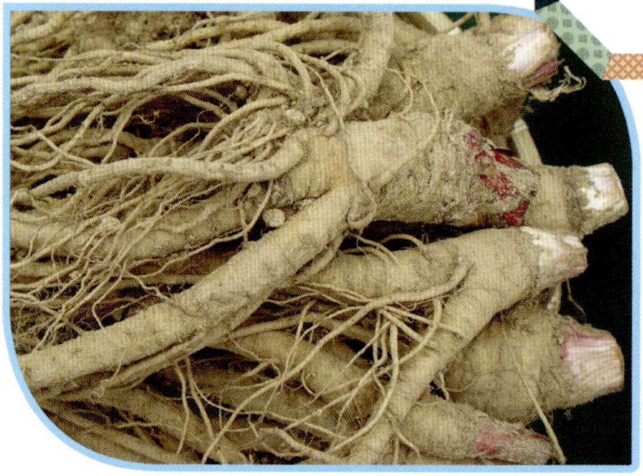

▲ 구릿대_뿌리(채취품)

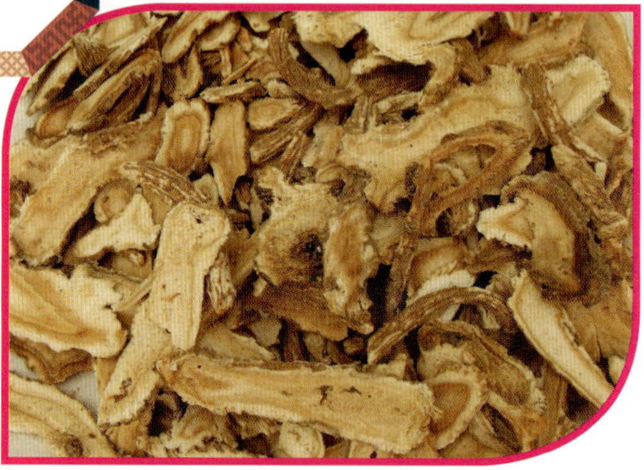

▲ 백지_약재(구릿대 뿌리)

백지는 산형과에 속하는 2~3해살이풀인 구릿대의 뿌리를 말한다. 전국 각처의 산야에서 자생하는데 근래에 와서는 약용 및 식용으로 농가에서도 재배하고 있다. 잎이 누렇게 변하는 11월경이 채취의 적기이다. 캐낸 뿌리는 흙과 불순물을 제거하고 햇볕에

말려 사용한다. 성질은 따뜻하고 맛은 맵다.

백지는 얼굴에 생기는 질환을 치료하는 약초이다. 주로 감기로 인한 두통과 코막힘 치료에 사용하는데, 치통과 피부의 염증을 가라앉히는 효능도 있고, 얼굴에 바르면 기미나 주근깨를 없애고 상처를 빨리 아물게 한다. 두통 치료에 사용할 경우에는 아픈 부위가 앞이마에 치우쳐 있을 때가 가장 적합하다. 백지는 얼굴이 붓는 증상, 얼굴이 시린 증상, 얼굴에 열이 나는 증상을 치료할 때에도 사용하는데 이 경우에는 다른 약초의 효능을 얼굴로 이끄는 역할을 한다.

백지는 염증과 농(膿)을 제거하는 효능이 있다. 그래서 비염이 있거나 잇몸에 염증이 있을 때, 얼굴에 염증이 있을 때의 치료에 효과적이며, 얼굴 이외의 부위에 종기나 상처가 있을 때에도 백지를 달여 복용하거나 가루로 만들어 환부에 바르면 좋다.

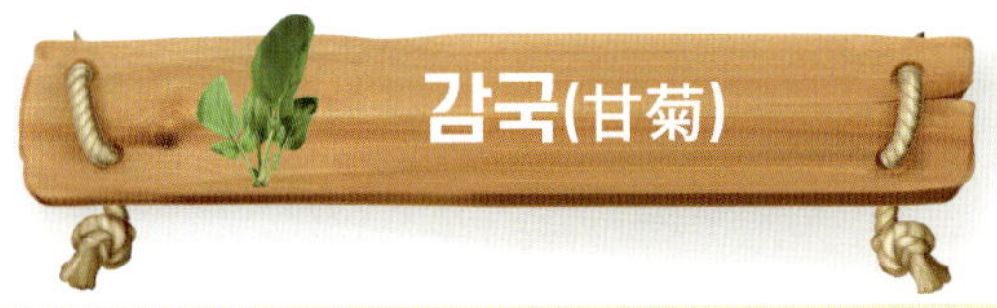

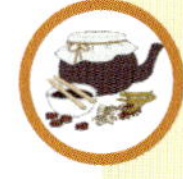
주효능 | 시력 감퇴, 안구충혈, 결막염, 각막염, 노안(老眼), 두통, 어지럼증, 울화병, 고혈압

감국은 국화과의 여러해살이풀인 감국의 꽃을 말한다. 전국 각지에서 분포하는데 양지 혹은 반그늘의 풀숲에서 잘 자란다. 서리가 내리고 꽃이 반쯤 피었을 때 채취하여 가지와 잎, 불순물을 제거한 후 그늘이나 불에 쬐어 말려 사용한다. 또는 증기에 찐 후 다시 햇볕에 말려 사용한다. 성질은 약간 차고 맛은 달고 쓰다.

가을에 꽃을 피우는 감국은 울화병으로 열이 얼굴과 머리에 몰려 두통이나 어지럼증이 생겼을 때 그 열을 내려주는 작용을 한다. 울화병이 아니라도 머리를 많이 쓰는 수험생의 과열된 뇌를 맑게 하는 효능도 있어 수험생에게도 좋은 약초이다.

감국은 눈을 밝게 하는 효능이 있어 시력 약화, 안구충혈, 노안 등의 치료에 사용하는데 결막염이나 각막염에도 효과가 좋다. 특히 이러한 증상이 신경과다와 스트레스로

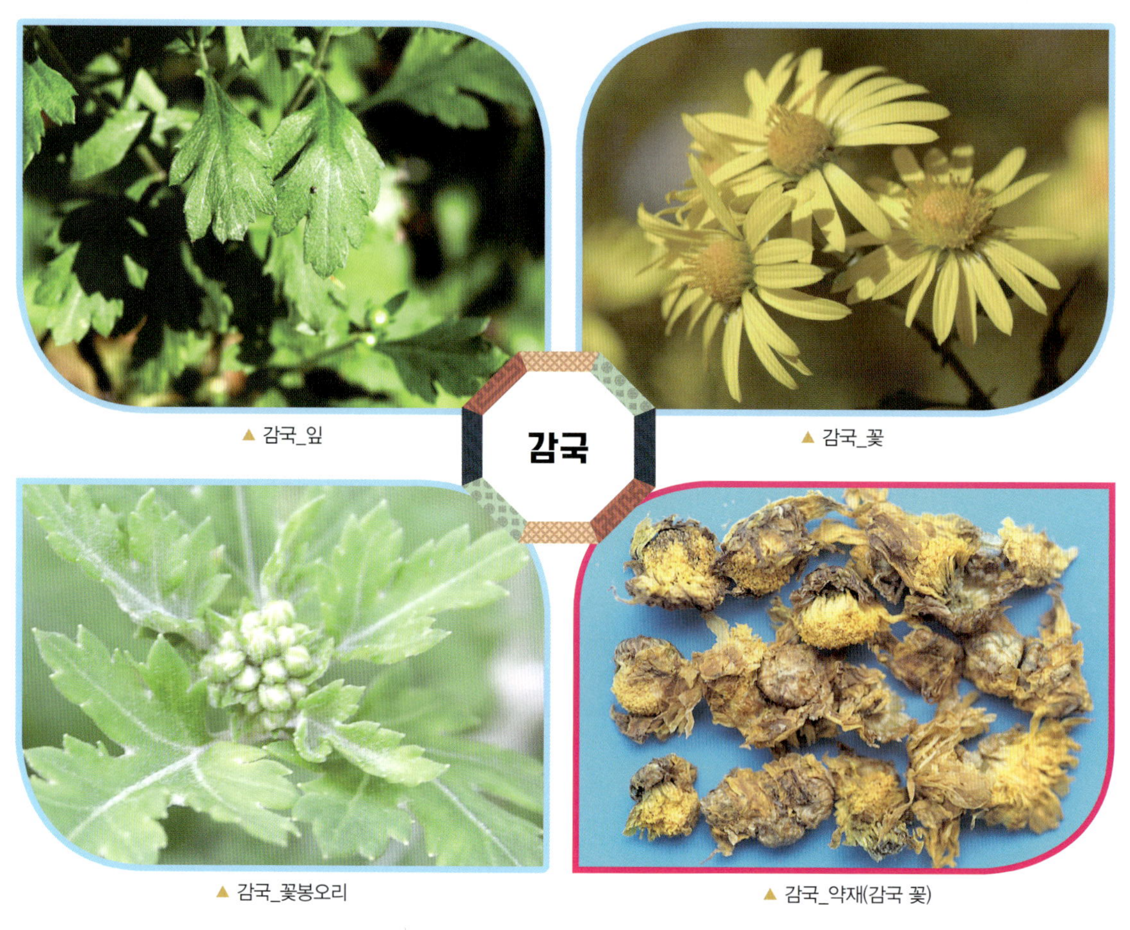

▲ 감국_잎

감국

▲ 감국_꽃

▲ 감국_꽃봉오리

▲ 감국_약재(감국 꽃)

인해 머리와 얼굴 쪽에 열이 몰려 발병했다면 감국이 효과적이다.

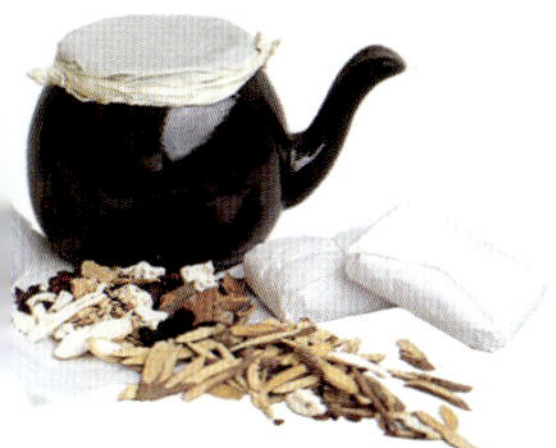

구내염

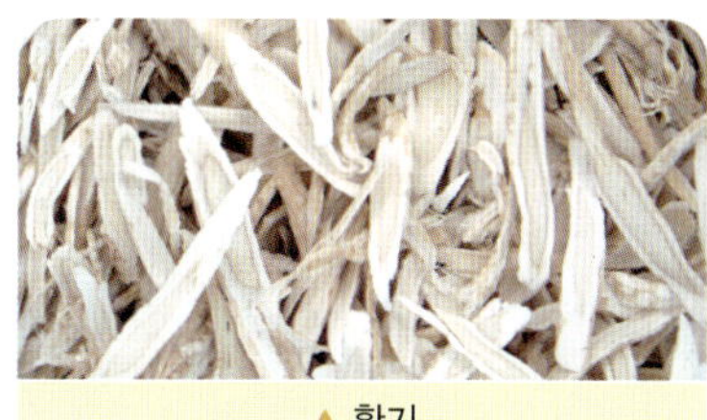

▲ 황기

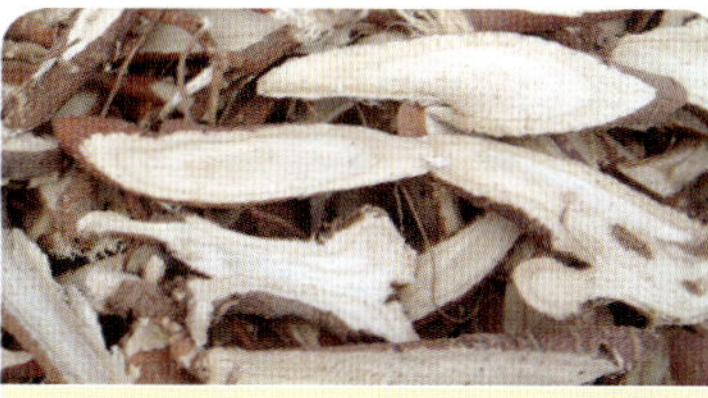

▲ 감초

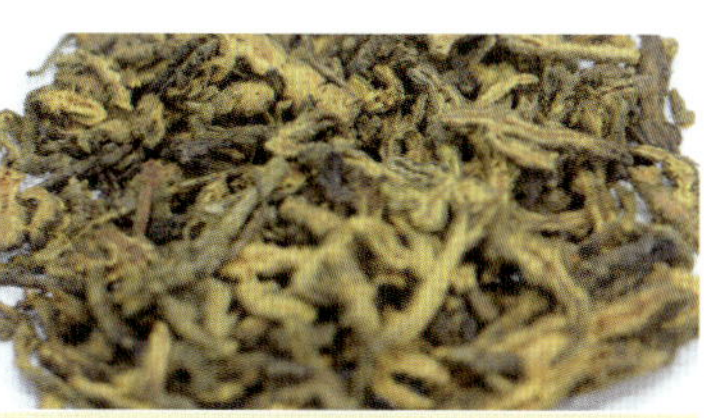

▲ 황련

　사람의 입 속에는 세균이 살고 있다. 물론 질병을 일으키는 병원성 세균이 아니므로 걱정할 필요는 없다. 인간이 태어나서 첫 울음을 터뜨리는 순간부터 외부환경에 상존하고 있는 미생물들은 입 속으로 들어오기 시작하는데 일부는 입 속에 터전을 마련한다. 그래서 사람의 침 속에는 mL당 5억~10억 마리의 세균이 있고, 치아를 덮고 있는 치태(프라그, dental plaque)에는 많게는 mL당 천억 마리의 세균이 존재한다. 그리고 구강 내의 세균은 그 종류가 700~1,000종으로 알려져 있다.

　추위나 더위, 과로나 스트레스 같은 환경의 변화는 세균의 분포나 숫자의 균형을 깨는 요인이 되는데 이와 같은 요인이 작용하면 좋은 세균이 줄어들고 염증을 일으키는 세균이 증식하여 구내염을 일으킨다. 결국 구내염을 일으키는 표면적인 원인은 염증을 일으키는 세균이지만, 더 근본적인 원인은 약해진 면역력 때문이다. 따라서 구내염을 치료하려면 면역력을 끌어올려야 한다.

　다음에 소개되는 약초처방은 면역력을 향상시켜 구내염을 치료하는 데 도움을 준다. 하루치 분량인 황기 20g, 감초 10g, 황련 4g을 물 600mL에 넣어 중불로 2시간 정도 달여 물이 절반 정도 되게 한다. 그리고 이것을 아침·점심·저녁 3번 나눠 마시는데 간격은 3~4시간이 적당하다. 만성 구내염이거나 자주 생긴다면 10일분 또는 20일분씩 달여놓고 유리병에 담아 냉장고에 보관하였다가 마실 때마다 따뜻하게 데워서 복용하는 것이 좋다.

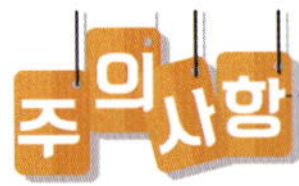

① 몸이 냉한 사람은 황련을 빼거나 양을 줄여야 한다.

② 몸에 열이 많거나 염증이 심하면 황련을 배로 늘려 사용하면 좋다.

③ 탕약을 입에 머금다가 넘기면 치료효과가 더욱 증가한다.

④ 황기는 3년 이상 자란 것을 사용해야 하며, 겉껍질을 벗기지 않고 사용해야 효과가 좋다.

⑤ 황련을 술에 담근 후 볶아 사용하면 상부(上部)의 염증을 치료하는 효과가 좋다.

⑥ 평소 구내염이 자주 생기는 사람은 피곤할 때마다 황기와 감초를 달여 예방목적으로 마시면 좋다.

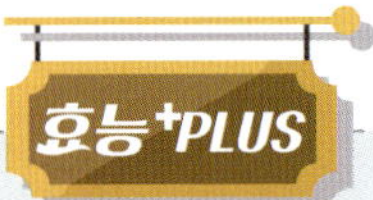

① 만성 피로감과 체력이 떨어진다면 인삼을 더한다.

② 건조한 계절이거나 몸이 건조해 입이 마르는 증상이 있을 때에는 맥문동을 더한다.

③ 목구멍까지 열감과 통증이 있다면 길경을 더한다.

④ 염증이 심하면 금은화를 더한다.

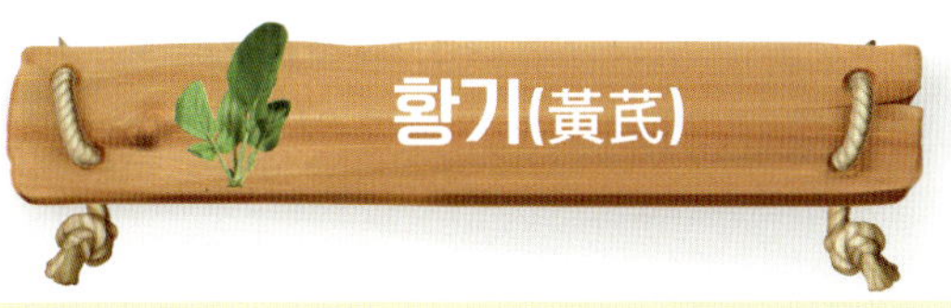

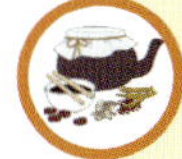

주효능 | 만성 피로, 체력 저하, 면역력 저하, 만성 염증, 구내염, 질염(膣炎), 부종(浮腫), 식은땀

▲ 황기_잎

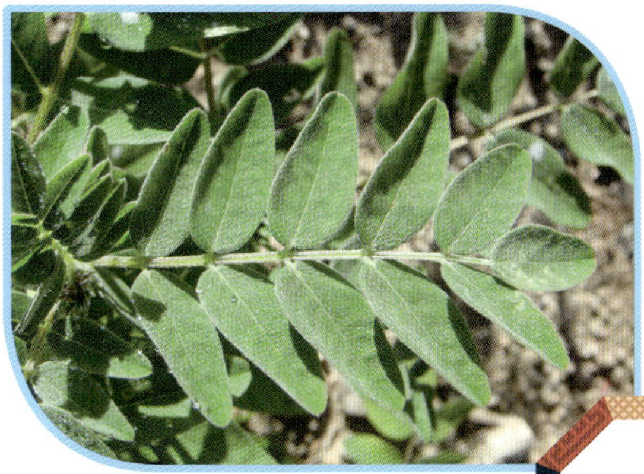

황기

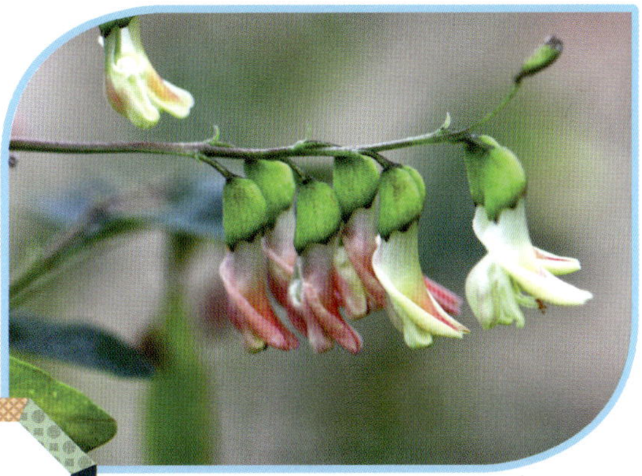

▲ 황기_꽃

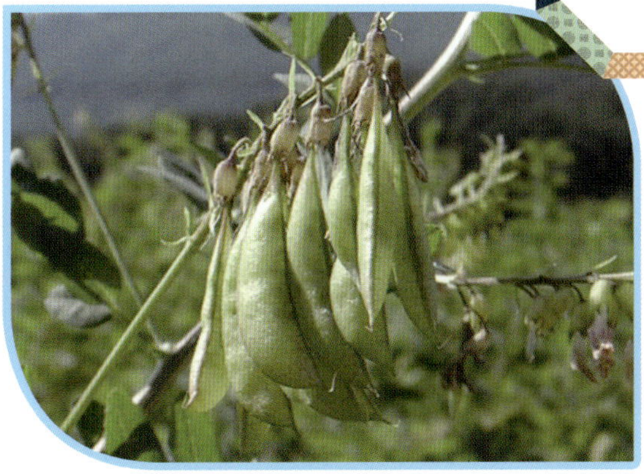

▲ 황기_열매

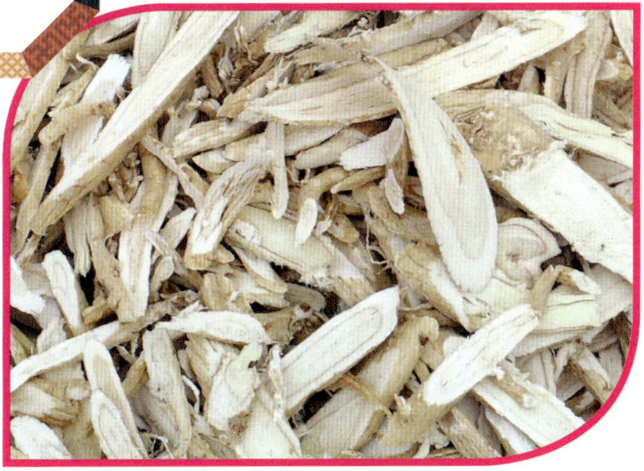

▲ 황기_약재(황기 뿌리)

황기는 콩과에 속하는 여러해살이풀인 황기(단너삼)의 뿌리를 말한다. 우리나라, 만주, 일본, 동부 시베리아 등에서 분포하는데 우리나라에서는 울릉도와 강원도에서 자생하고 전국 각지에서 재배한다. 9~10월에 채취해 흙과 잔뿌리, 머리를 제거하고 햇볕에

말려 사용한다. 성질은 따뜻하고 맛은 달다.

황기는 상처가 잘 아물지 않거나 염증이 계속되는 증상 치료에 자주 사용되는 약초이다. 민간에서는 삼계탕에 넣는 재료 또는 땀이 날 때 멎게 하는 약초 정도로만 알고 있지만 면역력이 떨어져 상처가 잘 아물지 않거나 구내염이 반복되는 경우의 치료에도 매우 효과적인 약초이다.

황기를 응용한다면 수술을 한 이후에 수술 부위가 잘 아물지 않을 때 상처의 회복을 돕는 약초로도 사용할 수 있다. 특히 성형수술을 한 이후에 생기는 부종을 빼주고 수술 부위를 빨리 아물게 하는 데에도 황기를 사용할 수 있다. 황기는 3년 이상 되어야 그 효과가 나타나는데 오래된 것일수록 단면이 성글어지며 6년이 넘으면 가운데 부위가 검게 변하면서 비게 된다.

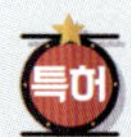 **황기의 기능성 및 효능에 관한 특허자료**

▶ **황기 추출물을 유효성분으로 하는 골다공증 치료제**
황기를 저급 알코올로 추출하여 물을 가한 다음 다시 헥산으로 부분 정제한 황기 추출물은 골다공증 치료제에 관한 것으로, 이는 노화 또는 폐경 등의 다양한 원인에 의하여 유발되는 골다공증을 부작용 없이 예방 및 치료하는 데 효과적으로 사용될 수 있다.

– 등록번호: 10-0284657, 출원인: 한국한의학연구원

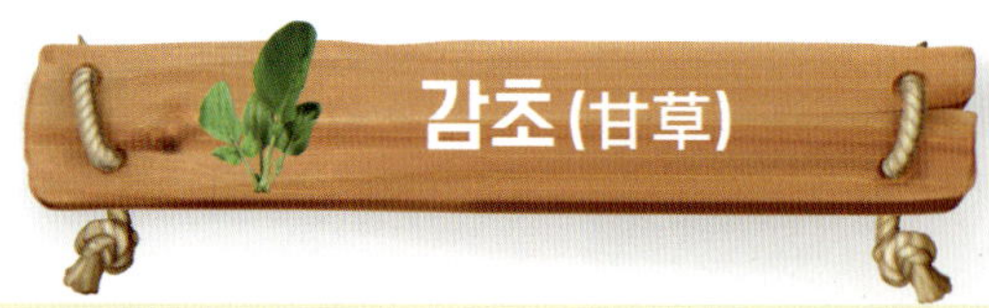

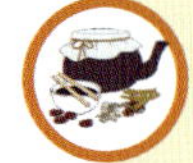 **주효능** | 체력 저하, 중독(中毒), 경련성 복통, 근육 경련, 각종 염증

감초는 콩과의 여러해살이풀 식물인 감초의 뿌리를 말한다. 중국 동북부, 시베리아,

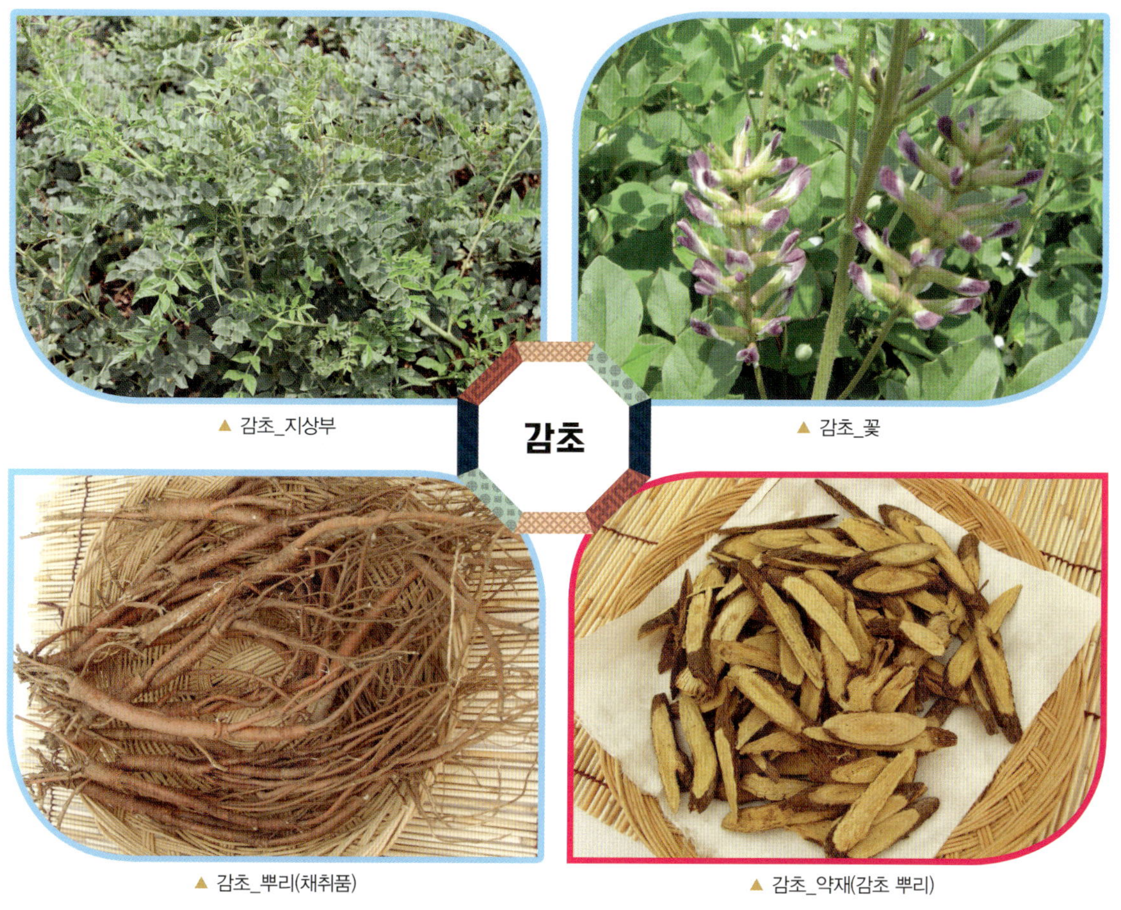

▲ 감초_지상부

▲ 감초_꽃

▲ 감초_뿌리(채취품)

▲ 감초_약재(감초 뿌리)

만주, 몽골 등지에서 자생 또는 재배하는데 한랭한 지역의 종자가 우량하다. 최근에는 우리나라에서도 재배면적이 확대되고 있다. 10~11월에 채취하는데 뿌리를 캐 줄기와 만나는 머리 부분과 잔뿌리를 제거해 말려 사용한다. 성질은 따뜻하지도 차갑지도 않고 맛은 달다.

예로부터 감초는 종기 치료에 자주 사용된 약초였다. 종기 초기부터 고름이 나온 이후의 상처가 잘 아물지 않을 때까지 모두 사용되었다. 약리실험에서 감초에 스테로이드와 유사한 효과가 있는 것으로 밝혀져 각종 피부염을 치료하는 효능을 뒷받침한다. 만성 구내염에도 큰 효과를 발휘하는데 황기와 함께 사용하면 더욱 좋다.

감초는 경련성 통증을 완화시키는 효능이 있다. 위경련이나 담낭염으로 통증이 심한 경우, 근육의 경련으로 쥐가 나고 통증이 심한 경우에 사용하는데 손발에 경련성 마비가 생겼을 때에도 다량의 감초를 달여 먹으면 좋다.

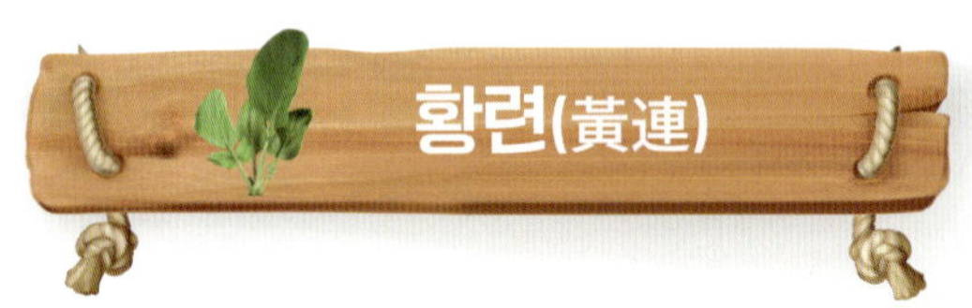

황련(黃連)

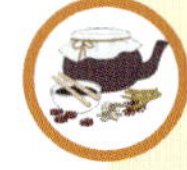

주효능 | 결막염, 각막염, 장염, 위염, 구내염, 중이염, 피부염, 폐렴, 화상

▲ 황련_잎

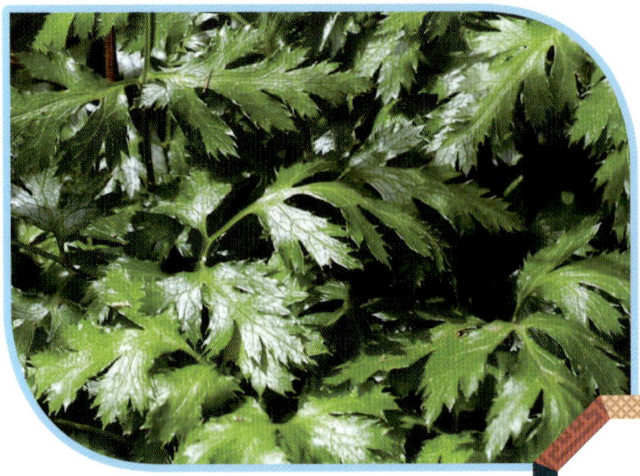

황련

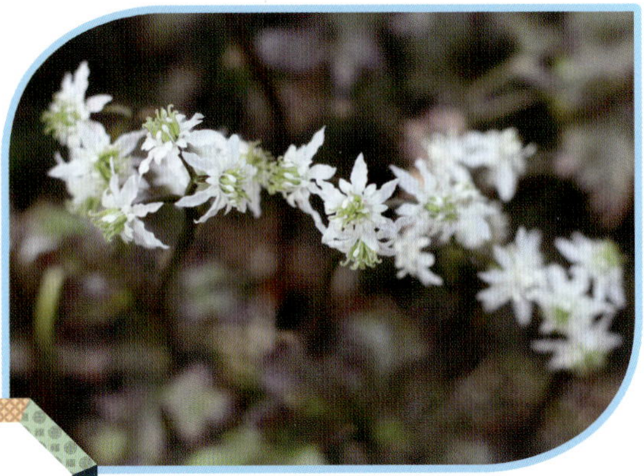

▲ 황련_꽃

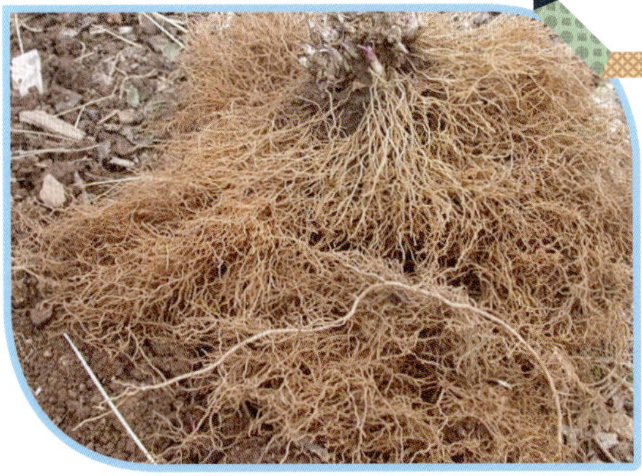

▲ 황련_뿌리(채취품)

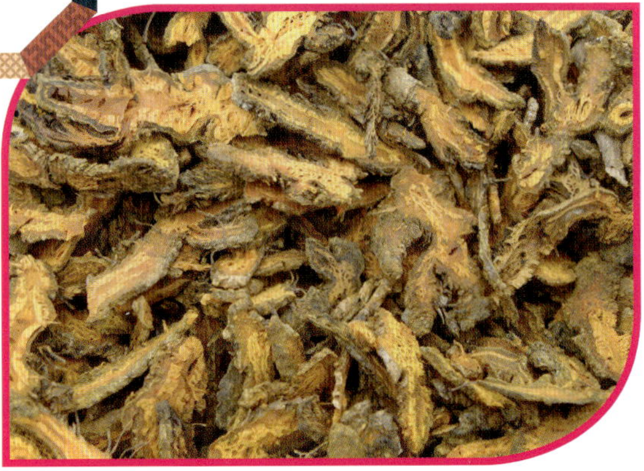

▲ 황련_약재(황련 뿌리)

　황련은 미나리아재비과에 속하는 여러해살이풀인 황련의 뿌리를 말한다. 원산지는 중국으로 산악지대 또는 습한 고랭지대의 수풀 밑에서 자라는데, 서북향의 그늘진 곳에서 잘 자란다. 입동이 지난 11월경에 채취하여 줄기와 잎, 잔뿌리를 제거하고 햇볕에 말리거나 불에 쬐어 말려 사용한다. 성질은 차갑고 맛은 쓰다.

　황련은 염증을 가라앉히는 효능이 뛰어난 약초이다. 위생상태가 좋지 않았던 시절에는 이질(痢疾)을 치료하는 처방에 반드시 포함되었던 약초이며, 요즘에는 위염이나 각종 피부염 치료를 위해 다른 약초와 함께 사용해 좋은 효과를 얻고 있다. 구내염 치료를 위해 황기, 감초를 함께 사용하면 빠른 효과를 얻을 수 있다. 구내염 외에도 안구충혈이나 각종 피부염, 중이염, 화상, 위염, 장염, 초기 폐렴 등 매우 다양한 질환 치료에 응용할 수 있다.

　황련의 쓴맛은 매우 강하다. 쓴맛이 강할수록 열을 내리고 염증을 가라앉히는 효능이 강해지는데 그런 이유로 모든 염증 치료에 황련을 두루 사용할 수 있으며 외용과 내복 치료 모두 효과를 볼 수 있다.

🌿 황련 이야기

옛날에는 아기가 갓 태어나면 비단으로 손가락을 싸서 약물을 적신 뒤 입안의 더러운 것을 닦아주었다. 《천금요방》에는 '만약 빨리 닦아내지 않으면 처음 울 때 독이 뱃속으로 들어가 각종 질병이 생긴다.'라고 하였다. 이를 '입안을 씻는다.'는 뜻으로 '식구법(拭口法)'이라고 하고 '더러운 물을 씻는다.'는 뜻으로 '식예법(拭穢法)'이라고도 한다. 이렇게 입안의 나쁜 피를 씻어낸 후에는 약을 먹여 뱃속의 오물을 제거함으로써 태중(胎中)에서 쌓인 열독(熱毒)을 풀어주었다고 한다. 이런 모든 것을 통틀어 '하태독법(下胎毒法)'이라고 하는데 '태독(胎毒)을 내린다.'는 뜻이다. 이때 제일 많이 쓰인 약초는 감초 끓인 물과 메주 삶은 물이었다. 더위로 아기의 몸이 뜨거워졌을 때 황련으로 아기의 입안을 닦아주면 열도 떨어지고 입안도 상쾌해질 뿐 아니라 피부도 부드럽고 매끈해진다고 한다. 황련이 청열(淸熱)시키고 해독(解毒)시키기 때문이다.

구취

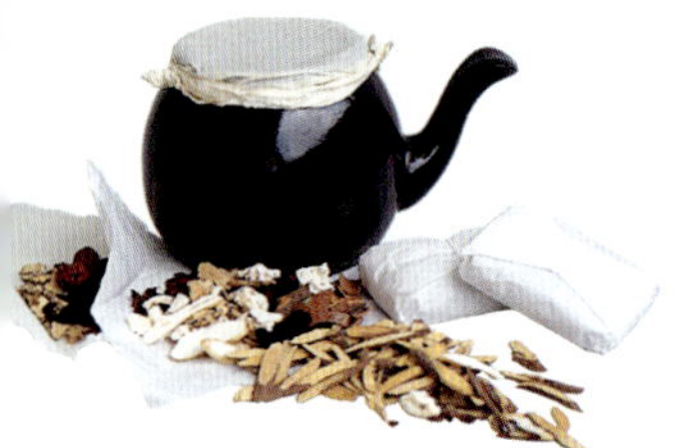

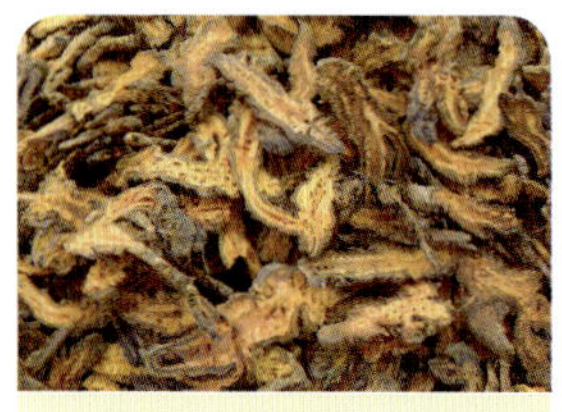

▲ 황련

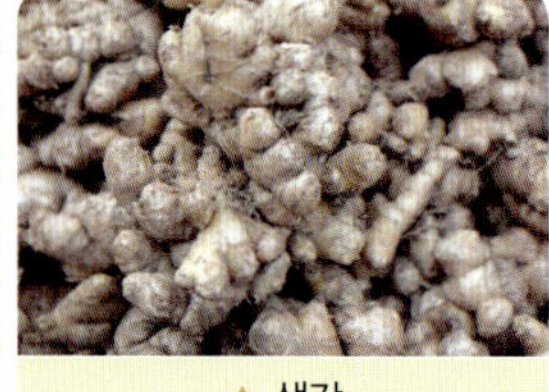

▲ 생강

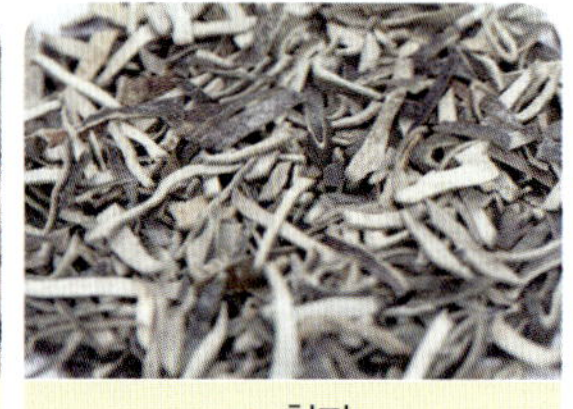

▲ 청피

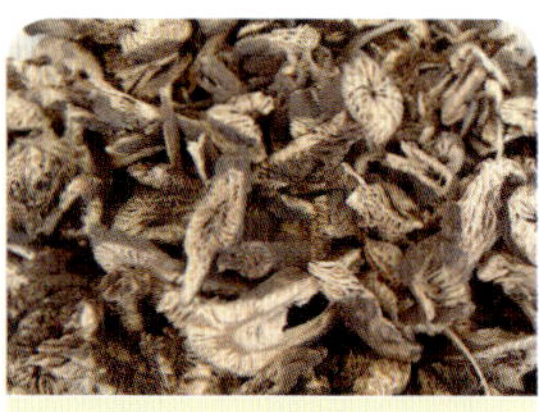

▲ 승마

구취는 입안의 박테리아가 단백질을 분해하면서 생기는 휘발성 황화합물로 인해 입에서 불쾌한 냄새가 나는 증상이다. 혀의 안쪽에 서식하는 많은 양의 박테리아가 입안에 남아 있는 음식물 찌꺼기, 죽은 세포, 콧물 등을 부패시키는 과정에서 썩은 달걀 냄새를 발생시키게 된다.

구취는 입안이 건조할 때 생길 가능성이 높다. 공복에 침 분비량이 적을 때, 소모성 질병으로 입이 건조해졌을 때 구취가 쉽게 나타나며, 질병이 없더라도 업무가 많아 열을 내어 일을 하다 보면 오후쯤 입안이 건조해 구취가 심해질 수 있다. 이 경우 껌을 씹으면 침 분비량이 늘어나면서 구취가 줄어든다.

구취는 위장 기능이 약해졌을 때에도 나타난다. 섭취한 음식물을 완전히 소화시키지 못하면 장에 서식하는 미생물이 음식물을 분해하면서 가스가 생성되고, 일부는 혈액으로 흡수되어 호흡을 통해 배출되는데 이때 심한 냄새가 날 수 있다. 술을 마신 다음 날 알콜 대사물질이 호흡을 통해 술냄새로 표출되는 것과 유사한 현상이다.

다음에 소개되는 약초처방은 구취를 개선하는 데 많은 도움을 준다. 하루치 분량인 황련 10g, 생강 6g, 청피 6g, 승마 6g을 물 800mL에 넣어 중불로 2시간 정도 달여 물이 절반 정도 되게 한다. 그리고 이것을 아침·점심·저녁 3번 나눠 마시는데 간격은 3~4시간이 적당하다. 10일분 또는 20일분씩 달여놓고 유리병에 담아 냉장고에 보관하였다가 마실 때마다 따뜻하게 데워서 마셔도 된다.

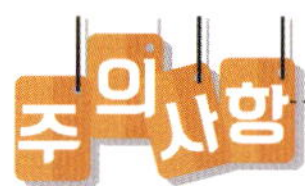

① 구취의 원인이 될 수 있는 질환이 있다면 그 질환을 우선적으로 치료해야 한다.

② 황련의 성질이 차기 때문에 속이 냉하고 설사를 하는 사람은 복용에 주의해야 한다.

③ 몸이 약하고 기운이 없는 사람은 청피 대신 진피를 사용하거나 양을 줄여서 사용한다.

④ 승마를 많이 사용하면 구토, 어지럼증, 복통이 생길 수 있으므로 주의해야 한다.

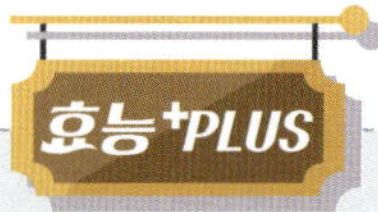

① 복부팽만감이 있으면 창출, 후박을 더한다.

② 입이 자주 마르고 갈증이 심하면 맥문동, 천문동을 더한다.

③ 구내염이 잦으면 황기, 감초를 더한다.

④ 위염이 있으면 반하를 더한다.

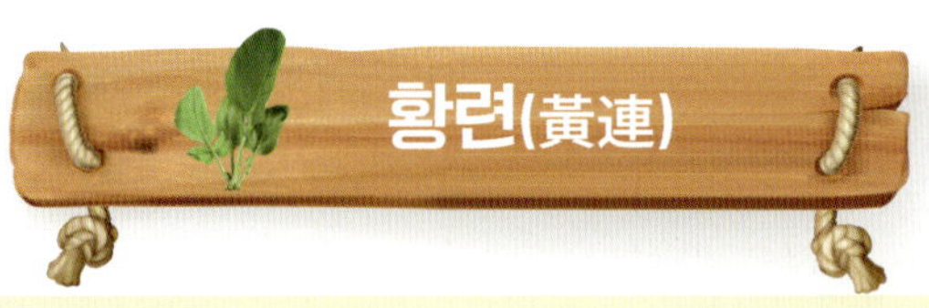

주효능 | 결막염, 각막염, 장염, 위염, 구내염, 중이염, 피부염, 폐렴, 화상(火傷)

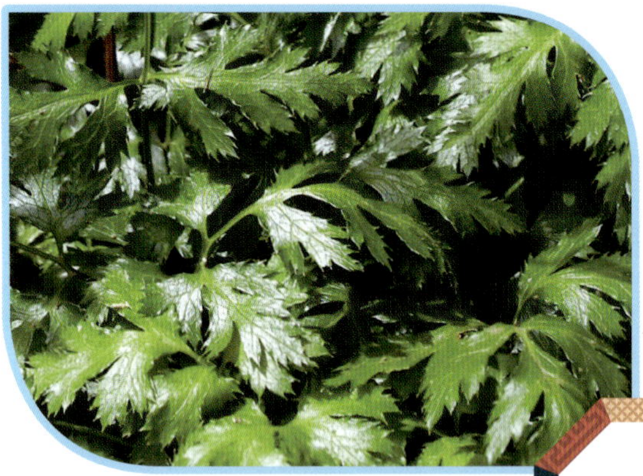

▲ 황련_잎

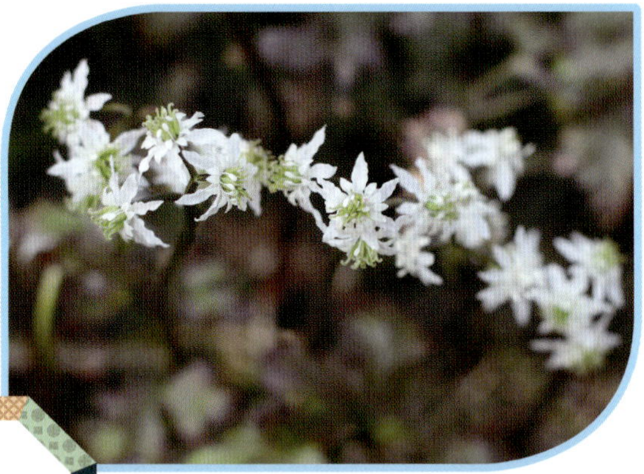

▲ 황련_꽃

황련

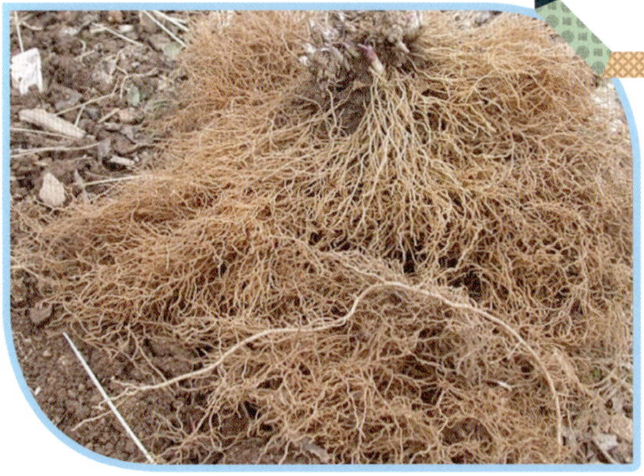

▲ 황련_뿌리(채취품)

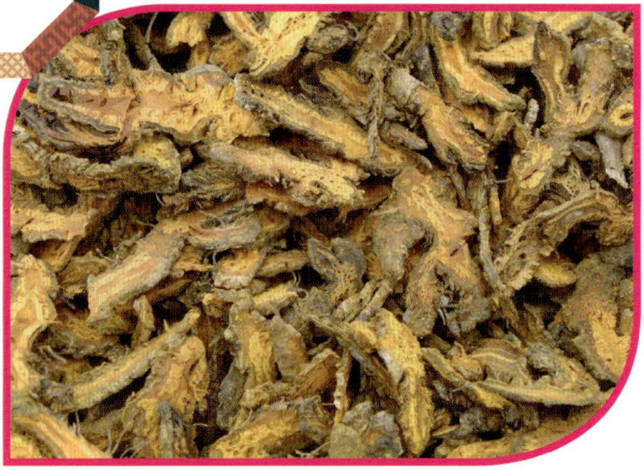

▲ 황련_약재(황련 뿌리)

황련은 미나리아재비과에 속하는 여러해살이풀인 황련의 뿌리를 말한다. 원산지는 중국으로 우리나라에서는 산악지대 또는 습한 고랭지대의 수풀 밑에서 자라는데 서북향의 그늘진 곳에서 잘 자란다. 입동이 지난 11월경에 채취해 줄기와 잎, 잔뿌리를 제거하고 햇볕이나 불에 쬐어 말려 사용한다. 성질은 차갑고 맛은 쓰다.

황련은 염증을 치료하는 효과가 매우 뛰어난 약초이다. 따라서 위염과 식도염에도 즉각적인 효과를 발휘하는데 염증 때문에 생기는 소화불량, 위통, 복부팽만감, 구토, 설사 등 다양한 증상 치료에 활용한다. 위장의 염증으로 인해 소화불량이 생기면 구취가 날 수도 있는데 이럴 때 황련을 사용하면 효과적이다.

피부에 염증이 있을 때 황련 달인 물을 환부에 바르면 염증이 가라앉고 곪는 것을 예방할 수 있다. 이때 황금과 식초를 넣어 끓여 사용하면 소염 효과가 더욱 좋아진다. 예로부터 황련은 외용제로 널리 사용되었던 약초이다.

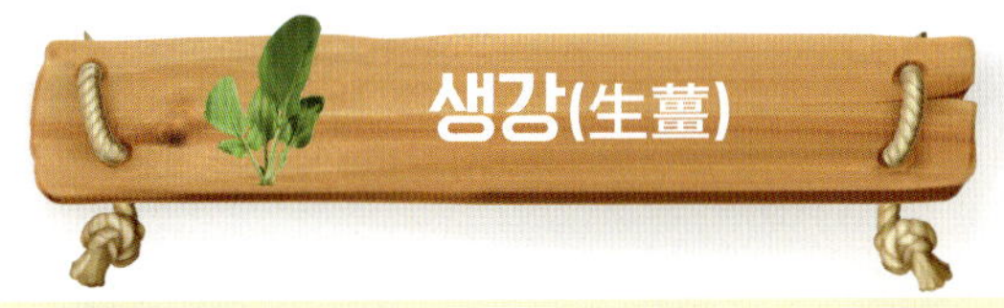

주효능 | 초기 감기, 구토, 소화불량, 식욕부진, 중독(中毒)

생강은 생강과의 여러해살이풀인 생강의 뿌리줄기를 말한다. 열대 아시아가 주산지이며, 우리나라에서는 전북 완주와 충남 서산에서 많이 재배한다. 재배하는 생강은 보통 10월에 접어들면 잎이 노란색으로 변하는데 이때가 수확 적기이다. 밭에서 캔 생강은 불순물을 제거하고 깨끗하게 씻어 보관하였다가 얇게 썰어 사용한다. 성질은 따뜻하고 맛은 맵다.

예로부터 생강은 '구가(嘔家)의 성약(聖藥)'이라고 하여 매우 귀한 약초 대접을 받았다. 구토 증상 치료에는 반드시 생강이 들어가야 하는데 생강의 주성분인 진저롤(Gingerol)이 위점막을 자극해 소화액 분비를 촉진하고 위산을 억제해 구토를 멎게 하기 때문이다. 이처럼 구토를 억제하기 위해 전통적으로 생강을 사용하였으나 소화를 촉진하는 효능도 있어 소화불량으로 인한 심한 구취 치료를 위해서도 생강은 효과를 발휘한다.

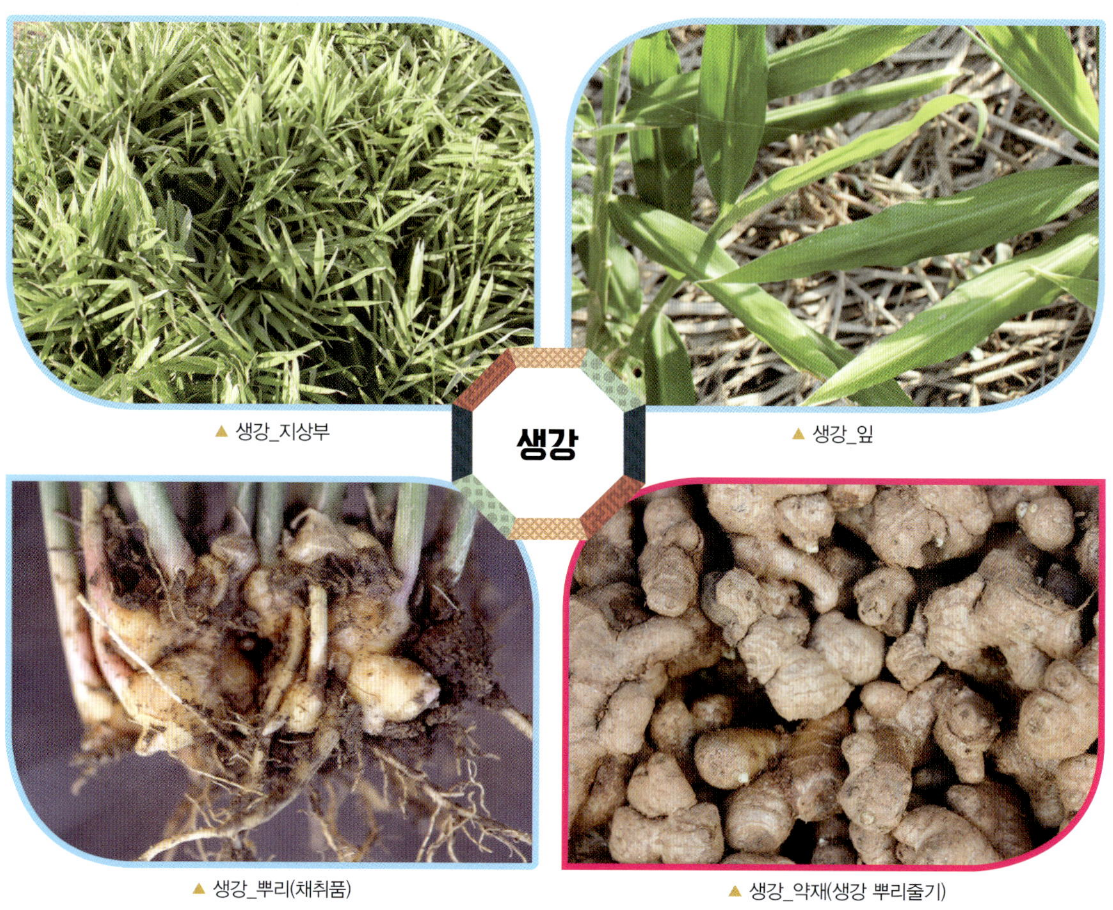

▲ 생강_지상부

▲ 생강_잎

▲ 생강_뿌리(채취품)

▲ 생강_약재(생강 뿌리줄기)

생강은 땀을 내게 하는 효능이 있어 감기에 걸렸을 때에도 사용한다. 물론 발한력(發汗力)이 약하기 때문에 보조약으로 사용하지만 감기 초기에는 생강과 소엽을 달여 차처럼 복용하는 것만으로도 땀을 내고 열을 내리는 효과를 얻을 수 있다. 또한 갑자기 날씨가 추워져 코가 막히고 기침이 날 때에는 생강과 대파뿌리를 달여 마셔도 효과적이다.

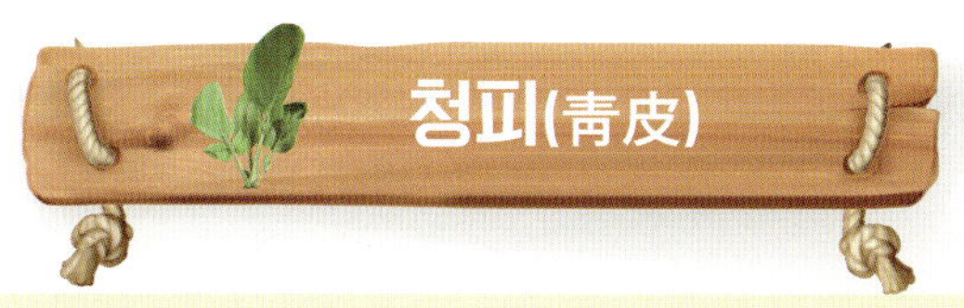

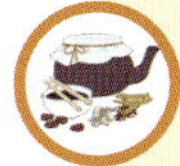
주효능 | 가슴과 옆구리의 통증, 위통, 위염, 식적(食積), 간염, 간경화, 가슴 멍울, 유방염, 유방암, 비장종대, 학질(瘧疾)

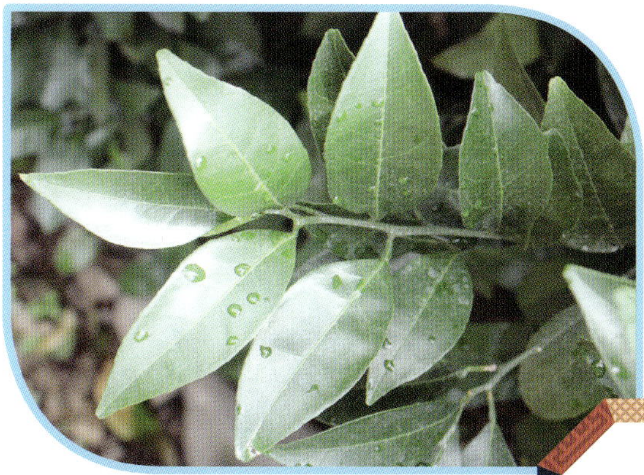

▲ 귤나무_잎

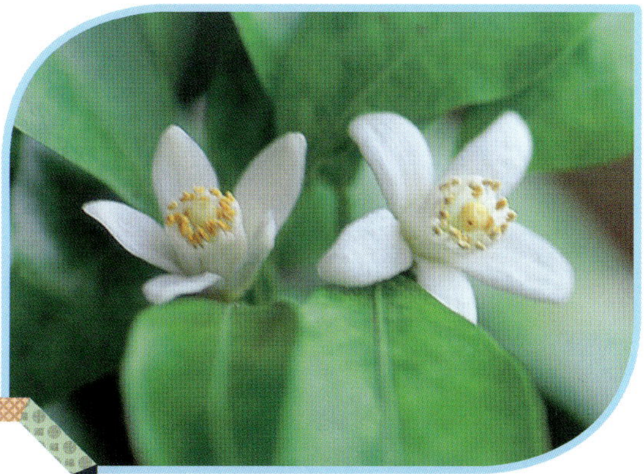

청피

▲ 귤나무_꽃

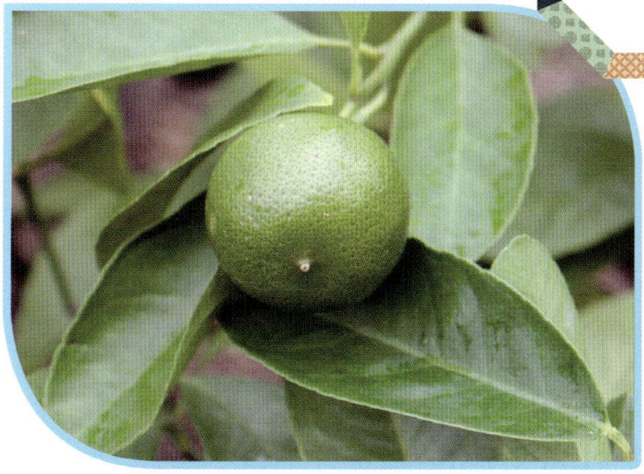

▲ 귤나무_덜 익은 열매

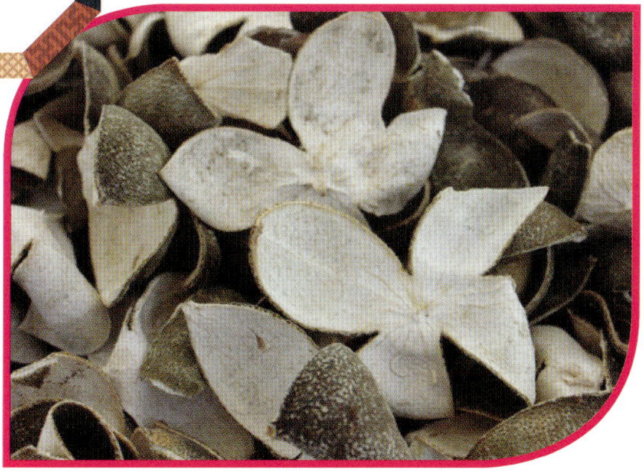

▲ 청피_약재(귤나무 열매껍질)

청피는 운향과에 속하는 상록소교목인 귤나무의 덜 익은 열매껍질을 말한다. 제주도, 경상남도, 전라남도 해안지대에서 생산되는데 여름에 채취하여 햇볕에 말려 사용한다. 성질은 약간 따뜻하고 맛은 쓰고 맵다.

청피에 함유되어 있는 베타인(Betain) 성분은 소화액 분비를 촉진하는 효능이 있고, 세포질의 투과성을 조절하여 염증 증상을 개선한다. 따라서 각종 소화불량 증상의 치료에 청피를 사용할 수 있고 소화불량으로 인한 구취 제거에도 효과가 있다.

청피는 스트레스로 인해 간 기능이 떨어지고 기(氣)가 막혀 옆구리가 결리고 소화가 되지 않을 때 사용한다. 《동의보감》에서도 '청피는 간(肝)과 담(膽) 두 경락의 약으로서, 사람이 자주 화를 내다 옆구리에 울적(鬱積)이 생긴 데 쓰면 아주 좋다.'는 말이 나온다.

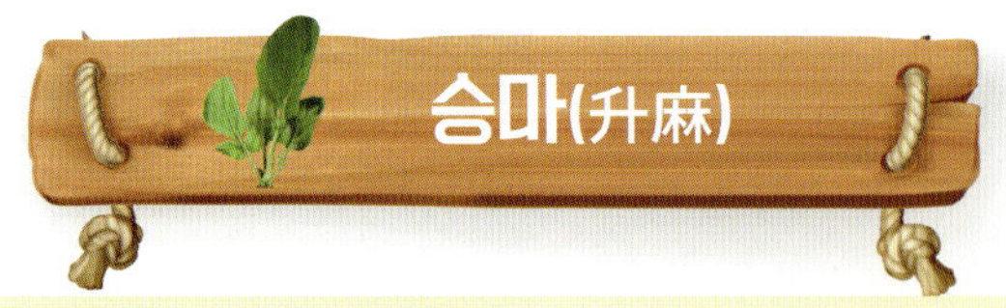

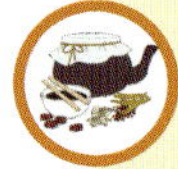
주효능 | 위하수, 자궁하수, 탈항(脫肛), 두통, 치통, 구내염, 인후 통증, 홍역, 피부염

승마는 미나리아재비과에 속하는 여러해살이풀인 승마(삼엽승마)와 눈빛승마 및 황새승마의 뿌리줄기이다. 전국 각지의 깊은 산에서 분포한다. 가을에 채취해 흙과 모래를 제거하고 햇볕에 말린 후 잔뿌리를 제거하고 사용한다. 성질은 약간 차갑고 맛은 맵고 약간 달다.

승마는 뿌리지만 매우 가벼운 약초이다. 보통 무거운 약초의 약효는 몸속으로 작용하고 인체의 아래쪽으로 나타나는 반면, 가벼운 약초의 약효는 몸 밖으로 작용하고 인체의 위쪽으로 나타난다. 승마는 가볍기 때문에 그 효능이 몸 위쪽을 향한다. 위쪽을 향한다는 말은 몸의 기능을 강화한다는 뜻인데 이 처방에서는 약해진 위의 기능을 강화하는 역할을 한다.

승마는 열독(熱毒)을 다스리는 효능이 있어 예전에는 홍역이나 천연두로 인한 발진을 치료하는 데 빠지지 않고 사용되었다. 요즘도 열독으로 인한 피부질환 치료에 응용되는 귀한 약초이다.

▲ 눈빛승마_잎

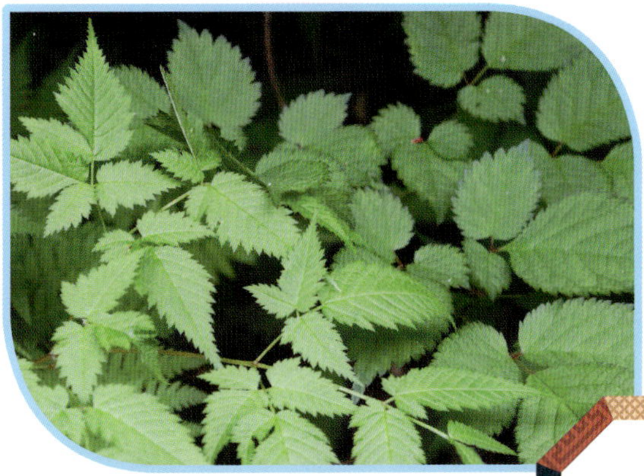

승마

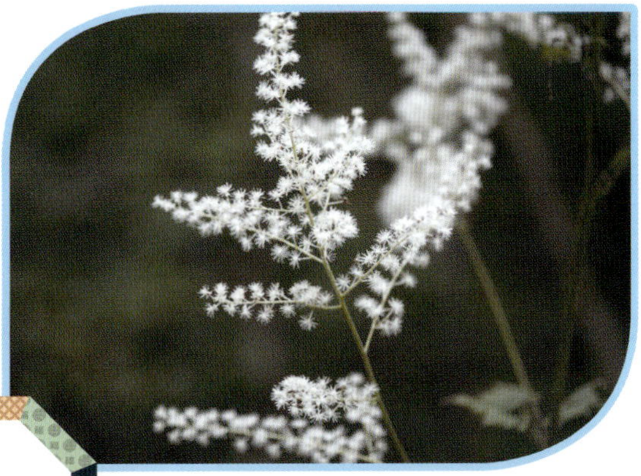

▲ 눈빛승마_꽃

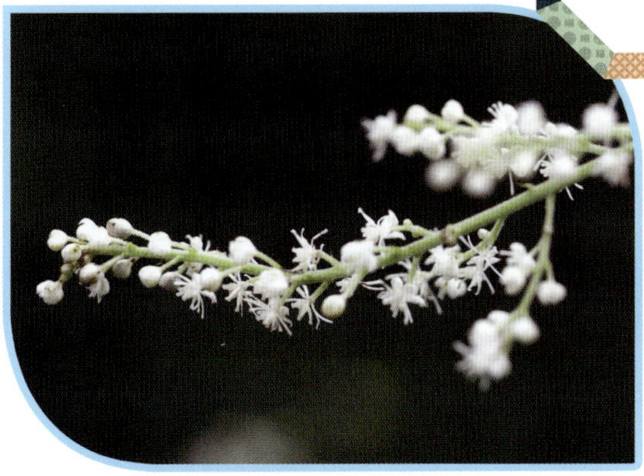

▲ 눈빛승마_꽃봉오리

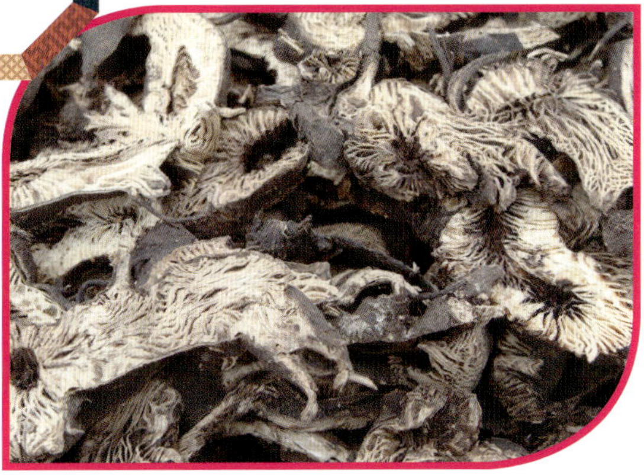

▲ 승마_약재(눈빛승마 뿌리줄기)

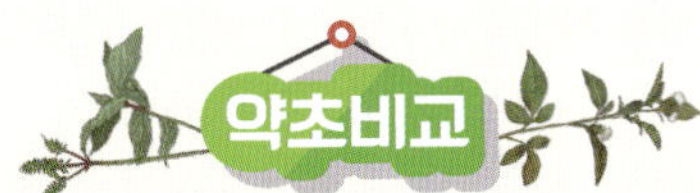

나도승마와 촛대승마

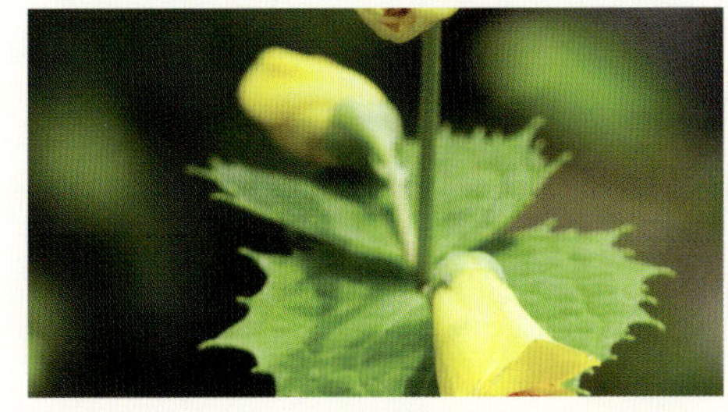

▲ 나도승마_꽃

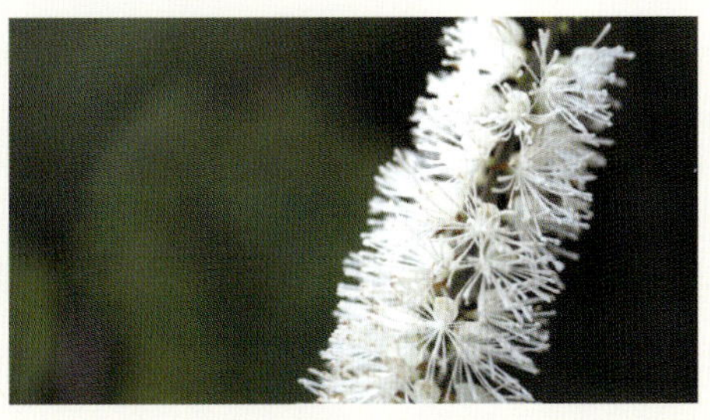

▲ 촛대승마_꽃

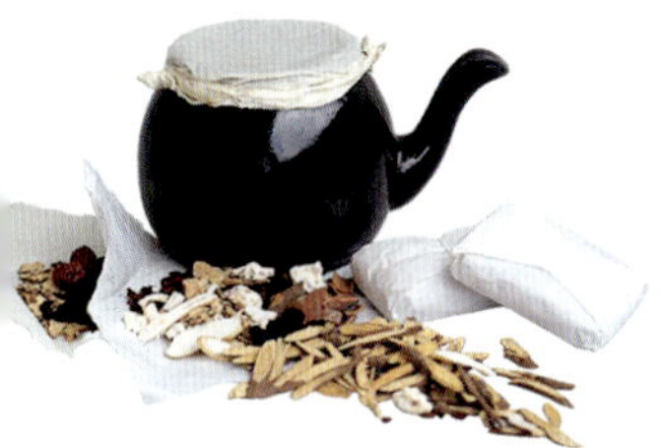

치질(치핵)

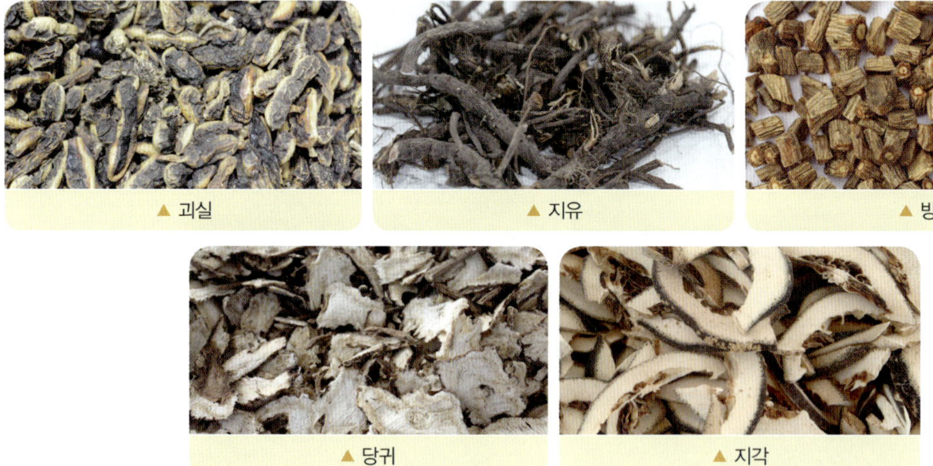

▲ 괴실

▲ 지유

▲ 방풍

▲ 당귀

▲ 지각

흔히 치질로 많이 알려진 이 질환의 정식 명칭은 '치핵(痔核)'이다. 치핵은 항문에 위치한 정맥(靜脈)에 피가 몰려 생기는 일종의 정맥류(靜脈瘤)이다. 항문에 있는 정맥은 그물 모양으로 되어 있는데 대변을 볼 때 높아지는 복부의 압력을 완충하는 역할을 한다. 마치 소파의 쿠션과 같은 기능을 하고 있는 것이다. 쿠션이 낡았거나 기대는 힘이 너무 강하면 형태가 변형되고 터질 수 있는 것처럼 대변을 볼 때의 압력이 너무 높거나 항문조직이 약하면 정맥이 부풀고 때로는 터져 출혈이 생길 수 있다. 이것이 바로 치핵이다.

치핵은 항문에 압력이 높아져 생기는 증상으로 한방에서는 높아진 압력을 '열(熱)'이라고 표현하였다. 열이 있으면 대변이 굳어져 변비가 되고, 반대로 변비가 있으면 열이 생긴다. 스트레스 때문에 열이 생기기도 하고, 과음을 해도 열이 생긴다. 따라서 열을 만드는 원인이 무엇인가에 따라 치핵의 치료법도 달라진다. 물론 큰 원칙은 부풀어 있는 혈관을 수축시키고 항문 정맥의 순환을 원활하게 만드는 것이다.

다음에 소개되는 약초처방은 항문에 생기는 열을 해소시키고 혈액순환을 촉진하여 치핵을 치료하는 데 도움을 준다. 하루치 분량인 괴실 16g, 지유 8g, 방풍 8g, 당귀 8g, 지각 8g을 물 800mL에 넣어 중불로 2시간 정도 달여 물이 절반 정도 되게 한다. 그리고 이것을 아침·점심·저녁 3번 나눠 마시는데 간격은 3~4시간이 적당하다. 만성 치질일 경우에는 10일분 또는 20일분씩 달여놓고 유리병에 담아 냉장고에 보관하였다가 마실 때마다 따뜻하게 데워서 복용하는 것이 좋다.

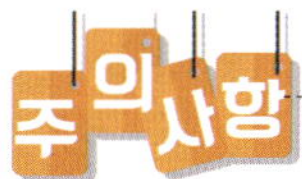

① 위의 약초처방을 복용할 때에는 치질의 원인이 될 수 있는 과도한 음주와 스트레스를 피해야 한다. 만성 치질이라면 약초처방을 장기간 복용해야 한다.
② 출혈이 없을 때에는 괴실, 지유, 방풍을 생으로 사용하고, 출혈이 있을 때에는 검게 볶아 사용해야 한다.
③ 당귀의 잔뿌리를 사용하는 것이 효과적인데 술에 담근 후 볶아 사용하면 어혈(瘀血)을 제거하는 효능이 증가한다.
④ 차가운 성질을 지닌 약초가 대부분이므로 위장이 약하고 속이 냉한 사람은 신중하게 복용해야 한다.

① 스트레스 때문에 생긴 치질에는 진피와 향부자를 더한다.
② 술 때문에 생긴 치질에는 갈근을 더한다.
③ 변비가 있으면 도인을 더한다.

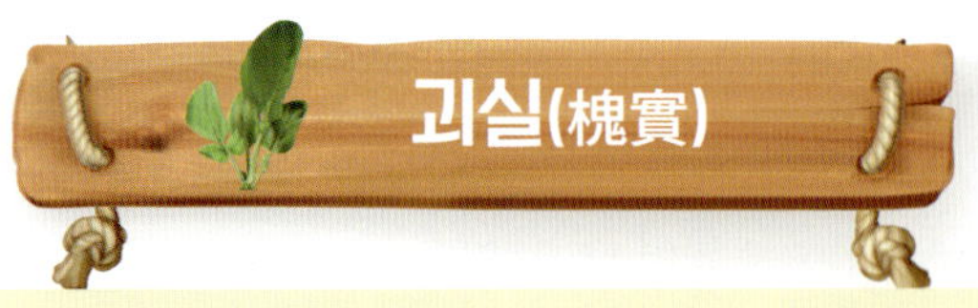

괴실(槐實)

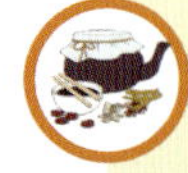

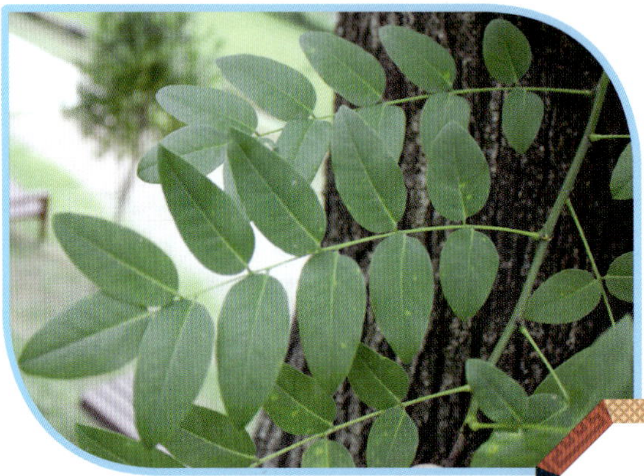

주효능 | 치질, 대변출혈, 자궁출혈, 소변출혈

▲ 회화나무_잎

▲ 회화나무_꽃

괴실

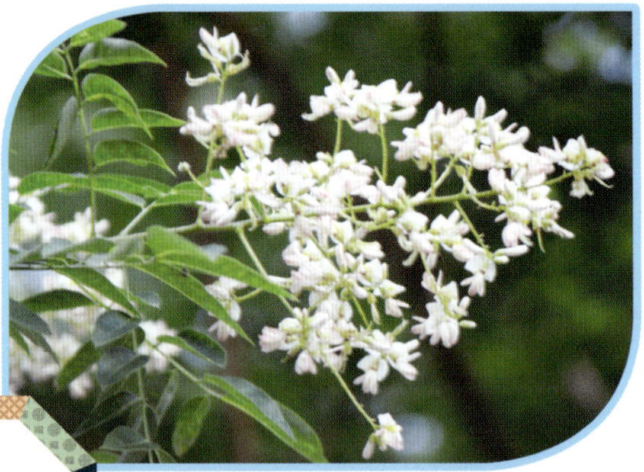

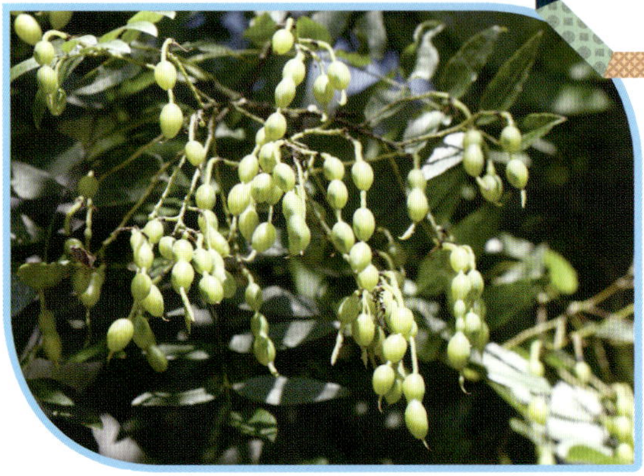

▲ 회화나무_열매

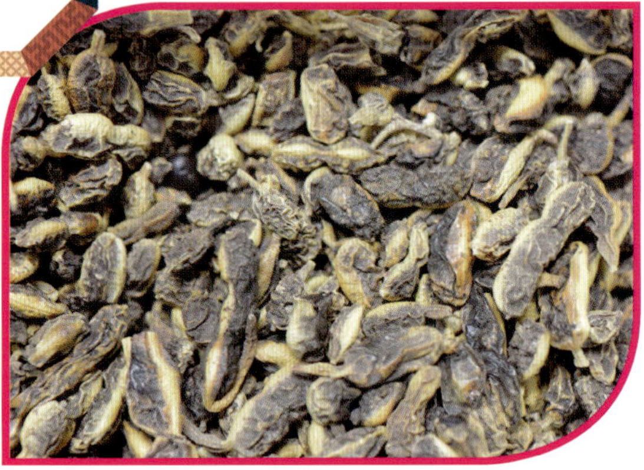

▲ 괴실_약재(회화나무 열매)

괴실은 콩과에 속하는 낙엽활엽교목인 회화나무(홰나무)의 익은 열매를 말한다. 원산지는 중국으로 우리나라, 일본, 중국에서 분포하는데 우리나라에서는 전국 각지에서 관상용, 가구용, 약용으로 재배하고 있다. 늦가을에 익은 열매를 따는데 꼭지와 불순물을

제거하고 햇볕에 말려 사용한다. 성질은 차갑고 맛은 쓰다.

괴실은 대장출혈의 치료 효과가 뛰어난 약초이다. 장염이나 치질, 궤양성 대장염, 크론병(Crohn's disease) 등으로 대변출혈이 있는 경우에는 괴실을 사용한다. 예전 시골에서는 출혈이 있을 때 바로 괴실을 갈아 마시는 사람이 많았을 정도로 지혈 효과가 좋다.

괴실은 열매이기 때문에 영양분이 많아 예로부터 수명을 연장시키는 약초, 몸의 기능을 강화하는 약초로 여겨졌다. 따라서 몸이 약해져 대장출혈 증상을 보이는 사람들이라면 적합한 치료방법이라고 할 수 있다.

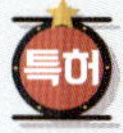 회화나무의 기능성 및 효능에 관한 특허자료 2종 외

▶ **회화나무 추출물을 유효성분으로 포함하는 백반증 또는 백모 개선용 조성물**

본 발명의 회화나무 추출물은 세포 내 멜라닌 색소 합성의 핵심 효소인 티로시나아제의 활성을 증가시킴과 동시에 티로시나아제와 TRP-2의 mRNA 발현을 촉진함으로써, 멜라닌 합성을 증진시킨다. 또한 천연소재로서 세포에 대한 독성도 거의 없어, 피부와 모발의 색소저침작증인 백반증 및 백모 치료제로 개발될 가능성이 매우 크다.

– 공개번호: 10-2012-0068148, 출원인: 계명대학교 산학협력단

▶ **회화나무 꽃 추출물의 누룩 발효물을 함유하는 여드름 개선용 조성물**

본 발명은 여드름 피부용 화장료 조성물에 관한 것으로, 보다 상세하게는 회화나무 꽃 추출물을 누룩 발효시켜 제조한 발효물을 함유하여 여드름 증상을 악화시키는 주 원인균인 프로피오니박테리움아크네스(Propionibacteriumacnes)의 생육을 억제하는 우수한 여드름 치료 및 예방 효과를 갖는 여드름 피부용 화장료 조성물에 관한 것이다.

– 공개번호: 10-2011-0105581, 출원인: (주)콧데

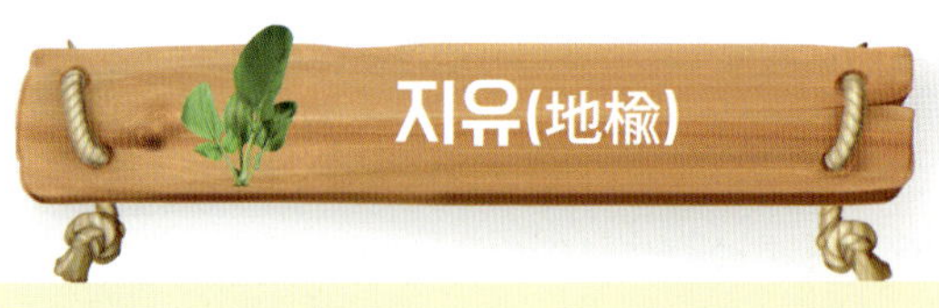

지유(地楡)

주효능 | 대장출혈, 자궁출혈, 생리과다, 산후출혈, 치질출혈, 화상

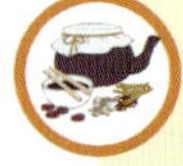

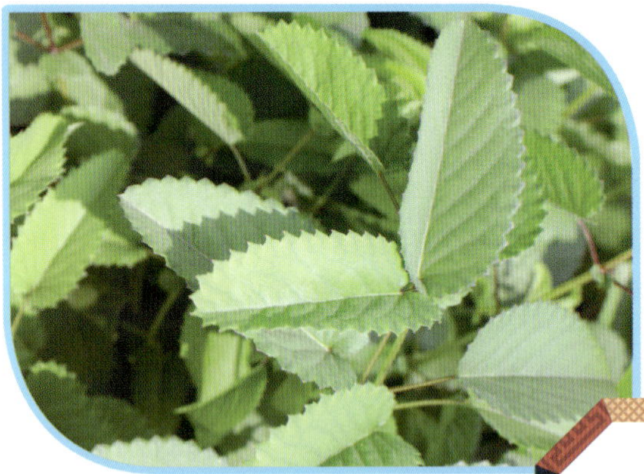

▲ 오이풀_잎

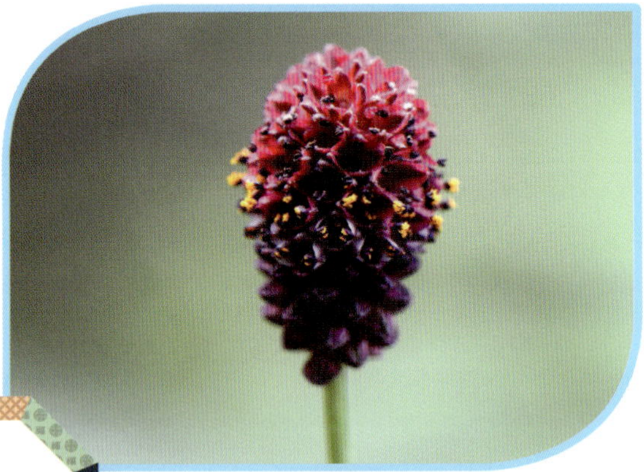

▲ 오이풀_꽃

지유

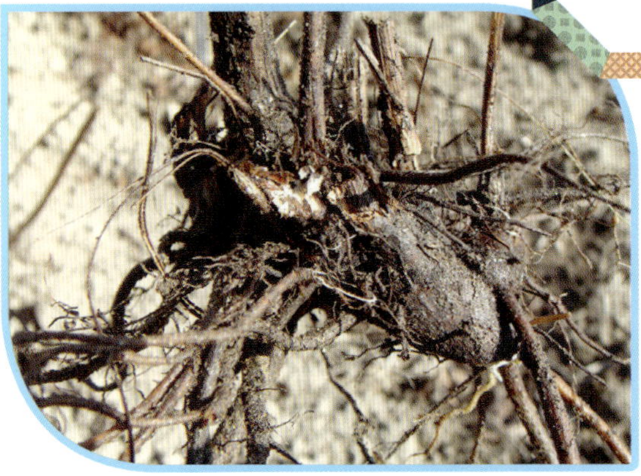

▲ 오이풀_뿌리(채취품)

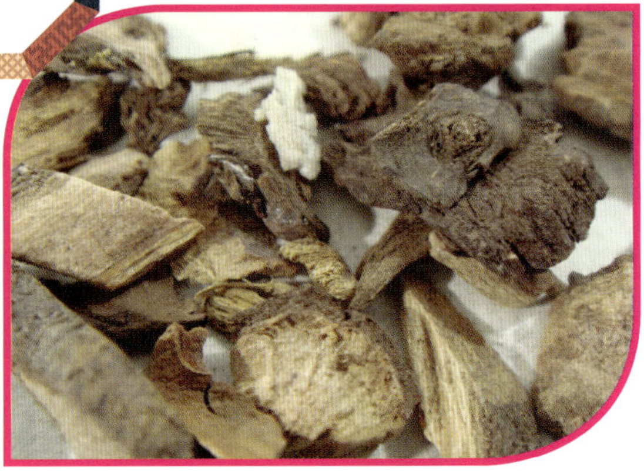

▲ 지유_약재(오이풀 뿌리)

지유는 장미과에 속하는 여러해살이풀인 오이풀의 뿌리를 말한다. 전국의 산야에서 자생하는데 반그늘 혹은 양지의 물 빠짐이 좋은 풀숲에서 잘 자란다. 봄에 싹이 트기 전이나 가을에 잎과 줄기가 말라 시든 후에 채취하는데 채취 후 줄기와 잔뿌리를 제거하

고 깨끗이 씻어 햇볕에 말려 사용한다. 성질은 약간 차갑고 맛은 쓰면서 시고 떫다.

지유는 대장출혈, 치질출혈, 자궁출혈, 생리과다, 산후출혈 등 주로 인체의 하부(下部)에서 출혈이 생겼을 때 사용하는 약초이다. 특히 지유는 치질 수술을 한 이후에 출혈을 빨리 멎게 하기 위한 목적으로 사용할 수 있고, 수술을 하기 전에 미리 복용하면 출혈을 예방하는 효과도 얻을 수 있다.

지유는 화상(火傷)이나 외상(外傷)으로 인한 상처를 아물게 하는 효능이 좋다. 《동의보감》에도 '지유는 여러 가지 누창(瘻瘡), 악창(惡瘡), 열창(熱瘡)을 치료하고, 상처 입은 살[惡肉]을 없애주며 고름을 배출시키고 통증을 없애준다.'고 하였다. 따라서 갑작스런 화상이나 상처를 대비하여 다음과 같이 미리 만들어놓으면 응급약으로 사용할 수 있다.

우선 끓인 참기름에 지유 가루를 넣어 잘 저어 고약처럼 만든다. 이것을 소독한 병에 보관하였다가 상처를 입었을 때 환부(患部)를 소독하고 그 위에 얇게 발라준다. 이렇게 하면 세균 감염을 막을 수 있고 상처가 악화되는 것도 예방할 수 있다.

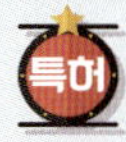 산오이풀(지유)의 기능성 및 효능에 관한 특허자료 2종 외

▶ **지유 추출물을 유효성분으로 함유하는 과민성 피부질환 치료제**

본 발명은 지유(地楡, 오이풀, 산오이풀, 긴오이풀 등의 뿌리) 추출물을 유효성분으로 함유하는 과민성 피부질환 치료제에 관한 것이다. 본 발명에 따른 지유 추출물은 면역글로불린 IG E를 감소시키는 효과, 자유 라디칼을 제거하는 항산화 효과 및 면역 세포의 증식을 촉진하는 효과가 있을 뿐 아니라 세포 독성이 적어 아토피 피부염으로 대표되는 과민성 피부질환 치료에 유용하게 이용될 수 있다.

– 공개번호: 10-2006-0102621, 출원인: 한국한의학연구원

▶ **주름 생성 억제 및 개선 효과를 갖는 지유 추출물을 함유하는 조성물**

본 발명은 주름 생성 억제 및 개선 효과를 갖는 Sanguisorba 속(屬)에 속하는 지유(地楡, 오이풀, 산오이풀, 긴오이풀 등의 뿌리)의 추출물을 함유하는 화장료 조성물에 관한 것이다. 본 발명의 조성물은 콜라겐과 같은 세포외 간질을 생합성하는 섬유아세포의 증식과 대사를 원활히 할 뿐만 아니라, 콜라겐의 생합성을 촉진하며 세포외 간질성분 분해효소(㎜Ps)를 억제함으로써 피부의 주름, 잔주름 및 거칠어짐 등의 피부노화를 근본적으로 예방 및 개선할 수 있는, 주름 생성 억제 및 개선용 화장료 조성물 및 피부 외용제로 사용할 수 있다.

– 공개번호: 10-2005-0100222, 출원인: (주)참존, 바이오랜드

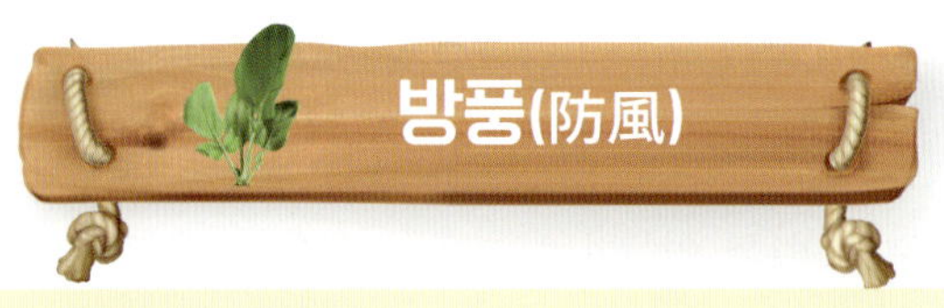

방풍(防風)

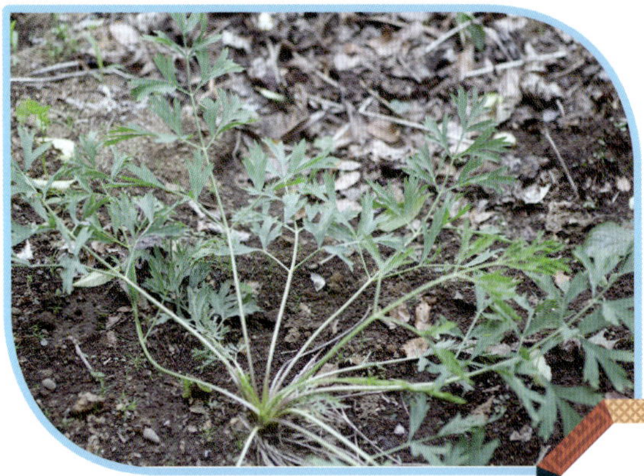

주효능 | 두통, 어지럼증, 중풍, 사지마비, 관절통, 근육 경련, 오한(惡寒), 발열, 피부 가려움증, 파상풍

방풍

▲ 방풍_잎과 줄기

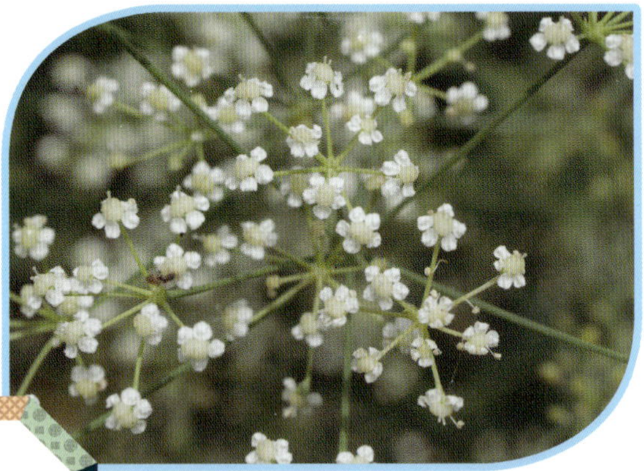

▲ 방풍_꽃

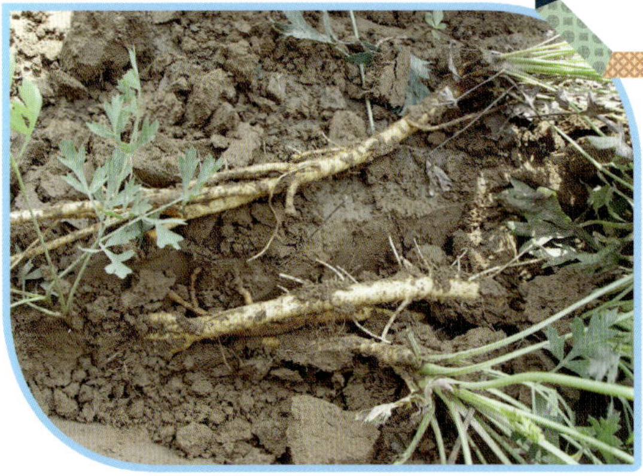

▲ 방풍_뿌리(채취품)

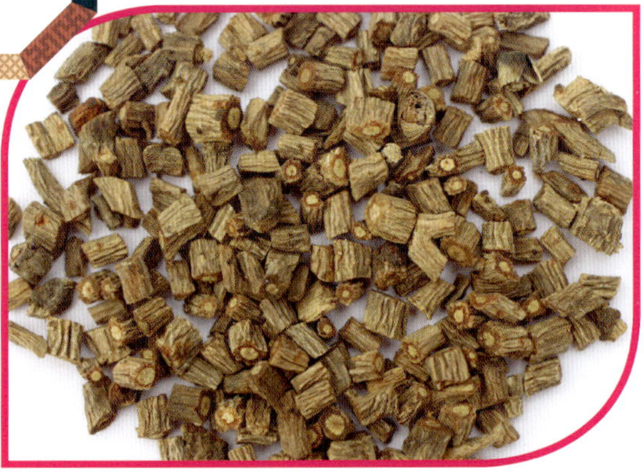

▲ 방풍_약재(방풍 뿌리)

방풍은 산형과에 속하는 여러해살이풀인 방풍의 뿌리를 말한다. 중부 이북의 건조한 산지에서 자라는데 건조한 모래흙의 풀밭에서 잘 자란다. 가을에 잎이 진 이후, 또는 봄에 꽃대가 나오기 전에 채취하여 잔뿌리와 불순물을 제거하고 말려 사용한다. 성질

은 따뜻하고 맛은 맵고 달다.

방풍은 말초의 혈액순환을 촉진시키는 효능이 있다. 방풍이 치질 치료에 사용되는 이유도 방풍이 장내 미세혈관의 혈액순환을 촉진해주기 때문이다. 혈액순환이 좋아지면 그 자체로도 치질 증상이 호전되며, 혈액순환이 좋아져야 출혈을 멎게 만드는 약초의 효능이 증가된다.

방풍을 땀을 내게 만드는 다른 약초와 함께 사용하면 열을 내리는 효과가 나타나므로 감기에 걸렸을 때 사용하기도 한다. 또한 방풍은 중풍 예방과 치료에 쓰이며, 관절 부위로 순환이 잘 되지 않아 생기는 관절통과 저리는 증상 치료에도 활용한다.

방풍을 땀을 멎게 만드는 약초와 함께 사용하면 그 효능이 더욱 강해진다. 예를 들어 몸이 약해서 헛땀이 나는 경우에는 황기를 단독으로 사용하는 것보다 황기와 방풍을 함께 사용하면 땀을 멎게 하는 효능이 더 좋아지는 것이다.

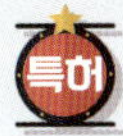

특허 방풍의 기능성 및 효능에 관한 특허자료 2종 외

▶ 갯방풍 추출물을 함유하는 암 예방 및 치료용 약학적 조성물

본 발명은 갯방풍(뿌리)으로부터 추출 및 분리된 분획물과 이로부터 분리된 화합물들의 암 예방 및 치료용 용도에 관한 것으로, 본 발명에 따른 갯방풍 유래 분획물은 암세포에 대하여 높은 증식 억제 효과를 나타내었다.　　　　　　　　　　　　　　　　　　－ 공개번호: 10-2010-0037781, 출원인: 부경대학교 산학협력단

▶ 갯방풍 추출물을 포함하는 허혈성 뇌혈관 질환 예방 또는 개선용 조성물

본 발명은 갯방풍 추출물을 유효성분으로 포함하는 허혈성 뇌혈관 질환 예방 또는 개선용 조성물에 관한 것으로, 상기 조성물에 의하는 경우, 뇌조직 신경세포의 사멸을 효과적으로 억제할 수 있고, 신경아교세포의 비정상적 활성화도 억제할 수 있어, 뇌혈관 질환의 예방, 개선 또는 치료를 위해 다양하게 응용될 수 있다.　　　　　　　　　　－ 공개번호: 10-2014-0077483, 출원인: 강원대학교 산학협력단

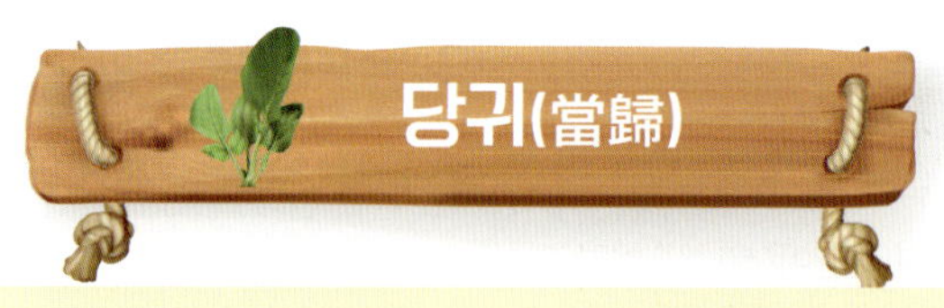

당귀(當歸)

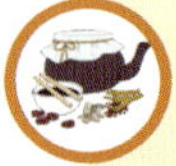

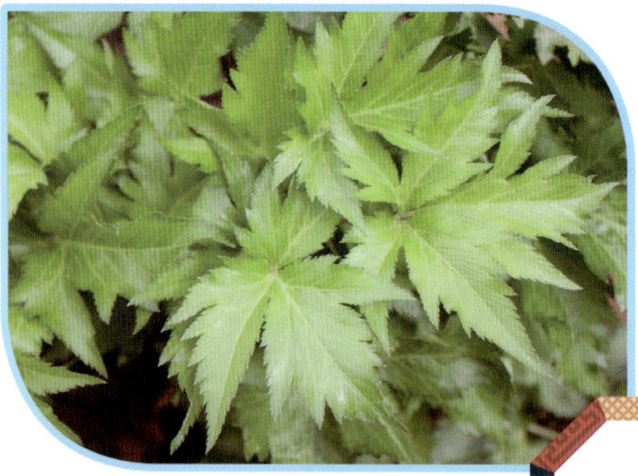

주효능 | 빈혈, 생리불순, 생리통, 손발 저림, 불임증, 타박상, 불면증, 건망증, 두통

▲ 일당귀_잎

▲ 일당귀_꽃

당귀

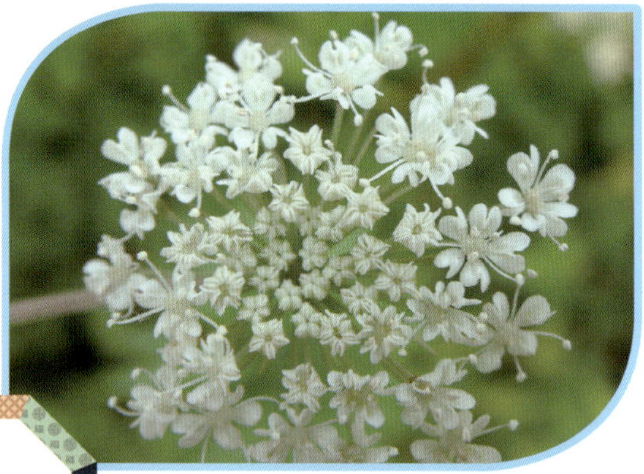

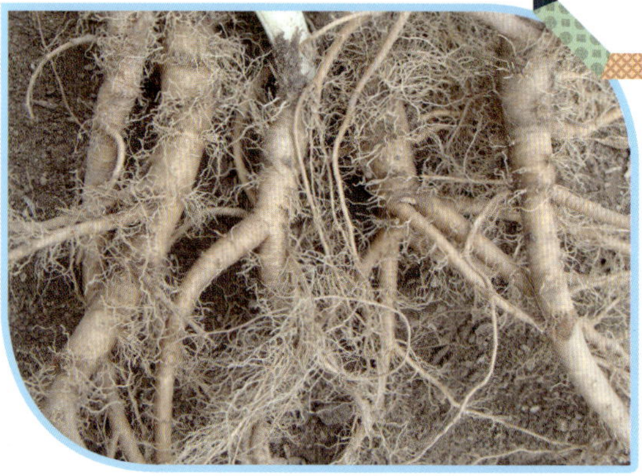

▲ 일당귀_뿌리(채취품)

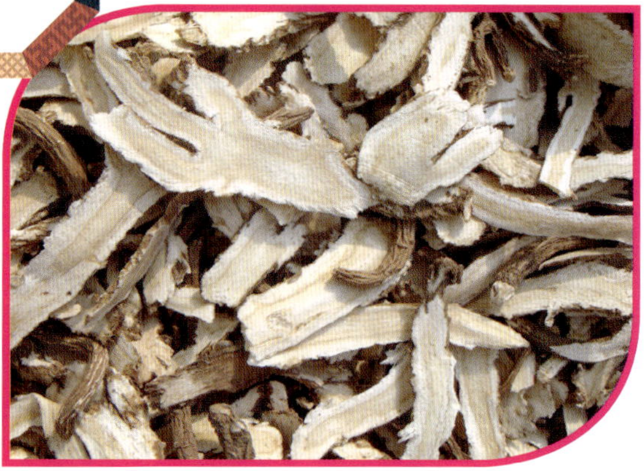

▲ 당귀_약재(일당귀 뿌리)

당귀는 산형과에 속하는 여러해살이풀인 참당귀, 일당귀의 뿌리를 말한다. 전국 산지의 계곡이나 습한 땅에서 자생하는데 고랭지에서 재배한다. 늦가을 잎이 진 이후나 이른 봄 잎이 나오기 전에 채취하여 흙을 제거하고 바람이 통하는 그늘진 곳에서 말린다.

참당귀의 성질은 따뜻하고 맛은 달고 맵다. 반면 일당귀의 성질은 따뜻하고 맛은 달다.

당귀는 혈액을 만드는 효능이 좋은 약초이다. 따라서 출혈과 빈혈로 혈액이 부족해졌을 때 사용하면 좋다. 잘못된 생활습관 때문에 치질이 생기지만 몸이 약해지면 증상도 악화되므로 치질이 있을 때에는 당귀처럼 몸을 보하는 약초를 함께 사용하는 것이 좋다.

당귀는 여성에게 필수적인 약초이다. 여성은 매달 월경을 하고 남성보다 예민하여 과로를 하지 않더라도, 그리고 생명을 위협할 만한 질병이 없더라도 혈액이 부족해질 수 있다. 따라서 보약이건 치료약이건 상관없이 여성의 약에는 반드시 당귀가 들어간다.

✿ 당귀의 부위별 효능

◎ **당귀 전체**: 혈액을 보충하고 혈액순환을 촉진하는 효능이 있다.
◎ **당귀 몸통**: 혈액을 보충하는 효능이 강하다.
◎ **당귀 잔뿌리**: 혈액순환을 촉진하고 어혈(瘀血)을 제거하는 효능이 있다.
◎ **당귀 실뿌리**: 혈액순환을 촉진하여 막힌 곳을 뚫어주는 효능이 있다.
◎ **당귀 머리**: 출혈을 멎게 하는 효능이 있다.

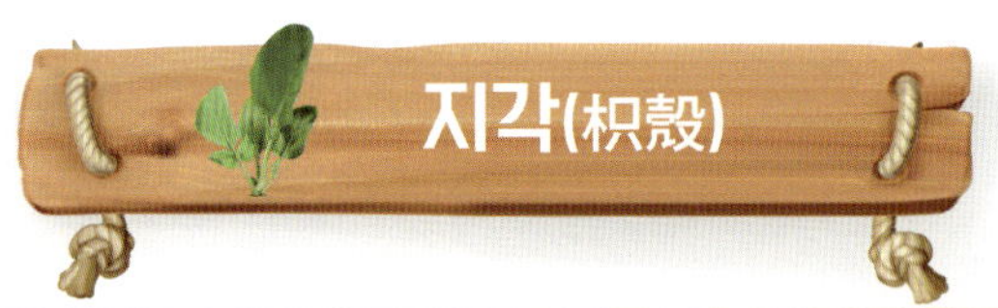

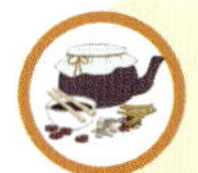
주효능 | 소화불량, 복부팽만, 가슴 답답함, 구토, 복통, 탈항(脫肛), 자궁하수

지각은 운향과에 속하는 상록소교목인 탱자나무의 덜 익은 열매를 말하며, 중남부 지방에서 재배된다. 7~8월에 채취하는데 가운데 부분을 절단한 후 햇볕이나 저온에서 말려 사용한다. 성질은 약간 차갑고 맛은 쓰고 맵다.

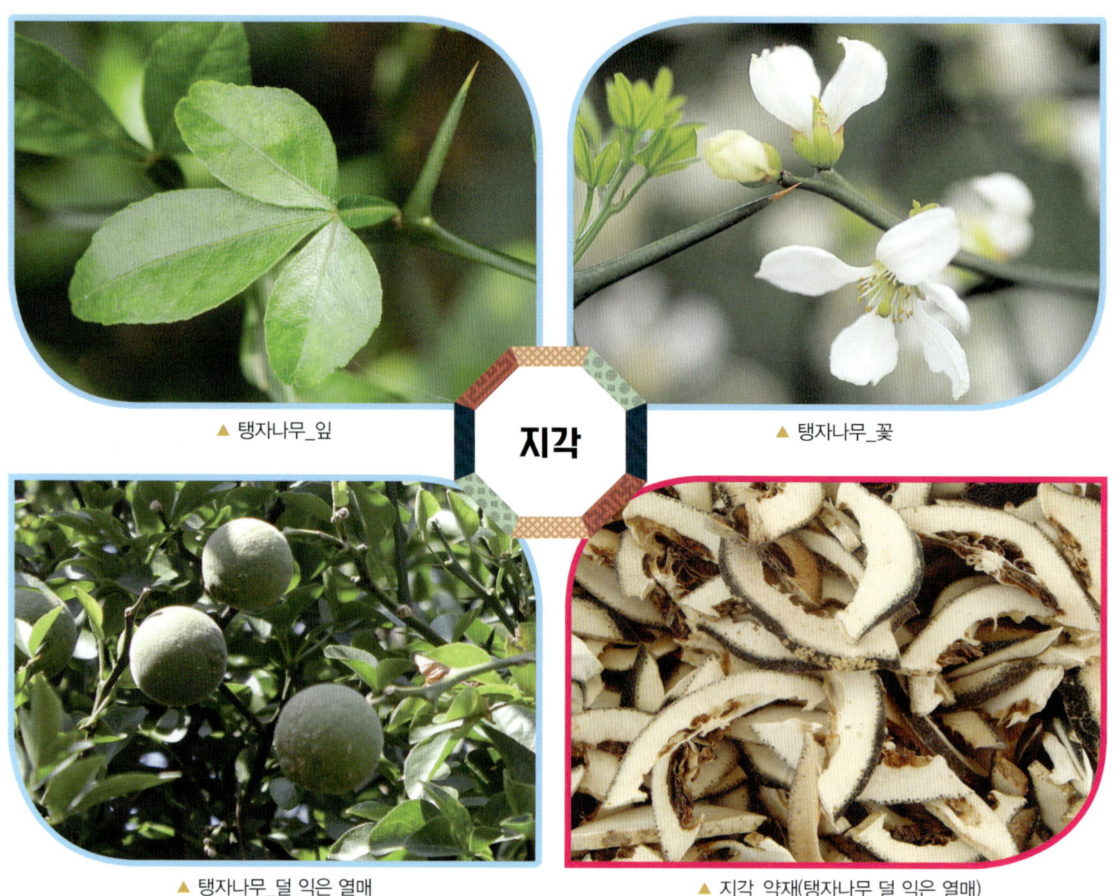

▲ 탱자나무_잎

▲ 탱자나무_꽃

▲ 탱자나무_덜 익은 열매

▲ 지각_약재(탱자나무 덜 익은 열매)

　　지각은 장의 연동운동을 촉진시키는 효능이 있다. 치질을 앓고 있는 사람들 대부분은 장의 운동이 약해져 변비가 생기기 쉽다. 이때 지각을 사용하면 장 운동이 활발해져 변비도 개선되고 치질 증상도 완화된다.

　　지각은 치질뿐만 아니라 산후에 자궁이 하수(下垂)되거나 만성 설사 때문에 직장이 빠져나오는 증상 치료에도 사용한다.

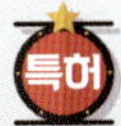 탱자나무의 기능성 및 효능에 관한 특허자료 2종 외

▶ 탱자 추출발효물 및 헬리코박터 파일로리 감염 질환의 치료용 조성물

본 발명은 탱자나무의 과실, 즉 탱자로부터의 물 추출물을 유산균 또는 헤리페린다아제 및 나린기나아
제로 이루어진 군으로부터 선택된 효소를 이용하여 발효함으로써 얻어지는 탱자 추출발효물, 상기 추출
발효물을 유효성분으로 함유하는 헬리코박터 파일로리균의 감염에 의해 유발되는 질환의 치료용 조성
물에 관한 것이다. 더욱 상세하게는 상기 조성물의 활성성분인 탱자 추출발효물은 헬리코박터 파일로리
균의 감염 및 성장을 억제하며, 상기 헬리코박터 파일로리균으로부터 생산되는 내독소에 의해 유발되는
위장 및 십이지장 조직의 공포화(vacuolation)를 억제함을 특징으로 한다.

– 공개번호: 10-2004-0019116, 출원인: (주)엔알디

▶ 탱자나무 추출물을 함유하는 B형 간염 치료제

본 발명은 간염 바이러스의 증식을 특이적으로 저해하며 간세포에 대한 독성이 적은 탱자나무의 추출물
을 함유하는 B형 간염 치료제에 관한 것이다. 본 발명의 탱자나무 추출물을 유효성분으로 함유하는 B형
간염 치료제는 HBV-P에 대한 선택적이며 강한 저해 작용이 있으며 HBV의 증식을 억제할 뿐만 아니라
인체에는 독성이 매우 적기 때문에 간염 치료제로서 매우 유용하다.

– 공개번호: 10-2002-0033942, 출원인: (주)내비켐

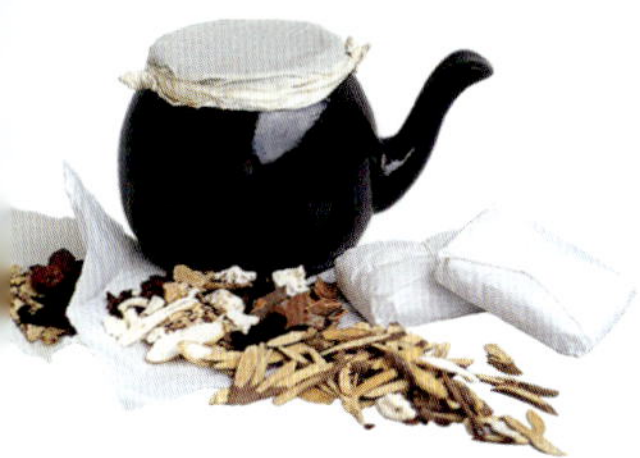

요실금

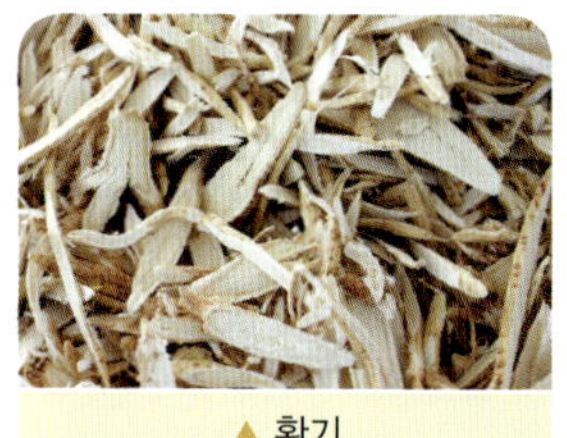

▲ 황기

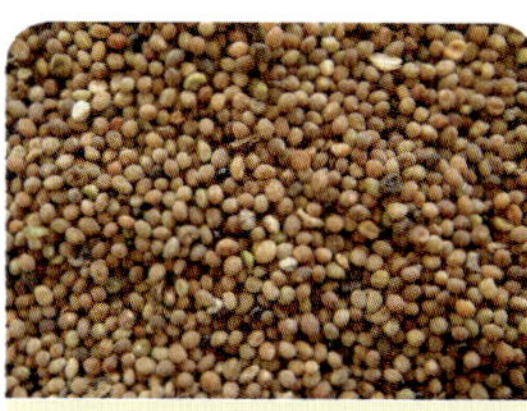

▲ 토사자

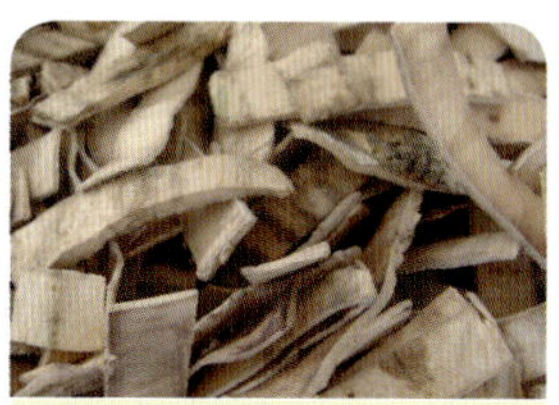

▲ 두충

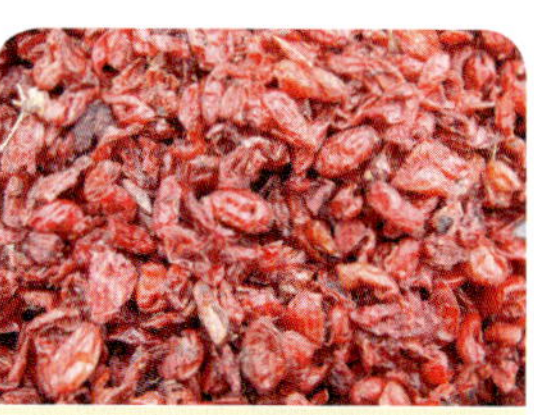

▲ 산수유

요실금(尿失禁)은 자신의 의지와 무관하게 소변을 보게 되는 현상이다. 요실금의 원인은 다양하며 남녀노소 모두에게 나타날 수 있으나, 특히 중년 이후의 여성과 노인에게 많이 나타난다. 그 이유는 여성의 경우 요도와 방광을 지지하는 골반저근(Pelvic Floor muscle)이 남성보다 약하고, 나이가 들수록 더욱 약해지기 때문이다. 또한 반복적인 임신과 출산, 폐경, 비만, 자궁적출술 등은 골반저근을 약하게 만들어 요실금을 악화시킬 수 있다.

요실금을 치료하기 위해서는 약해진 골반저근을 강화해야 한다. 운동이 기본이 되어야 하지만 적합한 약초가 더해진다면 보다 빠른 효과를 얻을 수 있다.

다음에 소개되는 약초처방은 골반저근을 강화하여 요실금 증상을 개선하는 데 도움을 준다. 하루치 분량인 황기 12g, 토사자 10g, 두충 10g, 산수유 6g을 물 1L에 넣어 중불로 2시간 정도 달여 물이 절반 정도 되게 한다. 그리고 이것을 아침·점심·저녁 3번 나눠 마시는데 간격은 3~4시간이 적당하다. 10일분 또는 20일분씩 달여놓고 유리병에 담아 냉장고에 보관하였다가 마실 때마다 따뜻하게 데워서 마셔도 된다. 위의 처방은 인공유산 후 치료를 위해 복용해도 좋다.

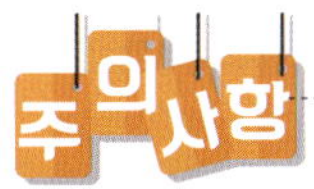

① 약해진 근육을 강화해야 요실금이 치료되기 때문에 약초처방을 6개월 이상 복용해야 하고, 더불어 운동요법을 병행하는 것이 좋다.

② 황기는 꿀에 볶아서 사용하는 것이 좋다. 또한 3년 이상 자란 황기를 사용해야 하는데, 겉껍질을 벗기지 않고 사용해야 효과가 좋다.

③ 토사자를 볶은 후 갈아서 사용해야 유효성분이 잘 우러나온다.

④ 두충을 소금물에 담근 후 검게 그을릴 정도로 볶아 사용하면 부작용이 감소하고 효과가 더욱 좋아진다.

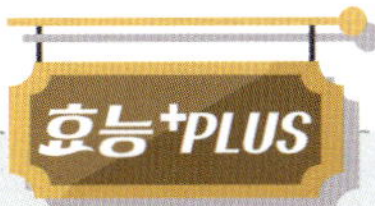

① 몸이 냉하면 건강과 계피를 더한다.

② 밤에 소변을 자주 보는 사람은 익지인(수입약초)을 더한다.

③ 연자육을 더하면 요실금 때문에 생긴 불안감을 해소하는 데 도움이 된다.

④ 신경성 요실금에는 시호를 더한다.

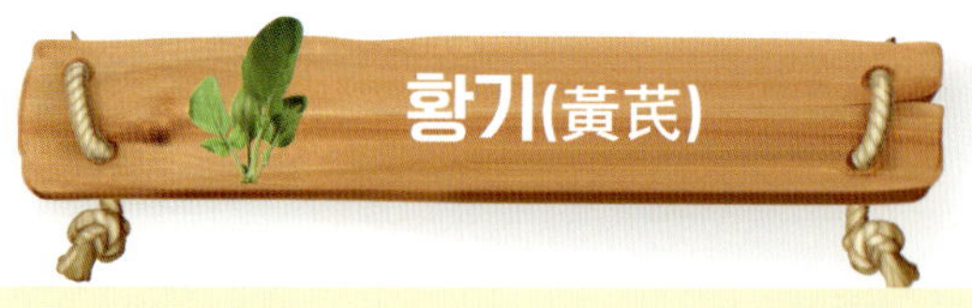

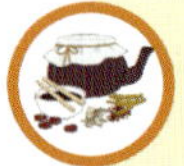
주효능 | 만성 피로, 체력 저하, 면역력 저하, 만성 염증, 구내염, 질염, 부종(浮腫), 식은땀

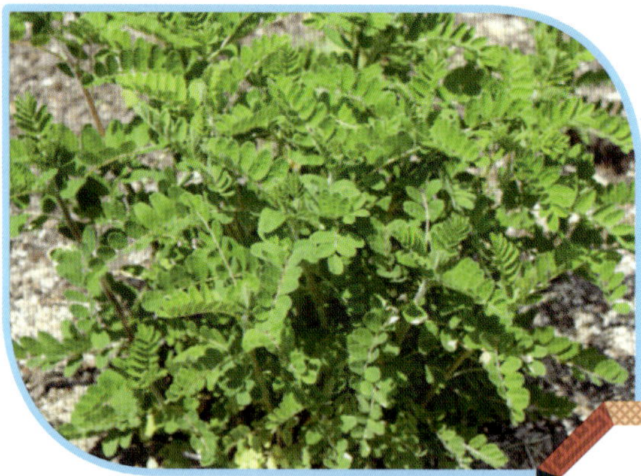

▲ 황기_지상부

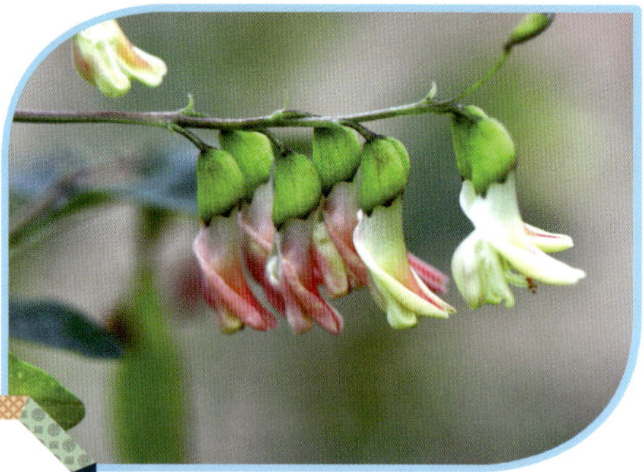

▲ 황기_꽃

황기

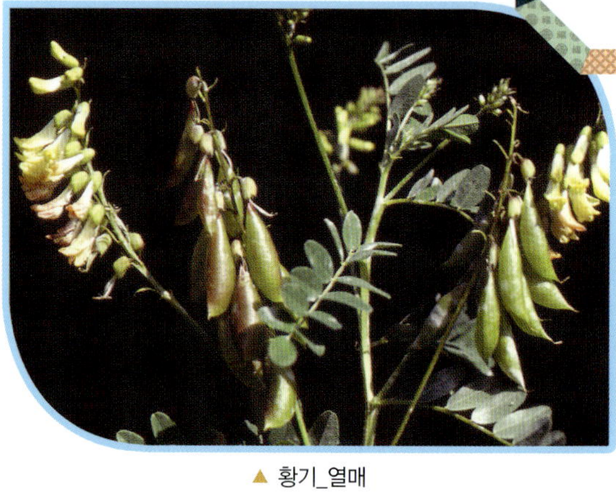

▲ 황기_열매

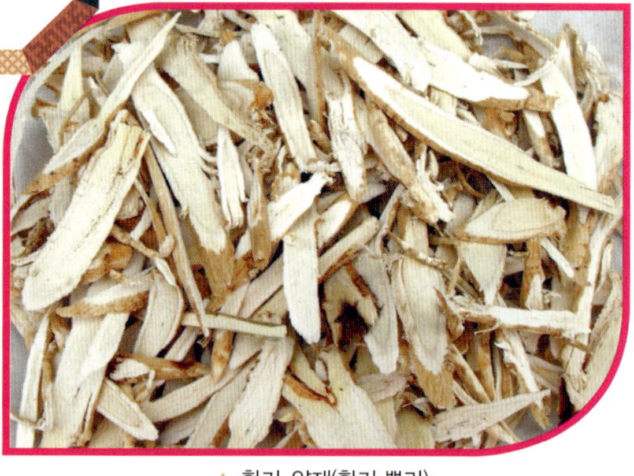

▲ 황기_약재(황기 뿌리)

황기는 콩과에 속하는 여러해살이풀인 황기의 뿌리를 말한다. 우리나라, 만주, 일본, 동부 시베리아 등에서 분포하는데 우리나라에서는 울릉도와 강원도에서 자생하고 전국 각지에서 재배한다. 9~10월에 채취해 흙과 잔뿌리, 머리를 제거하고 햇볕에 말려

사용한다. 성질은 따뜻하고 맛은 달다.

황기는 면역력을 증강시키고 허약한 몸 상태를 개선하는 약초이다. 황(黃)은 색이 노랗다는 뜻이고, 기(耆)는 '오래 산다(老)'는 뜻이니 황기를 먹으면 면역력이 높아지고 허약한 몸이 튼튼해져 수명이 연장된다. 또한 기(芪)라고도 하는데, 이는 '바닥(底)'이라는 뜻으로 원기(元氣)를 보한다는 의미이다. 이처럼 황기를 사용해 약해진 몸을 보강하면 골반저근의 수축력을 강화하는 데에도 도움을 준다.

황기는 상처가 잘 아물지 않거나 염증이 계속되는 경우에 자주 사용한다. 과로와 스트레스로 인해 면역력이 떨어지면 구내염이나 질염이 쉽게 생긴다. 그리고 이러한 염증은 재발하는 경향이 높은데 이럴 때 감초와 함께 달여 복용하면 그 치료 효과가 좋다. 응용한다면 수술을 한 후의 수술 부위가 잘 아물지 않을 때 상처 회복을 돕는 약으로 사용할 수 있다.

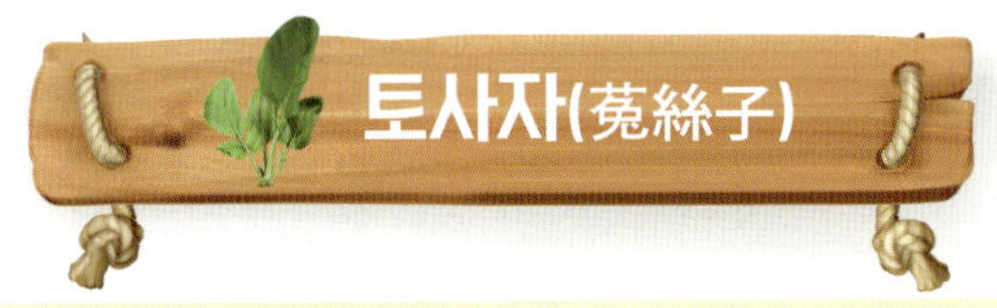

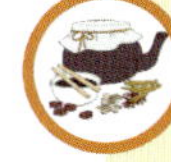
주효능 | 요통, 관절염, 불임증, 유정(遺精), 시력 감퇴, 이명(耳鳴)

토사자는 메꽃과에 속하는 한해살이덩굴식물인 새삼 또는 실새삼의 익은 씨앗을 말한다. 우리나라를 비롯한 동남아시아에서 분포하며 우리나라에서는 전라남도, 경기도, 강원도, 경상남도 등지에서 자생한다. 다른 식물의 진액을 빨아 먹고 자라기 때문에 주변 식물을 고사시킨다. 9월쯤 씨앗이 완전히 익었을 때 채취하는데 줄기와 함께 잘라 햇볕에 말린 후 씨앗을 털고 체로 불순물을 제거한 뒤 사용한다. 성질은 약간 따뜻하고 맛은 달면서 맵다.

토사자는 정(精; 영양물질)을 보충하는 효능이 좋아서 약해진 뼈와 근육을 강화시킨다.

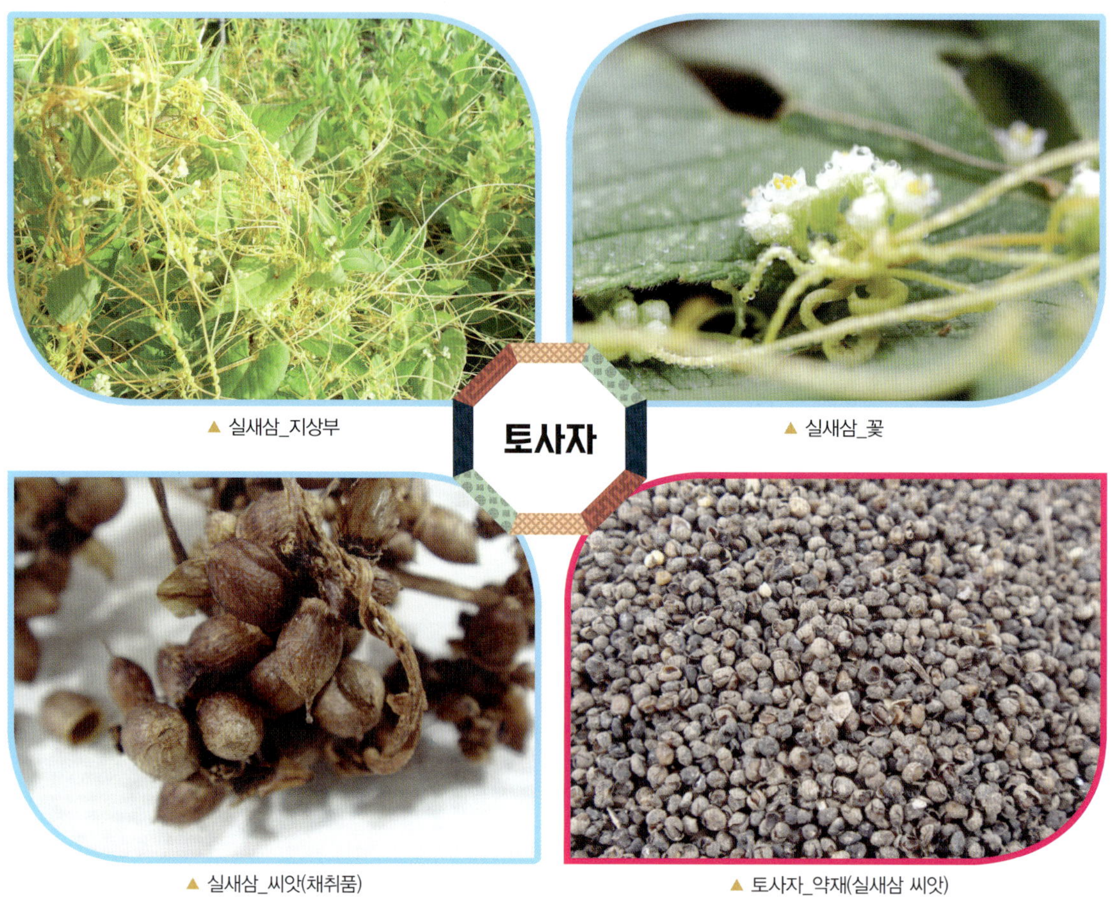

▲ 실새삼_지상부

▲ 실새삼_꽃

▲ 실새삼_씨앗(채취품)

▲ 토사자_약재(실새삼 씨앗)

특히 노화로 인해 허리가 약해진 사람에게 사용하면 좋고, 허리의 근력이 약한 여성에게 비교적 잘 맞는다. 《동의보감》에서도 '허리나 무릎이 시큰거리고 연약한 것'을 치료한다고 하였다. 근육을 강화하는 토사자의 효능은 골반저근을 강화하는 데에도 도움을 주며 요실금을 치료하는 효과를 가져온다.

토사자는 남녀의 불임증 치료에도 효과가 좋다. 약리학적으로 월경과 성호르몬의 분비를 조절하는 작용이 있다고 밝혀졌고, 한방에서도 토사자는 임신을 주관하는 경락인 임맥(任脈)과 충맥(衝脈)을 강화하는 작용이 있어 남녀 불임증 치료에 요긴하게 사용된다고 한다.

토끼를 키우는 부자가 있었다. 여러 색의 토끼를 키우기 위해 그는 하인을 고용하였다. 그리고 하인에게 말하기를 토끼가 한 마리라도 없어지면 품삯에서 제하겠다고 말했다. 어느 날 하인은 물건을 실수로 떨어뜨리면서 흰색 토끼의 허리를 다치게 했다. 놀란 하인은 그 토끼를 재빨리 콩밭에 숨겼는데 며칠 후 다친 토끼가 전보다 더 팔팔하게 뛰어다니는 것을 보았다. 이를 이상하게 생각한 하인은 이번에는 다른 색 토끼를 다치게 한 다음 콩밭에 놓아두었다. 그리고 며칠 후 그 토끼 역시 훨씬 건강하게 뛰어 노는 것을 발견했다. 하인은 분명 토끼가 먹은 풀 때문일 것이라 생각해서 허리를 다쳐 누워 계시는 아버지에게도 토끼가 먹었던 풀의 열매를 따서 달여 드렸다. 그랬더니 놀랍게도 얼마 지나지 않아 아픈 허리가 치료되었고 동네 사람들의 요통도 치료할 수 있게 되었다. 이후 사람들은 토끼가 먹었던 실처럼 생긴 풀의 열매를 토사자라 불렀다.

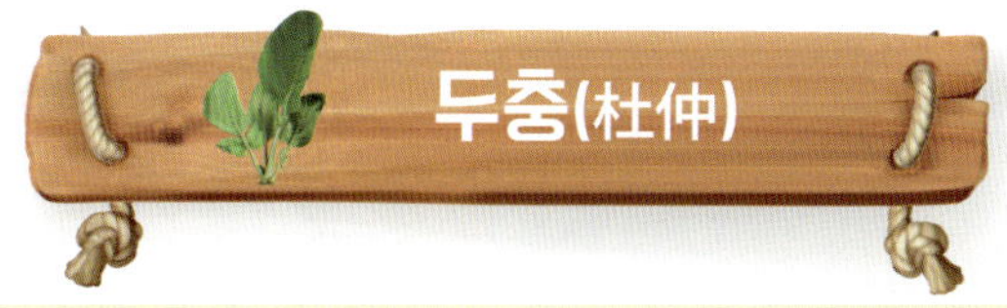

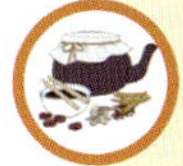
주효능 | 요통, 습관성 유산, 고혈압, 조루(早漏), 발기부전

두충은 두충과에 속하는 낙엽활엽교목인 두충의 나무껍질을 말한다. 원산지는 중국이며 우리나라에서는 강원도, 경기도, 경상북도, 충청북도 지방의 산과 들에서 자란다. 4~5월에 가지와 잎이 자랄 때 채취하는데 나무껍질을 벗겨낸 후 코르크층을 제거하고 적당한 크기로 잘라서 말린 후 사용한다. 성질은 따뜻하고 맛은 달고 약간 맵다.

두충은 요실금을 치료하는 효능이 있다. 몸이 약해지고 근력이 감소하면 골반저근(pelvic floor muscle) 또한 약해지기 때문에 요실금이 쉽게 나타나는데 두충은 근육을 강화하는 효능이 아주 뛰어나 요실금을 치료하는 데 필수적인 약초라고 할 수 있다.

두충은 허리 근육이 약해져 묵지근한 통증이 계속될 때 가장 먼저 생각해야 할 약초이다. 허리 근육이 약하면 식당에서 밥을 먹을 때 오래 앉아 있을 수 없어 벽에 기대려

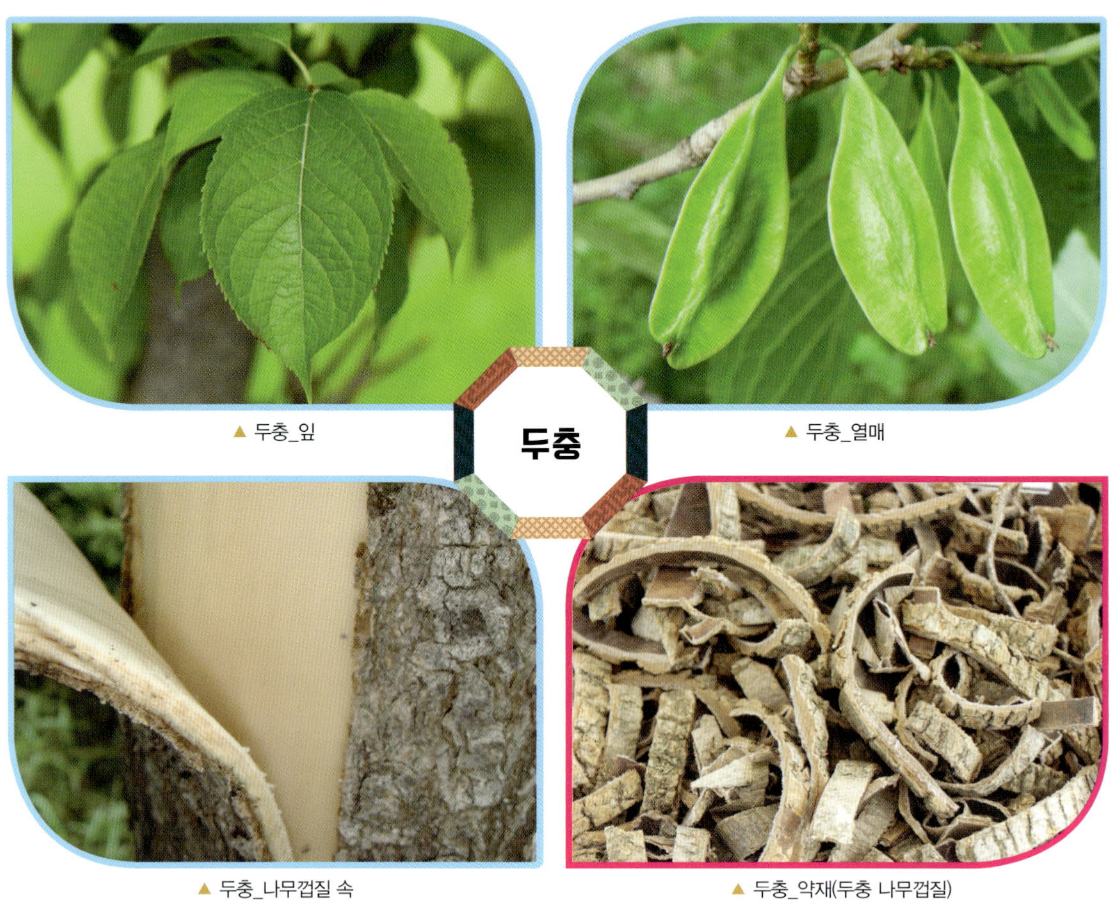

▲ 두충_잎

두충

▲ 두충_열매

▲ 두충_나무껍질 속

▲ 두충_약재(두충 나무껍질)

고 한다. 그리고 조금만 무리를 해도 허리에 힘이 빠져 통증이 생긴다. 이럴 때 두충을 복용하면 허리 근육이 강화되어 통증이 덜해진다. 허리가 아플 때 복대를 하면 통증이 덜해지는 것처럼 두충은 허리를 감싸는 복대의 역할을 하는 것이다. 따라서 젊은이보다 어느 정도 나이가 든 사람에게 적합한 약초이다.

산수유(山茱萸)

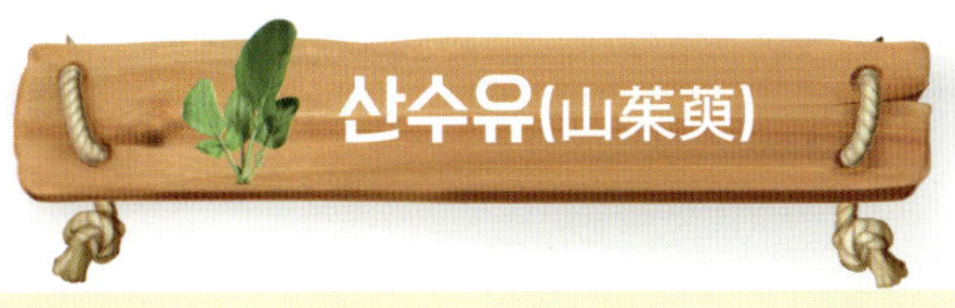

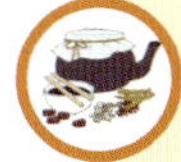

주효능 | 피로감, 이명, 요통, 관절염, 정력 감퇴, 유정(遺精), 빈뇨, 대하증

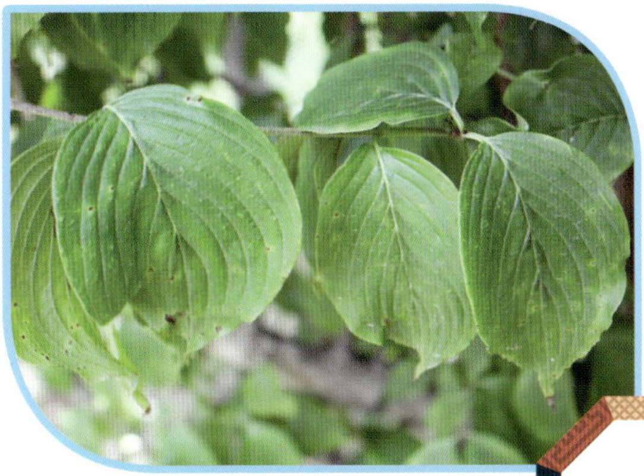

▲ 산수유나무_잎

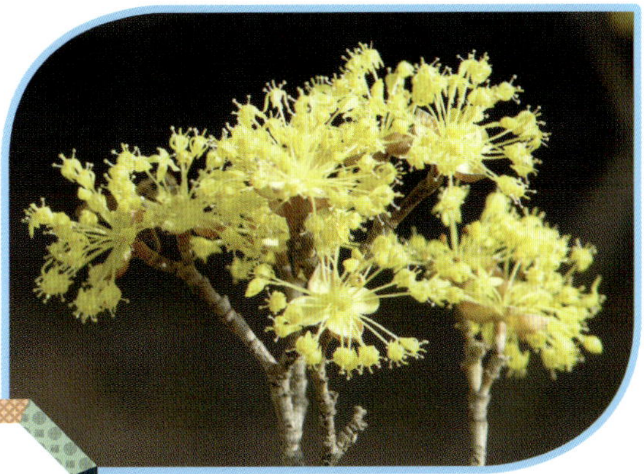

▲ 산수유나무_꽃

산수유

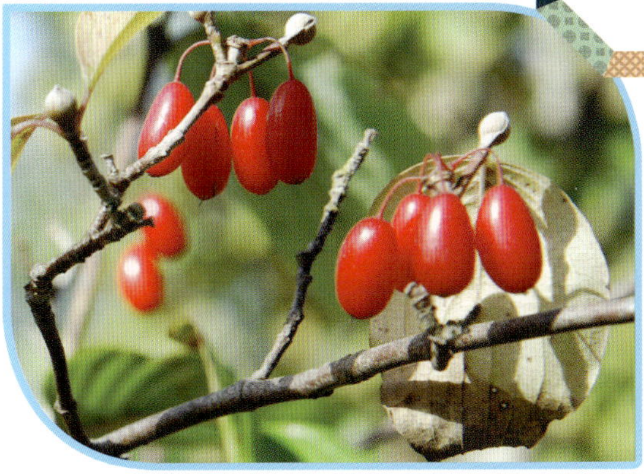

▲ 산수유나무_열매

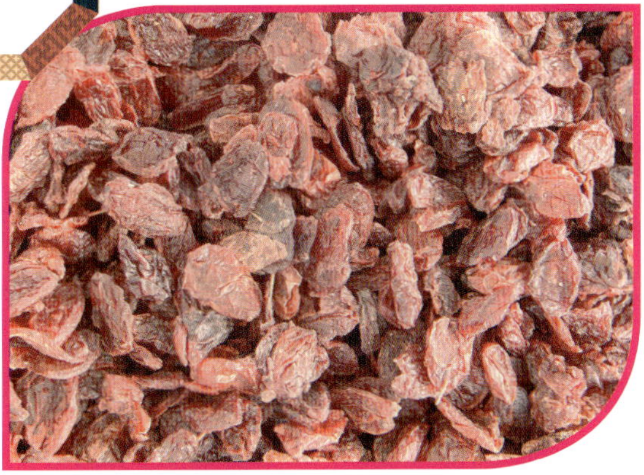

▲ 산수유_약재(산수유나무 열매)

산수유는 층층나무과에 속하는 낙엽활엽소교목인 산수유나무의 익은 열매의 과육을 말한다. 우리나라 전역에서 자생하는데 일조량이 풍부한 곳에서 잘 자란다. 가을에 열매가 완전히 익었을 때 채취하는데 열매꼭지를 제거해 약한 불에 쬐어 말린 후 씨앗

을 제거하고 과육만을 말려 사용한다. 성질은 따뜻한 편이고 맛은 떫으면서 신맛이 강하다.

산수유는 남성의 정력을 강화하고 소변장애를 치료하는 효능이 있다. 한의학에서는 산수유를 수삽약(收澁藥)으로 분류하는데 이는 비정상적으로 배출되는 정액이나 소변을 막는 약이라는 뜻이다. 그래서 의지와 상관없이 정액이 배설되는 증상, 소변을 참지 못하는 증상, 소변이 너무 자주 나오는 증상, 그리고 여성의 질에서 대하가 과도하게 나오는 증상 치료에는 산수유를 사용한다.

산수유에는 사포닌, 탄닌, 우솔산, 몰식자산, 사과산, 주석산 및 비타민 A가 함유되어 있어 영양가치가 매우 높아 예로부터 산수유는 자양강장제로 사용되어왔다.《동의보감》에도 '정신이 어질어질하고 귀에서 소리가 나는 것, 허리와 무릎이 시큰거리고 아픈 증상'에 산수유를 사용한다고 한다. 한방에서는 몸이 약해졌을 때 6가지 약초로 구성된 육미지황원(六味地黃元)이라는 처방을 사용하는데, 6가지 약초 중에 하나가 바로 산수유다. 그만큼 산수유는 몸을 보(補)하는 효능이 뛰어나다.

 **산수유의 기능성 및 효능에 관한 특허자료 2종 외**

▶ **산수유 추출물을 함유하는 혈전증 예방 또는 치료용 조성물**

산수유 추출물을 유효성분으로 함유하는 약학조성물은 트롬빈 저해활성 및 혈소판 응집 저해활성을 나타내어 혈전 생성을 효율적으로 억제할 수 있으며 추출액, 분말, 환, 정 등의 다양한 형태로 가공되어 상시 복용 가능한 제형으로 조제할 수 있는 뛰어난 효과가 있다.

– 공개번호: 10-2013-0058518, 출원인: 안동대학교 산학협력단

▶ **포제를 활용한 산수유 추출물을 함유하는 항노화용 화장료 조성물**

포제를 활용한 산수유 추출물을 함유하는 화장료 조성물은 프로콜라겐 생성 촉진 및 콜라게나제 발현 억제 효과를 나타냈으며, 두 가지 활성의 복합 상승작용으로 인하여 우수한 피부 주름 개선 및 항노화 효과를 갖는다.

– 공개번호: 10-2009-0128677, 출원인: (주)아모레퍼시픽

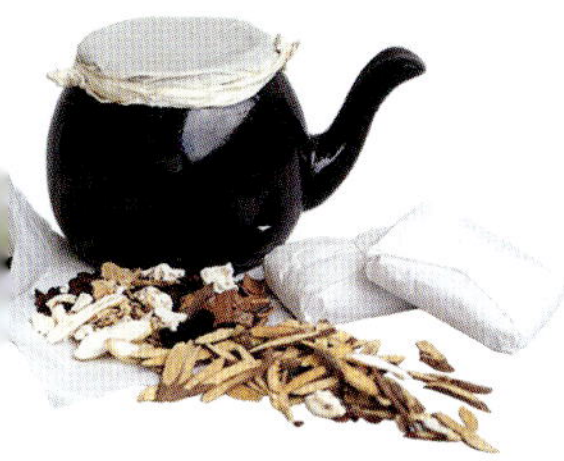

숙취

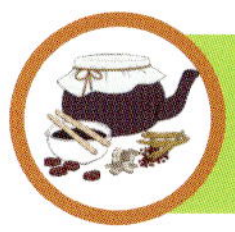

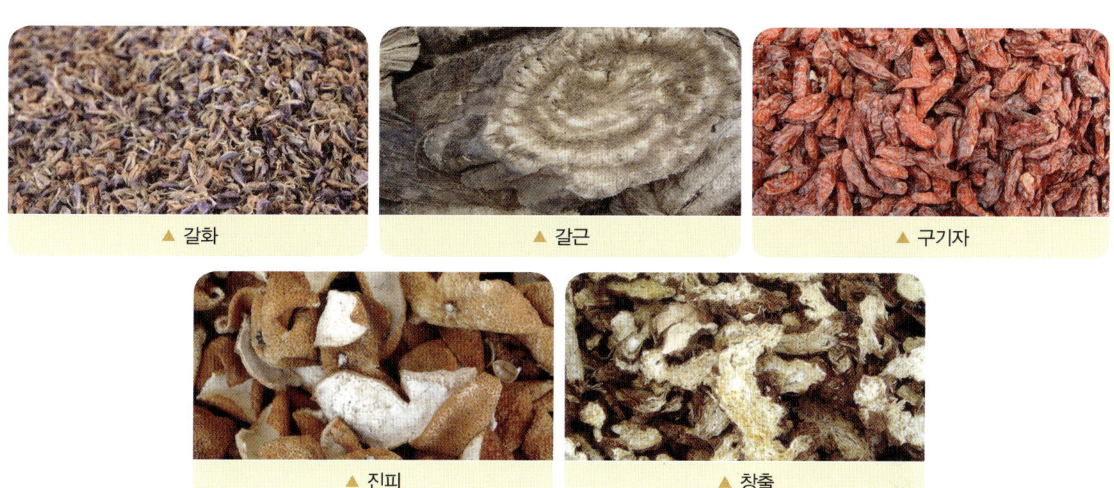

▲ 갈화

▲ 갈근

▲ 구기자

▲ 진피

▲ 창출

숙취는 술에 몹시 취한 뒤 수면에서 깬 후에 느끼는 특이한 불쾌감이나 두통 또는 심신의 작업능력 감퇴 등이 오랜 시간 지속되는 것으로 말 그대로 '지속되는[宿] 취기[醉]'이다. 의학적으로 숙취의 원인은 분명하지 않았으나 알콜을 대사하는 간의 기능 저하가 가장 큰 원인으로 생각된다.

간은 영양소의 대사와 각종 독성물질(알콜도 포함)을 해독하는 중요한 기능을 수행하는 장기이다. 알콜이나 독성물질을 해독하는 데에는 여러 가지 영양소가 필요하며, 술을 과도하게 마시거나 자주 마시면 이러한 영양소가 부족해져 계속 술을 마시게 되면 알콜이 쉽게 대사되지 않아 숙취가 생긴다. 물론 술을 자주 마시지 않더라도 평소 간기능이 약한 사람이라면 숙취가 생길 수 있다.

꿀물이나 콩나물국은 간에서 알콜을 대사하는 데 필요한 영양소를 공급하기 때문에 숙취해소에 도움이 된다. 이처럼 숙취를 없애려면 간기능을 개선하는 데에 초점을 두어야 한다.

다음에 소개되는 약초처방은 간기능을 개선하는 동시에 직접적으로 숙취를 해소하는 데 도움을 준다. 갈화 30g, 갈근 30g, 구기자 30g, 진피 30g, 창출 30g을 가루로 만들어 꿀을 넣어 반죽해 4g 크기의 환으로 만든다. 이것을 음주 전이나 후에 씹어서 먹으면 숙취해소에 도움이 된다.

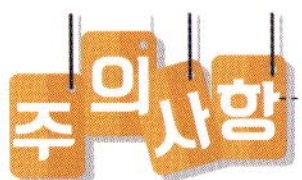

① 이 약초처방은 숙취뿐만 아니라 간을 보호하는 효과가 있으므로 음주 전에 복용해도 된다.

② 환으로 만들기 여의치 않으면 달여서 마셔도 된다.

③ 갈화는 꽃이 활짝 피지 않은 꽃봉오리로 사용해야 효과가 좋다.

효능⁺PLUS

① 팥꽃을 넣으면 효과가 더욱 좋다.

② 알콜성 지방간이 있는 사람은 지구자를 더한다.

③ 위통이 있으면 황련을 더한다.

④ 복부팽만감이 있으면 후박을 더한다.

⑤ 구토나 헛구역이 있으면 생강을 더한다.

⑥ 설사를 하면 백출, 산약을 더한다.

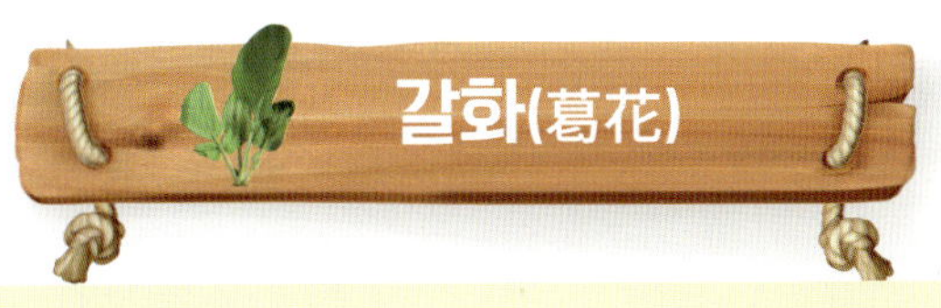

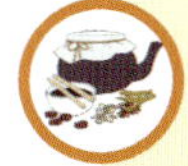
주효능 | 과음으로 인한 두통, 발열, 가슴 답답함, 갈증, 식욕부진, 복부팽만, 구토

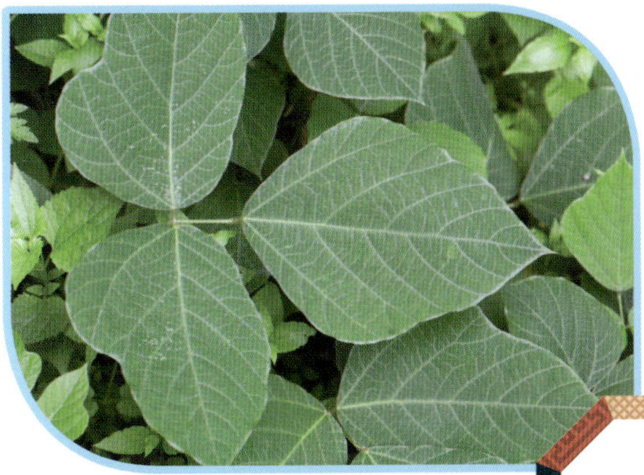

▲ 칡_잎

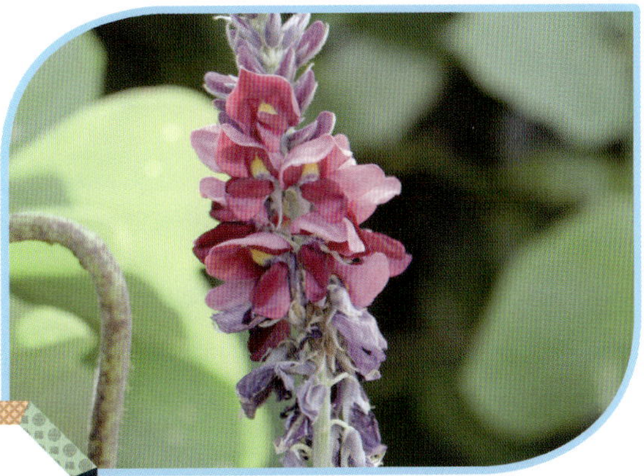

갈화

▲ 칡_꽃

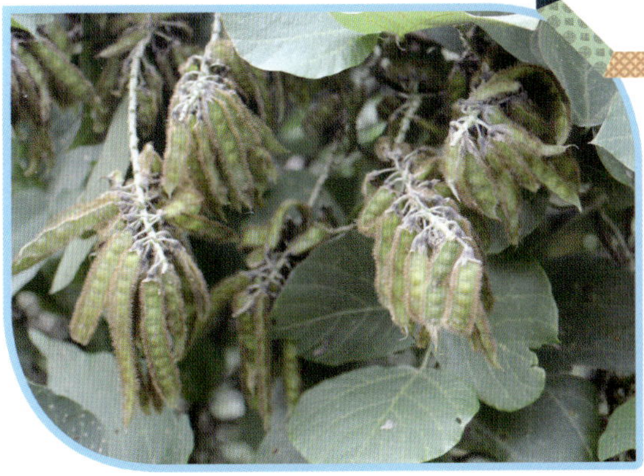

▲ 칡_열매

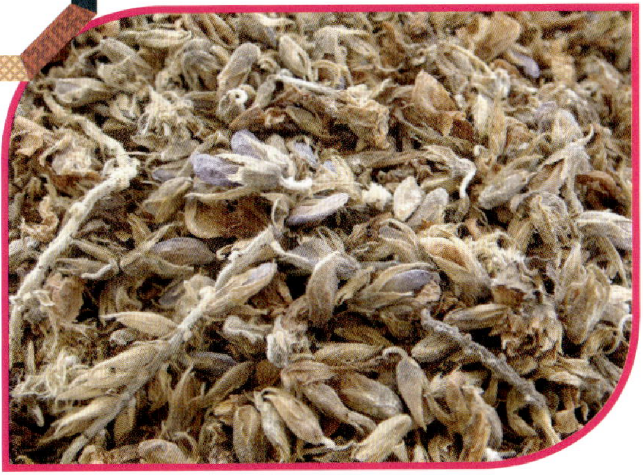

▲ 갈화_약재(칡 꽃봉오리)

  갈화는 콩과의 여러해살이덩굴식물인 칡의 꽃봉오리를 말한다. 온대지방에서 주로 자라는데 우리나라에서는 100~1,200m 고지의 양지바르고 토질이 좋은 기슭이나 언덕에서 주로 자생한다. 칡꽃은 무더운 여름에 피는데, 꽃이 막 피기 시작했을 때 꽃봉오

리를 채취한다. 성질은 따뜻하지도 차갑지도 않고 맛은 달다.

단맛을 지닌 갈화는 예로부터 술독을 푸는 목적으로 사용되었다. 술을 마신 다음 날 꿀물을 마시면 숙취가 빠르게 해소되는 것처럼 갈화는 간이 알콜을 대사하는 데 필요한 물질을 공급해 숙취를 해소한다. 《동의보감》에는 다음과 같은 기록이 있다. '칡꽃과 팥꽃[小豆花]을 같은 양으로 가루 내어 먹으면 술을 마셔도 취하는 줄 모른다.'

갈화는 간세포를 보호하는 기능이 있고 음주과다로 인한 두통과 어지러움, 갈증, 구토, 복부팽만 등의 치료에 효과가 있다.

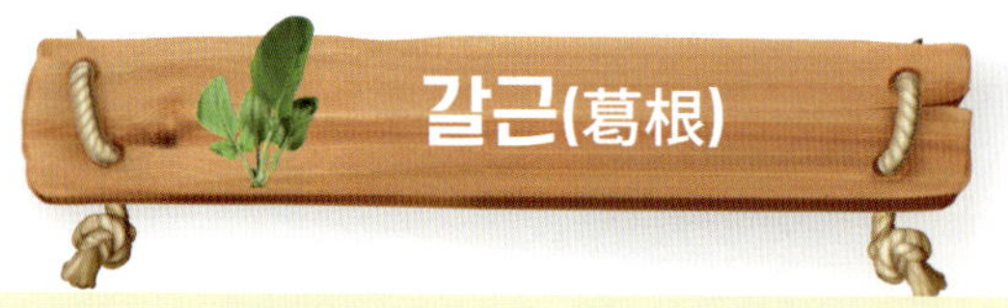

주효능 | 몸살감기, 견비통, 목 디스크, 일자 목, 피부염, 주독(酒毒), 당뇨병, 설사

갈근은 콩과에 속하는 여러해살이덩굴식물인 칡의 뿌리를 말한다. 온대지방에서 주로 자라는데 우리나라에서는 100~1,200m 고지의 양지바르고 토질이 좋은 기슭이나 언덕에서 주로 자생한다. 이른 봄이나 늦가을이 채취의 적기이며, 채취한 후 깨끗이 씻어 겉껍질을 제거해 얇게 썰어 햇볕이나 불에 쬐어 말린 후 사용한다. 성질은 약간 차갑고 맛은 달고 맵다.

갈근 또한 숙취를 해소하는 효능이 좋은데 특히 진액(津液)의 생성을 촉진하여 음주로 인한 갈증을 해소하고 음주 후에 생기는 설사 완화에도 효과적이다.

갈근은 딱딱해진 근육을 풀어주는 작용이 매우 뛰어나다. 특히 어깨와 뒷목이 뭉치고 뻐근한 증상 치료에 효과적이다. 교통사고로 목이 뻐근할 때, 과로로 목과 어깨가 굳었을 때 사용하면 좋다.

갈근은 해열작용이 있으므로 감기 초기에 열이 나고 몸살기가 있을 때 사용하면 좋다. 또한 피부의 발진을 치료하는 효과가 있어 아토피 등 각종 피부질환 치료에도 사용한다.

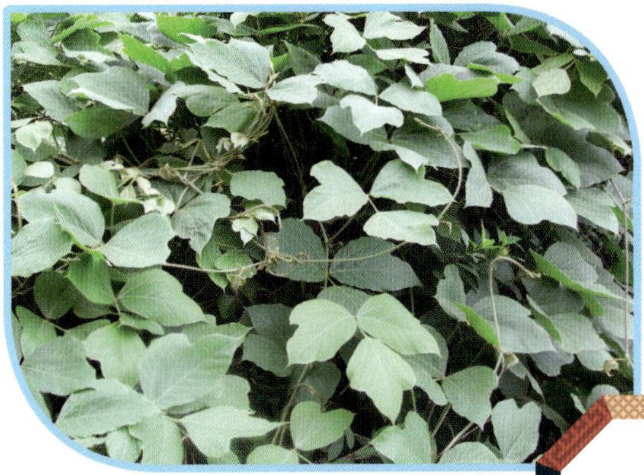

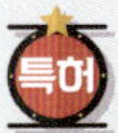

<table>
<tr><td>▲ 칡_잎</td><td>갈근</td><td>▲ 칡_꽃</td></tr>
<tr><td>▲ 칡_뿌리(채취품)</td><td> 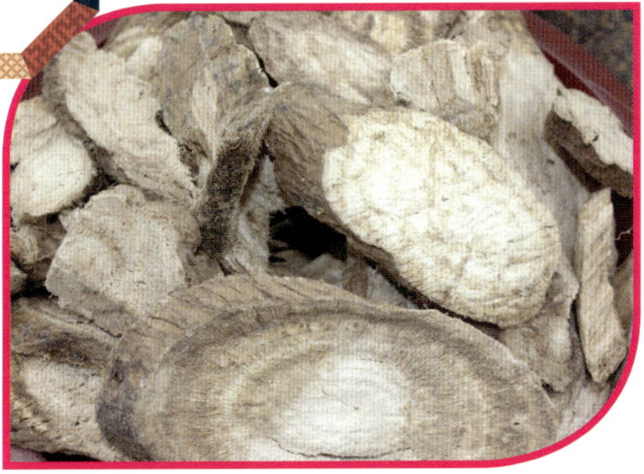</td><td>▲ 갈근_약재(칡 뿌리)</td></tr>
</table>

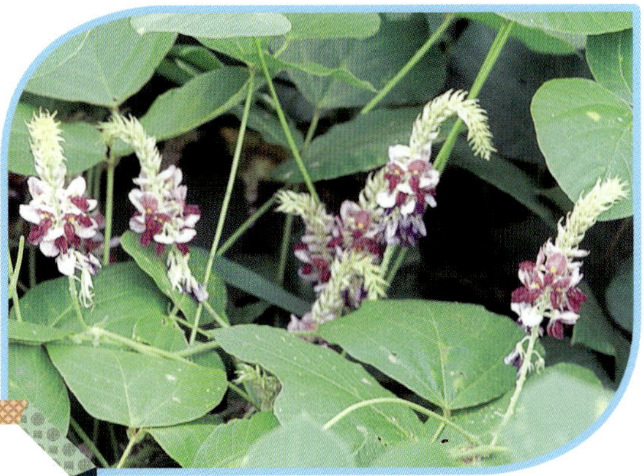

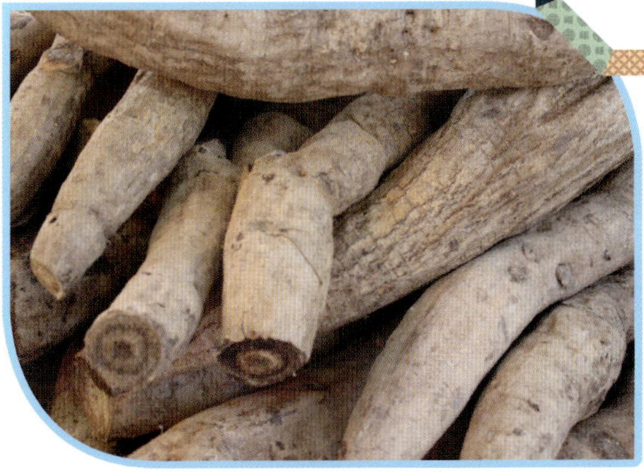

칡(갈근)의 기능성 및 효능에 관한 특허자료

▶ **갈근 추출물을 함유하는 면역증강용 조성물**

본 발명은 갈근(칡뿌리) 추출물을 함유하는 면역 활성 증강을 위한 조성물에 관한 것으로, 세포내 면역 활성 증진 효과 및 면역 증강 효능이 우수하여 면역저하증의 예방, 억제 및 치료에 우수한 면역 증강 효능을 갖는 식품, 의약품 및 사료 첨가제로서 유용하다.

– 등록번호: 10-1059280, 출원인: 원광대학교 산학협력단

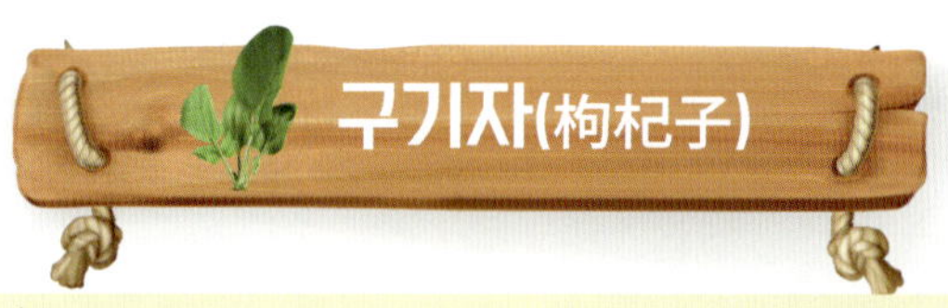

구기자(枸杞子)

주효능 | 만성 피로, 안구충혈, 안구건조증, 노안(老眼), 요통, 갱년기 증상, 고지혈증

▲ 구기자나무_잎

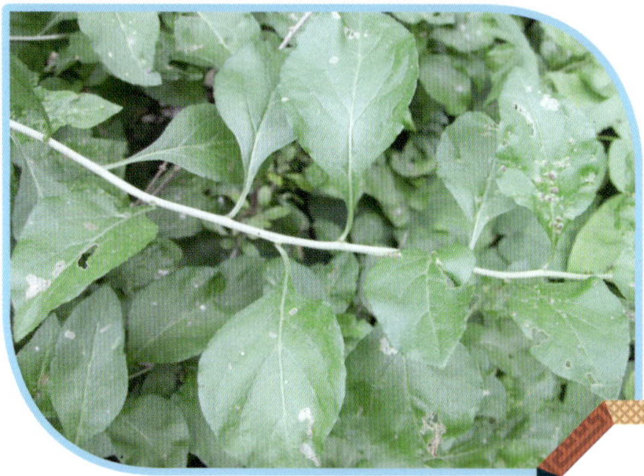

구기자

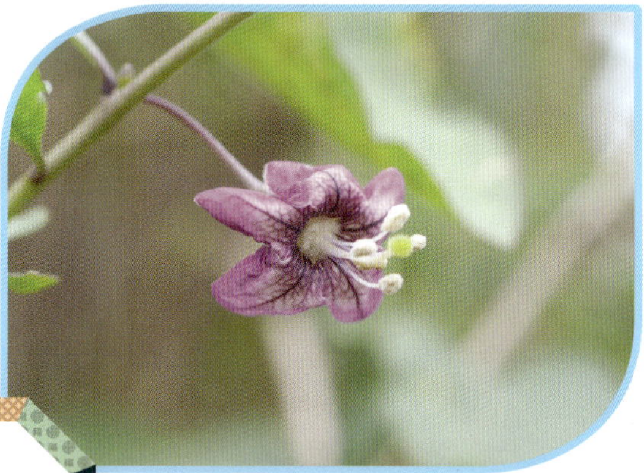

▲ 구기자나무_꽃

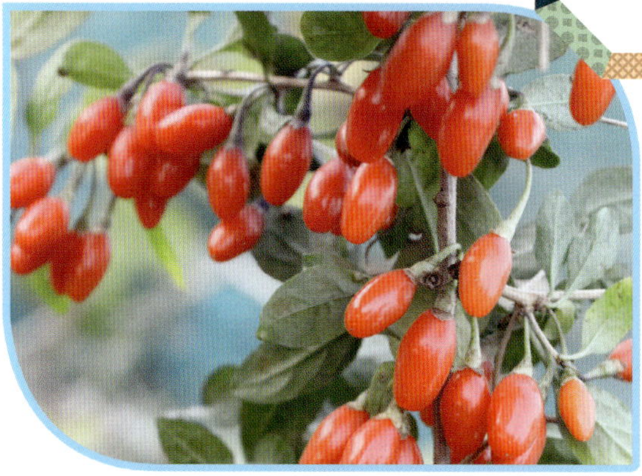

▲ 구기자나무_열매

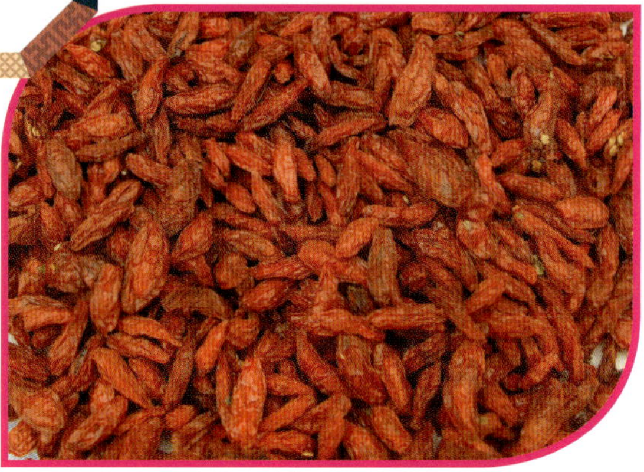

▲ 구기자_약재(구기자나무 열매)

　구기자는 가지과에 속하는 낙엽활엽관목인 구기자나무의 익은 열매를 말한다. 전국의 산야에서 자라는데 해발고도 700~1,000m의 부엽질이 많은 토양에서 잘 자란다. 전남 진도와 충남 청양에서 대단위로 재배한다. 9~10월에 붉게 익은 열매를 채취해 열매

꼭지를 제거해 그늘진 곳에서 겉껍질에 주름이 지고 과육이 부드러워질 때까지 햇볕에 말려 사용한다. 날씨가 흐리면 약한 불에 말려도 된다. 성질은 따뜻하지도 차갑지도 않고 맛은 달다.

구기자는 과음으로 지친 간세포에 영양을 공급해 간을 보호하고 숙취에서 빠르게 회복되도록 도와주는 효능이 있다. 간이 좋지 않은 사람의 만성 피로증후군에도 자주 사용하는데 주로 마른 체격의 사람이 과로나 스트레스로 간기능이 나빠져 피로감을 호소할 때 매우 효과적이다.

구기자는 혈관을 부드럽게 만들고 혈압과 콜레스테롤 수치를 낮춘다. 따라서 동맥경화로 인해 혈압이 높고 콜레스테롤 수치가 높을 때, 기타 심장질환이 있을 때 사용하면 증상이 악화되는 것을 막을 수 있다.

구기자는 눈을 밝게 하는 효능이 있어 장기간 복용하면 시력 감퇴를 예방할 수 있고, 이미 시력이 나빠진 경우라도 구기자를 복용하면 눈이 밝아지는 것을 느낄 수 있다. 시력을 강화하는 여러 약초 중에서 구기자는 빼놓지 말아야 한다.

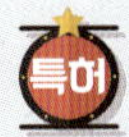 ## 구기자의 기능성 및 효능에 관한 특허자료 2종 외

▶ 구기자 엑기스를 포함하는 피부 미용 조성물

본 발명의 구기자 조성물은 붉은 피부를 정상적인 맑은 피부로 만들어주고, 늘어나고 확장된 혈관을 수축시켜서 붉어진 상태에서 정상으로 회복되는 시간이 빨라지고, 안면홍조 현상을 개선하는 효과가 있다.

– 등록번호: 10-1034180, 출원인: 김영복

▶ 구기자 추출물을 포함하는 식품 조성물

본 발명의 구기자 추출물은 천연물에서 유래한 것으로 부작용이 없으며 고지혈증, 고콜레스테롤증을 현저하게 개선하므로 관련 질환의 치료용 식품 성분으로 이용할 수 있다.

– 공개번호: 10-2007-0112546, 출원인: 동신대학교 산학협력단

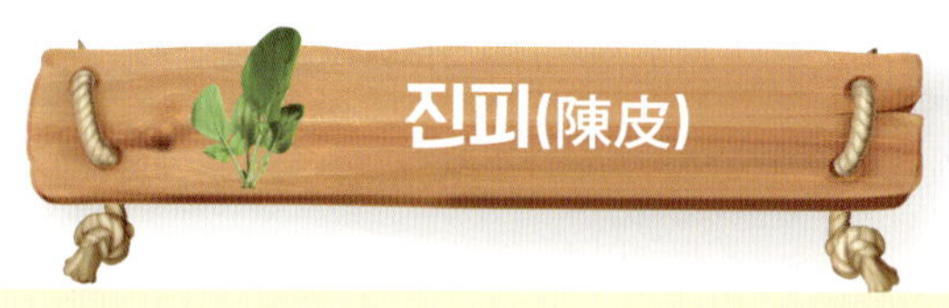

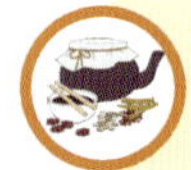
주효능 | 소화불량, 가래, 담 결림, 딸꾹질

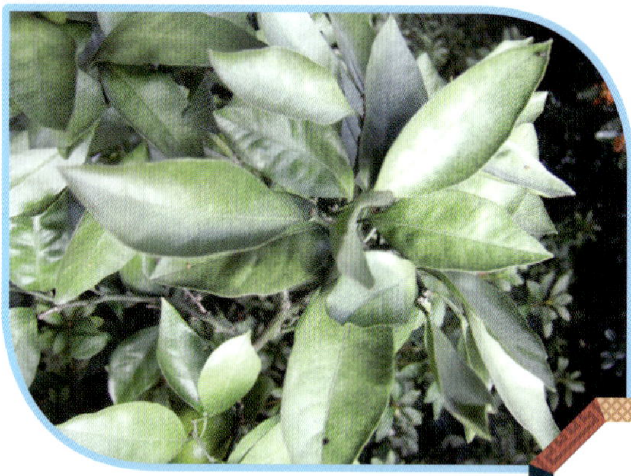

▲ 귤나무_잎

진피

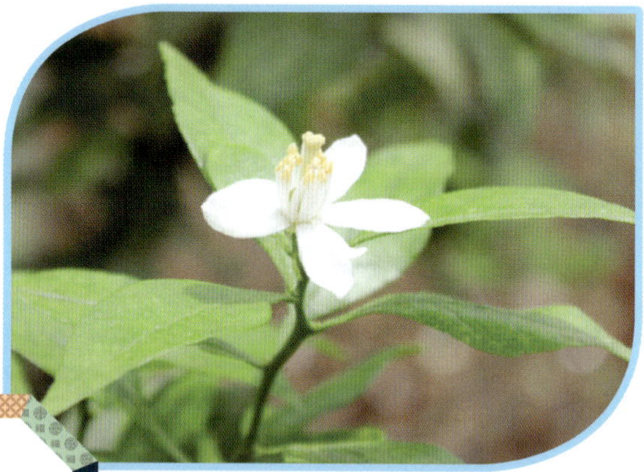

▲ 귤나무_꽃

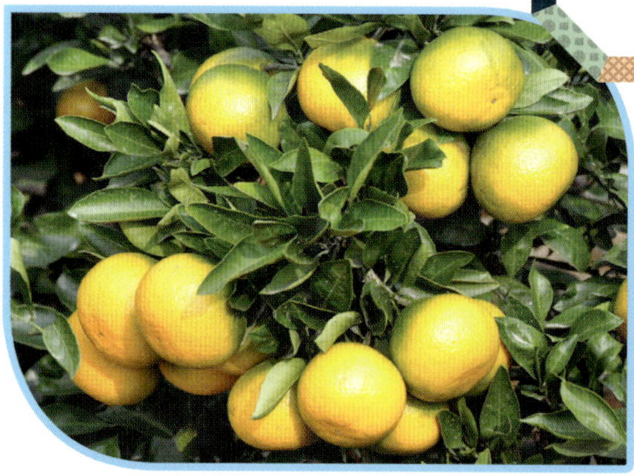

▲ 귤나무_열매

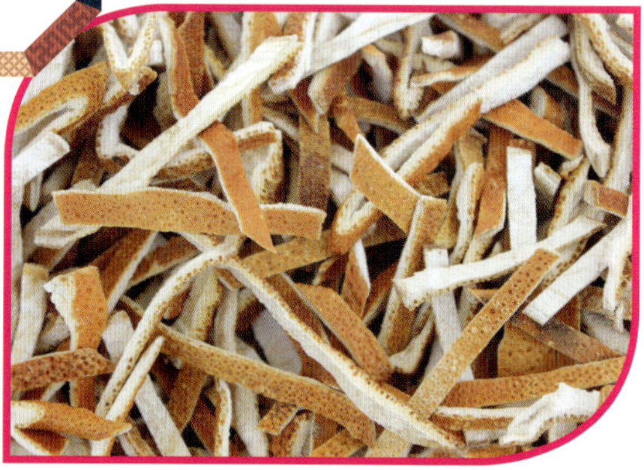

▲ 진피_약재(귤나무 열매껍질)

　　진피는 운향과에 속하는 낙엽활엽소교목인 귤나무 또는 근속식물의 익은 열매껍질을
말한다. 우리나라, 일본, 인도, 북아메리카 남쪽, 흑해 등지에서 분포하는데 우리나라에
서는 제주도 및 남부 지방에서 재배한다. 늦가을부터 겨울 사이에 채취하며 열매를 따서

열매껍질을 벗겨 그늘이나 햇볕에 말려 사용한다. 성질은 따뜻하고 맛은 맵고 쓰다.

진피는 과음으로 인해 약해진 위장의 운동을 활발하게 만들어 구토와 소화불량, 두통을 개선하는 효능이 있다.

진피는 담(痰)을 제거하는 효능이 있다. 담은 인체가 노폐물을 처리하는 과정에서 생성된 부산물인데 기관지와 위장, 생식기, 근육 등에 축적되어 해당 부위의 기능을 떨어뜨린다. 예를 들어 기관지에 담이 형성되면 가래가 배출되고, 위장에 담이 생기면 메스꺼움이나 소화불량이 나타나며, 생식기에 담이 생기면 생리불순과 불임증이 발생한다. 근육에 담이 생기면 담 결림이 나타나는데 이러한 증상 모두 진피를 사용한다.

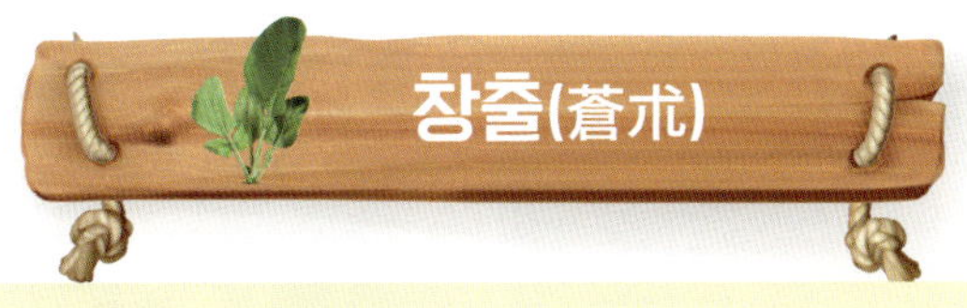

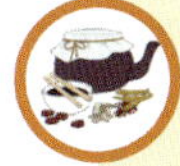
주효능 | 관절통, 근육통, 급체, 소화불량

창출은 국화과에 속하는 여러해살이풀인 모창출, 북창출의 뿌리를 말한다. 전국 각지의 산야에서 자생하는데 물 빠짐이 좋은 양지나 풀숲에서 잘 자란다. 봄과 가을에 채취하는데 가을에 채취하는 약초의 품질이 더 좋다. 뿌리를 캐낸 다음 남은 줄기와 잔뿌리, 흙을 제거하고 햇볕에 말려 사용한다. 성질은 따뜻하고 맛은 매우면서 쓰다.

창출은 음주로 인해 위장에 수분이 정체되었을 때 수분을 배출시켜 복부팽만, 구토, 식욕부진, 설사 증상을 개선한다. 또한 몸에 있는 습기를 빼주기 때문에 음주 후에 몸이 찌뿌드드할 때 사용하면 좋다.

《동의보감》에 다음과 같은 구절이 있다. '창출을 오래 복용하면 수염이 검어지고 얼굴이 늙지 않고, 근골이 튼튼해지며, 귀와 눈이 밝아지고, 살과 피부가 윤택해진다.' 이 구절은 옛날 사람들의 의복과 가옥은 습기에 취약했기 때문에 습기를 제거하는 창출을 복용하면 몸의 기능이 향상된다는 뜻으로 해석할 수 있다.

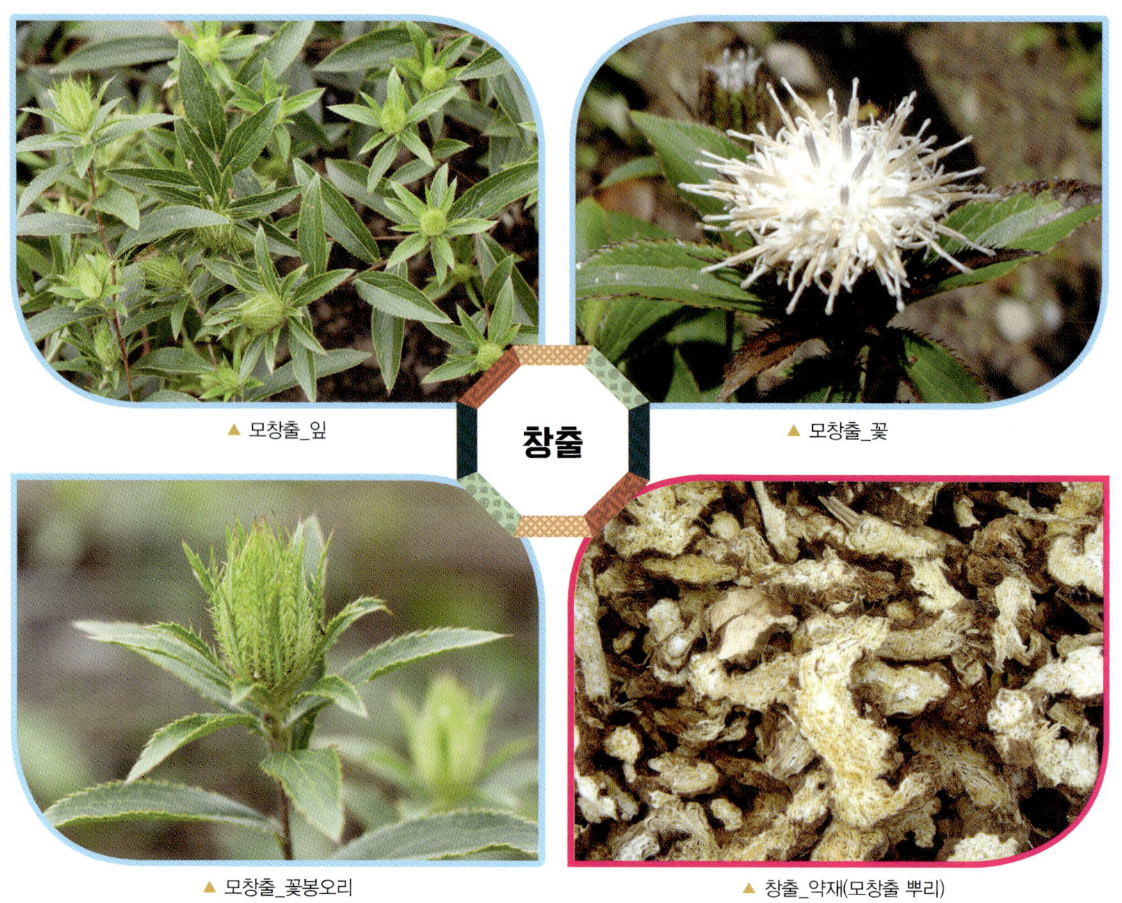

창출

▲ 모창출_잎

▲ 모창출_꽃

▲ 모창출_꽃봉오리

▲ 창출_약재(모창출 뿌리)

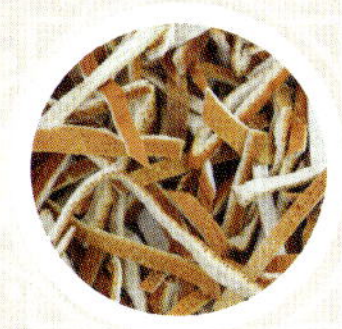

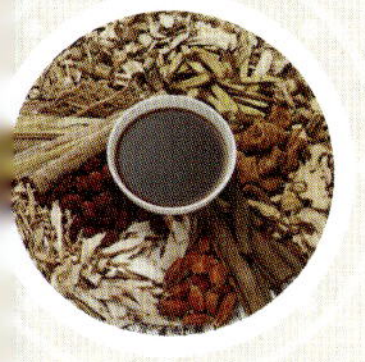

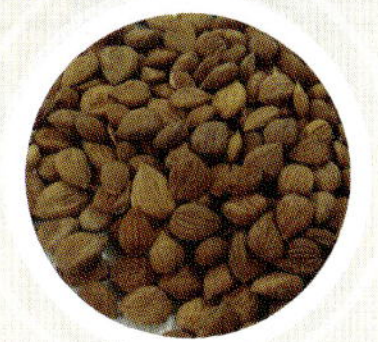

4장

기력을 보하는 보약

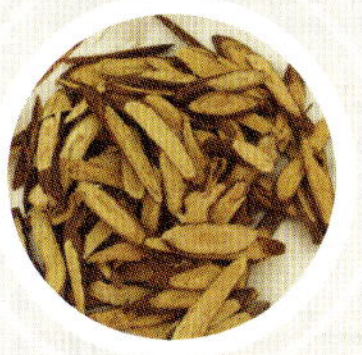

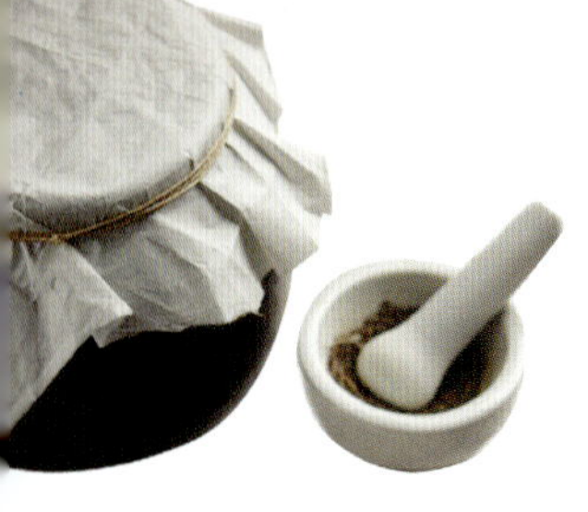

경옥고 瓊玉膏

🐝 적응증

만성피로, 기력저하, 빈혈, 신경쇠약, 수술(질병, 항암 치료)로 인한 쇠약증, 만성 위장병, 만성 폐질환, 만성 비염, 골다공증, 대상포진, 기관지염

🐝 구성 약초

생지황 10kg, 인삼 1kg, 백복령 1.2kg, 꿀 6kg

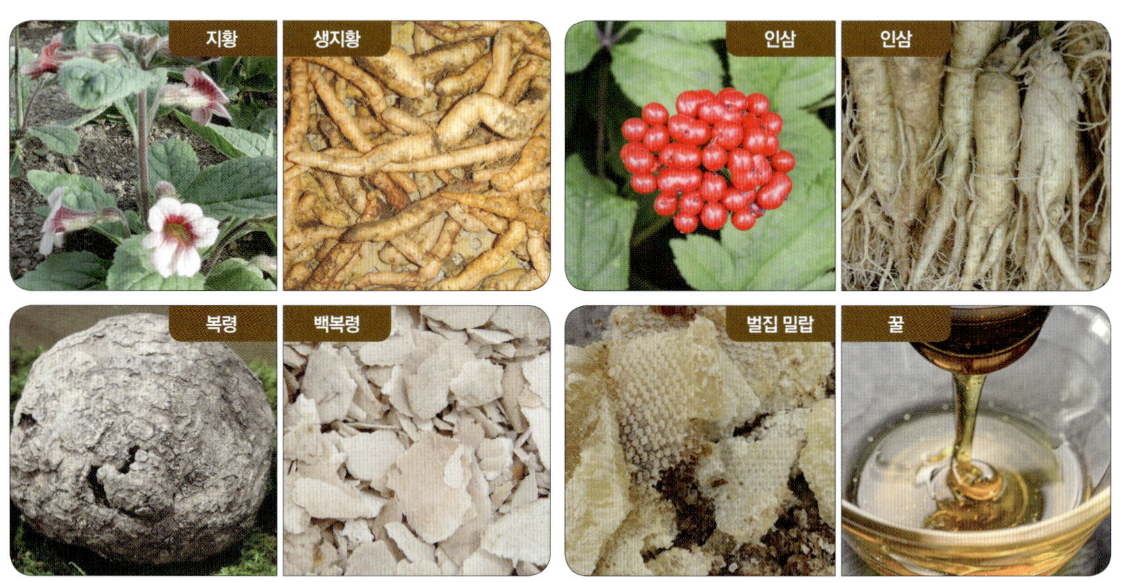

🐝 조제 및 복용법

위의 약초 중 인삼과 복령은 곱게 가루로 만들고, 생지황은 즙을 내고, 꿀은 약한 불로 끓인다. 모든 준비가 끝나면 이들을 섞어서 반죽을 한 뒤 미리 준비해둔 항아리에 넣

는다. 반죽이 든 항아리를 큰 솥에 넣고 3일 밤낮 연속으로 중탕한다. 3일이 지나면 가마솥에서 항아리를 꺼내 우물물에 하루 동안 담가두고 식힌다. 이렇게 하루가 지난 후 다시 가마솥에 넣고 하루 동안 중탕한다. 이렇게 경옥고를 만드는 과정은 총 5일이 걸린다.

경옥고가 완성되면 한 번에 10~15g씩, 하루에 2~3번 복용한다. 장기간 복용할수록 효과가 좋은 처방이므로 꾸준히 복용하는 것이 좋다.

섭생법

- 노화나 질병으로 인해 면역력이 떨어졌을 때 복용하는 처방이므로 경옥고를 복용할 때에는 과로나 스트레스처럼 기력을 소모시키는 행위를 피한다.
- 면역력이 떨어지면 소화력이 약해지므로 소화에 부담이 되는 밀가루 음식, 육고기, 차가운 음식 등을 먹지 않는 것이 좋다.
- 끼니마다 과일과 뿌리채소를 충분히 섭취하도록 한다. 과일과 뿌리채소는 경옥고의 효과를 높여주는 데 기여하기 때문이다.
- 저녁식사를 늦게 하거나 과식하는 것을 피해야 한다.
- 《동의보감》에서는 경옥고를 복용할 때 파와 마늘을 먹지 말라고 했는데, 이들 음식을 많이 섭취하면 위장에 염증이 생겨 약의 효과를 떨어뜨릴 수 있기 때문이다.
- 체력을 소모시키는 과격한 운동을 피하고 가벼운 산책을 한다.
- 잠을 일찍 자는 것이 좋다. 밤 10시 전후에 취침하여 7시간 정도 충분한 수면을 취하면 면역력을 강화하는 데 도움이 된다.

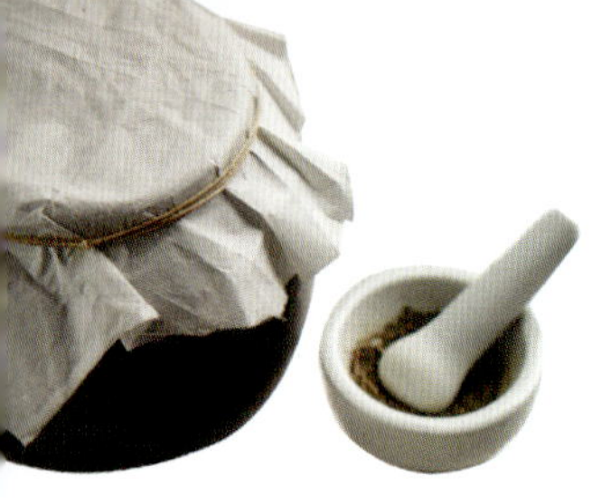

연령고본단 延齡固本丹

적응증

체력저하, 만성피로, 정력약화, 전립선질환, 갱년기증상, 불면증, 식욕부진, 요통, 관절염, 시력저하, 건망증, 불임증

구성 약초

토사자(술로 가공한 것) 160g, 육종용(술로 씻은 것) 160g, 천문동 80g, 맥문동 80g, 생지황(술로 씻은 것) 80g, 숙지황(술로 가공한 것) 80g, 산약 80g, 우슬(술로 씻은 것) 80g, 두충(생강즙에 축여 볶은 것) 80g, 파극(술에 담갔다가 심을 뺀 것) 80g, 구기자 80g, 산수유(술에 쪄서 씨앗을 뺀 것) 80g, 백복령 80g, 오미자 80g, 인삼 80g, 목향 80g, 백자인 80g, 복분자 60g, 차전자 60g, 지골피 60g, 천초 40g, 석창포 40g, 원지 40g, 택사 40g

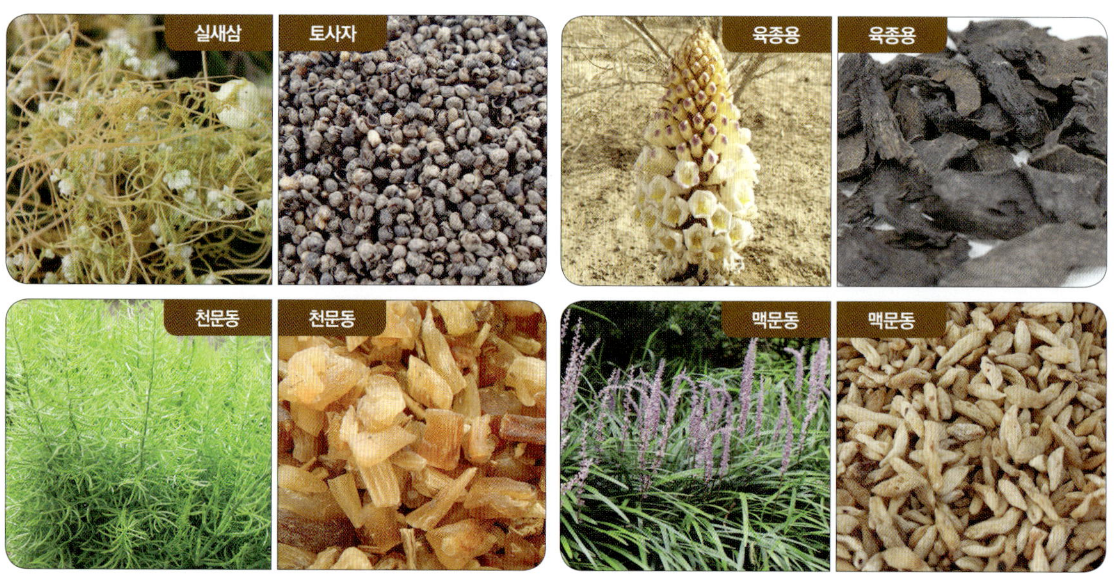

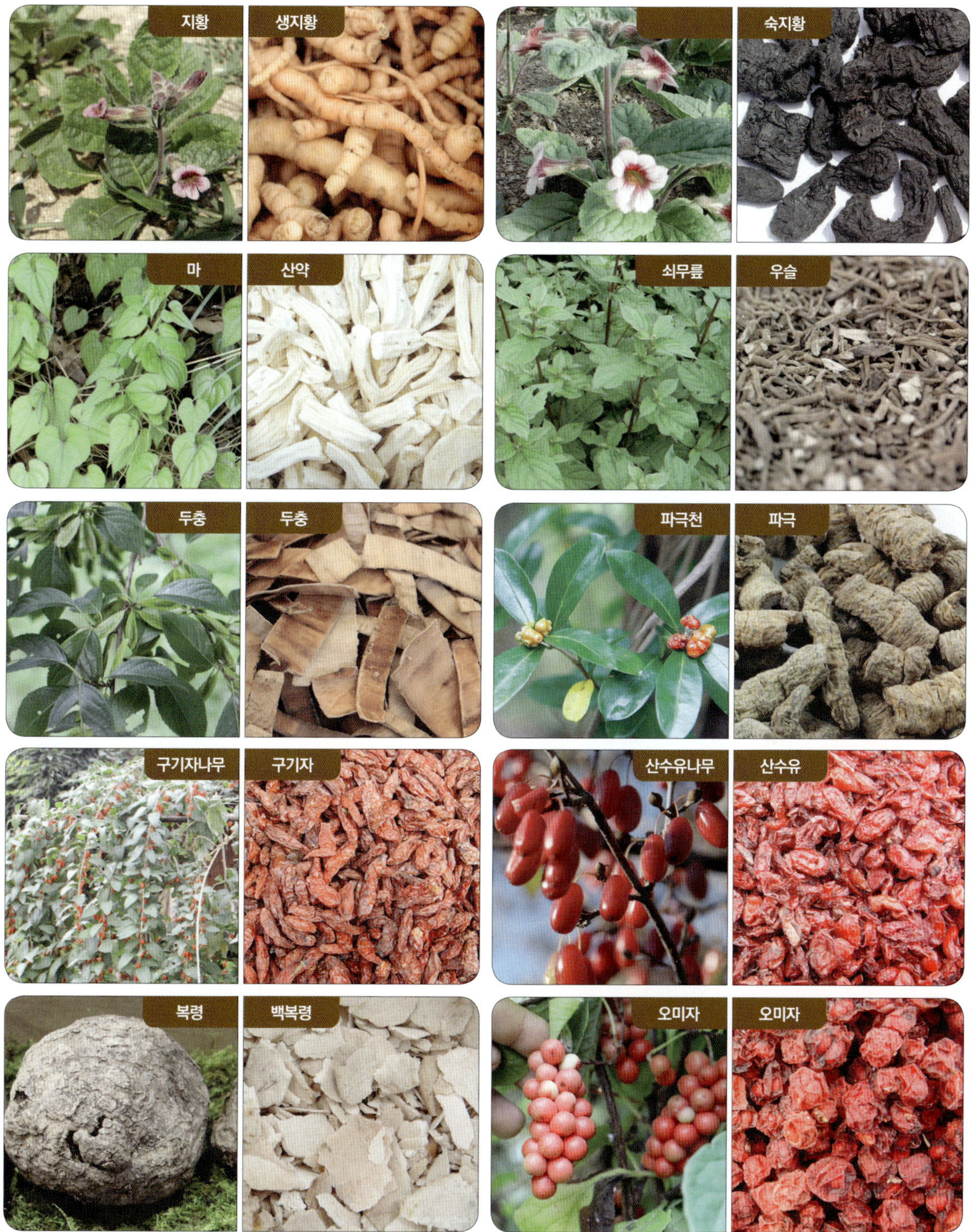

지황
생지황
숙지황
마
산약
쇠무릎
우슬
두충
두충
파극천
파극
구기자나무
구기자
산수유나무
산수유
복령
백복령
오미자
오미자

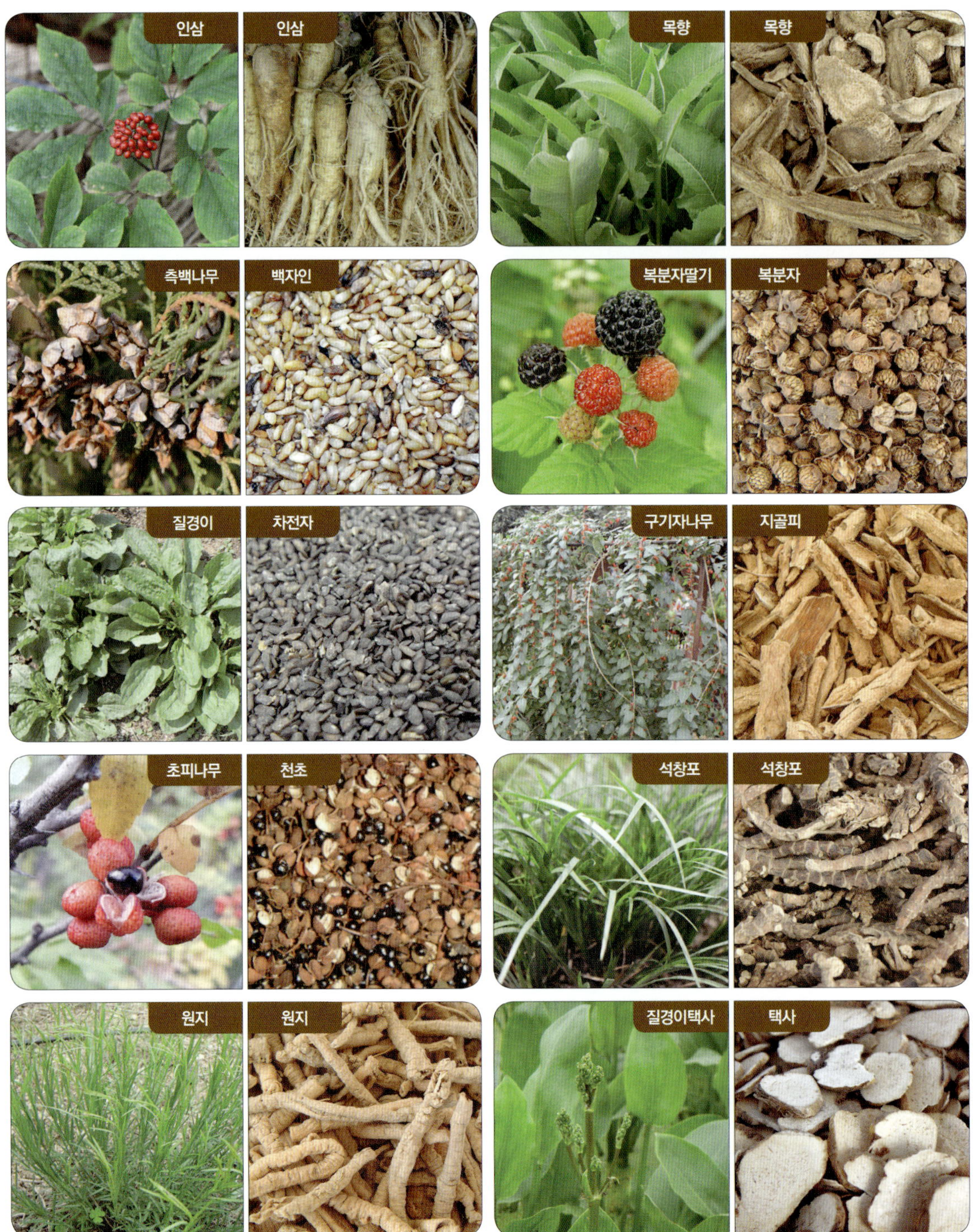

인삼
인삼
목향
목향
측백나무
백자인
복분자딸기
복분자
질경이
차전자
구기자나무
지골피
초피나무
천초
석창포
석창포
원지
원지
질경이택사
택사

조제 및 복용법

위의 약초를 모두 곱게 가루로 만들어 술로 반죽한 쌀풀에 섞어서 녹두 크기의 환을 만든다. 이것을 한 번에 100개씩, 하루에 2~3번 복용한다. 가루를 꿀로 반죽해 청심환 크기의 환(4g)을 만들어 한 번에 1개씩, 하루 2~3번 복용해도 좋다.

섭생법

- 연령고본단은 후천적으로 체력이 약해지고 피로감이 심하게 나타날 때 사용하는 처방이므로 과로와 스트레스, 과음 등 체력을 약화시키는 행위를 금해야 한다.
- 오랜 과로와 만성 질병으로 기초체력이 떨어진 경우에 사용하면 가장 좋다. 따라서 음식 섭취와 운동 등 생활습관을 개선하면서 연령고본단을 장기간 복용할 것을 권한다.
- 가급적 정제되지 않은 곡류 위주의 식사를 하고, 과일과 채소를 충분히 섭취해야 한다.
- 과식과 야식을 피하고 간식을 하지 말아야 한다. 과식과 야식, 간식은 위장을 약하게 만들어 결과적으로 체력을 약하게 하는 원인이 된다.
- 연령고본단에는 근골을 강화하는 약초들이 많이 포함되어 있으므로 약을 복용하면서 근육을 강화하는 운동을 병행하면 좋다.
- 연령고본단은 남녀의 성기능을 강화하는 효능이 있어 정력제로 많이 알려져 있다. 하지만 연령고본단을 복용할 때 과도한 성관계를 하지 않는 것이 좋다. 부족한 부분을 보충하는 약을 복용하면서 그만큼 소모시키면 효과가 떨어지지 때문이다.

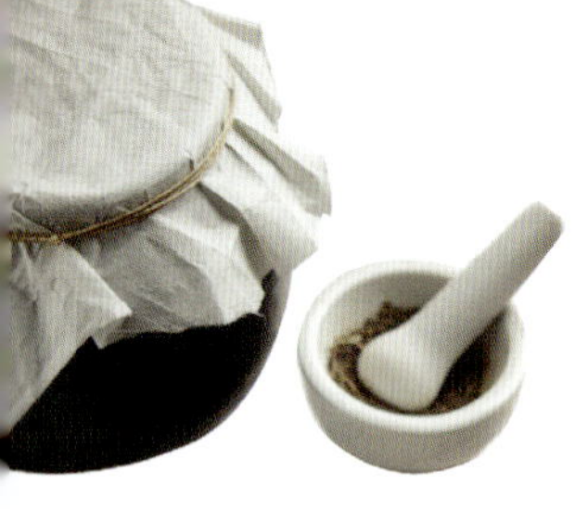

공진단 拱辰丹

적응증

허약체질, 체력저하, 피로감, 빈혈, 식욕부진, 간기능 저하

구성 약초

녹용 160g, 당귀 160g, 산수유 160g, 사향(또는 목향) 20g

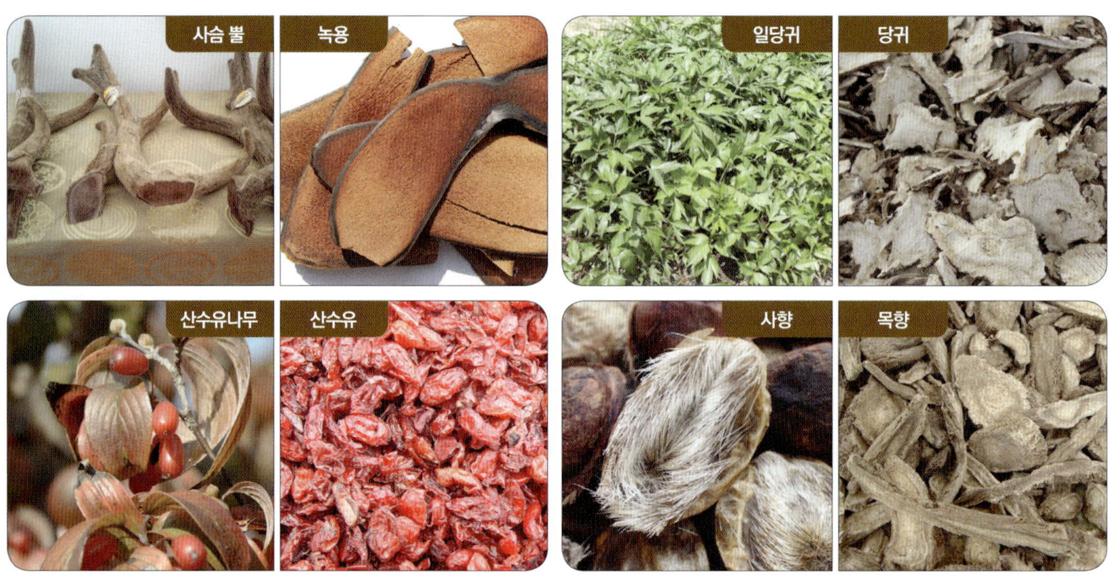

조제 및 복용법

위의 약초를 모두 곱게 가루로 만들어 쌀풀로 반죽해 가루를 녹두 크기의 환으로 만든다. 이것을 한 번에 100개씩, 하루에 2~3번 복용한다. 가루를 꿀로 반죽해 청심환 크기의 환(4g)으로 만들어 한 번에 1개씩, 하루 2~3번 복용해도 좋다.

- 공진단은 선천적으로 체질이 약한 사람이 과로 등으로 체력이 떨어지고 피로감이 심하게 나타날 때 사용하는 처방이므로 과로와 스트레스, 과음 등 체력을 약화시켜서는 안 된다.
- 간기능이 약한 사람에게 좋은 처방이므로 간에 무리를 줄 수 있는 육식과 과식을 피해야 한다.
- 가급적 정제되지 않은 곡류 위주의 식사를 하고, 과일과 채소를 충분히 섭취해야 한다.
- 과식과 야식을 피하고 간식을 하지 않는 것도 중요하다. 간식은 위장과 간에 부담을 주기 때문이다.
- 밤 10시 전후에 취침하는 것이 좋고, 7시간 정도 충분한 수면을 취해야 한다.
- 체력을 과도하게 소모시키는 운동을 피하고 가벼운 산책을 하는 것이 좋다.

과로를 풀어주는 가장 좋은 보약

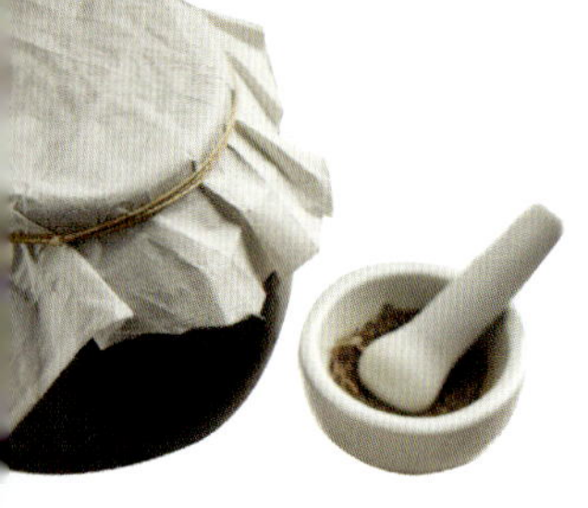

쌍화탕雙和湯

적응증

과로, 피로감, 근육통, 근육경련(쥐 나는 증상), 몸살감기, 병후 쇠약, 대상포진

구성 약초

작약 10g, 숙지황 4g, 황기 4g, 당귀 4g, 천궁 4g, 계피 3g, 감초 3g, 생강 3편, 대추 2개

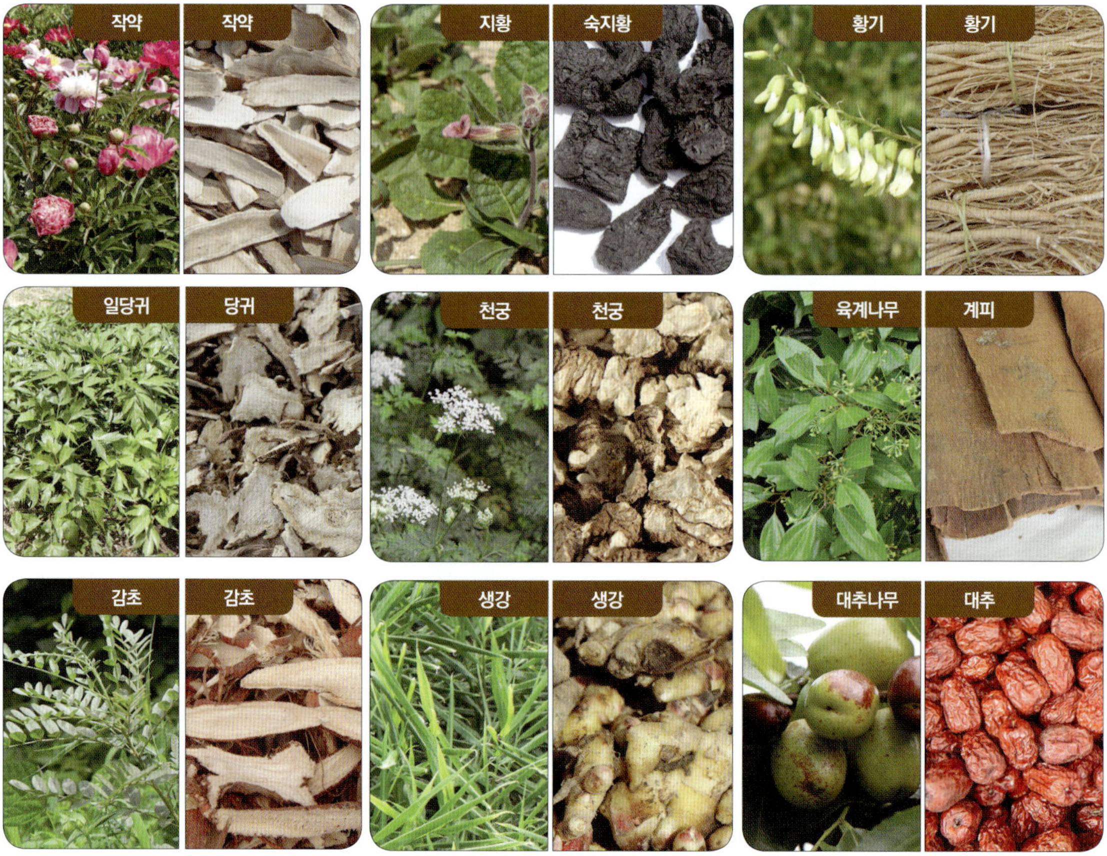

작약
작약
지황
숙지황
황기
황기
일당귀
당귀
천궁
천궁
육계나무
계피
감초
감초
생강
생강
대추나무
대추

조제 및 복용법

상기 용량은 1첩에 해당하는데 여기에 곱하기 20을 하면 1제가 된다. 1제는 하루 3번 복용하는 것을 기준으로 10일분에 해당한다. 따라서 작약 200g, 숙지황 80g, 황기 80g, 당귀 80g, 천궁 80g, 계피 60g, 감초 60g, 생강 60편, 대추 40개를 물 6L에 넣어 중불로 2~3시간 달여 물이 3L 정도 되게 한다. 이것을 10일 동안 나눠 마시는데, 한 번에 100mL씩 하루 3번 공복에 마신다. 유리병에 담아 냉장고에 보관했다가 데워서 마신다.

※ 약재를 버리지 말고 다시 달이면 묽은 약액(藥液)이 나온다. 여기에 꿀이나 조청을 타서 수시로 차처럼 마신다.

섭생법

- 육체적인 과로, 정신적인 과로 이후에 체력이 떨어졌을 때 사용하는 처방이므로 충분한 휴식을 취해야 한다.
- 밤 10시 전후에 취침하는 것이 좋고, 7시간 정도 충분한 수면을 취해서 피로를 풀어야 한다.
- 가벼운 운동을 하면 피로를 푸는 데 도움이 된다.
- 따뜻한 물로 목욕하거나 반신욕, 족욕을 하면 피로를 푸는 데 도움이 된다.
- 체력이 떨어지면 소화력도 약해지기 때문에 소화에 부담이 되는 음식과 차가운 음식, 밀가루 음식을 먹지 말아야 한다.
- 과식은 금물이다. 몸이 약하면 무조건 잘 먹어야 한다고 생각하는데 소화력이 떨어진 상태에서의 과식은 오히려 심한 과로에 빠지게 한다.
- 가급적 정제되지 않은 곡류 위주의 식사를 하고, 과일과 채소를 충분히 섭취해야 한다.

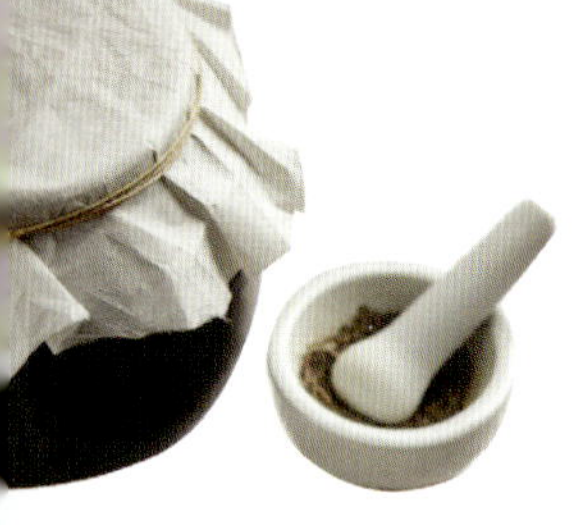

보중익기탕 補中益氣湯

적응증

식욕부진, 소화불량, 설사, 위하수증, 만성피로, 어지럼증, 냉증(冷症), 식은땀

구성 약초

황기 6g, 인삼 4g, 백출 4g, 감초 4g, 당귀 2g, 진피 2g, 승마(술을 축인 것) 1.5g, 시호(술을 축인 것) 1.5g

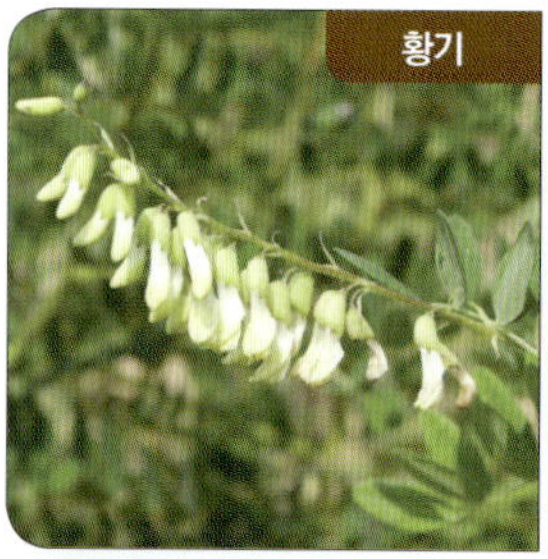

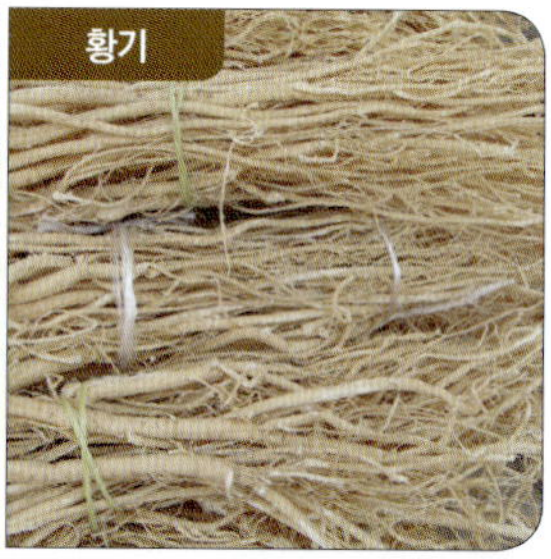

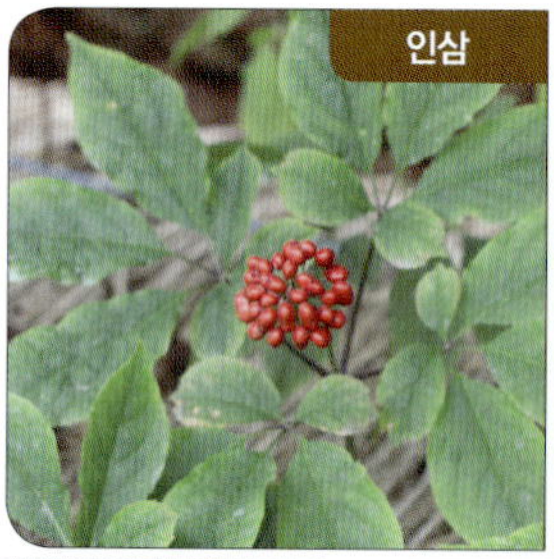

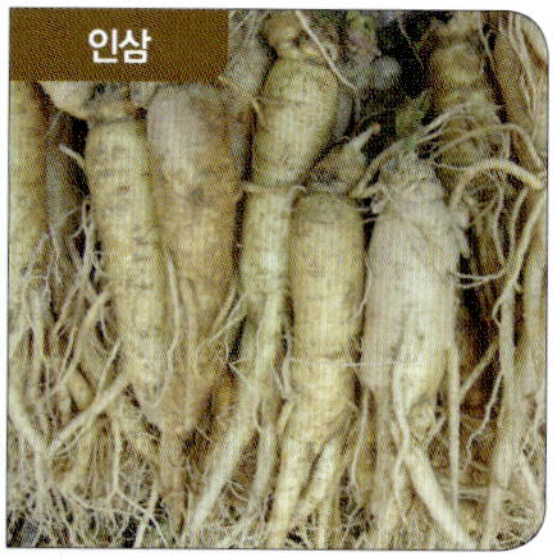

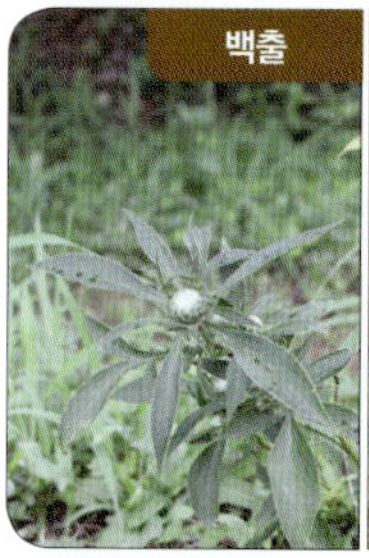

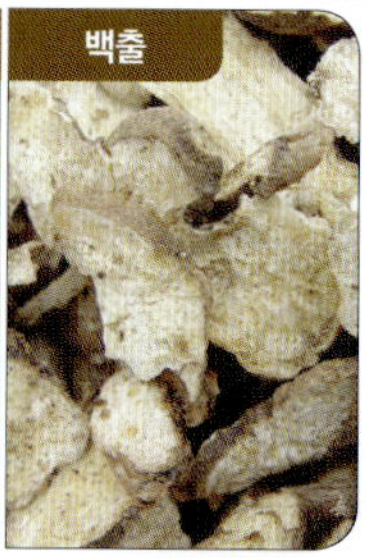

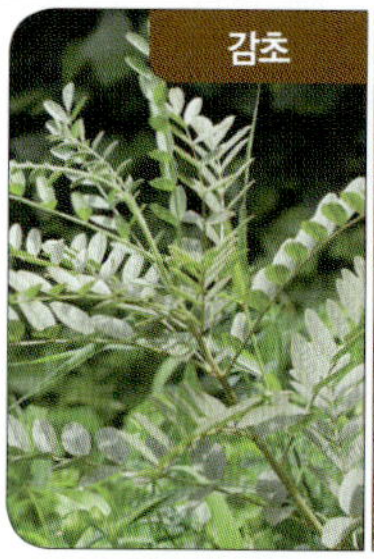

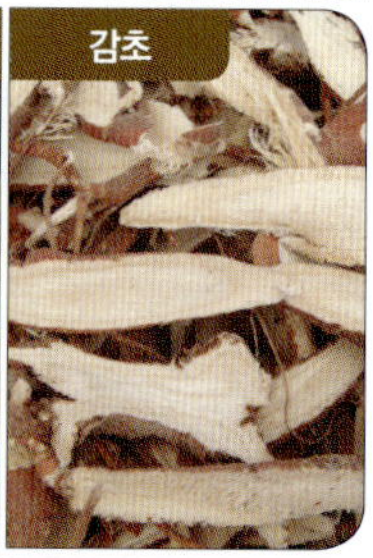

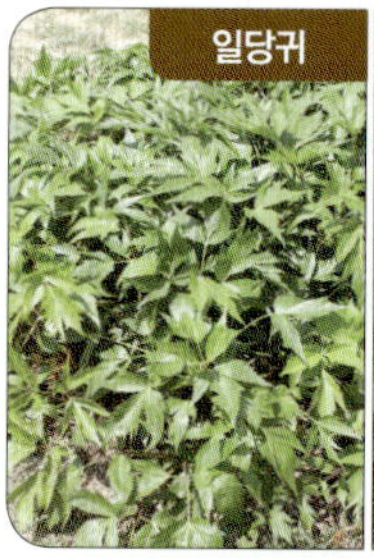

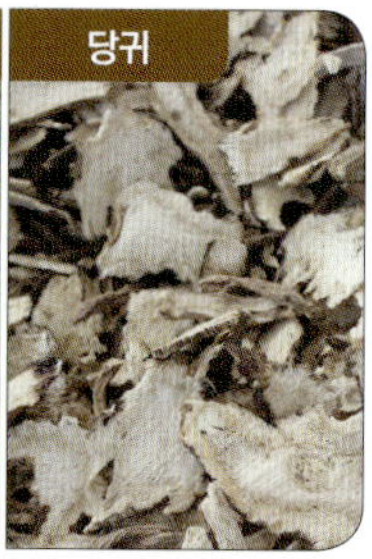

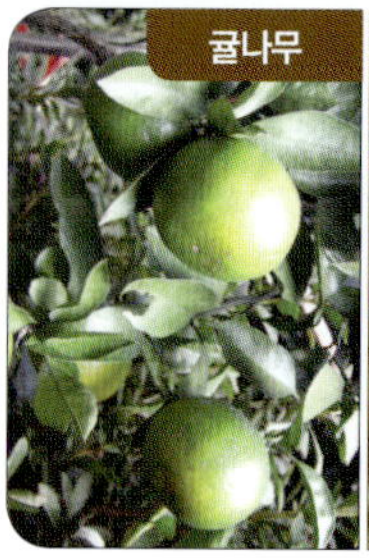

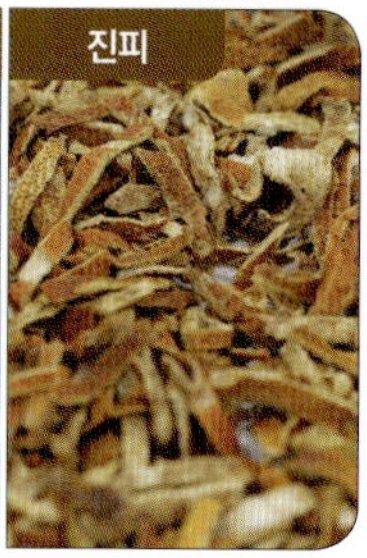

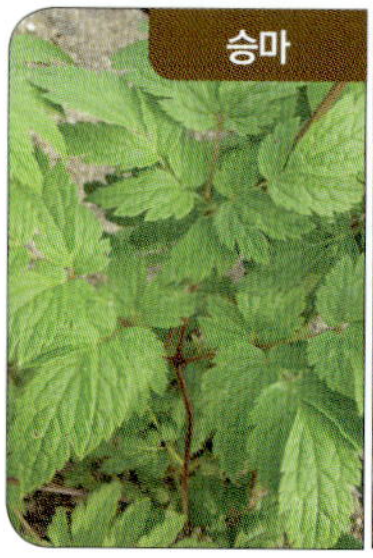

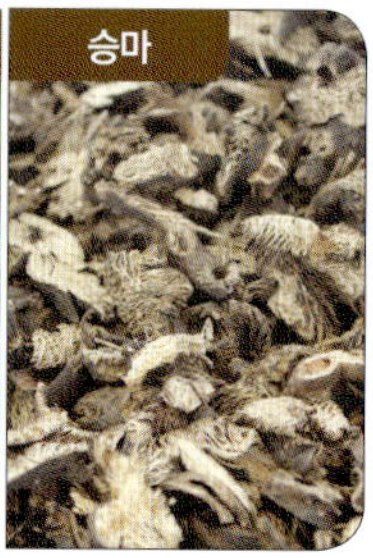

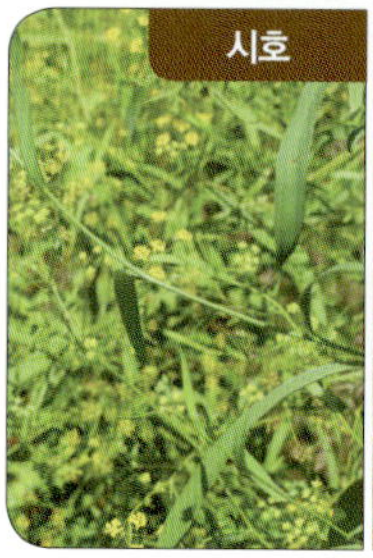

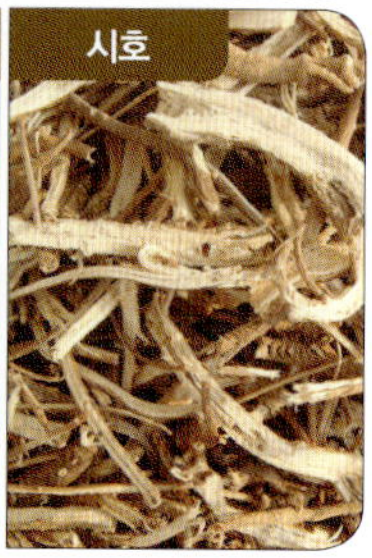

황기	황기	인삼	인삼
백출	백출	감초	감초	일당귀	당귀
굴나무	진피	승마	승마	시호	시호

조제 및 복용법

상기 용량은 1첩에 해당하는데 여기에 곱하기 20을 하면 1제가 된다. 1제는 하루 3번 복용을 기준으로 10일분에 해당한다. 따라서 황기 120g, 인삼 80g, 백출 80g, 감초 80g, 당귀 40g, 진피 40g, 승마 30g, 시호 30g을 물 5L에 넣어 중불로 2~3시간 달여 물이 3L 정도 되게 한다. 이것을 10일 동안 나눠 마시는데, 한 번에 100mL씩 하루 3번 공복에 마신다. 유리병에 담아 냉장고에 보관했다가 데워서 마신다.

※ 약재를 버리지 말고 다시 달이면 묽은 약액(藥液)이 나온다. 여기에 꿀이나 조청을 타서 수시로 차처럼 마신다.

섭생법

- 보중익기탕은 위가 약한 사람이 복용하는 처방이므로 차가운 음식, 기름진 음식, 밀가루 음식, 가공식품 등 소화에 부담이 되는 음식을 먹지 말아야 한다.
- 좋은 음식이라도 과식을 피하고 규칙적인 식사를 해야 한다.
- 아침식사와 점심식사를 맛있게 하고 저녁식사는 과일이나 뿌리채소 위주로 간단하게 먹는 것이 좋다.
- 계획적이고 꾸준한 운동을 하되 가급적 오후 4시 이전에 하는 것이 좋다. 저녁에 하는 운동은 위장이 나쁜 사람에게 좋지 않기 때문이다.
- 일부러 물을 많이 마시는 것은 좋지 않다. 위장이 약한 사람이 물(특히 찬물)을 지나치게 많이 마시면 위장기능이 더 약해질 수도 있기 때문이다.
- 마음을 편안하게 하는 노래를 듣고 부르는 것이 좋다. 《동의보감》에서는 음악이 위장기능을 돕는다고 하였다.
- 화를 내거나 남을 비방하는 일을 피한다. 스트레스는 위장기능을 약하게 하는 강력한 힘을 지니고 있다.

허리통증에 가장 좋은 보약

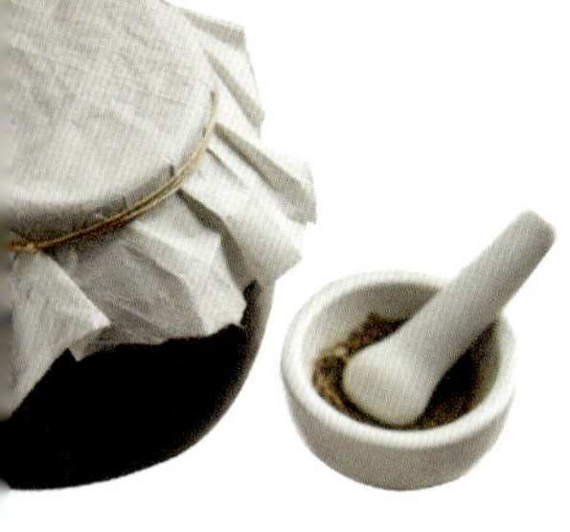

독활기생탕 獨活寄生湯

적응증

요통, 허리디스크, 척추관절염, 척주관협착증, 좌골신경통

구성 약초

독활 3g, 당귀 3g, 작약 3g, 곡기생 3g, 숙지황 2g, 천궁 2g, 인삼 2g, 백복령 2g, 우슬 2g, 두충 2g, 진교 2g, 세신 2g, 방풍 2g, 육계 2g, 감초 1g, 생강 3편

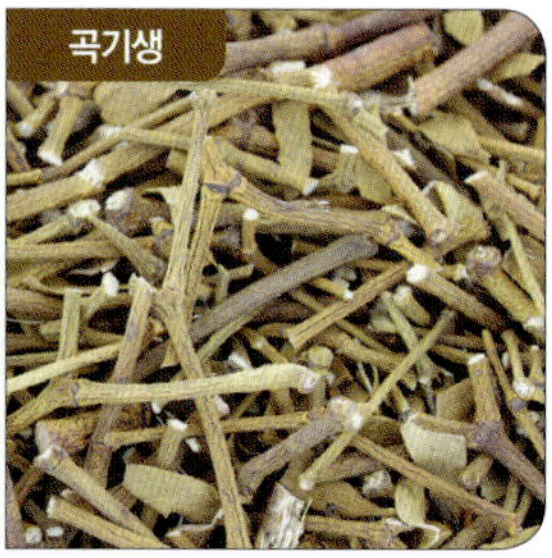

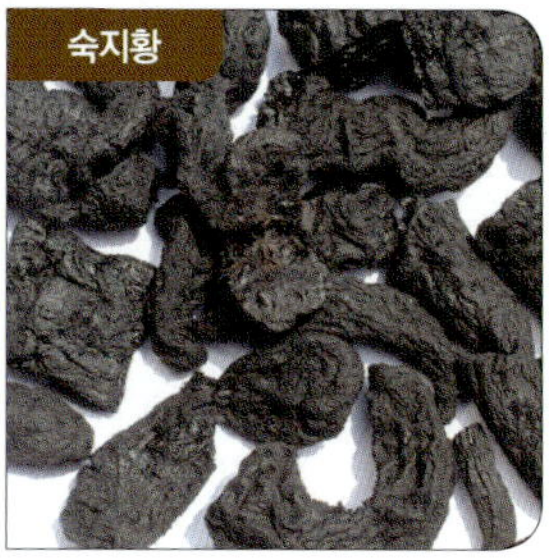

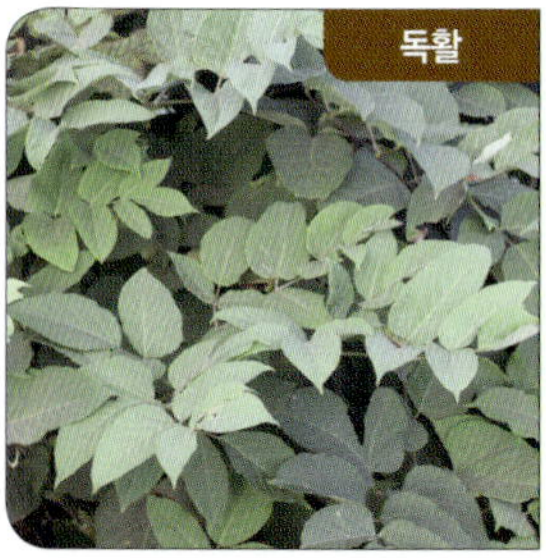

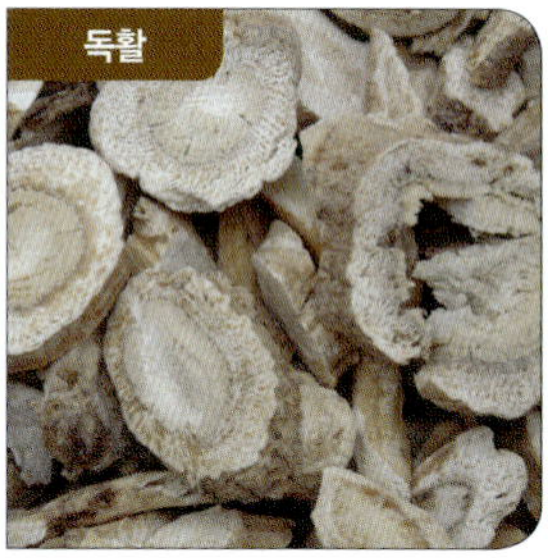

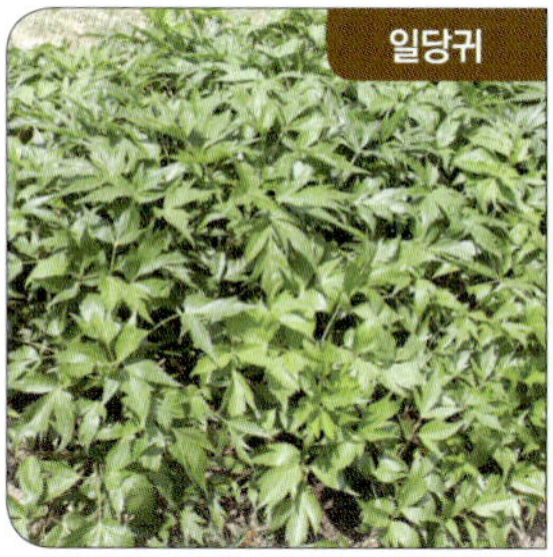

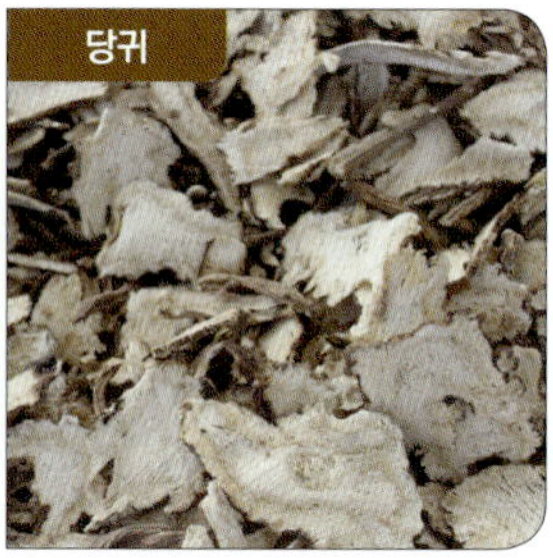

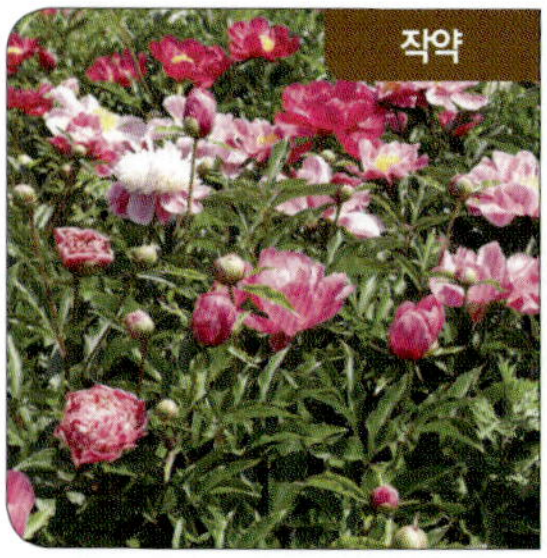

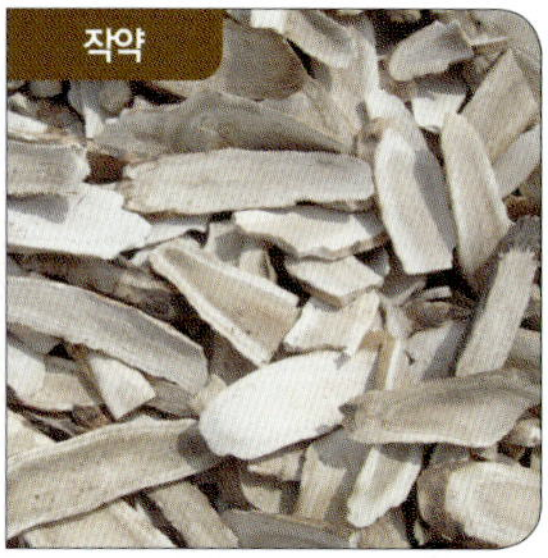

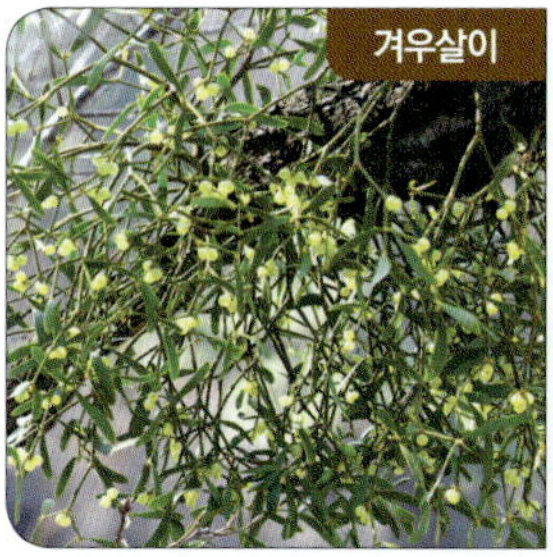

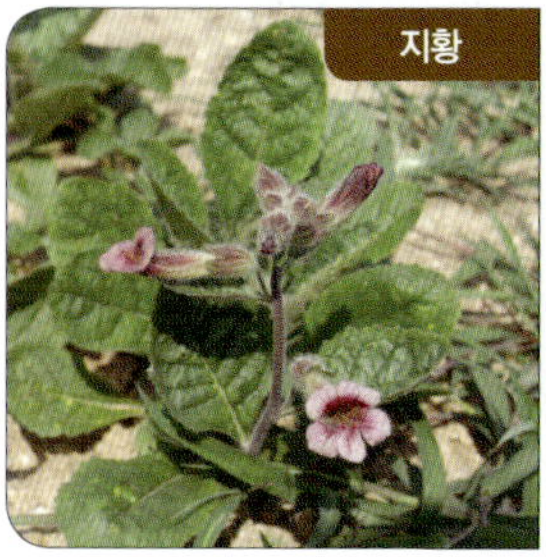

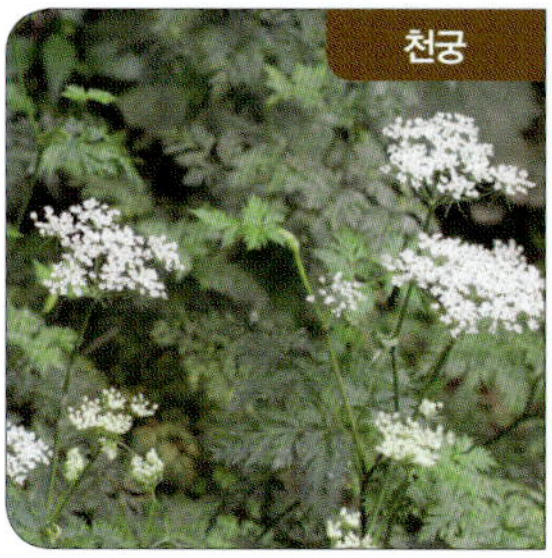

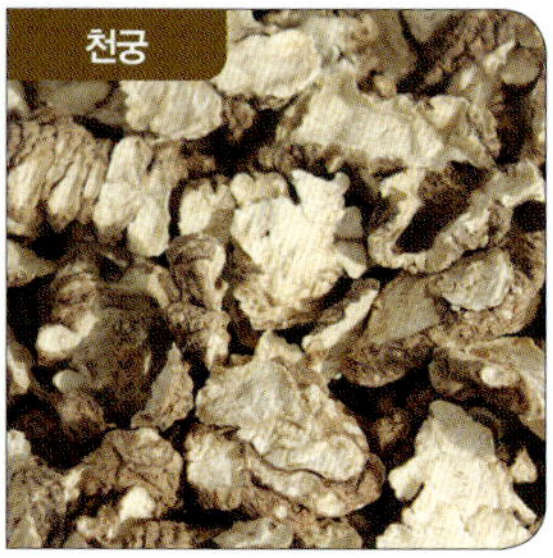

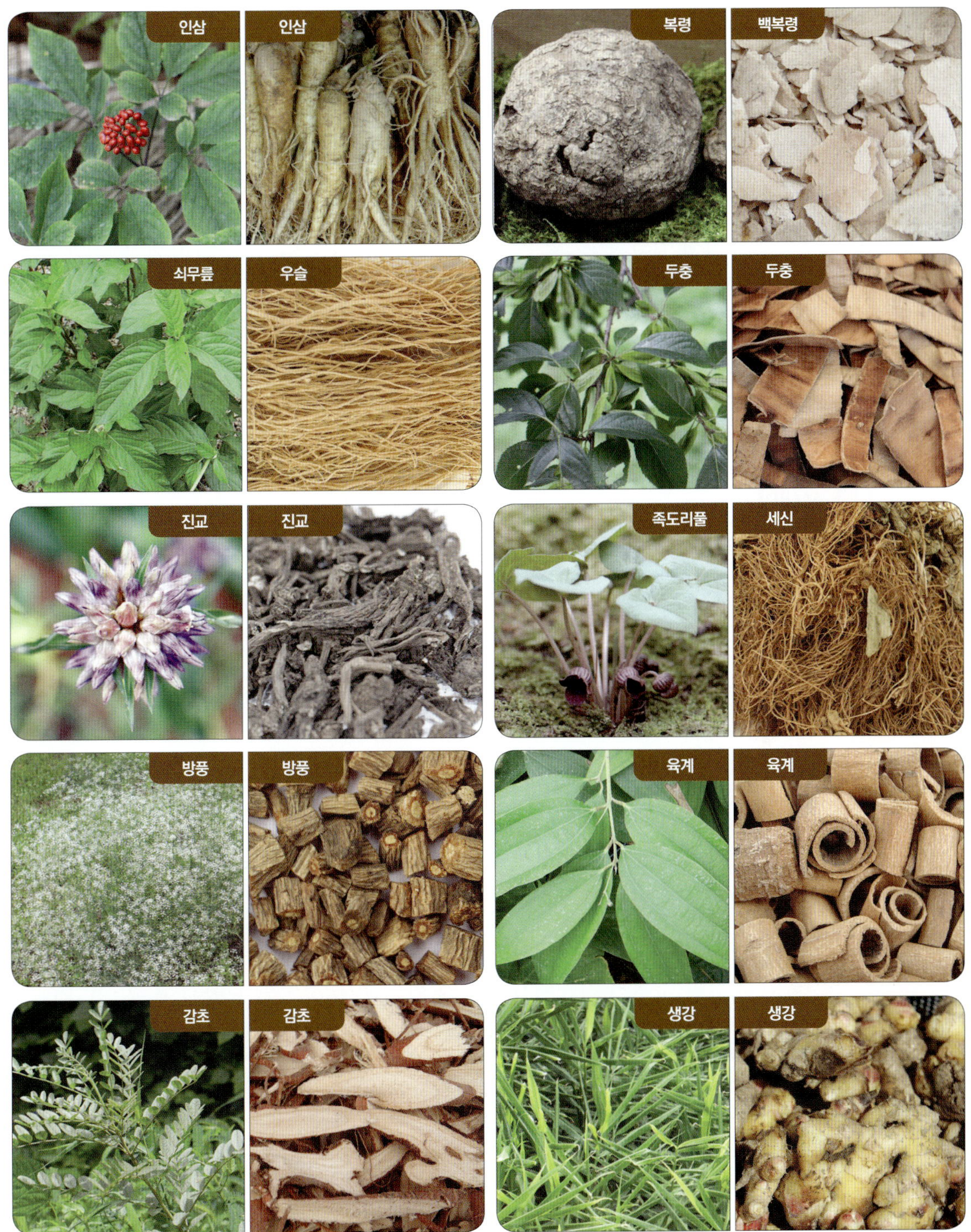

인삼
인삼
복령
백복령
쇠무릎
우슬
두충
두충
진교
진교
족도리풀
세신
방풍
방풍
육계
육계
감초
감초
생강
생강

🍂 조제 및 복용법

상기 용량은 1첩에 해당하는데 여기에 곱하기 20을 하면 1제가 된다. 1제는 하루 3번 복용을 기준으로 10일분에 해당한다. 따라서 독활 60g, 당귀 60g, 작약 60g, 곡기생 60g, 숙지황 40g, 천궁 40g, 인삼 40g, 백복령 40g, 우슬 40g, 두충 40g, 진교 40g, 세신 40g, 방풍 40g, 육계 40g, 감초 20g, 생강 60편을 물 6L에 넣어 중불로 2~3시간 달여 물이 3L 정도 되게 한다. 이것을 10일 동안 나눠 마시는데, 한 번에 100mL씩 하루 3번 공복에 마신다. 유리병에 담아 냉장고에 보관했다가 데워서 마신다.

※ 약재를 버리지 말고 다시 달이면 묽은 약액(藥液)이 나온다. 여기에 꿀이나 조청을 타서 수시로 차처럼 마신다.

🍂 섭생법

- 독활기생탕은 만성적으로 체력과 근력이 약해진 사람의 요통 치료에 사용하는 처방이므로 장기간 복용해야 한다.
- 근력을 강화하는 운동을 병행하면 좋은데 따로 시간을 내서 운동하는 것도 좋지만 평상시 걸을 때 마사이족이 걷는 방식으로만 걸어도 다리와 허리근육이 강화되는 효과가 나타난다.
- 오래된 통증은 근육의 긴장을 유발하고, 이는 결과적으로 통증을 악화시키는 요인이 되기 때문에 주기적으로 스트레칭을 해서 긴장된 근육을 풀어주어야 한다.
- 따뜻한 물로 반신욕을 하면 긴장된 근육이 풀어지고 혈액순환이 촉진되어 요통을 치료하는 데 도움이 된다.
- 음주, 흡연, 과식은 근육을 약화시키는 원인이므로 금해야 한다.
- 자는 동안 손상된 조직이 치유되기 때문에 적절한 수면이 필요하다. 밤 10시 전후에 취침하는 것이 좋고, 7시간 정도 충분한 수면을 취해야 한다.

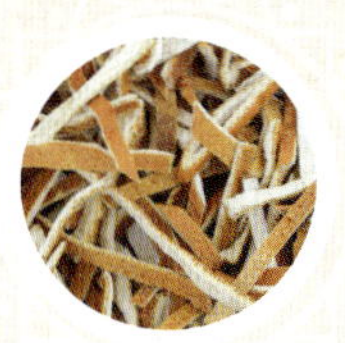

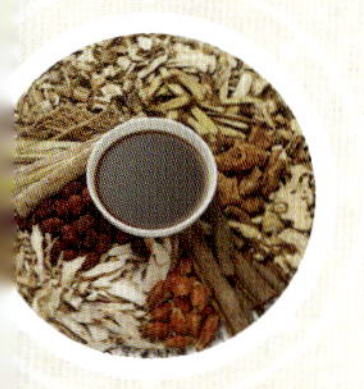

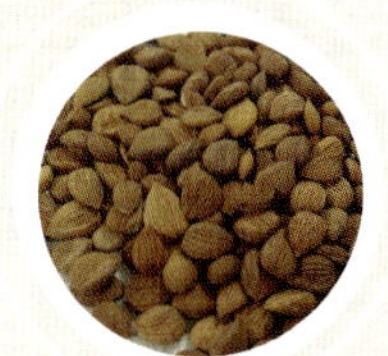

5장

나물과 기름으로 이용하는 약초

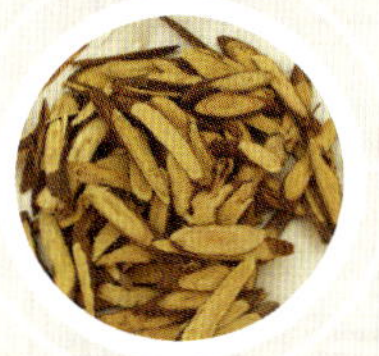

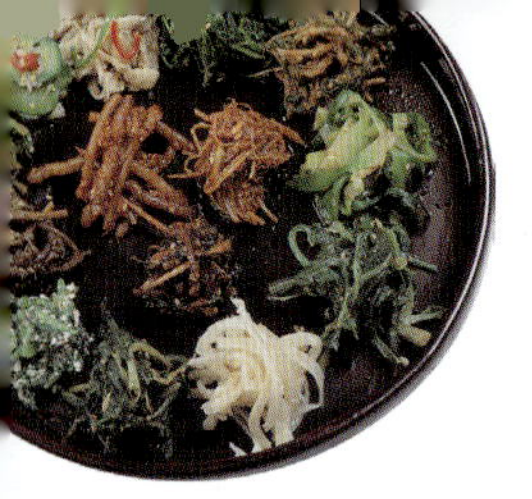

소리쟁이

잎이 주름져 있어 바람이 불면 쏴아 하는 소리가 난다. 늦여름에 열매가 익으면 바람이 불 때 요란한 소리가 나기도 하고, 줄기가 서로 부딪힐 때도 소리가 난다고 하여 소리를 내는 소리꾼이라는 뜻으로 '소리쟁이'라고 부르게 되었다. 소리쟁이의 연한 잎은 나물이나 국거리로 이용하고, 뿌리는 약재로 사용한다.

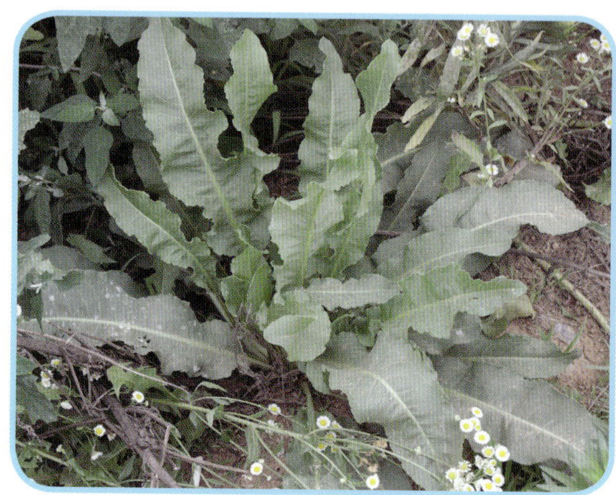

▲ 소리쟁이_지상부

🌿 자생지 및 생태

소리쟁이는 영양분이 풍부한 토양에 서식하며, 건조한 땅이나 숲속, 암석지에서는 살지 않는다. 그리고 산성 토양을 아주 싫어해서 대기오염 물질에 노출된 대도시에서는 희귀종이라 할 만큼 드물다. 꽃은 6~7월에 녹색으로 피고 열매는 7~8월에 성숙하며, 뿌리는 황색이고 비대(肥大)하다.

🌿 채취 시기

봄에 채취한다.

🌿 채취 부위

연한 잎을 뜯는다.

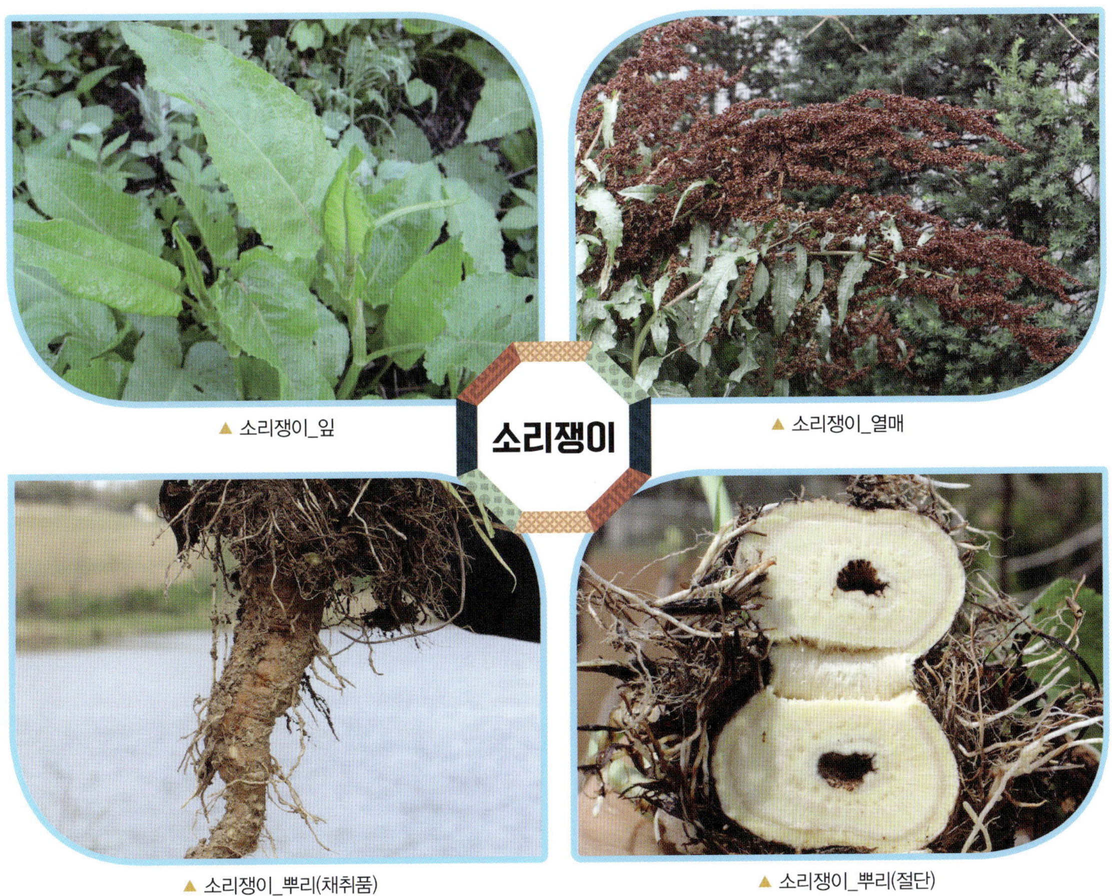

▲ 소리쟁이_잎

소리쟁이

▲ 소리쟁이_열매

▲ 소리쟁이_뿌리(채취품)

▲ 소리쟁이_뿌리(절단)

🌿 조리법

소리쟁이를 된장국에 넣으면 맛이 아주 좋다. 시금치나 근대로 된장국을 끓이는 것보다 맛있다고 하는 사람이 많을 정도이다. 살짝 데쳐서 나물로 먹어도 좋다. 《동의보감》에서는 소리쟁이를 나물로 먹으면 기생충 때문에 아이들 몸이 마르는 증상이 치료된다고 하였다. 이는 소리쟁이의 살충효과 때문이다.

🌿 약용 부위

뿌리를 양제근(羊蹄根)이라고 하여 약재로 사용하는데, 출혈을 멎게 하는 효능이 좋다. 또한 살충효과가 있어 각종 피부질환 치료에 달여서 복용하거나 짓찧어 환부에 바르기도 한다.

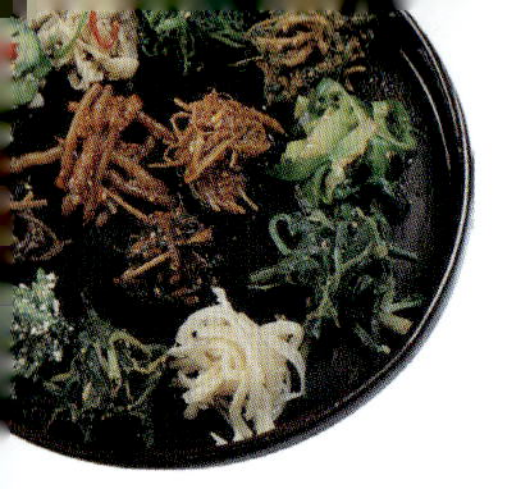

어수리

어수리는 겨울철 눈 속에서 싹을 틔우고 이른 봄 제일 먼저 식탁에 오르는 산나물이다. 임금님 수라상에 오른다고 하여 '어수리'란 이름이 붙여졌을 정도로 귀하게 취급받아 온 최고급 산채이다. 생채, 나물, 묵나물, 전, 국거리, 나물밥 등으로 만들어 먹을 수 있고, 이른 봄과 가을에 채취한 뿌리는 약재로 사용한다.

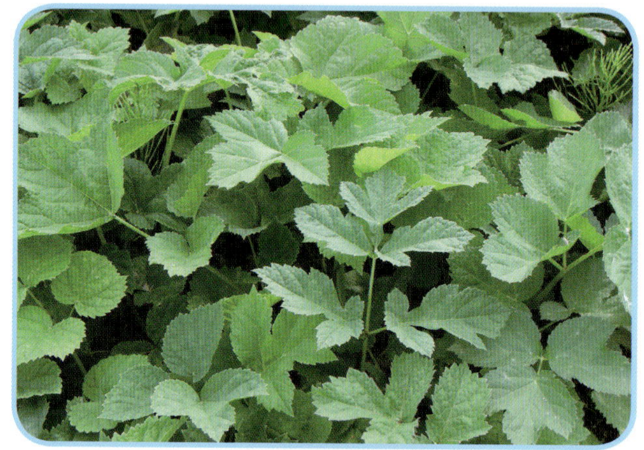

▲ 어수리_지상부

🌿 자생지 및 생태

어수리는 전국의 산과 들에서 자라는 여러해살이풀이다. 햇볕이 잘 들고 습기가 많은 토양에서 잘 자라며, 경북 영양군에서 재배하고 있다. 완전히 성장하면 키가 70~150cm이고 줄기와 잎 전체에 털이 나 있다. 꽃은 7~8월에 흰색으로 피고, 씨앗으로 번식을 한다.

🌿 채취 시기

보통은 봄에 채취하지만 여름에도 새순이 나오므로 채취할 수 있다.

🌿 채취 부위

연한 잎과 잎줄기를 뜯는다.

420

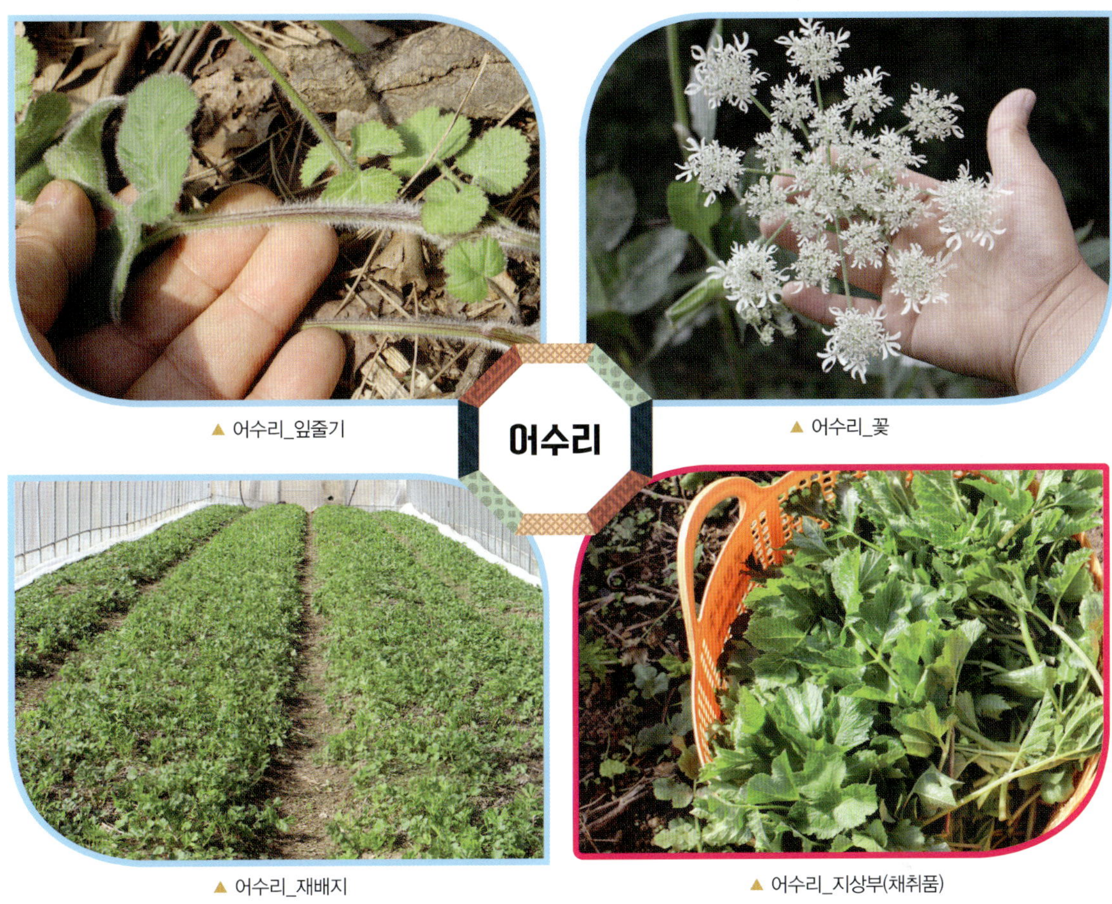

▲ 어수리_잎줄기

어수리

▲ 어수리_꽃

▲ 어수리_재배지

▲ 어수리_지상부(채취품)

🌿 조리법

연한 잎을 뜯어서 쌈으로 먹으면 어수리의 독특한 향을 그대로 느낄 수 있다. 끓는 물에 데쳐서 나물로 먹는 것은 기본이고, 묵나물로 만들면 1년 내내 먹을 수 있다. 장아찌를 담그면 향기가 그대로 남아 있어 식욕을 돋운다. 된장국에 넣어도 좋고, 부침개를 만들어 간식으로 먹는데 향과 맛이 매우 좋다.

🌿 약용 부위

뿌리를 독활(獨活)이라 하여 신경통과 근육통, 관절통 치료에 사용한다.

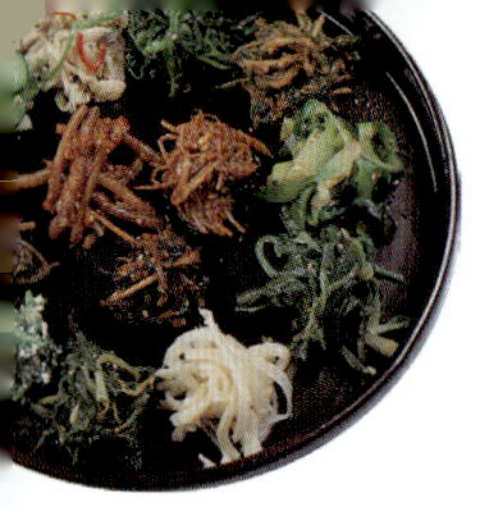

전호

깊은 산속이나 산기슭을 좋아하는 전호는 눈이 녹지 않은 이른 봄에 새싹을 틔운다. 산나물은 대부분 질기다는 선입견이 있지만 전호의 어린잎과 줄기는 매우 부드럽고 미나리와 비슷하면서도 특유의 향이 풍미를 더한다. 풍도에서는 사생이나물이라고 하여 민박집에서 반찬으로 내놓는다. 전호의 뿌리는 몸이 약한 사람에게 기운을 더해주고 식욕을 돋우는 좋은 보약이다.

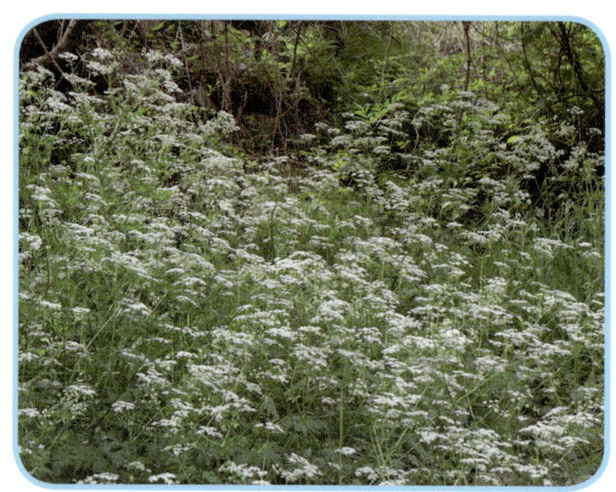

▲ 전호_무리

🌿 자생지 및 생태

전호는 제주도를 포함한 전국 각지에서 분포하는데 산지의 풀밭에서 자란다. 숲 가장자리처럼 햇볕이 잘 들면서 습기가 약간 있는 곳은 전호가 서식하는 최적지이다. 키가 약 1m에 달하고 줄기가 곧게 자라며 꽃은 5~6월에 흰색으로 핀다. 울릉도에서 특산품(나물, 장아찌)으로 판매한다.

🌿 채취 시기

이른 봄에 채취하는데 가을에도 새순이 나오므로 채취할 수 있다.

🌿 채취 부위

연한 잎과 잎줄기를 뜯는다.

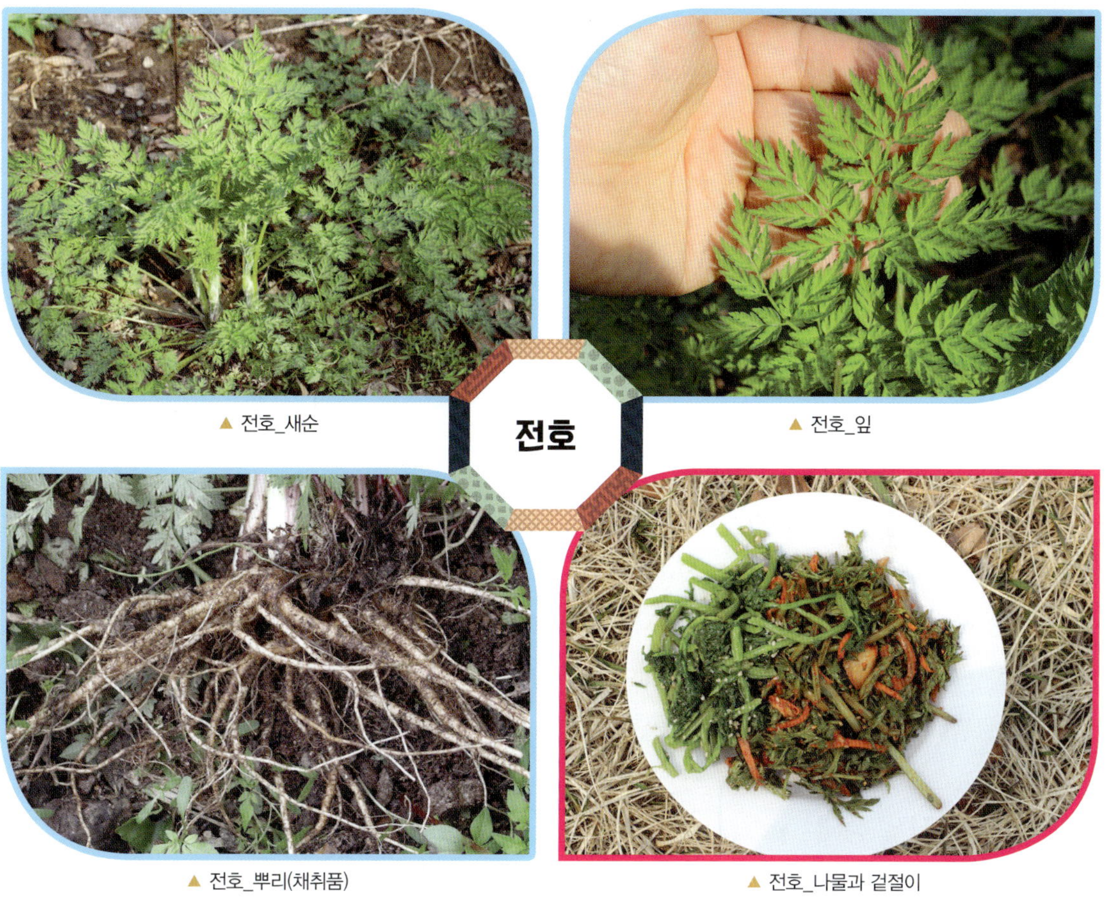

▲ 전호_새순

전호

▲ 전호_잎

▲ 전호_뿌리(채취품)

▲ 전호_나물과 겉절이

🌿 조리법

전호의 연한 잎을 뜯어서 쌈으로 먹으면 은은한 향기가 입맛을 돋운다. 겉절이를 하거나 샐러드에 넣으면 특유의 향이 그대로 남아 있어서 좋고, 데쳐서 나물로 먹으면 부드러운 식감에 향긋한 맛이 일품이다. 부침개를 해도 좋고, 오래 먹으려면 장아찌를 담가도 된다.

🌿 약용 부위

뿌리를 아삼(峨蔘)이라고 하여 기운이 없고 식욕이 떨어졌을 때 사용한다. 기관지가 약해 기침이 계속되는 경우에 사용해도 좋다.

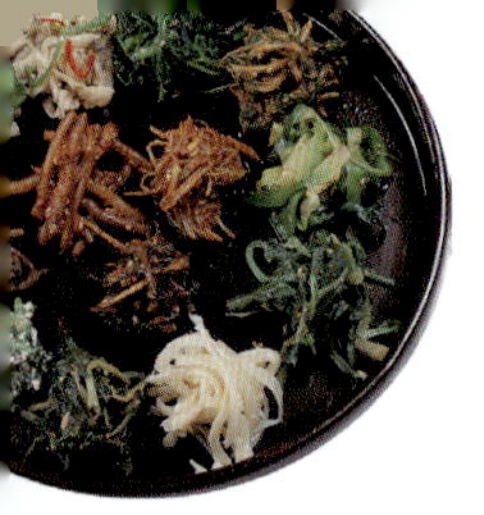

향유

따뜻한 햇살을 맞으며 앞다투어 꽃망울을 터트리는 봄꽃과 달리 향유는 늦여름이 되어서야 부끄러운 듯 보라색 꽃을 피운다. 향유는 향기[香]가 나고 부드러워서[柔] 나물로 먹는다는 의미를 담고 있다. 《동의보감》에도 향유를 집집마다 심어 여름철에 채소로 먹었다는 기록이 있다. 조선시대의 이두향명(吏頭鄕名)은 노야지(奴也只)였으며, 《동의보감》에는 '노야기'로 수록되어 있다.

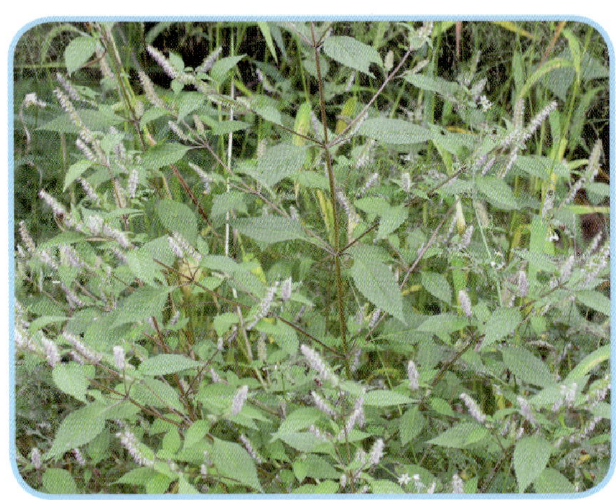

▲ 향유_지상부

🌿 자생지 및 생태

향유는 전국 각지에서 널리 분포하는데 산과 들판의 양지바른 풀밭 또는 길가에서 자생한다. 등산로 주변에서도 볼 수 있으나 흔한 잡풀로 취급하는 경우가 많다. 키는 30~60cm이고 네모진 줄기가 곧게 서며 강한 향이 난다. 8~10월에 홍자색으로 피는 꽃에는 꿀이 많아서 벌들이 쉴 새 없이 찾아온다.

🌿 채취 시기

꽃이 피지 않은 여름철에 채취하는데 잎을 뜯어보아 특유의 향으로 구분해 찾는다.

🌿 채취 부위

향유의 연한 잎과 잎줄기를 뜯는다.

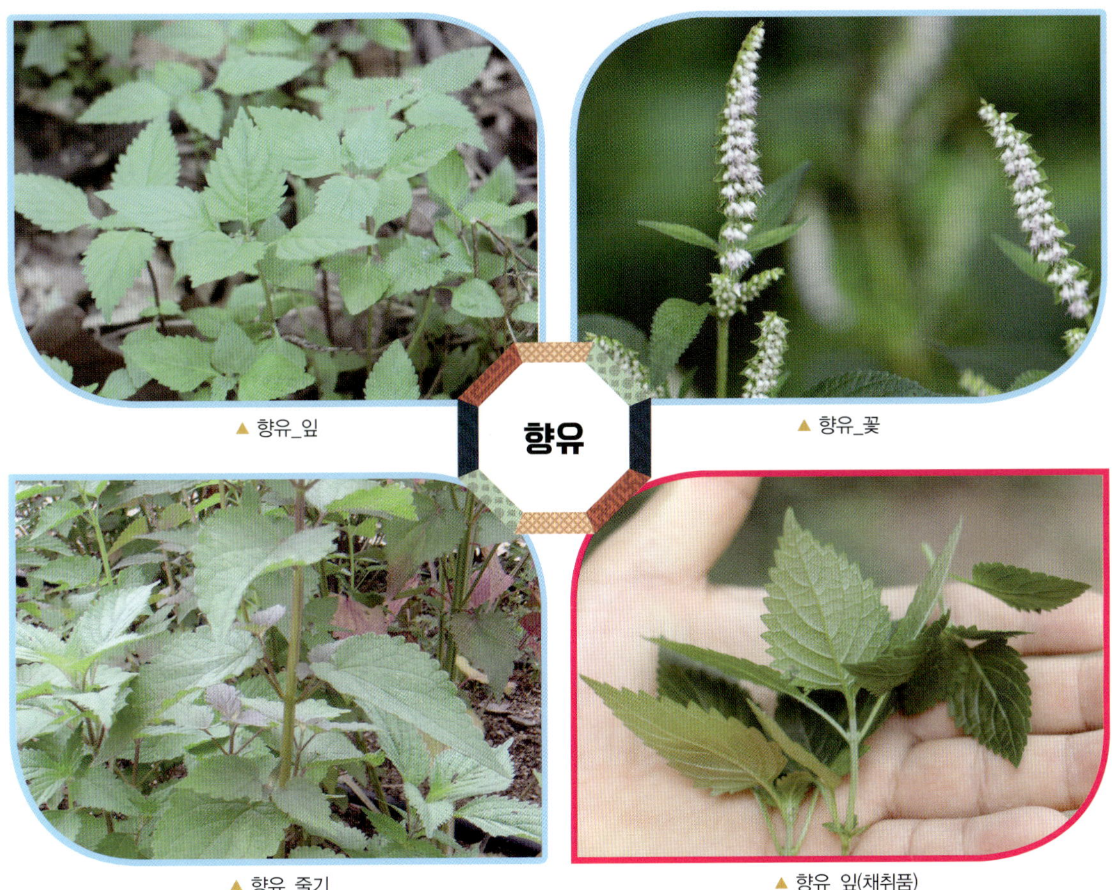

🌿 조리법

향유의 잎은 매우 부드럽고 향이 진해 상추 같은 쌈채소에 향유의 작은 잎 몇 장을 올려 쌈으로 먹으면 진한 향기가 목을 타고 몸속 깊은 곳으로 내려간다. 겉절이를 하거나 샐러드에 넣어도 좋고 데쳐서 나물로 먹는 것도 추천한다. 된장찌개에 넣으면 독특한 향기가 식욕을 자극하고, 쌀가루나 밀가루를 묻혀 부침개를 해도 맛이 좋다.

🌿 약용 부위

열매가 익는 가을철에 지상부를 베어서 약재로 사용한다. 여름철 감기와 소화불량 치료에 효과가 좋고, 달여서 마시거나 입안을 헹구면 입냄새를 없애는 효과가 있다.

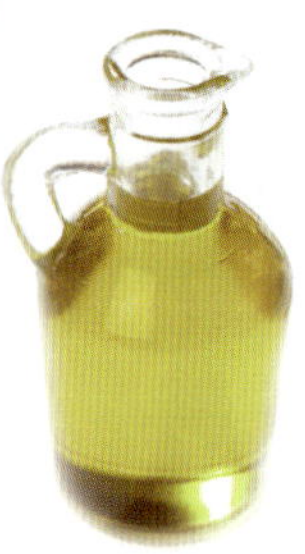

내복자기름

내복자기름은 십자화과에 속하는 무의 씨앗(내복자)에서 추출한 식용기름이다. 내복자기름의 맛은 담담해서 먹는 데에 지장이 없다. 그리고 무의 뿌리가 천연 소화제로 불리는 것처럼 내복자와 내복자에서 추출한 기름도 소화를 촉진하는 효능이 있고, 기관지염으로 인한 기침과 가래를 치료한다.

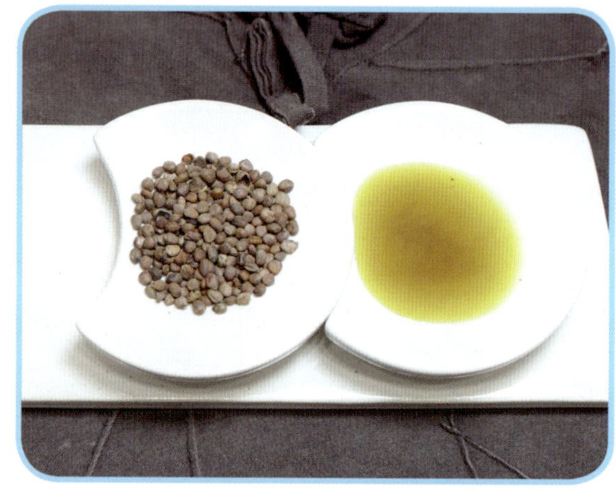

▲ 무 씨앗(내복자)과 내복자기름

🌿 자생지 및 생태

무의 원산지는 지중해 연안이며 중국을 통해 우리나라에 들어와 농가에서 재배하고 있다. 무를 재배할 때 가을무는 8월 중순이나 하순에 파종하여 11월에 수확한다. 봄무는 3~4월에 하우스에서 파종하여 5~6월에 수확한다. 여름무는 해발고도 600m 이상의 고랭지에서 재배 가능해 대관령에서 많이 재배한다. 이처럼 계절에 상관없이 재배할 수 있는 무의 특성을 조선 전기의 농서(農書)인 《한정록》에서는 '다달이 파종하고 다달이 먹을 수 있는 것이 무이다.'라고 표현하였다.

🌿 채취 및 착유

씨앗을 사용하는 약초는 씨앗이 완전히 익어 약의 기운이 씨앗에 충만해졌을 때 채취한다. 무의 씨앗은 보통 여름과 가을 사이에 채취하는데 포기를 베어 햇볕에 말린 다음 비벼서 씨앗을 꺼낸 후 불순물을 제거하고 다시 햇볕에 말린다. 내복자기름은 이렇게 말린 씨앗에서 착유한다.

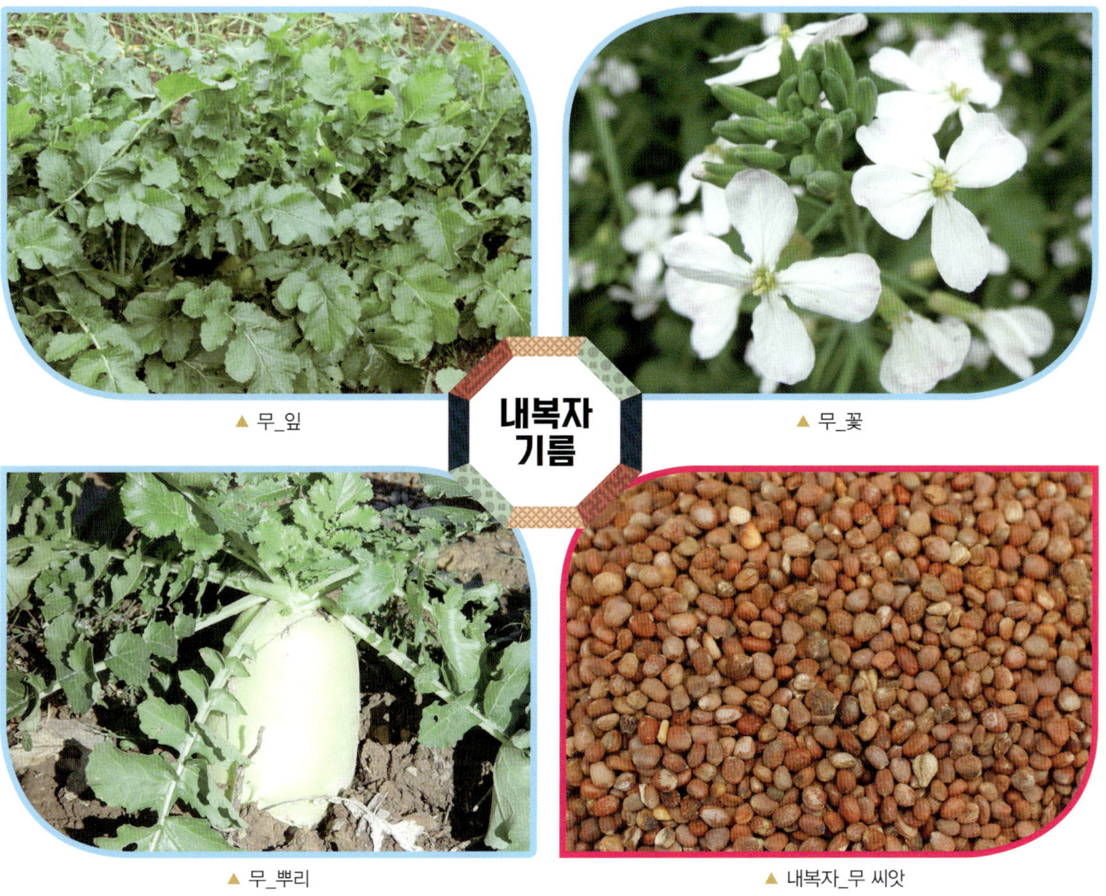

🌿 동의보감 원문

배가 팽팽하게 불러 오르는 것과 적취(積聚)를 치료하고, 오장(五臟)을 고르게 하고 대소변을 잘 나오게 한다. 또한 가루 내어 미음에 타서 먹으면 풍담(風痰)을 토하게 되는데 효과가 아주 좋다. 숨을 헐떡이는 증상을 치료할 때에는 내복자 3홉을 찹쌀과 같이 죽을 쑤어 먹는다.

🌿 효능

내복자기름은 기관지염, 소화불량, 기능성 소화불량, 산후(또는 병후) 변비, 노인의 변비, 고혈압을 치료한다.

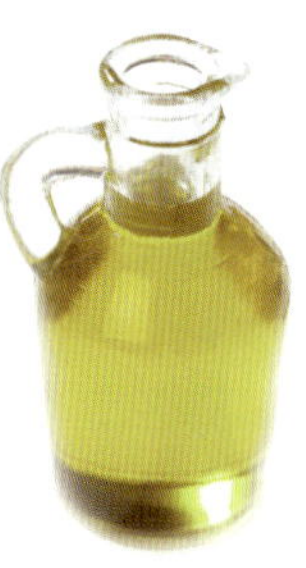

불면증을 치료하는

산조인기름

산조인기름은 갈매나무과에 속하는 낙엽관목인 묏대추나무의 씨앗(산조인)에서 추출한 기름이다. 산조인기름은 맛과 향이 좋아서 요리에 활용할 수 있고, 신경을 안정시키는 효능이 있어 불면증과 불안장애를 개선하는 데 도움이 된다.

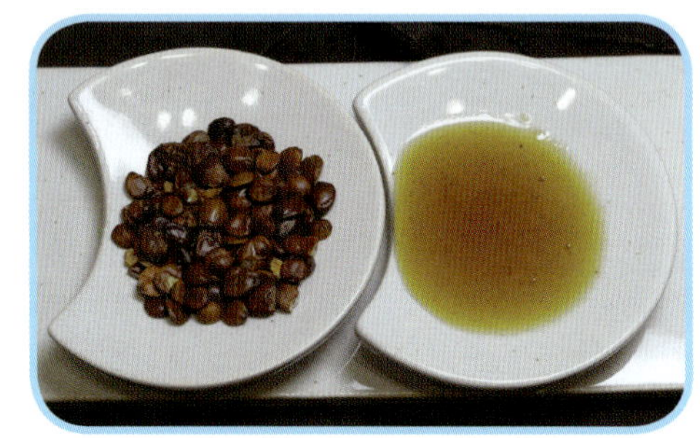

▲ 묏대추나무 씨앗(산조인)과 산조인기름

🌿 자생지 및 생태

묏대추나무는 뫼[山野]에서 야생하는 대추나무이다. 자생하는 곳은 직사광선이 내리쬐고 수분이 부족한 아주 척박한 땅이다. 따라서 묏대추나무가 자생하는 곳에는 다양한 식물군이 발달하지 못한다. 그런 이유로 오래된 하천 절벽의 퇴적암층이 노출된 급경사는 묏대추나무의 전형적인 서식처 가운데 하나이다. 특히 혈암(shale, 점토가 굳어져 이루어진 암석)에서 흔하게 관찰되는데 이런 곳은 건조해지기 쉽고 겨울에는 혹독하게 추운 곳이기도 하다. 이런 생육 조건 때문에 묏대추나무는 매우 천천히 성장해 나무의 재질이 단단하고 문양이 아름답다. 일찍부터 묏대추나무가 도장을 만드는 재료목으로 주목을 받았던 까닭이다. 꽃은 5~6월에 피고, 구슬처럼 생긴 작은 열매는 9~10월에 암갈색으로 익는다. 열매에는 과육이 많지 않고, 씨앗은 단단한 과핵(果核)이 감싸고 있다. 줄기에 있는 날카로운 가시가 특징이다.

🌿 채취 및 착유

산조인처럼 씨앗을 사용하는 약초는 열매가 완전히 익었을 때 채취해야 한다. 9~10월에 익은 열매를 채취해 하룻밤 물에 담가두었다가 과육을 문질러 제거한다. 과육을 제거하면 과핵(果核)이 나오는데, 과핵을 부수면 씨앗(산조인)이 나온다. 이 씨앗을 햇볕에

428

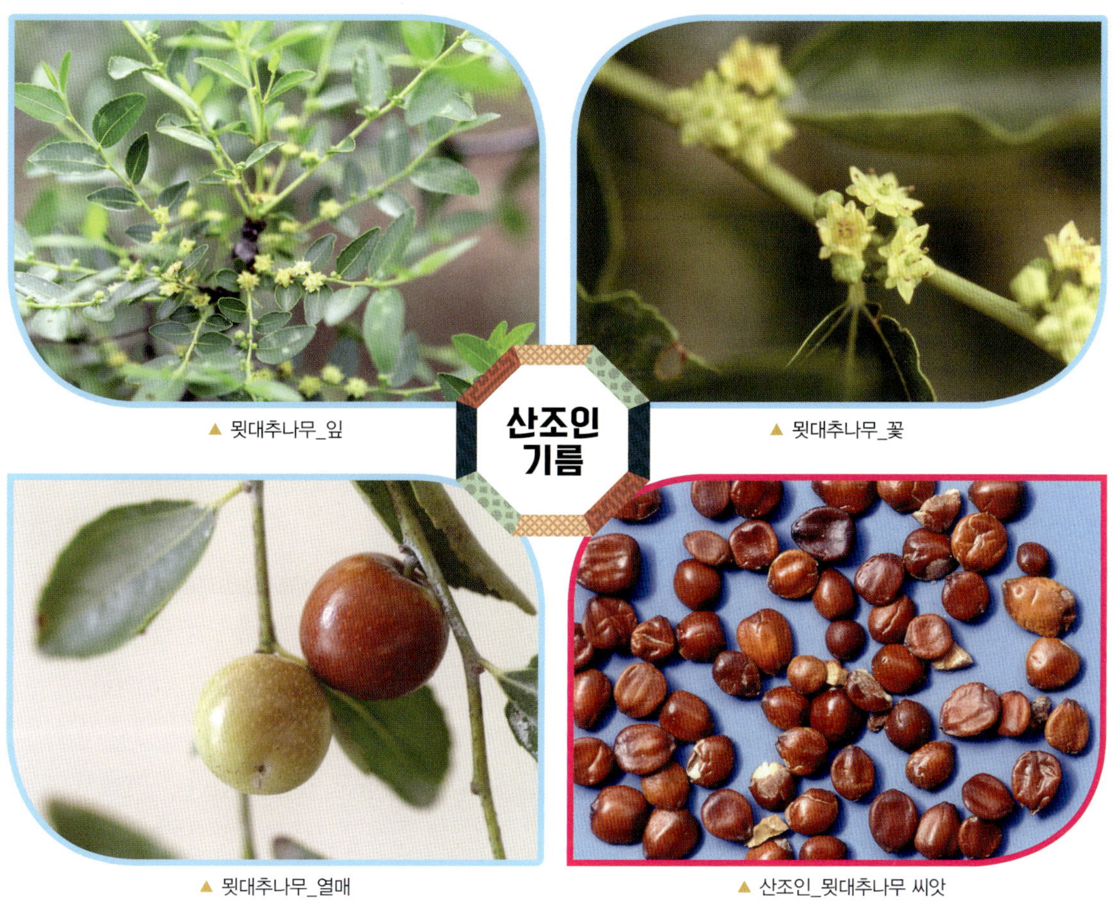

▲ 묏대추나무_잎

▲ 묏대추나무_꽃

▲ 묏대추나무_열매

▲ 산조인_묏대추나무 씨앗

말렸다가 착유한 것이 산조인기름이다.

🌿 동의보감 원문

가슴이 답답하여 잠을 자지 못하는 것을 치료한다. 혈(血)이 비(脾)에 잘 돌아오지 못하여 잠을 편안히 자지 못할 때에는 산조인을 써서 심(心)과 비(脾)를 크게 보해주어야 하는 바, 그렇게 하면 혈(血)이 비(脾)에 돌아오게 되고 오장이 편안해져서 잠도 잘 잘 수 있게 된다.

🌿 효능

산조인기름은 불면증, 불안장애, 꿈을 많이 꾸고 잘 놀라는 증상, 변비, 고혈압을 치료한다.

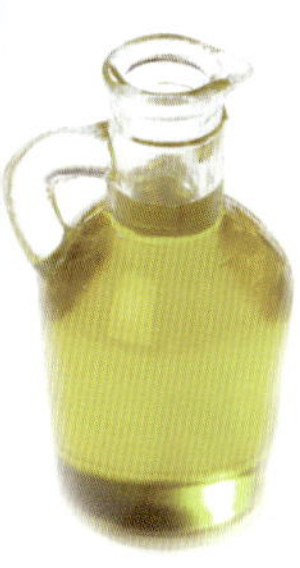

소자기름

소자기름은 꿀풀과에 속하는 한해살이풀인 소엽(차즈기)의 씨앗(소자)에서 추출한 기름으로, 맛과 향이 뛰어나고 음식의 변질을 막는 효능이 있어 요리에 활용하면 아주 좋다. 또한 미세먼지로 인한 기관지 손상을 예방하고 치료하는 효능이 있어서 소자기름은 현대인에게 꼭 필요한 기름이라고 할 수 있다.

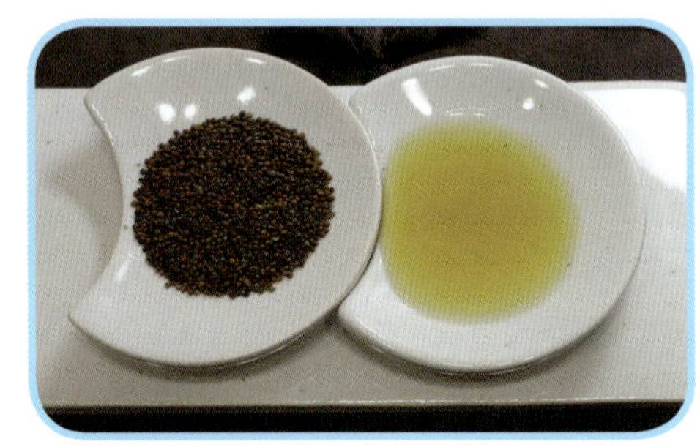

▲ 소엽(차즈기) 씨앗(소자)과 소자기름

자생지 및 생태

중국이 원산지인 소엽(차즈기)은 우리나라 농가에서도 재배하고 있는데 인가 주변에서 야생으로 자란다. 들깨와는 이란성 쌍둥이라고 해도 될 정도로 모양이 비슷한데 들깨는 잎을 포함하여 전체적으로 녹색이고, 소엽은 전체적으로 보라색을 띠는 것이 차이점이다. 또한 소엽은 향이 강하고 특이하여 들깨와 구분된다. 키는 20~80cm이고 줄기가 곧게 서며 단면이 사각형이다. 꽃은 늦여름에 연한 자줏빛으로 피고 가을이 되면 씨앗이 익는다. 소엽은 병충해가 거의 없고 번식력이 좋아서 일부러 없애지 않으면 주변으로 계속 퍼져나간다.

채취 및 착유

씨앗을 사용하는 약초는 씨앗이 완전히 익어 약의 기운이 씨앗에 충만해졌을 때 채취하는데 소자는 가을에 열매가 익을 때 채취한다. 전주(全株)나 과수(果穗)를 베어서 열매를 떨어내고 불순물을 제거한 후 햇볕에 말리는데 완전히 마른 소엽 씨앗에서 착유한 기름이 소자기름이다.

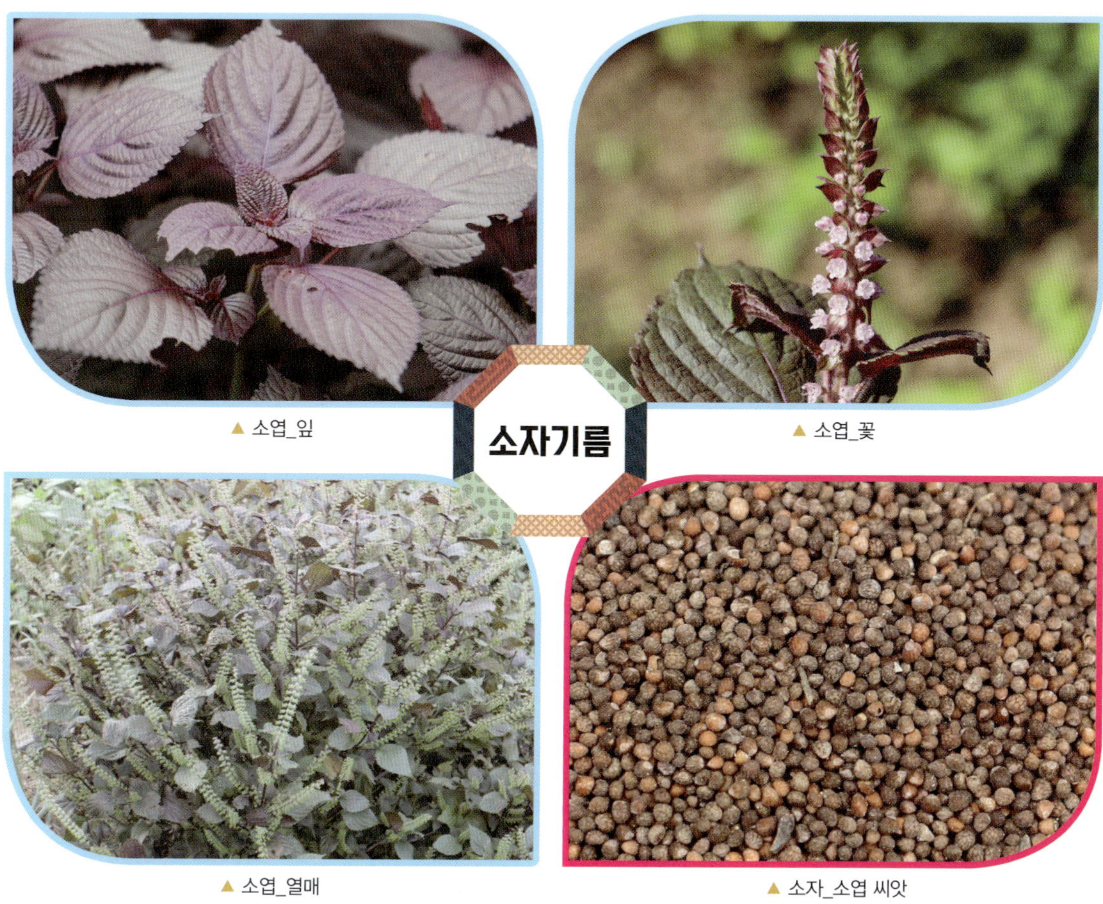

▲ 소엽_잎

소자기름

▲ 소엽_꽃

▲ 소엽_열매

▲ 소자_소엽 씨앗

🌿 동의보감 원문

소자(蘇子)는 기(氣)가 치밀어 오르거나 딸꾹질이 나는 것을 치료한다. 중초(中焦)를 고르게 하여 오장(五臟)을 보(補)하며, 기(氣)를 내리고 곽란(霍亂), 반위(反胃)를 멎게 하며 대소변을 잘 나오게 한다. 기침을 멎게 하고 심(心)과 폐(肺)를 촉촉하게 하고 담기(痰氣)를 삭힌다. 또한 폐기(肺氣)로 숨이 찬 것을 치료한다.

🌿 효능

소자기름은 기관지염, 노인성 천식, 신경성 소화불량, 신경성 위염, 노인의 변비, 고혈압을 치료하고, 음식의 부패도 막는다.